国家卫生健康委员会"十四五"规划教材
全国高等学校器官-系统整合教材

Organ-system-based Curriculum

供临床医学及相关专业用

女性生殖系统与疾病
Female Reproductive System and Disorders

第**2**版

U0207921

主　编　乔　杰　徐丛剑　李雪兰
副主编　刘彩霞　漆洪波　谭文华　陈敦金

编　者　(以姓氏笔画为序)

马玉燕(山东大学齐鲁医院)
王志坚(南方医科大学南方医院)
王医术(吉林大学白求恩医学部)
王谢桐(山东第一医科大学附属省立医院)
王新宇(浙江大学医学院附属妇产科医院)
付　艳(吉林大学白求恩第一医院)
朱　兰(北京协和医院)
乔　杰(北京大学第三医院)
刘兴会(四川大学华西第二医院)
刘丽丽(锦州医科大学附属第一医院)
刘彩霞(中国医科大学附属盛京医院)
安瑞芳(西安交通大学第一附属医院)
孙　赟(上海交通大学医学院附属仁济医院)
孙路明(同济大学附属第一妇婴保健院)
李小平(北京大学人民医院)
李宏莲(华中科技大学同济医学院)
李奇灵(西安交通大学第一附属医院)
李雪兰(西安交通大学第一附属医院)
李惠平(北京大学肿瘤医院)
杨　蕊(北京大学第三医院)

时春艳(北京大学第一医院)
汪　辉(华中科技大学同济医学院附属同济医院)
张　华(重庆医科大学附属第一医院)
张卫社(中南大学湘雅医院)
张宗峰(哈尔滨医科大学附属第二医院)
陈敦金(广州医科大学附属第三医院)
林仲秋(中山大学孙逸仙纪念医院)
孟　涛(中国医科大学附属第一医院)
胡娅莉(南京大学医学院附属鼓楼医院)
顾蔚蓉(复旦大学附属妇产科医院)
徐丛剑(复旦大学附属妇产科医院)
曹云霞(安徽医科大学第一附属医院)
鹿　欣(复旦大学附属妇产科医院)
梁华茂(北京大学第三医院)
程文俊(南京医科大学第一附属医院)
程蔚蔚(上海交通大学医学院附属国际和平妇幼
　　　　保健院)
谢遵江(哈尔滨医科大学基础医学院)
漆洪波(重庆医科大学附属第一医院)
谭文华(哈尔滨医科大学附属第二医院)

编写秘书　龙晓宇(北京大学第三医院)
　　　　　张菲菲(复旦大学附属妇产科医院)

黄　谱(西安交通大学第一附属医院)

人民卫生出版社
·北京·

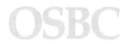

图书在版编目（CIP）数据

女性生殖系统与疾病 / 乔杰，徐丛剑，李雪兰主编
. —2 版 . —北京：人民卫生出版社，2021.5（2024.7 重印）
全国高等学校临床医学专业第二轮器官 – 系统整合规
划教材
ISBN 978-7-117-31174-8

Ⅰ.①女… Ⅱ.①乔…②徐…③李… Ⅲ.①女生殖
器 —疾病 —诊疗 —高等学校 —教材 Ⅳ.①R711.7

中国版本图书馆 CIP 数据核字（2021）第 006369 号

人卫智网	www.ipmph.com	医学教育、学术、考试、健康， 购书智慧智能综合服务平台
人卫官网	www.pmph.com	人卫官方资讯发布平台

女性生殖系统与疾病

Nüxing Shengzhi Xitong yu Jibing

第 2 版

主　　编：乔　杰　徐丛剑　李雪兰
出版发行：人民卫生出版社（中继线 010-59780011）
地　　址：北京市朝阳区潘家园南里 19 号
邮　　编：100021
E － mail：pmph @ pmph.com
购书热线：010-59787592　010-59787584　010-65264830
印　　刷：人卫印务（北京）有限公司
经　　销：新华书店
开　　本：850×1168　1/16　印张：42.5
字　　数：1257 千字
版　　次：2015 年 7 月第 1 版　 2021 年 5 月第 2 版
印　　次：2024 年 7 月第 3 次印刷
标准书号：ISBN 978-7-117-31174-8
定　　价：138.00 元

打击盗版举报电话：010-59787491　E-mail：WQ @ pmph.com
质量问题联系电话：010-59787234　E-mail：zhiliang @ pmph.com

20世纪50年代,美国凯斯西储大学(Case Western Reserve University)率先开展以器官 - 系统为基础的多学科综合性课程(organ-system-based curriculum,OSBC)改革,继而遍及世界许多国家和地区,如加拿大、澳大利亚和日本等国的医学院校。1969年,加拿大麦克马斯特大学(McMaster University)首次将以问题为导向的教学方法(problem-based learning,PBL)应用于医学课程教学实践,且取得了巨大的成功。随后的医学教育改革不断将OSBC与PBL紧密结合,出现了不同形式的整合课程与PBL结合的典范,如1985年哈佛大学建立的"New Pathway Curriculum"课程计划,2003年约翰斯·霍普金斯大学医学院开始的"Gene to Society Curriculum"新课程体系等。

20世纪50年代起,西安医学院(现西安交通大学医学部)等部分医药院校即开始OSBC教学实践。20世纪80年代,西安医科大学(现西安交通大学医学部)和上海第二医科大学(现上海交通大学医学院)开始PBL教学。20世纪90年代,我国整合课程教学与PBL教学模式得到了快速的发展,北京医科大学(现北京大学医学部)、上海医科大学(现复旦大学上海医学院)、浙江医科大学(现浙江大学医学院)、华西医科大学(现四川大学华西医学中心)、中国医科大学、哈尔滨医科大学、汕头大学医学院以及锦州医学院(现锦州医科大学)等一大批医药院校开始尝试不同模式的OSBC和PBL教学。

2015年10月,全国高等学校临床医学及相关专业首轮器官 - 系统整合规划教材出版。全国62所院校参与编写。教材旨在适应现代医学教育改革模式,加强学生自主学习能力,服务医疗卫生改革,培养创新卓越医生。教材编写仍然遵循"三基""五性""三特定"的教材编写特点,同时坚持"淡化学科,注重整合"的原则,不仅注重学科间知识内容的整合,同时也注重了基础医学与临床医学的整合,以及临床医学与人文社会科学、预防医学的整合。首轮教材分为三类共28种,分别是导论与技能类5种,基础医学与临床医学整合教材类21种,PBL案例教材类2种。主要适应基础与临床"双循环"器官 - 系统整合教学,同时兼顾基础与临床打通的"单循环"器官 - 系统整合教学。

2015年10月,西安交通大学、人民卫生出版社、国家医学考试中心以及全国62所高等院校共同成立了"中国医学整合课程联盟"(下称联盟)。联盟对全国整合医学教学及首轮教材的使用情况进行了多次调研。调研结果显示,首轮教材的出版为我国器官 - 系统整合教学奠定了基础;器官 - 系统整合教学已成为我国医学教育改革的重要方向;以器官 - 系统为中心的整合教材与传统的以学科为中心的"干细胞"教材共同构建了我国临床医学专业教材体系。

经过4年的院校使用及多次调研论证,人民卫生出版社于2019年4月正式启动国家卫生健康委员会"十四五"规划临床医学专业第二轮器官 - 系统整合教材修订工作。第二轮教材指导思想是,贯彻《关于深化医教协同进一步推进医学教育改革与发展的意见》(国办发〔2017〕63号)文件精神,进一步落实教育部、国家卫生健康委员会、国家中医药管理局《关于加强医教协同实施卓越医生教育培养计划2.0的意见》,适应以岗位胜任力为导向的医学整合课程教学改革发展需要,深入推进以学生自主学习为导向的教学方式方法改革,开展基于器官 - 系统的整合教学和基于问题导向的小组讨论式教学。

第二轮教材的主要特点是:

1. 以立德树人为根本任务,落实"以本为本"和"四个回归",即回归常识、回归本分、回归初心和回归梦想,以"新医科"建设为抓手,以学生为中心,打造我国精品 OSBC 教材,以高质量教材建设促进医学教育高质量发展。

2. 坚持"纵向到底,横向到边"的整合思想。基础、临床全面彻底整合打通,学科间全面彻底融合衔接。加强基础医学与临床医学的整合,做到前后期全面打通,整而不乱、合而不重、融而创新;弥合临床医学与公共卫生的裂痕,加强疾病治疗与预防的全程整合;加强医学人文和临床医学的整合,将人文思政教育贯穿医学教育的全过程;强调医科和其他学科门类的结合,促进"医学+X"的快速发展。

3. 遵循"四个符合""四个参照""五个不断"教材编写原则。"四个符合"即符合对疾病的认识规律、符合医学教育规律、符合医学人才成长规律、符合对医学人才培养岗位胜任力的要求;"四个参照"即参照中国本科医学教育标准(临床医学专业)、执业医师资格考试大纲、全国高等学校五年制本科临床医学专业规划教材内容的深度广度以及首轮器官-系统整合规划教材;"五个不断"即课程思政不断、医学人文不断、临床贯穿不断、临床实践和技能不断、临床案例不断。

4. 纸数融合,加强数字化,精炼纸质教材内容,拓展数字平台内容,增强现实(AR)技术在本轮教材中首次大范围、全面铺开,成为新型立体化医学教材的精品。

5. 规范 PBL 案例教学,建设与整合课程配套的在线医学教育 PBL 案例库,为各院校实践 PBL 案例教学提供充足的教学资源,并逐年更新补充。

6. 适应国内器官-系统整合教育"单循环"教学导向,同时兼顾"双循环"教学实际需要。

7. 教材适用对象为临床医学及相关专业五年制、"5+3"一体化本科阶段,兼顾临床医学八年制。

第二轮教材根据以上编写指导思想与原则规划为"20+1"模式,即 20 种器官-系统整合教材,1 种在线数字化 PBL 案例库。20 种教材采用"单循环"器官-系统整合模式,实现基础与临床的一轮打通。导论和概论部分重新整合为《医学导论》(第 2 版)、《人体分子与细胞》(第 2 版)、《人体形态学》(第 2 版)和《人体功能学》(第 2 版)等 7 种。将第一轮教材各系统基础与临床两种教材整合为一种,包括《心血管系统与疾病》(第 2 版)等教材 13 种,其中新增《皮肤与感官系统疾病》。1 种 PBL 综合在线案例库,即中国医学教育 PBL 案例库,案例范围全面覆盖教材相应内容。

第二轮教材有全国 94 所院校参与编写。编写过程中正值新冠肺炎疫情肆虐之际,参编专家多为临床一线工作者,更有很多专家身处援鄂抗疫一线奋战。主编、副主编、编委一手抓抗疫,一手抓教材编写,并通过线上召开审稿会和定稿会,确保了教材的质量与出版进度。百年未遇之大疫情必然推动百年未有之大变局,新冠肺炎疫情给我们带来了对医学教育深层次的反思,带来了对医学教材建设、人才队伍培养的深刻反思。这些反思和器官-系统整合教材的培养目标不谋而合,也印证了我们教材建设的前瞻性。

第二轮教材包括 20 种纸数融合教材和在线数字化中国医学教育 PBL 案例库,均为**国家卫生健康委员会"十四五"规划教材**。全套教材于 2021 年出版发行,数字内容也将同步上线。希望广大院校在使用过程中能够多提宝贵意见,反馈使用信息,以逐步修改和完善教材内容,提高教材质量,为第三轮教材的修订工作建言献策。

OSBC 主编简介

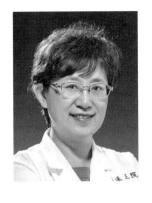

乔 杰

女,中国工程院院士,美国人文与科学院外籍荣誉院士。1964年1月生于黑龙江省。现任北京大学第三医院院长,北京大学医学部常务副主任,国家妇产疾病临床医学研究中心主任,国家产科医疗质量管理和控制中心专家委员会主任。担任中国女医师协会会长,中华医学会生殖医学分会第三届主任委员,中国医师协会生殖医学专业委员会第一、二届主任委员,中华医学会妇产科学分会副主任委员。担任《中华生殖与避孕杂志》总编辑、*Human Reproduction Update*(中文版)及 *BMJ Quality & Safety*(中文版)杂志主编,《NEJM 医学前沿》杂志特聘顾问等。

从事教学工作30余年,主编我国首部生殖医学专业全国高等教育国家级规划教材《生殖工程学》、专科医师国家级规划教材《妇产科学》,主编《生殖内分泌疾病诊断与治疗》等医学专著19部。领导团队不断揭示人类早期胚胎发育机制及女性生殖内分泌疾病病因与防治策略,研究成果获国家科学技术进步奖二等奖、省部级科学技术进步奖一等奖等多项奖项。作为第一作者或责任作者在 *Lancet*,*JAMA*,*Cell*,*Science*,*Nature*,*PNAS* 等国际知名杂志发表 SCI 收录论文 200 余篇。

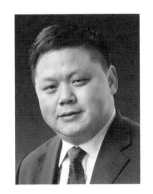

徐丛剑

男,1966年11月生于江苏淮安,教授,医学博士,博士生导师。现任复旦大学附属妇产科医院院长,复旦大学生殖与发育研究院执行院长,复旦大学上海医学院妇产科学系主任,上海市"女性生殖内分泌相关疾病"重点实验室主任。兼任 *Reproductive and Developmental Medicine* 总编辑、《中华生殖与避孕杂志》副总编辑、《中国实用妇科与产科杂志》副主编,国家医学考试中心执业医师资格考试临床类别试题开发专家委员会委员,中华医学会妇科肿瘤学分会常务委员,中国中西医结合学会妇产科专业委员会常务委员,中国医师协会妇产科医师分会常务委员,中国医疗保健国际交流促进会妇产科分会副主任委员、生殖医学分会副主任委员,上海市医学会妇产科专科分会主任委员、生殖医学专科分会候任主任委员等学术职务。

从事妇产科医疗、教学、科研工作30余年。作为负责人承担国家重点研发计划、科技部863计划、"十一五"国家科技支撑计划等科研项目20余项。以第一作者或通讯作者在国内外重要杂志发表论文100余篇。以第一完成人获教育部科技进步奖二等奖、教育部技术发明奖二等奖、中华医学科技奖三等奖各1项,发明专利授权8项、实用新型专利授权2项。荣获"新世纪百千万人才工程"国家级人选、上海市优秀学科带头人、上海领军人才等称号,享受国务院政府特殊津贴专家。

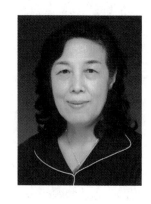

李雪兰

　　女,1965年6月生于陕西省。主任医师,博士生导师。现任西安交通大学第一附属医院妇产科学系副主任,妇产科副主任。中华医学会围产医学分会第八届、第九届委员会常务委员;中国优生科学协会理事,中国优生科学协会妇儿临床分会副主任委员;陕西省医师协会妇产科医师分会副会长,陕西省医学会围产医学分会第七届委员会副主任委员。陕西省性学会产科重症专业委员会主任委员,西安医学会围产医学分会第一届、第二届主任委员。主要研究方向是高危妊娠和妊娠高血压疾病。近几年以"解决临床问题"为导向进行了再发型子痫前期管理方面的研究及剖宫产时子宫肌瘤核除技术原创性的创新,并在省级和国家级层面进行了推广。参编五年制全国高等学校教材《妇产科学》第8版、第9版,担任全国高等学校首轮器官-系统整合教材《女性生殖系统疾病》副主编。

　　从事妇产科教学工作至今已有31年。近5年主持省级课题2项,以第一作者或通讯作者发表子痫前期相关SCI收录论文10余篇,教学论文15篇,获校级教学成果奖2项。2019年主持的"妊娠与疾病"获陕西省在线精品课程。

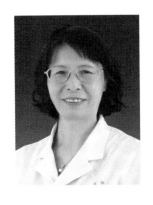

刘彩霞

女,1958年生于辽宁锦州。现任辽宁省母胎医学中心主任,辽宁省产科专业质控中心主任,辽宁省母胎医学重点实验室主任。中华医学会围产医学分会常务委员;中国妇幼保健协会双胎妊娠专业委员会主任委员、高危妊娠管理专业委员会副主任委员;中国女医师协会母胎医学专业委员会副主任委员;中国医师协会妇产科医师分会母胎医学专业委员会副主任委员、整合医学分会生殖医学专业委员会副主任委员,辽宁省医学会妇产科学分会第十届主任委员等。

从事教学工作30余年,曾获得:国家级精品课程、国家精品资源共享课;全国妇幼健康科技成果奖一等奖;辽宁省教学成果奖一等奖、二等奖;主编、副主编教材20余部;主编出版双胎妊娠专著1部、母胎医学专著3部。荣获辽宁省教学名师、辽宁省第十届优秀科技工作者、首届辽宁名医等称号。

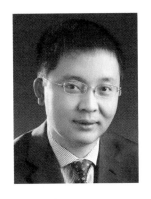

漆洪波

男,1969年2月生于四川成都。二级教授、医学博士、博士生导师。现任重庆医科大学附属第一医院妇产科主任,教育部国际合作联合实验室"母胎医学实验室"主任。中华医学会围产医学分会副主任委员、"百千万人才工程"国家级人选、国家卫生健康突出贡献中青年专家、重庆市首席医学专家、首批重庆市医学领军人才等。

从事医疗、教学、科研工作26年,主要研究方向为母胎医学。担任五年制《妇产科学》(第9版)副主编,研究生教材《妇产科学》副主编,住院医师规范化培训教材《妇产科学》副主编,专升本教材《妇产科学》第3版、第4版主编,参编八年制《妇产科学》(第3版)。获国家重点研发计划、国家自然科学基金重点项目、面上项目等20多项,重庆市科技进步奖一等奖等5项,发表SCI收录论文70多篇。

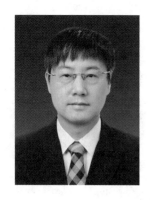

谭文华

男，1962年10月生于黑龙江省。教授，主任医师，医学博士，博士研究生导师。现任哈尔滨医科大学附属第二医院妇产科学学科带头人、妇产科学教研室主任。中国优生科学协会副会长，中华医学会计划生育学分会委员，中国医师协会妇产科医师分会委员，中国医疗保健国际交流促进会妇产科分会常务委员，中国医师协会妇产科医师分会妇科肿瘤专业委员会委员，黑龙江省医师协会妇产科专业委员会主任委员等。

从事教学工作至今已有34年，发表核心期刊及SCI收录论文130余篇，主编或参编教材8部，其中包括全国高等学校首轮器官-系统整合教材《生殖系统》副主编，全国高等学校五年制本科临床医学专业第九轮规划教材《妇产科学》等。

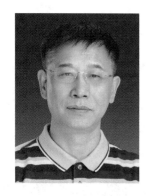

陈敦金

男，1964年11月生于湖南省。现任广州医科大学附属第三医院/广州妇产科研究所所长，享受国务院政府特殊津贴，广东省妇产科学领军人才。兼任中国医师协会妇产科医师分会母胎医学专业委员会主任委员、中国医师协会毕业后医学教育妇产科专业委员会副主任委员、中华医学会围产医学分会常委、《中华产科急救电子杂志》主编、*Maternal-Fetal Medicine*、《中国实用妇科与产科杂志》副主编等。

从事重症孕产妇临床管理、教学、科研等工作30余年。主持各级科研课题26项，获得科技成果8项，发表SCI收录论文95篇。荣获全国优秀教师、广东省五一劳动奖章、南粤优秀教师等荣誉称号。

OSBC 前 言

  第一轮"全国高等学校器官 - 系统整合教材"出版至今已有 5 年,作为这套教材的一个重要组成部分,《女性生殖系统疾病》一书围绕女性生殖系统疾病,探索基础与临床整合教学,注重培养学生主动学习和创新学习的能力,得到了广泛好评。

  在第二轮器官 - 系统整合教材修订的过程中,我们将《女性生殖系统疾病》和《生殖系统》两本教材进行融合,形成了一本新的教材——《女性生殖系统与疾病》。这本书以临床岗位胜任力为导向,以器官 - 系统为中心开展教学,实现基础与临床的纵向整合、学科间的横向整合;注重体现医学人文的内容,将显性人文课程与隐性人文教育相结合,有机融入思政教育元素,形成专业教学与思政教育紧密结合的育人格局。优化内容供给,精炼纸质教材内容;创新工作载体,拓展数字平台内容;构建立体化教材体系,不断提高师生的认同感。

  在教材修订过程中,力求做到以下四个符合:①符合对疾病的认识规律,即"临床问题—正常—异常—诊疗"的认知过程;②符合医学教育规律;③符合医学人才成长规律;④符合对医学人才培养的要求。另外,在编写过程中同时采用和参考了《国家执业医师资格考试大纲》、五年制本科临床医学专业《妇产科学》(第 9 版)和首轮器官 - 系统整合教材等。

  全书共分七篇:第一篇是总论,包括女性及生殖的社会学及人文特点;第二篇是性与生殖,包括性功能异常、生育控制及辅助生殖相关内容;第三篇是正常妊娠与分娩;第四篇是病理妊娠,主线是母体、胎儿附属物、胎儿,主体包括妊娠时限与妊娠滋养细胞疾病,不再设并发症、合并症等内外科疾病,消除学科概念,增加病理妊娠常见症状的鉴别要点与分析;第五篇是女性生殖系统与疾病,从器官的结构、发生,生理到病理的临床表现、诊断、处理等,到女性生殖系统疾病常见症状鉴别诊断与分析处理;第六篇是女性乳腺疾病,从乳房结构、功能到常见的乳腺疾病、乳房保健;第七篇是女性生殖系统常用的检查、手术及药物等。尤为值得一提的是,2020 年新冠肺炎疫情暴发,对临床体系及妇幼体系是一次全方位的挑战和检验,促使我们思考疫情下如何全方位、深层次做好公共卫生防疫。本书编写过程中,在第一篇第三章中增加了"第三节重大突发公共卫生事件中女性生殖系统疾病的诊治管理",旨在培训临床医学生对突发公共卫生事件应急处理能力并为临床医师提供借鉴。

  本教材适用于临床医学专业五年制、"5+3"一体化临床医学专业本科段学生,也可作为临床医师的参考用书。

  本教材的成稿和出版凝聚了全国 31 所医学院校 39 位工作在临床、教学一线的专家教授的智慧和心血。面对突发疫情,专家们在日常工作中除了要进行教材的编撰修订外,还要承担诸多的疫情防控工作。在本书成稿之际,主编乔杰院士和全国 4.26 万名医护人员共同"白衣执甲、逆行出征",从全国各地驰援武汉,大爱无疆,不惧艰险,彰显了医务工作者"救死扶伤、甘于奉献"的精神。教材定稿前,专家们经常会为教材的编写细节讨论到深夜,将初心和使命化作实际行动,精诚协作、乐于奉献。

  此外,本教材的编写得到了各参编单位的大力支持。在此,谨向所有为本书的编写和出版作出贡献与给予支持的编委、编辑和其所在单位致以崇高的敬意和诚挚的感谢。

  本书的内容与编排难免有不妥之处,我们衷心希望广大师生、同道在教学实践中提出宝贵意见,以便及时纠正、改进,使本书更趋完善。

  希望以此教材建设为契机,进一步推动我国课程体系和教学模式的改革,培养出可信赖的卓越医生,为健康中国 2030 作出应有的贡献。

乔 杰 徐丛剑 李雪兰

2020 年 10 月

OSBC 目 录

第二篇　性与生殖

第三篇　正常妊娠与分娩

数字资源 AR 互动　｜　AR图 1-2-1、　AR图 3-10-1、　AR图 3-10-21

器官-系统
整合教材
OSBC

第一篇
总　论

第一章
女性及生殖的社会学与医学
处理的特殊性

在人类历史长河中,女性这一群体常常受到以男权为中心的社会文化的控制,女性群体的社会心理也因此受到了深刻的影响。同时,由于女性生理结构以及在生殖过程中所承担角色的特殊性,女性的生殖健康已逐渐成为社会必须重视的医学及人文问题。而女性患者在长期社会发展历程中形成的这些独特的社会心理特点、女性特殊的生殖使命和女性生殖系统疾病特异性,都要求医务人员在处理相关女性生殖医学问题的过程中需要比其他学科更加关注医患沟通、医学伦理、法律法规等社会学问题。医学生在学习女性生殖系统及其相关疾病的知识时,必须首先关注女性及生殖的社会学与人文特点,并对与此关联的女性心理、生殖伦理以及这些因素对生殖健康产生的影响进行深入学习和思考,才能真正把握本课程的定位与关键点,在未来的工作中更好地开展研究与诊疗工作。

第一节　女性及生殖的社会学与人文特点

一、女性社会角色的历史变迁

中国原有的社会结构在近代发生了巨大变革,致使传统角色中的"女性"角色发生了巨大的转变,形成了中国社会转型过程中一道特有的风景线。

在中国传统社会中,女性从小受到闺训、女诫、妇规等妇教文化和"三纲五常""三从四德"等礼教规范的深刻影响,人格独立、观念自由、经济自立和意识自主被视为道德上的离经叛道。家庭角色一直是处于女性所承担的其他社会角色之上的社会定位。这种被动性工具色彩的社会地位和角色往往贯穿女性的一生。

鸦片战争后,西方传教士随着条约体系的建立来到中国,创办了教会女子学校。随后不久,中国人自己也开办了具有国人自主特色的女子学校。在"五四"运动的推动下,中国妇女逐渐认识到只有自身素质得到提高,才能从旧的教育思想束缚中解放出来。女性接受教育意识的苏醒,为踏入社会创造了条件,为经济独立建立了基础。清朝末年,"女国民"的概念被提出,认为女性具有参政等方面的权利。辛亥革命失败后,女性参政运动在经历第一次高潮之后一度沉寂。直到1922年,在中国共产党第二次代表大会上通过的《关于妇女运动的决议》中指出:"目前为妇女奋斗的目标是帮助妇女们获得普通选举权及一切政治上的权利与自由。"但实际上这种参政权在此后20余年的动荡社会形态下一直未能得到落实。

中华人民共和国成立后,广大女性彻底获得解放,女性角色完成了由家庭向社会的根本转变,实现了真正意义上的男女平等平权。在近七十余年中国所经历的伟大的社会实践中,广大妇女表现出了突出的社会实践能力,在相应的社会发展领域做出了非凡的业绩和巨大贡献,充分体现出女性角色变迁与改变是社会进步文明与否的关键表现之一。而这样的变迁不仅为女性医学发展留下了历史痕迹，也铸就了现代女性健康事业进步的社会基础。

二、生殖健康的社会意义

近代社会的发展使许多以往完全属于个人范畴的问题变成了社会问题，生殖健康就是其中之一，孕产妇死亡率与儿童死亡率已成为全世界评价一个国家先进与否的重要标志之一。与之相适应，我国在各个五年计划中都专门制定了孕期妇女健康发展纲要。

国际社会的持续发展，使人们充分意识到女性在人类繁衍和健康事业发展中的特殊作用和贡献，唤起了人们对妇女权利的尊重，为之提供相应的健康服务的意识。1994年9月在埃及开罗召开的"国际人口与发展会议"正式提出了生殖健康的概念。生殖健康是指与生殖系统功能及生殖繁育相关的身体、精神及社会等方面的健康处于完好，它不仅仅是指未患有疾病或不虚弱的身体状况。1995年，第四次世界妇女大会认可了此项定义。从此，女性生殖健康便更加被国际社会所关注。

女性在人类繁衍和发展中的特殊作用和贡献，使妇女生殖健康水平成为提高人类整体健康水平的重要因素，促进社会协调发展的重要基石。因此，妇女是生殖健康的核心。

生殖与生殖健康归根结底是源于人为因素引发的可控行为，背后涵盖着极其广泛的道德、文化、经济等各种因素，具有深刻社会性。从社会治理的角度制定并完善适合我国国情的生殖健康指标体系，认真分析与研究我国生殖健康现状和问题，树立重视保护妇女生殖健康的观念，是改善我国生殖健康状况，提高人民生殖健康水平，确保人类生殖健康，实现可持续发展的重要方向。

三、影响女性生殖健康的社会因素

影响生殖健康的因素是多方面的。就社会因素而言，贫困、人口流动、文化和法律歧视，缺乏信息、教育、健康保健服务，缺少人权保护的相关法律、政策疏忽等都对人民的生殖健康产生消极影响。许多国家的经验均表明，女性在经济社会的综合地位，是保障她们自身生殖健康权益至关重要的因素。

知识水平的高低对生活行为方式、求医行为和途径、医学防治方法和技术的利用及自我保健意识等有很大的推动作用。总体来说，受教育程度高的人更了解健康生活方式的优点和预防保健的重要性，更能够提高自我保健能力和意识，自觉维护和增进健康，当出现健康问题的时候，更能早期发现、早期治疗疾病，也能获取更好的医疗保健服务。中国社会风俗文化中，女性容易受到传统观念约束，对自己在生殖健康方面的遭遇羞于袒露且缺乏自主权。因此，创造良好的社会氛围，给女性灌输生殖健康的正确意识，使她们对生殖健康持坦诚和开放的态度，更有助于获取适合的医疗服务。

收入水平反映了人们的消费能力，包括对健康服务的支付能力、医疗保健状况以及营养和住房情况等。有较高收入者往往能更好地享受到卫生保健服务。旧中国的女性长期禁锢于传统的家庭角色，不具备独立的经济能力，即使产生自身健康的需求，也无法维护自己的就医权利，缺失保护自身的权益。当代中国女性地位和经济实力的巨大改变，使女性的健康水平有了切实的保障，如孕产妇死亡率稳步下降，妇女两癌筛查纳入大病专项救治范围等。

小结

女性社会角色的历史变迁推动了现代女性健康事业进步，而女性生殖健康也反过来成为评价社会先进与否的重要标志。现代社会应更加关注和改善影响生殖健康的各项因素。

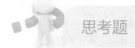

思考题

影响我国女性生殖健康的人为因素有哪些？

（徐丛剑）

第二节 与女性患者的医患沟通

一、医患沟通的概念

医患沟通有广义和狭义之分，狭义的医患沟通仅指医务人员和患者之间的交流；而广义的医患沟通则是指医务人员及其他医疗机构工作人员与患者以及患者家属，在患者诊疗及随访期间进行的信息和情感方面的交流。医患沟通的过程本质上就是医方和患方相互传递有效信息、建立信任的过程。良好的医患沟通，可显著改善医患关系，患者就医安全感也会随之增加；而恶劣的医患沟通不仅可能影响诊疗结果，还容易引起医疗纠纷，甚至引发严重的社会事件，影响人身安全与社会稳定。因此，为了更好地进行生殖系统疾病临床诊治工作，相关医务人员应该积极提升自身医患沟通技巧，加强进行实用、高效的医患沟通实践。

二、医患沟通中女性患者的特殊性

在中国传统文化中，讲究"男女有别""男女授受不亲"，自古就有"女病难医"的说法。女性受封建礼教的禁锢，女子生病，特别是患妇科疾病，往往羞于启齿，或语焉不详，有的女性患者宁愿病死也不愿公开隐私。对妇女疾病的诊治经常容易被她们的"指导者"以家长式的作风来主导。当生殖系统疾病有可能涉及患者的隐私时，患者面对医生的询问会产生羞愧、隐瞒的心理，尤其是面对男医生时，刻意隐瞒的情况屡见不鲜。医生在诊疗过程中也往往只追求治愈疾病的效果和速度，忽略尊重女性的心理。因此需要特别强调的是，面对女性患者，医生需要充分注重就医者的特殊性，让其充分感知医生的职业操守和耐心，从而建立和谐、健康的医患关系。

三、加强医患沟通的具体措施

（一）尊重隐私

遵从"诊疗最优化原则"行医观念，医生应从患者利益出发，而不仅仅是从医疗事务本身出发。女性患者是特殊的医疗服务对象，医生必须充分理解、认识、重视女性患者的疾病特征和身心特殊性，满足患者的显性和隐性需求。女性疾病往往涉及很多个人隐私，患者有时甚至对自己的家人都难以诉说。医生应在看诊过程中充分尊重患者的个性，保护患者隐私。2020 年颁布的《中华人民共和国民法典》第一千二百二十六条规定："医疗机构及其医务人员应当对患者的隐私和个人信息保密。泄露患者的隐私和个人信息，或者未经患者同意公开其病历资料的，应当承担侵权责任。"因此，我们要特别注意加强问诊环境的私密性以及为患者保守隐私秘密的责任心,让患者在医患沟通过程中感受到被尊重和被保护,从而提高患者对医生的信任程度,增强患者就医的依从性。

(二) 知情同意

很多情况下,由于缺乏专业医疗知识和对疾病的陌生,患者过度期待医疗效果,导致现实与预期产生落差,从而发生医疗纠纷。《中华人民共和国民法典》第一千二百一十九条规定:"医务人员在诊疗活动中应当向患者说明病情和医疗措施。需要实施手术、特殊检查、特殊治疗的,医务人员应当及时向患者具体说明医疗风险、替代医疗方案等情况,并取得其明确同意;不能或者不宜向患者说明的,应当向患者的近亲属说明,并取得其明确同意。"因此,医生在临床治疗过程中,应当向患者详细地解释诊疗、用药等相关细节,让患者明确自己的治疗方案、治疗进度以及预期的治疗效果,并且尊重患者的选择。对由于社会、文化和经济因素处于被动地位的女性,医生更应当强调她们在自己的生殖健康中所起到的重要决策作用,并在需要考虑必需的诊疗措施时,提供在决策中有价值的全部信息,包括风险和利益,并获得她们的知情同意或拒绝。这种充分尊重患者知情权的态度能最大化让患者根据自身的综合情况以及就诊医疗机构的条件,对自己心理的期待进行审慎思考,做出最符合自己实际情况的选择。

(三) 和谐氛围

在中国封建传统社会,就医模式就有"走出去"和"请进来"两种,而女性就诊更多的是将医生"请进来",把医生领到家里看诊,但这时女性患者仍不能直接给医生看,以遵从"男女授受不亲"的信条,于是出现了隔屏望诊、悬丝诊脉等诊疗方式。而女性患者一旦患女性疾病更会感到难以启齿、沟通欲望低。不少女性患者不能及时就诊或就诊时无法明确描述病因,医生(尤其男医生)询问病史非常困难。在这样的文化背景下,根据患者的实际情况,医生与女性患者的沟通需要善解人意、循循善诱,为患者构建良好的就诊环境,充分缓解患者的紧张感。

当然,在临床医患沟通中也要特别注意保持医患身份之间恰当而合理的角色距离(特别是异性医患之间)。比如,医生不要介入患者的情感或家庭纠纷;除非诊疗操作必须,一般尽可能减少医患身体直接接触,特别是敏感部位的接触等。恰当的距离感大多数时候对医患交流和临床诊疗更有益,距离过远难以取得患者信任,距离过近则容易造成不必要的误解。

(四) 多元途径交流

为了更好地满足患者需求,医患沟通的方式应多元化。互联网技术把医院、医务工作者、患者连接起来。在就医过程中,由于认知差异,很多患者不知如何与医务人员沟通,不知问哪些问题,也不知做哪些准备,较难在较短的时间内把问题表述清楚。而医务人员配备不足,医护工作量大,导致医患沟通时间严重不足。因此,增加医患交流沟通的时间,可能会缓解医患关系。

互联网技术的发展提供了更多医患沟通的平台,有利于增加医患沟通时间,改善沟通效果,并有助于提升医疗质量和医院管理水平。近年来,互联网已在多个方面、多个层次上深深地改变了医患关系的传统模式,使患者获得了以前仅限于通过和医务人员接触才能获得的信息。特别对于相对羞怯、敏感、脆弱的女性患者而言,这种间接的问诊沟通模式给了她们极大的便利与舒适感。

(五) 非语言沟通

非语言沟通是指通过医务人员的姿态、动作、表情和行为而达成的沟通。主要包括①仪表:着装和修饰要大方得体,给患者以安全和信任感;②举止稳重、端庄、自然、文雅,给患者以认真负责的形象;③表情自然流露出对患者的尊重、同情和理解,给患者以真诚和信赖;④用热情、鼓励、专注的目光注视患者。女性群体是作为感受力较强的群体,医务人员得体的形象更易增加女性患者对其的信任感,从而建立较好的医患关系,提高患者的满意度,减少医疗纠纷。

小结

充分重视与女性患者医患沟通中的特殊性,尊重隐私、严格知情同意、构建和谐的沟通氛围,并合理利用多媒体、互联网及肢体语言、感情交流等方式,提高沟通的有效性。

思考题

远程问诊会对医患沟通带来什么影响?

(徐丛剑)

第三节　女性生殖系统疾病医学处理的
特殊性及注意事项

一、女性生殖系统疾病医学处理的特殊性

除了社会、伦理、法律等非医学因素的特殊性外,女性生殖生理与病理本身的特殊性也常常需要在医学处理上加以特别注意。比如:生殖系统疾病本身及其诊疗方法比其他系统疾病更可能影响女性的生殖功能;孕产妇生理过程的处理及疾病诊疗常常涉及孕妇和胎儿双方的健康与生命安全,而母儿健康更关系到整个家庭的和谐;女性对身体的美观有更高的要求;女性常常遭遇更多的疼痛,包括痛经、分娩疼痛、人工流产手术痛等。

二、注意事项

(一)重视医学处理中的伦理冲突

在生殖系统疾病诊疗过程中,医学伦理冲突常常是比较棘手的问题。如超龄或有特殊病史的女性生育风险与生育意愿的矛盾,女性未婚先孕是否可以由女方独自决定妊娠相关事宜,严重非致死性畸形胎儿是否继续妊娠等。对这些问题进行医学处理必须充分体现对患者人格的尊重,对孕育生命的敬畏以及对道德内涵的思考。因而加强医务人员医学伦理学的教育,有助于缓解和处理与女性患者之间的关系,避免引发伦理冲突事件。

(二)把握医学决策时的利弊权衡

除了上述伦理冲突相关的诸多矛盾外,在处理女性生殖系统疾病临床诊治的相关问题时,还常面临疾病治疗与保留生育能力、母体疾病处理影响胎儿结局或胎儿疾患处理影响母体健康等棘手的临床矛盾,需要临床决策者既要充分把握医学最新进展结合既往诊治经验,又要因时制宜、因地制宜、因人而异,切实权衡利弊,统筹兼顾,才能实现患者获益最大化。

（三）促进临床学科间的交叉互补

生殖系统疾病常常涉及多系统，临床处理时会有更多情况需要多学科互相配合，特别是儿科学、遗传学、麻醉学、影像医学等。应切实加强各学科的沟通与协作，认真汇总有效数据，积极分析交叉因素影响，制订行之有效的实施方案，推进全方位综合协同诊疗体系的完善。

此外，生殖系统相关的生理过程和疾病诊疗中常常伴随疼痛（包括痛经、分娩疼痛以及流产等小手术时的手术痛）等强烈不适感；孕期、产后、围绝经期容易伴发情绪改变，甚至引起抑郁症等精神疾病；女性对于胸部、腹部、外阴等部位的美容要求也日益得到重视。这些临床特点都要求在生殖系统疾病的医学处理中，医务工作者应当贯彻医疗全流程的人文关怀，更贴心地为女性患者服务，提升妇女健康水平。

小结

女性生殖系统疾病医学处理中特别需要重视医学处理中的伦理冲突，把握医学决策时的利弊权衡，促进临床学科间的交叉互补，并全流程贯彻人文关怀。

思考题

医务工作者应如何在工作中平衡好医学伦理的感性与医学处理的理性？

（徐丛剑）

第二章
女性生殖系统的构成及功能

女性生殖系统（female reproductive system）包括内、外生殖器及其相关组织。女性内生殖器包括卵巢、输卵管、子宫和阴道；女性外生殖器包括阴阜、大阴唇、小阴唇、阴蒂和阴道前庭。女性一生各阶段具有不同的生理特征，其中以生殖系统的变化最为显著。月经是伴随卵巢周期的子宫内膜剥脱及出血，其周期主要受下丘脑-垂体-卵巢轴的神经内分泌调节。卵巢、子宫内膜、阴道黏膜、宫颈黏液、输卵管及乳房等均随体内激素水平的变化而发生周期性变化。女性生殖系统作为人体的一个组成部分，与其他系统关系密切，彼此之间相互影响和调控。

第一节　女性生殖系统的构成与主要功能

女性生殖系统可分为内生殖器和外生殖器两部分：内生殖器（internal genitalia）位于真盆腔内，外生殖器（external genitalia）是指生殖器的外露部分。

女性内生殖器包括卵巢、输卵管、子宫和阴道（图 1-2-1）。卵巢为女性生殖腺，能产生卵子并分泌女性激素。输卵管、子宫和阴道是女性生殖管道。输卵管是向子宫运送受精卵或卵子的管道，也是卵子与精子相遇而受精的场所。子宫是胚胎生长发育的场所，青春期后受性激素影响，子宫内膜发生周期性改变并产生月经，妊娠期孕育胎儿。阴道为性交器官，也是排出月经和娩出胎儿的管道。

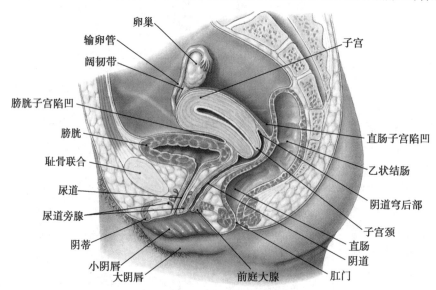

 图 1-2-1
女性生殖器组成示意图（女性盆腔正中矢状切面）

女性外生殖器包括阴阜、大阴唇、小阴唇、阴蒂和阴道前庭等(图 1-2-2)。

女性乳腺能分泌乳汁,是哺乳的器官,且乳腺的变化与生殖系统的功能状况直接相关,故也列入女性生殖系统与疾病一并叙述。

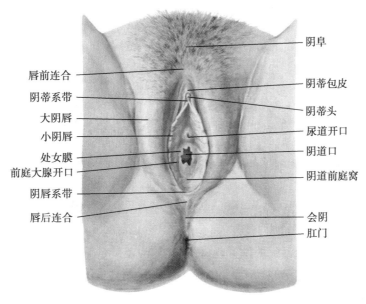

图 1-2-2　女性外生殖器

小结

女性内生殖器包括卵巢、输卵管、子宫和阴道,女性外生殖器包括阴阜、大阴唇、小阴唇、阴蒂和阴道前庭等。

思考题

女性生殖系统如何构成?

(谢遵江)

第二节　生殖系统发生概述

人胚发育到第 4 周初(从受精开始),间介中胚层随着胚体侧褶的形成,逐渐向腹侧移动,并与体节分离,形成两条纵行的细胞索,称为生肾索。第 5 周时,生肾索继续增生,从胚体后壁突向体腔形成左右对称的一对纵行隆起,称为尿生殖嵴,是泌尿系统和生殖系统主要器官发生的原基,随后尿生殖嵴的中部出现纵沟,外侧粗而长的是中肾嵴(mesonephric ridge),内侧细而短的是生殖腺嵴(gonadal ridge),中肾嵴参与肾脏的发生,生殖腺嵴是性腺的发生原基(图1-2-3)。

人胚第5周时,生殖腺嵴表面上皮伸入其下方的间充质,形成许多不规则的上皮细胞索,称初级性索(primary sex cord),此时的生殖腺尚无性别分化,称未分化性腺。人胚第3~4周,在靠近尿囊根部的卵黄囊内胚层形成了大而圆的原始生殖细胞(primordial germ cell),逐渐沿着后肠背系膜于第6周迁入初级性索(图1-2-4),原始生殖细胞如带有Y染色体,未分化生殖腺将在其短臂上的Y性别决定区(sex-determining region of the Y,SRY)的产物睾丸决定因子(testis determining factor,TDF)作用下,向睾丸方向发育,否则将自然发育为卵巢,此过程称为性腺发育的分化期。

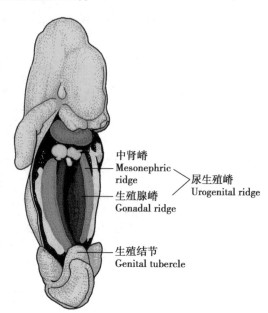

图1-2-3　生殖腺嵴发生模式图

在生殖系统发育过程中,先后出现了2对原始生殖管道,即1对中肾管和1对中肾旁管。中肾管(mesonephric duct)与输尿管和肾脏的发育相关,中肾旁管(paramesonephric duct)又称Müller管,是在中肾管的诱导下,由其外侧的体腔上皮凹陷形成纵沟继而闭合而成,其头端呈漏斗状,开口于腹腔。两对管道并存称为生殖管道发育的未分化期。如果生殖腺分化为睾丸,则中肾管得到发育,形成附睾的输出小管和附睾管、输精管及射精管;生殖腺如果形成卵巢,则中肾管退化,中肾旁管得到发育,形成输卵管、子宫及阴道,即为生殖管道发育的分化期。

因此,人胚的遗传性别虽在受精时已确定,但直至胚胎发育第7周,生殖腺才能分辨出性别,而外生殖器性别至第12周才能分辨。

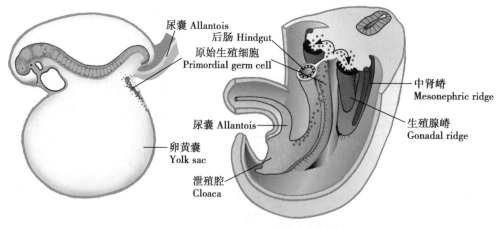

图1-2-4　原始生殖系统迁移示意图

小结

1. 性腺发生的原基为生殖腺嵴。生殖管道的发育则与生殖腺嵴和中肾嵴相关。

2. 以生殖细胞是否迁移到初级性索为依据,生殖系统的发生过程分为未分化期和分化期。对生殖器官的分化起决定作用的是Y染色体上的Y性别决定区(SRY)。

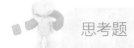

思考题

生殖系统的发生以什么为根据分成未分化期和分化期？

（李宏莲）

第三节　妇女一生各阶段的生理特点

女性生殖系统从形成到衰老是一个渐进的生理过程，也是下丘脑 - 垂体 - 卵巢轴功能发育、成熟和衰退的过程。根据其生理特点，可分为青春前期、青春期、性成熟期、绝经过渡期和绝经后期 5 个阶段，但各阶段间并无截然界限，可受到遗传、环境、营养等因素影响，存在个体差异。

（一）青春前期

青春前期（preadolescence）包括胎儿期（fetal period）、新生儿期（neonatal period）和儿童期（childhood）。胚胎 8~10 周性腺组织出现卵巢的结构，约在胚胎 16 周时出现原始卵泡。卵巢形成后，因无雄激素、无中肾旁管抑制因子，所以中肾管退化，2 条中肾旁管发育成为女性生殖道。

出生后 4 周内为新生儿期。女性胎儿在母体内受到胎盘及母体卵巢所产生的女性激素影响，出生的新生儿外阴较丰满，乳房略隆起或少许泌乳。出生后脱离母体环境，血中女性激素水平迅速下降，可出现少量阴道流血。这些生理变化短期内均能自然消退。

从出生后 4 周到 10 岁或 12 岁为儿童期。儿童早期（8 岁之前）下丘脑 - 垂体 - 卵巢轴的功能处于抑制状态，这与下丘脑、垂体对低水平雌激素（≤ 10pg/ml）的负反馈及中枢性抑制因素高度敏感有关。此期生殖器为幼稚型。子宫小，宫颈较长，子宫体与宫颈之比为 1:2，子宫肌层很薄；卵巢狭长，卵巢皮质中无发育的卵泡，无雌激素分泌；阴道狭长，上皮薄，无皱襞，细胞内缺乏糖原，阴道酸度低，抗感染力弱，容易发生炎症；女童大阴唇较薄，未能覆盖小阴唇及阴道口，外生殖器娇嫩的皮肤和黏膜暴露在外，除了容易感染外也容易受损伤。在儿童后期（约 8 岁之后），下丘脑促性腺激素释放激素（gonadotropin releasing hormone，GnRH）抑制状态解除，卵巢内的卵泡受垂体促性腺激素的影响有一定发育并分泌性激素，但仍达不到成熟阶段。卵巢形态逐步变为扁卵圆形，子宫、输卵管及卵巢逐渐向骨盆腔内下降。皮下脂肪在胸、髋、肩部及耻骨前面堆积，乳房亦开始发育，开始显现女性特征，逐渐向青春期过渡。

（二）青春期

青春期（adolescence or puberty）是自女性第二性征开始发育或自月经初潮至生殖器官发育成熟获得生殖能力（性成熟）的一段生长发育期（10~19 岁）。此期女性先后出现一系列生理和心理变化。

1. **第二性征发育**　乳房初发育（thelarche）是女性第二性征的最初特征，一般女性接近 10 岁时乳房开始发育，约经过 3.5 年发育为成熟型。女性第二性征发育的另一特征是肾上腺功能初现（adrenarche），即由于肾上腺雄激素分泌增加，引起阴毛和腋毛的生长。肾上腺功能初现提示下丘脑 - 垂体 - 肾上腺雄性激素轴功能近趋完善。此外，女性在此期间出现音调变高、骨盆横径发育大于前后径，以及胸、肩部皮下脂肪增多等，逐渐形成并呈现女性特有体态。

2. **第一性征变化** 女性青春期第一性征（primary sexual characteristics）变化是在促性腺激素作用下，卵巢增大，卵泡开始发育和分泌雌激素，生殖器从幼稚型变为成人型；阴阜隆起，大、小阴唇变肥厚并有色素沉着；阴道长度及宽度增加，阴道黏膜变厚并出现皱襞；子宫增大，尤其宫体明显增大，子宫体与宫颈的比例为 2∶1；输卵管变粗，弯曲度减小，黏膜出现许多皱襞与纤毛；卵巢增大，皮质内有不同发育阶段的卵泡，致使卵巢表面稍呈凹凸不平。此时虽已初步具有生育能力，但整个生殖系统的功能尚未完善。

3. **生长加速（growth spurt）** 生长加速是指 11~12 岁青春期少女体格生长呈直线加速，平均每年生长 9cm，月经初潮后生长减缓。青春期生长加速是由于雌激素、生长激素（GH）和胰岛素样生长因子 - Ⅰ（IGF-Ⅰ）分泌增加所致。

4. **月经初潮（menarche）** 女性第一次月经来潮称为月经初潮，为青春期的重要标志。月经初潮平均晚于乳房发育 2.5 年。月经来潮提示卵巢产生的雌激素足以使子宫内膜增殖，雌激素达到一定水平且有明显波动时，引起子宫内膜脱落即出现月经。由于此时中枢对雌激素的正反馈机制尚未成熟，即使卵泡发育成熟也不能排卵，故月经周期常不规律，经 5~7 年建立规律的周期性排卵后，月经才逐渐正常。

此外，青春期女孩发生较大心理变化，出现性意识，情绪和智力发生明显变化，容易激动，想象力和判断力明显增强。

（三）性成熟期

女性性成熟期（sexual maturity）又称生育期，是卵巢生殖功能与内分泌功能最旺盛的时期。一般自 18 岁左右开始，历时约 30 年，此期妇女性功能旺盛，卵巢功能成熟并分泌性激素，已建立规律的周期性排卵。生殖器官及乳房在卵巢分泌的性激素作用下发生周期性变化。

（四）绝经过渡期

绝经过渡期（menopausal transition period）指从开始出现绝经趋势直至最后一次月经的时期，一般始于 40 岁后，历时短至 1~2 年，长至 10~20 年。此期卵巢功能逐渐衰退，卵泡数明显减少且易发生卵泡发育不全，因而月经不规律，常为无排卵性月经，最终由于卵巢内卵泡自然耗竭或剩余的卵泡对垂体促性腺激素丧失反应，导致卵巢功能衰竭，月经永久性停止，称为绝经（menopause）。我国妇女平均绝经年龄为 49.5 岁，80% 在 44~54 岁。1994 年世界卫生组织（WHO）提出采用"围绝经期（perimenopausal period）"一词，将其定义为从卵巢功能开始衰退直至绝经后 1 年内的时期，即以往所称的更年期。在围绝经期由于雌激素水平降低，可出现血管舒缩障碍和神经精神症状，表现为潮热、出汗、情绪不稳定、不安、抑郁或烦躁、失眠等，称为绝经综合征（menopausal syndrome）。

（五）绝经后期

绝经后期（postmenopausal period）指绝经后的生命时期。在早期阶段，虽然卵巢停止分泌雌激素，但卵巢间质仍能分泌少量雄激素，后者在外周转化为雌酮，是循环中的主要雌激素。一般 60 岁以后妇女机体逐渐老化进入老年期（senility）。此期卵巢功能已完全衰竭，雌激素水平低落，不足以维持女性第二性征，生殖器进一步萎缩老化，骨代谢失常引起骨质疏松，易发生骨折。

小结

女性一生经历青春前期（胎儿期、新生儿期、儿童期）、青春期、性成熟期、绝经过渡期、绝经后期。月经初潮是青春期的重要标志；性成熟期是卵巢功能最旺盛的时期；绝经过渡期卵巢功能逐渐衰退；老年期卵巢功能完全衰竭。

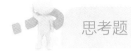

思考题

对女性一生不同时期应进行的保健服务是什么?

（谭文华）

第四节　月经及月经期的临床表现

月经是生育期妇女重要的生理现象。

（一）月经

月经（menstruation）指伴随卵巢周期性变化而出现的子宫内膜周期性脱落及出血。规律月经的出现是生殖功能成熟的重要标志。月经第一次来潮称月经初潮。月经初潮年龄多在 13~14 岁,但可能早在 11 岁或迟至 16 岁。16 岁以后月经尚未来潮者应当引起临床重视。月经初潮早晚主要受遗传因素控制,其他因素如营养、体重亦起着重要作用。近年来,月经初潮年龄有提前趋势。

（二）月经血的特征

月经血呈暗红色,除血液外,还有子宫内膜碎片、宫颈黏液及脱落的阴道上皮细胞。75% 月经血来自动脉,25% 来自静脉,由于纤维蛋白溶酶对纤维蛋白的溶解作用,导致月经血的高纤溶活性,有利于经血和组织纤维的液化及排出。通常月经血不凝,如出血速度过快或出血量多,也可形成血凝块。

（三）正常月经的临床表现

正常月经具有周期性。出血的第 1 日为月经周期的开始,两次月经第 1 日的间隔时间称 1 个月经周期（menstrual cycle）。一般为 21~35d,平均 28d,周期长短可因人而异,缩短或延长在 7d 内可视为正常范围。每次月经持续时间称经期,一般为 2~8d,平均 4~6d。经量为一次月经的总失血量,以碱性正铁血红蛋白法进行测定,正常月经量为 20~60ml,超过 80ml 为月经过多。月经属生理现象,月经期一般无特殊症状,但经期由于盆腔充血以及前列腺素的作用,有些妇女出现下腹及腰骶部下坠不适或子宫收缩痛,并可出现腹泻等胃肠功能紊乱症状。少数患者可有头痛及轻度神经系统不稳定症状,多在月经后自然消失。

小结

月经是伴随卵巢周期性变化的子宫内膜剥脱及出血。规律性月经的出现是生殖功能成熟的标志。正常的月经周期一般为（28 ± 7）d。月经量超过 80ml 为月经过多。

思考题

正常月经临床表现有哪些? 出现哪些情况可诊断为不正常月经?

（谭文华）

第五节　卵巢功能及周期性变化

卵巢作为女性生殖内分泌腺,有两种主要功能:一为产生卵细胞并排卵的生殖功能;另一为合成并分泌性激素和多肽激素的内分泌功能,促使第二性征和生殖道的发育,为受精及孕卵着床做好准备,支持早期胚胎的发育。

一、卵细胞发育及卵巢周期性变化

【生殖细胞的变化】

女性在出生前,卵巢中有卵原细胞,含有 46 条染色体,进行有丝分裂(mitosis)。妊娠 3 个月时,胎儿卵巢中很多卵原细胞进入减数分裂,成为初级卵母细胞(primary oocyte)。出生后所有女性生殖细胞都成为初级卵母细胞,含有 46 条染色体,减数分裂停滞在前期的核网期(dictyotene),并可长期停滞于此阶段,最后能发育为成熟卵细胞的只有少数,大多数均发生凋亡。

有丝分裂时细胞复制遗传物质,之后分裂成 2 个细胞,最初卵原细胞各含有 46 条染色体(二倍体),有丝分裂形成 2 个相同细胞(46 条染色体)。减数分裂只限于生殖细胞,其特点为 DNA 复制 1 次,但分裂 2 次,结果细胞从二倍体变为单倍体(23 条染色体)(图 1-2-5)。

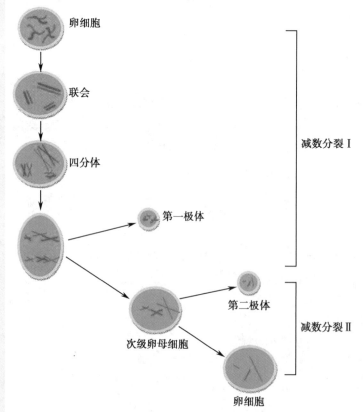

图 1-2-5　卵母细胞减数分裂

染色体在减数分裂中核网期发生联会,并形成四分体,此时可见父源染色体片段和母源染色体之间的相互交换。双线期的初级卵母细胞含 46 条染色体,DNA已复制。第一次减数分裂发生在排卵前,形成次级卵母细胞,含 23 对染色单体,同时释放出第一极体。第一极体含有少量胞浆,也含有 23 对染色单体。第二次减数分裂发生在精子核进入次级卵母细胞受精后,形成成熟卵母细胞,以及一个不能受精的第二极体,均含有 23 条染色体。精子也含有 23 条染色体,精卵结合后形成合子,含有 46 条染色体。

卵巢中的生殖细胞在胎儿 5 个月时数目含量最高,约 700 万。卵泡发育过程中伴有闭锁和卵母细胞凋亡。由于卵母细胞不断凋亡,出生时已减少为 200 万个,青春期约为 30 万个。95% 的卵泡开始发育后不久即发生闭锁。妇女的一生中在育龄期仅有 400~500 个卵泡完全发育成熟并排卵,绝经期女性卵巢无卵母细胞存在。

青春期前也有卵泡发育,但均于发育过程中闭锁。育龄期女性每个月有多个卵泡发育,伴有 1 个优势卵泡形成及排卵,其他都在发育过程中闭锁。绝经后绝大多数的卵泡都闭锁,可生存并可排卵的卵泡已不存在。

【卵泡发育过程】

卵巢内始基卵泡在胚胎期即已存在,在发育过程中不断发生闭锁。从青春期开始,在腺垂体促性腺激素作用下,始基卵泡开始发育,卵泡中只有一部分被募集并选择,最后每个月经周期有一个发育成优势卵泡而排卵。

1. **始基卵泡(primordial follicle)** 即原始卵泡,在初级卵母细胞周围有一层扁平上皮细胞,外面有基底膜,直径 0.03~0.06mm。初级卵母细胞在胚胎时期由卵原细胞分裂分化形成,并长期停滞于第一次成熟分裂前期,直至排卵前才完成第一次成熟分裂。

2. **初级卵泡(primary follicle)和次级卵泡(secondary follicle)** 此时单层上皮细胞转变成立方形颗粒细胞(granulosa cell),其中含初级卵母细胞,初级卵泡直径大于 0.06mm,次级卵泡直径达到 0.12mm。

3. **窦前卵泡(preantral follicle)** 颗粒细胞增生达 6~7 层,颗粒细胞层和卵泡膜层之间出现基底层,直径 0.12~0.20mm,垂体促性腺激素对窦前卵泡无作用。颗粒细胞合成并分泌黏多糖,形成透明带。

4. **窦卵泡(antral follicle)** 颗粒细胞间产生液体,堆积形成腔隙。从窦卵泡以后发育到排卵前卵泡(graafian follicle)主要依靠卵泡刺激素刺激。

5. **成熟卵泡** 卵泡继续发育,不但卵泡液增多,体积也增大,整个卵泡移向卵巢表面。在发育的各阶段都会发生大量卵泡闭锁,自然周期只有 1 个优势卵泡排卵。卵泡从进入生长期至排卵共需要 85d,经过募集和选择达到成熟。卵泡发育过程中由卵泡膜细胞与颗粒细胞协同产生雌激素。成熟卵泡结构从外到内依次为(图 1-2-6):

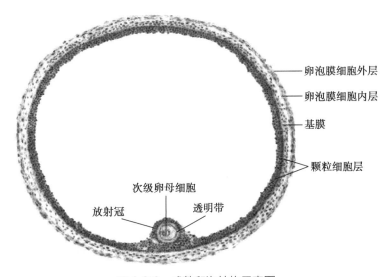

图 1-2-6 成熟卵泡结构示意图

(1)卵泡外膜:由致密的卵巢间质组织形成,与卵巢间质无明显界限。

(2)卵泡内膜:由卵巢皮质层间质细胞衍化而来的多边形细胞形成,血管丰富。

(3)颗粒细胞:呈立方形,与卵泡内膜层间有一层基底膜,无血管存在,其营养来自外围的卵泡内膜。

(4)卵泡腔:颗粒细胞分泌的大量清亮的卵泡液将卵细胞和周围的颗粒细胞挤到卵泡一侧,形成卵泡腔。

(5)卵丘:颗粒细胞包绕卵细胞,突出于卵泡腔,形成卵丘。

(6)放射冠:直接围绕卵细胞的卵丘颗粒细胞,呈放射状排列而得名。

(7)透明带:在放射冠与卵细胞之间还有一层很薄的透明膜,是由颗粒细胞产生并分泌的黏多糖物质形成的,称为透明带。

【卵巢周期】

从青春期开始至绝经前,卵巢在形态和功能上发生的周期性变化称卵巢周期(ovarian cycle),分为卵泡期、排卵期、黄体期。

1. 卵泡期

(1)卵泡群的募集及优势卵泡的选择:前一周期的黄体晚期及本周期的卵泡早期,血清中的卵泡刺激素(follicle-stimulating hormone,FSH)水平及生物活性升高,超过一定阈值后,卵巢内一组窦卵泡群脱离静止的卵泡库,进入"生长发育轨道",这种现象称为募集(recruitment)。约在卵泡期第7d,一个卵泡优先发育为优势卵泡(dominant follicle),其余卵泡逐渐退化闭锁,这种现象称为选择(selection)。正是募集和选择机制精确地调控着人类卵巢自然周期所排出的卵细胞数目。

(2)卵泡的继续发育:卵母细胞的生长表现为细胞增大、透明带生成、微绒毛及裂隙连接点形成以及线粒体、内质网及高尔基体细胞器的重新组合。颗粒细胞和卵母细胞之间的联系主要依靠透明带,透明带中贯穿微绒毛,通过裂隙连接点,颗粒细胞可以为卵母细胞提供营养物质及信息。在FSH的刺激下,卵泡颗粒细胞继续增殖,分泌卵泡液增多;FSH激活颗粒细胞的细胞色素P450芳香化酶,促进雌二醇(E_2)的合成。FSH、E_2又提高颗粒细胞对FSH的敏感性,进一步促使卵泡发育及成熟。卵泡直径从2~5mm日益增大至18mm,形成排卵前卵泡,其卵泡液中除含有蛋白质、黏多糖、电解质及性激素外,还有促性腺激素、催乳素(prolactin,PRL)等。此期血清E_2水平逐渐升高,最终达到300pg/ml左右。同时,在FSH的刺激下,颗粒细胞内又出现黄体生成素(luteinizing hormone,LH)受体及PRL受体。

2. 排卵期　卵母细胞及包绕它的卵丘颗粒细胞一起自卵泡排出的过程称排卵。排卵过程包括第一次减数分裂、卵泡孔形成及卵母细胞排出。卵母细胞可由两侧卵巢交替排出,也可由单侧卵巢连续排出。进入排卵前状态时,卵泡逐渐向卵巢表面移动并向外突出,接近卵巢表面时,卵泡液中蛋白酶被激活,溶解卵泡壁,形成排卵孔,进而出现排卵现象。排卵时,透明带、放射冠及小部分卵丘内颗粒随卵细胞同时排出。排卵前,成熟卵泡分泌大量雌二醇,达到正反馈调节下丘脑的峰值,促使促性腺激素释放激素(GnRH)大量释放,刺激垂体释放促性腺激素,形成LH/FSH峰。一方面,LH峰促使初级卵母细胞完成第一次减数分裂,排出第一极体生成次级卵母细胞;另一方面,在LH峰作用下排卵前卵泡黄素化,分泌少量孕酮。LH/FSH峰和孕酮的协同作用激活了卵泡液中蛋白溶酶活性,消化卵泡壁形成排卵孔(stigma)。排卵前卵泡内前列腺素显著增加,排卵时达到高峰。前列腺素可促使卵泡壁释放蛋白溶酶,也促进卵泡内平滑肌收缩,有助于排卵。排卵后,卵泡失去LH受体。排卵多发生于下次月经来潮前14d左右。

3. 黄体期　排卵后随着卵泡液的流出,卵泡腔内压下降,卵泡壁塌陷,形成许多皱襞,卵泡壁的卵巢颗粒细胞和内膜细胞向内侵入,包被以卵泡外膜细胞,形成黄体。在LH排卵峰的作用下,卵泡颗粒细胞和卵泡内膜细胞进一步黄素化,分别形成颗粒黄体细胞和卵泡膜黄体细胞。两者都含有胡萝卜素,其含量的多寡决定黄体颜色的深浅。黄素化的颗粒细胞产生血管内皮生长因子促进颗粒细胞血管化,在LH峰结束后,毛细血管开始侵入颗粒细胞层到卵泡腔,注入血液形成血体(corpora haemorrhagicum)。黄体是体内单位体积内含血量最高的组织之一,有时血管的侵入和出血可引起黄体期出血。排卵后黄体细胞的直径由原来的12~14μm增大到35~50μm,排卵后7~8d(相当于月经周期第22日左右),黄体体积最大、功能达高峰,直径达1~2cm,外观呈黄色。若卵母细胞完成受精,则黄体在胚胎滋养细胞分泌的人绒毛膜促性腺激素（human chorionic gonadotropin，hCG）作用下增大，变为妊娠黄体，继续分泌雌激素和孕酮，维持早孕，直至妊娠 8~10 周后黄体 - 胎盘转移发生，胎盘功能完全替代黄体功能。由于黄素化颗粒细胞、卵泡膜细胞、结缔组织及血管增生，妊娠 6 周时，黄体增大 1 倍；妊娠足月时，又缩小到正常非妊娠期大小。若卵母细胞未受精，黄体在排卵后 9~10d 开始退化，黄体细胞逐渐萎缩，周围的结缔组织及成纤维细胞侵入，黄体逐渐被结缔组织代替，组织纤维化形成白体（corpus albicans）。排卵日至月经来潮前一天为黄体期（luteal phase）。黄体衰退后月经来潮，卵巢中又有新的一组卵泡发育，开始新的周期。

二、卵巢性激素的合成及分泌

卵巢除了具有生卵作用外，还具有重要的内分泌功能，即通过合成分泌激素调节女性生殖功能。卵巢合成及分泌的类固醇激素，也称甾体激素（steroid hormone），主要是雌激素和孕激素，以及少量雄激素。除甾体激素外，卵巢还合成和分泌多种肽类激素，参与卵巢功能及下丘脑、垂体功能的调节。

【性甾体激素的合成】

卵巢类固醇激素的合成由卵泡膜细胞及颗粒细胞共同完成。卵泡膜细胞在 LH 作用下合成孕激素，再转化成雄激素，这一过程在不同大小的卵泡中均能进行；在 FSH 作用下，颗粒细胞中的芳香化酶激活，将雄激素转化为雌激素。这种变化以 2 种细胞、2 种促性腺激素学说为基础（图 1-2-7）。正常人类卵巢都产生 3 种性激素，即雌激素、孕激素及雄激素。

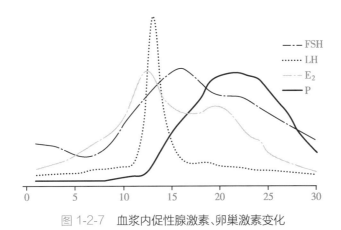

图 1-2-7　血浆内促性腺激素、卵巢激素变化

胆固醇是所有甾体激素的前身，所有产生甾体的器官都可从乙酸盐合成胆固醇，胆固醇的另一来源是血液。性甾体激素的合成主要来源于低密度脂蛋白（low density lipoprotein，LDL）。LDL 和靶细胞膜的受体结合，进入细胞内，受体复合物与溶酶体融合，LDL 中的蛋白质被水解，释放的胆固醇酯再次水解后形成游离胆固醇。游离胆固醇被转运进入线粒体，其内的胆固醇支链分裂酶（side-chain cleavage enzyme，SCCE），又称细胞色素酶 P450，将其转化为孕烯醇酮，从而产生孕激素及雄激素。另外一部分水解后形成的游离胆固醇，可以再酯化为胆固醇酯而储存，而原来的蛋白质覆盖物分解为氨基酸。

具体过程如图 1-2-8 所示：通过 C_{20-22} 裂解酶，胆固醇侧链裂解形成 C_{21} 甾体。通过 3β- 羟 - 脱氢酶或 Δ5-4 异构酶反应，将 C_5 的双键转向 C_4。17α- 羟化酶在 C_{17} 处将羟基加入到 α 位上。侧链裂解，将 C_{21} 变化成 C_{19}。芳香化即将双键引入 A 环，C_{19} 变为 C_{18} 甾体。17β- 羟甾体氧化还原酶（脱氢酶）反应是双向的，即将 C_{17}β 的羟基转化为酮基，或将酮基转化为羟基。

性甾体激素根据碳原子数可分为 3 类：① C_{21} 系列，包括肾上腺皮质激素与孕激素，其基本结构为孕甾（烷）核；② C_{19} 包括所有雄激素，以雄甾（烷）核为基础；③ C_{18} 包括雌激素，如雌二醇（estradiol，E_2）、雌酮（estrone，E_1）及雌三醇（estriol，E_3），以雌甾（烷）为基础。

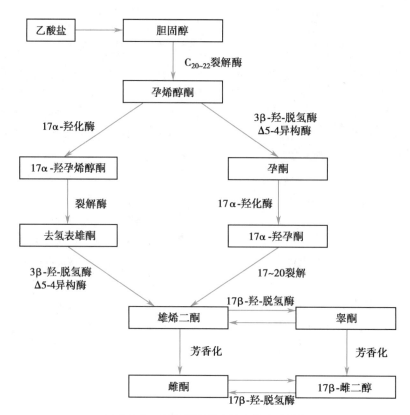

图 1-2-8　卵巢甾体激素的生物合成途径

　　雄激素是雌激素的前体,由卵巢合成并分泌。循环中的睾酮除来自卵巢外,尚可来自肾上腺皮质,是在垂体 LH 及 ACTH 的刺激下产生的。卵巢与肾上腺也不同,缺乏 21- 羟化酶及 11β- 羟化酶,因此不产生盐皮质激素及糖皮质激素。

【卵巢甾体激素的作用机制】

　　血液中的性激素大部分与蛋白质结合,处于结合状态的性激素无生物活性,只有游离激素才有生物活性。激素在血液中循环,所有体内细胞均暴露在激素中,但只有少数细胞即靶器官细胞对某种激素有反应。

　　循环中 40% 的雌激素与性激素结合球蛋白(sex hormone binding globulin,SHBG)结合,58% 与白蛋白结合,只有 2% 是游离的,具有生物活性。SHBG 为肝脏分泌,雄激素抑制其分泌,雌激素、甲状腺素可促进其分泌。SHBG 可调节游离雌、雄激素的量,从而控制其生物活性。孕激素和血液中的蛋白及皮质类固醇结合球蛋白(corticosteroid-binding globulin,CSBG)结合。

　　甾体激素和肽类激素的作用机制不同。肽类激素为较大分子,相对分子质量约 10 000,不能进入细胞内,而是作用于细胞膜的表面,再将信息转入细胞内,可间接影响细胞内过程。甾体激素包括雄激素、雌激素、孕激素及肾上腺皮质激素,相对分子质量约为 300。这些激素在血中的浓度为 10^{-9}mol/L,在靶组织中,激素持续扩散进入细胞内使浓度上升,并和受体分子结合。每个细胞约有 10 000 个受体分子,结构为二聚体。1 个受体分子可以和 2 个激素分子相结合,形成复合物。复合物进入细胞核与染色体接近,并与染色体非组蛋白的 AP3 部分结合。结合后受体分子的 B 亚基,决定了哪些基因被活化,而后二亚基解离;A 亚基作用于 DNA,使 1 分子 RNA 聚合酶占据启动点,开启 DNA 转录,产生 1 条 mRNA 作为蛋白制作的模板进入细胞质中,并在核糖体内(有的核糖体漂浮在细胞质内,有的和内质网表面相连)翻译成蛋白质的肽链。转录结束后,激素和受体蛋白两者分离并脱离染色体。受体分子在此过程不被削减,再返回细胞质内,可再与激素结合,但激素已无活性。

【卵巢性甾体激素的代谢及生理作用】

1. **雌激素** 卵巢主要合成 E_2 和 E_1 两种激素。在血液循环内尚有雌三醇,它是 E_2 和 E_1 的降解产物。雌二醇生物活性最强,雌三醇活性最弱。

(1)雌激素周期变化:在卵泡开始发育时,只有少量雌激素分泌,随着卵泡渐趋成熟,雌激素分泌也逐渐增加,于排卵前形成一个高峰,排卵后分泌稍减少;在排卵后 7~8d 黄体成熟时,形成第二高峰,但较平坦;排卵后 9~10d 黄体开始萎缩时,雌激素水平急剧下降,在月经前降至最低水平。

(2)雌激素的生理作用:雌激素受体广泛分布于全身,除生殖系统、乳腺外,心、脑、骨、消化道等组织中也有表达。

1)对生殖器官的作用:①促进子宫发育,平滑肌细胞增生和肥厚;卵泡期促进子宫内膜增殖;排卵期使宫颈口松弛,使宫颈黏液内含的水分、盐类及糖蛋白增加,外观清亮、稀薄,有利于精子穿透;分娩前提高子宫平滑肌对缩宫素的敏感性。②促进输卵管纤毛上皮增生及腺体的增生和分泌,增强纤毛向子宫方向的摆动,促进输卵管肌层的发育,加强输卵管的蠕动,有利于将受精卵运送到子宫。③促进阴道上皮细胞增生和角化,促进细胞内糖原储存,使其经阴道乳酸杆菌分解成为乳酸,阴道分泌物呈酸性,增强局部抵抗力。④与FSH协同促进卵泡发育。⑤促进外生殖器发育,使阴唇丰满,色素加深。

2)对乳腺和第二性征的作用:促进乳腺导管和结缔组织增生,乳头、乳晕着色,促进脂肪组织在乳腺的聚集,形成女性体征。促进其他第二性征的发育,如全身脂肪和毛发的分布,女性体态、音调等。

3)对骨骼的作用:促进成骨细胞功能,抑制破骨细胞分化并抑制骨吸收及骨转换,促进骨中钙、磷的沉积。儿童期雌激素能促进长骨生长,加速骨成熟,使骨骺闭合。

4)对心血管系统的影响:提高血中高密度脂蛋白含量,降低低密度脂蛋白含量,促进胆固醇的代谢和转运,降低血中胆固醇浓度,防止动脉硬化。并能扩张血管,改善血供,维持血管张力,保持血流稳定,有利于防止冠状动脉硬化症。

5)其他:促进水、钠潴留,促进肝内多种蛋白质的合成,调节脂肪代谢,刺激肝脏胆固醇代谢酶的合成,使胆固醇与磷脂的比例下降。雌激素通过对下丘脑的正、负反馈作用,调节垂体促性腺激素的分泌。

2. **孕激素** 在血液中主要以结合型存在,在肝内降解为孕二醇,从尿中排出。

(1)孕激素的周期变化:排卵前孕酮的产生较少,主要来自肾上腺。排卵后孕激素的分泌量开始增加,主要由卵巢颗粒黄体细胞和卵泡膜黄体细胞合成与分泌。在排卵后 7~8d 黄体成熟时分泌量达高峰,以后逐渐下降,月经来潮时恢复到排卵前水平。

(2)孕激素的生理作用

1)对生殖器官的作用:①黄体期对抗雌激素的内膜增殖作用,使增生期子宫内膜转化为分泌期内膜,间质蜕膜样变,为受精卵着床做好准备;使宫颈口闭合,抑制宫颈黏液分泌,使黏液减少、变稠,不利于精子穿透;妊娠期抑制子宫肌层的收缩,使子宫松弛,降低妊娠子宫对缩宫素的敏感性。②促进输卵管上皮的分泌,抑制输卵管平滑肌节律性收缩的振幅,抑制上皮纤毛生长,调节受精卵运行。③使阴道上皮细胞脱落加快,角化细胞减少,中层细胞增多。

2)对乳腺和第二性征的作用:在已有的雌激素促使乳腺腺管发育的基础上,促进乳腺小叶及腺泡发育。

3)产热作用:孕激素刺激下丘脑体温调节中枢,使基础体温升高。正常妇女在排卵后基础体温可升高 0.3~0.5℃,这种基础体温的双相改变可作为判断排卵的重要指标。

4)其他:孕激素能促使蛋白质分解,竞争醛固酮受体,促进水、钠的排泄;孕激素通过对下丘脑和垂体的负反馈作用,影响垂体促性腺激素的分泌。

3. **雄激素** 女性雄激素的主要来源是肾上腺皮质,卵巢卵泡内膜细胞也分泌少量雄激素(主要是雄烯二酮),卵巢间质细胞和卵巢门细胞产生和分泌部分睾酮。雄激素是维持女性正常生殖功能的重要激素,可减缓子宫及其内膜的生长及增殖,抑制阴道上皮的增生和角化,促使阴蒂、阴唇的发育,促进阴毛、腋毛的生长,维持女性性欲。雄激素对机体的代谢功能也有重要的影响,能促进蛋白质的合成,使基础代谢率增加,刺激骨髓中红细胞的增生。在性成熟期前,促使长骨骨基质生长和钙的保留,性成熟后可导致骨骺的关闭,使生长停止。

【卵巢多肽激素】

卵巢除可产生性甾体激素外,还可以产生多种蛋白质,是由颗粒细胞和卵泡膜细胞合成,对促性腺激素有重要调控作用。

1. 抑制素(inhibin) 由卵巢颗粒细胞分泌,相对分子质量为 32 000。可以反馈性抑制腺垂体卵泡刺激素的释放,调节卵泡的生成。其分子由 2 个亚基经二硫键连接而成,卵泡液和血清中也可以发现 α 亚单位,游离的 α 亚基与 β 亚基没有生物活性。抑制素可作为一种内分泌标记物,监测女性的性腺功能。

2. 松弛素(relaxin) 卵巢分泌的松弛素在妊娠期主要起松弛骨盆韧带,减少子宫收缩的作用。

3. 促卵泡激素抑释素(follistatin) 含 315 个氨基酸的单链多肽,经 FSH 诱导在颗粒细胞内合成。主要的生理作用是抑制腺垂体 FSH 的分泌,对卵泡的发育产生影响,并参与排卵过程。

4. 其他 卵巢还分泌激活素(activin)、卵巢的生长因子如表皮生长因子(epidermal growth factor,EGF)、碱性成纤维细胞生长因子(basic fibroblast growth factor,bFGF)及胰岛素样生长因子(insulin-like growth factor,IGF)、促性腺激素峰抑制因子(gonadotropin surge-inhibiting factor,GnSIF)等。

小结

1. 卵泡的发育经历始基卵泡、初级和次级卵泡、窦前卵泡、窦卵泡和成熟卵泡过程。

2. 女性生殖细胞经过减数分裂发育为成熟的卵细胞,胎儿卵巢中卵原细胞进入减数分裂,出生时所有生殖细胞都成为初级卵母细胞。

3. 女性进入青春期后,卵泡周期性变化包括发育、排卵、黄体生成及退化过程。

4. 卵巢主要合成及分泌的类固醇激素,包括雌激素、孕激素及少量雄激素;除甾体激素外,还合成和分泌多种肽类激素。

5. 卵巢类固醇激素的合成以两种细胞、两种促性腺激素学说为基础。卵泡膜细胞在 LH 作用下合成孕激素,再转化成雄激素;颗粒细胞在 FSH 作用下,芳香化酶被激活,将雄激素转化为雌激素。

6. 血液中的性激素大部分与蛋白质结合,处于结合状态的性激素无生物活性,只有游离激素才有生物活性。雌激素主要在月经周期中促进子宫内膜增殖。孕激素在黄体期使增生期子宫内膜转化为分泌期内膜。雄激素可减缓子宫及其内膜的生长及增殖,维持女性性欲。

思考题

1. 女性生殖细胞减数分裂过程中排出几个极体,都何时排出极体?

2. 排卵后 7~8d 黄体发育为成熟黄体,9~10d 开始萎缩。如果萎缩提前发生,患者会有什么症状?如果萎缩过程减慢,患者会有什么症状?

3. 雄激素对女性生长、发育及功能维持有很多重要作用,对于成年女性如何诊断雄激素过多症?雄激素过多后会产生哪些负面作用?

4. 简述女性月经周期促性腺激素、性激素及子宫内膜变化特点,哪些激素异常可以导致此规律性变化失常。

(杨 蕊 乔 杰)

第六节　子宫内膜及生殖器官其他部位的周期性变化

伴随着卵巢的周期性变化,女性生殖器官也发生一系列周期性变化,尤其以子宫内膜的周期性变化最为显著;另外阴道黏膜、宫颈黏液、输卵管黏膜和乳腺等生殖器官亦发生周期性变化。

【子宫内膜的周期性变化】

主要包括子宫内膜的组织学和生物化学的相应性变化。

1. 子宫内膜的组织学变化　子宫内膜从形态学上可分为功能层和基底层。子宫内膜功能层靠近宫腔,受卵巢激素调节呈周期性变化,具有周期性增殖、分泌和脱落性变化;基底层靠近肌层,不受卵巢激素周期性调节,不发生脱落,在月经后再生并修复子宫内膜创面,重新形成子宫内膜功能层。以一个月经周期 28d 为例,其组织形态的周期性改变可分为增殖期、分泌期、月经期 3 个阶段。

(1) 增殖期(proliferative phase):月经周期第 5~14d。与卵巢周期中的卵泡期相对应。在雌激素作用下,内膜表面上皮、腺体、间质、血管均呈增殖性变化,称为增殖期。该期子宫内膜厚度自 0.5mm 增生至 3~5mm。增殖期又可分为早、中、晚三期:

1) 增殖早期:月经周期第 5~7d。此期内膜薄,仅 1~2mm;腺体短、直、细且稀疏,腺上皮细胞呈立方形或低柱状;间质致密,间质细胞呈星形,间质中的小动脉较直、壁薄。

2) 增殖中期:月经周期第 8~10d。此期内膜腺体数增多、伸长并稍有弯曲;腺上皮细胞增生活跃,细胞呈柱状,开始有分裂象;间质水肿在此期最为明显。

3) 增殖晚期:月经周期第 11~14d。此期内膜进一步增厚,达 3~5mm,表面高低不平,略呈波浪形;腺上皮变为高柱状,增殖为假复层上皮,核分裂象增多,腺体更长,形成弯曲状;间质细胞呈星状,并相互结合成网状;组织内水肿明显,小动脉增生,管腔增大,呈弯曲状。

增殖期腺体细胞的重要变化表现为纤毛细胞和微绒毛细胞的增加。纤毛细胞出现于月经周期第 7~8d,主要围绕腺体开口分布,纤毛的摆动可促进子宫内膜分泌物的流动和分布。微绒毛可增加细胞表面积,从而增加腺细胞的排泄和吸收功能。增生的腺细胞和间质细胞内含有丰富的游离和结合的核糖体、线粒体、高尔基复合体及初级溶酶体。这些结构是蛋白质、能量及酶的合成与贮存场所。

(2) 分泌期(secretory phase):月经周期第 15~28d,与卵巢周期中的黄体期相对应。黄体分泌的孕激素、雌激素使增殖期内膜继续增厚,腺体更增长弯曲,出现分泌现象;血管迅速增加,更加弯曲;间质疏松并水肿。此时内膜厚且松软,含有丰富的营养物质,有利于受精卵着床发育。整个分泌期同样可分为 3 期:

1) 分泌早期:月经周期第 15~19d。此期内膜腺体更长,屈曲更明显;腺上皮细胞核下开始出现含糖原的小泡;间质水肿,螺旋小动脉继续增生、弯曲。

2) 分泌中期:月经周期第 20~23d。子宫内膜较前更厚并呈锯齿状;腺体内的分泌上皮细胞顶端胞膜破裂,细胞内的糖原溢入腺体,称顶浆分泌;内膜的分泌还包括血浆渗出,血液中许多重要的免疫球蛋白与上皮细胞分泌的结合蛋白结合,进入子宫内膜腔;间质更加疏松、水肿,螺旋小动脉进一步增生并卷曲。

3) 分泌晚期:月经周期第 24~28d。此期为月经来潮前期,相当于黄体退化阶段。该期子宫内膜呈海绵状,厚达 10mm。内膜腺体开口面向宫腔,有糖原等分泌物溢出;表面上皮细胞下的间质分化为肥大的蜕膜样细胞和小圆形的内膜颗粒细胞;间质更疏松、水肿,螺旋小动脉迅速增长超出内膜厚度,也更弯曲,血管管腔也扩张。

分泌期超微结构的特征性变化是巨大线粒体的出现和核仁通道系统(nucleolar channel system,NCS)的形成。NCS是核膜呈螺旋状折叠,伸入核内或核仁内形成的,仅在排卵后出现。

(3)月经期:月经周期第1~4d,为子宫内膜海绵状功能层从基底层崩解脱落,这是孕酮和雌激素撤退的最后结果。内膜螺旋小动脉节律性收缩舒张,继而出现逐渐加强的血管痉挛性收缩,导致远端血管壁及组织缺血坏死、剥脱,脱落的内膜碎片及血液一起从阴道流出,即月经来潮。

2. 子宫内膜的生物化学变化

(1)甾体激素和蛋白激素受体

1)甾体激素受体:增殖期子宫内膜腺细胞和间质细胞富含雌、孕激素受体。雌激素受体在增殖期子宫内膜含量最高,排卵后明显减少。孕激素受体在排卵时达高峰,随后腺上皮孕激素受体逐渐减少,而间质细胞孕激素受体含量相对增加。子宫内膜螺旋小动脉的平滑肌细胞亦含有雌、孕激素受体,且呈周期性变化,以黄体期两种受体含量最高,提示子宫血流可能在一定程度上亦受甾体激素影响。

2)蛋白激素受体:子宫内膜上皮和腺上皮存在hCG/LH受体的表达,功能尚不清楚。子宫内膜中亦有生长激素受体/生长激素结合蛋白的表达,可能对子宫内膜发育有一定影响。

(2)各种酶类:一些组织水解酶如酸性磷酸酶、β-葡糖醛酸酶等能使蛋白质、核酸和黏多糖分解。这些酶类平时被限制在溶酶体内,不具有活性。排卵后若卵子未受精,黄体经一定时间后萎缩,雌、孕激素水平下降,溶酶体膜的通透性增加,多种水解酶释放入组织,影响子宫内膜的代谢,对组织有破坏作用,从而造成内膜的剥脱和出血。基质金属蛋白酶(MMP)/组织基质金属蛋白酶抑制物(TIMP)系统、组织型纤溶酶原激活物(tPA)/纤溶酶原激活抑制物(PAI)系统等也参与子宫内膜的剥脱过程。

(3)酸性黏多糖:在雌激素作用下,子宫内膜间质细胞能产生一种和蛋白质结合的糖类,称酸性黏多糖(acid mucopolysaccharide,AMPS)。雌激素不但能促使AMPS的产生,还能使之浓缩聚合,形成间质中的基础物质,对增殖期子宫内膜的成长起支架作用。排卵后,孕激素能阻止AMPS的合成,促使其降解,还能使之去聚合,从而使间质失去支架逐步脱落而出血。间质中的基础物质失去其黏稠性,血管通透性增加,使营养物质和代谢产物在细胞与血管之间自由交换,内膜更能获得充足营养,为受精卵的着床和发育做准备。

(4)血管收缩因子:月经来潮前24h子宫内膜缺血、坏死,释放前列腺素和内皮素-1等,使月经期血管收缩因子达最高水平。另外,血小板凝集产生的血栓素A_2(TXA$_2$)也具有血管收缩作用,从而引起子宫血管和肌层节律性收缩,而且整个经期血管的收缩呈进行性加强,导致内膜功能层迅速缺血坏死、崩解脱落。

【生殖器官其他部位的周期性变化】

在卵巢性激素周期性作用下,其他生殖器官如阴道黏膜、宫颈黏液、输卵管以及乳房组织也发生相应性变化。

1. 阴道黏膜的周期性变化   在月经周期中,阴道黏膜呈现周期性改变,这种改变在阴道上段最明显。排卵前,阴道上皮在雌激素的作用下,底层细胞增生,逐渐演变为中层与表层细胞,使阴道上皮增厚;表层细胞出现角化,其程度在排卵期最明显。细胞内富有糖原,糖原经寄生在阴道内的乳酸杆菌分解而成乳酸,使阴道内保持一定酸度,可以防止致病菌的繁殖。排卵后在孕激素的作用下,主要为表层细胞脱落,临床上可借助阴道脱落细胞的变化了解体内雌激素水平和有无排卵。

2. 宫颈黏液的周期性变化   在卵巢性激素的影响下,宫颈腺细胞分泌黏液,其物理、化学性质及其分泌量均有明显的周期性改变。雌激素可刺激分泌细胞的分泌功能。月经净后,体内雌激素处于较低水平,宫颈管分泌的黏液量很少。随着雌激素水平不断提高,至排卵期黏液分泌量增加,黏液稀薄、透明,拉丝度可达10cm以上。若将黏液作涂片检查,干燥后可见羊齿植物叶状结晶,这种结晶在月经周期第6~7d开始出现,到排卵期最为清晰而典型。排卵后受孕激素影响,黏液分泌量逐渐减少,质地变黏稠而混浊,拉丝度差,易断裂。涂片检查时结晶逐步模糊,至月经周期第 22d 左右完全消失,继而代之以排列成行的椭圆体。依据宫颈黏液的周期性变化,可反映当时的卵巢功能。

宫颈黏液是含有糖蛋白、血浆蛋白、氯化钠和水分的水凝胶。黏液中的氯化钠含量在月经前后仅占黏液干重的 2%~20%;而在排卵期则为黏液干重的 40%~ 70%。由于黏液是等渗的,氯化钠比例的增加势必导致水分亦相应增加,故排卵期的宫颈黏液稀薄而量多,宫颈黏液中的糖蛋白排列成网状。近排卵时,在雌激素影响下网眼变大。

根据上述变化,可见排卵期宫颈黏液最适宜精子通过。雌、孕激素的作用使宫颈在月经周期中对精子穿透起生物阀作用。

3. 输卵管的周期性变化　输卵管的周期性变化包括形态和功能两方面。在雌激素的作用下,输卵管黏膜上皮纤毛细胞生长,体积增大;非纤毛细胞分泌增加,为卵子提供运输和种植前的营养物质。雌激素还促进输卵管发育及输卵管肌层的节律性收缩振幅。孕激素则能抑制输卵管的节律性收缩振幅和输卵管黏膜上皮纤毛细胞的生长,减低分泌细胞分泌黏液的功能。雌、孕激素的协同作用,保证受精卵在输卵管的正常运行。

4. 乳房的周期性变化　雌激素促进乳腺管增生,而孕激素则促进乳腺小叶及腺泡生长。某些女性在经前期有乳房肿胀和疼痛感,可能是由于乳腺管的扩张、充血以及乳房间质水肿所致。由于雌、孕激素撤退,月经来潮后上述症状大多消退。

小结

1. 卵巢周期性变化导致女性生殖器官的一系列周期性变化,其中以子宫内膜周期性变化最为显著。

2. 雌激素使子宫内膜发生增殖期变化,雌、孕激素共同作用使子宫内膜出现分泌期变化。

3. 阴道黏膜、宫颈黏液、输卵管和乳腺都在卵巢周期作用下发生周期性变化。

思考题

1. 简述子宫内膜组织形态周期性变化有哪些?
2. 宫颈黏液的周期性变化及其临床参考意义有哪些?

(曹云霞)

第七节　月经周期的调节

月经周期的调节是一个非常复杂的过程,主要是下丘脑、垂体和卵巢三者相互作用的结果。下丘脑、垂体与卵巢之间相互调节、相互影响,形成一个完整而协调的神经内分泌系统,称为下丘脑 - 垂体 - 卵巢轴(hypothalamic-pituitary-ovarian axis,HPO)(图 1-2-9)。抑制素 - 激活素 - 卵泡抑制素系统也参与对月经周期的调节。HPO 轴的神经内分泌活动受到大脑高级中枢的影响,其他内分泌腺与月经周期调节亦有关系。

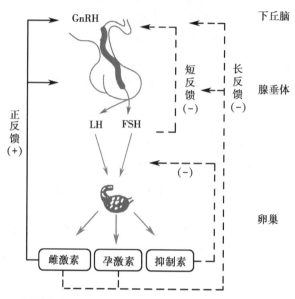

图 1-2-9　下丘脑 - 垂体 - 卵巢轴之间的相互联系

【月经周期的 HPO 轴调节系统】

下丘脑分泌促性腺激素释放激素(GnRH),通过调节垂体促性腺激素的分泌来调节卵巢功能。卵巢分泌的性激素对下丘脑、垂体又有反馈调节作用。

1. 下丘脑促性腺激素释放激素　青春期前 HPO 轴的活动处在一个很低的水平,进入青春期后,下丘脑 GnRH 神经元发育成熟,开始脉冲式释放 GnRH。GnRH 是下丘脑弓状核神经细胞分泌的一种十肽激素,直接通过垂体门脉系统输送到腺垂体,调节垂体促性腺激素的合成和分泌。脉冲式释放是 GnRH 的分泌特征,脉冲频率为 60~120min,其频率与月经周期时相有关。正常月经周期的生理功能和病理变化均伴有相应的 GnRH 脉冲式分泌模式变化。GnRH 的脉冲式释放可调节 LH/FSH 的比值。脉冲频率减慢时,血中 FSH 水平升高,LH 水平降低,从而使 LH/FSH 比值下降;频率增加时,LH/FSH 比值升高。

下丘脑是 HPO 的启动中心,GnRH 的分泌受垂体促性腺激素和卵巢性激素的反馈调节,包括起促进作用的正反馈和起抑制作用的负反馈调节。反馈调节包括长反馈、短反馈和超短反馈 3 种。长反馈指卵巢分泌到循环中的性激素对下丘脑的反馈作用;短反馈是指垂体激素对下丘脑 GnRH 分泌的负反馈调节;超短反馈是指 GnRH 对其本身合成的负反馈调节。这些激素反馈信号和来自神经系统高级中枢的神经信号一样,通过多种神经递质,包括去甲肾上腺素、多巴胺、β- 内啡肽、5- 羟色胺和褪黑激素等调节 GnRH 的分泌。去甲肾上腺素促进 GnRH 的分泌,β- 内啡肽和 5- 羟色胺抑制 GnRH 的释放,多巴胺对 GnRH 的释放则具有促进和抑制双重作用。如果 GnRH 神经元过早激活,可能导致一些女孩提前出现月经及性成熟的改变。如果持续给予 GnRH 或其类似物,则对垂体促性腺激素细胞上的 GnRH 受体产生下调作用,反而抑制促性腺激素分泌。临床上常根据不同的目的分别采用脉冲式或连续给予 GnRH 或 GnRH 类似物。

2. 腺垂体生殖激素　腺垂体(垂体前叶)分泌的直接与生殖调节有关的激素有促性腺激素和催乳素。

(1)促性腺激素:腺垂体的促性腺激素细胞分泌卵泡刺激素(FSH)和黄体生成素(LH)。它们对 GnRH 的脉冲式刺激起反应,自身亦呈脉冲式分泌,并受卵巢性激素和抑制素的调节。FSH 和 LH 均为糖蛋白激素,皆由 α 与 β 两个亚单位肽链以共价键结合而成。它们的 α 亚基结构相同,β 亚基结构不同。β亚基是决定激素特异抗原性和特异功能的部分,但必须与α亚基结合成完整分子才具有生物活性。人类的促甲状腺激素(thyroid stimulating hormone,TSH)和人绒毛膜促性腺激素(hCG)也均由α和β两个亚单位组成。这4种糖蛋白激素的α亚单位中的氨基酸组成及其序列基本相同,它们的免疫反应也基本相同,各激素的特异性均存在于β亚单位。

FSH是卵泡发育必需的激素,其主要生理作用包括:①直接促进窦前卵泡及窦卵泡颗粒细胞增殖与分化,分泌卵泡液,使卵泡生长发育;②激活颗粒细胞芳香化酶,合成与分泌雌二醇;③在前一周期的黄体晚期及卵泡早期,促使卵巢内窦卵泡群的募集;④促使颗粒细胞合成分泌IGF及其受体、抑制素、激活素等物质,并与这些物质协同作用,调节优势卵泡的选择与非优势卵泡的闭锁退化;⑤在卵泡期晚期与雌激素协同,诱导颗粒细胞生成LH受体,为排卵及黄素化作准备。

LH的主要生理作用包括:①在卵泡期刺激卵泡膜细胞合成雄激素,主要是雄烯二酮,为雌二醇的合成提供底物;②排卵前促使卵母细胞最终成熟及排卵;③在黄体期维持黄体功能,促进孕激素、雌二醇和抑制素A的合成与分泌。

(2)催乳素(PRL):PRL是由腺垂体的催乳细胞分泌的由198个氨基酸组成的多肽激素,具有促进乳汁合成的功能。其分泌主要受下丘脑释放入门脉循环的多巴胺(PRL抑制因子)抑制性调节。促甲状腺激素释放激素(thyrotropin releasing hormone,TRH)亦能刺激PRL的分泌。由于多巴胺与GnRH对同一刺激或抑制作用常同时发生效应,因此当GnRH的分泌受到抑制时,可出现促性腺激素水平下降,而PRL水平上升,临床表现为乳溢-闭经综合征。另外,由于TRH升高,可使一些甲状腺功能减退的妇女出现泌乳现象。

3. 卵巢性激素　卵巢分泌的雌、孕激素对下丘脑和垂体具有反馈调节作用。

(1)雌激素:雌激素对下丘脑产生负反馈和正反馈两种作用。在卵泡期早期,一定水平的雌激素负反馈作用于下丘脑,抑制GnRH的释放,并降低垂体对GnRH的反应性,从而实现对垂体促性腺激素脉冲式分泌的抑制。在卵泡期晚期,随着卵泡的发育成熟,当雌激素的分泌达到阈值(200pg/ml)并维持48h以上,雌激素即可发挥正反馈作用,刺激LH分泌高峰。在黄体期,雌激素协同孕激素对下丘脑有负反馈作用。

(2)孕激素:在排卵前,低水平的孕激素可增强雌激素对促性腺激素的正反馈作用。在黄体期,高水平的孕激素对促性腺激素的脉冲分泌产生负反馈抑制作用。

【 月经周期的 HPO 轴调节机制 】

1. 卵泡期　在一次月经周期的黄体萎缩后,雌、孕激素和抑制素A水平降至最低,对下丘脑和垂体的抑制解除,下丘脑又开始分泌GnRH,腺垂体FSH及LH分泌增加,尤以FSH增加更为明显。一群卵泡被周期性募集进入快速生长阶段,合成分泌雌激素增加,子宫内膜发生增殖期变化。当雌激素增加到一定程度时(约在月经周期的第6d),则分别对下丘脑及垂体进行负反馈调节,卵巢产生的抑制素也选择性地抑制腺垂体FSH分泌,血中FSH水平有所减少,大多数卵泡得不到足够的FSH支持而半途退化闭锁,只有一个优势卵泡得以继续发育。月经周期的中期,随着优势卵泡逐渐发育,接近成熟时卵泡分泌的雌激素达到200pg/ml以上并持续48h,即对下丘脑和垂体产生正反馈作用,触发下丘脑GnRH大量释放,刺激垂体LH和FSH大幅增加达峰值,形成LH和FSH峰,两者协同作用,促使成熟卵泡排卵。

2. 黄体期　排卵后循环中的LH和FSH均急剧下降,雌激素分泌一过性下降。在少量LH和FSH的作用下,黄体形成并逐渐发育成熟。黄体主要分泌孕激素,也分泌雌二醇。一般在排卵后第7~8d,循环中的孕激素达到高峰,雌激素达到第2次高峰。大量孕激素的作用使子宫内膜发生分泌期改变。同时,由于大量孕激素和雌激素以及抑制素A的共同负反馈作用,又使垂体LH和FSH分泌相应减少,黄体开始萎缩,雌、孕激素分泌减少,子宫内膜失去性激素支持,发生剥脱而月经来潮。雌、孕激素和抑制素A的减少解除了对下丘脑和垂体的负反馈抑制,FSH分泌增加,卵泡开始发育,下一个月经周期重新开始,如此周而复始(图1-2-10)。

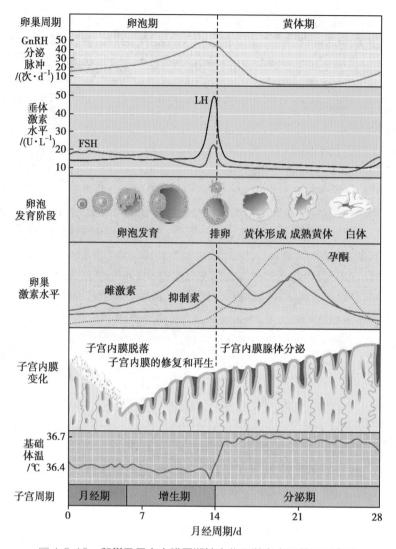

图 1-2-10　卵巢及子宫内膜周期性变化和激素水平关系示意图

【其他内分泌腺功能的影响】

其他内分泌腺如甲状腺、肾上腺、胰腺等对月经周期的调节也具有重要的作用。详见本章第八节。

月经周期主要受 HPO 轴的神经内分泌调控，同时也受抑制素 - 激活素 - 卵泡抑制素系统的调节，其他腺体内分泌激素对月经周期也有影响。HPO 轴的生理活动受到大脑皮质神经中枢的影响，如外界环境、精神因素等均可影响月经周期。大脑皮质、下丘脑、垂体和卵巢任何一个环节发生障碍，都会引起卵巢功能紊乱，导致月经失调。

 小结

1. 月经周期根据卵泡的发育规律可分为卵泡期和黄体期，根据子宫内膜的变化可分为月经期、增殖期及分泌期。

2. 月经周期的调节主要是 HPO 轴中下丘脑、垂体和卵巢三者相互作用的结果。子宫内膜在雌激素作用下发生增殖期变化。雌激素正反馈作用于下丘脑及垂体，致 LH 峰及 FSH 峰的形成并诱发排卵。排卵后子宫内膜开始转化进入分泌期，黄体萎缩后，雌、孕激素水平下降，子宫内膜失去性激素支持发生剥脱进入月经期。如此周而复始。

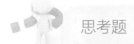

思考题

简述下丘脑－垂体－卵巢轴（HPO）各部位分泌的激素及其相互关系。

（曹云霞）

第八节　其他内分泌腺功能对月经周期的影响

神经内分泌指神经细胞具有内分泌的特征,其分泌物不像神经介质,并不进入突触间隙,而是进入血液循环,影响远处靶器官。下丘脑除分泌促性腺激素释放激素(GnRH),还分泌促甲状腺激素释放激素(TRH)、促肾上腺皮质激素释放因子(corticotropin releasing factor,CRF)等。后者可能对下丘脑-垂体-卵巢(HPO)轴之外的内分泌腺功能产生影响,而其他内分泌腺体功能异常也可能会影响HPO轴,从而对月经周期产生影响。如甲状腺、肾上腺及胰腺的功能异常,均可导致月经失调,甚至闭经。

【甲状腺】

甲状腺分泌甲状腺素(thyronine,T₄)和三碘甲状腺原氨酸(triiodothyronine,T₃),不仅参与机体各种物质的新陈代谢,还对性腺的发育成熟、维持正常月经和生殖功能具有重要影响。甲状腺素可通过垂体促性腺激素调节卵巢功能,还可促进肝脏性激素结合球蛋白(SHBG)的合成,调节循环血液中的性激素活性。青春期以前发生甲状腺功能减退者可有性发育障碍,使青春期延迟;青春期后则可出现月经失调,临床表现为月经过少、稀发,甚至闭经。患者多合并不孕、自然流产和胎儿畸形发生率增加。甲状腺功能轻度亢进时,甲状腺素分泌与释放增加,子宫内膜过度增生,临床表现为月经过多、过频,甚至发生功能失调性子宫出血。当甲状腺功能亢进进一步加重时,甲状腺素的分泌、释放及代谢等过程受到抑制,临床表现为月经稀发、月经减少,甚至闭经。

【肾上腺】

肾上腺不仅具有合成和分泌糖皮质激素、盐皮质激素的功能,还能合成和分泌少量雄激素和极微量雌激素、孕激素。肾上腺皮质是女性雄激素的主要来源。少量雄激素为正常妇女的阴毛、腋毛、肌肉和全身发育所必需。若雄激素分泌过多,可抑制下丘脑分泌 GnRH,并对抗雌激素,使卵巢功能受到抑制而出现闭经,甚至男性化表现。先天性肾上腺皮质增生症(congenital adrenal hyperplasia,CAH)患者由于存在皮质激素合成过程中所需酶的先天缺陷,最常见的 21- 羟化酶缺陷,导致皮质激素合成不足,引起促肾上腺皮质激素(ACTH)代偿性增加,促使肾上腺皮质网状带雄激素分泌过多,临床上导致女性假两性畸形(女性男性化)的表现,表现为严重囊性痤疮、多毛症、多囊卵巢、月经稀发甚至闭经。

【胰腺】

胰岛分泌的胰岛素不仅参与糖代谢,而且对维持正常的卵巢功能有重要影响。1 型糖尿病患者常伴有卵巢功能低下。在胰岛素抵抗的高胰岛素血症患者,过多的胰岛素将促进卵巢产生过多雄激素,从而发生高雄激素血症,导致月经失调,甚至闭经。过量的胰岛素还可作用于垂体的胰岛素受体,增强黄体生成素(LH)释放并促使卵巢和肾上腺分泌雄激素,促使高雄激素血症形成。

小结

1. 神经内分泌指神经细胞具有内分泌的特征,其分泌物进入血液循环,影响远处靶器官。

2. 甲状腺、肾上腺功能异常及胰岛素水平异常,可影响下丘脑 - 垂体 - 卵巢轴激素调节过程,从而导致月经失调。

思考题

1. 甲状腺功能异常通过何种内分泌途径影响女性生殖系统?

2. 试述先天性肾上腺皮质增生症导致女性月经失调的神经内分泌机制。

(杨 蕊 乔 杰)

第三章
妇女保健的内容及意义

妇女健康关系到人口素质和社会发展,也是评估一个国家经济发展和卫生健康水平的重要指标。妇女保健就是以维护和促进妇女健康为目的,运用临床医学、保健医学、预防医学、心理学、卫生管理学、社会学等多学科的知识和技术,针对女性生命各周期生理、心理及疾病的特点,以预防保健为中心,生殖健康为核心,强调保健与临床相结合,大力开展健康教育工作,做好妇女生命各期保健,预防和控制妇女常见病的发生,加强围孕期保健,实现优生优育,降低孕产妇和婴幼儿死亡率,从而促进妇女身心健康。

第一节　妇女保健的意义

妇女健康关乎人口质量和社会发展,历来得到国家和政府的高度重视。妇女保健(women's health care)以维护和促进妇女健康为目的,针对女性生理、心理的特点,以预防保健为中心,生殖健康为核心,以群体为服务对象,以基层为重点,强调保健与临床相结合,加强妇幼项目工作管理,加大健康教育工作力度,提高群众自我保健意识,做好妇女生命各期保健,控制某些疾病的发生,降低患病率,降低孕产妇和围产儿死亡率,从而促进妇女身心健康。

妇女保健学主要研究女性一生不同时期的生理、心理,社会特点及保健要求;研究影响妇女健康的卫生保健、社会环境、经济文化等各方面因素;研究危害妇女健康的各种常见病、多发病的流行病学及防治措施,研究有利于提高防治和监护质量的适宜技术,研究有利于提高妇女保健水平的对策和管理方法。妇女保健以保证母婴安全为首要任务,以妇女"人人享有卫生保健"为总目标,降低妇女因生育、节育及生殖功能紊乱而引起的发病率、伤残率和死亡率。

妇女生命周期根据女性生殖系统从形成到衰老的生理特点,可分为青春前期、青春期、性成熟期、绝经过渡期和绝经后期5个阶段;从保健学角度分为青春期、生育期、围产期、哺乳期、更年期和老年期,由于在不同时期有不同的生理特点,因此需要有不同的保健内容。妇女保健重点是孕产妇保健的系统管理、妇女疾病的筛查和防治。妇女保健的内涵随着现代医学科学的发展,医学模式的改变不断丰富,需要运用临床医学、保健医学、预防医学、心理学、卫生管理学、社会学等多学科的知识和技术。本章着重介绍青春期保健、婚前保健、孕前保健、孕产期保健和更年期保健。

小结

妇女保健关乎人类人口质量和妇女全生命周期的健康管理,涵盖多学科的技术和知识,需要得到高度重视。

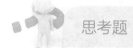

思考题

妇女保健的意义是什么？

（程蔚蔚）

第二节　妇女保健的内容

一、青春期保健

青春期是儿童期向成年期的过渡阶段，是童年幼稚的生殖器官向成熟过渡的时期，全身体格发育、身高快速增长、性功能逐渐成熟。WHO确定青春期年龄范围为10~19岁，这一阶段的生理变化特点主要表现为：①身体各器官迅速发育达到高峰；②生殖器官的发育；③第二性征的出现；④女孩出现月经初潮。第二性征和生殖器官发育及女孩月经初潮的出现，标志着已经进入性发育阶段。女孩的初次月经平均年龄为13岁，初潮年龄与遗传因素、营养状况、家庭经济水平及社会环境等有关。

青春期性心理发展变化急剧，开始对异性感兴趣、独立意识增强，处在一个心理敏感时期，好奇心、情绪不稳定是青春期的主要心理特点。大多数人对月经初潮无心理准备，缺乏经验，甚至感到恐慌，各种性心理问题暴露出来。青春期的孩子对异性都有着较强的好奇心，故让青少年了解和学习青春期的生殖保健知识是十分重要的。

青春期保健以教育和指导为主，预防为重点，注意月经期间的卫生，预防生殖器官的疾病。青春期保健分为三级预防。①一级预防：根据青春期少女的生理、心理、社会行为特点，为培养良好的健康行为而给予保健指导；②二级预防：通过学校保健，定期体检，早期发现各种疾病和心理行为异常，避免或控制危险因素；③三级预防：对青春期女性疾病的干预和康复。

1. **良好的生活习惯**　合理安排好作息时间，保证充足睡眠时间对生长发育很重要；除保证正常学习时间外，要有足够的户外活动，同时保持好良好的坐、立、卧、行姿势，以预防脊柱弯曲。

2. **合理营养**　青春期是生长发育快速期，对各种营养素需求量也远远多于儿童期，每日的能量供给及各类营养素的补充都对其生长发育有着重要作用。切不可挑食、偏食，更不能盲目减肥。

3. **生殖保健**

（1）月经期卫生：月经是指在内分泌调节下子宫内膜周期性的脱落出血，第一次来月经称为月经初潮。月经初潮年龄多在13~14岁之间，但可能早至11岁或迟至16岁。由于卵巢周期的调控还不稳定，故初潮后的1~2年内月经周期可能不规律，多为无排卵性月经。女孩在月经期容易出现痛经、精神紧张、情绪低落、烦躁等。注意外阴清洁、勤换内裤，避免寒冷、剧烈运动、盆浴和性交等。有痛经及月经失调等应及时诊治。

（2）乳房保健：乳房发育的年龄可早至8岁，晚到13~14岁，个体差异很大，每个女孩乳房的大小、形态和质感可有很大差别。适时佩戴合适的乳罩有助于乳房正常发育，并可起到保护乳房作用。晚间睡觉时应将乳罩脱下，以免影响呼吸和血液循环，做好乳房自检，如发现异常情况需尽快就诊。

4. **心理健康保健**　青春期是心理发育一个重要过渡期，也被心理学家称为"危险时期"，因此青春期心理保健指导很重要。

(1)正确认识自己青春期的生理变化,避免烦躁、紧张不安甚至低落的情绪。

(2)鼓励培养良好的生活习惯和正当的爱好,多参与文娱体育活动,多与同学交往,教育要把握好两性交往的尺度。

(3)应重视对青少年进行健康性教育,学校设立卫生课程,帮助青少年建立健康的性心理、了解避孕知识和心理应对方式,避免不安全的性行为。告知不良性行为容易感染性病,或者意外妊娠。

(4)家长、老师和社会应给予青少年积极的关心和引导,有条件的保健院开设青春期关爱门诊,除了提供生殖健康医疗指导,还应提供心理支持辅导。

总之,青春期保健就是要指导青少年及其家长掌握青春期保健知识和两性知识,培养良好的生活习惯和积极心态,促进身心健康发展。

二、婚前保健

婚前保健服务是指对准备结婚的男女双方,在结婚登记前所进行的婚前医学检查、婚前卫生咨询和指导服务,是保证优生优育、降低出生缺陷和促进夫妻双方身体健康的重要措施。

(一)婚前医学检查的主要疾病

婚前医学检查的主要疾病包括①严重遗传性疾病:由于遗传因素先天形成,患者全部或部分丧失自主生活能力,子代再现风险高,医学上认为不宜生育的疾病;②指定传染病:《中华人民共和国传染病防治法》中规定的艾滋病、淋病、梅毒以及医学上认为影响结婚和生育的其他传染病;③有关精神病:精神分裂症、躁狂抑郁型精神病以及其他重型精神病;④其他与婚育有关的疾病,如重要脏器疾病和生殖系统疾病等。

(二)婚前医学检查内容

1. 病史询问 主要了解双方有无血缘关系、是否为近亲;了解双方家族史和既往病史及现病史。

2. 体格检查 分为全身检查和生殖器官检查。女性生殖器官检查主要检查:有无生殖道畸形和妇科疾病,如妇科炎症或妇科肿瘤。检查应做肛门腹壁双合诊,如需作阴道检查,须征得本人或家属同意后进行。除处女膜发育异常外,严禁对其完整性进行描述。对可疑发育异常者,应慎重诊断。

3. 辅助检查 常规辅助检查包括:胸部 X 线检查,血常规、尿常规、淋病、梅毒筛查,血转氨酶和乙肝表面抗原检测、阴道分泌物滴虫、真菌,男性精液常规检查。其他特殊检查,如乙型肝炎血清学标志检测、艾滋病、支原体和衣原体检查、超声、乳腺、染色体检查等,应根据需要或自愿原则确定。

三、孕前保健

夫妻双方准备怀孕前,应进行一次全面的健康评估,了解自身健康状态,纠正不良生活习惯,避免接触有毒有害等危险因素;对原有基础疾病进行评估,如有不适宜妊娠的疾病应积极治疗或告知不宜妊娠。指导备孕前 3 个月口服叶酸,预防出生缺陷,减少不良妊娠结局的发生。

(一)孕前保健检查

1. 详细询问基本情况 包括年龄、身高、体重、营养状况、婚育史、生活习惯、家族史、遗传病史,有无与妊娠有关的危险因素,如是否有高血压、心脏病、糖尿病等基础疾病,要了解疾病控制情况和具体用药。

2. 体格检查 全身基础检查、乳房情况和生殖系统检查。生殖器官检查了解内外生殖器有无发育异常或炎症、盆腔肿块。

3. 实验室检查 包括血、尿常规,肝肾功能,乙肝表面抗原及 TORCH 检查,各种性病的检测,如 HIV 病毒、梅毒螺旋体等。

(二)孕前保健指导内容

1. 保持良好心态,规律作息时间,做好受孕准备。

2. 避免接触有毒有害物质或不良环境。

3. 对有基础疾病需要孕期继续用药治疗者,咨询专科医生尽量使用对胎儿发育影响小的药物。

4. 合理调整好体重,体重过轻或过重均增加妊娠并发症风险。

5. 均衡饮食,适当补充含叶酸的多种营养素。

四、孕产期保健

孕产期是指从妊娠开始至产后 42d,做好孕产期保健工作关系到母子健康,是妇幼保健工作的重要环节。孕妇从妊娠开始,机体随之发生不同程度的变化,除体重增加,妊娠 32~34 周血容量增加 30%~45%,心脏负荷明显加重。妊娠还可能加重原有内科疾病,如贫血、心脏病、糖尿病、慢性肾炎等疾病。所以重视孕产期保健可以早期发现并治疗妊娠合并症及并发症,有效降低孕产妇的发病率和死亡率,及时发现和干预胎儿异常,保障母婴安全。

（一）孕早期保健

妊娠 14 周以内为早孕阶段,是胚胎器官分化发育、胎盘形成的重要阶段,也是最易受危险因素而影响胎儿发育的关键时期。保健重点是：①确定孕龄,通过末次月经日期和早孕期超声测量胚胎头臀长（crown-rump length,CRL）,推算预产期；②正确处理妊娠反应,指导孕妇保持良好心情、合理饮食；③避免接触有毒有害物质,避免病毒等各类感染,减少性生活；④建立孕产期保健手册,定期产检；⑤有阴道流血等异常及时去医院就诊；⑥指导孕早期应避免接触有害物质和放射线,服用叶酸至妊娠 3 个月,预防出生缺陷。

（二）孕中期保健

孕 14~27 周$^{+6}$ 为孕中期。此期是胎儿体格生长快速期,也是筛查和预防妊娠并发症的重要阶段。孕中期保健重点：①注意首次胎动出现的时间；一般隔 4 周检查一次；②指导孕妇合理均衡饮食和体重管理；多食含铁食物,避免贫血发生；适当补充钙剂,预防妊娠期高血压疾病的发生；适宜运动,避免过重体力工作；③告知出生缺陷筛查的重要性、具体方法和产前诊断的指征；④如筛查有妊娠期糖尿病,需按照糖尿病进行饮食和运动管理；⑤按妊娠风险评估情况,给予个体化指导、安排相关诊疗；⑥如果出现头痛、头晕、下肢水肿、腹痛、阴道出血等不适应及时就诊。

（三）孕晚期保健

孕 28~40 周为孕晚期。此期胎儿生长发育最快,体重明显增加,也容易发生早产、妊娠期高血压疾病等并发症。保健重点：①指导孕妇从孕 28 周开始自测胎动及如何判断异常；②帮助孕妇识别观察宫缩情况,有早产先兆或分娩临产征兆,及时到医院就诊；③动态进行妊娠风险评估,针对风险因素进行指导干预,预防并发症；④给予住院分娩的心理指导；⑤健康教育,告知母乳喂养的要点。妊娠各期保健具体检查内容详见第八章第一节、第二节内容。

（四）分娩期保健

分娩期情况复杂多变,产程长短个体差异较大,产妇多处于心理恐惧和疼痛中,此期是保证分娩母婴安全的关键时期。分娩期保健重点：①给予产妇足够的心理支持,增强信心,积极配合助产士完成分娩；②尽可能提供多形式镇痛方法以减轻疼痛,如陪伴分娩、穴位按摩、硬膜外镇痛等；③预防难产：严密观察产程进展,加强产时监护,如发现产程进展异常或胎心率异常,应进行适当的干预；④预防产后出血：对有产后出血高风险因素者,分娩前做好预防措施或救治预案；产后及时纠正宫缩乏力,严密观察产后 2h 的出血量和生命体征。

（五）产褥期保健

从胎盘娩出到产妇全身器官恢复或接近正常非孕状态所需的时期为产褥期,一般为 6 周。产褥期子宫复旧、恶露、泌乳是观察重点,同时应个体化预防产后出血、感染及静脉血栓栓塞症等并发症。保健重点：①注意监测产妇生命体征；②观察子宫恢复情况、恶露情况和会阴伤口情况；③指导产妇的饮食营养、睡眠；④指导家属关心好产妇心理，预防产后抑郁；⑤加强孕期各类并发症的产后观察与随访；⑥指导母乳喂养，观察新生儿生长及有无异常症状；⑦产后42d，应常规进行母婴健康检查，指导采取合适的避孕措施。

(六) 孕产妇妊娠风险评估与管理

孕产妇妊娠风险评估是加强孕产期保健的重要措施之一，其重要性就在于整个孕期动态管理，能及时发现异常、及时预防并发症或采取措施干预，或进行必要的转诊，以最大程度保障母婴安全、降低孕产妇病死率。

各级助产医疗机构应当根据妊娠风险预警评估分类，在孕产妇保健服务记录(如孕产期保健手册、产检卡)上进行相应预警颜色的标识，并对孕妇做好相应的保健咨询指导和管理。

1. 妊娠风险预警初筛、转诊 社区卫生服务中心发现初筛阳性的孕妇后，需填写《重点孕妇转诊单》，并指导落实其至上级医院产科就诊，同时上报所属辖区妇幼保健专业机构重点关注。

2. 妊娠风险预警评估、报告 各级助产医疗机构对社区卫生服务中心初筛阳性的孕妇或产科初诊首诊孕妇，均应根据《妊娠风险预警评估分类表》进行首次妊娠风险预警评估分类，并填报《重点孕妇转诊单》(社区初筛阳性转入者)或《重点孕妇报告单》(初次发现者)。对于患有可能危及生命的疾病而不宜继续妊娠的孕妇，须由三级医院副主任及以上医师进行评估和确诊。确诊后填写《不宜继续妊娠报告卡》，并上报所属辖区妇幼保健专业机构。

3. 妊娠风险预警动态评估 在对孕妇进行孕中期(22~24周)、孕晚期(孕28周、孕36周)产前检查时，应动态进行妊娠风险预警动态评估；孕期如出现异常情况应随时对风险升级或降级进行评估。

对于高风险需要会诊的孕妇，应填写《重点疾病会诊单》，邀请或转诊至具有救治能力的三级综合性医院或指定的危重孕产妇抢救中心进行会诊。医疗保健机构对转出的高风险孕妇，应在发出会诊申请后负责追访落实其就诊情况(红色预警在3个工作日内；橙、紫色预警在7个工作日内)；接诊医疗保健机构应在评估确诊后2个工作日内反馈会诊意见。

4. 妊娠风险预警分类管理 各级助产医疗机构应当根据妊娠风险预警评估分类，在孕产妇保健服务记录(如孕产期保健手册、产检卡)上进行相应预警颜色的标识，并对孕妇做好相应的保健咨询指导和管理。

(1)绿色标识(正常孕妇)：孕中、晚期和分娩前提供3次随访。随访内容围绕及时落实产检医院、督促定期产前检查及胎儿畸形筛查、督促及时住院分娩、确认产后休养地址等妊娠各期保健指导和宣教。

(2)黄色标识：每个月随访1次，随访主要内容为追踪重点孕妇转诊单或重点孕妇报告单确诊结果、了解其孕期的动态变化(包括妊娠风险评估分类的升、降级)、督促定期产前检查及住院分娩，确认产后休养地址等保健指导和宣教。

(3)橙色标识：妊娠合并症病情较重，对母婴安全有一定威胁，原则上应在二级或三级综合性医疗机构进行产前监护及随访，直至分娩。

(4)红色标识：疾病严重，继续妊娠可能危及孕妇生命，原则上应在三级综合性医疗机构诊治。病情危重者需及时转至本市危重孕产妇会诊抢救中心救治。对不宜继续妊娠的孕妇，需告知本人继续妊娠的风险，劝告其终止妊娠，并落实诊治随访。

(5)紫色标识：妊娠合并严重传染病需转诊至市级具有产科的传染病医院。

五、更年期保健

女性生殖系统的衰老是一个渐进的生理过程，更年期是指妇女从有生育能力到无生育能力的过渡阶段，包括绝经前期和绝经后期。因"更年期"表述更贴近老百姓理解，作为群体保健还是用"更年期"这一名词。一般在40~60岁。妇女进入更年期后，随着卵巢功能逐渐衰退，雌激素水平逐渐下降会导致内分泌系统和自主神经功能紊乱，性器官萎缩，产生"更年期综合征"，还可能引发低雌激素水平的相关疾病，影响到更年期妇女的健康和生活质量。目前女性寿命大大延长，如何保障好绝经后未来几十年的健康生活,做好更年期妇女的保健工作显得尤为重要。

更年期综合征主要表现如下。①自主神经功能紊乱的表现:如潮热、潮红和出汗,血压高、头痛或胸部紧迫感。②神经精神症状:情绪易激动、急躁、易怒、抑郁、焦虑、失眠、记忆减退、注意力不集中等。③泌尿、生殖方面:尿频、排尿困难、月经紊乱、阴道萎缩、性交痛、性功能降低、闭经等。④感觉异常,疲倦乏力,肌肉关节痛,皮肤干燥瘙痒等。⑤与代谢有关的改变,如骨质疏松等。

更年期妇女保健的重点:评估更年期症状严重程度、全面体检与妇科疾病筛查、个体化激素补充、注意营养与锻炼和心理疏导与支持。

(1)对更年期症状的了解和自我评估:是掌握更年期(围绝经期)症状严重程度的重要手段。目前普遍应用改良 Kupperman 评分对更年期症状进行评估,还有中医辨证系统、抑郁焦虑评估系统、睡眠评估系统,均可以帮助女性了解自己的更年期症状严重程度及问题所在。

(2)雌激素补充治疗(menopausal hormone replacement therapy,MHT):适量、合理地补充雌激素,以调整过渡时期女性性激素的减少,可改善更年期综合征的症状,延缓骨质疏松症的发生,降低心血管疾病的危险性,减少老年疾病的患病率,从而提高更年期健康水平。

雌激素补充治疗的关键是有效性和安全性。通过全面检查,明确雌激素治疗的适应证、禁忌证、慎用证,充分告知可能的风险,须权衡利弊。掌握 MHT 窗口期,以风险最小而获益最大,一般以年龄 <60 岁,绝经时间 <10 年为治疗窗口期。MHT 使用原则是个体化给药,用药剂量要从最低有效剂量开始逐渐调整,尽量选用天然的或接近天然的激素,有子宫的患者一定要加用孕激素。MHT 治疗期间要对患者进行随访和定期必要的体检,如乳房检查、妇科超声检查等。补充足够钙量,妇女在围绝经期每日需钙量为 1 200~1 500mg。据国内资料统计,我国妇女每日自饮食中摄入的钙量仅为 400~500mg,远未达到标准,故应多食用含钙量多的食物并可适量补充钙剂和维生素 D。

(3)合理膳食营养:饮食上应选用低热量、低脂肪的食物。多吃蛋白质含量高的食物和蔬菜、水果,常吃些海带、香菇、洋葱及纤维素含量高的食物,养成良好的饮食习惯。

(4)进行适度锻炼:适度锻炼在这一时期是必不可少的,可以保证充分睡眠和良好的心情。

(5)心理卫生:指导了解一些更年期生理卫生知识,这是每一位妇女都必须经历的一种自然生理现象,经过 1~2 年即可自然缓解,解除其不必要的生理和心理负担。

(6)每半年至一年定期做体格检查,特别是妇科检查、乳腺癌和宫颈癌等筛查。

小结

妇女保健工作不仅对妇女的一生身心健康具有直接影响,同时还关系到下一代的健康质量。妇女保健重点是孕产妇保健的系统管理、妇女疾病的筛查和防治。因此我们应加强宣传、提高认识,做好妇女全生命周期保健工作。

思考题

1. 妇女保健的意义是什么?
2. 请详述妊娠风险预警分类管理。
3. 更年期综合征雌激素补充治疗需要注意的事项有哪些?

(程蔚蔚)

第三节　重大突发公共卫生事件中女性生殖系统疾病的诊治管理

突发公共卫生事件是指突然发生，造成或可能造成社会公众健康严重损害的重大传染病疫情、群体性不明原因疾病、重大食物和职业中毒以及其他严重影响公众健康的事件。新型冠状病毒肺炎（COVID-19，简称"新冠"）是由严重急性呼吸综合征冠状病毒 2（severe acute respiratory syndrome coronavirus 2，SARS-CoV-2）引发的疾病，自 2019 年 12 月至今，席卷了全球 200 个国家 / 地区，已经构成"国际关注的突发公共卫生事件"（PHEIC）。新型冠状病毒肺炎疫情是中华人民共和国成立以来发生的传播速度最快、感染范围最广、防控难度最大的一次重大突发公共卫生事件，对于全球而言也是一次危机。本节重点讲述新型冠状病毒肺炎疫情期间女性生殖系统疾病诊治管理、妊娠期和分娩期的管理以及对女性生殖的影响，这对其他重大突发公共卫生事件中女性生殖系统疾病的诊治管理也有借鉴意义。

一、女性生殖系统疾病的诊治管理

（一）分类管理

女性生殖系统疾病的患者主要包括平诊患者、限期手术患者和急诊手术患者。疫情期间，女性生殖系统疾病平诊患者和限期手术患者，应根据病情轻重缓急进行分类处理。对于妇科平诊患者，疫情期间应先评估患者病情，如采取保守治疗者可暂时居家观察，并利用网络开展远程诊疗。确诊需要限期手术的患者，应首先按照当地医院"医院感染管理规定"进行门诊及入院前 COVID-19 的评估及筛查。评估主要包括患者是否有 COVID-19 流行病学史，有无发热、呼吸系统症状、乏力或消化系统症状等临床表现。有相关症状或流行病学史的患者应先至发热门诊进行排查。筛查项目主要包括血常规、新型冠状病毒核酸及抗体检测，以及胸部 CT 等。排查阴性的患者可门诊就诊或收住入院。对于不能完全排除，但又达不到疑似病例诊断标准的患者，应按照医院 COVID-19 专家组及上级医疗行政部门的意见进行处理。病房应设置观察区对患者进行隔离观察，并完善相关检验检查，尽快明确诊断。疑似及确诊病例应转入定点医院进行诊治。

对于女性生殖系统疾病急诊患者，因其病情急，往往需要急诊手术探查，是 COVID-19 流行期间妇科临床诊治的重点及难点。妇科急腹症患者往往伴随发热，但其一般有女性生殖系统疾病的特殊病史，如停经史、性生活史等。体格检查方面，腹痛多伴有宫颈抬举痛，子宫或附件区压痛等。对于女性生殖系急腹症的患者，应详细询问病史，并进行严格的妇科检查。每例患者均应仔细地询问流行病学史，特别是近期是否有疫区旅行或居住史、与本地疑似或确诊病例的接触史、密切接触人群的健康状况，同时须结合常规的辅助检查，特别是血清人绒毛膜促性腺激素（β-hCG）、盆腔三维超声检查等以明确诊断。

若女性生殖系统急诊患者生命体征危急，比如发生了严重的失血性休克危及生命，在详细询问流行病学接触史，基本排除 COVID-19 后，应立即按妇科诊疗常规行急诊手术，按照三级防护进行手术，术后情况平稳时应考虑核酸检测与肺部 CT 检查。如患者生命体征尚平稳，则需详细询问流行病学史，完善各项检查后再进行急诊手术。对于不能完全排除 COVID-19 的患者，术前及术后应当设置一个单独病房作为观察病区。

（二）防护原则及措施

手术麻醉常需行呼吸机辅助通气、患者术后平卧等致患者术后肺功能恢复时间延长。妇科微创手术如腹腔镜手术中人工气腹可导致患者肺容积减少、气道压增加、CO_2 潴留和肺顺应性下降，不利于新冠患者术后肺功能恢复。对于手术者及麻醉医师，因急诊手术需要插管，患者气道暴露，妇科急诊手术也面临极大的暴露风险。

疫情期间，因手术患者术后免疫力下降，感染的概率增大，一旦感染容易出现病情加重、死亡率升高，妇科择期手术应在病情允许的情况下适当推迟手术时间。对于限期手术，需经过详细评估（患者身体状况、术中出血及术后感染等）和充分排除 COVID-19 后，在风险可控的情况下尽早进行手术治疗。治疗期间加强传染病防护，确保患者围手术期安全。

对于女性生殖系统急诊手术患者，根据流行病学史和发热、乏力、咳嗽等症状初步筛查，若不能充分排除感染的患者，进入门诊缓冲区积极救治，完善急诊肺部 CT 和病毒核酸、抗体检测，若排除新型冠状病毒感染的患者，按常规急诊救治流程住院进行后续救治。缓冲区经救治后病情稳定的疑似或确诊患者转运至定点医院集中隔离收治。疑似或确诊患者病情危重，需急诊手术抢救生命，应立即启动多学科合作机制，采取三级防护在隔离手术室急诊手术。

手术方式宜选择开腹手术，术中全面探查，缩短手术时间，轻柔操作，做好对患者血液、体液的防护。对于气管插管、吸痰等操作应格外小心，最小功率使用或不使用电刀等外科设备，以避免气溶胶的形成。

患者的标本应视为具有潜在传染性，与之接触的各类人员需按照 COVID-19 相关防控规定，遵循标准预防及分级防护的原则。COVID-19 患者可能无症状或症状轻微，因此要求疫区的医护人员把所有急诊就诊患者视为潜在的疑似患者，采取二级或三级防护。

（三）妇科肿瘤化疗患者的管理

卵巢癌、宫颈癌以及子宫内膜癌等妇科恶性肿瘤的患者，化疗是其治疗的重要组成部分。正常情况下只要没有化疗禁忌证，为保障治疗效果，应按时接受化疗。但在疫情影响的特殊情况下，应结合当地的疫情防控情况，在患者无化疗禁忌证且充分排除 COVID-19 感染的条件下，可考虑按时或在合理的延期时间内进行化疗。

对于化疗患者，应对病情进行充分评估，首要是保证患者的安全。对于经评估后认为必须接受化疗的患者，应根据当地疫情变化作出相应安排，建议患者尽量选择住院接受治疗。对于化疗患者可预防性使用辅助治疗，避免严重骨髓抑制导致的免疫力低下。尽量避免门诊化疗，减少受疫情影响以及化疗副反应的处理不及时导致严重的后果。对于一般情况差、年老体弱的患者，因其对 COVID-19 更加易感并且容易转为重症，建议居家休养，改善身体状况后再进行后续治疗。

二、妊娠和分娩管理

1. 妊娠期的管理

（1）疑似或确诊的孕妇的处理：经筛查后，对于疑似或确诊的孕妇，需在具备有效隔离及防护条件以及具有产科、儿科救治能力的定点医院隔离治疗，最好设立专用的负压隔离手术室、负压隔离分娩室以及新生儿隔离病房。疑似孕妇需单间隔离，若隔离条件有限，确诊孕妇可集中隔离，不得将确诊孕妇与疑似孕妇收治于同一房间。疑似或确诊 COVID-19 感染孕妇若病情危重，生命体征不稳定，需要抢救或紧急产科处理时，需立即启动"新型冠状病毒感染防控"院内专家小组，进行多学科团队协作。

目前尚无足够证据确定孕妇感染新型冠状病毒对胎儿的影响。根据以往的资料表明冠状病毒感染会增加包括流产 / 死产、早产、机械通气、脓毒症等产科不良事件的发生率。以严重急性呼吸综合征

（SARS）为例，与非妊娠的患者相比，妊娠患者的不良结局更常见。此外，SARS 在孕妇中的死亡率高达 25%，而在普通人群中死亡率为 10%。因此疑似或确诊 COVID-19 的孕妇应予以重视。

（2）产前检查及孕期管理：在 COVID-19 疫情下，不仅疑似或确诊 COVID-19 的孕妇须予以关注，更大比例的正常孕妇也不应被忽略。孕妇一方面要承受突发公共卫生事件对她们心理的影响，另一方面需要面对疫情期间由于各种防控措施导致的交通不便以及外出受限等，这些都会不可避免地对孕妇产生一定的负面影响。常规产检有助于我们及时发现高危人群，及时进行风险管理、早期干预，可以有效避免不良妊娠结局。虽然在疫情暴发期间建议未感染孕妇尽量居家隔离，减少外出，避免感染，但是对于一些重要的具有时效性的产前检查，孕妇仍需在良好防护的前提下前往医院就诊：①妊娠早期超声（6~8 周确定是否宫内妊娠）；②妊娠 11~13 周 ${}^{+6}$NT 超声检查；③妊娠 11~13 周 ${}^{+6}$ 胎儿非整倍体血清学筛查；④妊娠 18~24 周胎儿系统超声；⑤有指征的产前诊断（羊水或脐血穿刺）。一旦出现以下几种情况，建议孕妇及时来院：①无任何合并症及并发症孕妇且孕周已达 41 周者；②有先兆临产或已临产者：如胎膜破裂、规律宫缩等；③有合并症及并发症需要及时终止妊娠者；④胎儿窘迫等。同时孕妇在特殊时期可居家进行自我监测血压、体重、胎动、宫缩等情况。医院可依托"互联网 +"平台，推广孕产妇保健线上咨询和在线指导，完成疫情下的孕期保健。

2. 分娩期的管理　COVID-19 孕妇的分娩需要多学科协作、个体化处理。分娩时机和分娩方式取决于孕龄、母亲的状况、胎儿的稳定性等多方因素。须咨询产科、新生儿科、感染科以及 ICU 的专家（视母儿情况）。

（1）分娩时机及分娩方式：决定分娩时机可基于以下 4 项原则：①新型冠状病毒感染孕产妇是否有提前终止妊娠的产科指征，如前置胎盘、子痫前期、胎儿窘迫等，需要根据产科具体情况进行判断，掌握好终止妊娠的时机；②若感染孕产妇没有提前终止妊娠的产科指征，但是经治疗母体新型冠状病毒肺炎的病情未见好转，不宜继续妊娠，亦可考虑终止妊娠；③若感染孕产妇诊断为重型或危重型，此时首先应保障孕妇安全，不论孕周应考虑提前终止妊娠；④对于轻型或普通型新型冠状病毒肺炎孕产妇是否应当适度提前终止妊娠，仍待商榷。

妊娠合并新型冠状病毒感染不是剖宫产的指征，分娩方式选择需依据产科指征，目前阴道分娩或剖宫产何种方式更安全尚无定论。而对于分娩方式有以下两点推荐：①目前没有证据表明阴道分娩可能会增加新生儿感染的机会，但在特殊时期，对于新型冠状病毒感染，但短期内无法分娩的近足月或足月的孕妇，可酌情放宽剖宫产指征。这样做的目的是减少产妇在产科的住院时间从而尽可能地减少交叉感染概率，同时减少产妇在分娩过程中的体力消耗，保证产妇、新生儿和医护人员的安全。②对于已经临产的孕妇可选择阴道分娩，产程过程中应提倡自然分娩，减少人工干预，严格把控会阴侧切、产钳助产等指征，减少非必要的暴露。暂不推荐水中分娩。没有证据表明硬膜外阻滞或蛛网膜下腔阻滞是禁忌。因此，可以向疑似或感染孕妇推荐硬膜外镇痛，以便在紧急情况下最大限度地减少对全身麻醉的需要。

（2）新生儿的防护和转运：目前是否存在母婴垂直传播尚不明确，据现有的文献和病例报道，未发现母婴垂直传播的直接证据，但因为样本量少，还需要大样本及基础研究来证实。出于慎重，国内多建议分娩时应尽早夹闭和切断脐带，避免母体外周血和羊水进入新生儿体内，以避免可能的垂直传播。建议分娩时有条件的医院应在新生儿娩出后立即采集脐血、羊水和新生儿的咽喉拭子、痰、下呼吸道分泌物、血液等标本，便于明确新生儿是否感染新型冠状病毒。也可采集胎盘组织检测是否存在病毒感染所致胎盘炎症改变，以明确是否存在胎盘垂直传播。新生儿娩出后及时的取样、快速的送检可以提高诊断的准确率。

新生儿科医生需在充分评估后将新生儿转运至新生儿科，并根据新生儿的具体情况决定新生儿转运至隔离留观病室或隔离观察病区、隔离诊治病区。

3. 产褥期管理　WHO 认为 COVID-19 感染产妇应该保留母婴接触以及母乳喂养，但为了降低新生儿暴露风险，我国目前尚不推荐母婴接触，建议产妇定期挤出乳汁，保证泌乳，直至排除或治愈

COVID-19 感染后方可直接母乳喂养。

三、对女性生殖的影响

1. **对女性生殖健康的影响**　研究发现阴道分泌物中新冠病毒检测呈阴性;对正常卵巢组织进行免疫组化染色,发现卵巢中存在 ACE2 表达,而卵巢皮质中 ACE2 未与 TMPRSS2/FURIN 共表达,提示卵巢皮质受感染的可能性较小;卵巢皮质和髓质中 ACE2 表达均很低,受感染可能性小。卵泡发育过程中,在原始卵泡、初级卵泡、次级卵泡、窦卵泡和排卵期前卵泡这 5 个阶段都有相对高的 ACE2 阳性细胞率,尤其需要特别关注排卵期及排卵后的感染风险,此时所有卵细胞和卵丘颗粒细胞中表达 ACE2 的阳性细胞率均为 100%,提示可能排卵期感染风险较高。对于女性胎儿原始生殖细胞而言,胎儿原始生殖细胞(PGC)中 ACE2 表达随着发育逐渐上升,提示 PGC 存在感染风险。

2. **新冠病毒对于胚胎的感染风险**　我国科学家团队在单细胞转录组水平探索了新冠病毒感染因子 ACE2 和 TMPRSS2 在植入前胚胎和妊娠早中期母胎界面中的表达情况。他们发现 ACE2 在植入前胚胎发育的不同阶段都有表达,胚胎发育第 6 天滋养外胚层细胞中 ACE2 和 TMPRSS2 共表达程度最高,相对较容易感染 SARS-CoV-2,由此提示辅助生殖临床体外受精胚胎移植(in vitro fertilization and embryo transfer,IVF-ET)过程有潜在感染风险。

3. **新冠疫情下各国辅助生殖技术开展现状**　在全球新冠病毒感染大流行的形势下,世界范围辅助生殖技术(ART)助孕现状发生了诸多变化。目前各国针对辅助生殖技术开展所实行的政策不同。疫情下,美国暂停启动新的 ART 治疗周期,强烈要求取消所有胚胎移植周期等;意大利仍然提供医疗服务,但采取了包括工作人员防护、严格预约、疑似患者隔离等重要措施。在我国,中华医学会生殖医学分会制定了《新型冠状病毒疫情期间备孕及孕早期管理专家共识》,疫情流行期间武汉等地区暂停了不孕不育治疗,其他各省市部分医院没有暂停,然而也在很大程度上减少了门诊患者的数量,同时选择积极开展线上、远程医疗;并在防护预案、改造门诊流程、环境管理、优化医疗服务流程等方面做了大量的工作。

小结

1. 疫情期间做好女性生殖系统疾病的分类管理,加强手术防护。

2. 疫情期间产前检查方案需要调整,分娩需要多学科协作和个体化处理,是否存在母婴垂直传播仍然尚不明确。

3. 需要关注排卵期及排卵后的 SARS-CoV-2 感染风险,辅助生殖临床 IVF 胚胎移植过程有潜在感染风险。

思考题

如何做好 COVID-19 感染孕妇分娩期的管理?

(漆洪波　汪　辉　杨　蕊)

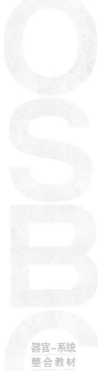

器官-系统
整合教材
OSBC

第二篇
性与生殖

第四章
性生理与性功能异常

第一节 性 生 理

性是一种生理需求,健康女性的性生理活动是一种大脑支配下的性行为过程。正常的女性性功能维系依赖于健康的女性生殖系统,受多种性激素的调节与支配,同时性生理活动及性行为模式还受心理因素和社会因素的广泛影响。

一、女性性器官

女性性器官包括内生殖器、外生殖器与乳房。其中内生殖器由阴道、子宫、卵巢和输卵管组成,外生殖器由阴阜、大小阴唇和阴蒂组成,乳房在性生理活动中也有着重要的作用。性器官系统承担女性生殖与哺乳的职能,同时也是性生理活动的主要执行者。

（一）内生殖器与性生理活动

1. **阴道** 阴道是女性进行性交的器官,是女性感受性刺激并由此引发性高潮的一个重要器官。阴道是一条由平滑肌构成的腔道,阴道壁肌肉富有弹性,黏膜有许多皱褶,性兴奋时会展平,阴道变长变宽。阴道口的外 1/3 有丰富的感觉神经末梢,受到刺激后会引起性高潮。G 点位于阴道前壁距处女膜缘 2~3cm 处,受到刺激后膨胀凸出至阴道内,为位于阴道前壁前列腺样组织构成。这些组织通过开放于尿道的细小管道把富含前列腺酸性磷酸酶的分泌物排至尿道内,表现为高潮期女性射液。

2. **子宫** 子宫受自主神经支配,对触觉不敏感。从性兴奋期开始,子宫位置升高,到平台期时子宫的位置升高最为显著。到性高潮期时,随着阴道的节律性收缩,子宫也会发生一定程度的波状收缩。

3. **卵巢和输卵管** 与激素分泌及卵子运转有关,在性周期中的研究少。

（二）外生殖器与性生理活动

1. **阴蒂** 是位于小阴唇上部交会的海绵体组织,由阴蒂头与阴蒂体组成。阴蒂是女性最敏感的性器官,有着极为丰富的神经分布,性活动时海绵体充血突起,性高潮消退后缩小。

2. **阴阜** 是位于耻骨前方的脂肪组织,成年女性阴阜被倒三角状生长的阴毛覆盖,神经末梢丰富,是女性重要的性感觉区域,通过摩擦和按压可引起性兴奋。

3. **大小阴唇** 是阴阜与大腿内侧之间的两对皮肤皱褶,呈对称分布。对性刺激敏感,是性唤起的兴奋点。小阴唇内侧有前庭大腺,性兴奋时分泌少量液体润滑阴道口与阴唇。

（三）乳房与性生理

乳房作为女性生殖系统的组成部分,主要功能为乳汁分泌与哺乳功能。乳头有丰富的神经分布,在性活动中,乳头刺激可唤起性兴奋。

二、性激素

性激素主要包括雌激素、孕激素与雄激素,其中雌激素与孕激素协同作用于女性生殖系统,在卵泡发育、排卵、月经周期、内外生殖器官发育中起重要调节作用。女性体内主要的雄激素是睾酮,具有激发性欲的明显作用,被称为"性欲的开关"。

女性性欲有个体规律性,性欲在月经周期中出现高峰的时间因人而异,有的在月经来潮之前,有的在月经干净后1周内,可能与性激素的调控有关,具体机制仍不明确。

三、女性性反应周期

性反应周期是指人类在性交过程中的生理及心理反应,从性唤起开始到性交结束遵循着一个不同阶段的周期性规律。典型的女性性反应周期包括:

1. 性唤起与兴奋期 指从女性性欲被唤起,身体开始出现性紧张的阶段。在这一阶段,性器官出现相应的反应,阴蒂头肿胀,阴蒂干增粗与增长开始,阴道开始湿润、扩张,阴道壁由于充血而呈紫红色,子宫位置升高。同时心跳加快,血压上升,呼吸加快,全身肌肉普遍紧张。心理上出现性唤起,但女性与男性相比,性唤起较慢,兴奋需要的时间较长,因此男性要对配偶进行充分的刺激与爱抚。

2. 持续期或平台期 性高潮到来之前,性兴奋达到一个较高而恒定的水平。阴蒂长度变短,阴道外 1/3 明显充血,内 2/3 宽度与深度增加,子宫的位置升高最为显著。呼吸、心跳加快和血压升高更明显,全身肌肉紧张度加强。心理上进入兴奋与激动状态。此期维持时间长短不一,有个体差异。

3. 高潮期 指女性身心兴奋的状态达到了顶峰和发泄阶段。阴道开始出现约 0.8s 间隙的收缩,反复10 余次,伴随着阴道的节律性收缩,子宫也发生一定幅度的收缩。身体多部位出现性红晕,尤其以面、颈、胸及上腹部明显。同时全身的肌肉紧张收缩,肛门括约肌也出现节律性收缩。呼吸急促,心跳加快,血压升高更加明显,出现全身出汗现象。出现呻吟,部分女性可以出现瞬间眩晕,从而出现非常短暂的意识丢失。性高潮伴有特殊的性快感,女性可连续经历 2 次或更多的性高潮,与男性高潮后出现不应期有明显不同。

4. 消退期 是指性紧张兴奋状态逐渐松弛和消散的阶段。在这个阶段,性器官和全身的变化逐步恢复到正常无性唤起状态。心理满足,情绪稳定,伴随松弛感和欣快感。

由于生理与心理方面的差异,女性性反应周期有着与男性不同的特点,和谐的性生活,需要夫妻双方认识和利用这些差异,以达到高质量的性生活。

小结

正常的女性性功能维系依赖于健康的女性生殖系统,受多种性激素的调节与支配,性反应周期有一定的规律性,同时性生理活动及性行为模式还受心理因素和社会因素的广泛影响。

思考题

女性性反应周期与男性有哪些不同?

(徐丛剑)

第二节　女性性功能障碍

女性性反应周期包括兴奋期、持续期、高潮期和消退期,如其中一个或几个环节发生障碍,或出现与性交有关的疼痛导致性交失败,持续至少 6 个月以上,并引起个人痛苦或人际关系困难,称为性功能障碍。

一、女性性功能障碍的分类

根据 2013 年美国精神病协会(APA)女性性功能障碍分类标准,主要包括以下类别:

1. 女性性兴趣 / 唤起障碍——性兴趣 / 唤起缺乏或显著降低。在下述 6 项中至少表现出 3 项:

(1)对性行为缺乏兴趣或兴趣降低。

(2)性想法或性幻想缺乏或减少。

(3)主动发起性行为的次数减少或没有,通常不接受伴侣的性行为要求。

(4)在所有或几乎所有(75%~100%)的性交中,性兴奋 / 性快感消失或减少(在特定情况下或所有情况下)。

(5)对于任何内在或外在的性刺激(如书面、言语、视觉刺激),性兴趣 / 性唤起缺乏或减少。

(6)在所有或几乎所有(75%~100%)的性交中,性行为期间生殖器或非生殖器感觉缺失 / 减弱(在特定情况下或所有情况下)。

2. 女性性高潮障碍——性高潮显著延迟、显著减少或缺乏。性高潮的感觉强度明显降低。

3. 生殖器、盆腔疼痛 / 插入障碍(包括以往分类中的性交痛和阴道痉挛)。

4. 物质 / 药物诱发性功能障碍。

5. 其他特定的性功能障碍。

6. 待分类的性功能障碍。当患者表现不符合任意特定类型性功能障碍的标准,并且包括的信息不足以得出更具体诊断时,可使用"待分类的性功能障碍"。

二、女性性功能障碍的发生率及其影响因素

(一)女性性功能障碍的发生率

女性性功能障碍的发生率约为 40%,以性欲障碍和性高潮障碍多见,国内大规模流行病学调查数据少,主要来源于国外研究。

(二)女性性功能障碍的影响因素

影响女性性功能障碍的因素较多。包括心理、社会、成长环境、药物、酗酒或各种器质性疾病。

1. **心理社会因素**　心理因素对性功能的影响非常重要。影响性功能的直接心理因素主要有:情感因素、疲劳与压力、过去性经历的影响及其产生的内心矛盾和不正确的性态度等。

2. **年龄因素**　随着年龄增长,体内的雌激素水平不断下降,性器官退行性改变可引起性功能障碍。

3. **全身或局部健康因素**　也是性功能障碍常见的原因。性与生殖是人类的高级需要,在健康状态不理想的情况下,性与生殖功能将被抑制。

4. **妇科疾病或治疗**　女性泌尿系统、生殖系统手术明显影响女性性健康。

5. **性激素的影响** 各种生理和病理因素导致的雌激素、雄激素水平明显改变可引起性功能障碍。

6. **药物性因素** 药源性性功能障碍的发生率约为20%。

7. **酗酒** 酒精对女性性功能的影响具有双重性,急性饮用可提高或促进性兴奋性,但酗酒会导致女性性功能障碍。

三、女性性功能障碍的诊断

女性性功能障碍的诊断主要通过综合病史、性功能评估、体格检查等做出。

(一) 病史采集

对女性性功能障碍的诊断需要医生获得详细、完整的病史。应该包括:绝经状况(自然绝经、手术绝经或化疗后绝经)、妊娠和分娩史、外阴阴道或盆腔损伤史、癌症史或手术史、外阴阴道或盆腔疼痛情况、外阴阴道瘙痒、干涩或分泌物情况、有无生殖道异常出血和有无大小便失禁情况等。还应识别可能影响性功能的器质性、心理性、药物性和物质依赖等相关问题。性生活情况是病史采集的重点。除询问避孕情况和安全性行为外,还要注意询问引出性功能障碍的症状。伴侣关系是女性性满意度的主要决定因素,所以还应询问女性性伴侣关系情况。

(二) 各种评估

包括性功能及与性有关的各种评定。可采用Kaplan等提出的女性性功能积分表进行性功能评估,内容主要包括4周内性交次数、性欲强度、性高潮次数、阴蒂感觉、性交不适感等。还要包括心理状态评估,包括与性有关的各种心理社会状态的评定。

(三) 体格检查

每位患者都要进行全面的体格检查。体格检查的目的是发现疾病,同时体格检查提供向患者讲解正常解剖和性功能的机会。

(四) 实验室检查

对性功能障碍没有特异性的检查手段。需注意雄激素检测并不是诊断女性性功能障碍的必备项目,检测雌二醇或其他激素(如,卵泡刺激素)对评估性功能障碍也没有效用。可检查的项目除性激素测定外,还包括阴道pH、顺应性及振荡器感应阈值测定,彩色多普勒对生殖器刺激前后血流变化的测定,以及有关高血压、糖尿病等全身性疾病的检查。

根据上述临床资料,持续性的或反复发生,造成显著痛苦或影响性伴侣间关系的性问题,持续6个月以上,可诊断为性功能障碍。它必须不能用一般躯体疾病或精神问题(即焦虑和抑郁)来更好地解释,也不能归咎于成瘾物质或药物的直接生理作用。

四、女性性功能障碍的治疗

治疗方案应建立在系统评估患者的情况,评估患者的治疗目标,并在可能情况下积极治疗原发性疾病的基础上。治疗方案应该个体化,强调双方的参与,以达到理想的治疗效果。

(一) 一般治疗

女性性功能障碍大部分与心理因素有关,如果没有发现明确病因,应用基本的治疗手段。

1. **提供性教育** 提供有关性功能的知识和基本教育(如正常解剖,性功能随年龄、受孕、绝经等生理变化的正常改变等)。

2. **增加性刺激** 鼓励使用有关材料(视频、书籍等),通过辅助材料改善性功能障碍。

3. **提供使注意力分散的技巧** 介绍训练性交时盆腔肌肉的收缩和舒张;鼓励性或非性幻想;推荐使用背景音乐、录像或电视等。

4. **鼓励非直接性交刺激行为** 推荐敏感部位的按摩,锻炼集中注意力体验感觉;用嘴或非直接性交刺激,可以有或没有性高潮。

5. 最大程度减少性交不适　调整姿势,采用药物或润滑剂等改善不适。

(二) 女性性兴趣 / 唤起障碍

2013 年的 APA 分类方法将性欲障碍与性唤起障碍归为一类。治疗时须全面分析,主要是需要发现发病的心理生理因素,采用综合治疗手段。一般治疗无效可考虑应用以下药物,药物可能作用于性功能障碍的多个环节,可用的治疗药物在本节集中讨论。

1. 雄激素　对于经历自然绝经或因卵巢切除术绝经的女性,在绝经后雌激素(联合或不联合孕酮)治疗中加入睾酮可以改善性功能。

2. 雌激素　在围绝经期或绝经后期妇女,激素水平与性满意度的关系并不明确。全身性绝经后激素疗法治疗绝经症状可能改善性问题。雌激素用药方案及原则同围绝经期。

3. 奥培米芬　选择性雌激素受体调节剂奥培米芬是被 FDA 批准用于治疗外阴阴道萎缩所致性交痛的首个口服药。

4. 替勃龙　替勃龙是一种合成类固醇,其代谢产物具有雌激素、孕激素和雄激素的作用。在随机试验中,替勃龙表现出比雌激素 / 孕酮疗法治疗绝经后女性的性功能障碍更有效。

5. 磷酸二酯酶(phosphodiesterase,PDE-5)抑制剂　代表药物为西地那非,又称伟哥、万艾可。用于女性性唤起障碍的治疗已有研究证明有一定疗效,但需要更大样本的有关有效性和安全性评价的临床试验研究。

6. 抗抑郁药　通过增强多巴胺和抑制 5- 羟色胺、催乳素等作用,提高性欲,如丁胺苯丙酮、曲唑酮、氟西汀等。

7. 多巴胺激动剂　通过增加多巴胺在脑内的活性和多巴胺神经的兴奋性提高性欲,如溴隐亭、司来吉兰。

8. 性感集中训练法　Masters 和 Johnoson 针对性欲障碍提出了性感集中训练法进行治疗,取得了满意疗效。所谓性感集中训练即是让双方在最初一段时间内摈弃性交,性爱活动仅限于相互拥抱和触摸生殖器以外的区域,以减轻患者夫妇对肉体亲昵和紧密接触的焦虑,打破过分追求性高潮与性乐趣的紧张心理,提高对性器官满足的认识。当触摸能导致性感后,再开始触摸生殖器,但仍禁性交。经过一段时间训练,当触摸生殖器能引起良好的性反应后再逐阶段进行性交活动。先进行阴道容纳,再行阴道容纳和抽动训练。应顺其自然,不能要求有性高潮出现,以排除为达到性高潮而产生的任何思想压力。还应破除传统的错误观念,使男女双方都能认识到,不但男方,女方也可以是性活动的发起者,从而恢复女性的性本能。

(三) 女性性高潮障碍

性高潮缺失对治疗反应性很好,缺乏经验和有效的刺激是最常见的原因。性高潮障碍也可以是心理原因(如不自觉地抑制高潮反应)或某些药物或疾病造成。对原发性性高潮缺失者,采用手淫治疗是最方便、最经济、最符合道德规范的一种方法。使用震颤器刺激阴蒂或生殖器其他性敏感区治疗原发性性高潮障碍有一定疗效。但应尽可能探索其他刺激手段,只有在相当强烈的刺激阴蒂手法仍无效时,方可使用震颤器。

(四) 生殖器、盆腔疼痛 / 插入障碍

性交疼痛通常继发于解剖异常、炎症激惹、阴道痉挛、性唤起障碍引起的润滑不足及紧张或其他盆腔疾病。性交疼痛应尽可能明确对病因学的诊断,甚至采用腹腔镜等手术。脱敏疗法为针对阴道痉挛采用的治疗方法,也称阴道扩张法,即利用一系列大小不等的阴道扩张器从小到大逐渐扩张阴道,使患者了解到阴道的容纳能力很大,性生活时阴茎插入不会造成损伤,消除对阴茎插入的一切焦虑和紧张。

(五) 物质 / 药物诱发性功能障碍

主要治疗方法是脱离诱发性功能障碍的物质或药物,如为慢性疾病需要长期使用时,尽量寻找替代药物。

（六）待分类的性功能障碍

较罕见,治疗方面主要为心理治疗、行为治疗等非药物治疗。

总之,女性性功能障碍是常见疾病之一,其发生的因素包括生物学、心理和社会因素,其中心理和社会因素起重要作用。

小结

1. 女性性功能障碍采用 2013 年美国精神病协会（APA）标准分类。
2. 女性性功能障碍治疗以对因治疗为主,提倡个体化治疗。

思考题

为什么心理状态评估与疏导在女性性功能障碍治疗中具有重要作用?

（徐丛剑）

第三节　女性性卫生和性健康教育

女性性卫生要求妇女有健康的性心理、基本的性知识和良好的性生活习惯。

一、女性性卫生

性卫生（sexual hygiene）指通过性卫生保健实现性健康和达到提高生活质量的目的。性卫生包括性心理卫生和性生理卫生。

（一）性心理卫生

健康的性心理是健康性生活的基础和前提。夫妇双方首先须认清性生活是人类心理和生理的正常需求与表现,其次夫妇双方要充分认识男女双方性反应的差异,合理安排性生活,正确掌握性技巧。

（二）性生理卫生

1. **良好的生活习惯**　应养成合理饮食、良好起居的生活习惯,不酗酒、不吸烟、远离毒品。

2. **性器官卫生**　女性外生殖器解剖结构特殊,较男性更容易被感染。每次性生活之前,清洁双方外生殖器预防女性泌尿生殖系统感染性疾病。

3. **性生活卫生**　要根据夫妇双方具体情况,合理安排性生活时间、频率和时机。

4. **避孕**　应采取有效的、适合夫妇双方的避孕措施,避免意外妊娠,避免因为担心意外妊娠而引起功能性或心理性性功能障碍。

5. **预防性传播疾病**　杜绝性滥交是预防性传播疾病最有效的措施。夫妇双方一方患性传播疾病时,应夫妇双方共同治疗。患病期间推荐使用避孕套,以预防夫妇间再感染。

二、性健康教育

性健康教育(sexual health education)指通过有计划、有组织、有目标的系统教育活动,进行关于性知识和性道德教育,使受教育者具有科学的性知识、正确的性观念、高尚的性道德和健康的性行为,从而获得幸福的性生活。

性健康教育的目的,是向各年龄段人群普及性生理和性心理知识,建立对性的正确态度,确立科学的性观念,重视性道德,选择健康的性行为,预防性传播疾病和消除性犯罪。性健康教育中最重要的内容是性知识(sexual knowledge)教育,性医学知识包括男女生殖器解剖、生理、性反应特点、与性有关的疾病、性功能障碍、性传播疾病及其预防、避孕和优生优育等;性心理知识包括男女性心理形成、发展和成熟,社会性别的规范,性欲和性冲动的心理特点等;性道德教育包括恋爱和婚姻道德、男女平等、尊重女性等;性法学教育包括性犯罪防范等。

性健康关系到人的一生,因此不同年龄、不同生活状况的人群,均应接受有针对性的性健康教育。儿童期、青春期、成年期、围绝经期和老年期均应各自成为接受教育的人群对象。性唤起能力在出生时即已存在,所以理论上性健康教育应从 0 岁开始。

1. 青少年的性健康教育   主要向青少年传授科学的性知识,纠正与性有关的认识和行为偏差,树立健康的性观念。

2. 成人期性健康教育   成人期性健康教育的主要任务,是帮助成年人建立幸福和谐的性生活,进行月经期、妊娠期及围绝经期等特殊时期的性生活指导,采用合适的避孕措施,预防性传播疾病。并在普及性知识的同时,帮助他们学会如何对自己子女进行性健康教育。

3. 老年人性健康教育   老年人性健康教育的重点是帮助他们了解老年人的生理特点。绝经后虽然躯体变老和生殖器官退化,性反应减弱,但性欲和获得性反应的能力仍然保持,有规律的性生活有助于健康。要指导建立适合老年人生理特点的性生活习惯和性行为方式,从而达到延年益寿的目的。

小结

1. 女性性卫生是指健康的性心理、基本的性知识和良好的性生活习惯。
2. 性健康教育中最重要的内容是性知识教育,包括性生理、性心理、性道德、性法学教育。

思考题

性健康教育的目的是什么?

(徐丛剑)

第五章
生育控制（避孕）

第一节　避　孕

人口问题是影响国家和地区社会经济发展及人民生活水平的关键因素。对生育进行科学的调控，有助于有计划、有目的地平衡个人生活与社会角色的关系，从而更好地保证后代身心健康，促进社会良性发展和经济水平的不断提高。无论是发展中国家还是发达国家，生育控制都是育龄期女性生活中最重要的部分。生育控制的主体是避孕，即采取主动、对人体伤害最小的方式控制生育，以及对于避孕失败采取补救措施。由于不同个体对生育需求不同，避孕节育措施的选择各不相同，本章将对此方面做详细论述。

受孕的基本要素包括如下几部分：①生育年龄的女性有成熟的卵子排出；②成年男性有成熟的精子排出；③女性生殖道通畅，精子可以在生殖道内生存、获能并与卵子相遇；④早期胚胎可以在女性生殖道着床并发育。上述过程构成了女性受孕的基础。避孕（contraception）是指采用科学手段使妇女暂时避免受孕，主要通过控制生殖过程中的 3 个关键环节达到避孕的目的：①抑制精子与卵子产生；②阻止精子与卵子结合；③使子宫环境不利于精子获能、生存，或不适宜受精卵着床和发育。理想的避孕方法，应符合安全、有效、简便、实用、经济的原则，短期内可逆，同时不影响性生活及性生理。避孕可以由男女双方实施，常用的女性避孕方法有药物避孕、工具避孕及外用避孕。男性避孕方法主要为阴茎套。

一、激素避孕

激素避孕（hormonal contraception）是指用女性甾体激素避孕，是一种高效、可逆的避孕方法。甾体避孕药的激素成分是雌激素和孕激素。经过数十年来不断的研究和使用反馈，避孕药的成分和剂量不断改进，以提高避孕效果，降低副作用。由于避孕效果可靠，激素避孕已成为世界范围内应用最广泛的避孕方法。

（一）甾体激素避孕药的作用机制

1. 抑制排卵　避孕药中的雌、孕激素通过负反馈抑制下丘脑释放 GnRH，从而抑制垂体分泌 FSH 和 LH；同时直接影响垂体对 GnRH 的反应性，导致无排卵前 LH 峰的出现，因此，卵巢无卵泡发育及无排卵。

2. 改变宫颈黏液性状　孕激素使宫颈黏液量减少，黏稠度增加，拉丝度降低，不利于精子穿透。单一孕激素类避孕药的主要避孕机制可能与此有关。

3. 改变子宫内膜形态与功能　子宫内膜的周期性生理变化有助于受精卵的着床。避孕药通过抑制子宫内膜周期性变化，使子宫内膜与胚胎发育不同步，不适于受精卵着床。

4. 改变输卵管的功能　在雌、孕激素作用下，输卵管上皮纤毛功能、肌肉节段运动和输卵管液体分泌均受到影响，改变受精卵在输卵管内正常运输，从而影响受精卵着床。

（二）甾体激素避孕药的种类

根据避孕药中药物成分，分为含雌激素和孕激素的复方避孕药与单纯孕激素避孕药。根据给药方式，分为口服、注射、经皮肤给药（贴皮剂）、经阴道给药（阴道环）和经宫腔给药（宫内节育器系统）等。根据药物作用时间，分为速效、短效、长效和缓释剂型。目前常用的激素避孕药种类见表2-5-1和表2-5-2。

表 2-5-1　常用女用甾体激素复方短效口服避孕药

名称	雌激素含量 /mg	孕激素含量 /mg	剂型
复方炔诺酮片（避孕片 1 号）	炔雌醇 0.035	炔诺酮 0.625	22 片 / 板
复方甲地孕酮片（避孕片 2 号）	炔雌醇 0.035	甲地孕酮 1.0	22 片 / 板
复方避孕片（0 号）	炔雌醇 0.035	炔诺酮 0.3	22 片 / 板
		甲地孕酮 0.5	
复方去氧孕烯炔雌醇片	炔雌醇 0.03	去氧孕烯 0.15	21 片 / 板
复方去氧孕烯炔雌醇片 Ⅱ	炔雌醇 0.02	去氧孕烯 0.15	21 片 / 板
复方孕二烯酮片	炔雌醇 0.03	孕二烯酮 0.075	21 片 / 板
屈螺酮炔雌醇片	炔雌醇 0.03	屈螺酮 3.0	21 片 / 板
屈螺酮炔雌醇片 Ⅱ	炔雌醇 0.02	屈螺酮 3.0	24 片激素片 /4 片空白片 / 板
左炔诺孕酮炔雌醇（三相）片			21 片 / 板
第一相（1~6 片）	炔雌醇 0.03	左炔诺孕酮 0.05	
第二相（7~11 片）	炔雌醇 0.04	左炔诺孕酮 0.075	21 片 / 板
第三相（12~21 片）	炔雌醇 0.03	左炔诺孕酮 0.125	

1. 口服避孕药（oral contraceptives，OC）　包括复方短效口服避孕药、复方长效口服避孕药以及探亲避孕药（部分为纯孕激素避孕药）。

（1）复方短效口服避孕药（combination oral contraception，COC）：是雌、孕激素组成的复合制剂。雌激素成分为炔雌醇，孕激素成分各不相同，构成不同配方及制剂（见表2-5-1）。随着COC的应用反馈和雌、孕激素药物的不断进展，COC中雌、孕激素的组成不断改变。炔雌醇剂量由35μg下降到20μg。孕激素则由合成孕激素逐渐向接近天然孕酮过渡，其主要目的是在保证避孕效果的同时降低副作用。

根据复方短效口服避孕药成分剂量的改变，COC又分为单相片、双相片和三相片。单相片在整个周期中雌、孕激素含量是固定的；双相片中，雌激素在整个周期中含量是固定的，而模拟人体自然月经周期中孕激素变化的规律，孕激素剂量在前7片中较小，后14片中明显增加，因此须按顺序服用；三相片中每一相雌、孕激素含量根据妇女生理周期激素特点而不同，为清楚标注，药盒内的每一相药物设计的颜色不同，须按顺序服用。

使用方法如下。①单相片：除复方炔诺酮片和复方甲地孕酮片外，大部分单相COC于月经第1d服药，连服21d，停药7d后服第2周期。屈螺酮炔雌醇片Ⅱ中为24片含激素药片和4片空白片，只须按顺序服用完后开始下一周期用药，不须停药。②双相片：如复方避孕片（0 号）于月经第5d开始服用前7d药片，其后按顺序服用后15d药片，停药7d后开始下一周期。③三相片中因为药物剂量不同，设计了提醒箭头，按顺序服药，每日1片，连服21d。

复方短效口服避孕药的主要作用机制为抑制排卵，因此须按周期服用。如正确使用，避孕有效率接近100%。若有漏服应及早补服，且警惕有妊娠可能。漏服处理与服药周期有关，漏服发生在服药第一、二周和第三周处理各不相同，可参考药物说明书。

(2)复方长效口服避孕药:如复方长效左炔诺孕酮炔雌醚片,每片含炔雌醚 3mg 和左炔诺孕酮 6mg。口服后激素经胃肠道吸收,储存于脂肪组织内,缓慢释放,起长效避孕作用。因其激素含量大,不良反应较多,现已很少应用。

(3)探亲避孕药:多为孕激素类制剂或雌、孕激素复合制剂,有抑制排卵、改变子宫内膜形态与功能、使宫颈黏液变稠等作用。服用时间不受月经周期限制,适用于短期探亲夫妇。因副作用大,现已很少使用。

表 2-5-2　其他女用甾体激素及避孕药具

类别	名称	雌激素含量 /mg	孕激素含量 /mg	剂型	给药途径
探亲避孕片	炔诺酮探亲片		炔诺酮 5.0	片	口服
	甲地孕酮探亲避孕片 1 号		甲地孕酮 2.0	片	口服
	炔诺孕酮探亲避孕片		炔诺孕酮 3.0	片	口服
	53 号避孕药		双炔失碳酯 7.5	片	口服
长效避孕针	醋酸甲羟孕酮避孕针		醋酸甲羟孕酮 150	针	肌内注射
	庚酸炔诺酮避孕针		庚酸炔诺酮 200	针	肌内注射
	复方庚酸炔诺酮(避孕 1 号针)	戊酸雌二醇 5	庚酸炔诺酮 50	针	肌内注射
皮下埋植剂	左炔诺孕酮硅胶棒Ⅰ型		左炔诺孕酮 36/ 根	6 根	皮下埋植
	左炔诺孕酮硅胶棒Ⅱ型		左炔诺孕酮 70/ 根	2 根	皮下埋植
	依托孕烯植入剂		依托孕烯 68	1 根	皮下埋植
阴道避孕环	甲地孕酮硅胶环		甲地孕酮 200~250	只	阴道放置
	左炔诺孕酮阴道避孕环		左炔诺孕酮 5	只	阴道放置
	依托孕烯炔雌醇阴道环	炔雌醇 2.7	依托孕烯 11.7		阴道放置

2. 长效避孕针(injectable hormonal contraceptives)　目前的长效避孕针有雌、孕激素复合制剂和单孕激素制剂两种。适用于对口服避孕药有明显胃肠道反应者。不同避孕针一次用药可以避孕 1~3 个月。长效避孕针有月经紊乱、点滴出血或闭经等副作用,目前临床应用较少。

3. 缓释避孕药　缓释避孕药是以具备缓慢释放性能的高分子化合物为载体,一次给药在体内持续、恒定、微量释放甾体激素(主要是孕激素),达到长效避孕的目的。目前常用的有皮下埋植剂、阴道药环、微球和微囊缓释避孕针、避孕贴片及含药的宫内节育器(详见本节二、"宫内节育器")。

(1)皮下埋植剂(subdermal implants):皮下埋置剂以硅胶棒等为载体,内含高效孕激素,如最新进入临床应用的依托孕烯植入剂,含依托孕烯 68mg,植入皮下后缓慢释放激素,达到避孕目的,有效避孕年限为 3 年,避孕效果好,取放方便。最常见的副作用为点滴出血等,一般不需处理,随放置时间延长逐步改善。

(2)缓释阴道避孕环(contraceptive vaginal ring):以硅胶为载体的含孕激素的阴道环。包括雌孕激素复合和单孕激素阴道环两种。雌孕激素复合缓释阴道环又称依托孕烯炔雌醇阴道环。月经第 1 天放置,3 周后取出,停用 1 周后再放下一个环,有效率达 98%~99%。单纯孕激素阴道环内含左炔诺孕酮或甲地孕酮。放入阴道后,每日释放 100μg,通过阴道壁吸收入血液循环而达到避孕效果。一次放置避孕 1 年,经期不需取出。不良反应与其他避孕制剂基本相同。

(3)微球和微囊缓释避孕针:是近年发展的新型缓释避孕针,采用具有生物降解作用的高分子聚合物与甾体激素避孕药混合制成微球或微囊,注入皮下,缓慢释放。

(4)避孕贴片:避孕药放在特殊贴片内,粘贴在皮肤上,每日释放一定剂量避孕药,通过皮肤吸收达到避孕目的。每周 1 片,连用 3 周,停用 1 周。

（三）甾体激素避孕药的效果和应用

甾体激素避孕药应用简单，适用人群广泛，避孕效果可靠。WHO 避孕药物应用指南第 5 版指出，正确使用 COC 或单一孕激素口服避孕药、避孕贴片、缓释阴道避孕环，1 年的累计意外妊娠率均仅为 0.3%。长效避孕针为 0.2%，而皮下埋植剂为 0.05%。但由于药物副作用以及其他原因，前 3 种激素避孕方式 1 年后患者的续用率均为 67%。长效避孕针为 56%，而皮下埋植剂为 84%。

（四）甾体激素避孕的禁忌证

甾体激素避孕适用于绝大多数育龄期女性，但有下列情况时禁止使用：

1. 严重心血管疾病、血栓栓塞性疾病，如原发性高血压、冠心病、静脉栓塞等。

2. 急、慢性肝炎或肾炎。

3. 某些恶性肿瘤，如现患乳腺癌、肝脏恶性肿瘤等。

4. 内分泌疾病，如糖尿病病程超过 20 年等。

5. 原因不明的闭经。

6. 哺乳期内不宜使用复方口服避孕药，因雌激素可抑制乳汁分泌。

7. 年龄 >35 岁的吸烟妇女使用复方避孕药会增加心血管疾病发病率，因此不宜使用。

8. 精神病患者。

9. 有严重偏头痛，反复发作者。

（五）甾体激素避孕药的不良反应及处理

1. **类早孕反应** 服药初期约 10% 的妇女出现食欲缺乏、恶心、呕吐、乏力、头晕等类似妊娠早期的反应，一般不需特殊处理，坚持服药数个周期后不良反应自然消失。若症状严重，则考虑更换其他品种的口服避孕药、停药或改用其他避孕措施。

2. **阴道不规则流血** 服药期间阴道流血又称突破性出血，多数发生在漏服避孕药后，少数未漏服者亦可发生。轻者点滴出血，无须处理，随着服药时间延长而逐渐减少直至停止。流血偏多者每晚在服用避孕药的同时可加服雌激素，直至本用药周期结束时停药。

3. **闭经** 1%~2% 妇女会发生闭经，常发生于既往月经不规则的妇女。此类患者再次用药前需先排除妊娠，并用孕激素撤退出血后再开始应用 COC。服用 COC 停药后无月经来潮须除外妊娠。

4. **体重及皮肤变化** 既往避孕药中雄激素活性高，个别妇女服药后食欲亢进，体内合成代谢增强，体重增加；极少数妇女面部出现淡褐色色素沉着。新型 COC 雄激素活性降低，孕激素活性高，用药量小，副作用明显降低，且能改善皮肤痤疮。另外，避孕药中的雌激素可引起水钠潴留，亦可导致体重增加，新型避孕药屈螺酮炔雌醇片有抗盐皮质激素的作用，可减少水钠潴留。

5. **其他** 个别妇女服药后出现头痛、复视、乳房胀痛等，可对症处理，必要时停药做进一步检查。更换避孕药可能对改善患者症状有益。

（六）长期应用甾体激素避孕药对人体的影响

1. **对机体代谢的影响** 甾体激素避孕药对蛋白质代谢影响较小。对糖代谢的影响主要与其中孕激素的剂量、活性和结构有关，孕激素的剂量越大，活性越高，对糖代谢的影响越大。但其中雌激素成分是否影响糖代谢尚有争议。部分使用者胰岛功能受到一定影响，可出现糖耐量异常，但无糖尿病征象，停药后可恢复正常。避孕药对脂代谢的影响主要表现在雌激素成分使低密度脂蛋白（LDL）降低，高密度脂蛋白（HDL）升高，总胆固醇和甘油三酯升高。而孕激素成分可对抗雌激素的作用。所以总体来讲，甾体激素避孕药对脂代谢并无太多影响，而新型制剂则影响更小。

2. **对心血管系统的影响** 长期应用甾体激素避孕药对心血管系统是有一定风险的，表现在增加卒中、心肌梗死的发病概率方面。因此，有心、脑血管疾病高危风险的妇女（如年龄较大长期吸烟者，有高血压等）不宜长期用激素类药物避孕。目前使用的低剂量甾体激素避孕药，发生心血管疾病的风险明显降低，尤其对年龄 <35 岁、不吸烟、无高血压史的妇女。WHO 关于避孕药物应用指南第 5 版指出，即使复方短效口服避孕药有增加心肌梗死或者脑卒中等风险，但对于除血脂异常外无其他心血管

危险因素的育龄期女性,这些严重风险事件的概率还是很低的。但对于严重遗传性血脂异常的患者,由于其终身心血管事件发生率高,因此联合激素避孕应用需要慎重。

3. 对凝血功能的影响 流行病学研究显示,使用较大剂量雌激素成分的 COC 可增加血栓性疾病风险,这与其中雌激素使凝血因子水平增高,纤维蛋白原的合成增加,促进血栓形成有关。另外,血脂异常患者长期应用激素避孕药后深静脉血栓形成风险增加。目前国内使用的避孕药含雌激素 30~35μg(低于 50μg),甚至可低至 20μg,属于低剂量甾体激素避孕药,因此并不明显增加血栓性疾病的发病率。

4. 对肿瘤的影响 COC 中的孕激素成分对子宫内膜有保护作用,可减少子宫内膜癌的发病率。同样,长期服用 COC 也可降低卵巢癌的发病风险。但长期应用甾体激素避孕药是否增加乳腺癌的发生近年仍有争议。目前不能肯定遗传性乳腺癌(如 *BRCA1* 和 *BRCA2* 基因突变)家族史女性应用激素药物避孕是否改变乳腺癌发病风险,但 WHO 避孕指南第 5 版指出,鉴于乳腺癌是一种激素敏感性肿瘤,既往或近期诊断的乳腺癌患者,使用激素药物避孕会使预后恶化。

5. 对子代的影响 有证据显示,使用 COC 停药后妊娠不增加胎儿畸形的发生率。新型 COC 激素含量低,停药后即可妊娠,不影响子代生长与发育;长效避孕药内激素成分及剂量与短效避孕药有很大不同,停药后 6 个月妊娠更加安全。

二、宫内节育器

宫内节育器(intrauterine device,IUD)是一种安全、有效、经济、可逆的避孕工具,为我国育龄期妇女的主要避孕措施。

（一）种类

宫内节育器按照材料和是否具有生物活性一般分为两大类。

1. 惰性宫内节育器(第一代宫内节育器) 由惰性材料如金属、硅胶、塑料等制成。由于金属单环脱落率及带器妊娠率高,1993 年已停止生产使用。

2. 活性宫内节育器(第二代宫内节育器) 其内含有活性物质如铜离子(Cu^{2+})、激素及药物等,这些物质能提高避孕效果,减少不良反应。分为含铜宫内节育器和含药宫内节育器两大类。

(1)含铜宫内节育器:目前是我国应用最广泛的宫内节育器。在宫内持续释放具有生物活性、有较强抗生育能力的铜离子。从形态上分为 T 形、V 形、宫形等多种形态。含铜宫内节育器根据宫内节育器的不同形态和含铜的表面积命名。宫内节育器的不同形状是为了适应宫腔的形态,而避孕效果则与宫内节育器含铜表面积成正比。不良反应主要表现为点滴出血。避孕有效率均在 90% 以上。

1)带铜 T 形宫内节育器(TCu-IUD):是目前临床常用的宫内节育器。TCu-IUD 按宫腔形态设计呈 T 字形,根据铜表面积分为 TCu-200、TCu-220C、TCu380A 等,以聚乙烯为支架,在纵臂或横臂上绕有铜丝或铜套。铜丝易断裂,放置年限较短,一般放置 5~7 年;铜套宫内节育器放置时间可达 10~15 年。TCu-IUD 带有尾丝,便于检查及取出。

2)带铜 V 形宫内节育器(VCu-IUD):是我国常用的宫内节育器之一。用不锈钢做 V 形支架,横臂及斜臂绕有铜丝或铜套。放置年限 5~7 年。

其他含铜宫内节育器包括母体乐、宫铜宫内节育器、含铜无支架宫内节育器(又称吉妮环)和爱母功能型宫内节育器等,铜表面积 115~375mm^2,可放置 5~20 年。

(2)含药宫内节育器:将药物储存在节育器内,通过每日微量释放提高避孕效果,降低不良反应。目前我国临床主要应用含孕激素的宫内节育器和含吲哚美辛的宫内节育器。

1)左炔诺孕酮宫内节育器(levonorgestrel-releasing intrauterine device,LNG-IUD):又称左炔诺孕酮宫内节育系统(levonorgestrel intrauterine system,LNG-IUS)。以聚乙烯作为 T 形支架,人工合成孕

激素-左炔诺孕酮储存在纵管内,纵管外包有含聚二甲基硅氧烷的膜以控制药物释放,纵管尾端带有尾丝以利取出。LNG-IUS 每日向宫腔定量释放左炔诺孕酮 20μg。其主要不良反应为点滴出血甚至闭经,取器后可恢复正常。放置时间为 5 年,避孕有效率高达 99% 以上。

2)含吲哚美辛宫内节育器:为含铜节育器,加入吲哚美辛缓释系统,通过每日释放吲哚美辛,减少放置宫内节育器后引起的月经过多等不良反应。

(二)作用机制

宫内节育器的避孕机制至今尚未完全明确。大量研究表明,宫内节育器的抗生育作用主要是通过局部子宫内膜对异物的组织反应而影响受精卵着床。另外,活性宫内节育器的避孕机制还与活性物质有关。

1. 对精子和胚胎的毒性作用

(1)宫内节育器由于压迫子宫内膜局部产生无菌性炎症反应,炎症细胞有毒害胚胎的作用。同时产生的大量巨噬细胞覆盖于子宫内膜,影响受精卵着床,并能吞噬精子及影响胚胎发育。

(2)铜离子具有使精子头尾分离的毒性作用,使精子不能获能。

2. 干扰着床

(1)长期异物刺激导致子宫内膜损伤及慢性炎症反应,产生前列腺素,改变输卵管蠕动,使受精卵运行速度与子宫内膜发育不同步,受精卵着床受阻。

(2)子宫内膜受压缺血及吞噬细胞的作用,激活纤溶酶原,局部纤溶酶活性增强,致使囊胚溶解吸收。

(3)铜离子进入细胞,影响锌酶系统如碱性磷酸酶和碳酸酐酶,阻碍受精卵着床及胚胎发育。同时影响糖原代谢、雌激素作用及 DNA 合成,使子宫内膜细胞代谢受到干扰,影响受精卵着床及囊胚发育。

3. 左炔诺孕酮宫内节育器的避孕作用   主要来自孕激素对子宫内膜的局部作用。

(1)左炔诺孕酮长期作用于子宫内膜,导致腺体萎缩,间质蜕膜化,间质炎症细胞浸润,不利于受精卵着床。

(2)左炔诺孕酮改变宫颈黏液性状,使宫颈黏液稠厚,不利于精子穿透。

(3)在少部分妇女可抑制排卵。

4. 含吲哚美辛(含铜)宫内节育器的作用   如前所述,含铜宫内节育器具有精子和胚胎毒性,并干扰胚胎着床。而吲哚美辛抑制前列腺素合成,减少前列腺素对子宫的收缩作用,减少放置宫内节育器后出现的出血等副作用。

(三)宫内节育器效果及应用

宫内节育器应用简便,避孕效果可靠。根据类型不同,避孕效果可持续 5~10 年甚至更长。正确使用含铜宫内节育器,1 年的累计意外妊娠率均仅为 0.6%,应用 1 年后患者的续用率为 78%。而左炔诺孕酮宫内节育器(LNG-IUD)1 年的累计意外妊娠率均仅为 0.2%,应用 1 年后患者的续用率达 80%。另外,LNG-IUD 因其宫腔内局部孕激素缓释的特性,尚可用于异常子宫出血、子宫腺肌病等疾病的治疗。其在子宫内膜癌保守治疗的作用亦在探索中。

(四)宫内节育器放置术

1. 适应证   凡育龄期妇女无禁忌证,要求放置宫内节育器者。

2. 禁忌证

(1)妊娠或可疑妊娠。

(2)生殖道急性炎症。

(3)人工流产出血多,怀疑有妊娠组织物残留或有感染;中期妊娠引产、分娩或剖宫产胎盘娩出后子宫收缩不良,有出血或潜在感染可能。

(4)生殖器官肿瘤。

(5)宫颈内口过松、重度陈旧性宫颈裂伤或子宫脱垂。

(6)生殖器畸形,如纵隔子宫、双子宫等。

(7)严重的全身性疾病。

(8)宫腔 <5.5cm 或 >9.0cm(除外足月分娩后、大月份引产后或放置含铜无支架宫内节育器)。

(9)近 3 个月内有月经失调、阴道不规则流血。

(10)有铜过敏史。

3. 放置时间

(1)月经干净 3~7d 无性交。

(2)人工流产后立即放置。

(3)产后 42d 恶露已净,会阴伤口已愈合,子宫恢复正常。

(4)剖宫产或阴道正常分娩胎盘娩出后即时放置。

(5)含孕激素宫内节育器在月经第 3~7d 放置。

(6)自然流产于月经来潮后,药物流产于 2 次正常月经后放置。

(7)哺乳期放置应先排除早孕。

(8)含铜 IUD 用于紧急避孕,不受月经周期时间限制,需在无保护性交后 5d 内放置,作为紧急避孕方法之一。

4. 放置方法 双合诊检查子宫大小、位置及附件情况。外阴阴道常规消毒铺巾,阴道窥器暴露宫颈后消毒宫颈与宫颈口,以宫颈钳夹持宫颈前唇,用子宫探针顺子宫位置探测宫腔深度。用放置器将节育器推送入宫腔,宫内节育器上缘必须抵达宫底部,带有尾丝者在距宫口 2cm 处剪断尾丝。观察无出血即可取出宫颈钳和阴道窥器。

5. 术后注意事项及随访

(1)术后适当休息,1 周内忌重体力劳动,2 周内忌性交及盆浴,保持外阴清洁。

(2)术后第 1 年 1、3、6、12 个月进行随访,以后每年随访 1 次直至停用,随访了解宫内节育器在宫腔内情况,发现问题及时处理,以保证宫内节育器避孕的有效性。

(五) 宫内节育器取出术

1. 适应证

(1)生理情况:①计划再生育或已无性生活不需避孕者;②放置期限已满需更换;③绝经过渡期闭经半年以上者;④拟改用其他避孕措施或绝育者。

(2)病理情况:①宫内节育器有并发症及不良反应,经治疗无效;②带器妊娠,包括宫内和宫外妊娠。

2. 禁忌证

(1)有生殖道炎症(如阴道炎、子宫内膜炎、盆腔炎性疾病)时,应先给予抗感染治疗,治愈后再取出宫内节育器。

(2)全身情况不良或在疾病的急性期,应待病情好转后再取出宫内节育器。

3. 取器时间

(1)月经干净后 3~7d 为宜。

(2)带器早期妊娠行人工流产同时取宫内节育器。

(3)带器异位妊娠术前行诊断性刮宫时取出宫内节育器,或在术后出院前取出宫内节育器。

(4)子宫不规则出血者,随时可取,取宫内节育器同时须行诊断性刮宫,刮出组织送病理检查,以排除内膜病变导致的不规则出血。

4. 取器方法 常规消毒后,有尾丝者用血管钳夹住尾丝轻轻牵引取出。无尾丝者需在手术室进行,按进宫腔操作程序操作,用取环钩或取环钳将宫内节育器取出。取器困难可在超声监护下操作,必要时在宫腔镜下取出。

5. 注意事项

(1)取器前应做超声检查或骨盆正位 X 线检查以确定节育器在宫腔内,同时了解宫内节育器的类型。绝经时间较长的女性,子宫内膜可能发生钙化,在超声下显示强回声,可能误诊为宫内节育器残留。此时骨盆正位 X 线检查有鉴别诊断意义。

(2)使用取环钩取宫内节育器时应十分小心,不能盲目钩取,更应避免向子宫壁钩取,以免损伤子宫壁,造成子宫穿孔。

(3)取出宫内节育器后应检查宫内节育器是否完整,对于不完整者需拼接后核对,直至所有部件齐全。如取出宫内节育器不完全,需行宫腔镜检查,防止部分节育器残留。

(4)如仍需避孕,取出宫内节育器后应落实其他避孕措施。

(六) 宫内节育器的不良反应

1. 不规则阴道流血　是放置宫内节育器最常见的不良反应,主要表现为经量增多、经期延长或少量点滴出血,一般不需处理,3~6 个月后逐渐恢复。少数出血较多患者可考虑短期服用雌激素或者复方短效避孕药。

2. 白带增多或下腹痛　少数患者放置宫内节育器可出现白带增多或伴有下腹胀痛,应根据具体情况明确诊断后对症处理。

(七) 放置宫内节育器的并发症

1. 节育器异位　原因有:①子宫穿孔,操作不当将宫内节育器放到宫腔外;②节育器过大、过硬或子宫壁薄而软,子宫收缩造成节育器逐渐移位达宫腔外。确诊节育器异位后,应经腹或在腹腔镜下将节育器取出。

2. 节育器嵌顿或断裂　由于节育器放置时损伤子宫壁或带器时间过长,致节育器部分嵌入子宫肌壁或发生断裂,应及时取出。若取出困难,应在超声、X 线直视下或在宫腔镜下取出。

3. 节育器下移或脱落　原因有:①操作不规范,宫内节育器放置未达宫底部;②宫内节育器与患者宫腔大小、形态不符;③患者月经过多;④患者宫颈内口过松及子宫过度敏感,常见于放置宫内节育器后 1 年之内。

4. 带器妊娠　多见于宫内节育器下移、脱落或移位。一经确诊,行人工流产同时取出宫内节育器。

三、其他避孕方式

除激素避孕和宫内节育器这两种常规避孕方式外,其他避孕方式包括紧急避孕、外用避孕与自然避孕法等。

(一) 紧急避孕

1. 定义　无保护性生活后或避孕失败后几小时或几日内,妇女为防止非意愿性妊娠的发生而采用的补救避孕法,称为紧急避孕(emergency contraception)。包括放置含铜宫内节育器和口服紧急避孕药。

2. 适应证

(1)避孕失败:包括阴茎套破裂、滑脱;未能做到体外排精;错误计算安全期;漏服短效避孕药;宫内节育器脱落。

(2)性生活未使用任何避孕方法。

(3)遭到性暴力。

3. 方法

(1)宫内节育器:含铜宫内节育器可用于紧急避孕,特别适合希望长期避孕而且符合放置节育器条件,以及有激素避孕应用禁忌证者。在无保护性生活后 5d(120h)之内放入,有效率达 95% 以上。

(2)紧急避孕药种类及用法:主要有雌孕激素复方制剂、单孕激素制剂及抗孕激素制剂 3 大类。

1)雌孕激素复方制剂:复方左炔诺孕酮片,含炔雌醇 30μg、左炔诺孕酮 150μg。服用方法:在无保护性生活后 72h 内即服 4 片,12h 后再服 4 片。

2)单孕激素制剂:左炔诺孕酮片,含左炔诺孕酮 0.75mg。无保护性生活 72h 内服 1 片,12h 重复 1 片。正确使用的妊娠率为 4%。

3)米非司酮(mifepristone):为抗孕激素制剂,在无保护性生活 120h 之内服用,妊娠率 2%。

4. 副作用　由于紧急避孕药雌、孕激素剂量较大,可出现恶心、呕吐、不规则阴道流血及月经紊乱,一般不需处理。若月经延迟 1 周以上,需除外妊娠。米非司酮不良反应少而轻。

紧急避孕仅对一次无保护性生活有效,避孕有效率明显低于常规避孕方法,而且激素剂量大,副作用亦大,不能替代常规避孕法。

（二）外用避孕(barrier methods)

1. 阴茎套(condom)　也称避孕套,为男性避孕工具,作为屏障阻止精子进入阴道而达到避孕目的。阴茎套为筒状优质薄型乳胶制品,顶端呈小囊状,排精时精液潴留在囊内,容量为 1.8ml。使用前应先行吹气检查有无漏孔,同时排去小囊内空气,套于勃起的阴茎上。射精后在阴茎尚未软缩时即捏住套口和阴茎一起取出。每次性交时应全程使用。正确使用阴茎套的避孕有效率达 93%~95%。阴茎套还具有防止性传播疾病的作用,近年来受到全球重视。

2. 阴道套(vaginal pouch)　为女用避孕套(female condom),既能避孕,又能防止性传播疾病。目前我国尚无供应。

3. 外用杀精剂　外用杀精剂由活性成分壬苯醇醚与基质制成,目前临床常用的有避孕栓剂、片剂、膏剂、薄膜及凝胶剂等。壬苯醇醚为表面活性剂,有强烈杀精作用,能破坏精子细胞膜,使精子失去活性;基质可使杀精剂扩散覆盖宫颈口,提高杀精效果。性交前置入女性阴道,正确使用有效率达 95% 以上。由于该方法受使用者操作影响较大,使用失误失败率高达 20% 以上,因此不作为避孕首选方法。

4. 安全期避孕　又称自然避孕,安全期避孕就是在排卵期内停止性生活的一种避孕方法。采用安全期避孕首先要准确地测定排卵期。用于测定排卵期的方法有日历法、基础体温法和宫颈黏液观察法,但安全期避孕法并不可靠,因此不宜推广。

5. 其他避孕法　黄体生成激素释放激素类似物避孕、抗生育疫苗等,目前仍在研究中。

小结

1. 复方短效口服避孕药激素含量低,副作用小,使用方便,避孕效果好。
2. 宫内节育器是一种有效的避孕工具,育龄期妇女无禁忌证都可选用。
3. 正确使用阴茎套,在避孕的同时可防止性传播疾病。

思考题

1. 试述复方短效口服避孕药的适用人群和使用注意事项。
2. 宫内节育器的避孕原理是什么?

(梁华茂)

第二节　避孕失败的补救措施

无论激素避孕、非激素避孕或绝育术,都有一定的失败率。避孕失败的补救措施主要用于避孕失败后的妊娠及预防再妊娠,亦可用于母亲患严重疾病不宜继续妊娠或检查发现胚胎异常须终止妊娠等情况。避孕失败预防妊娠的方法为事后避孕,包括紧急避孕、黄体期避孕和催经止孕,避孕失败后意外妊娠的补救措施为人工终止妊娠(包括药物和手术终止妊娠)。

人工流产(artificial abortion)是因意外妊娠、疾病等原因而采取人工方法终止妊娠,是避孕失败的补救措施。做好避孕,避免和减少意外妊娠是育龄期女性和医疗工作者维护妇女生殖健康的根本原则。

人工流产可采用药物和手术方式。选择方式取决于孕周、是否具有高危风险以及患者的偏好。对于需要流产的女性,应向其告知两种方法各自的利弊。

(一) 处置前评估

1. 病史采集　对于要求终止早期妊娠的患者应详细询问病史,包括有无基础性疾病,有无特殊用药、本次停经后有无异常等,尤其关注生育史、之前终止妊娠方式以及有无并发症。全面的病史采集有助于发现本次妊娠终止是否存在高危手术的风险。所有患者术前都应签署知情同意书。

2. 确定孕周　确定正确的孕周是流产前的关键部分,可指导流产操作方式的选择。药物流产一般适用于孕周 ≤ 49d 的女性;手术流产(负压吸宫术)适用于不超过 10 孕周的妊娠终止。

3. 预防性抗生素使用　负压吸引术流产的患者建议预防性使用抗生素。而药物流产是否预防性使用抗生素尚有争议。

(二) 米非司酮配伍前列腺素类药终止早期妊娠

药物流产(medical abortion)是用药物而非手术终止早孕的一种避孕失败的补救措施。目前临床常用的药物为米非司酮和米索前列醇。米非司酮为抗孕激素制剂,通过竞争孕激素受体,达到抗早孕、抗着床的作用;米索前列醇具有促进子宫收缩和软化宫颈、促进胚胎排出的作用。两者配伍应用,完全流产率为 90%~95%。

适应证一般为确诊宫内早孕,妊娠 ≤ 49d 者;有人工流产高危因素,如瘢痕子宫、哺乳期、宫颈发育不良或严重骨盆畸形等可考虑药物流产。有米非司酮或米索前列醇应用禁忌证,如心脑血管疾病、哮喘、癫痫、青光眼等病史,或者带器妊娠、异位妊娠等为药物流产禁忌证。

用药方法:第 1~2 天口服米非司酮,分顿服法和分服法。第 3 天晨口服米索前列醇。药物流产必须在正规、有抢救条件的医疗机构进行,术前检查无特殊并排除禁忌证后,向患者详细说明用药方法、流产效果和可能出现的副反应。患者选择药物流产并签署书面知情同意书后方可用药。应由专业医护人员监护确认流产期间患者一般情况、是否完全流产、观察出血及副作用发生,并给予相应处置。对于药物流产失败者需行人工流产术终止妊娠。

(三) 手术终止妊娠

手术流产是采用手术方法终止妊娠,包括负压吸引术(vacuum aspiration)和钳刮术。前者是常见的计划生育门诊手术,但患者有并发症或有增加手术并发症风险的基础性疾病时需住院手术。

1. 负压吸引术

(1)适应证:妊娠 10 周内要求终止妊娠,无禁忌证;或患有某些严重疾病不宜继续妊娠者。

(2)禁忌证:生殖道炎症;各种疾病的急性期;全身情况不良,不能耐受手术者。

(3)手术步骤:患者取膀胱截石位,常规消毒外阴阴道,铺无菌巾。行双合诊复核子宫位置、大小及双附件情况。窥器扩张阴道,暴露宫颈,消毒阴道及宫颈。探针探查宫腔深度及方向。根据孕周及宫腔大小选择吸管。以宫颈扩张器扩张宫颈口。吸管接负压吸引器,按孕周及宫腔大小给予400~500mmHg负压,顺序吸宫数周,至宫腔吸净。再次探查宫腔深度。将吸出物过滤,检查所吸出绒毛是否与孕周相符。如不相符或绒毛形态异常或无绒毛,需警惕不全流产、妊娠滋养细胞疾病和异位妊娠等。

(4)手术注意事项:①核对孕周,正确判断子宫大小和方向,动作轻柔,防止损伤;②扩张宫颈时用力均匀,防止宫颈裂伤和子宫穿孔;③严格无菌操作规范;④妊娠≥10周的早期妊娠应采用钳刮术;⑤流产后做好宣教,落实避孕措施,避免再次意外妊娠。

2. 人工流产术的并发症及其处理

(1)出血:人工流产吸宫术时出血量≥200ml,钳刮术时出血量≥300ml,视为人工流产术时出血。原因与收缩乏力、宫颈裂伤、子宫穿孔、胎盘位置异常、凝血功能障碍、组织残留等有关。处理原则:评估和检查、子宫按摩及使用宫缩剂、采取复苏措施及实验室评估、可能需要再次吸宫或使用气囊压迫、其他干预措施(如栓塞术、手术等)。

(2)子宫穿孔:子宫穿孔是人工流产较为严重的并发症,如合并内出血、感染、脏器损伤等而又诊治不及时可危及生命。发生的相关危险因素包括术者的经验技术以及子宫本身情况,如宫颈狭窄、瘢痕子宫、哺乳期子宫等。术者在术中有器械落空感,或进入深度超过原有测量深度。处理原则:一旦发现子宫穿孔立即停止手术,根据手术操作情况、患者临床表现采取保守治疗或手术处理。

(3)人工流产综合反应(人工流产综合征或心脑综合征):指人工流产负压吸引术中或钳刮术时,由于局部刺激过强,引起一系列迷走神经兴奋的综合征。表现为人工流产术扩张宫颈或吸宫过程中,受术者出现面色苍白、出冷汗、恶心、呕吐、头晕、胸闷,甚至发生一过性意识丧失、晕厥、抽搐等症状,并伴有血压下降、心动过缓、心律不齐、甚至心搏骤停等。发现症状应立即停止手术,吸氧观察。严重者需给予阿托品静脉注射等处理。

(4)吸宫不全:人工流产术后阴道出血不止,再次刮出物为胚胎或其附属物,称为吸宫不全,是人工流产常见并发症,与术者手术技术和子宫位置异常等有关。如果出血多或大出血,应立即刮宫,术后给予抗生素及宫缩剂。合并感染者,应控制感染后再行刮宫。所有宫腔刮出物均送病理检验。近年临床研究认为药物保守治疗也可作为人工流产后残留的备选方案。

(5)漏吸或空吸:凡因宫内妊娠进行人工流产术,未能将胚胎组织吸出,以致妊娠继续发展者称为漏吸或漏刮。空吸是指非妊娠的子宫误诊为早孕子宫,而行人工流产吸刮术。需重复hCG和超声检查,警惕异位妊娠发生。

(6)感染:如子宫内膜炎、盆腔炎等。

(7)羊水栓塞:较为少见。治疗包括抗过敏、抗休克等,详见第十二章第二节"羊水栓塞"。

(8)远期并发症,如宫颈管、宫腔粘连,继发不孕等。

(四)避免重复性人工终止妊娠

无论药物还是手术终止妊娠,都有相应的并发症和身心危害,对女性的生殖健康造成威胁。因此对此类患者要及时落实可靠的避孕措施,避免再次意外妊娠。流产后关爱(post-abortion care,PAC)就是基于这个观念的流产后服务模式,总体目标是提高流产后女性有效避孕率,降低重复流产率。

小结

1. 避孕失败补救措施主要用于避孕失败后妊娠及预防妊娠,亦可用于母亲患严重疾病不宜继续妊娠或检查发现胚胎异常须终止妊娠。

2. 对于意外妊娠需要终止的早期妊娠,可采用药物和手术方式,两种方式各有利弊。人工终止妊娠会对女性的生殖健康造成威胁,应避免重复人工终止妊娠。

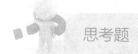

思考题

人工终止早期妊娠有哪些方式？

（徐丛剑）

第三节   输卵管绝育术

女性绝育术（female sterilization）又称输卵管绝育术（tube sterilization），指用人工的方法将输卵管阻断，使卵子和精子不能相遇从而达到不育的目的。对于已有子女而夫妇双方不愿再生育，或有严重疾病不宜生育者，可根据自愿的原则接受绝育手术。

绝育是一种安全、高效、永久且方便的避孕方式，术后仅有不到 1% 的女性可能发生再次妊娠。下面简单介绍几种常见的手术方式。

一、小切口腹式绝育术

是最早采用也是应用最为广泛的手术途径，是我国最常用的女性绝育术。结扎输卵管可用输卵管近端包埋法、输卵管双折结扎切除法、输卵管夹绝育法、输卵管伞端切除法、输卵管切除法等。

二、腹腔镜绝育术

（一）输卵管高频电流双极电凝术
手术可能影响卵巢血管，导致绝育术后综合征的发生。因此双极电凝绝育术应慎重使用。
（二）输卵管内凝绝育术
内凝器只针对输卵管肌层，不包括输卵管系膜。如果遗漏了部分肌层，使输卵管部分凝固和横断，以致输卵管再通。
（三）输卵管硅胶圈绝育术
硅胶圈套在输卵管及其系膜上，紧束和结扎输卵管管腔，起到阻断输卵管的作用。
（四）输卵管夹绝育术
垂直夹在输卵管峡部阻断输卵管。

三、宫腔镜绝育术

宫腔镜绝育术是指经宫腔镜向输卵管内导入可以阻塞输卵管的药物或器具来达到绝育的目的，目前临床使用较少。

小结

手术绝育是一种安全、高效、永久且方便的避孕方式。输卵管绝育术是指用人工的方法将输卵管阻断,使卵子和精子不能相遇从而达到不育的目的。

思考题

试述输卵管绝育术常见手术方式。

(徐丛剑)

第四节　避孕节育措施的选择

一、避孕方法知情选择的意义

避孕方法的知情选择(简称知情选择,informed choice)通常是指通过宣传、教育、培训、咨询、指导等途径,使育龄群众选择满意的、适合自己的避孕方法。

避孕方法需要使用者的知情选择,不同年龄及不同时期选择的重点有别,不同健康状况下避孕节育方法的选择有别。当向使用者提供避孕选项时,应以避孕效果为顺序从最有效的方法开始介绍。提高避孕依从性的策略因避孕方法而异。坚持正确使用避孕措施是关键。

二、不同年龄和不同时期避孕节育方法的选择

(一)初育前

宜选用复方短效口服避孕药或男用避孕套等。由于此时生育力旺盛,一定要选用高效的避孕方法。

(二)产后、哺乳期

产后、哺乳期宜选择不影响泌乳、哺乳和婴儿生长发育的避孕方法。宫内节育器、激素避孕法、哺乳闭经避孕法等都可以选择,但都有各自的适应证和禁忌证。

(三)生育后期

宜选用相对长效、稳定而又可逆的避孕方法(需要时可随时恢复生育),如IUD、皮下埋植剂、长效避孕针、复方短效口服避孕药等。WHO推荐使用长效可逆避孕方法(long-acting reversible contraceptive,LARC)

(四)绝经过渡期

随年龄增长及各种基础疾病的增多,绝经过渡期使用避孕方法更需要注意安全性,选择高效避孕

为主的避孕方法。

（五）避孕失败行人工流产后或希望改变措施者

在医师指导下，分析原因、找出原因、重新选择。通常可考虑更换一种长效、稳定、高效的措施以及绝育术等。

三、不同健康状况下避孕节育方法的选择

必须指出，目前没有一种避孕方法是完美的。使用者的健康情况和避孕方法的特点决定了某种避孕方法的禁用或慎用情况。

小结

避孕方法需要使用者的知情选择，不同年龄及不同时期选择的重点有别，不同健康状况下避孕节育方法的选择有别。当向使用者提供避孕选项时，应以避孕效果为顺序从最有效的方法开始介绍。目前没有一种避孕方法是完美的。

思考题

试述不同时期避孕节育方法的选择。

（徐丛剑）

第六章
不孕症与辅助生殖

不孕症是一种由多种病因导致的低生育力状态,不孕症作为影响育龄期夫妇生殖健康的重要事件,查找不孕原因是诊断的关键,女方不孕的常见原因有盆腔因素和排卵障碍,男性不育的常见原因主要是性功能异常和精液异常。辅助生殖技术在近年来迅猛发展,为诸多不孕不育夫妇提供了宝贵的生育机会。

第一节 不 孕 症

不孕(育)症是一种由多种病因导致的低生育力状态。女性未采取避孕措施,有规律性生活至少12个月未能获得临床妊娠,称为不孕症;对男性则称为不育症。其中,临床妊娠是指有妊娠的临床征象,并经超声检查证实存在 1 个或以上妊娠囊。异常的临床妊娠包括异位妊娠、胚胎停止发育、早期和晚期流产、死胎、早产、过期妊娠、死产,但不包括生化妊娠。广义的不孕症包括不能妊娠和不能获得活产两方面,本章节主要关注不能妊娠部分。

一、流行病学

不孕症发病率因国家、民族和地区不同存在一定的差别,我国不孕症发病率为 7%~10%。据世界卫生组织预测,不孕不育将成为仅次于肿瘤和心脑血管病的第三大疾病。不孕不育症夫妇承受着来自心理、生理、家庭和社会的压力,应当给予积极处理。

二、病因分类

不孕症可能是单因素引起,也可能是由多因素共同作用而致。因而在探究不孕症的原因以及解决方案时,需要多方面考虑。不孕的原因复杂,夫妇任何一方或双方异常均可导致不孕,另有部分夫妇以目前的诊断技术不能发现病因而归为不明原因不孕。

不孕症根据女方、男方既往有无与配偶的临床妊娠史可分为原发性不孕和继发性不孕:既往从未有过妊娠史,未避孕而从未妊娠者为原发不孕;既往有过妊娠史,而后未避孕连续 12 个月未孕者为继发不孕。根据病因,又可分为女性因素不孕症、男性因素不孕症和不明原因不孕症。

（一）女性因素不孕症

女性因素不孕症的病因主要包括排卵障碍和盆腔因素两方面。

1. **排卵障碍**   主要包括以下原因:

（1）下丘脑性闭经或月经失调：包括①进食障碍性闭经；②过度肥胖或消瘦、过度运动；③特发性低促性腺激素性闭经；④Kallmann综合征，伴有嗅觉缺失或减退的，低促性腺激素性性腺功能减退症。

（2）垂体性闭经或月经失调：包括特发性高催乳素血症、垂体腺瘤、Sheehan综合征、空蝶鞍综合征等。下丘脑-垂体性因素引起的不孕症患者，主要表现为：促性腺激素释放激素分泌异常，以及雌二醇（E_2）、卵泡刺激素（FSH）、黄体生成素（LH）水平极低。

（3）卵巢性闭经或月经失调：包括：①多囊卵巢综合征，表现为稀发排卵或无排卵、临床和/或生化高雄激素血症、B超提示卵巢呈多囊样改变等特征；②早发性卵巢功能不全，主要由染色体和基因缺陷等遗传因素、自身免疫性因素、手术和放化疗等医源性因素引起；③Turner综合征，45,X及嵌合型染色体异常；④先天性性腺发育不全；⑤功能性卵巢肿瘤，异常分泌雌激素和雄激素的内分泌性肿瘤。

（4）其他内分泌疾病：包括肾上腺功能异常、甲状腺功能异常等。

2. 盆腔因素　主要包括：

（1）先天性生殖系统畸形：子宫解剖异常，包括纵隔子宫、鞍状子宫、单角子宫和双子宫；先天性输卵管发育异常等。

（2）子宫颈因素：宫颈炎症及宫颈解剖结构异常，影响精子上游。

（3）子宫体病变：子宫内膜病变如子宫内膜炎、内膜息肉、结核、粘连，导致受精卵植入障碍；子宫黏膜下肌瘤和体积较大的肌壁间肌瘤等也可导致不孕。

（4）输卵管及周围病变：输卵管因素在原发不孕中占15%~20%，在继发不孕中占40%。输卵管性不孕可能与盆腔炎症以及外科手术引起的组织损伤、粘连密切相关。炎症以及手术可能影响输卵管功能，从而引起部分或者全部输卵管堵塞。慢性输卵管炎（淋病奈瑟菌、结核分枝杆菌、沙眼衣原体等）、子宫内膜异位症是引起输卵管伞端闭锁、积水或输卵管黏膜破坏的主要原因。由于输卵管损伤大多是不可逆的，所以纠正输卵管因素引起的不孕较为困难。同时，目前尚无技术可以评估输卵管的蠕动功能，只能检查输卵管的外观以及通畅性。

1）炎症：盆腔炎性疾病（pelvic inflammatory disease，PID）是引起输卵管疾病最主要的原因。PID可能是自发形成的，也可能继发于流产、产后、宫内操作和盆腔手术。淋病奈瑟菌、结核分枝杆菌、沙眼衣原体等引起的盆腔炎症更易引起输卵管炎症。

2）手术：下腹部手术是输卵管性不孕的高危因素之一。大多数腹部和盆腔手术都可能增加输卵管疾病的风险。

3）其他：先天性输卵管发育异常也是输卵管疾病的常见原因之一，通常合并泌尿系统发育异常。

（5）子宫内膜异位症：约占女方因素的10%。典型的症状为痛经和不孕，引起不孕的机制尚不完全清楚，可能与免疫机制紊乱引起的排卵障碍、输卵管功能异常以及子宫内膜容受性改变等多环节有关。

（二）男性因素不孕症

男性因素不孕症主要是由于男性性功能障碍和/或精液异常所致，后者包括无精子症、少或弱精子症、畸形精子症、单纯性精浆异常。

1. 无精子症　2~3次精液高速离心后沉淀物显微镜检查均未见精子，称为无精子症。主要分为两类：原发性无精子症（生精功能障碍性无精子症）和梗阻性无精子症。

2. 少或弱精子症　连续2~3次的标准精液分析，精子数量或活动力低于参考值下限，为少或弱精子症。根据表现可分为少精子症、弱精子症、少弱精子症和隐匿精子症。隐匿精子症指精液常规检查（使用新鲜标本）未发现精子，但离心后沉淀物检查中可发现精子。

3. 畸形精子症　指正常形态精子的百分率低于参考值下限，推荐使用改良巴氏染色法进行精子形态染色。

4. 单纯性精浆异常　表现为精液中精子浓度、活动力、总数和形态正常，但精液的物理性状、生化性质、细菌含量异常，多为特发性的，但与不育的关系尚缺乏足够的证据。

常见的导致精液异常的原因主要包括:

(1)先天性异常:主要是指先天性发育畸形及遗传性疾病。前者常见的有隐睾或睾丸下降不全、先天性输精管精囊缺如、先天性睾丸发育障碍和高促性腺激素性性腺功能减退;后者主要包括染色体核型异常、Y染色体微缺失、克氏征及嵌合型、唯支持细胞综合征、雄激素受体基因突变和纤毛不动综合征等。

(2)全身性因素:包括疾病相关的内分泌异常,包括特发性低促性腺激素性性腺功能减退、Kallmann综合征、高催乳素血症等。免疫性不育目前临床上无明确的诊断标准。其他可能的原因还包括吸烟、过度饮酒、吸毒、环境因素等。

(3)生殖系统病变:包括①性交功能障碍和/或射精功能障碍,如器质性和/或心理性原因引起勃起功能不能或不充分、性交频率不足、不射精和逆行射精;②继发性睾丸损伤或医源性损伤;③伴有精液参数异常的精索静脉曲张;④男性附属性腺感染,如附睾炎、前列腺炎、精囊炎等。

(三)不明原因不孕

经过不孕症常规诊断评估后,仍无法确定不孕病因的不孕状态,称为不明原因不孕(unexplained infertility,UI),占不孕症的10%~30%。患者夫妇有正常排卵,子宫输卵管通畅度正常,精液分析亦在正常范围。可能的病因包括隐性子宫输卵管因素、潜在的卵母细胞或精子异常、受精障碍、胚胎发育阻滞、反复胚胎种植失败、免疫性因素等,但应用目前的检测手段无法确诊。

三、检查与诊断

不孕症的各种病因可能同时存在,因此应根据特定的病史、体格检查、辅助检查结果明确诊断(图2-6-1)。

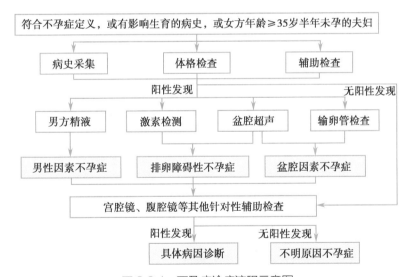

图2-6-1 不孕症诊疗流程示意图

(一)女性因素不孕症

1. **病史采集** 初诊时,应详细询问与不孕相关的病史。

(1)现病史:包括不孕年限、性生活频率、有无避孕及方式、既往妊娠情况,有无盆腹腔痛、白带异常、盆腔包块、既往盆腔炎或附件炎、盆/腹腔手术史等,有无心理、情绪和进食变化,有无过度运动和体重显著变化,泌乳,有无多毛、痤疮、体重改变等。详细了解相关辅助检查及治疗经过。

(2)月经史:初潮年龄、周期规律性和频率、经期长短、经量变化和有无痛经,若有痛经,需进一步询问发生的时间、严重程度及有无其他伴随症状。

（3）婚育史：婚姻状况、孕产史及有无孕产期并发症。

（4）既往史：有无结核病和性传播疾病史以及治疗情况、既往手术史、自身免疫疾病史、外伤史，有无慢性病史和药物过敏史。

（5）其他信息：个人史，家族史，特别是家族中有无不孕不育和出生缺陷史。

2. 体格检查　包括全身检查和妇科检查。

（1）全身检查：主要是指体格发育及营养状况，如身高、体重、体脂分布特征、嗅觉、第二性征，有无甲状腺肿大、皮肤改变（如多毛、痤疮、黑棘皮症等）等。

（2）妇科双合诊或三合诊检查：应明确外阴发育、阴毛分布、阴蒂大小、阴道有无异常分泌物；子宫颈是否光滑，有无异常分泌物；子宫位置、大小、性状、质地、活动度；附件区有无增厚、包块和压痛；直肠子宫陷凹及宫骶韧带处有无结节和触痛；下腹有无包块、压痛和反跳痛。

3. 辅助检查　辅助检查须根据病史和体格检查的线索提示进行选择，包括盆腔超声检查、激素检测、输卵管通畅度检查和其他检查。

（1）盆腔超声检查：应作为女性因素不孕症患者的常规检查，推荐使用经阴道超声。检查内容主要包括：

1）子宫位置、大小、形态，子宫肌层的结构，子宫内膜的厚度和分型：①子宫形态或结构异常，提示子宫畸形和发育异常的可能。②子宫壁占位，如子宫肌瘤或子宫腺肌瘤等；占位的大小及与子宫腔的关系，子宫内膜线是否变形或移位，必要时可进行三维超声、MRI 或宫腔镜检查。③子宫内膜形态异常或占位提示宫腔粘连、子宫内膜瘢痕化、子宫内膜息肉或黏膜下子宫肌瘤的可能。子宫内膜随卵泡的发育逐渐增厚，在成熟卵泡阶段厚度可达 9mm。卵泡期的子宫内膜"三线征"清晰，为 A 型；排卵期的子宫内膜回声增强，"三线"依稀可见，为 B 型；黄体期的子宫内膜呈高回声征象，为 C 型。

2）卵巢基础状态的评估：①测量卵巢的体积、双侧卵巢内直径 2~9mm 的窦卵泡计数、优势卵泡数的直径。单侧或双侧卵巢窦卵泡数 ≥ 12 个为多囊卵巢的征象；双侧卵巢窦卵泡总数少于 5~7 个为卵巢功能减退征象，需要复查并结合其他指标综合判断。②确认卵巢内是否存在异常回声，如存在则需报告其性质、大小、与邻近器官的关系。泥沙样囊液回声提示子宫内膜异位囊肿可能；持续存在或增大的囊性或实性包块提示卵巢肿瘤可能；继发于促排卵周期的包块，需要与卵泡囊肿或黄体鉴别。

3）超声排卵监测：首次监测时间一般根据月经周期的规律确定，对于 28~30d 周期者可选择从第 12 天开始：①如无优势卵泡，则 1 周后复查。②如卵泡直径达 12mm，可 3d 后复查。③如卵泡直径 14mm，可 2d 后复查。④卵泡直径达 16mm，可次日复查。⑤卵泡直径为 18~23mm 时，可视为正常范围的成熟卵泡。正常卵泡的生长速度为 1~2mm/d。⑥排卵后，原优势卵泡塌陷或消失，可能伴有少量盆腔积液。

按照卵泡生长规律，一般一个周期进行 3~4 次 B 超检查可以完成排卵监测。如果超过 2 个周期未见优势卵泡，或优势卵泡直径 <18mm 时排卵，或成熟卵泡不破裂，可考虑排卵功能障碍，建议选择其他针对性辅助检查以明确病因。

4）卵巢外有无异常回声及其性质、形状、大小：卵巢外的腊肠状或串珠状不规则无回声区、内部可见不完全分隔带状强回声提示输卵管积水可能。盆腔积液或包裹性积液提示盆腔粘连可能。此外，还需鉴别输卵管卵巢囊肿、盆腔输卵管脓肿。

（2）激素检测：包括血卵泡刺激素（FSH）、黄体生成素（LH）、催乳素（PRL）、雌二醇（E_2）、睾酮（T）、孕酮（P）和促甲状腺激素（TSH），各指标的临床意义不同。

1）血清孕酮水平测定：对于月经不规则的不孕女性，可以在黄体中期（28 天月经周期的第 21 天）检测血清中孕酮水平以确定排卵和黄体功能。如血清孕酮超过 3.0ng/ml 则提示本周期有排卵。不过需注意，即使在正常女性中该值也存在一定波动。

2）基础内分泌激素检测：月经周期第 2~3 天测定 FSH、LH 和 E_2 反映卵巢基础状态；TSH 测定反映甲状腺功能，PRL、T 测定了解有无高催乳素及高雄激素引起的内分泌紊乱。此外，抗苗勒管激素

（anti-Müllerian hormone，AMH）逐渐广泛应用于卵巢储备评价，其与基础窦卵泡计数有很强的相关性。①基础 FSH 反映卵巢窦卵泡储备水平，FSH>12U/L 提示卵巢功能减退，≥ 25U/L 提示卵巢功能不全，≥ 40U/L 提示卵巢功能衰竭，<5U/L 提示血值较低。②基础 LH 随卵巢功能减退而逐渐升高；LH/FSH 比值 ≥ 2 提示多囊卵巢综合征的可能。③基础 E_2 水平一般不超过 80pg/ml，基础 E_2 水平升高也提示卵巢功能减退；如 FSH、LH、E_2 均降低，须考虑低促性腺激素性排卵障碍；如 FSH、LH 升高，伴有 E_2 降低，须考虑高促性腺激素性排卵障碍。④ PRL 影响因素较多，须排除后复查方可确诊。对于 PRL 异常升高者（≥ 100μg/L）应建议进一步颅脑影像学检查。⑤ T 略超过参考值上限一般考虑功能性改变，但如果超过本实验室正常值上限的 2~2.5 倍，则应注意排除卵巢或肾上腺分泌雄激素肿瘤、库欣综合征、先天性肾上腺皮质增生症等器质性病变。

（3）输卵管检查：输卵管通畅性受损是不孕症的主要病因，因此应作为重点排查项目。关于输卵管检查的几种方法均存在自身局限性，且应当注意的是，所有检测方法都只能针对输卵管是否存在解剖学异常因素，但不能对于输卵管蠕动等功能进行检测。

1）输卵管通液：经济适用，但准确性差，不能判断侧别，目前已较少使用。超声或宫腔镜下输卵管通液可以大大提高诊断的准确性。

2）子宫输卵管造影：推荐使用子宫输卵管 X 线造影作为输卵管通畅度的一线筛查，三维实时超声子宫输卵管造影在一定条件下也可以作为诊断依据。子宫输卵管造影可以提示宫腔形态异常，如宫腔粘连、宫腔占位和子宫畸形等。输卵管走行僵直、显影中断、造影剂在输卵管内积聚或盆腔弥散欠佳，提示输卵管通畅度异常、梗阻和盆腔粘连的可能；造影剂在输卵管远端膨大积聚提示输卵管积水可能。但需注意子宫输卵管造影属于侵入性操作，主要适用于通过男性精液常规分析、盆腔双合诊、排卵监测或治疗性诊断未能明确不孕症病因时的诊断，或拟行人工授精的不孕症患者。

（4）其他检查

1）基础体温测定（basal body temperature，BBT）：基础体温测定可作为年轻、试孕阶段、月经失调的女性因素不孕症患者初步的自测方法，是一种方便、常用且无损伤性的自我监测方法。BBT 是测量机体静息状态下的体温，要求经 6h 以上的充足睡眠，醒后未做任何活动之前测量。正常妇女排卵后血孕酮升高，其降解产物刺激下丘脑的体温调节中枢，使 BBT 上升，黄体期的体温较卵泡期高 0.3~0.5℃，称为双相型体温。一般认为双相型 BBT 为有排卵周期，单相体温为无排卵周期。可配合其他排卵监测方法同时进行，一般不单独作为本周期排卵预测的方法。

2）尿 LH 测定：排卵前 LH 峰的出现对于排卵的确定具有重要诊断意义。尿 LH 测定有较多的商品化试纸，操作简单，能有效测定排卵前 LH 激增，并与血 LH 的变化有较好的一致性，可以提示有效同房时间（排卵后 3d 内）。不过其准确性和可操作性在不同品牌间存在一定差异，而且 LH 激增时限较短，不易捕捉。

3）腹腔镜或宫腔镜检查：腹腔镜不作为常规检查，主要适用于有阳性体征而影像学检查无法确定病因，或有其他适应证，或为确立不明原因不孕症诊断的患者。宫腔镜也不属于常规检查，而是用于影像学检查疑似或提示宫腔异常者以进一步明确诊断，可与宫腔粘连分解、息肉摘除等治疗同时进行。

4）其他影像学检查：CT 或 MRI 检查，适用于病史、体格检查和 / 或基本辅助检查提示肿瘤或占位性病变等异常的患者，以进一步明确诊断。

（二）男性因素不孕症

1. **病史采集** 男性病史的重点采集内容主要关注不育年限、性生活情况、婚育史，是否存在可能影响生育能力的全身性疾病、专科疾病或其他危险因素。

2. **体格检查** 男方体格检查也包括全身检查和生殖系统专科检查两方面。

（1）体格发育及营养状况：包括身高、体重、血压、躯干肢体比例、嗅觉、第二性征（喉结、体毛分布、有无男性乳房女性化等）。

(2)生殖系统检查:明确有无包茎或包皮过长;有无尿道下裂、严重阴茎弯曲、瘢痕、硬化斑块、赘生物、溃疡或尿道分泌物;睾丸形状、体积和质地,有无下降不全、异位或回缩;附睾能否触及,有无囊肿、结节及压痛;输精管能否触及,有无中断、增粗、结节及触痛;有无阴囊肿块;有无精索静脉曲张;腹股沟区有无疝、瘢痕或淋巴结肿大;前列腺大小、质地是否均匀、有无结节和压痛;精囊能否触及、有无压痛。

3. 辅助检查

(1)精液分析:是不孕症夫妇首选的检查项目之一。作为男性患者的常规检查,一般行 2~3 次精液分析以获取基线数据。检查时间为禁欲 2~7d,每次检查的禁欲时间尽可能恒定。男性的精液性状需与临床指标结合起来加以分析、理解;无论对于个体或是人群,精液的性状变化较大,因此其检查结果并不是决定夫妇能否生育的唯一因素,这一参考值范围也只是对男性的生育状态提供参考性指导,低于参考值范围下限的男性并非绝对不育。WHO 精液参数的参考值下限如表 2-6-1 所示。

表 2-6-1 WHO 精液参数的参考值下限

精液参数	参考值下限(范围)
精液量 /ml	≥ 1.5(1.4~1.7)
精子总数 /($\times 10^6 \cdot$ 每次射精 $^{-1}$)	≥ 39(33~46)
精子浓度 /($\times 10^6 \cdot ml^{-1}$)	≥ 15(12~16)
精子活动率 /PR+NP,%	≥ 40(38~42)
前向运动精子比率 /%	≥ 32(31~34)
精子存活率 /%	≥ 58(55~63)
正常形态精子比率 /%	≥ 4.0(3.0~4.0)

对于少精子症患者,应根据精子浓度进行分度。①轻至中度少精子症:连续 2~3 次标准的精液分析,精子浓度为(5~15)$\times 10^6$/ml;②严重少精子症:连续 2~3 次标准的精液分析,精子浓度为(1~5)$\times 10^6$/ml;③极严重少精子症:连续 2~3 次标准的精液分析,精子浓度 <1$\times 10^6$/ml;④隐匿精子症:新鲜标本中未观察到精子,但离心后沉淀物中可发现精子。

(2)激素检测:血清激素检测不是必需项目,如存在以下情况则需要测定相关的生殖激素水平:①精子浓度 <10$\times 10^6$/ml;②性功能障碍;③有其他提示内分泌疾病的临床表现。

(3)生殖系统超声检查:生殖系统检查中有可疑异常发现时可行相关的超声检查,包括前列腺、精囊腺、睾丸、附睾、阴囊内血流、精索等。

(4)其他检查

1)性高潮后尿液检查:适用于性高潮后无精液排出或精液量少于 1ml 的患者(除外输精管发育不全或性腺功能减退者),以确诊是否存在逆行射精。

2)精浆抗精子抗体的测定:考虑是否存在免疫性不育,不作为独立的诊断标准。

3)遗传学筛查:染色体核型分析及 Y 染色体微缺失检查适用于无精子症或严重少精子症患者。单侧或双侧输精管缺如的无精子症患者可考虑 *CFTR* 基因筛查,疑似 Kallmann 综合征的患者可考虑基因筛查。

4)诊断性睾丸活检:适用于无精子症患者,可用于睾丸的生精功能、鉴别梗阻性与非梗阻性无精子症。

5)下丘脑 - 垂体区域的影像学检查:适用于高催乳素血症及促性腺激素分泌不足的患者。

四、女性不孕的治疗

不孕与年龄的关系是不孕最重要的因素之一,选择恰当的治疗方案应充分估计到女性卵巢的生理年龄、治疗方案合理性和有效性。尽量采取自然、安全、合理有效的治疗方案。首先应改善生活方式,增强体质,对超重者应控制体重,对瘦弱者应纠正营养不良和贫血;摒弃不良生活习惯,戒烟、戒毒、不酗酒;掌握性知识,了解排卵规律,适时性交,性交频率适中,以增加受孕机会。

不孕症的治疗应根据病因进行:

(一)治疗生殖道器质性病变

1. 输卵管因素

(1)一般疗法:对男方精液指标正常,女方卵巢功能良好、不孕年限 <3 年、生育要求不迫切的年轻患者,可先试行期待治疗。

(2)输卵管成形术:对输卵管不同部位阻塞或粘连可行造口术、整形术、吻合术以及输卵管子宫移植术等,以达到输卵管再通目的。手术效果取决于伞端组织保留和完整程度。对中度以上的输卵管积水,可考虑行输卵管处理,阻断积水对子宫内膜环境造成的干扰,为辅助生殖技术创造条件。

2. 卵巢肿瘤　有内分泌功能的卵巢肿瘤可影响卵巢排卵;较大卵巢肿瘤可造成输卵管扭曲,导致不孕。对性质不明的卵巢肿瘤倾向于手术探查,根据术中病理诊断决定手术方式,考虑保留患者的生育能力。

3. 子宫病变　子宫黏膜下肌瘤、内膜息肉、子宫纵隔、宫腔粘连等影响宫腔环境,干扰受精卵着床和胚胎发育,可行宫腔镜下切除、粘连分离或矫形手术。

4. 子宫内膜异位症　常致盆腔粘连、输卵管不通畅、子宫内膜对胚胎容受性下降,影响妊娠各环节。首诊应进行腹腔镜诊断和治疗,对中至重度病例术后辅以促性腺激素释放激素激动剂(gonadotropin releasing hormone agonist,GnRH-a)治疗 3~6 个周期;对复发性子宫内膜异位症和卵巢功能减退者,慎重手术;重症和复发者应考虑辅助生殖技术治疗。

5. 生殖系统结核　结核活动期应行抗结核治疗,用药期间应严格避孕。因盆腔结核多累及输卵管和子宫内膜,多数患者须借助辅助生殖技术妊娠。

(二)诱发排卵

排卵障碍因其病因不同,治疗方法存在差异,并非所有排卵障碍均须诱导排卵治疗。如因高催乳素血症引起的排卵障碍,通常使用多巴胺受体激动剂(如溴隐亭)治疗。经这些药物治疗后,60%~85%的女性催乳素水平可以恢复正常,其中 50%~75% 的女性可以自发排卵。

但对于大部分的排卵障碍,可行诱发排卵治疗,目前临床应用的促排卵药物主要有以下几种。

1. 枸橼酸氯米芬(clomiphene citrate,CC)

(1)作用机制:CC 结构与雌激素相似,能与雌激素受体结合,且结合受体的持续时间超过 1 周,远超雌激素的结合时间。本品可反馈性诱导下丘脑分泌的促性腺激素释放激素和垂体分泌的促性腺激素(FSH、LH),刺激卵泡的生长发育。

(2)临床应用:①无排卵不孕女性;②有排卵不孕女性(如不明原因不孕),刺激多个卵泡排卵或增强排卵;③非输卵管因素不孕的患者;④单侧输卵管梗阻的不孕患者;⑤作为多数精子接近正常的低生育力患者的一线治疗药物。

CC 是大多数无排卵或稀发排卵,且生殖激素水平正常患者的首选治疗药物。但应注意的是,CC 适用于体内有一定雌激素水平者和下丘脑 - 垂体轴反馈机制健全的患者。雌激素循环水平非常低的患者通常表现出 CC 无反应,如下丘脑 - 垂体性腺轴缺陷,包括 Sheehan 综合征和 Kallmann 综合征患者,这类患者不适宜用 CC 促排卵。

(3)使用方法:正常月经或药物撤退性出血的第 3~5 日起,口服 50mg/d(如 50mg/d 剂量无优势卵泡发育,下个周期可增加到 100mg/d,一般最大剂量不超过 150mg/d),连用 5d,3 个周期为一疗程,排卵率达 70%~80%,周期妊娠率为 20%~30%。用药周期应行阴道超声监测卵泡生长,必要时可联合应用人绝经促性腺激素(human menopausal gonadotropin,hMG)和人绒毛膜促性腺激素(human chorionic gonadotropin,hCG)诱发排卵。排卵后可进行 12~14d 黄体功能支持,药物选择天然黄体酮制剂。

2. 来曲唑(letrozole,LE)

(1)作用机制：来曲唑是第三代芳香化酶抑制剂,抑制雌激素的合成,反馈性诱导内源性促性腺激素(FSH、LH)分泌,促使卵泡生长。同时,来曲唑在卵巢组织中阻断雄激素向雌激素转化,导致雄激素在卵巢局部富集并刺激多种生长因子的表达,这些生长因子可以提高卵巢对促性腺激素的反应性。

(2)临床应用：来曲唑的临床应用为促排卵提供了新选择,尤其是 CC 重复治疗失败、CC 抵抗的无排卵女性。来曲唑在 PCOS 促排卵中的应用尤其受到关注,现有资料提示,来曲唑应用于 PCOS 促排卵的排卵率和妊娠率不低于 CC,且能够显著降低其 OHSS 的发生率。

(3)使用方法：月经周期的第 3~5 日起,每日口服 2.5~5.0mg,连用 5d。由于 LE 的作用时间短,不出现由 CC 引起的宫颈黏液稠厚和子宫内膜薄等副作用,可用于 CC 抵抗或副作用大的患者,临床妊娠率与 CC 相当且多胎妊娠率低。排卵后黄体支持方案同前。

3. 外源性促性腺激素

(1)人绝经促性腺激素(human menopausal gonadotropin,hMG)：又称尿促性素,从绝经妇女的尿液中提取,每支含 LH 和 FSH 各 75U。于周期第 2~3 日起,每日或隔日肌内注射 hMG 75~150U,直至卵泡成熟。用药期间需阴道超声和/或血雌激素水平监测卵泡发育情况,卵泡发育成熟后 hCG 肌内注射,促进排卵,排卵后黄体支持同前。

(2)基因重组促卵泡素(recombinant FSH,rFSH)：药物纯度高,只有 FSH 活性,且活性稳定。

(3)人绒毛膜促性腺激素(human chorionic gonadotropin,hCG)：结构与 LH 极相似,常在促排卵周期卵泡成熟后一次性肌内注射 5 000U,模拟内源性 LH 峰值作用,诱导卵母细胞成熟和排卵发生。

(三)不明原因不孕

对卵巢功能良好的年轻夫妇可先期待治疗至少 3 个周期,如未孕可促排卵加人工授精,部分可以获得妊娠。如经 3 次以上人工授精仍未妊娠,可行体外受精 - 胚胎移植治疗。

(四)辅助生殖技术

包括人工授精、体外受精 - 胚胎移植及其衍生技术等(详见本章第二节)。

小结

1. 女性不孕的主要病因包括排卵障碍和盆腔因素。
2. 男性不孕的主要病因包括性功能障碍和精液异常。
3. 不孕症的诊断应从夫妻双方同时寻找病因,不孕症可由单因素或多因素共同造成。
4. 排卵障碍性不孕可通过诱发排卵进行治疗,常见的诱发排卵药物包括枸橼酸氯米芬、来曲唑等。

思考题

1. 试述女性不孕的检查项目和正确的检查步骤。
2. 试述女性不孕的常见治疗方法。
3. 排卵障碍性不孕促排卵治疗常用药物有哪几种? 使用时应注意什么?

(孙　赟　乔　杰)

第二节　辅 助 生 殖

一、概述

辅助生殖技术（assisted reproductive technology，ART）是指通过医学辅助手段辅助精卵结合，使不孕不育夫妇成功妊娠的技术，包括人工授精、体外受精 - 胚胎移植及一系列衍生技术，为不孕症的治疗带来了新的希望。ART 是一门多学科相互交叉的新领域，涉及妇产科学、男科学、遗传学、组织胚胎学、动物实验学、分子生物学以及医学伦理学，其应用与发展不仅依赖自然科学，同时也受伦理学的规范和约束。经过几十年的长足发展，ART 包含的内容越来越丰富，主要包括人工授精（artificial insemination，AI）和体外受精 - 胚胎移植（in vitro fertilization-embryo transfer，IVF-ET）以及在此基础上衍生的各种新技术，如卵细胞质内单精子注射（intracytoplasmic sperm injection，ICSI）、胚胎植入前遗传学检测（preimplantation genetic testing，PGT）、卵母细胞体外成熟（in vitro maturation，IVM）、辅助孵化（assisted hatching，AH）、生育力保存技术（包括卵母细胞冷冻、精子冷冻、卵巢组织冷冻、胚胎冷冻）、胚胎干细胞研究以及备受伦理学争议的核移植技术等。

1978 年世界第 1 例试管婴儿诞生，给全世界数以万计的不孕不育夫妇带来了福音，让全球从事、关心人类生殖健康的医学家、社会学家、人口学家为之欢欣鼓舞，同时 ART 迎来了自身迅猛发展的春天。目前，以 ART 为核心内容的生殖医学无疑成为医学界发展最为迅速的学科之一，新理念、新技术、新成果不断涌现。但是发展中也面临诸多挑战和问题，其中最主要的是如何提高临床妊娠率，降低流产率、多胎妊娠率、出生缺陷率，以及如何加快发展胚胎干细胞、组织工程学等。另外，ART 涉及敏感的伦理、道德、法律法规、宗教信仰等，唯有不断完善生殖医学的相关法律建设，才能保证 ART 健康、可持续发展。

二、辅助生殖技术及其衍生技术的应用

ART 经过几十年的发展，所包含的内容逐渐丰富，也促进了很多相关前沿技术的发展和融合。下面分别从 AI、IVF-ET 及其衍生技术几方面详述目前 ART 的应用和发展前沿。

（一）人工授精（AI）

AI 是以非性交方式将精子置入女性生殖道内，使精子与卵母细胞自然结合。进行 AI 的前提是女性生殖功能基本正常。由于精液来源不同，AI 分为夫精人工授精（artificial insemination by husband，AIH）和供精人工授精（artificial insemination by donor，AID）。AIH 主要适用于宫颈因素、男方轻度少弱精、性功能障碍以及不明原因不孕。AID 主要适用于不可逆的无精症夫妇，或男方有遗传疾病，或夫妻间特殊性血型或免疫不相容。AI 前须进行精子优选、获能处理，常用方法有上游法和 Percoll 密度梯度离心法。前法较简单，但精子回收率低，少、弱精者宜用后法。AI 虽然妊娠率较低，但操作简单、接近自然受精、费用低廉、并发症少，仍为解决不孕症的有效治疗方法。按国家法规，目前 AID 精子来源一律由国家卫生健康委员会认定的人类精子库提供。

目前临床上较常用的 AI 方法是宫腔内人工授精（intrauterine insemination，IUI）：将精液洗涤处理后去除死精子、白细胞和精浆，形态正常、活力好的精子悬浮于 0.3~0.5ml 液体中，在女方排卵期间通过导管经宫颈管注入子宫腔内。对于不明原因不孕，IUI 后临床妊娠率可达到 10% 左右。

　　人工授精可在自然周期或促排卵周期进行,在促排卵周期中应控制卵泡数量,在有 3 个以上优势卵泡发育的周期,发生多胎妊娠的风险增加,应取消周期。

　　AI 早在 200 多年前已开始研究,1785 年英国 John Hunter 将一尿道下裂男性患者的精液注入其配偶的阴道内,成功获得妊娠。1953 年,Bunge 和 Sherman 首次成功使用冷冻精液解冻后 AI。1983 年中国首例 AI 婴儿在长沙诞生。20 世纪 60 年代,美国、英国、法国、印度等先后建立人类精子库,在保存男性生育力的同时进行优生研究。精子库建立后,为 AI 提供精源保障,自此 AI 开始广泛应用于临床。

(二) 体外受精 - 胚胎移植(IVF-ET)

　　IVF-ET 技术是将从母体卵巢取出的卵母细胞置于培养皿内,加入经优选诱导获能处理的精子,使精卵在体外受精,受精后继续培养 3~5d,再将发育到卵裂期或囊胚期的胚胎移植回母体子宫腔内,着床发育成胎儿的全过程,俗称"试管婴儿"。在 IVF-ET 的动物实验方面,美籍华人张民觉在 20 世纪 50 年代做出了重要贡献。他发现了能使精子在体外活化的方法,并成功完成了家兔体外受精实验,这为之后的人类 IVF-ET 打下了良好的基础。20 世纪 70 年代,英国妇科医生 Steptoe 和生理学家 Edwards 开始专注于人类 IVF-ET 研究,终于于 1978 年 7 月 25 日在英国的奥尔德姆市医院诞生了第一例试管婴儿"Louis Brown"。Edwards 因此也被公认为"试管婴儿"之父,摘取了 2010 年诺贝尔生理学或医学奖。1988 年在北京大学第三医院,中国大陆首个试管婴儿诞生。目前,全球已有约 600 万人通过体外受精技术出生,为广大不孕症患者圆了家庭梦。

　　1. IVF 适应证　①输卵管堵塞;②子宫内膜异位症;③男性少精、弱精症;④慢性盆腔炎所致盆腔粘连;⑤免疫性不孕;⑥不明原因的不孕。

　　2. IVF-ET 过程　较复杂,主要步骤包括:

　　(1)药物促使多个卵泡发育:通过阴道超声和血清激素测定监测卵泡发育及调整促排卵药物剂量;当卵泡接近成熟时肌内注射人绒毛膜促性腺激素(hCG),促进卵母细胞的最后成熟。一般在注射 hCG 34~36h 后取卵。

　　获得成熟、发育良好的卵母细胞是 ART 成功的前提。20 世纪 80 年代开始使用促性腺激素促排卵,大大提高获卵率。但是在促排卵过程中发现体内早发的 LH 峰会使卵母细胞黄素化,严重影响卵子质量。20 世纪 90 年代开始应用促性腺激素释放激素激动剂(GnRH-a)对垂体降调节,成功地抑制了早发 LH 峰。20 世纪 90 年代末期研制出促性腺激素释放激素拮抗剂(gonadotropin releasing hormone antagonist,GnRH-A),通过与内源性 GnRH 竞争,与垂体 GnRH 受体结合但不发挥生物学活性,完全阻断内源性 GnRH 作用,迅速降低血清中的 FSH、LH 水平,预防 LH 峰出现,拮抗剂方案也因其应用灵活方便而应用比例逐渐增多。20 世纪 90 年代末至 21 世纪初随着生物工作和制药工艺的极大提高,高纯度的基因重组 FSH 广泛应用于临床。随着基础研究的深入,人们对卵细胞生长发育过程进一步了解,有研究揭示 LH 在卵发育后期可能起重要作用,目前临床很多病例在促排卵过程中个体化添加 LH。30 余年的促排卵经验总结告诉我们,获取恰当数量同步化发育的卵母细胞,是稳步提升妊娠率的基础和关键,同时也可以有效降低卵巢过度刺激综合征发生的风险。

　　(2)取卵:最初的取卵方式是自然周期利用腹腔镜取卵,这不仅要求严密的排卵监测和娴熟的取卵技术,而且对患者的创伤大,获卵率低,失败率高。目前均应用 B 超引导下经阴道穿刺取卵,吸出卵母细胞。这一方法创伤小,效率高,优于过去的腹腔镜取卵和 B 超引导经腹取卵。术前可使用少量镇静剂,或术中应用静脉麻醉。

　　(3)体外受精和胚胎培养:将取到的卵母细胞置入培养箱培养 4~8h,加入经过处理、已诱导获能的精子,受精后 16~18h 观察受精情况。取卵后 72h,受精卵通常可发育至 6~10 细胞胚胎,也可以在体外培养 5~7d 至囊胚阶段。因在体外已淘汰了不能发育到囊胚的胚胎,所以移植囊胚可以明显提高妊娠率。实验室培养出优质胚胎是 IVF 成功的关键。

　　(4)胚胎移植:一般选择在取卵后的第 3~5 天进行,使用特殊的移植管在 B 超引导下将胚胎移入母体子宫腔。为了降低多胎妊娠,一般 35 岁以下的女性第一次 IVF 移植胚胎不超过 2 枚,囊胚移植提倡行单胚胎移植。胚胎形态如下（图 2-6-2）。

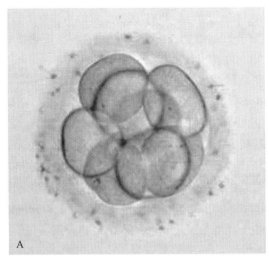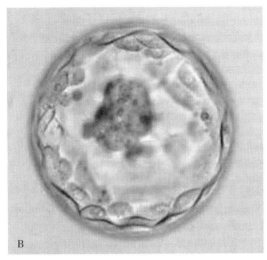

图 2-6-2　优质胚胎

A. 培养第 3 日 8 细胞胚胎；B. 培养到第 5 日扩张的囊胚。

（5）黄体支持：促排卵时 GnRH 激动剂 / 拮抗剂和促性腺激素药物的使用，以及取卵导致的颗粒细胞丢失，妇女在取卵周期通常存在黄体功能不足，需要应用黄体酮进行黄体支持。

（6）移植后随访：移植后 12~14d 查血 hCG 阳性，提示妊娠。移植后 28~30d B 超见宫内孕囊及胎心搏动，为临床妊娠。

（三）辅助生殖技术衍生技术

IVF-ET 技术在全世界的迅速发展，推动了一系列辅助生殖相关的衍生技术的发展，包括配子和胚胎冷冻、卵细胞质内单精子注射（intra-cytoplasmic sperm injection，ICSI）、胚胎植入前遗传学检测（preimplantation genetic testing，PGT）、卵母细胞体外成熟（in vitro maturation，IVM）、辅助孵化（assisted hatching，AH）、生育力保存技术、胚胎质量无创评估、线粒体置换技术、胚胎干细胞研究等。

1. **卵细胞质内单精子注射（ICSI）**　IVF-ET 主要适应证为女性不孕症，常规体外受精方式对于男方严重少、弱、畸精子症所致不孕束手无策。1992 年，比利时 Palermo 开创性地将精子直接注入卵母细胞质内，诞生了人类首例 ICSI 婴儿。该技术诞生后得到迅速普及，1996 年，我国首例 ICSI 婴儿在中山大学附属第一医院生殖中心诞生。ICSI 主要用于治疗重度少、弱、畸形精子症的男性不育患者，已成为治疗严重男性不育症的最佳手段。主要步骤包括：去除卵丘颗粒细胞，通过显微操作将精子直接注射到卵母细胞质内使卵母细胞受精（图 2-6-3），其余步骤同常规 IVF。随着分子遗传学技术的快速发展及影像学技术的进步，极大推动了各种辅助生殖技术衍生技术的进步及其在临床上的应用。

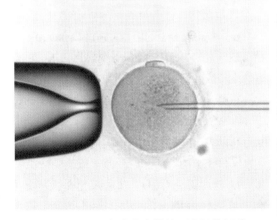

图 2-6-3　卵细胞浆内单精子注射（ICSI）

2. **胚胎植入前遗传学检测（PGT）**　PGT 是辅助生殖技术的一部分，是子代遗传学诊断提早至孕前的更早期的产前诊断技术，是遗传学与分子检测技术在生殖医学中的不断拓展和应用。通过对早期胚胎部分活检细胞的遗传学分析，将无遗传性疾病的胚胎植入宫腔，从而有效地降低出生缺陷。1989 年英国学者 Handyside 率先将 PGT 应用于临床，应用于 X- 性连锁疾病的胚胎性别选择,从而避免遗传病的发生并获得成功,1990 年分娩健康婴儿。10 年后,我国第 1 例 PGT 在中山大学附属第一医院完成;2014 年,世界第 1 例通过高通量测序进行单基因与染色体疾病同时诊断的 PGT 在北京大学第三医院获得成功。PGT 技术步骤是从体外受精第 3 日的胚胎或第 5 日的囊胚取 1~2 个卵裂球或少数滋养外胚层细胞进行遗传学检测,检出带致病基因和 / 或异常核型的胚胎,移植正常胚胎以得到健康的下一代。

如今 PGT 已广泛应用于临床,主要解决有严重遗传性疾病风险和染色体异常夫妇的生育问题,使得产前诊断提前到胚胎期。目前随着细胞和分子生物学技术的迅速发展,PGT 可被用于检测单基因疾病、染色体异常、人类白细胞抗原分型、遗传易感性的严重疾病、不明原因复发性流产 / 种植失败等,PGT 主要分为针对单基因遗传病的单基因植入前遗传学检测(preimplantation genetic testing for monogenic,PGT-M)、针对染色体结构重排的遗传学检测(preimplantation genetic testing for chromosomal structural rearrangement,PGT-SR)和针对染色体整倍性的胚胎植入前非整倍体遗传学检测(preimplantation genetic testing for aneuploidies,PGT-A),目前已被用于上百种基因突变和染色体畸变的遗传诊断,阻断了部分严重的遗传学疾病的发生。随着分子生物学技术的迅速发展,PGT 采用的遗传学检测方法也不断进步,PCR 技术主要应用于单基因病的诊断,荧光原位杂交(fluorescence in situ hybridization,FISH)、微阵列比较基因组杂交(array-based comparative genome hybridization,aCGH)和单核苷酸多态性微阵列(single nucleotide polymorphism array,SNP array)主要针对染色体整倍性的筛查,而 Karyomapping 和高通量测序方法则可以实现单基因病和染色体倍性的同时检测。相比传统的 PCR 方法,Karyomapping 更加省时、诊断更全面,不但能够同时诊断单基因病和染色体倍性,还可以提供高度准确的胚胎 DNA"指纹识别",以确认亲本来源,降低胚胎移植错误的风险。但是因为采用间接诊断方法,无法直接对突变位点进行分析;另外对于部分病例可能 SNP 覆盖度低,需要同时联合突变基因直接检测。MARSALA(mutated allele revealed by sequencing with aneuploidy and linkage analyses)是一种基于高通量测序的 PGT 方法,同时对胚胎进行致病位点、染色体拷贝数、致病位点连锁 3 方面的分析,对单基因遗传病实现一步法准确诊断。MARSALA 结合了直接诊断和间接诊断,可提供更全面、精确的诊断,并且成本较低,应用范围广,操作方便,目前已成功应用于多种单基因遗传病的 PGT 中。目前无创性的胚胎遗传学检测方法受到更多的关注,中国研究团队利用囊胚培养液进行了全基因组扩增,经高通量测序和胚胎整倍性分析,获得了染色体正常的健康活产儿。但关于培养基中游离 DNA 的来源及其和胚胎细胞的一致性仍在进一步探索中。未来的研究应侧重于开发特异性鉴定胚胎游离 DNA 的方法,并排除母体污染,有效、安全地将这种非侵入性技术转化为临床应用。

3. **卵母细胞体外成熟培养(IVM)**　卵母细胞成熟障碍是不孕症的重要原因之一,许多女性患者由于多囊卵巢综合征(polycystic ovary syndrome,PCOS)或是卵巢肿瘤放化疗等,无法在体内实现卵母细胞的成熟。自 1935 年 Pincus 等观察到兔未成熟卵母细胞在体外可自发完成卵母细胞成熟,而引入了卵母细胞体外成熟的概念,1991 年 Cha 成功获得世界第一例未成熟卵母细胞体外成熟培养妊娠并分娩的婴儿。随后,我国多家生殖中心也先后报道了通过 IVM 技术使 PCOS 妇女成功妊娠并分娩的案例。

IVM 技术不需要控制性促排卵,不用支付昂贵的药物费用,并可以预防卵巢过度刺激综合征的发生。目前 IVM 主要适应证有:①多囊卵巢综合征;②对促性腺激素不敏感的患者;③捐赠卵;④有生育力保存要求的卵巢肿瘤或激素依赖性肿瘤患者。

4. **辅助孵化(AH)**　辅助孵化是人为地用物理或化学的方法对胚胎透明带进行处理,帮助胚胎从透明带内孵出的技术,一定程度上能够增加着床的可能性。在 1990 年,Cohen 等在 *Human Reproduction* 杂志上发表的文章首次提出辅助孵化的设想,并且有大量研究发现辅助孵化的胚胎着床率有一定程度的提高。临床中多应用于行 IVF-ET 及 ICSI 助孕中卵母细胞透明带过厚、过硬或反复着床失败、高龄和冻融胚胎移植的患者,利用此项技术可有利于囊胚孵化,提高妊娠率。目前根据对透明带的不同处理,辅助孵化主要分为透明带打孔和透明带薄化。透明带打孔包括物理机械切割和激光打孔,透明带薄化又分化学法和激光薄化法。

　　辅助孵化技术在辅助生殖领域应用的安全性目前仍存在一定争议。在操作过程中不同程度地对胚胎实施了人工干预，可能会由于操作或激光的热效应对胚胎造成损伤；也有报道认为辅助孵化易发生空妊娠囊和增加双胎或三胎的可能性，特别是增加了单卵双胎的风险。因此辅助孵化技术需要有选择性地应用，并进一步探索更加安全、可靠的操作方法。

　　5. 生育力保存技术　　生育力保存是针对存在不孕不育风险或治疗某些疾病可能会影响生育功能且未来有生育需求的患者，通过采用手术、药物或辅助生殖技术等手段，暂时保存生殖功能以满足患者后期的生育要求。配子和胚胎或卵巢组织冷冻作为生育力保存的重要手段，对 ART 的发展起到了重要促进作用，经过冷冻保存的卵母细胞、精子、胚胎、卵巢组织、睾丸组织等能够在液氮中稳定长期保存。1930 年，Walter 首次提出通过快速降温，可以使细胞内外形成一种非结晶状态以避免冰晶形成造成的冷冻损伤；经过摸索，在 1968 年，Rapatz 和 Luyet 成功地在一定浓度的冷冻保护剂条件下玻璃化冻存人类红细胞；1983 年世界上首例冷冻胚胎试管婴儿诞生；1986 年 Chen 报道了首例冷冻卵母细胞复苏后成功分娩的案例；2004 年，Donnez 等第一次报道卵巢组织冷冻 - 卵巢移植后成功分娩的案例。在我国，1995 年第一例冻胚试管婴儿在北京大学第三医院诞生；2004 年北京大学第一医院利用冻存卵母细胞成功获得妊娠；2006 年我国首例、国际第二例"三冻"（即冻精、冻卵、冻胚）试管婴儿在北京大学第三医院诞生。

　　男性生育力保存包括精液、睾丸组织、睾丸或附睾来源单精子保存。对一些青春期前患有肿瘤的男性，可以采集未性成熟睾丸组织冻存，在肿瘤治疗后原位移植，重新启动组织中精原干细胞的生精功能。对于严重少弱精子症、非梗阻性无精子症患者，一部分在经过治疗或手术后能够获得少量、微量精子，将这些精子采用特殊载体冷冻保存称为单精子保存，2016 年，国内首例通过单精子冷冻技术受孕的试管婴儿诞生。

　　最初的冷冻方法是慢速程序化冷冻，但该方法较复杂、耗时、低效，而且冷冻损伤较大，特别是对低温敏感的卵细胞。20 世纪 90 年代玻璃化冷冻问世，它以高效、简单、冷冻损伤小的特点受到青睐，这为卵细胞、囊胚的冷冻带来了新的希望，目前对生育力保护的研究主要集中在玻璃化冷冻保存生育力技术方面。

　　胚胎冷冻是最常见的生育力保存方法，主要适用于已有配偶的女性。胚胎冷冻技术已相对成熟，复苏率已超 90%。卵母细胞冷冻有更广的适用人群，需要前期促排卵治疗，由于卵母细胞中水分含量高，在冷冻过程中更易受损伤，复苏成功率为 70%~90%，配合未成熟卵母细胞冷冻及 IVM 技术的发展，可最终提高卵母细胞冷冻妊娠成功率。卵巢组织冷冻指对患者小块卵巢皮质组织冷冻保存，因皮质组织中含丰富始基卵泡，无须对患者进行促排卵治疗，适用于青春期前或需要立即进行抗肿瘤治疗的患者，但目前仍然处于研究阶段，世界范围内卵巢组织冻存后移植成功妊娠活产的报道约 140 例，卵巢组织冷冻缺乏规范操作流程，仍需进一步探索。

　　6. 胚胎质量无创评估　　如何在临床实践中选择简单、实用的胚胎质量评估方法来提高患者妊娠率，同时减少多胎妊娠是临床关注的热点问题。随着生殖医学的不断发展，目前已出现了多种非侵入性胚胎评估的方法，主要包括形态学评估、胚胎发育过程形态动力学变化评估、胚胎耗氧量评估、胚胎培养基中生化指标评估、胚胎氧化应激水平评估、卵母细胞及受精卵机械特性评估等。随着生殖医学与发育生物学的不断发展，已发现了能够揭示胚胎发育潜能的各种生物物理学、生化或物理标记物，然而到目前为止，这些标记物中没有一种证明其显著的优越性。迄今为止，形态学评估仍然是胚胎选择应用最广、最佳的方法。

　　7. 线粒体置换技术　　线粒体是细胞的"能量工厂"，也是细胞内除细胞核之外唯一携带有遗传物质的细胞器，当线粒体基因组和 / 或核基因组突变时，线粒体氧化磷酸化发生障碍，不能产生足够的能量使身体正常运作，将会发生线粒体疾病。mtDNA 突变引起的疾病于 1988 年首次被描述，至今已鉴定出 150 种与人类疾病相关的突变（包括 100 个缺失和约 50 点突变）。

　　线粒体置换疗法（mitochondrial replacement therapy，MRT）是目前唯一有望解决这一难题的办法,在辅助生殖技术中应用包括生发泡移植(germinal vesicle transfer,GVT),原核移植(pronuclear transfer,PNT),中期纺锤体-染色体复合物移植(spindle-chromosome transfer,ST)和极体移植(polar body transfer,PBT),几乎完全替换卵或者胚胎的细胞质,消除了遗传性线粒体疾病患者具有缺陷的线粒体的传播。

2016年,美国团队使用纺锤体转移技术帮助一名患有 Leigh 病的妇女诞下一名男婴,这是国际上报道的首例人类 MRT 的临床应用。然而,MRT 技术也引发了一系列伦理学争论。MRT 的操作涉及母体的植入前遗传筛查、卵母细胞受精后的植入前遗传学诊断和体外受精-胚胎移植过程等,因此具有所有这些操作所涉及的风险;另外对于卵母细胞及胚胎的遗传物质的操作可能会导致各种形式的损害,目前相关研究十分有限,因而该技术引起许多学者的担忧。而后代的遗传物质分别来自3位"父母",可能引发亲子关系混乱和一系列法律、社会问题。

8. **胚胎干细胞(embryonal stem cell,ESC)研究**　胚胎干细胞是一种高度未分化细胞,具有发育全能性,能分化出所有组织和器官。研究和利用胚胎干细胞既是 ART 的范畴,也是当前生物工程领域的核心问题之一。1981年 Evans 和 Kaufman 首次成功分离小鼠 ESC;2018年有研究利用小鼠胚胎干细胞诱导分化原始生殖细胞,与新生鼠睾丸体细胞进行共培养,后续暴露于含成形素和性激素减数分裂关键标志物的环境中,在体外诱导成功得到类精子细胞,具备受精能力并产生健康子代。1998年人胚胎干细胞建系获得成功,如果能通过体细胞核移植技术结合胚胎干细胞实现治疗性克隆,分化出组织相容性良好的器官,将为医学界带来革命性的进步。

在细胞治疗的临床应用中,间充质干细胞(mesenchymal stem cells,MSCs)已成为最有效的细胞类型。多种退行性疾病和免疫相关疾病已经被报道对 MSCs 移植有反应。目前正在进行的多项利用骨髓 MSCs 恢复卵巢功能的研究,可能为患者带来希望。临床上已有应用 MSCs 成功修复受损子宫内膜并改善其功能,为宫腔粘连等疾病带来了新的治疗策略。

三、辅助生殖技术常见并发症

(一)卵巢过度刺激综合征

在接受促排卵药物的患者中,约20%发生不同程度卵巢过度刺激综合征(ovarian hyperstimulation syndrome,OHSS),重症者1%~4%。其原因与促排卵药物使多个卵泡发育、血清雌二醇过高有关,hCG 的应用会加重发病。主要病理改变为全身血管通透性增加。轻度仅表现为腹部胀满、卵巢增大;重度表现为腹部膨胀,大量腹水、胸腔积液,导致血液浓缩、重要脏器血栓形成、肝肾功能损害、电解质紊乱等严重并发症,严重者可导致死亡。治疗原则为扩容,增加胶体渗透压,防止血栓形成。

(二)医源性多胎妊娠

促排卵药物的应用及多个胚胎移植致使多胎妊娠发生率高达20%~30%。多胎增加母婴并发症,流产和早产发生率、围产儿患病率和死亡率均明显增加。通过控制移植胚胎数或单胚胎移植,多胎妊娠已明显降低。如发生多胎妊娠,可在孕早期或中期施行减胎术,杜绝三胎及以上妊娠。

(三)异位妊娠、多部位妊娠

胚胎在子宫腔以外的任何部位着床者,称为异位妊娠。根据着床部位不同,分为输卵管妊娠、卵巢妊娠、腹腔妊娠、宫颈妊娠及子宫残角妊娠等,其中以输卵管妊娠最多见。多部位妊娠指的是胚胎在两个及两个以上不同部位着床者,以复合妊娠(宫内合并宫外妊娠)最常见。ART 后的异位妊娠发生率较自然妊娠明显增加,据报道可达4%~10%;罕见的异位妊娠类型发生率也增加,输卵管间质部妊娠占所有异位妊娠的1%~6%,宫内外同时妊娠发生率达1%~3%,并有增加的趋势。

(四)其他并发症

1. **出血**　经阴道超声引导取卵术(transvaginal ultrasound guided oocyte retrieval,TVOR)术后8.5%的病例有阴道出血,但出血量超过100ml 的发生率为0.8%,腹腔内出血发生率为0.06%~0.5%。

阴道出血常见原因是阴道壁、宫颈穿刺点针眼出血，或穿刺针经过阴道壁血管，少数是由于穿刺针针尖划伤阴道壁或宫颈引起出血。盆、腹腔内出血的原因主要为卵巢表面穿刺针眼出血、卵巢内血肿形成、穿刺针尖划伤卵巢或盆腹腔内其他脏器或腹膜表层；罕见由于误将血管的 B 超横切面当成卵泡，穿刺针误入血管造成大出血。如出现则须严密监测患者生命体征，必要时腹腔镜或开腹手术止血治疗。

2. **感染**　主要有盆腔感染、腹膜炎和术后不明原因发热，盆腔感染发生率为 0.25%~1.3%，其中输卵管卵巢脓肿报道最多。继发感染高危因素有：盆腔子宫内膜异位症、输卵管炎、盆腔粘连、盆腔手术史、取卵术中卵巢巧克力囊肿穿刺或积水穿刺、反复多次的穿刺等。

取卵术后盆腔感染的临床症状一般在取卵后 1~7d 出现，多表现为发热、盆腔腹膜刺激症状，血常规检查常提示白细胞尤其是中性粒细胞计数上升，红细胞沉降率（erythrocyte sedimentation rate，ESR）增快，C 反应蛋白（C reaction protein，CRP）升高，血清降钙素原（procalcitonin，PCT）升高，经阴道 B 超检查可能发现增粗的输卵管或盆腔包块。一旦发现继发感染，则应迅速选用广谱抗生素静脉给药，并进行细菌培养，加强营养，补液支持治疗；监测患者的症状、体征及感染指标；必要时脓肿引流，可经腹腔镜下或直接进行腹腔脓肿切开引流术；若感染发生于胚胎移植前，可将胚胎冻存。

3. **脏器损伤**　主要是由于取卵过程中操作不当、技术操作不熟练、穿刺针受力后弯曲改变方向以及由于盆腔粘连导致盆腔解剖位置变异等引起的直接或间接损伤等。包括膀胱损伤、输尿管损伤、肠管损伤等。

膀胱出血的重点在于预防和早期发现。如有尿路梗阻症状宜早期留置 18 号以上三腔导尿管，持续膀胱冲洗，避免再次形成血凝块。如出现血红蛋白计数持续下降及冲洗后尿色持续深红，建议早期膀胱镜检查止血。

4. **卵巢扭转**　取卵术后卵巢扭转的可能原因是在超促排卵过程中卵巢增大，卵巢的血流增加，取卵后卵巢部分卵泡内出血，造成卵巢的重心偏向一侧，且卵巢体积增大后超出骨盆腔平面，相对不固定，韧带相对松弛，当突然体位改变后容易导致卵巢扭转。对于在促排卵过程中卵巢体积大者，需要早期告知患者可能出现卵巢扭转的风险，需要注意体位改变，避免剧烈活动，避免过快转身、翻身、起身等导致的卵巢扭转风险。

小结

1. 不明原因不孕通过诱导排卵和人工授精治疗，妊娠率可达 10% 左右。
2. IVF 和（或）ICSI 技术使得以往不可能怀孕的夫妇得到了子代。
3. 通过控制胚胎移植数量可以降低多胎妊娠的发生，提倡单胚胎移植。
4. PGT 是辅助生育技术的一部分，为最早期的产前诊断，是遗传学融入生殖医学形成的优生学，已被用于已知基因突变的单基因病和染色体畸变的遗传诊断。

思考题

1. 不孕症患者在什么情况下需要选用辅助生殖技术治疗？
2. 试述 IVF-ET 治疗的主要步骤和常见并发症。
3. 试述应用最广泛的三类辅助生殖技术衍生技术。

（杨　蕊　乔　杰）

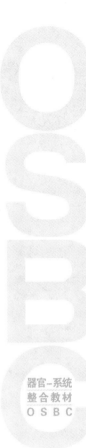

器官-系统
整合教材
O S B C

第三篇
正常妊娠与分娩

第七章
妊娠生理与诊断

第一节　受精及受精卵发育、输送与着床

受精（fertilization）指获能的精子与次级卵母细胞相遇于输卵管，结合形成受精卵的过程。受精多数在排卵后数小时发生，一般不超过 24h。晚期囊胚种植于子宫内膜的过程称为受精卵的着床（implantation）。

一、受精卵形成

精液射入阴道后，精子离开精液经子宫颈、子宫腔进入输卵管腔，在此过程中精子顶体表面糖蛋白被生殖道分泌物中的 α-、β- 淀粉酶降解，同时顶体膜结构中的胆固醇与磷脂比率和膜电位发生变化，降低顶体膜的稳定性，此过程称为精子获能（capacitation），约需 7h。卵子（次级卵母细胞）从卵巢排出，经过输卵管伞部进入输卵管，在输卵管内与获能的精子相遇，精子头部顶体外膜破裂，释放出顶体酶，溶解卵子外围的放射冠和透明带，称为顶体反应（acrosome reaction）。借助酶的作用，精子穿过放射冠和透明带。只有发生顶体反应的精子才能与卵子融合。精子头部与卵子表面接触，卵子细胞质内的皮质颗粒释放溶酶体酶，引起透明带结构改变，精子受体分子变性，阻止其他精子进入透明带，这一过程称为透明带反应（zona reaction）。卵子迅速完成第二次减数分裂，并产生一个体积很小、几乎不含细胞质的第二极体。此时精子和卵子的细胞核膨大，分别称为雄原核（male pronucleus）和雌原核（female pronucleus）。两个原核逐渐在细胞中部靠拢，核膜消失，染色体混合，形成二倍体的受精卵（fertilized ovum），又称合子（zygote）。

受精决定了新个体的遗传性别，来自双亲的遗传物质随机组合，并且生殖细胞在减数分裂时曾发生染色体联合和片段交换，因而新个体既维持了双亲的遗传特点，又具有与亲代不完全相同的性状。受精使原本相对静止的卵子转入旺盛的能量代谢与生化合成，受精卵开始进行细胞分裂，启动了胚胎发育的进程。

二、受精卵发育、输送与着床

受精卵一旦形成，在输卵管的纤毛细胞的摆动和输卵管壁平滑肌的作用下即开始向子宫方向迁移，同时不断进行卵裂（cleavage）。卵裂是在透明带的包裹内进行的特殊的有丝分裂，所产生的子细胞称卵裂球（blastomere）。到第 3 天，卵裂球数达 12~16 个，共同组成一个实心胚，外观如桑葚，故称桑葚胚（morula）。

受精后第 4 天，桑葚胚进入子宫腔，当卵裂球数达到 100 个左右时，细胞间出现若干小的腔隙，逐渐汇合成一个腔，子宫腔内的液体可以透过透明带进入腔内。在此过程中透明带逐步溶解，胚呈现为囊泡状，故称胚泡（blastocyst），胚泡中心为胚泡腔（blastocoele），胚泡壁由单层细胞构成，

与吸收营养有关,称滋养层(trophoblast)。位于胚泡腔内一侧的一群细胞,称内细胞群(inner cell mass),细胞有多种分化潜能,将来发育成胎儿的各种组织器官。位于内细胞群一端的滋养层称极端滋养层(polar trophoblast),或胚端滋养层,与胚泡植入有关(图3-7-1),并逐渐发展为胎盘的主要部分。

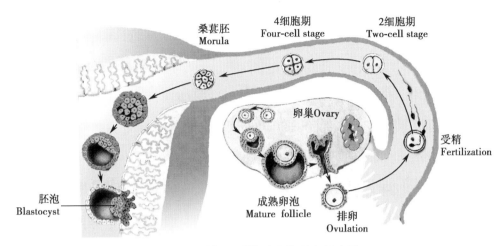

图 3-7-1　排卵、受精、卵裂与植入示意图

胚泡进入子宫内膜的过程称着床(imbed),又称植入(implantation)。植入于受精后第5~6天开始,第11~12天完成。植入的必备条件:①透明带消失;②胚泡细胞滋养层分化出合体滋养细胞;③胚泡和子宫内膜同步发育且协调;④体内分泌足量的雌激素和孕酮。植入时子宫内膜正处于分泌期,植入后血液供应更丰富,腺体分泌更旺盛,基质细胞肥大,富含糖原和脂滴,内膜进一步增厚。子宫内膜的这些变化称蜕膜反应(decidua reaction),此时的子宫内膜改称蜕膜(decidua),基质细胞改称蜕膜细胞(decidual cell)。根据蜕膜与胚泡的位置关系,将其分为基(底)蜕膜、包蜕膜和壁(真)蜕膜(见图3-7-8)。

胚泡的着床部位通常在子宫的体部和底部,最多见于后壁,若接近子宫颈内口处,在此形成的胎盘称前置胎盘(placenta praevia),是导致产科出血的常见原因。若着床的部位在子宫以外,称异位妊娠(ectopic pregnancy),常发生在输卵管,偶见于子宫阔韧带、肠系膜、直肠子宫陷凹,甚至卵巢表面。宫外孕胚胎多因营养供应不足,导致早期死亡而被吸收,少数植入输卵管的胚胎发育到较大后,引起输卵管破裂和大出血。

胚泡植入过程受母体雌激素和孕激素的精细调节,若母体内分泌紊乱,子宫内膜的周期性变化与胚泡发育不同步,植入便不能完成。子宫腔内环境对植入也很重要,如果子宫有炎症或有避孕环,均可阻碍此过程的顺利进行。

小结

1. 精子与卵子结合形成受精卵的过程称为受精,受精的部位通常为输卵管的壶腹部。受精卵形成后,立即启动卵裂,形成桑葚胚和胚泡,同时在输卵管内向子宫的方向移动。胚泡到达子宫后,透明带消失,胚端滋养层与子宫内膜接触,胚泡逐渐迁入到子宫内膜,这个过程称为着床。

2. 着床的部位为子宫的体部或者底部,同时子宫内膜必须处于分泌期。

思考题

1. 受精卵在输卵管内运输的过程中,如果输卵管部分或者完全不通畅,会发生什么情况?
2. 如果子宫内膜不处于分泌期,囊胚是否能顺利着床? 为什么?

(李宏莲)

第二节　胚胎的发育特征及胎儿生理特点

一、胚胎的发育特征

人体胚胎发育自受精之日起,一共历时约 38 周,称为受精龄。以末次月经来临之日算起,一共约 40 周,称为月经龄。月经龄在临床上更为常用。

胚胎发育是一个连续的过程,但是有阶段性特点,可分为 3 个阶段,即胚前期、胚期和胎儿期。以月经龄计算,前 4 周即为胚前期,此阶段主要是胚胎细胞的早期增殖与分化;第 5~10 周为胚期,此阶段主要是细胞的进一步增殖与分化,各器官形成雏形,但是器官内部的发育和分隔还很不完全,外形初具人形。这个阶段胚的头端发育速度明显快于尾端,因此头和躯体的长度相近。此后进入胎儿期,直至分娩,此阶段主要是组织和器官的成熟及胎儿的快速发育,多数器官出现不同程度的功能活动,身长增加显著,头部发育速度逐渐减缓,而躯体的生长速度则逐渐加快。胎儿期的后两个月,体重增加明显。

胚期是胚胎细胞增殖、分化活跃及器官原基发生的关键阶段,因此在此期间要避免受到物理、化学、药物等各种致畸因子的干扰,否则容易导致胎儿畸形的发生。

以月经龄计算,不同时期胎儿发育特征如下。

第 4 周末,为胚前期,胚胎结构为二胚层胚盘,可以辨认出胚盘与体蒂。

第 10 周末,为胚期的末期,胚胎外形初具人形,各组织和器官从无到有。由于头端生长迅速,头部占整个胚体近一半。能分辨出眼、耳、鼻、口、手指及足趾,各器官正在活跃的发育,心脏已形成。

第 12 周末,胎儿身长约 9cm,顶臀长 6~7cm。外生殖器可初步辨别,胎儿四肢可活动。

第 16 周末,胎儿身长约 14cm,体重约 110g。从外生殖器可确认胎儿性别。头皮已长出毛发,胎儿已开始出现呼吸运动。皮肤菲薄呈深红色,无皮下脂肪。部分孕妇已能自觉胎动。

第 20 周末,胎儿身长约 25cm,顶臀长 16cm,体重约 320g。皮肤暗红,出现胎脂,全身覆盖毳毛,并可见少许头发。开始出现吞咽、排尿功能。自此孕周开始,胎儿体重呈线性增长,运动明显增加,胎动活跃。

第 24 周末,胎儿身长约 30cm,顶臀长 21cm,体重约 630g。各脏器均已发育,皮下脂肪开始沉积,因量不多皮肤呈皱缩状,红润,出现眉毛和睫毛。细小支气管和肺泡已经发育。出生后可有呼吸,但生存力极差。

第 28 周末,胎儿身长约 35cm,顶臀长 25cm,体重约 1 000g。皮下脂肪不多,皮肤粉红,表面覆盖胎脂。瞳孔膜消失,眼睛半张开,四肢活动好,有呼吸运动。出生后可以存活,但由于肺泡尚未发育完全,容易发生呼吸窘迫综合征。

第32周末,胎儿身长约40cm,顶臀长28cm,体重约1 700g。皮肤深红仍呈皱缩状。生活力尚可,出生后注意护理可能存活。

第36周末,胎儿身长约45cm,顶臀长32cm,体重约2 500g。皮下脂肪较多,身体圆润,皱褶消失。指(趾)甲已达指(趾)端。出生后能啼哭及吸吮,生活力良好,基本能存活。

第40周末,胎儿身长约50cm,顶臀长36cm,体重3 400g。胎儿发育成熟,皮肤粉红色,皮下脂肪多,外观体形丰满。足底皮肤有纹理。男性睾丸已降至阴囊内,女性大小阴唇发育良好,出生后哭声响亮,吸吮能力强,能很好存活。

二、胎儿的生理特点

(一) 循环系统

胎儿营养供给和代谢产物排出均需经胎盘滤出,由母体完成。由于胎儿期肺循环阻力高及胎盘脐带循环的存在,胎儿期心血管循环系统不同于新生儿。

1. **胎儿血液循环特点**　①来自胎盘的血液进入胎儿体内后分为3支:一支直接入肝,一支与门静脉汇合入肝,此两支血液经肝静脉流入下腔静脉;另一支经静脉导管直接汇入下腔静脉。下腔静脉血是混合血,有来自脐静脉含氧量较高的血液,也有来自胎儿身体下半部含氧量较低的血液。②卵圆孔位于左、右心房之间,其开口处正对下腔静脉入口,下腔静脉进入右心房的血液绝大部分经卵圆孔进入左心房。上腔静脉进入右心房的血液流向右心室,随后进入肺动脉。③肺循环阻力较大,肺动脉血液绝大部分经动脉导管流入主动脉,仅部分血液经肺静脉进入左心房,左心房血液进入左心室,继而进入主动脉直至全身,然后经腹下动脉再经脐动脉进入胎盘,与母血进行气体及物质交换(图3-7-2)。

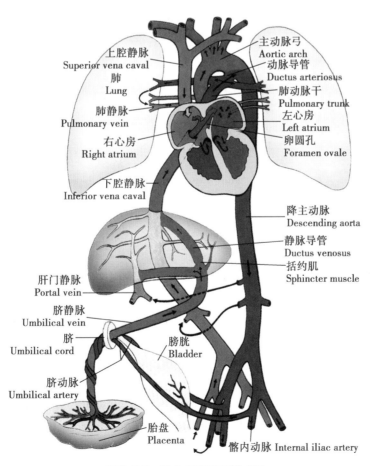

图 3-7-2　胎儿血液循环模式图

胎儿体内无纯动脉血,而是动静脉混合血。进入肝、心脏、头部及上肢的血液含氧量较高及营养较丰富以适应发育的需要。注入肺及身体下半部的血液含氧量及营养相对较少。

2. 新生儿血液循环特点　胎儿出生后,胎盘脐带循环中断,肺开始呼吸,肺循环阻力降低,新生儿血液循环逐渐发生改变。①脐静脉闭锁为肝圆韧带,脐静脉的末支静脉导管闭锁为静脉韧带;②脐动脉闭锁,与相连的闭锁的腹下动脉成为腹下韧带;③动脉导管位于肺动脉与主动脉弓之间,出生后2~3个月完全闭锁为动脉韧带;④出生后左心房压力增高,卵圆孔开始关闭,多在生后6个月完全闭合。

(二) 血液系统

1. 红细胞生成　早在受精第3周,卵黄囊开始造血,以后肝、骨髓、脾逐渐具有造血功能。妊娠足月时,骨髓产生90%红细胞。至妊娠32周红细胞生成素大量产生,故妊娠32周后出生的新生儿红细胞数均增多,约为 6.0×10^{12}/L。胎儿红细胞生命周期短,约90d,需不断生成红细胞。

2. 血红蛋白生成　妊娠前半期均为胎儿血红蛋白,至妊娠最后4~6周,成人血红蛋白增多,至临产时胎儿血红蛋白仅占25%。

3. 白细胞生成　妊娠8周以后,胎儿血液循环内出现粒细胞。妊娠12周,胸腺、脾产生淋巴细胞,成为体内抗体的主要来源。妊娠足月时白细胞计数可高达 $(15\sim20) \times 10^9$/L。

(三) 呼吸系统

胎儿期胎盘代替肺功能,母儿血液在胎盘进行气体交换,但出生前胎儿已具备呼吸道(包括气管直至肺泡)、肺循环及呼吸肌。妊娠11周超声检查可见胎儿胸壁运动,妊娠16周时出现能使羊水进出呼吸道的呼吸运动。新生儿出生后肺泡扩张,开始具备呼吸功能。出生时若胎儿肺发育不成熟可导致呼吸窘迫综合征,影响新生儿存活力。胎儿肺成熟包括肺组织结构成熟和功能成熟,后者系肺泡Ⅱ型细胞内的板层小体能合成肺表面活性物质,包括卵磷脂(lecithin)和磷脂酰甘油(phosphatidyl glycerol,PG)。表面活性物质能降低肺泡表面张力,有助于肺泡扩张。通过检测羊水中卵磷脂及磷脂酰甘油值,可以判断胎儿肺的成熟度。糖皮质激素可刺激肺表面活性物质的产生。

(四) 神经系统

胎儿大脑随妊娠进展逐渐发育长大,胚胎期脊髓已长满椎管,随后生长变缓。妊娠6个月脑脊髓和脑干神经根的髓鞘开始形成,但主要发生在出生后1年内。妊娠中期胎儿内、外及中耳已形成,妊娠24~26周胎儿已能听见声音。妊娠28周胎儿眼开始出现对光反应,对形象及色彩的视觉出生后才逐渐形成。

(五) 消化系统

1. 胃肠道　妊娠16周胃肠功能基本建立,胎儿能吞咽羊水,吸收水分、氨基酸、葡萄糖及其他可溶性营养物质。

2. 肝脏　胎儿肝内缺乏许多酶,不能结合因红细胞破坏产生的大量游离胆红素。胆红素经胆道排入小肠氧化成胆绿素。胆绿素的降解产物导致胎粪呈黑绿色。

(六) 泌尿系统

妊娠11~14周胎儿肾已有排尿功能,妊娠14周胎儿膀胱内已有尿液。胎儿排出的尿液参与羊水的循环。

(七) 内分泌系统

甲状腺于妊娠第6周开始发育,妊娠10~12周已能合成甲状腺激素。甲状腺素对胎儿各组织器官的正常发育均有作用,尤其是大脑的发育。妊娠12周开始胎儿甲状腺对碘的蓄积高于母亲甲状腺,因此,孕期补碘要慎重。胎儿肾上腺发育良好,胎儿肾上腺皮质主要由胎儿带组成,能产生大量甾体激素,与胎儿肝脏、胎盘、母体共同完成雌三醇的合成。妊娠12周胎儿胰腺开始分泌胰岛素。

（八）生殖系统及性腺分化发育

人胚的遗传性别虽在受精时即确定下来,但是在生殖系统未分化期,两性生殖腺、生殖管道及外生殖器没有区别。直到受精后第 6 周生殖细胞从靠近尿囊根部的卵黄囊内胚层迁移到未分化腺以后,才决定了生殖系统的发育走向。Y 染色体上的性别决定基因对生殖系统分化非常重要。受精后第 10 周从外生殖器可以模糊辨别,第 14 周根据外生殖器可确切分辨出胎儿的性别。

小结

1. 胚胎发育分为 3 个阶段,即胚前期、胚期和胎儿期。胚前期主要是胚胎细胞的早期增殖与分化;胚期主要是细胞的进一步增殖与分化,形成器官雏形,外形初具人形;胎儿期则是组织和器官的成熟及胎儿的快速发育。

2. 胎儿的各系统发育先后差异大,其中循环系统在出生前和出生后变化比较大,且复杂。

思考题

1. 胚胎发育的 3 个阶段的主要特点是什么?
2. 胎儿血液循环系统在出生前有什么特点? 出生后有哪些变化?

（李宏莲）

第三节　药物及辐射对胚胎、胎儿发育的影响

在胚期,由于细胞的增殖分化,胎儿的各部分器官经历着从无到有的剧烈变化阶段,对各种环境影响及致畸因子反应敏感,因此,一些药物、射线、毒物都可能干扰胚胎组织和细胞的正常分化。

一、药物对胎儿发育的影响

妊娠期妇女用药,许多药物都可通过胎盘进入胎儿体内。妊娠期应禁止服用那些明确具有致畸、致癌、致突变作用的药物。

20 世纪 60 年代,在欧洲曾广泛使用反应停(又名沙利度胺),用于治疗妊娠呕吐,结果引起大量残肢畸形儿的出生,酿成了所谓"反应停事件"。自此药物的致畸作用引起了人们的普遍重视,并对药物进行严格的致畸检测。多数抗肿瘤药物有明显的致畸作用,如甲氨蝶呤可引起无脑、小头及四肢畸形;白消安、苯丁酸氮芥、环磷酰胺、巯嘌呤等均能引起多种畸形。某些抗生素也有致畸作用。如孕期大剂量服用四环素可引起胎儿牙釉质发育不全;大剂量应用链霉素可引起先天性耳聋;大剂量应用新生霉素可引起先天性白内障和短指畸形等。某些抗惊厥药物(如噁唑烷酮、乙内酰脲、三甲双酮)、某些治疗精神病的药物(如吩噻嗪、溴化锂、安非他明)、某些抗凝血药(如华法林)、某些激素(如性激素)均有

不同程度的致畸作用。

二、辐射对胎儿的影响

影像学（X线、CT、MRI、超声、核医学等）技术的应用是急慢性疾病诊断性评估的重要辅助手段。如何避免由于过度担心辐射影响而错失对疾病的及时诊断和干预，又减少对胎儿的发育造成影响，应该结合辐射剂量、孕周、母体疾病的严重程度进行权衡。

细胞对射线的敏感程度与细胞的增殖力成正比，与细胞的分化程度成反比，即越幼稚的细胞越容易受影响，而越成熟的细胞影响较小。因此胚体细胞对射线的敏感度比成体细胞高很多，对母体无害剂量的照射却可能危及胎儿。

1. **X线**　通常用于创伤和重要相关疾病的诊断与病情评估，有时候会在患者知晓怀孕前或者怀孕期间不经意使用。由于外界存在着不同物质发出的辐射，据估计在整个怀孕期间胎儿将暴露在1mGy的背景辐射当中。

电离辐射对胎儿的风险取决于暴露时的胎龄和射线的剂量。如果在胚胎发育的早期发生非常高剂量（超过1Gy）的暴露，对胚胎可能是致命的。高剂量辐射暴露导致胚胎发育异常以生长受限、小头畸形和智力残疾最为常见。以原子弹幸存者为基础的数据显示，辐射导致中枢神经系统发育异常的风险在怀孕第8~15周最大，这种不利影响的最小阈值范围在60~310mGy。有临床记录表明，导致智力残疾的最低剂量是610mGy。因此多次重复使用X线诊断也很少导致电离辐射的暴露达到这种程度。射线暴露<50mGy导致胎儿异常、生长受限或流产的风险尚未见报道，而此水平超过了诊断程序中射线暴露的范围。极端情况下，如果射线暴露超过此水平，应该关注并对胚胎结构异常和生长受限进行针对性的产前检查。子宫内电离辐射暴露致癌变的风险仍然不清楚，但是风险很小。胎儿患白血病的自然概率是1/3 000，10~20mGy的射线暴露导致胎儿患白血病的风险升高1.5~2倍。因此，仅仅因为一次辐射不应该被建议终止妊娠。如果一个孕妇使用电离辐射进行了多次影像学检查，谨慎的做法是咨询放射物理学家来计算胎儿所受到的总照射剂量。

2. **计算机断层扫描（CT）**　CT是一种特殊的使用电离辐射的检查，应用非常广泛。基本上，CT及相关对比剂的应用在妊娠期妇女临床有指征时可以使用，但是应该详细地讨论其风险和获益。例如在突发急性病情如胰腺炎或小肠梗阻时，孕妇的受益可能超过胎儿理论上的风险。如果可以，尽可能采用MRI检查代替CT，则更为安全。

CT所导致的辐射暴露量取决于相邻图像切片的数量和间距。例如，盆腔CT的辐射暴露剂量可以高达50mGy，但是通过使用低曝光技术可以将辐射暴露剂量降低致大约2.5mGy，在诊断方面的效果完全相同。在怀疑肺栓塞的病例，胸部CT评价比通气-灌注扫描使胎儿暴露于辐射的剂量要低。在典型的应用过程中，胎儿在螺旋CT与普通CT的辐射相当。口服的CT增强对比剂不会被患者吸收，因此不会造成危害。静脉注射的常用CT增强对比剂是碘对比剂，可能给患者带来轻微的消化道或者过敏反应，如恶心、呕吐、面部潮红、注射点疼痛等。尽管碘对比剂可以通过胎盘，进入羊水和胎儿体内，迄今并没有因使用碘剂导致畸形或突变的动物实验结果的报道。关于游离碘对胎儿甲状腺发育的影响在人体中也未见报道。

尽管没有已知危害，我们仍然建议怀孕期间必须是在确实需要的情况下才进行CT和CT碘增强检查。

3. **磁共振成像（MRI）**　MRI相比于超声和CT的主要优点是可以客观地、且不使用电离辐射而使深部软组织结构成像，对孕妇没有需要注意的事项和禁忌证。尽管MRI对胎儿有理论上的风险，包括致畸作用、组织加热、听力损害，但是没有动物实验结果报道对胚胎的发育有致畸作用，更没有相关对人体胚胎发育造成影响的报道。

用于MRI增强检查的对比剂有两种：含钆对比剂和超顺磁性氧化铁对比剂。钆对比剂增强在怀孕患者中的应用是有争议的。钆是水溶性的，可以通过胎盘进入胎儿循环和羊水。而游离的钆是有毒的,所以它只能以螯合剂的形式使用。在动物实验中,钆剂被发现在高剂量和重复给药时有致畸性。基于对钆剂特性的认识,临床最担心的是钆对比剂在羊水中会被胎儿吞下而重新进入胎儿循环,无法确定胎儿暴露的持续时间,时间越长风险越大。超顺磁性氧化铁对比剂对胎儿发育的影响尚缺乏必要的研究信息,也不推荐使用。

钆对比剂不会排泄到乳汁中,因此使用钆对比剂后不需要中断母乳喂养。

4. **超声检查**　超声检查利用的是超声波,并不是一种电离射线。美国 FDA 证实将超声探头的空间峰值时间平均声强(ISPTA)限制在 720mW/cm^2,胎儿理论上的温度升高可能到达 2℃ (35.6F),但并不导致胎儿任何解剖部位发生持续的温度升高。温度升高风险最低的是 B 型超声成像,最高的是彩色多普勒和频谱多普勒。产科超声使用的配置不会产生像非产科超声探头和设置那样高的温度传递。彩色多普勒即便具有升高组织温度的最大潜能,适当地用于产科适应证并不会产生危害胎儿发育和孕妇健康的结果。目前还没有记录在案的诊断性超声检查包括多普勒成像对胎儿产生不利影响的报道。尽管如此,潜在的风险提示还是必要的,在对疾病诊断和治疗判断上该检查是必需的则才能选用。

5. **核医学成像**　核医学成像技术是采用放射性同位素标记的化学试剂对某些器官,如甲状腺、骨骼和肾等进行扫描成像,对相关疾病进行诊断,主要检测这些器官的生理功能或功能障碍,而不是观察解剖结构的变化。因此可以将核成像设备和 CT 进行结合检查,可以提高获得的信息质量,并有助于纠正单独核医学成像产生的伪影。

妊娠期间,胎儿在核医学研究中的暴露量取决于所使用的放射性同位素的物理和生物化学性质。锝 -99m (^{99m}Tc)是最常用的同位素之一,它常被用于脑、骨骼、肾和心血管扫描。在怀孕期间最常见的使用是用于通气 - 灌注肺扫描来检测肺栓塞,^{99m}Tc 的半衰期是 6h,为单纯的 γ 射线发射器,可以使辐射暴露的剂量降低到最小而不影响图像质量,此过程导致的胚胎或胎儿暴露 <5mGy,这个剂量对胎儿是安全的。放射性碘(^{131}I)容易通过胎盘,半衰期为 8d,对胎儿的甲状腺可能产生不利影响,特别是在妊娠 10~12 周后使用。无论是以诊断还是治疗为目的,^{131}I 在怀孕期间被禁止使用。如果需要进行甲状腺扫描,选用 ^{99m}Tc 是安全的。放射性核素的化合物可以以不同的浓度在不同时期排泄到母乳中,而且同一种化合物在不同患者的排泄速率是不同的,因此当这些化合物用于哺乳期妇女时应咨询母乳喂养和核医学专家。

三、妊娠期合理用药

妊娠期妇女在妊娠晚期常见胃排空延迟、胃肠蠕动减慢,从而使药物吸收延缓,吸收量增高。妊娠期妇女肝脏代谢酶活性增强,一些经肝代谢的药物,如苯妥英、茶碱的消除加速。妇女妊娠期肾血流量较非妊娠期增加 1 倍,经肾排泄药物如阿莫西林或头孢拉定等的消除加速,故应用此类抗生素治疗全身性感染,宜加量应用。

孕妇在应用抗菌药物时,应切实注意避免应用能透过胎盘屏障进入胎儿血液循环的药物。如氨基苷类抗生素,孕妇应用后有可能损害胎儿的听力;四环素类抗生素尤其大剂量静脉滴注可致孕妇肝脏脂肪性变,亦可沉积于胎儿全身骨骼中,使骨骼发育延迟,乳齿形成异常、黄染、釉质发育不全,故应禁用。依托红霉素可使孕妇血丙氨酸氨基转换酶升高或致胆汁淤积性黄疸,故也应避免应用。

小结

女性在妊娠期应该谨慎用药,避免辐射,尤其是在妊娠的第 5~10 周,在此期间胚胎的发育最容易受到致畸因素的影响和干扰。

思考题

1. 妊娠期间药物通过什么途径干扰胚胎发育？
2. 查找射线干扰胚胎发育的资料，拓展学习其主要的机制。

（李宏莲）

第四节   胎儿附属物的形成与功能

胎儿附属物包括胎盘、胎膜、脐带和羊水，它们对维持胎儿宫内的生命及生长发育起重要作用。

一、胎盘

胎盘（placenta）由胎儿部分的羊膜和丛密（叶状）绒毛膜及母体部分的基（底）蜕膜构成。

（一）胎盘的结构

1. 胎盘的形态结构　足月的胎盘多为圆形或椭圆形，中央略厚，边缘稍薄。直径 16~20cm，平均厚度约 2.5cm。胎盘分胎儿面和母体面。胎儿面被覆羊膜，呈灰白色，光滑半透明，脐带多附着于胎儿面偏中央的位置，少数附着于中央或边缘。透过羊膜可以看到脐血管由脐带附着处分支向四周呈放射状分布达胎盘边缘，其分支穿过绒毛膜板，进入绒毛干及其分支。母体面呈暗红色，被若干不规则走行的浅沟分隔为 15~25 个胎盘小叶（cotyledon）（图 3-7-3）。

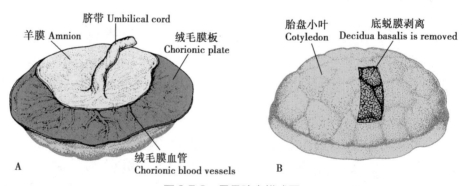

图 3-7-3　足月胎盘模式图

在胎盘的垂直断面上，可见胎盘呈三明治样的结构，胎儿面为绒毛膜板，母体面为滋养层壳和蜕膜构成的基板（basal plate），中层为绒毛和绒毛间隙，间隙中流动着母体血液（图 3-7-4）。从绒毛膜板中发出大约 60 个干绒毛（初级绒毛干），每个干绒毛又分出数个游离绒毛。从底蜕膜上发出若干楔形小隔伸入绒毛间隙，将胎盘分为 15~25 个小区，每个小区内含有 1~4 个干绒毛及其分支。这些小区就是在母体面上看到的胎盘小叶，分隔这些小叶的隔称胎盘隔（placental septum）。胎盘隔的远端游离，不与绒毛膜板接触，因而胎盘小叶之间的分隔是不完全的，母体血液可以从一个小叶流入相邻小叶。

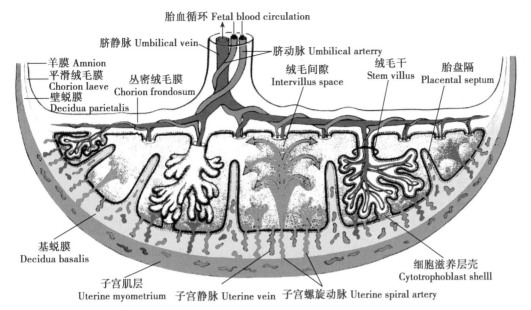

图 3-7-4　胎盘的结构和血液循环模式图

2. 胎盘组成

(1) 羊膜 (amnion):为附着在胎盘胎儿面的半透明膜。羊膜光滑,无血管、神经及淋巴。正常羊膜厚度 0.02~0.05mm,电镜下见上皮细胞表面有微绒毛,使羊水与羊膜间进行交换。

(2) 叶状绒毛膜 (chorion frondosum):是胎盘的主要结构。胚泡(晚期囊胚)着床后,着床部位的滋养细胞迅速分裂增殖,内层为细胞滋养细胞,是分裂增生的细胞;外层为合体滋养细胞,是执行功能的细胞,是由细胞滋养细胞分化而来。滋养层内面有一层胚外中胚层,与滋养层细胞共同组成绒毛膜。与底蜕膜接触的绒毛营养丰富、发育良好,称为叶状绒毛膜,其形成经历了初级绒毛、次级绒毛和三级绒毛阶段。在受精后第 15~17 日,绒毛内血管形成。胎盘血液循环建立。

(3) 底蜕膜:来自胎盘附着部位的子宫内膜,占胎盘很小部分。

3. 胎盘的血液循环和胎盘膜

(1) 胎儿 - 胎盘循环:每个绒毛干中均有脐动脉和脐静脉的分支,随着绒毛干再分支,脐血管越来越细,最终形成胎儿毛细血管进入的三级绒毛,建立胎儿 - 胎盘循环。

(2) 子宫 - 胎盘循环:一个重要的环节是子宫螺旋动脉的重铸。间质滋养细胞侵入蜕膜、子宫内膜和子宫肌层内 1/3 处,并聚集在螺旋动脉周围,血管内滋养细胞沿螺旋动脉内腔迁移,取代血管内皮,将狭窄的肌性管腔转变为扩张的低阻力子宫胎盘血管,保障了绒毛间隙中的母血与胎儿交换。

(3) 胎盘屏障(胎盘膜):胎盘内存在母体和子体两套血液循环通路。母体血液循环通路起自子宫动脉的分支,经螺旋动脉直接开口于绒毛间隙,与胎儿绒毛中血管内血流交换后再汇入子宫静脉。胎儿血液循环起自脐动脉(含氧量低),经绒毛内毛细血管绒毛间隙母血交换后,再将含氧量高的血液最终汇入脐静脉。在胎盘小叶内,流经绒毛毛细血管的胎儿血与流经绒毛间隙的母体血并不直接连通,两者之间的薄层结构,称胎盘膜 (placental membrane),构成母胎界面。也称胎盘屏障 (placental barrier)。早期由绒毛内毛细血管内皮及其基膜、合体滋养层和细胞滋养层上皮及其基膜,以及两基膜之间的薄层绒毛结缔组织构成。发育后期,随着胎儿的发育长大,胎盘膜变得越来越薄,细胞滋养层逐渐消失,合体滋养层变薄,故胎儿血与母体血之间仅隔着绒毛内的毛细血管内皮和薄层合体滋养层及两者间的基膜,更有利于两者间的物质交换。

(二) 胎盘的功能

胎盘是维持胎儿生长发育的重要器官,具有物质交换、防御、合成及免疫功能。

1. 物质交换　妊娠期间,胎儿生长发育所需要的氧和营养物质均通过胎盘从母体获得;胎儿代谢所产生的二氧化碳和代谢废物也都是通过胎盘而排至母体。胎儿与母体之间的物质交换是通过胎盘膜实现的,并且随着胎儿的不断生长发育,胎盘膜的结构越来越薄,其物质交换功能也越来越强。不同物质的交换机制不同,气体、水和电解质、脂溶性维生素等的交换通过简单扩散的方式进行,葡萄糖通过易化扩散进行,水溶性维生素和氨基酸通过主动运输进行,蛋白质通过胞饮和胞吐进行,脂肪酸可自由通过胎盘膜并参与胎儿的脂肪合成。

大多数药物都可通过胎盘膜而进入胎儿体内。

2. **防御屏障**　胎盘膜有选择性的防御功能,但作用极有限。对多数细菌具有屏障作用,但不能阻止某些病毒的通过。有些具有致畸作用的病毒、药物、化学物质,以及对胎儿发育有影响的激素,都可以通过胎盘膜进入发育中的胚胎,引起胚胎发育先天畸形。

3. **合成功能**　胎盘可合成多种激素,对于妊娠的正常进行和胎儿的正常生长发育起着非常重要的作用。

(1) 人绒毛膜促性腺激素(human chorionic gonadotropin,hCG):是合体滋养层合成和分泌的一种糖蛋白类激素。受精后第 2 周末已出现于母体血液中,并逐渐增多,第 8~10 周达峰值,随之逐渐下降,近 20 周时降至最低点,产后 2 周内消失。孕妇尿中 hCG 的浓度变化曲线与血中的浓度变化曲线相平行。hCG 有多种生理功能,主要功能类似黄体生成素,可促进孕妇卵巢黄体的继续存在和分泌,以维持妊娠的正常进行,并抑制母体对胎儿及胎盘的免疫排异。

(2) 人胎盘催乳素(human placental lactogen,HPL):是蛋白类激素,其分子结构与人生长激素相似,其生物学作用也有相似之处。该激素由合体滋养层合成和分泌,其分泌曲线与胎盘的重量增长曲线及胎儿的生长曲线相平行。妊娠初期便出现于母血中,以后持续升高,妊娠末期达到高峰。此激素可促进乳腺腺泡发育,刺激乳腺上皮细胞合成乳白蛋白、乳酪蛋白和乳珠蛋白,为产后泌乳做准备;促进胰岛素生成;抑制母体对胎儿的排斥作用。

(3) 孕激素:妊娠早期由卵巢妊娠黄体产生。8~10 周后,胎盘合体滋养细胞开始产生孕激素。母血孕酮值随妊娠进展逐渐升高,其代谢产物为孕二酮。孕激素在雌激素的作用下,对妊娠期子宫内膜、肌层、乳腺以及母体其他系统的生理变化起重要作用。

(4) 雌激素:妊娠早期由卵巢黄体产生,妊娠 10 周后主要由胎儿-胎盘单位合成。至妊娠末期,雌三醇值是非孕妇女的 1 000 倍,雌二醇及雌酮是非孕妇女的 100 倍。

(5) 缩宫素酶:是一种糖蛋白,主要作用是灭活缩宫素分子,维持妊娠。

(6) 耐热碱性磷酸酶:妊娠 16~20 周母血中可测出。随着妊娠进展逐渐增多,直至胎盘娩出后下降,产后 3~6d 消失。动态监测其变化,可作为评价胎盘功能的一项指标。

4. **免疫功能**　胎儿是同种半异体移植物。正常妊娠母体能容受、不排斥胎儿,其具体机制目前不清楚,可能与早期胚胎组织无抗原性、母胎界面的免疫耐受以及妊娠期母体免疫力低下有关。

(三) 不同妊娠阶段胎盘超声变化

胎盘是母体与胎儿间进行物质交换的重要器官,超声检查可看到胎盘内部结构及其与子宫壁的关系。胎盘从发生、成长到成熟的演变过程中所表现出的不同声像是超声诊断的基本依据。

1. **妊娠早期胎盘超声表现**　从妊娠 9 周开始,超声检查可见沿胎囊蜕膜部分呈增厚的月牙状强回声,妊娠 12 周后可看到胎盘轮廓(图 3-7-5)。早孕期胎盘呈均匀强回声新月形结构,胎盘实质呈均匀的细点状回声,较子宫肌壁回声强,可以观察到胎盘与子宫壁的交界面。绝大部分胎盘附着在子宫腔上部的前壁或后壁,但以后壁更为多见。胎盘位置的判定对临床有指导意义,如判断前置胎盘和胎盘早剥,行羊膜穿刺术时可避免损伤胎盘和脐带等。通常,越早期的胎盘越薄,相对面积越大。以后胎盘厚度渐渐增加,面积相对缩小。胎盘有两个面,即胎盘胎儿面及胎盘母体面。前者靠近羊膜腔、胎儿的一面,其表面覆盖光滑的羊膜。后者即与子宫壁相贴的一面。

2. **妊娠中期胎盘超声表现**　妊娠 18~24 周因受羊水及胎膜的衬托,胎盘显示得更清楚。此期胎盘实质呈细蜂窝状,回声减弱,与子宫壁回声接近,不易鉴别子宫壁与胎盘的分界面。但略倾斜探头仔细观察,仍可发现宫壁回声低于胎盘回声。妊娠 20 周以后,胎盘基底与子宫壁之间的血管显示为网状无回声区(图 3-7-6)。

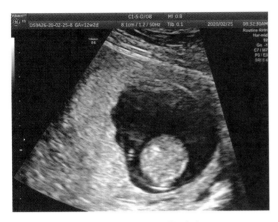

图 3-7-5　妊娠早期胎盘

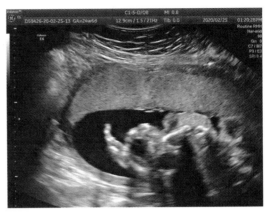

图 3-7-6　妊娠中期胎盘

3. 妊娠晚期胎盘超声表现　妊娠 28~30 周时,胎盘实质内出现无回声区代表绒毛间隙,大小为 0.5~3.0cm。妊娠足月时超声观察胎盘实质,可分辨出小叶和小叶间的钙质沉着,表现为较强的环状回声,此时又使胎盘与子宫壁间的界面变得清晰(图 3-7-7)。

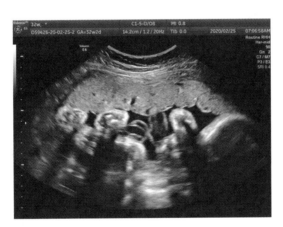

图 3-7-7　妊娠晚期胎盘

正常胎盘随妊娠进展而体积增加,超声测量胎盘体积方法复杂,较少采用。胎盘厚度易测量,应用较多。妊娠 20 周左右的胎盘平均厚度 2~2.5cm,一般不超过 3cm。晚期妊娠时可达 3~4cm,正常足月胎盘最大厚度不超过 5.0cm。测量胎盘厚度应注意方法准确,必须取胎盘与子宫壁之间的垂直距离,侧壁胎盘易被误认为增厚。

4. 胎盘分级　根据胎盘的绒毛板、胎盘实质和胎盘基底层 3 部分结构变化,将胎盘的成熟过程分 4 级来估计胎儿成熟度:0 级,胎盘实质内见不到任何钙化现象,而是均匀分布的细点状回声,绒毛板光滑、清楚,呈直线回声,基底层不易分辨,多见于妊娠 28 周前。Ⅰ级,胎盘实质内出现散在的粗粒状强回声,绒毛板清晰完整但有轻微波纹状起伏,基底层仍不易分辨,多见于妊娠 29~36 周。Ⅱ级,胎盘实质内出现短柱状强回声,绒毛板出现切迹并向实质内伸入,但尚未达基底层,基底层钙化增加,有点线状排列的强回声,预示胎盘成熟,多见于妊娠 36 周以后。Ⅲ级,胎盘实质内出现强回声环,环中心呈暗区,有时可为斑块状强回声团伴有后方声像,绒毛板的切迹深入直达基底,基底层内大量融合的强回声,也可有声像。胎盘成熟并趋老化,多见于妊娠 38 周以后。胎盘分级虽可预示成熟状况,但并非每个胎盘都遵循从 0~Ⅲ级的过程,部分可能维持Ⅰ级到足月,约 15% 可达到Ⅲ级。由于胎盘成熟是渐进过程,各级成熟度在各孕周的分布幅度较大且有相互交叉、重叠现象,因此从胎盘分级判断胎儿成熟度时,还需结合其他参数及临床资料,做出综合分析。

（四）常见的胎盘异常

1. 胎盘形态异常　正常胎盘为盘状,呈圆形或卵圆形。胎盘形态异常可能与受精卵和子宫环节两方面因素有关。

（1）多叶胎盘(multilobate placenta)：一个胎盘分成两叶、三叶或更多,但有一共同的部分互相连在一起。在剥离、娩出时易造成胎盘残留,引起产后出血和感染。

（2）副胎盘(placenta succenturiata)和假叶胎盘(placenta spuria)：副胎盘系一个或多个胎盘小叶,借胎膜、血管与主胎盘相连。如其间无血管相连,则为假叶胎盘。连接主、副胎盘的血管可在胎先露部前方横越宫颈内口,形成前置血管,在妊娠期或分娩期发生破裂或断裂,引起产前或产时出血,导致胎儿窘迫或死亡。分娩时,胎儿及主胎盘娩出后,副胎盘或假叶胎盘滞留于子宫腔还可导致子宫收缩不良及产后出血。

（3）轮廓胎盘(placenta circumvallate)和有缘胎盘(placenta circummarginata)：均系绒毛膜外胎盘,即胎儿面的绒毛板小于母体面的基底板。如胎儿面中央凹陷,周围环绕白色、不透明的厚膜环(由双层折返的绒毛膜及羊膜组成,其间含有变性的蜕膜与纤维素),称为轮廓胎盘或轮状胎盘,可分为完全性和部分性；如此环紧靠胎盘边缘,则称为有缘胎盘。环内胎儿面的大血管自脐血管分支向四周延伸至环的边缘终止,改在胎膜下胎盘的深部走行。轮廓胎盘和有缘胎盘可能由于胎盘边缘血窦破裂或胎盘功能不全导致产前出血、晚期流产和早产,或因第三产程胎盘剥离不全、胎膜残留而导致宫缩乏力产后出血。

（4）膜状胎盘(placenta membranacea)：是一种异常伸展的胎盘,直径可达 35cm,而厚度仅 0.5cm。大部分或全部的胎膜上附着绒毛小叶,胎盘呈膜状。由于胎盘面积大,往往种植处达子宫下段而形成前置胎盘,可导致出血。

2. 胎盘种植异常　包括种植位置异常,如前置胎盘(placenta praevia),是妊娠晚期产前出血最常见原因,也易导致产后出血(详见第二十三章第一节)。另一是胎盘滋养细胞不同程度侵入子宫肌层所导致,如粘连性、植入性、穿透性胎盘(placenta accreta, increta, and percreta),是产后出血的高危因素(详见第二十三章第二节)。

3. 胎盘循环障碍

（1）胎盘母血循环障碍引起的病变：妊娠期母体多种疾病可影响胎盘血液供给,造成包括绒毛周围、绒毛下纤维蛋白沉积、绒毛膜下血栓、底蜕膜血肿、边缘蜕膜血肿和胎盘梗死等病变,进而危害胎儿。

（2）胎盘子血循环障碍引起的病变：包括绒毛间血栓、干绒毛动脉血栓形成、羊膜下血肿。绒毛间血栓对胎盘功能和胎儿生长无明显影响。单个干绒毛动脉血栓形成对胎儿影响不大,偶见多发性血栓可致胎儿窘迫甚至死亡。

二、胎膜

1. 胎膜的组成　胎膜(fetal membranes)是由外层的平滑绒毛膜(chorion leave)和内层的羊膜组成。囊胚表面非着床部位的绒毛膜在发育过程中缺乏营养,逐渐退化萎缩成平滑绒毛膜。羊膜为无血管膜,结实、坚韧而柔软,与覆盖胎盘、脐带的羊膜层相连。至妊娠晚期平滑绒毛膜与羊膜轻轻贴附并能分开。

2. 胎膜的作用　胎膜的重要作用是维持羊膜腔的完整性,对胎儿起到保护作用。胎膜能转运溶质和水,参与维持羊水平衡；能合成血管活性肽、生长因子和细胞因子,参与血管张力的调节。胎膜含大量花生四烯酸(前列腺素前体物质)的磷脂,且含有能催化磷脂生成游离花生四烯酸的溶酶体,在分娩发动上有一定作用。

3. 胎膜异常　胎膜早破(premature rupture of membranes, PROM)是最常见的胎膜异常。妊娠满 37 周后的胎膜早破称为足月胎膜早破。未满 37 周发生的胎膜破裂称为未足月胎膜早破(preterm premature rupture of membranes, PPROM),是早产的主要原因之一(详见第二十三章第四节)。

三、脐带

1. 脐带的组成与作用 脐带(umbilical cord)是连接胎儿与胎盘的条索状组织,胎儿借助脐带悬浮于羊水中。足月妊娠的脐带长 30~100cm,平均约 55cm,直径 0.8~2.0cm。脐带表面有羊膜覆盖呈灰白色,内有一条脐静脉,两条脐动脉,脐血管周围为含水量丰富的来自胚外中胚层的胶样组织,称为华通胶(Wharton jelly),有保护脐血管的作用。脐带是母儿间气体交换、营养物质供应和代谢产物排出的重要通道,脐带受压使血流受阻时,可致胎儿缺氧,甚至危及胎儿生命。

2. 脐带异常 脐带异常包括脐带先露、脐带脱垂;脐带缠绕如脐带绕颈;脐带长度异常如脐带过短或脐带过长;脐带打结如脐带真结和脐带假结,脐带扭转;脐带附着异常如球拍状胎盘、脐带帆状附着、前置血管,以及脐血管数目异常如单脐动脉。脐带异常可引起胎儿急性或慢性缺氧,甚至胎死宫内(详见第二十三章第五节)。

四、羊水

充满在羊膜腔内的液体称为羊水(amniotic fluid),是胎儿生存的空间。

(一) 羊水来源和组成

1. 羊水的来源 ①妊娠早期的羊水主要来自母体血清经胎膜进入羊膜腔的透析液;②妊娠中期以后,胎儿尿液成为羊水的主要来源,使羊水的渗透压逐渐降低;③妊娠晚期胎肺参与羊水的生成,肺泡每日分泌 600~800ml 液体至羊膜腔;④羊膜、脐带胶质及胎儿皮肤渗出液体,但量少。

2. 羊水的吸收 ①约 50% 由胎膜完成;②胎儿吞咽羊水,足月妊娠胎儿每日可吞咽羊水 500~700ml;③脐带每小时能吸收羊水 40~50ml;④孕 20 周前,胎儿角化前皮肤有吸收羊水的功能,但量很少。

3. 母体、胎儿、羊水三者间的液体平衡 羊水在羊膜腔内不断进行液体交换,以保持羊水量相对恒定。母儿间的液体交换主要通过胎盘,每小时约 3 600ml。母体与羊水的交换主要通过胎膜,每小时约 400ml。羊水与胎儿间主要通过胎儿消化道、呼吸道、泌尿道以及角化前皮肤进行交换。

4. 羊水量、性状及成分 妊娠期羊水量逐渐增加,妊娠 38 周约 1 000ml,此后羊水量逐渐减少,妊娠 40 周羊水量约 800ml。过期妊娠羊水量明显减少,可减少至 300ml 以下。妊娠早期羊水为无色澄清液体;妊娠足月羊水略混浊、不透明,可见羊水内悬有白色小片状物(胎脂、胎儿脱落上皮细胞、毳毛、毛发、少量白细胞、白蛋白、尿酸盐等),提示胎儿已成熟。羊水中含大量激素和酶。足月妊娠时羊水比重为 1.007~1.025,pH 约为 7.20,内含水分 98%~99%,1%~2% 为无机盐及有机物。

(二) 羊水的功能

1. 保护胎儿 羊膜腔内恒温,适量的羊水对胎儿有缓冲作用,避免胎儿受到挤压,防止胎肢粘连,避免子宫肌壁或胎儿对脐带直接压迫所致的胎儿窘迫;临产宫缩时,羊水能使宫缩压力均匀分布,避免胎儿局部受压所致的胎儿窘迫。胎儿吞咽或吸入羊水可促进胎儿消化道和肺的发育,孕期羊水过少可引起胎儿肺发育不良。

2. 保护母体 妊娠期羊水可减少胎动所致的不适感;临产后,前羊水囊借助楔形水压扩张宫口及阴道;破膜后羊水冲洗阴道,减少感染机会。

(三) 羊水量异常

正常妊娠时羊水的产生与吸收处于动态平衡。若羊水产生和吸收失衡,将导致羊水量异常,包括羊水过多和羊水过少。羊水过多与胎儿结构异常、多胎妊娠、妊娠期糖尿病等有关;羊水过少与胎儿结构异常、胎盘功能减退有关(详见第二十三章第六节)。

小结

1. 胎盘是由胎儿的丛密(叶状)绒毛膜和母体的基(底)蜕膜构成。

2. 胎盘屏障(胎盘膜)是胎儿血与母体血进行物质交换的防御性结构,可以减少或者避免胎儿受到有害物质和病原微生物的影响。

3. 胎盘具有合成功能,能合成多种激素,对胚胎的正常发育非常重要。

4. 胎膜保持羊膜腔完整性,对胎儿起保护作用。

5. 脐带内脐动脉、脐静脉血流是母儿之间物质交换的通道。

6. 羊水对胎儿和母体有保护作用,提供羊膜腔内母儿间液体交换,保持量的相对恒定。

思考题

1. 胎盘是由哪几部分构成的? 胎儿血和母体血是否直接相通? 两者间是如何进行物质交换的?

2. 什么是胎盘屏障? 其功能意义是什么?

3. 胎盘的合成功能有哪些?

4. 胎盘形成、结构的哪些特点使其成为最重要的胎儿附属物? 胎盘异常会导致什么后果?

(李宏莲　顾蔚蓉)

第五节　妊娠期母体变化

妊娠是正常生理过程,为了满足胎儿生长发育的需要,母体各器官系统在体内新增加的器官——胎盘所分泌的蛋白类激素和甾体类激素的作用下将发生一系列改变,并为分娩做准备。分娩时胎盘娩出后,其所分泌的激素在体内骤然减少并消失,由妊娠所引起的各种生理变化亦于产后6周内逐渐恢复至孕前水平。

一、生殖系统的变化

(一) 子宫

妊娠期子宫的重要功能是孕育胚胎和胎儿,同时在分娩过程中起重要作用,是妊娠期变化最大的器官。

1. **子宫大小**　随着妊娠进展以及胎儿、胎盘和羊水的形成与发育,子宫体逐渐增大变软,由非孕时(7~8)cm×(4~5)cm×(2~3)cm增大到足月妊娠时的35cm×25cm×22cm。其宫腔容量也逐渐增大,由非孕时约10ml或更少,增大到妊娠足月时的平均容量5 000ml,是非孕期的500~1 000倍。子宫重量非孕时约 70g,至足月时可达 1 100g,增加近 20 倍。妊娠早期子宫略呈球形且不对称,受精卵着床部位的子宫壁明显突出。妊娠 12 周后,增大子宫逐渐超出盆腔,在耻骨联合上方可触及,呈对称性增大。因乙状结肠和直肠固定在盆腔左后方,妊娠晚期的子宫呈不同程度的右旋。

子宫增大主要是由于子宫肌细胞的肥大、延长所致(肌细胞由非孕时的长 20μm、宽 2μm 增至妊娠足月时的长 500μm、宽 10μm),也与少量肌细胞数目的增加及结缔组织增生有关。子宫肌细胞质内富含有收缩功能的肌动蛋白(actin)和肌球蛋白(myosin),为临产和产后子宫收缩提供物质基础。子宫肌壁厚度非孕时约 1cm,至妊娠中期逐渐增厚达 2.0~2.5cm,至妊娠末期又逐渐变薄,妊娠足月厚度为 1.0~1.5cm 或更薄。妊娠早期子宫增大主要受雌激素影响,孕激素作用尚不明确。妊娠 12 周以后子宫增大系因宫腔内压力增加所致。子宫各部位增长速度不同,宫底在妊娠后期增长最快,因其含肌纤维最多,子宫下段次之,宫颈最少,以适应临产后子宫收缩力由宫底向下递减,利于胎儿娩出。

自妊娠早期开始,子宫可出现不规律的无痛性收缩。其特点为稀发、不规律和不对称,随妊娠进展而逐渐增加,但宫缩时宫腔内压力通常为 5~25mmHg,持续时间不足 30s。一般不引起痛感,也不伴有宫颈的扩张。这种生理性无痛宫缩被称为 Braxton Hicks 收缩。

2. **子宫血流量** 妊娠期胎儿生长的营养物质供应和代谢产物排出依靠胎盘绒毛间隙的足够灌注。妊娠期子宫血管扩张、增粗,子宫血流量增加,以适应胎儿 - 胎盘循环的需要。妊娠早期子宫血流量为 50ml/min,主要供应子宫肌层和蜕膜。妊娠足月时子宫血流量为 450~650ml/min,比非孕时增加 4~6 倍,其中 80%~85% 供应胎盘,10%~15% 供应子宫蜕膜层,另外 5% 供应子宫肌层。子宫螺旋血管走行于子宫肌纤维之间,子宫收缩时血管被紧压,子宫血流量明显减少,当子宫收缩压力为 50mmHg 时,速度下降 60%,子宫收缩对胎儿循环的影响非常小。虽然过强的子宫收缩可导致胎儿宫内缺氧,但另一方面,有效的子宫收缩也是产后使子宫胎盘剥离面迅速止血的主要机制。

3. **子宫内膜** 受精卵着床后,在孕激素、雌激素作用下子宫内膜腺体增大,腺上皮细胞内糖原增加,结缔组织细胞肥大,血管充血,此时的子宫内膜称为蜕膜(decidua)。按蜕膜与囊胚的关系,将蜕膜分为 3 部分。①底(基)蜕膜(basal decidua):囊胚着床部位的子宫内膜,与叶状绒毛膜相贴,以后发育成为胎盘的母体部分;②包蜕膜(capsular decidua):覆盖在囊胚表面的蜕膜,随囊胚发育逐渐突向宫腔;③真蜕膜(true decidua):底蜕膜及包蜕膜以外覆盖子宫腔其他部分的蜕膜,妊娠 14~16 周羊膜腔明显增大,包蜕膜和真蜕膜相贴近,宫腔消失(图 3-7-8)。

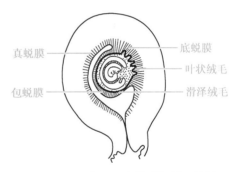

图 3-7-8 早期妊娠子宫蜕膜与绒毛的关系

4. **子宫峡部** 位于子宫颈管内解剖学内口与组织学内口之间的最狭窄部位。非孕时长约 1cm,妊娠 10 周时子宫峡部明显变软,妊娠 12 周后逐渐伸展、拉长、变薄,扩展成宫腔的一部分;临产后可伸展至 7~10cm,成为产道的一部分,称为子宫下段,剖宫产时一般取此处切开宫壁进入宫腔,有梗阻性难产发生时易在该处发生子宫破裂,是产科手术学的重要解剖结构。

5. **宫颈** 在激素作用下,宫颈充血、水肿,宫颈管内腺体增生、肥大,使宫颈自妊娠早期逐渐变软,呈紫蓝色。宫颈的主要成分为富含胶原的结缔组织,其在不同时期的重新分布,能促使妊娠期宫颈关闭并维持至足月,分娩期宫颈扩张以及产褥期宫颈迅速复旧。妊娠期宫颈黏液增多,形成黏稠的黏液栓,富含免疫球蛋白及细胞因子,可保护宫腔免受外来感染的侵袭。妊娠期宫颈管柱状上皮腺体增生、外翻,此时宫颈组织很脆弱、易出血。

(二)卵巢

妊娠期卵巢排卵和新卵泡发育均停止。一般情况下,妊娠妇女卵巢内仅有一个黄体,产生大量雌激素及孕激素,并在妊娠 6~7 周达到高峰,以维持妊娠。妊娠 10 周后黄体功能由胎盘取代,黄体开始萎缩。在卵巢表面和其下层有时能见到类似于子宫内膜基质的蜕膜样改变。妊娠后,卵巢静脉的管腔直径明显增大,可从 0.9cm 达妊娠足月时的 2.6cm。

(三) 输卵管

妊娠期输卵管伸长,但肌层增厚不明显。黏膜层上皮细胞稍扁平,在基质中见蜕膜细胞,有时黏膜呈蜕膜样改变,但不形成连续蜕膜层。

(四) 阴道

妊娠期阴道黏膜变软,水肿充血呈紫蓝色(Chadwick 征),阴道皱襞增多,周围结缔组织变疏松,平滑肌细胞肥大,导致阴道伸展性增加,有利于分娩时胎儿的通过。阴道脱落细胞及分泌物增多呈白色糊状。阴道上皮细胞含糖原增加,乳酸含量增多,使阴道 pH 降低,不利于致病菌生长,有利于防止感染。

(五) 外阴

妊娠期外阴部充血,皮肤增厚,大小阴唇色素沉着,大阴唇内血管增多,结缔组织松软,故伸展性增加,利于分娩时胎儿的通过。妊娠时由于增大的子宫压迫,盆腔及下肢静脉血液回流障碍,部分孕妇可有外阴或下肢静脉曲张,产后多自行消失。

二、乳房的变化

妊娠期间胎盘分泌大量雌激素和孕激素,分别刺激乳腺腺管和腺泡的发育,垂体催乳素、人胎盘催乳素、胰岛素和皮质醇等对乳腺的发育成熟也起作用。乳房于妊娠早期开始增大,充血明显,皮肤下的浅静脉明显可见。孕妇自觉乳房发胀或偶有触痛及麻刺感是妊娠早期的常见表现。随着乳腺腺泡增生导致乳腺增大并出现结节。乳头增大变黑,易勃起。乳晕颜色加深,其外围的皮脂腺肥大形成散在的结节状隆起,称为蒙氏结节(Montgomery's tubercles)。妊娠末期,尤其在接近分娩期挤压乳房时,可有少量淡黄色稀薄液体溢出,称为初乳(colostrum)。妊娠期间乳腺充分发育,为泌乳做好准备,但并无乳汁分泌,可能与大量雌、孕激素抑制乳汁生成有关。产后胎盘娩出,雌、孕激素水平迅速下降,新生儿吸吮乳头,乳汁开始分泌。妊娠前乳房大小、体积与产后乳汁产生无关。哺乳期妇女妊娠后乳汁会明显减少。

三、循环系统的变化

(一) 心脏

妊娠期增大的子宫使膈肌升高,心脏向左、上、前方移位,心脏沿纵轴顺时针方向扭转,且血流量增加及血流速度加快,心浊音界稍增大,心尖搏动左移 1~2cm。心脏移位使大血管轻度扭曲,加之血流量增加及血流速度加快,部分孕妇可闻及心尖区 I ~ II 级柔和吹风样收缩期杂音,第一心音分裂及第三心音,产后逐渐消失。心电图因心脏左移出现电轴左偏约 15°。心脏容量至妊娠末期增加约 10%。心率于妊娠晚期休息时每分钟增加 10~15 次。

(二) 心排出量

心排出量增加是妊娠期循环系统最重要的改变,为子宫、胎盘、乳房提供足够血流供应。伴随着外周血管阻力下降、心率增加及血容量增加,心排出量自妊娠 10 周逐渐增加,至妊娠 32~34 周达高峰,持续至分娩。左侧卧位心排出量较未孕时约增加 30%。临产后在第二产程心排出量也显著增加。有基础疾病的孕妇易在妊娠期和分娩期发生心力衰竭。

(三) 血压

妊娠早期及中期血压偏低,妊娠 24~26 周后血压轻度升高。一般收缩压(systolic blood pressure,SBP)无变化,舒张压(diastolic blood pressure,DBP)因受外周血管扩张、血液稀释及胎盘形成动静脉短路而轻度降低,使脉压稍增大。孕妇动脉血压受体位影响,坐位稍高于仰卧位。妊娠对上肢静脉压无影响。妊娠 20 周开始下肢股静脉压在仰卧位时升高,从妊娠前 0.098kPa(10mmH$_2$O)增至 0.196~0.294kPa(20~30mmH$_2$O)。妊娠晚期仰卧位时增大的子宫压迫下腔静脉,使回心血量减少、进而心排出量减少使血压下降,造成仰卧位低血压综合征(supine hypotensive syndrome)。侧卧位能解除子宫压迫,改善血液回流。因此,妊娠中晚期鼓励孕妇侧卧位休息。

由于妊娠期下肢静脉压显著升高,加上增大的子宫压迫下腔静脉,导致下肢水肿、静脉曲张和痔的发生率增加,同时也增加深静脉血栓形成(deep venous thrombosis,DVT)的发生风险。

四、血液的改变

(一) 血容量

妊娠期血容量增加以适应子宫胎盘及各组织器官增加的血流量,对维持胎儿生长发育极为重要,也是对妊娠和分娩期出血的一种保护机制。血容量于妊娠 6~8 周开始增加,至妊娠 32~34 周达高峰,增加40%~45%,平均增加约 1 450ml,并维持此水平直至分娩。血容量增加为血浆容量和红细胞容量增加总和,血容量增加多于红细胞增加,血浆平均增加 1 000ml,红细胞平均增加 450ml,故出现生理性血液稀释。

(二) 血液成分

1. **红细胞**　妊娠期骨髓造血增加、网织红细胞轻度增多、红细胞生成增加。但由于血液稀释,血红蛋白、红细胞浓度及血细胞比容稍有下降,红细胞计数约为 3.6×10^{12}/L(非孕妇女约为 4.2×10^{12}/L),血红蛋白平均约为 125g/L(非孕妇女约为 130g/L),血细胞比容从未孕时的 0.38~0.47 降至 0.31~0.34。妊娠晚期如果血红蛋白低于 110g/L,应认为是缺铁引起,而不是妊娠期高血容量反应。

正常妊娠对铁需求的重量是 1g,其中 300mg 铁主动向胎儿运输,200mg 铁通过正常排泄途径丢失,另外 500mg 铁可以使红细胞总容量增加 450ml。增加的这部分红细胞所需要的铁无法从机体储备中获得。因此,妊娠中、晚期如果外源性铁补充不足,血红蛋白含量和血细胞比容将随母体血容量的增加而明显降低,出现贫血。因此应在妊娠中、晚期开始补充铁剂,以防血红蛋白计数过分降低。

2. **白细胞**　妊娠期从 7~8 周开始白细胞计数轻度增加,至妊娠 30 周达高峰,一般为 $(5~12) \times 10^9$/L,有时可达 15×10^9/L。临产和产褥期白细胞计数也显著增加,一般 $(14~16) \times 10^9$/L,有时可达 25×10^9/L。主要为中性粒细胞增多,淋巴细胞增加不明显,单核细胞及嗜酸性粒细胞几乎无改变。产后 1~2 周内白细胞水平恢复正常。

3. **血小板**　目前对于妊娠期血小板计数的变化尚不明确。妊娠期由于血小板破坏增加、血液稀释或免疫因素等,可导致妊娠期血小板减少,部分孕妇在妊娠晚期会进展为妊娠期血小板减少症(gestational thrombocytopenia)。虽然血小板数量下降,但血小板功能增强以维持止血。血小板计数多在产后 1~2 周恢复正常。

4. **凝血因子**　妊娠期血液处于高凝状态,为防止围产期出血做好准备。凝血因子 Ⅱ、V、Ⅶ、Ⅷ、Ⅸ、Ⅹ增加,仅凝血因子Ⅺ及Ⅻ降低。妊娠晚期凝血酶原时间(prothrombin time,PT)及活化部分凝血活酶时间(actived partial thromboplastin time,APTT)轻度缩短,凝血时间无明显改变。血浆纤维蛋白原含量比非孕妇女约增加 50%,于妊娠末期平均达 4.5g/L(非孕妇女平均为 3g/L)。妊娠期静脉血液淤滞、血管壁损伤均导致妊娠期血液处于高凝状态,使妊娠期女性发生血栓栓塞性疾病的风险较非孕妇女增加 5~6 倍。这些生理性变化使产后胎盘剥离面血管内迅速形成血栓,是预防产后出血的另一重要机制。产后 2 周凝血因子水平恢复正常。

5. **血浆蛋白**　由于血液稀释,血浆蛋白自妊娠早期开始降低,至妊娠中期达 60~65g/L,主要是白蛋白减少,约为 35g/L,以后持续此水平直至分娩。

五、泌尿系统的变化

(一) 肾脏

妊娠期肾脏略增大。肾血浆流量(renal plasma flow,RPF)及肾小球滤过率(glomerular filtration rate, GFR) 于妊娠早期均增加, 整个妊娠期维持高水平。与非孕时相比, RPF 约增加 35%, GRF 约增加 50%, 致代谢产物尿素、肌酐等排泄增多, 其血清浓度低于非孕期。RPF 与 GFR 均受体位影响, 仰卧位时肾脏清除率下降很多, 故仰卧位容易发生水钠潴留。由于妊娠期 GRF 增加, 而肾小管对葡萄糖重吸收能力未相应增加, 约 15% 孕妇饭后出现生理性糖尿, 如果反复出现糖尿, 应注意与糖尿病鉴别。

（二）输尿管

妊娠期受孕激素影响, 泌尿系统平滑肌张力降低。同时由于增大子宫的压迫, 输尿管内压力增高, 自妊娠中期肾盂及输尿管轻度扩张, 输尿管增粗且蠕动减弱, 尿流缓慢, 可致肾盂积水。由于受右旋妊娠子宫的压迫, 86% 的孕妇右侧输尿管扩张更明显, 孕妇易患急性肾盂肾炎, 也以右侧多见。

（三）膀胱

妊娠早期膀胱受增大子宫的压迫, 可出现尿频, 子宫增大超出盆腔后症状缓解。妊娠晚期, 胎头入盆后, 膀胱受压, 膀胱、尿道压力增加, 部分孕妇可出现尿频及尿失禁。

六、呼吸系统的变化

妊娠期横膈抬高约 4cm, 胸廓横径增加约 2cm, 肋膈角增宽、肋骨向外扩展, 胸廓周径约增加 6cm。膈肌上升使胸腔纵径缩短, 但胸腔总体积不变, 肺活量不受影响。孕妇耗氧量于妊娠中期增加 10%~20%, 肺通气量约增加 40%, 有过度通气现象, 肺泡换气量约增加 65%, 使动脉血 PO_2 增高达 92mmHg, PCO_2 降至 32mmHg, 有利于供给孕妇及胎儿所需的氧, 通过胎盘排出胎儿血中的二氧化碳。呼吸次数于妊娠期变化不大, 每分钟不超过 20 次, 但呼吸较深大。受雌激素影响, 上呼吸道 (鼻、咽、气管) 黏膜增厚, 轻度充血、水肿, 易发生上呼吸道感染。

七、消化系统的变化

受雌激素影响, 妊娠期妇女牙龈肥厚、充血、水肿, 易致牙龈出血、牙齿松动及龋齿。少数孕妇牙龈出现血管灶性扩张, 即妊娠龈瘤, 分娩后自然消失。孕激素使胃肠平滑肌张力降低, 贲门括约肌松弛, 胃内酸性内容物反流致食管下部产生胃烧灼感, 而胃排空时间并不延长。妊娠期肝脏未见明显增大, 肝功能无明显改变。孕激素抑制胆囊平滑肌收缩, 使胆囊排空时间延长, 胆道平滑肌松弛, 胆汁黏稠、淤积, 易诱发胆囊炎及胆石症。肠蠕动减弱, 粪便在大肠停留时间延长致出现便秘, 加之直肠静脉压增高, 孕妇易发生痔或使原来痔加重。妊娠期增大的子宫可使胃、肠管向上及两侧移位, 这些部位发生病变时, 体征往往有变异, 如阑尾炎可表现为右侧腹中部或上部疼痛。

八、内分泌系统的变化

（一）垂体

妊娠期垂体增大, 尤其在妊娠末期, 腺垂体增大明显。嗜酸细胞肥大增多, 形成"妊娠细胞"。垂体对于维持妊娠不是必需的, 垂体切除的妇女可以成功妊娠, 并接受糖皮质激素、甲状腺素及血管升压素治疗后自然分娩。

1. 促性腺激素（gonadotropic hormone, GTH）　妊娠黄体及胎盘分泌的大量雌、孕激素, 对下丘脑和腺垂体的负反馈作用使 FSH 及 LH 分泌减少, 故妊娠期间卵巢内的卵泡不再发育成熟, 也无排卵。

2. 催乳素（prolactin, PRL）　妊娠 7 周开始增多, 随妊娠进展逐渐增加, 妊娠足月分娩前达高峰约 150μg/L, 为非孕妇女的 10 倍。催乳素促进乳腺发育, 为产后泌乳做准备。分娩后如不哺乳, 于产后 3 周内降至非孕时水平, 哺乳者则多在产后 3~4 个月或更长时间才降至非孕水平。

(二) 肾上腺皮质

妊娠期促肾上腺皮质激素 (adreno corticotrophic hormone, ACTH) 分泌增加,受妊娠期雌激素大量分泌的影响,中层束状带分泌皮质醇增多 3 倍,进入血液循环约 75% 与皮质类固醇结合球蛋白结合,15% 与白蛋白结合,具有活性作用的游离皮质醇仅为 10%,故孕妇无肾上腺皮质功能亢进表现。

妊娠后半期肾素和血管紧张素水平增加,使外层球状带分泌的醛固酮增多 4 倍,但具有活性作用的游离醛固酮仅占 30%~40%,不致引起过多的水钠潴留。内层网状带分泌睾酮略增加,一些孕妇阴毛、腋毛增多增粗。

(三) 甲状腺

妊娠期受促甲状腺激素 (thyroid stimulating hormone, TSH) 和 hCG 的作用,甲状腺组织增生和血管增多,甲状腺呈中度增大,约比非孕时增大 65%。TSH 在妊娠早期短暂降低,至妊娠早期末回升到孕前水平,之后保持稳定。妊娠期大量雌激素使甲状腺结合球蛋白 (thyroxine binding globulin, TBG) 水平在妊娠早期上升,约 20 周达高峰,此后维持近基线水平的 2 倍。TBG 的升高使血清中甲状腺素 (thyroxine, T_4) 和三碘甲状腺原氨酸 (triiodothyronine, T_3) 增加,但并不影响具有重要生理功能的游离 T_4 和 T_3。妊娠 6~9 周血清中总 T_4 开始迅速增加,至 18 周达到高峰。游离 T_4 轻度升高,并和 hCG 一起达高峰,然后降至正常水平。母体 T_4 可少量穿过胎盘以维持胎儿甲状腺功能。妊娠 10~12 周之前胎儿甲状腺不能聚集碘。近 20 周时胎儿在垂体分泌的 TSH 作用下合成和分泌甲状腺素,在此之前胎儿的任何需求都依赖母体供给。出生时,脐血中 30% 的 T_4 来自母体。孕妇与胎儿体内的 TSH 均不能通过胎盘,各自负责自身甲状腺功能的调节。

(四) 甲状旁腺

妊娠早期孕妇血清甲状旁腺素水平降低。随妊娠进展,血容量和肾小球滤过率的增加以及钙的胎儿运输,导致孕妇钙浓度缓慢降低,造成甲状旁腺素在妊娠中晚期逐渐升高,有利于为胎儿提供钙。

九、皮肤的变化

妊娠期腺垂体分泌促黑素细胞刺激激素 (melanocyte-stimulating hormone, MSH) 增加,加之大量雌、孕激素有黑色素细胞刺激效应,使黑色素增加,导致孕妇乳头、乳晕、腹白线、外阴等处出现色素沉着。色素沉着于颧颊部并累及眼眶、前额、上唇和鼻部,边缘较明显,呈蝶状褐色斑,称为妊娠黄褐斑 (chloasma gravidarum),产后逐渐消退。妊娠期间肾上腺皮质分泌的糖皮质激素增多,该激素分解弹力纤维蛋白,使弹力纤维变性,加之子宫增大使孕妇腹壁皮肤张力加大,使皮肤的弹力纤维断裂,多呈紫色或淡红色、不规则平行略凹陷的条纹,称为妊娠纹 (striae gravidarum),见于初产妇。旧妊娠纹呈银色光亮,见于经产妇。

十、新陈代谢的变化

1. **基础代谢率**　妊娠早期稍下降,于妊娠中期渐增高,至妊娠晚期可增高 15%~20%。妊娠期额外需要的总能量约 80 000kcal,或每日约增加 300kcal。

2. **体重**　妊娠 12 周前体重无明显变化。妊娠 13 周起体重平均每周增加 350g,直至妊娠足月时体重平均增加 12.5kg。体重增加主要来自子宫及内容物、乳房、增加的血容量、组织间液以及少量母体脂肪和蛋白贮存。

3. **糖类代谢**　妊娠期胰腺分泌胰岛素增多,胎盘产生的胰岛素酶、激素等拮抗胰岛素致其分泌相对不足。故孕妇空腹血糖值稍降低,餐后高血糖和高胰岛素血症,以利于对胎儿葡萄糖的供给。妊娠期糖代谢的特点和变化可致妊娠期糖尿病的发生。

4. **脂肪代谢**　妊娠期血浆脂类、脂蛋白和载脂蛋白浓度均增加,血脂浓度与雌二醇、孕酮和胎盘催乳素之间呈正相关。妊娠期糖原储备减少,脂肪积存多。当能量消耗过多时,体内动用大量脂肪,使血中酮体增加,易发生酮血症。孕妇尿中出现酮体多见于妊娠剧吐时,或产妇因产程过长、能量过度消耗使糖原储备量相对减少时。分娩后血脂、脂蛋白和载脂蛋白浓度明显降低,哺乳会促进这些浓度降低的速度。

5. **蛋白质代谢**   妊娠期体内需储备足够的蛋白质,除供给胎儿生长发育及子宫、乳房增大的需要外,还为分娩期消耗做准备。妊娠晚期母体和胎儿共储备蛋白质约 1 000g,其中 500g 供给胎儿和胎盘,其余 500g 作为子宫中收缩蛋白、乳腺中腺体以及母体血液中的血浆蛋白和血红蛋白。故孕妇对蛋白质的需要量明显增加,呈正氮平衡。若蛋白质储备不足,血浆蛋白减少,组织间液增加,出现水肿。

6. **水代谢**   妊娠期机体水分平均增加 7L,水钠潴留与排泄形成适当比例而不引起水肿,但至妊娠末期组织间液可增加 1~2L。大多数孕妇在妊娠晚期会出现双下肢凹陷性水肿,由于增大子宫压迫致子宫水平以下静脉压升高,体液渗出潴留在组织间隙;妊娠期血浆胶体渗透压降低;以及雌激素的水钠潴留作用。

7. **矿物质代谢**   妊娠期总钾、钠储存增加,但由于血容量增加,血清中钾、钠浓度与非孕期相近。妊娠期血磷无明显变化,血清镁浓度下降。胎儿生长发育需要大量钙,足月妊娠胎儿骨骼储存约 30g 钙,其中 80% 在妊娠最后 3 个月内积累,故早产儿容易发生低钙血症。因此,妊娠中、晚期应注意加强饮食中钙的摄入,并注意补充钙剂。妊娠期妇女约需要 1 000mg 的铁,其中 300mg 转运至胎盘、胎儿,500mg 用于母体红细胞生成,200mg 通过各种生理途径(主要为胃肠道)排泄。孕期铁的需求主要在妊娠晚期,为 6~7mg/d,多数孕妇铁的储存量不能满足需要,有指征时可额外补充铁剂,以满足胎儿生长和孕妇的需要。

十一、骨骼、关节及韧带的变化

妊娠期间骨质通常无改变,仅在妊娠次数过多、过密又不注意补充维生素 D 及钙时,可引起骨质疏松。部分孕妇自觉腰骶部及肢体疼痛不适,可能与由胎盘分泌的松弛素(relaxin)使骨盆韧带及椎骨间的关节、韧带松弛有关。部分孕妇耻骨联合松弛、分离,导致明显疼痛、活动受限,产后往往消失。妊娠晚期孕妇重心前移,为保持身体平衡,孕妇头部与肩部向后仰,腰部向前挺,形成典型的孕妇姿势。

小结

1. 妊娠期母体各系统和器官会发生一系列生理变化。
2. 子宫是变化最大的器官,主要表现为体积增大、血流量增加和子宫下段形成,以利于容受妊娠物并为分娩做准备。
3. 血容量及心排出量均明显增加,有基础心脏病者易在妊娠期和分娩期发生心力衰竭。

思考题

1. 为适应妊娠和分娩过程,子宫会发生哪些变化?
2. 对于有基础心脏疾病的孕妇,妊娠期和分娩期的风险及其原因?

(顾蔚蓉)

第六节　妊　娠　诊　断

妊娠诊断十分重要,在对育龄期妇女进行保健和疾病的诊治时都应考虑到是否有妊娠存在的问题。正确的诊断应根据患者的症状、体征和辅助检查进行综合判断得出,以免误诊或漏诊。

妊娠期从末次月经的第 1 日开始计算,约为 280d(40 周)。临床上分为 3 个时期:妊娠未达 14 周称为早期妊娠(first trimester),第 14~27 周 $^{+6}$ 称为中期妊娠(second trimester),第 28 周及其后称为晚期妊娠(third trimester)。

一、早期妊娠的诊断

早期妊娠也称早孕,是胚胎形成、胎儿器官分化的重要时期。早期妊娠的诊断主要是确定妊娠、胎数、胎龄,排除异位妊娠等病理情况。主要临床表现为停经、早孕反应、乳房和生殖器官的变化。血、尿人绒毛膜促性腺激素升高是确定妊娠的主要指标。妊娠早期超声检查是确定宫内妊娠的金指标。

1. 症状

(1)停经(cessation of menstruation):育龄期有性生活史的健康妇女,平时月经周期规律,一旦经期延迟,应考虑到妊娠。停经 10d 以上,应高度怀疑妊娠。若停经 2 个月以上,则妊娠的可能性更大。停经是妊娠最早的症状,但不是妊娠的特有症状。妊娠后偶尔也会出现类似月经的子宫出血,有时误认为是月经,常见于妊娠早期。这种出血持续时间短且量少,由于囊胚种植所致,是生理性的出血,经产妇妊娠早期出血是初产妇的 3 倍以上。但是妊娠期间任何时间阴道出血都必须引起重视,排除引起严重妊娠并发症的可能性。

(2)早孕反应(morning sickness):在停经 6 周左右出现畏寒、头晕、流涎、乏力、嗜睡、食欲缺乏、喜食酸物、厌恶油腻、恶心、晨起呕吐等症状,称为早孕反应。部分患者有情绪改变。早孕反应多在停经 12 周左右自行消失。

(3)尿频:因前倾增大的子宫在盆腔内压迫膀胱所致。当子宫增大超出盆腔后,尿频症状自然消失。

2. 体征

(1)妇科检查:阴道黏膜和宫颈阴道部充血呈紫蓝色。妊娠 6~8 周时,双合诊检查子宫峡部极软,感觉宫颈与宫体之间似不相连,称为黑加征(Hegar sign)。子宫逐渐增大变软,呈球形。妊娠 8 周时,子宫为非孕时的 2 倍,妊娠 12 周时为非孕时的 3 倍,宫底超出盆腔,在耻骨联合上方可触及。6~8 周时宫颈通常软似嘴唇,非妊娠妇女的宫颈触之似鼻软骨。妊娠过程中,有时宫颈管张开可容 1 指尖。在某些炎症及癌变的情况下妊娠宫颈较硬,仅在分娩开始时变软。

(2)乳房的改变:妊娠相关的乳房改变在初产妇具有特征性改变(见本章第五节二、乳房变化),经产妇改变不明显。

(3)其他体征:部分患者出现雌激素增多的表现,如蜘蛛痣、肝掌、皮肤色素沉着(面部、腹白线、乳晕等)。

3. 辅助检查

(1)妊娠试验(pregnancy test):受精卵着床后不久,即可用放射免疫法测出受检者血液中 hCG 升高。临床上多用早孕试纸法检测受检者尿液,结果阳性者结合临床表现可以诊断为妊娠。但是否为宫内妊娠,需要超声检查来确定。

(2)超声检查:妊娠早期超声检查的主要目的是确定是否为宫内妊娠以及胎数,排除异位妊娠和滋养细胞疾病,估计孕龄,排除盆腔肿块或子宫异常(图3-7-9)。停经35d时,宫腔内可见到圆形或椭圆形妊娠囊(gestational sac,GS);妊娠6周时,可见到胚芽和原始心管搏动。彩色多普勒超声可见胎儿心脏区彩色血流,可以确诊为早期妊娠、活胎。若临床高度怀疑妊娠,血或尿hCG阳性而超声检查未发现孕囊或胚芽,不能完全排除妊娠。可能是超声检查时间太早或异位妊娠,需要短期内复查超声。

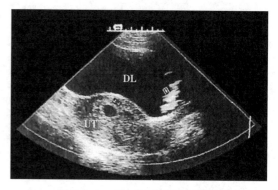

图3-7-9　早孕期B型超声图像

根据超声测量估计孕龄:估计末次月经推算的预产期有50%不准确,需要妊娠早期超声检查以确认或校正。妊娠11~13周$^{+6}$测量胎儿头臀长(CRL)来估计孕龄是最为准确的方法。妊娠≥14周则采用双顶径、头围、腹围和股骨长度综合判断孕龄。如果妊娠22^{+0}周前未行超声检查确定或校正孕龄,单纯根据末次月经推算的预产期称为日期不准确妊娠(suboptimally dated pregnancy)。

妊娠11~13周$^{+6}$的早孕期超声畸形筛查可用于排除严重的胎儿畸形,如无脑儿。同时亦可作为孕早期染色体疾病筛查的手段,超声测量的染色体异常的软指标有胎儿颈后透明层厚度(nuchal translucency,NT)和胎儿鼻骨(nose bone)等。

(3)黄体酮试验:对月经过期而又可疑早孕的妇女,特别是采用妊娠试验或超声检查仍不能明确时,可每日肌内注射黄体酮20mg或每日2次口服地屈孕酮10mg,连续3~5d。停药2~7d出现阴道流血,说明子宫内膜处于增生期,使用孕激素使之转变为分泌期,造成撤药性出血,表明为其他原因导致的停经。如停药7~10d仍无阴道流血,则妊娠可能性较大。

(4)宫颈黏液检查:吸出宫颈黏液涂抹在玻璃片上干燥几分钟后在显微镜下检查,在月经周期的第7~18天可以看到羊齿状结晶,第21天后开始出现椭圆体。羊齿状宫颈黏液结晶需依赖分泌物中氯化钠的浓度。妊娠期间孕酮分泌多,宫颈黏液中氯化钠的含量显著下降,使羊齿状结晶消失。如果存在大量稀薄的宫颈黏液且干燥后见到羊齿状结晶,可排除妊娠。

(5)基础体温(BBT)测定:双相型体温的已婚妇女出现高温相18d持续不降,早孕的可能性大。高温相持续超过3周,早期妊娠的可能性更大。

二、中、晚期妊娠的诊断

中、晚期妊娠是胎儿生长和各器官发育成熟的重要时期,这个阶段需行的诊断主要是判断胎儿生长发育情况、宫内状况和发现胎儿畸形。主要的临床表现有子宫增大和胎动。听到胎心音能确诊妊娠且为活胎。超声可检测胎儿生长发育并在妊娠20~24周筛查胎儿结构畸形,彩色多普勒超声可检测子宫动脉、脐动脉和胎儿动脉的血流速度波形。

1. 病史和症状　有早期妊娠的经过,自觉腹部逐渐增大。初孕妇于妊娠18~20周感到胎动,经产妇略早于初产妇。

2. 体征和检查

(1)子宫增大:腹部检查时触及增大子宫,手测子宫底高度或尺测耻骨上子宫长度可以估计胎儿大小及孕周(表3-7-1)。子宫底高度因孕妇的脐耻间距离、胎儿发育情况、羊水量、单胎、多胎等而有差异。不同孕周的子宫底增长速度不同,妊娠20~24周时增长速度较快,平均每周增长1.6cm,至36~40周增长速度减慢,每周平均增长0.25cm。正常情况下,子宫底高度在妊娠36周时最高,至妊娠足月时因胎先露入盆略有下降。

表 3-7-1　不同妊娠周数子宫底高度及子宫长度

妊娠周数	手测子宫底高度	尺测子宫长度 /cm
12 周末	耻骨联合上 2~3 横指	
16 周末	脐耻之间	
20 周末	脐下 1 横指	18(15.3~21.4)
24 周末	脐上 1 横指	24(22.0~25.1)
28 周末	脐下 3 横指	26(22.4~29.0)
32 周末	脐与剑突之间	29(25.3~32.0)
36 周末	剑突下 2 横指	32(29.8~34.5)
40 周末	脐与剑突之间或略高	33(30.0~35.3)

(2)胎动(fetal movement,FM):指胎儿的躯体活动。一般在妊娠 18 周后 B 型超声检查可发现,妊娠 20 周后孕妇可感觉到胎动。胎动随妊娠进展逐渐增强,至妊娠 32~34 周达高峰,妊娠 38 周后逐渐减少。检查者的手放在孕妇腹部能够感觉到间歇不等的胎动。在妊娠中期的早期,胎动幅度较小,并随妊娠进展逐渐增强;至妊娠晚期时,胎动明显,有时在腹部检查可以看到或触到胎动。胎动于夜间和下午较为活跃,常在胎儿睡眠周期消失,持续 20~40min。妊娠 28 周以后,正常胎动每 2 小时 10 次以上。

(3)胎体(fetal body):妊娠 20 周后,经腹壁能触到子宫内的胎体。妊娠 24 周后触诊能区分胎头、胎背、胎臀和胎儿肢体。胎头圆而硬,有浮球感;胎背宽而平坦;胎臀宽而软,形状不规则;胎儿肢体小且有不规则活动,随妊娠进展,通过四步触诊法能够查清胎儿在子宫内的位置。

(4)胎心音:听到胎心音能够确诊为妊娠且为活胎。于妊娠 12 周用多普勒胎心听诊仪能够探测到胎心音;妊娠 18~20 周用一般听诊器经孕妇腹部能够听到胎心音。胎心音是双音,似钟表"滴答"声,速度较快,正常时 110~160 次 /min。胎心音应与子宫杂音、腹主动脉音、脐带杂音、胎动引起的声音和母亲小肠气体的声音相鉴别。脐带杂音是由血流通过脐动脉引起的,这是一种锐利的、吹口哨般、与胎儿脉搏同步发生的声音,在约 15% 的孕妇中能够听到。子宫杂音是柔和的、吹风样、和母亲脉搏同步发生的声音,通常在子宫下段处听诊最清楚,是由于血流通过扩张的子宫血管而产生。

3. 辅助检查

(1)超声检查:超声检查不仅能显示胎儿数目、胎产式、胎先露、胎方位、有无胎心搏动、胎盘位置及其与宫颈内口的关系、羊水量、评估胎儿体重,还能测量胎头双顶径、头围、腹围和股骨长等多条径线,了解胎儿生长发育情况。在妊娠 20~24 周,可采用超声进行胎儿系统检查,筛查胎儿的结构畸形。

(2)彩色多普勒超声:可以检测子宫动脉、脐动脉、胎儿动脉的血流速度波形。妊娠中期子宫动脉血流搏动指数(pulsatile index,PI)和阻力指数(resistance index,RI)、子宫动脉血流舒张早期切迹(diastolic notching)可以评估子痫前期的风险,妊娠晚期的脐动脉 PI 和 RI 可以评估胎盘的血流,胎儿大脑中动脉(middle cerebral artery,MCA)的收缩期峰值流速(the peak systolic velocity,PSV)可以判断胎儿贫血的程度。

三、胎势、胎产式、胎先露、胎方位

妊娠 28 周以前胎儿小,羊水相对较多,胎儿在子宫内活动范围较大,胎儿位置不固定。妊娠 32 周后,胎儿生长迅速,羊水相对减少,胎儿与子宫壁贴近,胎儿的姿势和位置相对恒定,但亦有极少数胎儿的姿势和位置在妊娠晚期发生改变。胎方位甚至在分娩期仍可改变。胎儿位置的诊断需要根据腹部四步触诊、阴道或肛门检查、超声检查等综合判断。

1. **胎势（fetal attitude）** 胎儿在子宫内的姿势称为胎势。正常胎势为胎头俯屈，颏部贴近胸壁，脊柱略前弯，四肢屈曲交叉于胸腹前，其体积及体表面积均明显缩小，整个胎体成为头端小、臀端大的椭圆形。

2. **胎产式（fetal lie）** 胎体纵轴与母体纵轴的关系称为胎产式（图3-7-10）。胎体纵轴与母体纵轴平行者，称为纵产式（longitudinal lie），占足月妊娠分娩总数的99.75%；胎体纵轴与母体纵轴垂直者，称为横产式（transverse lie），仅占足月分娩总数的0.25%；胎体纵轴与母体纵轴交叉者，称为斜产式，斜产式是暂时的，在分娩过程中多转为纵产式，偶尔转成横产式。

3. **胎先露（fetal presentation）** 最先进入骨盆入口的胎儿部分称为胎先露。纵产式有头先露和臀先露，横产式为肩先露（图3-7-10）。根据胎头屈伸程度，头先露分为枕先露、前囟先露、额先露及面先露（图3-7-11）。臀先露分为混合臀先露、单臀先露、单足先露、双足先露（图3-7-12）。横产式时最先进入骨盆的是胎儿肩部，为肩先露。偶尔胎儿头先露或臀先露与胎手或胎足同时入盆，称为复合先露（图3-7-13）。

4. **胎方位（fetal position）** 胎儿先露部的指示点与母体骨盆的关系称为胎方位。枕先露以枕骨、面先露以颏骨、臀先露以骶骨、肩先露以肩胛骨为指示点。每个指示点与母体骨盆入口左、右、前、后、横的不同位置构成不同的胎位。头先露、臀先露各有6种胎方位，肩先露有4种胎方位。如枕先露时，胎头枕骨位于母体骨盆的左前方，应为枕左前位，余类推（表3-7-2）。

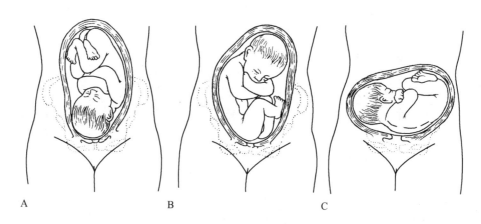

图 3-7-10 胎产式

A.纵产式-头先露；B.纵产式-臀先露；C.横产式-肩先露。

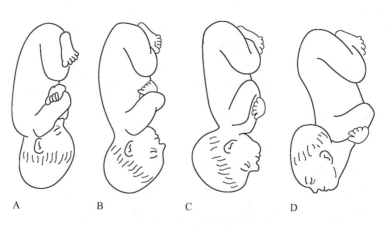

图 3-7-11 头先露的种类

A.枕先露；B.前囟先露；C.额先露；D.面先露。

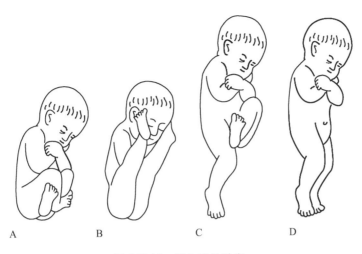

图 3-7-12　臀先露的种类

A. 混合臀先露；B. 单臀先露；C. 单足先露；D. 双足先露。

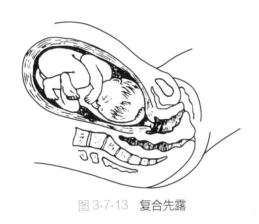

图 3-7-13　复合先露

表 3-7-2　胎产式、胎先露和胎方位的关系及种类

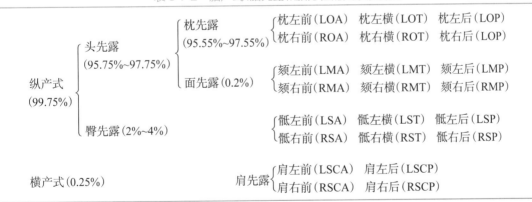

		枕先露 (95.55%~97.55%)	枕左前（LOA）　枕左横（LOT）　枕左后（LOP） 枕右前（ROA）　枕右横（ROT）　枕右后（LOP）
纵产式 (99.75%)	头先露 (95.75%~97.75%)	面先露(0.2%)	颏左前（LMA）　颏左横（LMT）　颏左后（LMP） 颏右前（RMA）　颏右横（RMT）　颏右后（RMP）
	臀先露(2%~4%)		骶左前（LSA）　骶左横（LST）　骶左后（LSP） 骶右前（RSA）　骶右横（RST）　骶右后（RSP）
横产式(0.25%)		肩先露	肩左前（LSCA）　肩左后（LSCP） 肩右前（RSCA）　肩右后（RSCP）

四、妊娠鉴别诊断

1. **盆腔或腹腔肿瘤**　妊娠子宫有时会被误诊为盆腔或腹腔肿瘤，反之不常见。妊娠早期时子宫的改变可被误认为子宫肌瘤、宫腔积血或者子宫腺肌病，这些原因引起的子宫增大通常质硬且无停经史。

2. **假孕**（pseudopregnancy）　或称假妊娠，通常见于近绝经期或强烈希望妊娠的妇女，可出现一系列和妊娠相关的主要症状。脂肪堆积、小肠胀气或腹水可引起腹部增大;虽然没有明确的停经史,但下次月经时间、出血量和出血持续时间无法预测;有时发生乳房增大、溢乳、乳晕着色。可有晨起呕吐,可能为精神因素。假孕妇女感觉到的胎动通常为小肠蠕动或腹部肌肉收缩。这些症状可发生于一些不常见的情况,如分泌 hCG 的滋养细胞肿瘤,外源性注射 hCG,不分泌 hCG 的肿瘤如支气管癌和系统性红斑狼疮,也见于药物或垂体分泌高催乳素引起的中枢性闭经。诊断假孕并不困难,重要的是要考虑到这种可能性,双合诊检查可触到未增大变软的子宫,超声检查也无胎儿存在,确诊并不困难。

小结

1. 妊娠早期主要症状为停经和早孕反应,妊娠中期主要表现为子宫增大和胎动。

2. 超声检查是确定宫内妊娠的金指标,在妊娠 20~24 周可筛查胎儿结构畸形。彩色多普勒超声可检测子宫动脉、脐动脉和胎儿动脉的血流速度波形。

思考题

1. 停经妇女如何判断是否妊娠?

2. B 超在妊娠各期诊断中起到什么样的作用?

(顾蔚蓉)

第八章
孕前咨询、产前检查与孕期保健

孕前保健(preconception care)是以提高出生人口素质、减少出生缺陷和先天残疾发生为宗旨,为准备怀孕的夫妇提供健康教育与咨询、健康状况评估与指导为主要内容的保健服务。遗传咨询(genetic counselling)是由从事医学遗传的专业人员或咨询医师,对咨询者提出的家族中遗传性疾病的发病原因、遗传方式、诊断、预后、复发风险、防治等问题予以解答,并对其婚育问题提出医学建议。产前检查(antenatal care)与孕期保健是降低孕产妇和围产儿病死率、减少出生缺陷的重要措施。核心内容包括规范化的产前检查、健康教育与指导、胎儿健康的监护与评估、孕期营养及体重管理和用药指导等。

围产期是指产前、产时和产后的一段时期。围产期的定义有如下4种。①围产期Ⅰ:从妊娠满28周至产后1周;②围产期Ⅱ:从妊娠满20周至产后4周;③围产期Ⅲ:从妊娠满28周至产后4周;④围产期Ⅳ:从胚胎形成至产后1周。国内采用围产期Ⅰ计算围产期相关统计指标。

第一节　常见疾病的孕前咨询

超过半数的孕产妇死亡是由于孕前严重的疾病所致,孕前咨询对于这类女性非常重要。孕前咨询可对其婚育问题提出合理的医学建议,从而改善妊娠结局。

一、有内科疾病者孕前咨询

(一) 心脏病

心脏病患者孕前风险控制的关键是对心功能状态能否胜任妊娠作出正确的判断,以确保母儿的健康。心脏病合并妊娠是我国孕产妇死亡排名第二位的原因。部分心脏病患者合并肺动脉高压。

【心功能分级】

纽约心脏病协会(NYHA)依据患者生活能力状况,将心功能分为4级。

Ⅰ级:一般体力活动不受限。

Ⅱ级:一般体力活动轻度受限,活动后心悸、轻度气短,休息时无症状。

Ⅲ级:一般体力活动明显受限,休息时无不适,轻微活动即感不适,心悸、呼吸困难,或既往有心力衰竭史。

Ⅳ级:一般体力活动严重受限,不能进行任何体力活动,休息时有心悸、呼吸困难等心力衰竭表现。

【妊娠风险控制】

心脏病变重、心功能为Ⅲ~Ⅳ级、既往有心力衰竭史、有肺动脉高压、右向左分流的先天性心脏病、严重心律失常、风湿热活动期、心脏病并发细菌性心内膜炎、急性心肌炎等,均为极高危患者,孕妇死亡率高,不宜妊娠。心功能Ⅰ、Ⅱ级者可以妊娠,但应严密观察、定期随诊。

妊娠合并肺动脉高压患者死亡风险最高时期是在妊娠晚期以及产褥期。肺动脉高压危象、肺栓塞和右心衰竭是最主要的死因,即使心功能Ⅰ~Ⅱ级患者也可发生。而导致母体死亡的高危因素包括:重度肺动脉高压、延迟住院以及全身麻醉的使用。

【孕前保健指导】

1. 对于先天性心脏病或具有心血管疾病潜在风险的女性,孕前应根据病史进行超声心动图和运动试验等检查,对患者心功能状态和妊娠风险进行评估后决定是否可以妊娠。根据 NYHA 心功能分级标准进行心功能评估,心功能Ⅲ、Ⅳ级为高风险,不宜妊娠。未经过手术治疗的房间隔或者室间隔缺损、已经修复的法洛四联症和大多数心律失常,可根据具体情况考虑妊娠。对于可以手术治疗的先天性心脏病患者,应尽可能在孕前选择手术,之后再进行孕前风险评估。

2. 对于合并先天性心脏病或先天性心律失常、心肌病、主动脉疾病或与心血管疾病相关的遗传性疾病的妇女,应在妊娠前提供遗传咨询。所有患有先天性心脏病的夫妇,经过专科医生评估后可以妊娠者,应加强孕期保健,并告知应进行产前诊断,评估子代再发先天性心脏病的风险。

3. 无论孕妇的心功能如何,肺动脉高压属于妊娠禁忌证,一旦妊娠发生,则需要讨论终止妊娠的问题。

（二）高血压

高血压是一种常见的以体循环动脉血压升高为主的综合征。

【妊娠风险控制】

慢性高血压疾病,无明显并发症者,需要孕前药物控制血压,待血压平稳后在密切监测下可以妊娠。血压 ≥ 160/100mmHg 者,尤其合并肾功能不全、心脏扩大者,不宜妊娠。

【孕前保健指导】

1. 患有高血压的育龄期女性,计划妊娠前首先要咨询专科医生,确定身体状况能否胜任妊娠,在高血压得到有效控制的情况下再妊娠。

2. 发现血压增高者,建议转诊至心内科进一步检查明确诊断,必要时应行继发性高血压原因筛查。

3. 为尽量减少药物对胎儿产生的不良反应,应在医生的指导下选择对胎儿影响较少的降压药,调整药物剂量并对其效果进行监测。

4. 慢性高血压合并糖尿病、高脂血症者要在专科医生指导下治疗。

5. 严重高血压伴冠状动脉硬化、心功能不全、肾功能减退者,不宜妊娠。

（三）甲亢

甲状腺功能亢进(甲亢)是由多种因素引起的甲状腺激素分泌过多所致的一种常见内分泌疾病。甲亢合并妊娠者并不多见,国人的发病率为 0.2‰~1‰。妊娠或分娩期出现甲亢危象时,可危及孕产妇的生命。

【妊娠风险控制】

如果患者甲亢未控制,建议经过治疗,病情稳定后怀孕,孕期密切监测甲状腺功能。如果患者正在接受抗甲状腺药物治疗,血清 TT_3 或 FT_3、TT_4 或 FT_4 及 TSH 达到正常范围,改用对胎儿影响小的药物(首选丙硫氧嘧啶)后可以怀孕。如果患者为妊娠期间发现甲亢,在告知妊娠及胎儿可能存在的风险后,如患者选择继续妊娠,则首选丙硫氧嘧啶治疗。甲亢患者出现严重的并发症时,不宜妊娠。

【孕前保健指导】

建议妇女孕前均进行甲状腺功能检测,对甲状腺疾病史的妇女加强宣教,告知孕前、孕期控制治疗病情的重要性和甲亢的危害性。必要时转诊,由内分泌科和产科医生共同确定能否妊娠。

（四）甲状腺功能减退

甲状腺功能减退（甲减）患者易并发流产、早产、胎儿生长受限（FGR）、胎儿畸形及死产，同时对胎儿神经系统发育也会产生不利影响。

【妊娠风险控制】

孕前已经确诊的甲减，需要治疗调整，使血清 TSH 达到正常值范围内再考虑怀孕，妊娠后仍需密切监测甲状腺功能，必要时继续补充甲状腺素。甲减患者如果出现严重的并发症，不宜妊娠。

【孕前保健指导】

1. 建议妇女孕前进行甲状腺功能检测，特别是对有甲状腺疾病史的妇女要宣传孕前、孕期控制治疗病情的重要性。

2. **围孕期用药安全问题**　①妊娠期间，左甲状腺素（L-T$_4$）替代剂量通常较非妊娠状态时增加 30%~50%；②既往无甲减病史，妊娠期间诊断为甲减，应立即进行左甲状腺素治疗，目的是使血清 TSH 尽快达到妊娠时特异性正常值范围。

（五）糖尿病

糖尿病患者在准备怀孕之前，应到专科门诊进行孕前糖尿病评估，根据病情确定是否适宜妊娠。

【妊娠风险控制】

合并以下情况之一的糖尿病患者不宜妊娠：10 岁前发病，或病程 ≥20 年，或合并单纯性视网膜病；糖尿病肾病；眼底有增生性视网膜病变或玻璃体积血；冠状动脉粥样硬化性心脏病；有肾移植史。

合并以下情况之一的糖尿病患者，孕前将血糖控制在良好、稳定状态下可以妊娠：20 岁以后发病，病程 <10 年；发病年龄 10~19 岁，或病程达 10~19 年。

【孕前保健指导】

1. **糖尿病妇女应计划妊娠**　在糖尿病未得到满意控制之前应采取避孕措施。糖尿病患者血糖控制不理想的孕妇，易导致流产、死胎、胎儿畸形等。应告知已孕的糖尿病妇女，在妊娠期间强化血糖控制的重要性，以及高血糖可能对母婴带来的危险。

2. 在计划妊娠之前应认真地回顾糖尿病及其相关病史。

3. 由内科医师和妇产科医师共同评估是否适合妊娠。

4. 如计划妊娠，应在受孕前进行如下准备：全面检查；合理用药；严格控制血糖，加强血糖监测；停用他汀类及贝特类调脂药物；加强糖尿病教育，戒烟戒酒。

（六）乙型肝炎

乙型病毒性肝炎是由乙型肝炎病毒（HBV）引起的、主要通过血液途径传播的肝脏疾病，简称乙型肝炎。

【妊娠风险控制】

目前的医疗手段虽然很难治愈乙型肝炎，但是孕前通过医疗干预可以控制该疾病，在妊娠期还需要密切的医疗监控。

【孕前保健指导】

1. 如乙型肝炎病毒五项检查均为阴性，建议注射乙肝疫苗预防。

2. HBsAg（–）/HBsAb（–）接种乙肝疫苗。

3. HBsAg（–）/HBsAb（+）无须处理。

4. HBsAg（+）/HBeAb（+）/HBcAb（+），检测 HBV DNA 病毒拷贝数，如 HBV DNA<10^{3}copies/ml，可以准备妊娠。如 HBV DNA ≥ 10^{5}copies/ml，肝功能异常，暂不宜妊娠，转诊到肝病专科诊治，可以显著降低 HBV 宫内感染率，因 HBeAg 阳性和 HBV DNA 阳性是 HBV 宫内感染的高危因素。

（七）系统性红斑狼疮

系统性红斑狼疮（systemic lupus erythematosus，SLE）是自身免疫介导的、以免疫性炎症为突出表现的弥漫性结缔组织病。血清中出现以抗核抗体为代表的多种自身抗体和多系统受累是系统性红斑狼疮的两个主要临床特征。该病多发于 15~45 岁的生育年龄女性。

【妊娠风险控制】

妊娠生育曾经被列为系统性红斑狼疮的禁忌证,如今大多数患者在疾病控制后,可以安全地妊娠生育。

【孕前保健指导】

一般来说,在无重要脏器损害、病情稳定 1 年或 1 年以上,细胞毒免疫抑制药(环磷酰胺、甲氨蝶呤等)停药半年,激素仅用小剂量维持时(≤ 10mg/d)方可妊娠。非缓解期的系统性红斑狼疮患者妊娠生育,存在流产、早产、死胎和诱发母体病情恶化的危险,因此病情不稳定时不应怀孕。患者在妊娠后,需要产科和风湿科医生双方共同随访诊治。出现病情活动时,还可以根据病情需要加大激素剂量,泼尼松龙经过胎盘时被灭活,但是地塞米松和倍他米松可以通过胎盘屏障影响胎儿,故不宜选用。在妊娠前 3 个月至妊娠期应用环磷酰胺、甲氨蝶呤等免疫抑制药,可影响胎儿生长发育,有致畸风险。硫唑嘌呤与羟氯喹孕期使用相对安全。对于有习惯性流产病史和抗磷脂抗体阳性的孕妇,主张口服低剂量阿司匹林(50~100mg/d)和 / 或小剂量低分子量肝素抗凝,防止流产或死胎。

（八）癫痫

癫痫是一组由大脑神经元异常放电,导致短暂的中枢神经系统功能障碍为特征的一种慢性脑部疾病,具有突发性和反复发作的特点。部分患者在孕期发作频度增加,5%~14% 的发作减少,其余无变化。血药浓度监测发现,足月时血药浓度较早孕期平均降低 40%,可能为发作频度增加的原因。游离药物浓度的测定对调整药量有指导意义。

【妊娠风险控制】

原发性癫痫有遗传风险,夫妇双方均为患者,最好不要生育;夫妇一方为患者,孕前应进行遗传咨询,遗传高风险者不宜妊娠;癫痫发作期不宜妊娠;病情得到控制后改用对胎儿影响小的药物,治疗 2 年癫痫未发作者,可考虑停药准备妊娠。

【孕前保健指导】

1. 夫妇双方均为癫痫患者,子女发生癫痫的危险性为 20%~25%,最好不要生育;一方为癫痫患者,其子女发生癫痫的可能性约为 5%,故遗传影响不是很大,一般可生育。

2. 癫痫发作期不宜妊娠。应控制病情,改用对胎儿影响小的药物后,考虑妊娠。治疗后 2 年癫痫未发作者,可停药准备妊娠。整个孕期密切监测,预防癫痫复发。

3. 转诊神经内科,由专科医生确定能否妊娠、妊娠最佳时机及指导安全用药。

4. 应用单一药物,以卡马西平较为安全,但其致畸作用尚未肯定;联合用药比单一用药致畸率高。

5. 抗癫痫药可降低体内叶酸水平,如女性患者准备怀孕,应经专科医生评估适宜怀孕后在医生指导下补充叶酸。

二、有遗传性疾病或家族史者孕前咨询

咨询的对象为遗传病高风险人群:①夫妇双方或家系成员患有某些遗传病或先天畸形者,曾经生育过遗传病患儿或先天畸形的夫妇;②不明原因智力低下或先天畸形儿的父母;③不明原因的反复流产或有死胎、死产等病史的夫妇;④孕期接触不良环境因素及患有某些慢性疾病的夫妇;⑤常规检查或常见遗传病筛查发现异常者;⑥其他需要咨询者,如婚后多年不育的夫妇,或 35 岁以上的高龄孕妇。

（一）常染色体显性遗传病

【特点】

突变基因位于常染色体上,为显性致病基因;父母之一为患者;同胞中患病率约为 1/2,没有性别差异;具有不同的外显率。常见疾病如成骨发育不全、遗传性舞蹈病等。

【婚育医学指导】

双方之一为严重遗传病，可以结婚，若无条件做产前诊断，建议不宜生育。

（二）常染色体隐性遗传病

【特点】

突变基因位于常染色体上，为隐性致病基因；患者是致病基因的纯合体，父母双方都是隐性致病基因携带者；同胞中患病率约为1/4，没有性别差异；近亲结婚时，子代的发病率明显增高。较为常见的有先天性聋（哑）、视网膜色素变性、苯丙酮尿症、肝豆状核变性等。

【婚育医学指导】

一方为患者，对方正常，其子女均不发病，但都是致病基因携带者，可以生育；一方为携带者与正常人结婚，其子女均不发病，可以生育；双方均是同一种隐性遗传病患者，子女100%患病，可以结婚，建议不宜生育。

（三）X连锁显性遗传病

【特点】

突变基因位于X染色体上，为显性致病基因；女性患者多于男性，患者双亲中往往有一方为患者；男性症状重于女性。常见疾病有抗维生素D佝偻病、遗传性慢性肾炎等。

【婚育医学指导】

男方为患者，女方正常，所生女孩都是患者，可以通过测胎儿性别进行选择，保留男孩；女方是患者，男方正常，所生男孩和女孩患病率均为1/2，故应建议"可以结婚，不宜生育"。

（四）X连锁隐性遗传病

【特点】

突变基因位于X染色体上，为隐性致病基因；男性为患者，女性通常为携带者。常见如甲型及乙型血友病、红绿色盲等。

【婚育医学指导】

男方患病，女方正常，所生男孩均正常，女孩也不发病，但都是致病基因携带者，不影响生育；女方患病，男方正常，所生的子女中男孩都发病，女孩都是携带者，可通过检测胎儿性别选择保留女孩；女性携带者与正常男性结婚，后代中女孩都不发病，但其中有1/2为携带者，儿子1/2为患者，可以通过测胎儿性别进行选择，保留女孩。

（五）多基因遗传病

【特点】

由2对或2对以上致病基因积累导致的疾病，环境因素参与其中。常见的疾病有唇腭裂、神经管畸形、多指（趾）、先天性心脏病等。

【婚育医学指导】

患病风险率低于10%，远比单基因遗传病低，可以生育；家庭中患病人数愈多，其子代患病风险愈高，如精神分裂症者，应提出"可以结婚，建议不宜生育"的医学意见。

（六）染色体病

【特点】

由染色体数目异常或结构异常所造成的疾病。染色体数目异常多见，如21-三体、45，X0、47，XXY等。染色体结构异常主要有平衡易位、倒位、缺失等。染色体病多为综合征，患者可出现智力低下并伴有多发畸形。

【婚育医学指导】

高龄孕妇（指35岁及以上者）的子代患病风险高，应做产前诊断；任何一方为染色体数目异常或染色体结构异常的夫妇，女方怀孕时应做产前诊断。

小结

遗传咨询、产前筛查和产前诊断是出生缺陷防治过程中十分重要的环节。许多预防出生缺陷的干预措施需要在妊娠前开始,致畸的危险因素需要设法在孕前避免,遗传性疾病的风险需要在孕前进行分析和指导,许多内科疾病也应该在妊娠前得到有效的医疗控制,如糖尿病、高血压等,否则会给妊娠期的母儿安全带来威胁。

思考题

1. 孕前保健的宗旨和内容是什么?
2. 哪些人群属于遗传病高风险人群? 他们应该在何时寻求遗传咨询?

（张　华）

第二节　产前检查

规范的产前检查能够及早防治妊娠期并发症或合并症,及时发现胎儿异常,评估孕妇及胎儿的安危,确定分娩时机和分娩方式,保障母儿安全。

一、产前检查的时间

合理安排产前检查时间不仅能保证孕期保健的质量,也能节省医疗卫生资源。针对发展中国家无合并症的孕妇,世界卫生组织(2016 年)建议产前检查次数至少为 8 次,分别为:妊娠 <12 周、20 周、26 周、30 周、34 周、36 周、38 周和 40 周。根据我国《孕前和孕期保健指南(2018)》,目前推荐的产前检查孕周分别是:妊娠 6~13 周[+6],14~19 周[+6],20~24 周,25~28 周,29~32 周,33~36 周,37-41 周(每周 1 次),见表 3-8-1。有高危因素者,应根据病情增加产前检查的次数。

二、产前检查的内容

包括详细询问病史、全面体格检查、产科检查、必要的辅助检查和健康教育指导。

（一）病史

1. **年龄**　<18 岁或 ≥ 35 岁妊娠为高危因素, ≥ 35 岁妊娠者为高龄孕妇。

2. **职业**　从事接触有毒物质、放射线和高强度等工作的孕妇,其母儿不良结局的风险增加,建议计划妊娠前或妊娠后调换工作岗位。

3. **本次妊娠的经过**　了解妊娠早期有无早孕反应、病毒感染及用药史;胎动开始时间和胎动变化;饮食,睡眠和运动情况;有无腹痛、阴道流血、头痛、眼花、心悸、气短、下肢水肿等症状。

4. **推算及核对预产期**(expected date of confinement,EDC)　推算方法是按末次月经(last menstrual period,LMP)第 1 日算起,月份减 3 或加 9,日数加 7。有条件者应根据妊娠早期超声检查的报告来核对预产期,尤其对记不清末次月经日期或于哺乳期无月经来潮而受孕者,应采用超声检查来协助推算预产期。若根据末次月经推算的孕周与妊娠早期超声检查推算的孕周时间差异超过 5d,应根据妊娠早期超声结果校正预产期,其中妊娠早期超声检测胎儿头臀长(CRL)是估计孕周最准确的指标。

5. **月经史及既往孕产史**　询问月经初潮年龄、月经周期。经产妇应了解有无难产史、死胎死产史、分娩方式、新生儿情况、有无产后出血或产褥感染史,如前次分娩方式为剖宫产,应询问剖宫产指征;了解末次分娩或流产的时间及转归。

6. **既往史及手术史**　了解有无高血压、心脏病、糖尿病、血液病、肝肾疾病、血栓性疾病、自身免疫性疾病和结核病等,注意其发病时间及治疗情况,并了解做过何种手术。

7. **家族史**　询问家族有无高血压、糖尿病、自身免疫性疾病、结核病及遗传性疾病等病史。

8. **丈夫健康状况**　着重询问健康状况,有无遗传性疾病、慢性疾病等。

(二) 体格检查

观察发育、营养及精神状态;注意步态及身高,身材矮小(<145cm)者常伴有骨盆狭窄;注意检查心脏有无病变;检查脊柱及下肢有无畸形;检查乳房情况;测量血压、体重和身高,计算体重指数(body mass index,BMI)(BMI= 体重(kg)/ [身高(m)]^2),注意有无水肿。

(三) 产科检查

包括腹部检查、骨盆测量、阴道检查、辅助检查及健康教育等。

1. **腹部检查**　孕妇排尿后仰卧,头部稍垫高,露出腹部,双腿略屈曲稍分开,使腹肌放松。检查者站在孕妇右侧进行检查。

(1)视诊:注意腹形及大小。腹部有无妊娠纹、手术瘢痕及水肿等。

(2)触诊:妊娠中晚期,应采用四步触诊法(four maneuvers of Leopold)检查子宫大小、胎产式、胎先露、胎方位以及胎先露部是否衔接(图 3-8-1)。软尺测量子宫底高度(耻骨联合上缘至子宫底的距离)。子宫底高度异常者,需做进一步的检查如重新核对预产期、超声等。腹部向下悬垂(悬垂腹),要考虑可能伴有骨盆狭窄。

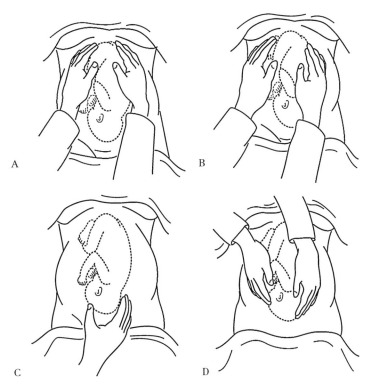

图 3-8-1　胎位检查四步触诊法

（3）听诊：胎心在靠近胎背上方的孕妇腹壁上听得最清楚。枕先露时，胎心在脐右（左）下方；臀先露时，胎心在脐右（左）上方；肩先露时，胎心在靠近脐部下方听得最清楚（图3-8-2）。

2. 骨盆测量

（1）骨盆内测量（internal pelvimetry）：阴道分娩前或分娩时，需要了解骨产道情况，可进行以下骨盆内测量。①对角径（diagonal conjugate，DC）：耻骨联合下缘至骶岬前缘中点的距离。正常值为12.5~13cm，此值减去1.5~2.0cm为骨盆入口前后径长度，又称真结合径（conjugate vera）。检查者将一手的示、中指伸入阴道，用中指尖触到骶岬上缘中点，示指上缘紧贴耻骨联合下缘，另一手示指固定标记此接触点，抽出阴道内的手指，测量中指尖到此接触点距离即为对角径（图3-8-3）。②坐骨棘间径（interspinous diameter）：测量两坐骨棘间的距离，正常值约为10cm。测量方法是一手示、中指放入阴道内，分别触及两侧坐骨棘，估计之间的距离（图3-8-4）。③坐骨切迹（incisura ischiadica）宽度：代表中骨盆后矢状径，其宽度为坐骨棘与骶骨下部间的距离，即骶棘韧带宽度。将阴道内的示指置于韧带上移动，若能容纳3横指（5.5~6cm）为正常，否则属中骨盆狭窄（图3-8-5）。④出口后矢状径（posterior sagittal diameter of outlet）：为坐骨结节间径中点至骶骨尖端的长度。检查者戴指套的右手示指伸入孕妇肛门向骶骨方向，拇指置于孕妇体外骶尾部，两指共同找到骶骨尖端，将骨盆出口测量器一端放在坐骨结节间径的中点，另一端放在骶骨尖端处，测量器标出的数字即为出口后矢状径值，正常值为8~9cm（图3-8-6）。

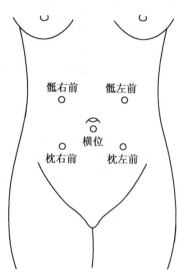

图3-8-2　不同胎方位胎心音听诊部位

（2）骨盆外测量：骨盆外测量包括测量髂棘间径（正常值23~26cm）、髂嵴间径（正常值25~28cm）、骶耻外径（正常值18~20cm）、坐骨结节间径或称出口横径（transverse outlet，TO）。已有充分的证据表明测量髂棘间径、髂嵴间径、骶耻外径并不能预测产时头盆不称，无须常规测量。但怀疑骨盆出口狭窄时，可测量坐骨结节间径和耻骨弓角度（angle of pubic arch）。①测量坐骨结节间径的方法：孕妇取仰卧位，两腿弯曲，双手紧抱双膝，测量两坐骨结节内侧缘的距离，正常值为8.5~9.5cm（图3-8-7）。出口后矢状径值与坐骨结节间径值之和 >15cm 时，表明骨盆出口狭窄不明显。②测量耻骨弓角度的方法：用左、右手拇指指尖斜着对拢，放置在耻骨联合下缘，左、右两拇指平放在耻骨降支上，测量两拇指间角度，为耻骨弓角度（图3-8-8），正常值为90°，<80° 为异常。此角度反映骨盆出口横径的宽度。

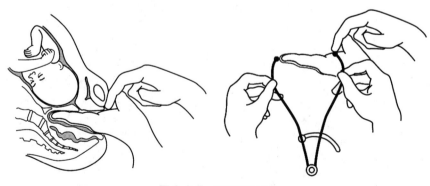

图3-8-3　测量对角径

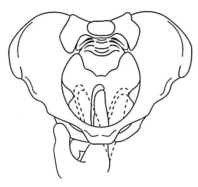

图 3-8-4　测量坐骨棘间径

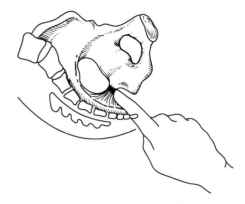

图 3-8-5　测量坐骨切迹宽度

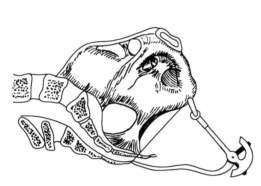

图 3-8-6　测量出口后矢状径

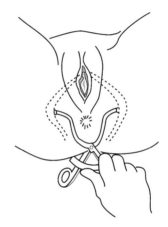

图 3-8-7　测量坐骨结节间径

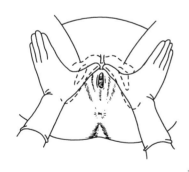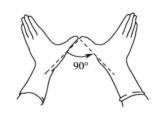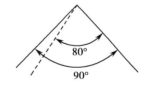

图 3-8-8　测量耻骨弓角度

3. **阴道检查**　妊娠期可行阴道检查,特别是有阴道出血和阴道分泌物异常时。分娩前阴道检查可协助确定骨盆大小,宫颈容受和宫颈口开大程度,进行宫颈 Bishop 评分。

4. **辅助检查及健康教育**　每次产前检查应进行相应的辅助检查,详见表3-8-1。参照目前我国《孕前和孕期保健指南(2018)》,不同的孕周推荐进行相应的孕期保健内容和项目。每次产前检查包括:常规保健内容、辅助检查项目(分为必查项目和备查项目)和健康教育及指导,其中常规保健内容、健康教育及指导和辅助检查中的必查项目适用于所有的孕妇,有条件的医院或有指征时可开展表格中的备查项目。

表 3-8-1   产前检查的方案

检查次数	常规保健内容	必查项目	备查项目	健康教育及指导
第1次检查(6~13周 +6)	1. 建立孕期保健手册 2. 确定孕周、推算预产期 3. 评估孕期高危因素 4. 血压、体重与体重指数 5. 妇科检查 6. 胎心率(妊娠12周左右)	1. 血常规 2. 尿常规 3. 血型(ABO和Rh) 4. 空腹血糖 5. 肝功能和肾功能 6. 乙型肝炎表面抗原 7. 梅毒血清抗体筛查和HIV筛查 8. 地中海贫血筛查(广东、广西、海南、湖南、湖北、四川、重庆等地) 9. 早孕期超声检查(确定宫内妊娠和孕周)	1. HCV筛查 2. 抗D滴度(Rh阴性者) 3. 75g OGTT(高危妇女) 4. 甲状腺功能筛查 5. 血清铁蛋白(血红蛋白<110g/L者) 6. 宫颈细胞学检查(孕前12个月未检查者) 7. 宫颈分泌物检测淋球菌和沙眼衣原体 8. 细菌性阴道病的检测 9. 早孕期非整倍体母体血清学筛查(10~13周 +6) 10. 妊娠11~13周 +6超声检查测量胎儿颈后透明层厚度 11. 妊娠10~13周 +6绒毛活检 12. 心电图	1. 流产的认识和预防 2. 营养和生活方式的指导 3. 避免接触有毒有害物质和宠物,慎用药物 4. 孕期疫苗的接种 5. 改变不良生活方式;避免高强度的工作、高噪声环境和家庭暴力 6. 保持心理健康 7. 继续补充叶酸0.4~0.8mg/d至3个月,有条件者可继续服用含叶酸的复合维生素
第2次检查(14~19周 +6)	1. 分析首次产前检查的结果 2. 血压、体重 3. 子宫底高度 4. 胎心率	无	1. 无创产前检测(NIPT)(12~22周 +6) 2. 中孕期非整倍体母体血清学筛查(15~20周) 3. 羊膜腔穿刺检查胎儿染色体(16~22周)	1. 中孕期胎儿非整倍体筛查的意义 2. 非贫血孕妇,如血清铁蛋白<30μg/L,应补充元素铁60mg/d,诊断明确的缺铁性贫血孕妇,应补充元素铁100~200mg/d 3. 开始常规补充钙剂0.6~1.5g/d
第3次检查(20~24周)	1. 血压、体重 2. 子宫底高度 3. 胎心率	1. 胎儿系统超声筛查(20~24周) 2. 血常规 3. 尿常规	阴道超声测量宫颈长度(早产高危)	1. 早产的认识和预防 2. 营养和生活方式的指导 3. 胎儿系统超声筛查的意义
第4次检查(25~28周)	1. 血压、体重 2. 子宫底高度 3. 胎心率	1. 75g OGTT 2. 血常规 3. 尿常规	1. 抗D滴度复查(Rh阴性者) 2. 宫颈阴道分泌物胎儿纤维连接蛋白(fFN)检测(宫颈长度为20~30mm者)	1. 早产的认识和预防 2. 营养和生活方式的指导 3. 妊娠期糖尿病筛查的意义
第5次检查(29~32周)	1. 血压、体重 2. 子宫底高度 3. 胎心率 4. 胎位	1. 产科超声检查 2. 血常规 3. 尿常规	无	1. 分娩方式指导 2. 开始注意胎动 3. 母乳喂养指导 4. 新生儿护理指导
第6次检查(33~36周)	1. 血压、体重 2. 子宫底高度 3. 胎心率 4. 胎位	尿常规	1. B族链球菌(GBS)筛查(35~37周) 2. 肝功能、血清胆汁酸检测(32~34周,怀疑妊娠肝内胆汁淤积症的孕妇) 3. NST检查(34孕周以后)	1. 分娩前生活方式的指导 2. 分娩相关知识 3. 新生儿疾病筛查 4. 抑郁症的预防

续表

检查次数	常规保健内容	必查项目	备查项目	健康教育及指导
第 7~11 次检查 (37~41 周)	1. 血压、体重 2. 子宫底高度 3. 胎心率 4. 胎位	1. 产科超声检查 2. NST 检查(每周 1 次)	宫颈检查(Bishop 评分)	1. 分娩相关知识 2. 新生儿免疫接种 3. 产褥期指导 4. 胎儿宫内情况的监护 5. 超过 41 周,住院并引产

小结

1. 产前检查推荐的检查孕周分别是:妊娠 6~13 周 [+6]、14~19 周 [+6]、20~24 周、25~28 周、29~32 周、33~36 周和 37~41 周。

2. 产前检查的内容包括详细询问病史、全面体格检查、产科检查及必要的辅助检查。

3. 产前检查的方案目前参照我国《孕前和孕期保健指南(2018)》进行。

思考题

我国《孕前和孕期保健指南（2018）》推荐的产前检查的时间及方案?

（漆洪波）

第三节　评估胎儿健康的技术

孕期保健的一项重要内容是评估胎儿健康状况。评估胎儿健康包括确定是否为高危儿和监测胎儿宫内状况。

一、确定是否为高危儿

高危儿包括:①孕龄 <37 周或 ≥ 42 周;②出生体重 <2 500g;③小于胎龄儿或大于胎龄儿;④生后 1min Apgar 评分 0~3 分;⑤产时感染;⑥高危妊娠产妇的新生儿;⑦手术产儿;⑧新生儿的兄姐有严重的新生儿病史或新生儿期死亡等。

二、胎儿宫内状况的监测

(一) 妊娠早期

行妇科检查确定子宫大小及是否与妊娠周数相符;超声检查最早在妊娠第 6 周即可见妊娠囊和原始心管搏动;有条件时,妊娠 11~13 周 [+6] 超声测量胎儿颈后透明层厚度(NT)和胎儿发育情况。

(二)妊娠中期

每次产前检查听取胎心率,测量子宫底高度,协助判断胎儿生长情况以及是否与妊娠周数相符合。超声检查胎儿生长状况并筛查胎儿结构有无异常。

(三)妊娠晚期

1. 每次产前检查听取胎心率,测量子宫底高度,判断胎儿大小以及是否与妊娠周数相符合。超声检查不仅能判断胎儿生长状况,且能判定胎位、胎盘位置、羊水量和胎盘成熟度等。

2. **胎动监测** 胎动监测是孕妇自我评价胎儿宫内状况的简便、经济的有效方法。一般妊娠20周开始自觉胎动,夜间和下午较为活跃。胎动常在胎儿睡眠周期消失,持续20~40min。妊娠28周以后,胎动计数 <10次/2h或减少50%者提示有胎儿缺氧可能。

3. **电子胎心监护**(electronic fetal monitoring,EFM) 电子胎心监护在产前和产时的应用非常广泛,已成为产科临床不可缺少的辅助检查手段。其优点是能连续观察并记录胎心率(fetal heart rate,FHR)的动态变化,同时描记子宫收缩和胎动情况,反映三者间的关系。EFM的评价指标见表3-8-2,其中基线变异是最重要的评价指标。

表 3-8-2 电子胎心监护的评价指标

名称	定义
胎心率基线	指任何10min内胎心率平均水平(除外胎心加速、减速和显著变异的部分),至少观察2min以上的图形,该图形可以是不连续的 ①正常胎心率基线:110~160次/min;②胎儿心动过速:胎心基线 >160次/min;③胎儿心动过缓:胎心基线 <110次/min
基线变异	指每分钟胎心率自波峰到波谷的振幅改变。按照振幅波动程度分为:①变异消失:振幅波动完全消失;②微小变异:振幅波动 ≤5次/min;③中等变异(正常变异):振幅波动6~25次/min;④显著变异:振幅波动 >25次/min 指基线胎心率突然显著增加,开始到波峰时间 <30s。从胎心率开始加速至恢复到基线胎心率水平的时间为加速时间
加速	妊娠≥32周胎心加速标准:胎心加速≥15次/min,持续时间 >15s,但不超过2min 妊娠<32周胎心加速标准:胎心加速≥10次/min,持续时间 >10s,但不超过2min 延长加速:胎心加速持续2~10min。胎心加速≥10min则考虑胎心率基线变化
早期减速	指伴随宫缩出现的减速,通常是对称性、缓慢地下降到最低点再恢复到基线。开始到胎心率最低点的时间≥30s,减速的最低点常与宫缩的峰值同时出现;一般来说,减速的开始、最低值及恢复与宫缩的起始、峰值及结束同步(图3-8-9)
晚期减速	指伴随宫缩出现的减速,通常是对称性、缓慢地下降到最低点再恢复到基线。开始到胎心率最低点的时间≥30s,减速的最低点通常晚于宫缩峰值;一般来说,减速的开始、最低值及恢复分别延后于宫缩的起始、峰值及结束(图3-8-10)
变异减速	指突发的显著的胎心率急速下降。开始到最低点的时间 <30s,胎心率下降≥15次/min,持续时间≥15s,但 <2min。当变异减速伴随宫缩时,减速的起始、深度和持续时间与宫缩之间无固定规律(图3-8-11)。典型的变异减速是先有一初始加速的肩峰,紧接一快速的减速,之后快速恢复到正常基线伴有一继发性加速(双肩峰)
延长减速	指明显的低于基线的胎心率下降。减速程度≥15次/min,持续时间≥2min,但不超过10min。胎心减速≥10min则考虑胎心率基线变化
反复性减速	指20min观察时间内,≥50%的宫缩均伴发减速
间歇性减速	指20min观察时间内,<50%的宫缩伴发减速
正弦波形	胎心率基线呈现平滑的类似正弦波样摆动,频率固定,3~5次/min,持续≥20min
宫缩	正常宫缩:观察30min,10min内有5次或5次以下宫缩。 宫缩过频:观察30min,10min内有5次以上宫缩。当宫缩过频时应记录有无伴随胎心率的变化

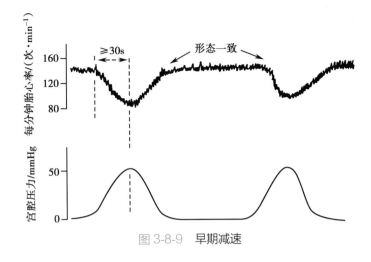

图 3-8-9　早期减速

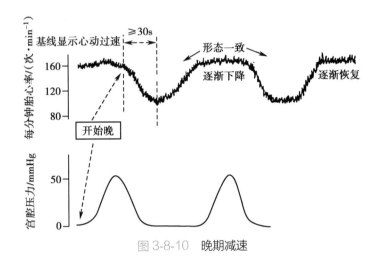

图 3-8-10　晚期减速

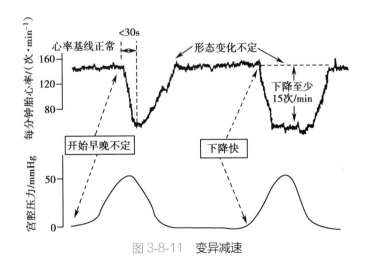

图 3-8-11　变异减速

4. **预测胎儿宫内储备能力** ①无应激试验(non-stress test,NST):用于产前监护。②催产素激惹试验(oxytocin challenge test,OCT):OCT 的原理为用缩宫素诱导宫缩并用电子胎心监护仪记录胎心率的变化。OCT 可用于产前监护及引产时胎盘功能的评价。

5. **NST 的判读** 参照 2007 年加拿大妇产科医师学会(Society of Obstetricians and Gynecologists of Canada,SOGC)指南,见表 3-8-3。需要注意的是,NST 结果的假阳性率较高,异常 NST 需要复查,

延长监护时间,必要时进行生物物理评分。

表 3-8-3　NST 的结果判读及处理

参数	正常 NST（先前的"有反应型"）	不典型 NST（先前的"可疑型"）	异常 NST（先前的"无反应型"）
胎心率基线	110~160 次 /min	100~110 次 /min；>160 次 /min,<30min	胎心过缓 <100 次 /min；胎心过速 >160 次 /min,超过 30min
基线变异	6~25 次 /min（中度变异）；≤ 5 次 /min（变异缺失及微小变异）,持续 <40min	≤ 5 次 /min,持续 40~80min	≤ 5 次 /min,持续 ≥ 80min；≥ 25 次 /min,持续 >10min；正弦波形
减速	无减速或偶发变异减速,持续 <30s	变异减速,持续 30~60s	变异减速,持续 ≥ 60s；晚期减速
加速（≥ 32 周）	40min 内 2 次或 2 次以上加速超过 15 次 /min,持续 15s	40~80min 内 2 次以下加速超过 15 次 /min,持续 15s	大于 80min 2 次以下加速超过 15 次 /min,持续 15s
（<32 周）	40min 内 2 次或 2 次以上加速超过 10 次 /min,持续 10s	40~80min 内 2 次以下加速超过 10 次 /min,持续 10s	大于 80min 2 次以下加速超过 10 次 /min,持续 10s
处理	继续随访或进一步评估	需要进一步评估	复查；全面评估胎儿状况；生物物理评分；及时终止妊娠

6. OCT 的判读　OCT 图形的判读主要基于是否出现晚期减速和变异减速。①阴性:没有晚期减速或重度变异减速;②可疑(有下述任一种表现):间断出现晚期减速或重度变异减速;宫缩过频(>5 次 /10min);宫缩伴胎心减速,时间 >90s;出现无法解释的监护图形;③阳性:≥ 50% 的宫缩伴随晚期减速。

7. 产时胎心监护图形的判读　产程过程中,为了避免不必要的产时剖宫产,推荐采用产时胎心监护图形的三级判读系统(3-tier classification system)。该判读系统参照 2009 年美国妇产科医师学会(American College of Obstetricians and Gynecologists,ACOG)指南及 2015 年中华医学会围产医学分会制定的《电子胎心监护应用专家共识》,见表 3-8-4。

表 3-8-4　三级电子胎心监护判读标准

Ⅰ类电子胎心监护　需同时满足下列条件:①胎心率基线 110~160 次 /min;②基线变异为中度变异;③无晚期减速及变异减速;④存在或者缺乏早期减速;⑤存在或者缺乏加速。
　Ⅰ类电子胎心监护结果提示胎儿酸碱平衡正常,可常规监护,不需采取特殊措施。

Ⅱ类电子胎心监护　除了第Ⅰ类和第Ⅲ类电子胎心监护图形外的其他情况均归为Ⅱ类。
　Ⅱ类电子胎心监护结果尚不能确定胎儿存在酸碱平衡紊乱,但是应综合考虑临床情况、持续胎心监护、采取其他评估方法来判定胎儿有无缺氧,可能需要宫内复苏来改善胎儿状况。

Ⅲ类电子胎心监护　有两种情况:
- 胎心率基线无变异并且存在下面任何一种情况:①反复性晚期减速;②反复性变异减速;③胎心过缓(胎心率基线 <110 次 /min)。
- 正弦波形
Ⅲ类电子胎心监护结果提示胎儿存在酸碱平衡失调即胎儿缺氧,应该立即采取相应措施纠正胎儿缺氧,包括改变孕妇体位、吸氧、停止缩宫素使用、抑制宫缩、纠正孕妇低血压等措施,如果这些措施均不奏效,应该紧急终止妊娠

8. 胎儿生物物理评分(biophysical profile,BPP)　是综合电子胎心监护及超声检查所示的某些生理活动,以判断胎儿有无急、慢性缺氧的一种产前监护方法,可供临床参考。常用的是 Manning 评分法(表 3-8-5)。但由于 BPP 评分较费时且受诸多主观因素的影响,故临床应用日趋减少。

表 3-8-5　Manning 评分法

指标	2分（正常）	0分（异常）
NST（20min）	≥ 2 次胎动,FHR 加速,振幅 ≥ 15 次 /min,持续 ≥ 15s	<2 次胎动,FHR 加速,振幅 <15 次 /min,持续 <15s
FBM（30min）	≥ 1 次,持续 ≥ 30s	无或持续 <30s
FM（30min）	≥ 3 次躯干和肢体活动（连续出现计 1 次）	≤ 2 次躯干和肢体活动
FT	≥ 1 次躯干伸展后恢复到屈曲,手指摊开合拢	无活动,肢体完全伸展,伸展缓慢,部分恢复到屈曲
AFV	最大羊水池垂直直径 >2cm	无或最大羊水池垂直直径 ≤ 2cm

注:NST,无应激试验;FBM,胎儿呼吸运动;FM,胎动;FT,胎儿张力;AFV,羊水最大暗区垂直深度。

9. 彩色多普勒超声胎儿血流监测　应用该技术监测胎儿血流动力学,可以对有高危因素的胎儿状况做出客观判断,为临床选择适宜的终止妊娠时机提供有力的证据。常用的指标包括脐动脉和胎儿大脑中动脉的 S/D 比值、RI 值(阻力指数)、PI 值(搏动指数)、脐静脉和静脉导管的血流波形等。其中 S/D 为收缩期峰值流速(S)/ 舒张末期流速(D),RI 为[S–D]/S,PI 为[S–D]/ 平均流速。不同孕周的 S/D、PI 与 RI 值不同。

较公认的判断胎儿血流异常的标准如下:①脐动脉血流指数大于各孕周的第 95 百分位数或超过平均值 2 个标准差,预示胎儿缺氧;②脐动脉的舒张末期血流频谱消失或倒置,预示胎儿缺氧严重;③胎儿大脑中动脉的 S/D 比值降低,提示血流在胎儿体内重新分布,预示胎儿缺氧;④出现脐静脉或静脉导管搏动、静脉导管血流 a 波反向均预示胎儿处于濒死状态。

三、胎肺成熟度的监测

1. **孕周**　妊娠满 34 周(经妊娠早期超声核对),胎儿肺发育基本成熟。

2. **卵磷脂 / 鞘磷脂比值**(lecithin/sphingomyelin,L/S)　若羊水 L/S ≥ 2,提示胎儿肺成熟。也可用羊水振荡试验(泡沫试验)(foam stability test)间接估计 L/S 值。

3. **磷脂酰甘油**(phosphatidyl glycerol,PG)　PG 阳性,提示胎肺成熟。

小结

1. 监测胎儿宫内状况的方法包括胎动监测、电子胎心监护和彩色多普勒超声胎儿血流监测等。

2. 电子胎心监护通过连续观察胎心及其与胎动和宫缩间的关系,评估胎儿宫内安危情况,其中基线变异是较为重要的评价指标。

3. 无应激试验(NST)和催产素激惹试验(OCT)用于预测胎儿宫内储备能力。产时胎心监护采用三级电子胎心监护判读标准。

思考题

1. 电子胎心监护的评价指标包括哪些?

2. 产时胎心监护如何判读?

3. 判断胎儿血流异常的标准有哪些?

（漆洪波）

第四节   孕期营养和体重管理

一、孕期营养的重要性

妇女妊娠以后,每日所吃的食物除了维持自身的机体代谢所需要的营养物质外,还要供给体内胎儿生长发育所需。研究表明,营养作为最重要的环境因素,对母亲与子代的近期和远期健康都将产生至关重要的影响。孕期营养不良不仅与流产、早产、难产、死胎、畸胎、低出生体重、巨大胎儿、妊娠期贫血、子痫前期、妊娠期糖尿病、产后出血等相关,也会对子代出生后的成长和代谢产生不利的影响。因此指导孕妇合理摄入蛋白质、脂肪、糖类、维生素和矿物质,摄入由多样化食物组成的营养均衡膳食,对改善母儿结局十分重要。

二、孕妇的营养需要

1. **热能**   孕期总热能的需要量增加,包括提供胎儿生长、胎盘、母体组织的增长、蛋白质脂肪的贮存以及增加代谢所需要的热能。妊娠早期不需要额外增加能量,妊娠 4 个月后至分娩,在原基础上每日增加能量 200kcal。我国居民的主要热能来源是主食,孕妇每日应摄入主食 200~450g。

2. **蛋白质**   孕期对蛋白质的需要量增加,妊娠早期不需要额外增加蛋白质,孕中晚期胎儿生长加速,妊娠中期开始增加蛋白质 15g/d。蛋白质的主要来源是动物性食品如鱼、禽、蛋、瘦肉和奶制品等。

3. **碳水化合物**   是提供能量的主要物质,宜占总热量的 50%~60%。孕中晚期,每日增加约 35g 的主粮类即可。

4. **脂肪**   脂肪占总能量的 25%~30%,过多摄入会导致超重,易引起妊娠并发症,但长链不饱和脂肪酸已经证实对胎儿大脑和视网膜发育有帮助,所以适当多吃鱼类水产品尤其是深海鱼类、核桃等食物有一定的好处。

5. **维生素**   维生素为调节身体代谢及维持多种生理功能所必需,也是胎儿生长发育所必需,尤其在胚胎发育早期,供给不足或过量都可能导致胎儿畸形的风险。妊娠中晚期胎儿快速成长需要的维生素也增加,因此整个孕期都需要增加维生素的摄入。

6. **无机盐和微量元素**   无机盐中的钙、镁,微量元素如铁、锌、碘等是胎儿生长发育所必需的营养物质,缺乏易导致胎儿发育不良,早期缺乏还易发生畸形。孕期血容量增大,较容易发生生理性贫血,因此微量元素也是整个孕期都必须增加摄入的。

7. **膳食纤维**   膳食纤维虽然不被人体吸收,但其可降低糖、脂肪的吸收和减缓血糖的升高,预防和改善便秘及肠道功能,妊娠期应该多食含膳食纤维丰富的食物如蔬菜、低糖水果和粗粮类。

三、孕妇膳食指南

根据 2016 年中国营养学会发布的《孕期妇女膳食指南》,建议孕妇在一般人群膳食指南的基础上,增加以下 5 条推荐:①补充叶酸,常吃含铁丰富的食物,选用碘盐;②妊娠呕吐严重者,可少量多餐,保证摄入含必要量碳水化合物的食物;③妊娠中晚期适量增加奶、鱼、禽、蛋、瘦肉的摄入;④适量身体活动,维持孕期适宜增重;⑤禁烟酒,愉快孕育新生命,积极准备母乳喂养。

1. **妊娠早期**

(1)膳食清淡、适口:易于消化,并有利于降低妊娠反应。包括各种新鲜蔬菜和水果、大豆制品、鱼、禽、蛋以及各种谷类制品。

(2)少食多餐:进食的餐次、数量、种类及时间应根据孕妇的食欲和反应的轻重及时进行调整,少食多餐,保证进食量。

(3)保证摄入足量富含碳水化合物的食物:妊娠早期应保证每日至少摄入 130g 碳水化合物,首选易消化的粮谷类食(200g 左右的全麦粉或 180g 大米);因妊娠反应严重而不能正常进食足够碳水化合物的孕妇应及时就医,避免对胎儿早期脑发育造成不良影响,此时不必过分强调平衡膳食。

(4)多摄入富含叶酸的食物并补充叶酸:妊娠早期叶酸缺乏可增加胎儿发生神经管畸形及早产的危险。妇女应从计划妊娠开始多摄取富含叶酸的动物肝脏、深绿色蔬菜及豆类,并建议每日额外补充叶酸 400~800μg。

(5)戒烟、禁酒:烟草中的尼古丁和烟雾中的氰化物、一氧化碳可导致胎儿缺氧和营养不良、发育迟缓。酒精亦可通过胎盘进入胎儿体内造成胎儿宫内发育不良、中枢神经系统发育异常等。

2. **妊娠中晚期**

(1)适当增加鱼、禽、蛋、瘦肉等优质蛋白质的来源,妊娠中期每日增加共计 50g,孕晚期再增加 75g 左右。鱼类尤其是深海鱼类含有较多的二十二碳六烯酸(docosahexaenoic acid,DHA)对胎儿大脑和视网膜发育有益,每周最好食用 2~3 次深海鱼类。

(2)适当增加奶类的摄入:奶类富含蛋白质,也是钙的良好来源。从妊娠中期开始,每日应至少摄入 250~500g 奶制品以及补充 600~1 500mg 钙剂。

(3)适当增加碘的摄入:孕期碘的推荐摄入量为 230μg/d,孕妇除坚持选用加碘盐外,每周还应摄入 1~2 次含碘丰富的海产品如海带、紫菜等。

(4)常吃含铁丰富的食物:孕妇是缺铁性贫血的高发人群,给予胎儿铁储备的需要,孕中期开始要增加铁的摄入,每日增加 20~50g 红肉,每周吃 1~2 次动物内脏或血液。有指征时可额外补充铁剂。

(5)适量身体活动,维持体重的适宜增长,每日进行不少于 30min 的中等强度身体活动,如散步、体操、游泳等,有利于体重适宜增长和自然分娩。

(6)禁烟戒酒,少吃刺激性食物。烟草、酒精,对胚胎发育的各阶段有明显的毒性作用,因此应禁烟、戒酒。

四、孕期体重管理

1. **孕妇体重增长**　孕妇体重增长可以影响母儿的近远期健康。近年来超重与肥胖孕妇的增加,孕妇体重增长过多增加了大于胎龄儿、难产、产伤、妊娠期糖尿病等的风险;孕妇体重增长不足与胎儿生长受限、早产儿、低出生体重等不良妊娠结局有关。因此要重视孕妇体重管理。2009 年,美国医学研究所(Institute of Medicine,IOM)发布了基于孕前不同体重指数的孕妇体重增长推荐(表3-8-6),应当在第一次产检时确定孕前 BMI,提供个体化的孕妇增重、饮食和运动指导。

表 3-8-6　孕妇体重增长推荐

孕前体重分类	BMI/(kg·m^{-2})	孕期总增重范围 /kg	孕中晚期体重增长速度(kg·w^{-1})
低体重	<18.5	12.5~18	0.51(0.44~0.58)
正常体重	18.5~24.9	11.5~16	0.42(0.35~0.50)
超重	25.0~29.9	7~11.5	0.28(0.23~0.33)
肥胖	≥30	5~9	0.22(0.17~0.27)

2. **运动指导**　孕妇运动是体重管理的另一项措施。通过运动能增加肌肉力量和促进机体新陈代谢;促进血液循环和胃肠蠕动,减少便秘;增强腹肌、腰背肌、盆底肌的能力;锻炼心肺功能,释放压力,促进睡眠。根据个人喜好可选择一般的家务劳动、散步、慢步跳舞、步行上班、孕妇体操、游泳、骑车、瑜伽和 Kegel 运动等形式。但孕期不适宜开展跳跃、振动、球类、登高(海拔 2 500m 以上)、长途旅行、长时间站立、潜水、滑雪、骑马等具有一定风险的运动。

小结

1. 孕期合理营养对胎儿正常生长发育和改善母儿结局非常重要。
2. 孕期需要注意热能、蛋白质、碳水化合物、脂肪、维生素、无机盐、微量元素和膳食纤维的摄入。
3. 应基于孕前不同体重指数,提供个体化的孕妇增重、饮食和运动指导。

思考题

1.《孕期妇女膳食指南》增加的 5 条推荐是哪些?
2. 孕前 BMI 为 27.5, 如何进行孕期体重管理?

(漆洪波)

第五节　孕期常见症状及其处理

孕妇可出现各种与妊娠相关的症状,处理原则主要是对症处理。

1. **消化系统症状**　妊娠早期出现恶心、晨起呕吐者,可给予维生素 B_6 10~20mg/ 次,每日 3 次口服。若是妊娠剧吐,则按该病处理。

2. **贫血**　孕妇于妊娠后半期对铁需求量增多,仅靠饮食补充明显不足,应适时补充铁剂,非贫血孕妇,如血清铁蛋白 <30μg/L,应补充元素铁 60mg/d;诊断明确的缺铁性贫血孕妇,应补充元素铁 100~200mg/d。

3. **腰背痛**　妊娠期间由于关节韧带松弛,增大的子宫向前突使躯体重心后移,腰椎向前突使背伸肌处于持续紧张状态,常出现轻微腰背痛。若腰背痛明显者,应及时查找原因,按病因治疗。必要时卧床休息、局部热敷及药物治疗。

4. **下肢及外阴静脉曲张**　于妊娠末期应尽量避免长时间站立,可穿有压力梯度的弹力袜,晚间睡眠时应适当垫高下肢以利静脉回流。分娩时应防止外阴部曲张的静脉破裂。

5. **下肢肌肉痉挛**　可能是孕妇缺钙表现,应补充钙剂,0.6~1.5g/d。

6. **下肢水肿**　孕妇于妊娠后期常有踝部及小腿下半部轻度水肿,经休息后消退,属正常现象。若下肢水肿明显,经休息后不消退,应考虑为妊娠期高血压疾病、合并肾脏疾病或其他合并症,查明病因后及时给予治疗。

7. **痔**　妊娠晚期多见或明显加重,因增大的妊娠子宫压迫和腹压增高,使痔静脉回流受阻和压力增高导致痔静脉曲张。应多吃蔬菜,少吃辛辣食物,必要时服缓泻剂软化大便,纠正便秘。

8. **便秘**　妊娠期间肠蠕动及肠张力减弱,加之孕妇运动量减少,容易发生便秘。应养成每日按时排便的良好习惯,并多吃纤维素含量高的新鲜蔬菜和水果,必要时口服缓泻剂或乳果糖,慎用开塞露、甘油栓,但禁用硫酸镁,也不应灌肠,以免引起流产或早产。

9. **仰卧位低血压**　妊娠晚期孕妇若较长时间取仰卧姿势,由于增大的妊娠子宫压迫下腔静脉,使回心血量及心排出量减少,出现低血压。此时若改为侧卧姿势,使下腔静脉血流通畅,血压迅即恢复正常。

小结

1. 孕期常见症状以消化系统多见,其他如贫血、腰背痛、下肢及外阴静脉曲张等。
2. 应建立良好的饮食、排便习惯,及时补充铁剂和钙剂等。

思考题

孕期常见症状有哪些?

(漆洪波)

第九章
遗传咨询、产前筛查、产前诊断与胎儿手术

出生缺陷(birth defects)指出生前已经存在(在出生前或生后数年内发现)的结构或功能异常,其产生原因包括遗传、环境及二者共同作用。出生缺陷的防治可分三级;一级预防是孕前干预,防止出生缺陷胎儿的发生;二级预防是产前干预,包括产前筛查、诊断及可能的宫内干预;三级预防是产后干预,包括早期诊断和早期治疗,防止严重的致残。遗传咨询、产前筛查和产前诊断及宫内干预是出生缺陷一级和二级防治的主要方法。

第一节 遗 传 咨 询

遗传咨询(genetic counselling)是由从事医学遗传相关专业的医师或咨询师,解答咨询对象提出的遗传疾病相关问题,并对相关婚育问题进行风险评估、提出医学建议的过程。根据疾病类型及咨询对象不同,遗传咨询主要分为婚前咨询、孕前咨询、产前咨询、儿科相关遗传病咨询、肿瘤遗传咨询及其他专科遗传咨询(如神经遗传病咨询等)。本章节主要讨论产前遗传咨询。

【遗传咨询的本质】

遗传咨询旨在医师在与患者的交流过程中,帮助患者及其家庭理解疾病,做出合适的选择。做好遗传咨询工作对遗传病的诊断和治疗十分重要,对预防遗传疾病有重要的社会意义。具体内容包括帮助患者及其家庭成员梳理家族史及病史、商讨适合的遗传学检测方案、解读遗传检测结果、获取详细的临床表型,分析遗传机制、告知可能的预后和治疗方法,评估下一代再发风险并制订再生育计划,如产前诊断或植入前诊断等。

【遗传咨询的对象】

产前遗传咨询的对象主要为高风险妊娠的孕妇及家属:①夫妇双方或一方的家庭成员中有遗传病、出生缺陷、不明原因的癫痫、智力低下、肿瘤及其他与遗传因素密切相关的患者,曾生育过明确遗传病或出生缺陷儿的夫妇;②夫妇双方或一方本身罹患智力低下或出生缺陷;③不明原因的反复流产或有死胎、死产等病史的夫妇;④孕期接触不良环境因素及患有某些慢性病的夫妇;⑤常规检查或常见遗传病筛查发现异常者;⑥其他需要咨询者,如婚后多年不育的夫妇,或 35 岁以上的高龄孕妇;⑦近亲婚配。

【遗传咨询的原则】

在遗传咨询过程中,必须遵循以下伦理和道德原则:

1. **自主原则** 完全尊重咨询对象的意愿和决定,同时需要尊重咨询者的宗教信仰,以及由于其不同的社会背景而产生的不同态度及观点。

2. **知情同意原则** 遗传咨询过程中,应确保咨询对象充分理解遗传学检测可能出现的所有检测

结果,并完全自主地选择医疗方案。某些遗传学检测结果,尤其是一些主要检测目标以外的"额外发现",如晚发性遗传病、肿瘤易感性等,受检者既有知情权,也有选择不知情的权利。遗传咨询应在此类检测前,明确受检者对于"额外发现"的态度和承受能力,按照其意愿告知或者不告知相关结果。

3. 无倾向性原则 在遗传咨询的选择中,没有绝对正确的方案,也没有绝对错误的方案,医务人员的角色是帮助咨询者了解不同方案的利弊,而不是替咨询者做出选择。无倾向性原则一直是医学遗传咨询遵循的原则,同时也被世界卫生组织遗传咨询专家委员会认可。

4. 保密和尊重隐私原则 保守秘密是遗传咨询师的一种职业道德。遗传学检测有可能发现某些家庭的隐私(如亲缘关系不符等),遗传咨询中应依照被咨询者的意愿,保护其隐私。

5. 公平原则 理想的状态是所有遗传学服务(包括咨询与检测)应该被平等地提供给所有需要的人。

【遗传咨询的内容及基本流程】

1. 遗传咨询是一项提供信息的服务。遗传咨询内容应当包含下述 5 方面:

(1)帮助患者及家庭成员了解疾病的表型,即疾病的临床症状,比如认知障碍、生理缺陷等。

(2)以通俗易懂的语言向患者及家庭成员普及疾病的遗传机制,即由何种遗传物质异常导致疾病发生的机制。

(3)提供疾病治疗方案信息,即针对该疾病所能够采取的治疗手段及其预后,使患者通过遗传咨询而受益。此外还应提供疾病相关协助机构方面的信息。目前国内已成立一些特定疾病相关的患者自助组织,比如 DMD 关爱协会(由假肥大型肌营养不良 DMD/BMD 患者和患者家属组成的非营利自助组织),帮助患者找寻到此类相关组织有利于患者和家庭生活质量的提高。

(4)提供再发风险的咨询,即患者所患的遗传性疾病在家系亲属中再发生的风险率。在明确诊断的基础上判断其遗传方式,比如常染色体显性遗传、隐性遗传、X/Y 连锁遗传等,同时也应当考虑基因型和表型可能的差异,做出遗传风险的评估,说明子代再发风险。比如常染色体显性遗传病如马方综合征,子代发病风险为 50%。X 连锁隐性遗传病,男性患者后代再发风险为 0,女性携带者的男性后代再发风险为 50%,女性后代再发风险为 0。如果常染色体隐性遗传病的父母双方均为隐性致病基因的携带者,则每次妊娠的后代受累概率为 25%。

(5)提供家庭再生育计划咨询,即为患者及家庭下一胎提供可能的妊娠方式或产前诊断策略选择,比如自然受孕直接进行产前诊断、植入前胚胎遗传学诊断、捐精、供卵等。

2. 遗传咨询的流程 一般包括面诊前准备、初次面诊及检测后咨询(复诊),具体如下:

(1)面诊前准备:首先收集详细的病史资料,了解夫妇双方三代直系血亲相关疾病状况。通过系谱分析、临床表现和实验室检查等手段,明确是否存在遗传疾病。同时,根据患者的临床表现对其进行系统的体格检查和实验室检查以明确诊断。针对疾病查阅最新的临床指南及疾病研究进展,做到对疾病有充分的认识,掌握与其诊断和治疗相关的最新信息以及相关的患者组织或救助机构信息。

(2)初次面诊:与咨询者建立有效交流,了解患者目前的情况;进一步拓展咨询,详细了解病史及家族史;进行心理安抚;提供遗传学检测的选择信息:以通俗的语言向咨询者讲解不同检测方案的准确性、优势与局限,来帮助咨询者选择合适的遗传学检测类型,如核型分析、染色体微阵列分析、全基因组外显子测序等;进行检测前需要咨询者和患者签署知情同意书。

(3)检测后咨询(复诊):进行检测结果的解读,解释疾病表型及遗传机制,确定遗传方式,综合评估后代的发病或再发风险,并且提供后续的治疗信息及帮助。提供家庭再生育时产前诊断、植入前胚胎遗传学诊断、捐精或供卵等可能的选择,同时应对患者进行心理疏导。

咨询过程中应使用通俗的语言,保证足够的时间,尽可能使咨询者达到完整的理解,并做好咨询记录。

小结

1. 遗传咨询是由专业人员或咨询医师,对咨询对象就其提出的家庭中遗传性疾病的相关问题予以解答,并提出医学建议的过程。

2. 遗传咨询应遵循的伦理和道德原则包括:自主原则、知情同意原则、无倾向性原则、守密和尊重隐私原则及公平原则。

思考题

1. 什么是出生缺陷三级防控体系?
2. 遗传咨询的对象有哪些?
3. 当医师在提供遗传咨询时,应遵循哪些原则?

(孙路明)

第二节　产前筛查

产前筛查(prenatal screen)是通过血清学、影像学等方法对妊娠妇女进行检查,筛出子代罹患遗传性疾病或存在出生缺陷的高风险孕妇,是预防出生缺陷儿出生、提高人口素质的重要方法。产前筛查不等同于产前诊断。筛查阳性者,需进行进一步的确诊,不可根据筛查结果终止妊娠。反之,筛查阴性者提示风险较低,但不等同于无风险。产前筛查方案需由具备产前诊断资质的医师制订,并充分告知筛查的局限性,由孕妇知情选择。

【产前筛查方法】

目前常用的筛查方法有母体妊娠早、中期血清学筛查非整倍体染色体异常,无创性产前检测(non-invasive prenatal test,NIPT)和超声影像学筛查胎儿结构异常。

1. **母体血清学筛查**　通过对妊娠早、中期血清中的生化指标检测,筛查出 21- 三体、18- 三体和 13- 三体综合征的高风险孕妇。

妊娠早期常用的血清学筛查指标有游离绒毛膜促性腺激素 β 亚单位(free-β-hCG)和妊娠相关血浆蛋白 A(pregnancy-associated plasma protein-A,PAPP-A)。联合应用早孕期血清学和颈后透明层厚度筛查,唐氏综合征检出率可达 85% 左右,假阳性率为 5%。

妊娠中期血清学筛查最常用的筛查方案是由血清甲胎蛋白(AFP)、人绒毛膜促性腺激素(hCG)、游离雌三醇(uE$_3$)组成的三联筛查,或再加抑制素 A(inhibin A)组成四联筛查。检查孕龄一般为 15~20 周$^{+6}$,唐氏综合征检出率为 60%~75%,假阳性率为 5%。

AFP 也是筛查开放性神经管缺陷的重要指标。通常使用母体血清中 AFP 水平 2.0~2.5 中位数倍数作为正常值的上限,可检出至少 90% 的无脑畸形和 80% 的开放性脊柱裂,假阳性率为 3%~5%。

血清标记物筛查作为一种产前筛查手段,因其无创伤性、操作直接简便、费用低廉、筛查范围广、筛查时间早,在筛查和监测高风险孕妇方面发挥了重要的作用。随着研究的进一步深入,筛查指标的增多,筛查手段及联合方案的逐渐完善,检出率逐渐升高。对提高人口素质具有重大意义。

2. **母体血浆中胎儿游离 DNA 监测**　20 世纪 90 年代,研究发现妊娠妇女外周血的血浆及血清中存在着稳定的游离胎儿 DNA(cell-free fetal DNA,cffDNA)。从母血中游离胎儿 DNA,并进行新一代基因测序检查。通过检测 cffDNA 用于 21- 三体、18- 三体、13- 三体等染色体数目异常的筛查已经广泛应用于临床。除此之外,基于孕妇充分的知情同意,目前该技术在临床上还用于除 13、18、21 号染色体之外其他染色体非整倍体的筛查及明确微缺失 / 微重复综合征的筛查。对于考虑进行 cffDNA 检查的患者,应充分告知其局限性,筛查不等同于确诊,筛查结果为高危的孕妇都建议做进一步的产前诊断。

3. **超声影像学筛查**

(1)胎儿颈后透明层厚度(nuchal translucency,NT):指妊娠早期(11~13 周 $^{+6}$)超声波下见到的胎儿颈项部皮下液性暗区。目前认为胎儿颈后透明层厚度是妊娠早期筛查染色体非整倍体疾病的重要标志物。

国外多数中心将 NT ≥ 3.0mm 的胎儿视为高风险群体,认为对 NT 增厚超过 3.0mm 的胎儿可直接行介入性产前诊断;而对 NT 临界增厚(2.5mm ≤ NT<3.0mm)的胎儿,也应建议进行妊娠早期染色体非整倍体联合筛查后,根据风险值决定是否进行介入性产前诊断。NT 增厚还与一些基因组疾病和单基因病有关。另外,NT 增厚与胎儿各种异常引起的颈后皮下液体积聚有关,如心脏大血管发育异常导致的心力衰竭,羊膜破裂引起的头颈静脉充血,先天性膈疝或骨发育不良致胸廓狭小引起的上纵隔压迫、淋巴系统发育异常或迟缓、各种神经肌肉疾病致胎动异常引起淋巴回流不畅、皮下结缔组织组成改变、胎儿贫血或低蛋白血症、先天性感染引起的贫血或心功能异常等。

(2)胎儿结构畸形筛查

1)胎儿结构系统筛查:胎儿结构畸形包括几乎全身所有器官,主要分为致死性结构畸形、致残性结构畸形以及轻微结构畸形。妊娠中期超声影像学筛查最佳检测孕周为 18~24 周。可以通过超声发现的结构异常包括:无脑儿、严重脑膨出、严重开放性脊柱裂、严重胸腹壁缺陷伴内脏外翻、单腔心、致死性软骨发育不良等。妊娠中期产前超声胎儿畸形的检出率为 50%~70%。

有条件的单位可以开展妊娠早期超声筛查,主要在妊娠 11~13 周 $^{+6}$ 进行。除之前提到的 NT 筛查外,对于无脑儿、全前脑畸形、脊柱裂等畸形的早期发现具有一定意义。

2)神经管缺陷的超声筛查:神经管缺陷(neural tube defects,NTDs)包括无脑儿、脊柱裂、脑膨出等,是环境因素与基因易感性共同作用的结果。随着超声检测技术的进步,97%~100% 的神经管缺陷可以通过超声进行诊断。当血清学筛查提示 AFP 水平升高时,需行进一步超声检查排查神经管缺陷。

A. 无脑儿(anencephalus):是前神经孔闭合失败所致,是胎儿神经管缺陷中最常见的一种,几乎一半的神经管缺陷胎儿为无脑儿。女胎比男胎多 4 倍。分两类:一类是脑组织变性坏死突出颅外;另一类是脑组织未发育,外观颅骨缺失、双眼暴突、颈短。两种类型均不能存活,常伴肾上腺发育不良及羊水过多。腹部检查:胎头小,阴道检查可触及凹凸不平的颅底部。超声检查:颅骨不显像,眼球突出呈"蛙样"面容。孕妇血清甲胎蛋白升高,尿 E/C 及 E_3 偏低。无脑儿一经确诊,应尽早引产。阴道分娩困难时可行毁胎术结束妊娠。

B. 脊柱裂(spina bifida):为部分脊椎管未完全闭合的状态,其损伤多在后侧,多发生在胸腰段,也是神经管缺陷中常见的一种。隐性脊柱裂在产前超声检查中常难以发现。较大的脊柱裂产前超声较易发现,妊娠 18~20 周是发现脊柱裂的最佳时机。严重的脊柱裂在有生机儿之前诊断应终止妊娠。

C. 脑积水(hydrocephalus):脑积水是指大脑导水管不通致脑脊液回流受阻,大量蓄积于脑室内外,使脑室系统扩张和压力升高,颅腔体积增大、颅缝变宽、囟门增大,常压迫正常脑组织。脑积水常伴有脊柱裂、足内翻等畸形。

严重的脑积水,在妊娠17~22周行超声检查有助于诊断,颅内大部分被液性暗区占据,中线漂动,脑组织受压变薄,胎头周径明显大于腹周径。此外,必要时应当行胎儿磁共振检查以补充和明确诊断胎儿畸形,尤其是中枢神经系统畸形和鉴别脑出血与积水时尤为必要。

3)先天性心脏病的超声筛查:先天性心脏病是常见的一种胎儿畸形,发生率约为8‰,其中严重先天性心脏病的发生率约为4‰,主要包括:法洛四联症、大血管错位、房室间隔缺损、单心房单心室等。超声检查是孕期筛查先天性心脏病的重要手段。

一般在妊娠18~24周进行先天性心脏病的超声筛查。主要包括四腔心切面、左心室流出道及主动脉长轴切面、右心室流出道及肺动脉长轴切面检查。这几个切面的检查可筛查出大部分严重的先天性心脏病。但是对于部分逐步进展的血流异常,尤其是心室发育不良及瓣膜闭锁等疾病往往需要在妊娠晚期才能发现。因此对于怀疑心脏血流异常的胎儿应在妊娠晚期复查超声检查。小的室间隔缺损产前超声难以发现,产前发现的室间隔缺损1/3可在产前关闭,1/3在出生后1年关闭。严重复杂的先天性心脏病如单心房单心室,在有生机儿(围产儿)前诊断建议终止妊娠。

小结

1. 目前常用的筛查方法有母体妊娠早、中期血清学筛查非整倍体染色体异常,无创性产前检测(NIPT)和超声影像学筛查胎儿结构异常。

2. 胎儿颈后透明层厚度(NT)指妊娠早期(11周~13^{+6}周)超声波下见到的胎儿颈项部皮下液性暗区。目前认为NT是妊娠早期筛查染色体非整倍体疾病的重要标志物。

思考题

1. 常用产前筛查的方法有哪些?
2. 如何咨询NT增厚?
3. 如何对胎儿神经管缺陷风险进行产前筛查?

(孙路明)

第三节   产前诊断

产前诊断(prenatal diagnosis)又称宫内诊断(intrauterine diagnosis)或出生前诊断(antenatal diagnosis),通过对可疑出生缺陷的胎儿在出生前应用各种检测手段,如影像学、生物化学、细胞遗传学及分子生物学等技术,全面评估胎儿在宫内的发育状况,对先天性和遗传性疾病作出诊断,从而达到及时发现并处理胎儿疾病的目的。

【产前诊断的对象】

产前诊断的对象为出生缺陷的高危人群。建议其进行产前诊断检查的指征有：

1. 对于预产期年龄满 40 周岁的孕妇应直接建议介入性产前诊断；大于等于 35 岁但小于 40 岁，可以提供介入性产前诊断及无创 DNA 筛查两个策略，供患者知情选择。

2. 产前筛查提示胎儿染色体异常高风险的孕妇。

3. 曾有出生缺陷病史的孕妇。

4. 产前 B 超检查怀疑胎儿可能有染色体异常的孕妇。

5. 夫妇一方为染色体异常携带者或患先天疾病，或有遗传病家族史。

6. 医师认为有必要进行产前诊断的其他情形，如反复早孕期自然流产；既往出生缺陷病史；家族遗传病史；神经管缺陷家族史；妊娠合并 1 型糖尿病、高血压、癫痫、哮喘；曾暴露于药物、病毒、环境危害；父母近亲结婚等。

【产前诊断的疾病】

常见的产前诊断疾病包括：

1. **染色体异常**　可分为染色体数目异常和结构异常。染色体数目异常包括整倍体和非整倍体，其中非整倍体异常更为常见，可存活的非整倍体异常有 21- 三体综合征、18- 三体综合征、13- 三体综合征，Turner 综合征、Klinefelter 综合征，47,XYY 综合征，XXX 综合征；整倍体中的三倍体在妊娠早期或中期可发生流产。结构异常包括拷贝数变异，染色体部分缺失、重复、易位、倒位，环形染色体形成等。

2. **先天性代谢缺陷病**　多为常染色体隐性遗传病。在基因发生点突变和小片段插入或缺失后，将破坏基因复制和蛋白质合成，参与正常代谢的酶合成受到影响，引起代谢抑制、代谢中间产物累积造成代谢缺陷病。较常见的疾病有肝豆状核变性，苯丙酮尿症，半乳糖血症等。

3. **性连锁遗传病**　多为 X 连锁隐性遗传病，如红绿色盲、血友病、进行性假肥大性肌营养不良等。携带致病基因的女性与正常男性婚配后，若子代是男孩，患病概率为 1/2，若子代为女孩，其表型均正常，但 1/2 为携带者。X 连锁显性遗传病病种较少，女性的发病率高于男性，但由于女性有两条 X 染色体，其病情较男性轻。男性患者子代若为女性，将全部患病。Y 连锁遗传病只发生在男性与其男性子代之间。

4. **先天性结构畸形**　有明显的结构改变，如无脑儿、脊柱裂、唇腭裂、膈疝、先天性心脏病等。

【产前诊断方法】

充分询问病史后，可根据患者实际情况，结合以下方法进行产前诊断：

1. **影像学检查观察胎儿结构畸形**　超声和磁共振均是诊断胎儿疾病时普遍使用的非介入性产前诊断方法。胎儿超声检查除了能常规评估孕龄，确定宫内妊娠的性别，胎盘定位，多胎妊娠的确定外，更能用于筛查胎儿畸形，发现与染色体病、单基因病等相关的结构异常。当超声检查发现异常但不能明确诊断时，可加以磁共振作为辅助检查，尤其有利于中枢神经系统疾病的诊断。

(1)超声产前诊断：产前诊断性超声检查是针对临床或产前超声筛查发现的胎儿异常，围绕可能的疾病，进行有针对性的、全面的检查，并作出影像学诊断。比起磁共振检查，超声在四肢及颜面部畸形，心血管结构的检查方面以及胎儿多普勒血流评估上更具优势。不同的疾病应在不同的孕周进行，如妊娠早期可检测露脑畸形、全前脑、右位心、连体双胎等，妊娠中晚期则进行脑积水、肾盂积水、多囊肾等疾病的检查。但超声检查只适用于解剖学上明显异常的出生缺陷。

(2)磁共振产前诊断：磁共振不作为常规筛查方法，只对超声检查发现异常、但不能明确诊断的胎儿，选择磁共振检查。磁共振检查不受气体、骨骼、母体体型(肥胖)、羊水少及胎位不满意等因素的干扰，能更清晰、全面地呈现软组织图像及较小组织畸形。磁共振检查可以协助诊断的胎儿结构异常有：中枢神经系统，如颅后窝异常、胼胝体异常、侧脑室扩张、神经管缺陷、神经元移行异常等；颈部结构异常，如淋巴管瘤及先天性颈部畸胎瘤；胸部病变如先天性膈疝、先天性肺囊腺瘤病变；腹部结构异常如脐膨出、肠管异常及泌尿生殖系异常等。此外，对于双胎输血综合征胎儿神经系统损伤的评估和先天性心脏病胎儿,磁共振也可起到补充诊断的作用。磁共振检查安全性较高,在不使用造影剂的情况下,1.5T 的磁共振尚未发现不良反应报道。

2. 胎儿组织的采集　通过绒毛活检术(chorionic villus sampling,CVS)、羊膜腔穿刺术(amniocentesis)或脐血管穿刺取样(cordocentesis)等介入性方法获得羊水、绒毛、胎儿血液或胎儿细胞,必要时需同时进行家系标本的采集。

(1)绒毛活检术:多在妊娠 11~13 周 $^{+6}$ 进行。在超声引导下,根据胎盘位置或操作者习惯,经腹或经宫颈使用穿刺针进行绒毛取样。CVS 手术后 24h 内应避免剧烈活动。胎儿丢失、出血、感染、母胎输血、胎膜破裂是 CVS 的可能手术风险。但在有经验的中心,CVS 的胎儿丢失率与羊膜腔穿刺术接近。需告知孕妇 CVS 取样中有 1% 会因胎盘局限性嵌合现象(confined placental mosaicism,CPM),出现遗传学结果不确定,需要进一步进行羊水检查。

(2)羊膜腔穿刺术:主要用于有医学指征的孕 16 周之后的产前诊断。利用穿刺针经腹穿刺入羊膜腔,抽取适量羊水(取决于孕龄及检查目的),提取羊水中的胎儿细胞进一步分析。羊膜腔穿刺可能出现羊水渗漏、绒毛膜羊膜分离、胎儿损伤、感染等并发症。羊膜腔穿刺的胎儿丢失率约为 0.5%。

(3)脐血管穿刺取样:以往主要用于有医学指征的妊娠 18 周以后的产前诊断。但是随着检测技术的发展,目前大部分的产前分子生物学诊断可通过羊水中的胎儿细胞提取 DNA 进行,脐血管穿刺取样不再是主要的采样技术,目前其多用于胎儿宫内输血、胎儿血液取样诊断血液病等。

3. 实验室诊断　将采集样本染色体核型分析和分子生物学方法作出染色体或基因疾病的诊断;部分代谢性疾病可进行蛋白质、酶和代谢产物检测获得诊断。需进行细胞培养的血液标本可以在 24~48h 获得诊断,羊水细胞或绒毛细胞需要培养 7~10d 才能得到结果。

目前用于胎儿染色体核型分析或基因诊断的技术有以下几种。

(1)G- 显带核型分析(G-banded karyotype):G- 显带核型分析可以检出非整倍体、相对较大的染色体结构异常(5~10Mb 及以上的缺失和重复)、平衡易位和倒位。传统核型分析检测的局限性在于分辨率较低,且需要进行细胞培养,检测周期长。

(2)荧光原位杂交(fluorescence in situ hybridization,FISH)技术:FISH 技术是指将荧光标记的染色体区带特异性的 DNA 作为探针,与分裂期或间期细胞原位杂交于荧光显微镜下观察染色体畸变的技术。检测相对简单,检测周期短(通常在 24~48h),重复性好、稳定,并具有极有效的灵敏性及特异性,常用于进行 21、18 和 13 号常染色体三体,性染色体非整倍体及三倍体的检测。

(3)DNA 分子诊断(molecular DNA testing):在 DNA 分子诊断早期,限制性内切酶片段长度多态性(restriction fragment length polymorphism,RFLP)已经应用于镰状细胞贫血和 α- 和 β- 地中海贫血的诊断;目前定量荧光 PCR(quantitative fluorescent PCR,QF-PCR)技术和多重连接探针扩增技术(multiplex ligation-dependent probe amplification,MLPA)也广为使用,是除了 FISH 外,快速评估染色体 13、18、21、X 和 Y 的非整倍体的方法。

(4)染色体微阵列分析(chromosomal microarray analysis,CMA):是一项高分辨率的全基因组筛查技术,可以检测到较小的 10~100kb、不能被传统的核型分析所识别的遗传物质的缺失和重复。CMA 的优点在于,可以直接对 CVS、羊膜腔穿刺中获得的样本进行检测,不需要进行细胞培养。对于胎儿结构异常和 / 或死产的病例建议行 CMA 分析,目前产前诊断中应用的微阵列技术类型有两种:比较基因组杂交(comparative genome hybridization,CGH)和单核苷酸多态性(single-nucleotide polymorphism,SNP)阵列。这两种技术可以识别不同类型的遗传变异,比较基因组杂交技术可以检测相对大的缺失或重复的拷贝数变异,但无法检测三倍体;单核苷酸多态性阵列可以检测纯合性或杂合性,以及三倍体和一部分单亲二倍体。通常检测周期为 3~5d。目前该技术被推荐作为产前胎儿结构异常及生长发育异常的一线遗传检测方案。

(5)靶向基因测序(targeted gene sequencing):可检测已知与遗传疾病有关的一个或多个特定基因。进行靶向基因测序前,需结合临床表现、家族遗传史以及既往识别的基因突变。当临床高度怀疑有遗传学改变但染色体分析结果正常时,可采用该方法寻找特定的基因缺陷。其具有检测快速、成本低的优点。

(6) 全外显子组测序(whole exome sequencing,WES):全外显子组测序属于新一代测序技术,能对外显子或同时分析含 19 000~20 000 个基因的编码区进行测序。该技术近年来已得到广泛认可。超过 85% 的孟德尔遗传病都与外显子区域有关,因此该技术有助于大多数常规检查未能明确遗传病因的胎儿疾病的检查。目前已有技术将应用于胎儿核苷酸变异缺失的 WES 检测周期缩短为 10d,但该技术在检测结构变异方面存在一定限制,同时可能发现不能确定临床意义的基因突变。即使 WES 未检出任何异常,仍然不能完全排除基因突变的可能,因为致病突变可能位于编码区以外的调控区域。这些突变类型可通过全基因组测序进行检测。

(7) 全基因组测序(whole genome sequencing,WGS):对受检者整个基因组的所有 DNA 序列进行检测,包括外显子、内含子和基因间序列。对于临床诊断不明或临床诊断明确为进一步指导治疗的患者或生育寻求分子水平的患者,可进行 WGS 检测。WGS 能检测更多的遗传信息,有助于更多遗传变异的发现,可作为产前检测的补充检查,但相比于 WES,WGS 测序更为复杂,成本也相对更高。

小结

1. 产前诊断的疾病包括胎儿染色体疾病、先天性代谢缺陷病、性连锁疾病、先天性结构异常等。

2. 绒毛活检术多在妊娠 $11\sim13^{+6}$ 周进行,可用于早孕期的产前诊断。在有经验的中心,绒毛活检术的胎儿丢失率与羊膜腔穿刺术接近。脐血管穿刺取样目前不再常规用于产前遗传学取样,多用于胎儿宫内输血。

思考题

1. 产前诊断的指征有哪些?
2. 常见的介入性产前诊断技术有哪些?

(孙路明)

第四节　胎 儿 手 术

胎儿手术最早开始于 20 世纪 60 年代,随着产前技术的发展,胎儿手术逐渐完善、规范并得到推广。胎儿手术主要分为宫内手术治疗、子宫外产时处理和开放性胎儿手术,对于异常胎儿,若产后没有更有效的治疗方法,可在明确胎儿诊断及分期,权衡胎儿疾病的严重程度、母胎安全以及手术风险,充分与家属沟通后,在专业的胎儿医学中心进行胎儿手术。

【胎儿宫内手术】

1. **胎儿镜(fetoscope)手术**　胎儿镜经母体腹壁和子宫壁进入羊膜腔,可以直接观察胎儿外观并进行胎儿组织活检,最初用于诊断,如对进行性退行性肌营养不良或白化病进行产前诊断。随着分子生物学技术的发展,许多单基因疾病不再需要在胎儿镜下诊断。目前开展的胎儿镜手术主要有双胎输血综合征胎盘吻合血管电凝术、严重先天性膈疝的气管球囊堵塞术、脊髓脊膜膨出宫内修补术、胎儿后尿道瓣膜膀胱镜切割术、羊膜带综合征松解术等。

2. 选择性减胎术(selective fetal reduction)　选择性减胎术是较为常见的胎儿宫内手术。根据减胎指征的不同,可分为3大类:

(1)三胎及三胎以上妊娠的减胎术,目的是减少胎儿数目,降低多胎妊娠相关风险,以获得更好的妊娠结局。

(2)多胎之一异常的减胎术,目的是避免异常胎儿出生,如胎儿严重结构异常或遗传学异常。

(3)单绒毛膜双胎并发症,防止一胎儿宫内死亡对另一胎儿带来不良影响。

根据多胎妊娠绒毛膜性的不同,减胎技术有所不同,双绒毛膜性成分的多胎可采用氯化钾(KCl)胎心注射技术,单绒毛膜性成分的多胎由于共用胎盘上吻合血管的存在,常采用血管阻断技术(如射频消融术、脐带电凝术等)。

选择性减胎术相关的胎儿风险包括保留胎儿发生流产或早产,将正常的胎儿减去,对保留胎儿造成损伤但未致死等;孕产妇风险包括妊娠产物残留而致母体感染、出血或弥散性血管内凝血(disseminated intravascular coagulation,DIC)等。

3. 宫内分流手术(fetal shunting procedure)　胎儿宫内分流术也是微创胎儿宫内手术的一种,在超声引导下,利用经皮穿刺置管,引流影响胎儿生存的腔内液体,有助于提高胎儿存活率。对胸腔积液的胎儿进行胸腔羊膜腔引流术,可减轻胸腔积液对肺部及食管的压迫,降低肺部发育不良的概率;对后尿道瓣膜巨膀胱的胎儿进行膀胱-羊膜腔引流术,可改善胎儿肾功能;对先天性大疱性肺囊腺瘤样畸形胎儿进行宫内分流术,实现其囊性病灶中的液体引流。宫内分流术可能出现的并发症有出血、绒毛膜与羊膜分离、羊水渗漏、绒毛膜羊膜炎以及早产等。对于该手术的临床疗效尚需进一步评估。

4. 宫内输血术(intrauterine blood transfusion)　对于各种原因引起的胎儿贫血,特别是母儿血型不合的免疫性贫血,可在34~35周前给胎儿宫内输血,防止胎儿水肿的发生,改善胎儿预后。宫内输血可通过脐静脉、肝静脉和腹腔输血进行。备血要求较高,通常需要供血为O型Rh阴性血型,且血细胞比容达到0.75~0.85,经过γ射线照射,巨细胞病毒检测阴性。

5. 胎儿先天性心脏病手术　严重的主动脉狭窄或胎儿室间隔完整的肺动脉闭锁,可导致血流受阻,进而影响胎儿肺循环或体循环的发育,继发性心脏发育不良是死亡的主要原因。理论上讲,宫内解除结构梗阻可能有利于心脏正常发育,使得出生后单心室修补变为双心室修补。有研究在宫内尝试行胎儿瓣膜球囊扩张成形术,其临床疗效仍需进一步评估。

【子宫外产时处理】

子宫外产时处理(ex utero intrapartum treatment,EXIT)技术的核心原则是在进行胎儿治疗的同时保持子宫低张状态和子宫胎盘循环。其应用指征包括①子宫外产时开放呼吸道(EXIT-to-airway):主要应用于颈部肿块引起的气道梗阻;先天性的气道梗阻综合征(CHAOS),如气管或咽喉发育不良、严重的小下颌畸形、严重先天性膈疝FETO术后的球囊取出。②子宫外产时体外膜肺(EXIT-to-ECMO):如严重的膈疝(肝膈疝)、左心发育不良综合征(HLHS)、主动脉狭窄伴完整的房间隔;③子宫外产时切除术(EXIT-to-resection):纵隔或心包畸胎瘤和淋巴管瘤;胸部肿块引起的胸腔内气道梗阻;④子宫外产时分离术(EXIT-to-separation):如连体双胎的分离术。

以下情况不是做EXIT的指征:腹壁缺损(如脐膨出、腹裂),肺部病变(如严重的肺囊腺瘤病变、肺隔离征、支气管囊肿等),无需ECMO的先天性膈疝。

【开放性胎儿手术】

可行开放性胎儿手术的胎儿异常包括后尿道瓣膜、严重先天性膈疝、骶尾部畸胎瘤、胎儿颈部肿块、脊髓脊膜膨出等。目前唯一经过随机对照研究证实其疗效的为脊髓脊膜膨出的开放性手术。子宫开放性手术对于孕妇和胎儿均有很大风险,需谨慎选择。

小结

胎儿手术主要分为宫内手术治疗、子宫外产时处理和开放性胎儿手术。

思考题

1. 常见的宫内手术有哪些?
2. 什么叫子宫外产时处理（EXIT）? EXIT 的指征有哪些?

(孙路明)

第十章
正常分娩

妊娠满 28 周及以上,胎儿及其附属物从临产开始到由母体娩出的全过程称为分娩(delivery)。正常分娩(normal delivery)是指妊娠 37~41 周 $^{+6}$ 的产妇自然临产,产程进展正常、分娩过程处于低危状态,胎儿以头位自然娩出,且分娩后母婴状态良好的分娩。

第一节 骨盆与会阴的结构

骨盆(pelvis)构成骨盆腔,保护骨盆内脏器,连接躯干和下肢,传递重力,支持下肢运动,女性骨盆亦为骨性产道,其大小和形状可直接影响分娩。会阴(perineum)是指盆膈以下封闭骨盆下口的结构,也是盆底的一部分,可协助骨盆承托并保护盆腔脏器。狭义的会阴即临床上所指的会阴,在男性是指阴囊根部至肛门之间的软组织,在女性是指阴唇后连合至肛门之间的软组织,也称产科会阴(obstetrical perineum)。

一、骨盆

(一)骨盆的构成
骨盆由骶骨、尾骨和髋骨等骨骼通过关节和韧带连接而成。

1. **骨盆的骨骼** 组成骨盆的骨骼有后方的骶骨、尾骨和左、右髋骨。骶骨(sacrum)由 5 块骶椎融合而成,其前面呈凹形,上缘向前突出,形成骶岬(promontory);尾骨(coccyx)由 3~4 块尾椎融合而成。每块髋骨(hip bone)又由髂骨(ilium)、坐骨(ischium)及耻骨(pubis)融合而成(图 3-10-1)。

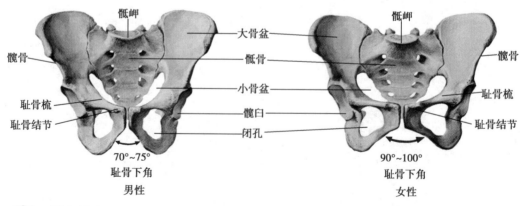

 图 3-10-1
骨盆前面观

134

2. **骨盆的关节** 连接骨盆的关节有骶髂关节、骶尾联合、耻骨联合。骶髂关节(sacroiliac joint)由骶骨和髂骨的耳状面构成,在骨盆后方;骶尾联合(sacrococcygeal joint)为骶骨与尾骨的联合处;耻骨联合(pubic symphysis)在骨盆的前方,由两耻骨联合面借纤维软骨构成。

3. **骨盆的韧带** 连接骨盆各部分之间的重要韧带有骶结节韧带(sacrotuberous ligament)和骶棘韧带(sacrospinous ligament)。骶结节韧带位于骶、尾骨和坐骨结节之间,骶棘韧带则是骶、尾骨与坐骨棘之间的韧带(图 3-10-2)。骶棘韧带的宽度即为坐骨结节的宽度,是判断中骨盆是否狭窄的指标。妊娠期间在激素作用下,各韧带会稍有松弛,有利于胎儿通过骨产道。

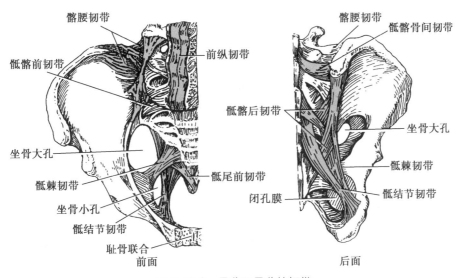

图 3-10-2　骨盆和骨盆的韧带

4. **骨盆壁** 骨盆壁(pelvic wall)分为前壁、后壁和外侧壁,各壁向下移行于盆底。前壁较短,为耻骨联合内面及其邻近的耻骨部分。盆后壁由骶、尾骨构成,活体尾骨能稍向下后移动,以增大骨盆下口的前后径。在梨状肌的盆腔面与腹膜壁层之间,有筋膜、骶丛和髂内血管分支等结构。侧壁为髂骨、坐骨、骶结节韧带、骶棘韧带和耻骨,前外侧的闭孔被闭孔膜封闭,膜的上缘与闭孔沟围成闭膜管,有闭孔神经及血管通过,在这些结构与腹膜之间还有自主神经丛、髂内血管及其分支、输尿管等结构。

5. **骨盆分界** 骨盆后方的骶岬、两侧的弓状线、髂耻隆起、耻骨梳、耻骨结节、耻骨嵴和前方的耻骨联合上缘的连线称为骨盆界线(terminal line of pelvis)。骨盆借界线分为上方的大骨盆和下方的小骨盆(见图 3-10-1)。大骨盆(greater pelvis)又称假骨盆,位于骨盆界线之上,属于腹腔的一部分,其前壁为腹壁下部,两侧为髂骨翼,其后方正对第5腰椎。在女性,大骨盆与产道无直接联系,但利用大骨盆的一些径线长短可间接判断小骨盆的大小,可作为了解小骨盆情况的参考。小骨盆(lesser pelvis)又称真骨盆,呈漏斗状,有上、下两口。骨盆上口即界线,也称骨盆入口(pelvic inlet),呈圆形或卵圆形。骨盆下口也称骨盆出口(pelvic outlet),高低不齐,与会阴境界一致,由耻骨联合下缘、耻骨下支、坐骨支、坐骨结节、骶结节韧带和尾骨尖围成,呈菱形。女性小骨盆是胎儿娩出的骨产道(bony birth canal)。

骨盆的形状具有明显的性别差异,甚至在胎儿时期的耻骨弓就有明显性别差异。骨盆的性别差异与其功能有关,虽然骨盆的主要功能是运动和负重,但女性骨盆还要适合分娩的需要。因此,男性骨盆窄而长,上口为心形,下口窄小,耻骨下角为 70°~75°;女性骨盆外形短而宽,上口近似圆形,盆腔浅呈圆柱状,容积大,下口前后径和横径均较宽,耻骨下角较大,可达 90°~100°(见图 3-10-1)。在妊娠期间,骨盆关节和韧带变得松弛,且活动度增加,这是因性激素的增加及松弛素等激素的作用所致,从而使脊柱下端和骨盆之间可以更自由地活动;骶髂关节的交锁也减弱,并且在分娩时骨盆直径略有增加;同时还出现耻骨关节盘的松弛,两耻骨间距离增大;尾骨在胎儿出生时也可向后移动。所有这些变化,可使骨盆直径(主要是横径)最多增加10%~15%,从而有利于胎儿通过产道,但是骨盆的前后径即骶骨岬与耻骨联合后上缘之间的直径保持不变。女性骨盆畸形者分娩时可致难产。

女性骨盆的形状还存在明显的个体差异。根据其形状,女性骨盆可分为4种类型。①女性型:入口呈椭圆形,入口横径较前后径稍长或等长,耻骨弓较宽,两侧坐骨间径≥10cm,骶坐切迹呈圆形。②男性型:入口呈三角形,坐骨棘突出,耻骨弓较窄,骶坐切迹窄而高,骶骨较直而前倾。③类人猿型:入口呈卵圆形,入口前后径较横径长,骶坐切迹较宽,坐骨棘较突出,耻骨弓较窄,但骶骨向后倾斜。④扁平型:入口前后径短而横径长,呈扁平状,耻骨弓宽,骶骨弯曲,骶坐切迹宽(图3-10-3)。

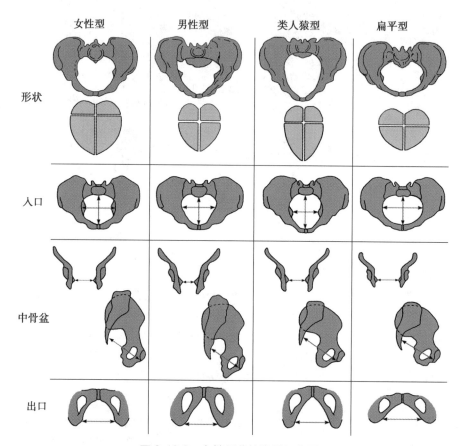

图 3-10-3　女性骨盆的类型示意图

(二) 盆壁肌

覆盖盆壁内面的肌有闭孔内肌和梨状肌(图3-10-4)。

1. 闭孔内肌　闭孔内肌(obturator internus)位于骨盆侧壁的前份,起自闭孔膜内面及其周围骨面,肌束穿坐骨小孔出骨盆后止于股骨转子窝。

2. 梨状肌　梨状肌(piriformis)位于骨盆侧壁的后份,起自骶骨盆面和骶前孔外侧,自盆腔内经坐骨大孔穿出至臀部,止于股骨大转子尖端,该肌未能完全封闭坐骨大孔,上缘有空隙称梨状肌上孔,下缘以下的空隙称梨状肌下孔。

(三) 盆底

盆底(pelvic floor)即为封闭骨盆下口的软组织,主要由多层盆底肌和相应的筋膜构成,起承托并保护盆腔脏器的功能。

1. 盆底肌　盆底肌由内向外分为深、中、浅3层。

(1)盆底深层肌:盆底深层肌由1对肛提肌和1对尾骨肌组成(图3-10-5)。

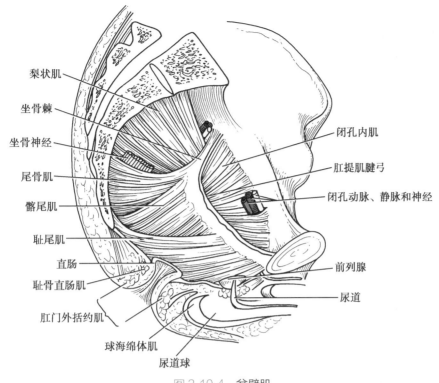

梨状肌
坐骨棘
坐骨神经
尾骨肌
髂尾肌
耻尾肌
直肠
耻骨直肠肌
肛门外括约肌
球海绵体肌
尿道球

闭孔内肌
肛提肌腱弓
闭孔动脉、静脉和神经
前列腺
尿道

图 3-10-4 盆壁肌

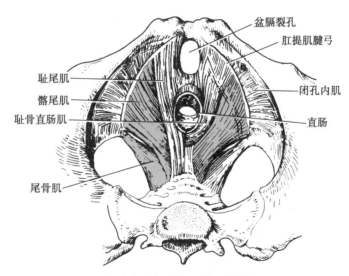

耻尾肌
髂尾肌
耻骨直肠肌
尾骨肌

盆膈裂孔
肛提肌腱弓
闭孔内肌
直肠

图 3-10-5 肛提肌和尾骨肌

1)肛提肌(levator ani muscle):为一对阔肌,左右联合呈尖向下的漏斗状,封闭小骨盆下口的大部分。其肌纤维可分为 4 部分。①髂尾肌(iliococcygeus):主要起自肛提肌腱弓的后部和坐骨棘盆面,肌纤维向后下内方向走行,止于尾骨侧缘和肛尾韧带。肛提肌腱弓(tendinous arch of levator ani)位于耻骨联合后面至坐骨棘之间的连线上,由盆壁筋膜显著增厚形成。②耻骨直肠肌(puborectalis):起自骨盆面和肛提肌腱弓的前部,止于肛管侧壁及后壁以及肛尾韧带,与对侧相应肌束形成 U 形袢,绕过肛管直肠交界处。此肌与肛门内括约肌,肛门外括约肌浅、深部,直肠壁纵行肌相互交织组成肛直肠环,收缩能使直肠后壁接近前壁,协助肛门内、外括约肌紧闭肛门。③耻骨阴道肌(pubovaginalis):起自耻骨盆面和肛提肌腱弓的前部,沿尿道及阴道两侧走行,与尿道壁和阴道壁的肌层交织,围绕阴道形成U 形袢,也有肌纤维止于会阴中心腱,可牵引阴道后壁向前,协助括约阴道。④耻尾肌(pubococcygeus):

起自耻骨盆面及肛提肌腱弓的前部,止于尾骨尖、侧缘和肛尾韧带。

2)尾骨肌(coccygeus):位于肛提肌后方,与骶棘韧带一样呈三角形,并紧贴骶棘韧带的上面,起自坐骨棘平面,止于尾骨和骶骨下部的侧缘。

(2)盆底中层肌和盆底浅层肌:即会阴深层肌和会阴浅层肌(详见下文二、会阴)。

2. **盆膈** 盆膈(pelvic diaphragm)由深层盆底肌即肛提肌与尾骨肌及其上面和下面分别被覆的盆膈上筋膜(superior fascia of pelvic diaphragm)和盆膈下筋膜(inferior fascia of pelvic diaphragm)构成(图 3-10-6),封闭骨盆下口大部分,将上面的盆腔和下面的会阴分开。其后部有肛管通过,前方两侧肛提肌的前内侧缘之间有一狭窄裂隙,称盆膈裂孔,男性有尿道、女性有尿道和阴道通过。尿生殖膈(见下文二、会阴)在盆膈裂孔下方将其封闭加固。盆膈具有承托盆内脏器的功能,并与腹压、排便及分娩等功能活动有密切关系。

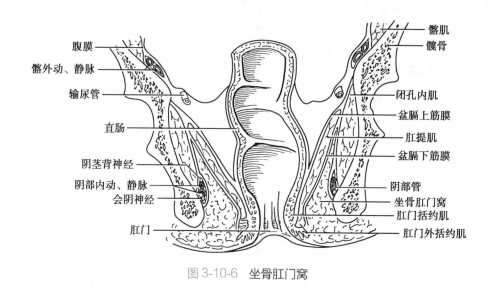

图 3-10-6 坐骨肛门窝

二、会阴

广义的会阴是指在盆膈以下封闭骨盆下口的全部软组织结构。狭义的会阴在女性也称产科会阴。女性妊娠后期,会阴部的软组织结构变软、松弛,有利于分娩。分娩时由于张力的作用可导致会阴软组织的撕裂,故应注意保护产科会阴。

(一)境界和分区

会阴位于两侧股部上端之间,站立时呈一窄沟,截石位时呈菱形,其境界与骨盆下口基本一致:前端为耻骨联合,后端为尾骨尖,两侧为坐骨结节,前外侧为耻骨下支和坐骨支,以会阴股沟和股部分界,后外侧为骶结节韧带,以臀大肌下缘和臀部分界。

在两侧坐骨结节之间做一连线,可将菱形的会阴分成前、后两个三角形区。前者有尿道和阴道通过,并为外生殖器所占据,为尿生殖区(urogenital region),又称尿生殖三角(urogenital triangle);后者有肛管通过,为肛区(anal region),又称肛三角(anal triangle)。肛区的结构在男女之间差别不大,但尿生殖区因男女生殖器的不同而存在一定差异。

(二)肛区

1. **位置、境界及主要结构** 肛区为会阴的后份,其前端以两侧坐骨结节间的连线与尿生殖区相连,后为尾骨尖,两侧为坐骨结节、骶结节韧带,顶为盆膈,底为浅筋膜和皮肤。

肛区的皮肤以肛门为中心形成放射状的皱褶,肛区皮肤较厚且与其深面的浅筋膜紧密相连,皮肤呈灰褐色,内含有较多的毛囊、汗腺和皮脂腺,若腺管阻塞后引起感染,易化脓形成肛门皮下脓肿或瘘管。如果皮下脓肿靠近肛门，切开排脓时切口应呈放射状，与皮肤皱褶方向一致。若距离肛门较远，切口可自前向后纵行切开。肛门部皮肤较松弛，因而在切除痔核等手术时仅切除一部分皮肤，不致因手术后皮肤紧缩而引起肛门狭窄。

肛区结构的性别差异较小，其中主要结构为肛管末段、环绕于肛管后外侧部的坐骨肛门窝以及经过坐骨肛门窝的神经和血管。

坐骨肛门窝（ischioanal fossa）又称坐骨直肠窝，位于肛管的两侧，呈尖朝上、底朝下的楔形间隙（见图 3-10-6）。其外侧壁由坐骨结节、坐骨支、闭孔内肌、闭孔内肌筋膜及会阴深筋膜构成；内侧壁为肛门外括约肌、肛提肌、尾骨肌和盆膈下筋膜；前壁为会阴浅横肌和尿生殖膈；后壁为臀大肌及其筋膜和骶结节韧带；窝尖由内、外侧壁汇合而成；窝底为肛门两侧的浅筋膜和皮肤。坐骨肛门窝向前延伸至肛提肌与尿生殖膈之间，形成前隐窝，向后延伸至臀大肌和骶结节韧带与尾骨肌之间，形成后隐窝。在外侧壁，坐骨结节下缘上方 2~4cm 处有由闭孔内肌筋膜形成的筋膜鞘，称为阴部管（pudendal canal）或 Alcock 管，该管包绕阴部内血管和阴部神经。坐骨肛门窝内除有由内向外横贯的肛动、静脉和神经及阴唇后动、静脉和神经，淋巴管，淋巴结外，窝内还充满丰富的脂肪组织，称坐骨肛门窝脂体，具有弹性垫的作用，当排便时利于肛管扩张。窝内脂肪的血供欠佳，抵抗能力低，又邻肛管和直肠，感染时易形成脓肿或瘘管。

2. 肛区的血管、淋巴引流和神经　肛区动脉的起始、行程和分支女性与男性相似，主要来自阴部内动脉分出的 2~3 支肛动脉（anal artery）（图 3-10-7），肛动脉穿筋膜横过坐骨肛门窝内的脂体分布于肛周皮肤、肛门外括约肌、直肠下部和肛管。

静脉以齿状线为界，在此线以下的直肠下静脉丛向下汇入肛静脉（anal vein）。肛静脉与同名动脉伴行，注入阴部内静脉。阴部内静脉亦与同名动脉伴行，最后与臀下静脉汇合注入髂内静脉。

肛管、肛门外括约肌、肛门附近的皮下有丰富的淋巴管丛，其输出管行向前外侧，注入腹股沟浅淋巴结。因此，肛门附近皮肤感染发炎，将引起腹股沟浅淋巴结群肿大、压痛等炎症反应。

肛神经（anal nerve）与肛动、静脉伴行（图 3-10-7），自阴部管内由阴部神经发出，运动纤维分布至肛门外括约肌，司其运动；感觉纤维分布于齿状线以下肛管及肛门周围皮肤，司其感觉。若在坐骨肛门窝手术中伤及肛神经，将引起肛门外括约肌瘫痪，导致大便失禁等不良后果。

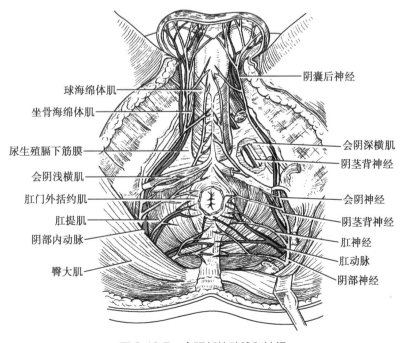

图 3-10-7　会阴部的动脉和神经

（三）尿生殖区

尿生殖区为会阴的前份,其前端为耻骨联合下缘及耻骨弓状韧带,两侧为耻骨弓和坐骨结节,后以两侧坐骨结节间的连线与肛区相邻。

1. 尿生殖区层次结构　尿生殖区由浅及深依次为皮肤、浅筋膜、会阴浅层肌、尿生殖膈下筋膜、会阴深层肌、尿生殖膈上筋膜。

（1）皮肤:阴部皮肤随着性的发育成熟逐渐有色素沉着,呈深褐色,皮肤生有阴毛,富含汗腺及皮脂腺,在正中线有一色深的线,称会阴缝。女性阴阜和大阴唇皮下脂肪组织较多。

（2）浅筋膜:即皮下筋膜,分为两层(图3-10-8,图3-10-9)。浅层为脂肪组织,与腹前外侧壁的浅筋膜浅层即 Camper 筋膜相续。深层为膜样结缔组织,极薄,称为会阴浅筋膜(superficial fascia of perineum)或 Colles 筋膜,居皮下脂肪层的深面,覆盖于会阴浅层肌下表面。会阴浅筋膜两侧附着于坐骨结节、坐骨支和耻骨下支,向后终止于两侧坐骨结节的连线上,并与尿生殖膈上、下筋膜相互愈着,向前在女性经阴阜与腹前外侧壁的浅筋膜深层即 Scarpa 筋膜相续。子宫圆韧带经腹股沟管至大阴唇,止于浅筋膜内。

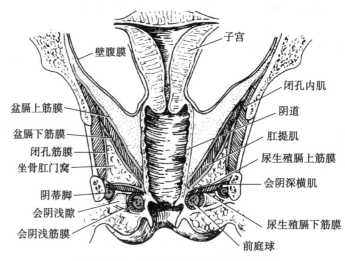

图 3-10-8　女性盆腔冠状切面(经阴道)

（3）会阴浅层肌:会阴浅层肌即盆底浅层肌,包括会阴浅横肌、球海绵体肌和坐骨海绵体肌(图3-10-7,图3-10-9)。

会阴浅横肌(superficial transverse muscle of perineum)为一对索条状的小肌,有时阙如,起自坐骨结节内前份,肌纤维横向内侧止于会阴中心腱,两侧会阴浅横肌共同收缩时,可固定会阴中心腱。

球海绵体肌(bulbocavernosus)在女性又名阴道括约肌,覆盖于前庭球和前庭大腺的浅面,向前经阴道两侧附于阴蒂海绵体,向后附于会阴中心腱,其中一部分肌纤维与肛门外括约肌连续,此肌收缩可协助缩小阴道口、括约尿道外口和阴蒂勃起。

坐骨海绵体肌(ischiocavernosus)为一对薄片状的小肌,以肌和腱纤维起自坐骨结节内侧面和两侧的坐骨支。在女性又名阴蒂勃起肌,其纤维向前内侧覆盖阴蒂脚的浅面,止于阴蒂脚两侧及下面,此肌收缩时可压迫阴蒂脚而阻止静脉血回流,使阴蒂勃起。

（4）尿生殖膈下筋膜:尿生殖膈下筋膜(inferior fascia of urogenital diaphragm)为深筋膜的浅层,又称会阴膜(perineal membrane)或会阴深筋膜,薄而致密,覆盖于会阴深层肌的下面(图3-10-8,图3-10-9),两侧附着于坐骨支和耻骨下支的内面,后方在会阴浅横肌后缘处与尿生殖膈上筋膜、会阴浅筋膜及会阴中心腱愈着,其前方于会阴深横肌前缘处与尿生殖膈上筋膜相愈合。

（5）会阴深层肌:即盆底中层肌,也称尿生殖三角肌,位于肛提肌的前下方。在女性,此肌包括会阴深横肌和尿道阴道括约肌(图3-10-8,图3-10-9)。

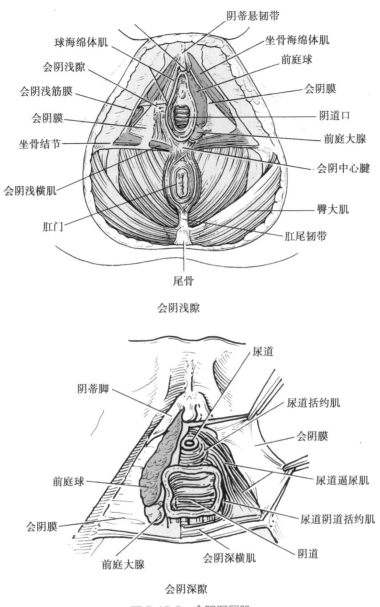

图 3-10-9 会阴深层肌

会阴深横肌(deep transverse muscle of perineum)成对,起自坐骨支内侧面及阴部管附近,肌纤维向内横行与对侧同名肌在中线互相交织,部分肌纤维止于会阴中心腱,肌内含有一部分平滑肌纤维,前部的肌纤维消失于阴道壁内。此肌收缩时,可加强会阴中心腱的稳固性。

尿道阴道括约肌(sphincter of urethrovaginalis)位于会阴深横肌的前方,起自耻骨下支、坐骨支、骨盆横韧带及附近筋膜,肌纤维环绕尿道和阴道,一部分止于会阴中心腱,一部分与会阴深横肌交织,此肌具有括约尿道和阴道的作用。

(6)尿生殖膈上筋膜:尿生殖膈上筋膜(superior fascia of urogenital diaphragm)为深筋膜的深层,覆盖于会阴深横肌及尿道阴道括约肌的上面(图3-10-8),其两侧也附着于坐骨支和耻骨下支,前后缘在会阴深横肌的前后缘均与尿生殖膈下筋膜愈合。尿生殖膈上、下筋膜在尿生殖三角肌的前、后缘愈合处特别增厚,前缘处筋膜紧张于两侧耻骨下支之间,称会阴横韧带(transverse ligament of perineum)或尿道前韧带,此韧带与耻骨弓状韧带之间留有裂隙,通过阴茎(蒂)背静脉;后缘处的筋膜紧张于两侧坐骨结节之间,称会阴横(中)隔(transverse septum of perineum)。

尿生殖膈上、下筋膜与二者之间的尿道括约肌(男性)或尿道阴道括约肌(女性)和会阴深横肌共同构成尿生殖膈(urogenital diaphragm)。

2. 会阴浅隙和深隙 在尿生殖区的会阴浅筋膜与尿生殖膈上、下筋膜之间,形成两个筋膜间隙:会阴浅隙和会阴深隙。

(1)会阴浅隙:会阴浅隙(superficial perineal space)位于会阴浅筋膜与尿生殖膈下筋膜之间(图3-10-8,图3-10-9),也称会阴浅袋。此间隙的开口向前上方,经阴阜可达腹前壁浅筋膜深层的深面。女性会阴浅隙则被阴道口分为左右两半,内有阴蒂脚、前庭大腺、前庭球、会阴浅横肌、球海绵体肌、坐骨海绵体肌、会阴血管及其分支、会阴神经及其分支等。

(2)会阴深隙:会阴深隙(deep perineal space)是由尿生殖膈上、下筋膜围合形成的一个封闭的筋膜间隙(图3-10-8,图3-10-9),也称会阴深袋。在此间隙内,女性有会阴深横肌、尿道阴道括约肌、阴部内血管及其分支、静脉丛及阴蒂背神经、尿道和阴道穿过。若在此处发生炎症,脓液即存留于间隙内,不易蔓延扩散。

3. 会阴中心腱 会阴中心腱(perineal central tendon),也称会阴体(perineal body),位于肛门与阴道前庭后端之间,居尿生殖膈后缘中点(图3-10-9),直接位于皮下,脂肪较少,为楔形矢状位的纤维肌性结构,深3~4cm,由不同方向肌纤维交织而成。肛门外括约肌、肛提肌、会阴浅横肌、球海绵体肌及会阴深横肌等均附着于此,具有承托和加固盆底、支持盆腔脏器的作用。

女性会阴中心腱向前续接阴唇后连合,较男性者发育好,富有弹性,在临床产科中具有重要意义。分娩时,此处受到强烈的伸展和扩张,应注意保护,避免撕裂。如胎头娩出过于迅速,阴道口周围组织,尤其是会阴中心腱未能适应性完全伸展,容易造成撕裂性损伤。如发生程度不等的撕裂,可致子宫、直肠脱垂,故女性会阴中心腱有产科会阴之称。分娩时,如为难产,为了扩大阴道口,解除盆底对胎儿娩出的阻碍,常行会阴切开术。其切口层次依次为皮肤、皮下组织、会阴中心腱或球海绵体肌和耻尾肌、阴道括约肌和黏膜等;缝合时应按解剖层次逐层缝合,以保持盆底的张力。外伤、炎症和感染也会引起会阴体破裂,进一步可能会形成一个与阴道前庭相通的瘘管。会阴体的减弱合并肛提肌中的耻骨直肠肌和耻尾肌的分离将导致直肠突出,即直肠向阴道壁形成疝状突出。

4. 尿生殖区的血管、淋巴引流和神经 尿生殖区的动脉主要来自阴部内动脉,神经支配来自阴部神经,其起始、行程和分支男性与女性相似(图3-10-7)。

(1)动脉:阴部内动脉是髂内动脉的分支,穿梨状肌下孔至臀部,再绕坐骨棘的外面,经坐骨小孔进入坐骨肛门窝,行于外侧壁的阴部管内。在管内,阴部内动脉除发出肛动脉至坐骨肛门窝外,主干前行至尿生殖膈后缘处分为会阴动脉进入会阴浅隙,本干向前入会阴深隙,分为阴蒂背动脉和阴蒂深动脉二终支。

会阴动脉进入会阴浅隙,分出会阴横动脉和阴唇后动脉;阴唇后动脉(posterior labial artery)一般有内、外两支,分布于大阴唇和小阴唇。前庭球动脉(artery of vestibular bulb)发自阴部内动脉,穿出尿生殖膈下筋膜至前庭球,分支支配前庭球勃起组织和阴道。阴蒂动脉(artery of clitoris)又分为两支:阴蒂背动脉(dorsal artery of clitoris)沿坐骨支和耻骨下支向前行,穿尿生殖膈下筋膜由会阴深隙至浅隙,然后到达阴蒂背面,分支支配阴蒂头和阴蒂包皮;阴蒂深动脉(deep artery of clitoris)也经尿生殖膈下筋膜穿出会阴深隙,穿入阴蒂海绵体并支配阴蒂海绵体。

(2)静脉:与同名动脉伴行,汇入阴部内静脉。但阴蒂背静脉(dorsal vein of clitoris)穿经会阴横韧带与耻骨弓状韧带之间入盆内阴部静脉丛。

(3)淋巴引流:来自大、小阴唇和阴蒂的浅淋巴管,沿阴部外浅动、静脉注入腹股沟浅淋巴结。来自阴蒂的深淋巴管注入腹股沟深淋巴结。有少数淋巴管沿阴蒂背静脉与来自尿道上端和膀胱的淋巴管汇集注入髂内淋巴结。来自阴道下部和阴唇的淋巴管,除注入腹股沟淋巴结外,有的也进入盆内,注入骶淋巴结和髂总淋巴结。

(4)神经:阴部神经在阴部内动脉的内侧与之伴行,经坐骨小孔进入坐骨肛门窝,行于外侧壁的阴部管内(图3-10-6,图3-10-7)。阴部神经于阴部管前端分出会阴神经,穿入会阴浅隙内,分出阴唇后神经,分布于大、小阴唇;肌支分布于球海绵体肌、坐骨海绵体肌、会阴浅横肌、会阴深横肌及尿道阴道括约肌。阴蒂背神经(dorsal nerve of clitoris)在阴部管前端自阴部神经分出,与阴蒂背动脉伴行,穿入会阴深隙,沿坐骨支和耻骨下支行向前,经耻骨弓状韧带下方至阴蒂背部,分布于阴蒂。由于分布至大、小阴唇的动脉和神经,均由外向内走行,故利用大、小阴唇瓣作为阴道成形术时,从内向外分离阴唇瓣,不至于阻断血供和神经的来源,术后可保持良好的血供及感觉。

小结

　　1. 骨盆由后方的骶骨、尾骨和两侧的髋骨连接而成,借界线分为上方的大骨盆(假骨盆)和下方的小骨盆(真骨盆)。盆壁肌有闭孔内肌及梨状肌,盆底即为封闭骨盆下口的软组织,由浅层肌(会阴浅层肌)、中层肌(会阴深层肌)、深层肌(肛提肌和尾骨肌)和筋膜构成,起到承托并保护盆腔脏器的功能。

　　2. 广义的会阴是指在盆膈以下封闭骨盆下口的全部软组织结构,参与构成盆底。临床上常将阴唇后连合至肛门之间的软组织称为产科会阴。会阴以两侧坐骨结节之间的连线为界分为肛区和尿生殖区。肛区结构的性别差异较小,但尿生殖区由于男女生殖器的不同,其结构有明显性别差异。

思考题

　　1. 试述盆底肌的名称及作用。
　　2. 试述尿生殖区及产科会阴的境界及层次结构特点。

(谢遵江)

第二节　分娩动因

　　分娩发动的机制至今没有统一的定论,分娩发动是一个多因素参与的系列过程。现有的研究显示分娩在正式发动(临产前)前几周,子宫肌层、蜕膜、宫颈在各种因素的刺激下慢慢发生变化,分娩启动是一个子宫平滑肌抑制状态的解除,而非活动过程的启动。

　　胎儿是分娩启动的关键因素。随着胎儿的成熟,胎儿下丘脑 - 垂体 - 肾上腺轴(hypothalamic-pituitary-adrenal axis,HPA)激活,胎儿肾上腺皮质合成和释放大量的皮质醇,胎儿胎盘生物钟启动,激活一系列的内分泌、旁分泌和自分泌系统,激活和协调子宫活动度,促进宫颈的成熟,最终启动分娩的发动。

一、子宫活动度的变化

　　妊娠过程中,子宫处于静止状态,维持子宫静止状态的因素有:孕激素、前列环素、松弛素、一氧化氮、舒血管活性多肽等。临近预产期,随着胎儿的成熟,在各种内分泌激素的作用下,子宫处于蓄势待发状态。在此阶段，随着雌激素的增加，子宫收缩相关蛋白肌动蛋白（actin）和肌球蛋白（myosin）大量储备，子宫肌层的缩宫素受体和前列腺素受体不断增加，肌细胞特异性的离子通道激活，细胞内钙离子水平增高，子宫平滑肌细胞间隙连接增加，子宫功能发生改变。

二、内分泌的调控

分娩启动的生化调控机制的研究进展缓慢，主要由于我们难以直接研究人类生产过程中的旁分泌和自分泌的调控机制，主要源于胎生动物的研究。在大多数胎生动物中，胎儿控制着分娩的启动，人类同样如此，但又不完全等同于动物，如何控制这一过程目前并不清楚。当前研究限于内分泌的变化，母胎间内分泌激素的动态变化和调控最终触发宫缩和宫颈扩张，启动分娩。

1. **促肾上腺皮质激素释放激素**　促肾上腺皮质激素释放激素（corticotropin releasing hormone，CRH）的合成和大量释放是分娩启动的重要因素。在妊娠期，CRH 由下丘脑和胎盘合成与释放。胎儿皮质醇生理性分泌增加并促进胎盘释放 CRH。在临产前 6~8 周，孕妇血浆中的含量显著增加。在近足月时，母体血浆 CRH 结合蛋白水平降低会增强 CRH 的作用。CRH 间接通过下列机制对子宫活动度的激活发挥作用：①CRH 诱导的母体和胎儿肾上腺皮质醇合成增加与胎盘前列腺素生成增加，会促进形成正反馈作用，导致 CRH、皮质醇和前列腺素的水平进一步升高；②上调一氧化氮通路和加强雌激素与缩宫素的作用；③在胎盘局部促进胎儿胎盘的血管扩张等。

2. **雌激素**　妊娠期人类的雌激素是由胎儿胎盘单位共同合成分泌的。胎儿成熟，胎儿 HPA 轴激活，可产生大量硫酸脱氢表雄酮（dehydroepiandrosterone sulfate，DHAS），DHAS 可经胎儿胎盘单位合成雌三醇并参与分娩发动。在分娩启动前，雌激素合成和分泌显著增加。雌激素与孕激素比值由早期的 1:10 增加到 3:10，雌激素通过以下作用参与分娩发动：①促使子宫功能性改变，促进肌动蛋白蓄积于子宫体部，使子宫体部肌动蛋白分布增多；增加缝隙连接、缩宫素受体、前列腺素活性以及促进子宫肌收缩的酶（肌球蛋白轻链激酶、钙调蛋白）来激活子宫肌。②刺激胎盘子宫肌层胎膜蜕膜和宫颈合成分泌前列腺素（PGs），包括前列腺素 E_2（PGE_2）和前列腺素 $F_{2\alpha}$（$PGF_{2\alpha}$）。③使肌细胞膜电位活性增高，增强子宫平滑肌对缩宫素的敏感性，并促宫颈成熟。

3. **前列腺素**　前列腺素是一种旁 - 自分泌激素，主要在分泌的局部起作用，在分娩启动前合成和分泌增加。胎盘、子宫肌层和胎膜合成与分泌前列腺素，包括 PGE_2 和 $PGF_{2\alpha}$。PGs 的主要作用是：①促进子宫肌层细胞间缝隙连接的形成，促进和诱发子宫的协调收缩；②促进宫颈成熟；③上调缩宫素受体的表达，增强子宫对缩宫素的敏感性。$PGF_{2\alpha}$ 主要促进和诱发宫缩，PGE_2 在宫颈成熟中起重要作用；④增加孕酮受体（progesterone receptor，PR）PR-A 与 PR-B 的表达比率，诱导功能性孕激素撤退。

4. **孕激素**　孕激素是维持妊娠的必需激素，在孕早期孕酮主要来自妊娠黄体，妊娠 10 周后胎盘是孕激素的主要来源。动物实验表明在早孕期切除黄体，妊娠就会终止。但在妊娠晚期孕激素如何发挥作用并不十分清楚。妊娠晚期临产前孕激素的水平并没有显著下降，孕激素的撤退并非分娩发动的先决条件。研究认为可能是孕激素受体的调控导致孕激素的功能性撤退。

小结

分娩发动的机制至今没有统一的定论。胎儿成熟是正常分娩发动的关键因素。分娩启动是基于胎儿成熟的基础上多个内分泌激素参与的子宫平滑肌活动改变的过程。

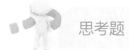

思考题

1. 试述雌激素在分娩发动中的作用。
2. 试述前列腺素在分娩发动中的作用。

（时春艳）

第三节　决定分娩的因素

分娩的决定因素包括:产力、产道、胎儿和精神心理因素。产力、产道正常,正常的胎位、胎儿大小与骨盆相适应,同时胎儿状况良好及产妇正常良好的精神状态,是正常阴道分娩的必要条件。

一、产力

产力是指将胎儿及其附属物通过产道排出体外的力量,是保证胎儿正常娩出的重要因素之一,包括子宫收缩、腹压和肛提肌的收缩力。子宫收缩是临产后的主要力量,贯穿于分娩的全过程,在产道和胎儿等因素无异常的情况下,使子宫颈口逐渐扩张,胎先露逐渐下降。正常产力包括以下:

1. 子宫收缩力　子宫收缩力简称宫缩,是临产后的主要产力,为子宫不随意的、规律的阵发性收缩,贯穿于整个分娩过程。临产后宫缩的作用是使宫颈管缩短、展平和宫口扩张、先露部下降及胎儿胎盘娩出。临产后正常宫缩具有节律性、对称性和极性及缩复作用等特点。

(1)节律性:宫缩的节律性是临产的重要标志。每次宫缩都是从弱到强(进行期),维持一段时间(极期),再由强到弱(退行期),直到消失进入间歇期(图 3-10-10)。宫缩时宫内压力增高,子宫肌壁血管及胎盘受压,子宫血流量减少,宫缩间歇时恢复。临产开始时宫缩持续约 30s,间歇 5~6min,随着产程的进展,宫缩持续时间逐渐延长,宫内压力逐渐升高,间歇时间逐渐缩短。

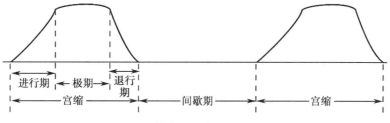

图 3-10-10　临产后正常宫缩节律性示意图

(2)对称性和极性:正常宫缩起自两侧子宫角部,左右对称地迅速向子宫底中线集中,再以 2cm/s 的速度向子宫下段扩散,约 15s 均匀协调地遍及整个子宫,称为宫缩的对称性(图 3-10-11)。宫缩以子宫底部最强、最持久,向下逐渐减弱,子宫底部收缩力的强度是子宫下段的 2 倍,称为子宫收缩的极性。

（3）缩复作用：宫缩时子宫体部肌纤维缩短变宽，间歇期肌纤维松弛，但不能完全恢复到原来的长度，反复收缩使肌纤维越来越短，宫腔容积逐渐缩小，这种现象称缩复作用，其目的是迫使先露部持续下降和宫颈管逐渐消失。

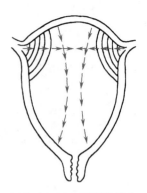

图 3-10-11 子宫收缩力的对称性

2. 腹肌及膈肌的收缩力 腹肌及膈肌的收缩力是第二产程的主要辅助力量，又称腹压。进入第二产程后，胎先露部已降至阴道，每当宫缩时，前羊膜囊或胎先露部压迫盆底组织及直肠，反射性地引起不自主的屏气，腹肌及膈肌强有力的收缩使腹压增高，与宫缩同步，直至胎儿娩出并在第三产程促使胎盘娩出。但不建议在第一产程使用腹压，如腹压运用不当或过早使用腹压，则易造成产妇疲劳和宫颈水肿，使产程延长或造成难产。

3. 肛提肌收缩力 在分娩机制中，肛提肌收缩可协助胎先露部进行内旋转，当胎头枕部位于耻骨弓下时，肛提肌收缩还能协助胎头仰伸和娩出。此外，在第三产程肛提肌收缩有助于胎盘娩出。

二、产道

产道是胎儿从母体娩出的通道，分骨产道和软产道两部分。

（一）骨产道

骨产道指真骨盆，是产道的重要组成部分，其大小及形状与分娩关系密切。在产科学上将骨盆腔分为 3 个假想平面，即通常所称的骨盆平面。

1. **骨盆入口平面**（pelvic inlet plane）：即真、假骨盆的交界面，呈横椭圆形，共有 4 条径线，即入口前后径、入口横径、入口左斜径及入口右斜径（图 3-10-12）。

（1）入口前后径：又称真结合径，指从耻骨联合上缘中点至骶岬前缘正中的距离，平均约为 11cm，是一条非常重要的骨盆径线，与分娩关系密切。

（2）入口横径：左右髂耻缘间的最大距离，平均约为 13cm。

（3）入口斜径：左斜径为左骶髂关节至右髂耻隆突间的距离，右斜径为右骶髂关节至左髂耻隆突间的距离，平均约为 12.75cm。

2. **中骨盆平面**（mid plane of pelvis） 为骨盆最小平面，具有重要的产科临床意义。其前方为耻骨联合下缘，两侧为坐骨棘，后为骶骨下端。中骨盆平面有两条径线，即中骨盆横径和中骨盆前后径（图 3-10-13）。

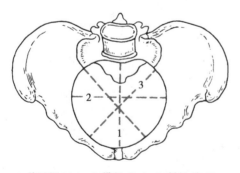

1. 前后径 11cm；2. 横径 13cm；3. 斜径 12.75cm

图 3-10-12 骨盆入口平面各径线

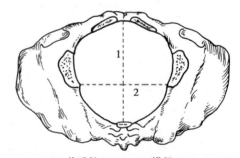

1. 前后径 11.5cm；2. 横径 10cm

图 3-10-13 中骨盆平面各径线

（1）中骨盆横径：又称坐骨棘间径。指两坐骨棘间的距离，正常值平均 10cm，其长短与胎先露内旋转关系密切。

（2）中骨盆前后径：是指耻骨联合下缘中点通过两坐骨棘间连线中点到骶骨下端间的距离，平均约为 11.5cm。

3. **骨盆出口平面（pelvic outlet plane）** 由两个不同平面的三角形组成。前三角顶端为耻骨联合下缘，两侧为耻骨降支。后三角顶端为骶尾关节，两侧为骶结节韧带。骨盆出口平面共有 4 条径线，即出口前后径、出口横径、出口前矢状径及出口后矢状径（图 3-10-14）。

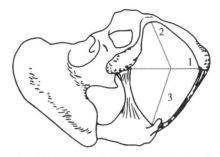

1. 出口横径；2. 出口前矢状径；3. 出口后矢状径

图 3-10-14　骨盆入口平面各径线（斜面观）

（1）出口前后径：指耻骨联合下缘到骶尾关节间的距离，平均约为 11.5cm。

（2）出口横径：指两坐骨结节内侧缘的距离，也称坐骨结节间径，平均约为 9cm。出口横径是胎先露部通过骨盆出口的径线，与分娩关系密切。

（3）出口前矢状径：耻骨联合下缘至坐骨结节连线中点的距离，平均约为 6cm。

（4）出口后矢状径：骶尾关节至坐骨结节连线中点的距离，平均约为 8.5cm。若出口横径稍小，则应测量出口后矢状径，如两径线之和大于 15cm 时，中等大小的足月胎头可经阴道分娩，可以阴道试产。

4. **骨盆轴（pelvic axis）与骨盆倾斜度（inclination of pelvis）** 骨盆轴为连接骨盆各假想平面中点的曲线。分娩及助产时，胎儿沿此轴娩出。骨盆轴上段向下向后，中段向下，下段向下向前（图 3-10-15）。骨盆倾斜度是指妇女直立时，骨盆入口平面与地平面所成的角度，一般为 60°。若倾斜度过大，则常影响胎头的衔接。改变体位可改变骨盆倾斜度（图 3-10-16）。

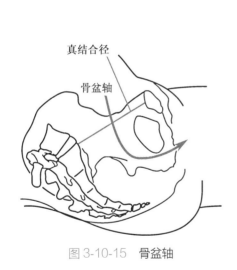

图 3-10-15　骨盆轴

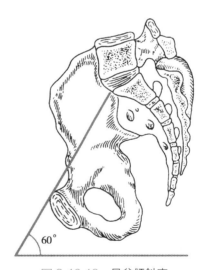

图 3-10-16　骨盆倾斜度

（二）软产道

软产道是由子宫下段、宫颈、阴道及盆底软组织共同组成的弯曲管道。

1. **子宫下段的形成** 子宫下段由子宫峡部形成。非孕时子宫峡部约 1cm，妊娠 12 周后逐渐伸展成为宫腔的一部分，随着妊娠的进展被逐渐拉长，至妊娠末期形成子宫下段。临产后，规律的宫缩使子宫下段进一步拉长达 7~10cm。由于子宫体部肌纤维的缩复作用，使上段肌壁越来越厚，下段肌壁被动牵拉而越来越薄（图 3-10-17），在子宫内面的上、下段交界处形成环状隆起，称生理性缩复环（physiologic retraction ring）（图 3-10-18）。生理情况时，此环不能从腹部见到。

2. **宫颈管消失及宫口扩张** 临产后宫颈出现两个变化，即宫颈管消失（effacement of cervix）和宫口扩张（dilatation of cervix）。初产妇通常是先宫颈管消失，而后宫口扩张。临产后宫口扩张主要是子宫收缩及缩复向上牵拉的结果。临产前宫颈管长2~3cm,临产后由于宫缩的牵拉及胎先露、前羊膜囊的直接压迫,使宫颈内口向上向外扩张,宫颈管形成漏斗状,随后宫颈管逐渐变短、消失。宫缩使胎先露部衔接,在宫缩时前羊水不能回流,加之子宫下段的胎膜容易与该处蜕膜分离而向宫颈管突出,形成前羊膜囊,协助宫口扩张;宫口近开全时胎膜多自然破裂,破膜后胎先露部直接压迫宫颈,使宫口扩张明显加快。当宫口开全时,妊娠足月胎头方能通过。经产妇一般是宫颈管消失与宫口扩张同时进行(图3-10-19)。

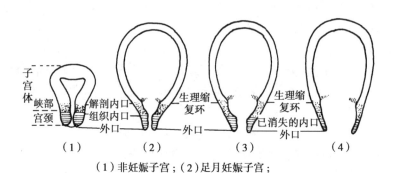

(1)非妊娠子宫;(2)足月妊娠子宫;
(3)分娩第一产程妊娠子宫;(4)分娩第二产程妊娠子宫。

图3-10-17 子宫下段形成及宫口扩张

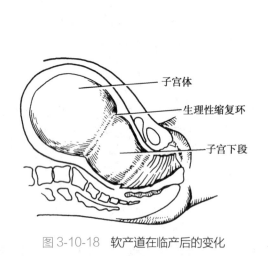

图3-10-18 软产道在临产后的变化

图3-10-19 宫颈管消失与宫口扩张

3. 阴道、骨盆底及会阴的变化 正常阴道伸展性良好,一般不影响分娩。

临产后前羊膜囊及胎先露部将阴道上部撑开,破膜以后胎先露部直接压迫盆底,软产道下段形成一个向前、向上弯曲的筒状通道,阴道黏膜皱襞展平、阴道扩张加宽。肛提肌向下及两侧扩展,肌纤维逐步拉长,使会阴厚度由5cm变成2~4mm,以利胎儿通过。但由于会阴体部承受压力大,若会阴保护不当可造成裂伤。

三、胎儿

胎儿是影响分娩及决定分娩难易程度的重要因素之一,包括胎儿大小、胎位及有无畸形。胎头是胎儿最大部分,也是胎儿通过产道最困难的部分。当胎儿过大致胎头径线增大时,尽管骨盆大小正常,可引起相对性头盆不称而造成难产;另外,也可因胎头颅骨较硬、不易变形,造成相对性头盆不称,所以胎头各径线的长度与分娩关系密切。

(一) 胎头径线

1. **胎头各径线**　胎头径线(图 3-10-20)主要有 4 条:双顶径(biparietal diameter,BPD)、枕额径(occipitofrontal diameter)、枕下前囟径(suboccipitobregmatic diameter)及枕颏径(occipitomental diameter)。双顶径是用于判断胎头大小的常用参数,但判断胎头大小最准确的参数是胎儿的头围。胎儿以枕额径衔接,以枕下前囟径通过产道。足月胎儿胎头各径线的测量及长度见表 3-10-1。

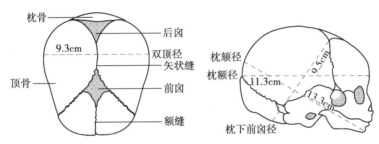

图 3-10-20　胎儿颅骨、颅缝、囟门及双顶径

表 3-10-1　足月胎儿胎头各径线的测量及长度

名称	测量方法	长度(平均)/cm
双顶径(BPD)	两顶骨隆突间的距离,是胎头最大横径	9.3
枕额径	鼻根上方至枕骨隆突间的距离	11.3
枕下前囟径	前囟中央至枕骨隆突下方的距离	9.5
枕颏径	额骨下方中央至后囟顶部的距离	13.3

2. **囟门**　胎头由两块顶骨、两块额骨、两块颞骨及一块枕骨构成。颅骨间的缝隙称为颅缝,两顶骨间为矢状缝,额骨与顶骨间为冠状缝,枕骨与顶骨间为人字缝,颞骨与顶骨之间为颞缝,两额骨间为额缝。颅缝交界空隙较大处称囟门。大囟门又称前囟,是由两额骨、两顶骨及额缝、冠状缝、矢状缝形成的菱形空隙。小囟门又称后囟,由两顶骨、枕骨及颅缝形成的三角形空隙。囟门是确定胎方位的重要标志之一。在分娩过程中,颅缝与囟门使骨板有一定的活动余地,在产力的作用下,为适应产道,通过颅缝的轻度重叠使胎头变形、变小,有利于胎儿娩出。

(二) 胎位及胎儿畸形

胎产式(fetal lie)、胎先露(fetal presentation)及胎方位(fetal position)是正常分娩的重要因素。胎产式分为纵产式和横产式。胎体纵轴与骨盆轴相一致为纵产式,胎体纵轴与骨盆轴相垂直为横产式。头先露时,胎头先通过产道,不容易发生难产。臀先露虽然为纵产式,但由于胎臀软,受压后周径小,不能充分扩张产道,可造成后出头困难;横产式时,为肩先露,其足月活胎不能通过产道;胎方位也是分娩成功与否的重要因素,头位枕先露正常分娩成功率最高。持续性枕横位、枕后位、前不均倾位、颏后位、高直位等由于不能以胎头的最小径线通过产道则常常引起头位难产。此外,胎儿发育异常,如脑积水、联体儿等由于胎头或胎体过大难以通过产道而致难产。

（三）胎儿的大小

胎儿的大小也是分娩的重要因素之一。胎儿出生平均体重为 3 300g，出生体重 ≥ 4 000g 为巨大胎儿。巨大胎儿的各条径线会相应增大，分娩过程中容易发生相对头盆不称或肩难产。

四、精神心理因素

妊娠和分娩是一个生理过程，但是其过程中又有很多的风险。分娩过程剧烈的产痛使很多产妇引起心理上的应激，一系列的应激反应可能会影响产力，导致宫缩乏力、产程延长、难产和产后出血等。所以在孕期保健和分娩的过程中给予产妇心理支持，耐心讲解分娩的过程、温暖的照护等，最大程度地消除焦虑和恐惧心理，是成功正常分娩的重要因素。

小结

分娩的决定因素是产力、产道、胎儿及精神心理因素。产力包括子宫收缩、腹压和肛提肌的收缩力。产道包括骨产道及软产道。胎儿因素包括：胎儿大小、胎位、有无畸形。

思考题

1. 试述正常宫缩的特点。
2. 试述各骨盆平面的定义。
3. 软产道的构成。
4. 胎儿囟门的构成和临床意义。

（时春艳）

第四节　枕先露的分娩机制

分娩机制（mechanism of labor）指在分娩过程中，胎先露部通过产道时，在产力作用下为适应骨盆各平面的不同形态而进行的一系列、被动的转动，使其能以最小径线通过产道的全过程。其包括衔接、下降、俯屈、内旋转、仰伸、复位及外旋转等动作（图 3-10-21）。以临床上最常见的枕左前位为例详加说明。

1. **衔接**　胎头双顶径进入骨盆入口平面，胎头颅骨最低点接近或达到坐骨棘水平，称衔接（engagement）。胎头以半俯屈状态进入骨盆入口，以枕额径衔接，由于枕额径大于骨盆入口前后径，胎头矢状缝落在骨盆入口右斜径上，胎头枕骨在骨盆左前方。经产妇多在分娩开始后胎头衔接，部分初产妇在预产期前 1~2 周胎头衔接。胎头衔接表明不存在头盆不称。若初产妇已临产而胎头仍未衔接，应警惕有头盆不称。

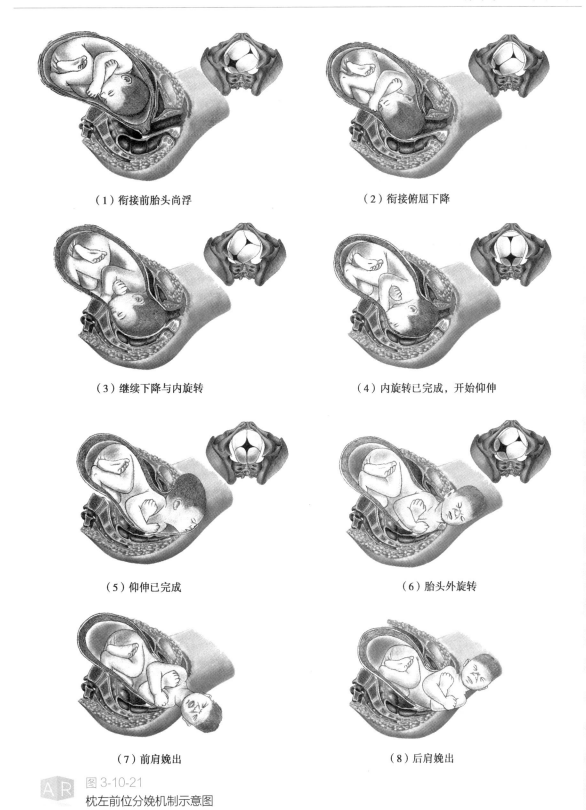

（1）衔接前胎头尚浮　　　　　　　　　　　　（2）衔接俯屈下降

（3）继续下降与内旋转　　　　　　　　　　　（4）内旋转已完成，开始仰伸

（5）仰伸已完成　　　　　　　　　　　　　　（6）胎头外旋转

（7）前肩娩出　　　　　　　　　　　　　　　（8）后肩娩出

图 3-10-21
枕左前位分娩机制示意图

2. **下降**　胎头沿骨盆轴逐渐下行的动作称下降（descent）。下降动作贯穿于分娩全过程，与其他动作相伴随。下降动作呈间歇性，宫缩时胎头下降，间歇时胎头又退缩。胎头下降程度是判断产程进展的重要标志之一。胎头在下降过程中，受骨盆底的阻力发生俯屈、内旋转、仰伸、复位及外旋转等动作。肛提肌收缩力将胎头枕部推向阻力小、部位宽的前方，枕左前位的胎头向前旋转 45°，后囟转至耻骨弓下。初产妇胎头下降的速度因宫口扩张缓慢和软组织阻力较大，较经产妇下降速度慢。

3. **俯屈**   当胎头以枕额径进入骨盆腔后,继续下降至骨盆底时,原来处于半俯屈的胎头枕部遇肛提肌阻力,借杠杆作用进一步俯屈(flexion),使下颏接近胸部,变胎头衔接时的枕额周径(平均 34.8cm)为枕下前囟周径(平均 32.6cm),以最小径线适应产道,有利于胎头继续下降。

4. **内旋转**   胎头到达中骨盆为适应骨盆纵轴而旋转,使其矢状缝与中骨盆及骨盆出口前后径相一致的动作称为内旋转(internal rotation)。内旋转从中骨盆平面开始至骨盆出口平面完成,以适应中骨盆及骨盆出口前后径大于横径的特点,有利于胎头下降。胎头于第一产程末完成内旋转。枕先露时,胎头枕部到达骨盆底最低位置。

5. **仰伸**   内旋转完成后,当完全俯屈的胎头下降达到阴道外口时,宫缩和腹压继续迫使胎头下降,而肛提肌收缩力又将胎头向前推进,两者共同作用使胎头沿骨盆轴下段向下、向前,当胎头枕部达耻骨联合下缘,以耻骨弓为支点,胎头逐渐仰伸(extention),胎头顶、额、鼻、口、颏依次娩出。

6. **复位及外旋转**   胎头娩出时,胎儿双肩径沿骨盆入口左斜径下降。胎头娩出后,为使胎头与胎肩恢复正常关系,胎头枕部自然向左旋转 45°,称为复位(restitution)。胎肩继续下降,右前肩向中线旋转 45° 时,胎儿双肩径转成与骨盆出口前后径一致,胎头枕部则需再向外继续左旋 45° 以保持胎头与胎肩垂直,称为外旋转(external rotation)。

7. **胎儿娩出**   胎头娩出后,前肩在耻骨下先娩出,随即后肩娩出。双肩娩出后,胎体及下肢取侧位娩出,完成娩出的全过程。

小结

1. 分娩是指孕 28 周及以上,胎儿及其附属物从临产到全部娩出的过程。满 28 周至不满 37 周分娩为早产;妊娠满 37 周至不满 42 周分娩称足月产;42 周及以后分娩为过期产。

2. 分娩机制包括衔接、下降、俯屈、内旋转、仰伸、复位及外旋转等动作。

思考题

1. 试述分娩的定义。
2. 试述枕先露的分娩机制。

(时春艳)

第五节   先兆临产与临产

一、先兆临产

在分娩发动前,孕妇出现一些症状如不规律的宫缩、阴道黏液样分泌物增多(黏液栓排出)、少量出血(俗称见红)、胎儿下降感等预示孕妇不久将临产的状态称先兆临产(threatened labor)。

1. **不规律宫缩**　孕妇在分娩发动前,由于子宫的敏感性增强,常出现不规律的宫缩,称之为假临产(false labor)。其特点是宫缩引起下腹部轻微紧缩感和轻微疼痛,持续时间短(多 <30s)且不恒定,间歇时间长且不规律,宫缩强度不逐渐增加,常在夜间出现、清晨消失,宫颈管不进行性短缩,宫口不扩张,给予镇静药物宫缩能被抑制。

2. **胎儿下降感(lightening)**　多数孕妇感到上腹部较前舒适,进食量增多,呼吸较前轻快,系胎先露部下降进入骨盆入口使宫底下降所致,但因压迫膀胱而常有尿频症状。

3. **见红(show)**　在分娩发动前 24~48h,因宫颈内口附近的胎膜与该处的子宫分离,毛细血管破裂经阴道排出少量血液,与宫颈管内的黏液相混排出,称见红,是分娩即将开始的比较可靠征象。若阴道流血量较多,超过平时月经量,则应注意排除妊娠晚期出血的疾病,如前置胎盘、胎盘早剥、前置血管破裂等。

二、临产

临产(labor)的标志为有规律且逐渐增强的宫缩(即有规律的腹痛),持续 30s 或以上,间歇 5~6min,有些孕妇间歇为 7~10min,伴随着进行性的宫颈管缩短、展平、宫口扩张及胎先露部下降,用强效镇静药不能抑制宫缩。确定是否临产需严密观察宫缩的频率、持续时间及强度。消毒外阴后行阴道检查,了解宫颈长度、位置、质地、扩张情况及先露高低。

目前多采用 Bishop 评分法判断宫颈成熟度(表 3-10-2),≥ 6 分为宫颈成熟。

表 3-10-2　Bishop 宫颈成熟度评分法

指标	分数			
	0	1	2	3
宫口开大 /cm	0	1~2	3~4	>5
宫颈管消退 /%(未消退为 2~3cm)	0~30	40~50	60~70	≥ 80
先露位置	−3	−2	−1~0	+1~+2
宫颈硬度	硬	中	软	
宫口位置	朝后	居中	朝前	

小结

先兆临产的症状包括:不规律宫缩、胎儿下降感及见红。一旦出现有规律且逐渐增强的宫缩,持续 30s 或以上,间歇 5~6min,有进行性的宫颈管缩短、消失、宫口扩张及胎先露部下降,即为临产。

思考题

试述临产的诊断标准,如何鉴别真假临产?

(时春艳)

第六节　产程处理与分娩

总产程(total stage of labor)即分娩全过程,指从开始出现规律宫缩直到胎儿胎盘娩出的全过程。临床上分为3个产程。

(一) 第一产程(first stage of labor)

第一产程又称宫颈扩张期,自规律宫缩开始至宫口开全(10cm)。临床实践中,由于个体差异,很难精准确定临产的起始时间。初产妇根据规律宫缩同时宫颈管进展性缩短、展平的时间来确定,经产妇则根据规律宫缩的时间来确定。第一产程包括潜伏期和活跃期。按照2018年WHO的定义,潜伏期是指从开始出现规律宫缩至宫口扩张5cm,此期扩张速度较慢,扩张速度<1cm/h。活跃期是指宫口扩张≥5cm至宫口开全,此期宫口以快速开大为特征,宫口扩张速度应≥1cm/h。初产妇第一产程平均需要11~12h,经产妇需5~6h。

【临床表现】

1. **规律宫缩**　临产初期,孕妇表现为规律的腹痛,俗称"阵痛"。每次宫缩持续30~60s,间歇5~6min,宫缩开始,腹痛开始,宫缩结束,腹痛停止。宫缩引起疼痛的原因可能是:强烈的子宫平滑肌收缩引起肌细胞缺血缺氧,类似于"心绞痛";宫颈的神经节受压;宫颈扩张和腹膜的牵扯所致。随着产程进展,宫缩强度逐渐增大,持续时间逐渐延长,间歇时间逐渐缩短,腹痛越来越重。当宫口近开全时,宫缩持续时间可达1min或以上,间歇时间仅1~2min。

2. **宫口扩张**(dilatation of cervix)　随着规律宫缩的逐渐加强,宫颈管逐渐缩短、消失,宫口逐渐扩张。潜伏期是指从开始出现规律宫缩至宫口扩张5cm,此期扩张速度较慢,宫口扩张速度一般<1cm/h。进入活跃期后宫口扩张速度加快,一般>1cm/h,有些孕妇在活跃期宫口扩张速度低于<1cm/h仍属于正常。当宫口开全时,子宫下段、宫颈及阴道形成桶状的软产道。

3. **生理性缩复环**(physiologic retraction ring)　随着产程的进展,进入活跃期后,宫体部的子宫肌细胞收缩变短,宫壁增厚,宫腔变小,推动胎儿下降,而子宫下段肌纤维拉长,肌壁变薄,最薄处只有几毫米,形成子宫上段和子宫下段。在宫体部(子宫上段)和子宫下段交界处形成环状的结构,称为生理性缩复环。

4. **胎头下降**　随着产程的进展,胎头逐渐下降。胎头下降在潜伏期不明显,活跃期下降加快。平均下降速度为0.86cm/h。胎头下降情况有两种评估方法:①腹部触诊在骨盆入口平面(真、假骨盆分界)上方可触及的剩余胎头部分,以国际五分法表示,用于初步判断:手掌置于胎头两侧,触及骨盆入口平面时,双手指尖可在胎头下方彼此触及为剩余5/5;双手掌指尖在胎头两侧有汇聚但不能彼此触及为剩余4/5;双手掌在胎头两侧平行为剩余3/5;双手掌在胎头两侧呈外展为剩余2/5;双手掌在胎头两侧呈外展且手腕可彼此触及为剩余1/5(图3-10-22)。②通过阴道检查确定胎儿颅骨最低点与坐骨棘平面的关系:阴道检查可触及坐骨棘,胎头颅骨最低点平坐骨棘时,以"0"表示;在坐骨棘平面上1cm时,以"−1"表示;在坐骨棘平面下1cm时,以"+1"表示,余依次类推(图3-10-23)。

5. **胎膜破裂**　宫缩使宫腔内压力增高,羊水向阻力较小的宫颈管方向流动,使此处胎膜膨隆渐形成前羊膜囊,其内有羊水20~50ml,称前羊水。正常产程时胎膜在宫口近开全时破裂。破膜后孕妇自觉阴道有水流出。

【产程监护及处理】

在整个分娩过程中,助产人员观察产程进展,密切监测母儿状况,及时发现异常并处理。

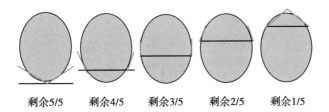

剩余5/5　　剩余4/5　　剩余3/5　　剩余2/5　　剩余1/5

图 3-10-22　骨盆入口平面触诊胎头入盆情况的国际五分法示意图

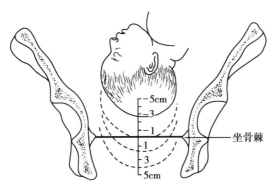

图 3-10-23　阴道检查判断胎头高低示意图

1. **健康教育**　对产妇进行精神安慰,耐心讲解分娩的生理过程,增强产妇对自然分娩的信心,并讲解分娩相关知识,可以在孕期通过孕妇学校在线上或线下进行或临产后在产房进行。

2. **一般监护**　包括生命体征的监测、饮食起居等的指导。

(1)第一产程期间每隔 4~6 小时测量一次生命体征,包括血压、脉搏、体温、呼吸。若发现血压异常升高(宫缩时血压常升高 5~10mmHg,间歇期恢复原状)或体温异常升高,应酌情增加测量次数,完善相关检查(如尿常规、血常规等)并给予相应处理。

(2)饮食:鼓励产妇少量多次进食,吃高热量易消化食物,并注意摄入足够水分,以保证精力和体力充沛。

(3)注意活动与休息:产妇可在病室内活动,加速产程进展。若初产妇宫口近开全,或经产妇宫口已扩张 4~6cm 时,根据先露高低的程度,可卧床并行左侧卧位。

(4)排尿与排便:临产后,鼓励产妇每 2~4 小时排尿一次,以免膀胱充盈影响宫缩及胎头下降。因胎头压迫引起排尿困难者,应警惕有无头盆不称,必要时导尿。不推荐常规灌肠。

3. **观察及评估宫缩**　子宫收缩包括宫缩的频率、强度、持续时间和间歇时间。宫缩的评估方法主要包括腹部触诊和仪器监测。

(1)腹部触诊法:即助产人员将一手手掌放在产妇腹壁上,根据宫缩时宫体部隆起变硬,间歇时松弛变软的规律进行监测,可以评估宫缩频率和持续时间,但无法准确量化宫缩强度。

(2)仪器监测法:分内监护和外监护两种。内监护由于具有侵入性,有导致宫内感染的风险,不建议对低危产妇实施。分娩压力描记法(外监护法)是通过外部宫缩探头间接测量宫缩压力变化,可以客观地描记宫缩曲线。其监测结果会受多种因素影响,如压力探头的放置位置、皮下脂肪厚度、胎动、产妇呼吸、探头绑缚的松紧程度等。因此,宫缩的强度难以客观量化。推荐以宫缩的频率来对宫缩进行评估。宫缩过频是指宫缩频率 >5 次 /10min,可导致胎儿窘迫、急产等。观察宫缩持续时间、强度及间歇时间并认真及时记录,发现异常及时处理,产程中注意防止宫缩过频。10min 内有 3~5 次宫缩为正常产力,但如果低于 2 次 /10min,如果产程进展良好,亦属于正常。

4. **产程的进展**　通过阴道检查了解宫口扩张和先露下降的情况,阴道检查还可以了解骨盆、产道、先露高低、宫颈管消退和胎方位及胎先露下方有无脐带等。

2014 年,中华医学会妇产科学分会产科学组建议采用表 3-10-3 辅助宫颈口扩张的观察。

表 3-10-3　初产妇与经产妇宫口扩张平均时间和第 95 百分位时间

第一产程宫口扩张程度	初产妇 /h	经产妇 /h
4~5cm	1.3(6.4)	1.4(7.3)
5~6cm	0.8(3.2)	0.8(3.4)
6~7cm	0.6(2.2)	0.5(1.9)
7~8cm	0.5(1.6)	0.4(1.3)
8~9cm	0.5(1.4)	0.3(1.0)
9~10cm	0.5(1.8)	0.3(0.9)
第二产程		
分娩镇痛(硬脊膜外阻滞)	1.1(3.6)	0.4(2.0)
未行分娩镇痛(硬脊膜外阻滞)	0.6(2.8)	0.2(1.3)

阴道检查:消毒会阴,检查者通过示指和中指伸入阴道进行检查。手指向后触及尾骨尖端,了解其活动度,再查两侧坐骨棘是否突出并确定胎头位置,然后了解宫口扩张大小。未破膜者可在胎头前方触到有弹性的羊膜囊,已破膜者可直接触到胎头。若无胎头水肿且位置较低,宫口开大,同时了解矢状缝及囟门,确定胎方位。若触及有血管搏动的条索状物,应高度警惕脐带先露或脐带脱垂,需及时处理。由于阴道检查能了解骨盆大小,并直接触清宫口四周边缘,准确估计宫口扩张、宫颈管消退、胎膜是否已破、胎先露部及位置,并可减少肛查时手指进出肛门次数以降低感染概率,因此阴道检查已逐渐取代肛门检查。阴道检查在严密消毒后进行,但产程中应该严格限制阴道检查次数,次数过多显著增加宫内感染的风险,第一产程潜伏期一般每 4 小时 1 次,活跃期每 2 小时 1 次。

5. 胎膜破裂　一旦胎膜破裂,应立即听诊胎心率,观察羊水颜色、性状和流出量,并行产妇体温测量,同时记录破膜时间。如胎心率异常应行阴道检查,排除脐带脱垂并行电子胎心监护。胎头仍浮动者需卧床以防脐带脱垂,同时监测感染指标,根据临床情况决定是否应用抗生素,破膜超过 12h 仍未分娩者应给予抗生素预防感染。

6. 胎儿官内状况的监测和评估　胎儿宫内状况的监测包括间断听诊胎心率和电子胎心监护。第一产程推荐入产房后至少进行一次电子胎心监护(入室实验),之后的产程进展中可进行持续电子胎心监护或间断听诊,如进行间断听诊,应至少听诊 60s 并包括宫缩前、中、后。

建议第一产程每 30 分钟听诊 1 次(根据当地医疗条件,潜伏期应至少每 60 分钟听诊 1 次),活跃期至少每 30 分钟听诊 1 次。如间断听诊异常或母体出现高危因素时,立即行电子胎心监护,有条件者行持续电子胎心监护。当持续胎心监护至少 20min 后,如监护显示正常并且高危因素祛除,仍推荐间断听诊。

(二) 第二产程(second stage of labor)

第二产程又称胎儿娩出期:从宫口开全到胎儿娩出的全过程。

第二产程时限:初产妇第二产程不超过 3h(硬脊膜外阻滞下不超过 4h),经产妇不超过 2h(硬脊膜外阻滞下不超过 3h)。

【临床表现】

1. 屏气　宫口开全后,胎膜大多已自然破裂。胎头下降加速,当胎头降至骨盆出口而压迫骨盆底组织时,产妇有排便感,不自主地向下屏气。

2. **胎头拨露与着冠**　随着胎头的下降,会阴逐渐膨隆和变薄,肛门括约肌松弛。宫缩时胎头进一步下降露出阴道口外并不断增大,宫缩间歇时,胎头又回缩到阴道内,反复数次,称胎头拨露(head visible on vulval gapping)。当胎头双顶径越过骨盆出口时,宫缩间歇胎头也不回缩,称胎头着冠(crowing of head)(图 3-10-24)。

3. **胎儿娩出**　胎头着冠后,会阴体极度扩张,当胎头枕骨到达耻骨联合下时,出现仰伸等一系列动作,娩出胎头。随后胎肩及胎体相应娩出,后羊水随之流出,完成胎儿娩出全过程。

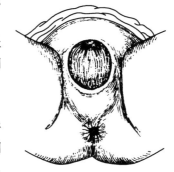

图 3-10-24　胎头着冠

【产程监护及处理】

1. **对胎儿宫内状态的监测和评估**　主要是对胎心率的评估,并注意羊水的性状。每 10 分钟听诊一次胎心或持续胎心监护,并应用三级电子胎心监护判读标准进行评估。听诊胎心注意在宫缩后听诊。如可疑胎儿宫内窘迫,应在实施宫内复苏措施的同时尽快结束分娩。

2. **评估第二产程进展**　宫口开全后,胎膜多已自然破裂。若仍未破膜,常影响胎头下降,应行人工破膜术。第二产程每隔 1 小时或有异常情况时应行阴道检查。行阴道检查时应注意检查胎先露的位置、胎方位、产瘤大小,宫缩时先露下降的程度。当胎头下降异常时,应对胎方位进行评估,有条件者可以使用超声协助判断胎方位。必要时手转胎头到合适的胎方位。随着产程进展,会阴渐膨隆和变薄,肛门括约肌松弛,可以出现排便。于宫缩时胎头露出于阴道口,露出部分不断增大。

3. **监测宫缩**　第二产程宫缩持续时间可达 60s,间隔 1~2min,宫缩的质量与第二产程密切相关,必要时可给予缩宫素点滴加强宫缩。

4. **监测母体状况**　监测母体的血压、心率和呼吸,必要时进行心电监护,观察母体除了宫缩引起的产痛外有无特殊不适。

5. **指导产妇用力**　在产妇有向下用力的感觉后再指导产妇用力,从而更好地利用产妇的腹压,用力过早容易引起产妇过度疲劳。产妇双足蹬在产床上,两手握住产床上的把手,宫缩时先行深吸气屏住,然后如解大便样向下用力屏气以增加腹压,以加速产程进展。对于耻骨弓偏低的产妇,可指导产妇双手抱膝用力,以充分利用骨盆后三角。宫缩间歇期指导产妇自由呼吸,全身肌肉放松休息。

【接产】

1. **接产准备**　初产妇宫口开全、经产妇宫口扩张 4cm 以上且宫缩规律有力时,将产妇送上分娩床,应做好接产准备。①消毒外阴:让产妇取膀胱截石位,在臀下放一便盆,先用肥皂液擦洗外阴部,顺序是大阴唇→小阴唇→阴阜→大腿内上 1/3 →会阴及肛门周围。然后用温开水冲净肥皂水。消毒前用消毒干纱布球盖住阴道口,防止冲洗液流入阴道。随后取下阴道口的纱布球和臀下的便盆,臀下铺消毒巾。②准备接产:接产者严格按无菌操作规程洗手、戴手套及穿手术衣,打开产包,铺好消毒巾准备接产。向产妇做好分娩解释,取得产妇配合。

2. **接产**　其目的是帮助胎儿按分娩机制娩出及保护会阴防止严重损伤。接产步骤(图 3-10-25):接产者站在产妇右侧,当胎头拨露使阴唇后联合紧张时,在会阴保护下左手轻轻下压露出的胎头枕部,协助胎头俯屈及下降。胎头着冠后,应控制娩出力,左手协助胎头仰伸,此时若宫缩强,嘱产妇张口哈气消除腹压作用,让产妇在宫缩间歇时向下屏气,使胎头缓慢娩出。胎头娩出后左手自鼻根向下挤压,挤出口鼻内的黏液和羊水,然后协助胎头复位及外旋转,使胎儿双肩径与骨盆出口前后径相一致。接产者的左手向下轻压胎儿颈部,使前肩从耻骨弓下先娩出,再托胎颈向上使后肩从会阴前缘缓慢娩出。双肩娩出后,保护会阴的右手方可放松。然后双手协助胎体及下肢相继以侧位娩出,并记录胎儿娩出时间。

(1)保护会阴:在会阴部盖消毒巾,接产者右肘支在产床上,右手拇指与其余四指分开,利用手掌鱼际肌顶住会阴部。每当宫缩时胎头拨露,会阴体变薄,应开始保护会阴,右手向上内方托压,同时左手应轻轻下压胎头枕部,协助胎头俯屈和使胎头缓慢下降。宫缩间歇时,保护会阴的右手稍放松,以免压迫过久引起会阴水肿。值得注意的是,胎头娩出后,右手仍应注意保护会阴,不要急于娩出胎肩。双肩娩出后,保护会阴的右手方可放松。

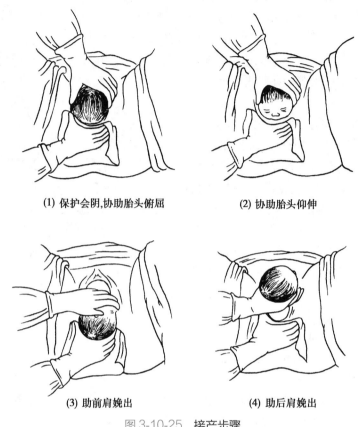

(1) 保护会阴,协助胎头俯屈   (2) 协助胎头仰伸

(3) 助前肩娩出   (4) 助后肩娩出

图 3-10-25   接产步骤

(2)会阴切开术:会阴侧切术并不能降低会阴Ⅲ度裂伤的发生率,因此并不推荐常规进行会阴侧切术,仅在具有合适的指征时进行侧切术,包括:肩难产、臀位分娩、产钳术和胎吸术、枕后位、预计若不行会阴侧切术会造成严重会阴裂伤者,以及会阴过紧、胎儿过大、母儿有病理情况需要立即结束分娩时。会阴切开术包括会阴正中切开术及会阴后 - 侧切开术,推荐应用会阴后 - 侧切开术(图 3-10-26)。

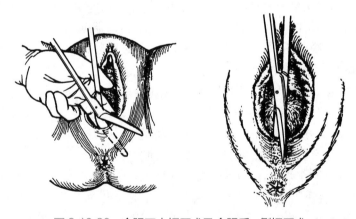

图 3-10-26   会阴正中切开术及会阴后 - 侧切开术

(3)脐带绕颈的处理:脐带绕颈占妊娠的 13.7%~20.0%。当胎头娩出见有脐带绕颈 1 周且较紧时,可用手将脐带顺胎肩推下或从胎头滑下。若脐带绕颈过紧或绕颈 2 周或以上,可先用两把血管钳将其一段夹住从中剪断脐带,注意勿伤及胎儿颈部(图 3-10-27)。

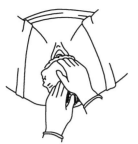
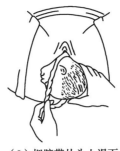
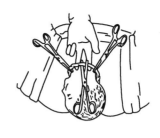

（1）将脐带顺肩部推上　　（2）把脐带从头上退下　　（3）用两把血管钳夹住，从中间剪断

图 3-10-27　脐带绕颈的处理

（4）延迟断脐：推荐对娩出后活力正常的新生儿（包括早产和足月产）延迟脐带结扎至少60s，有利于胎盘血流转运至新生儿，增加新生儿血容量，预防新生儿贫血。

（5）处理脐带：剪断脐带后在距脐跟上方0.5cm处用丝线、弹性橡皮圈或脐带夹结扎，残端消毒后无菌纱布包扎，注意扎紧防止脐带出血。

（6）新生儿处理：断脐后继续清除呼吸道黏液和羊水，用新生儿吸痰管轻轻吸除新生儿咽部及鼻腔羊水，以免发生吸入性肺炎。当确认呼吸道黏液和羊水已吸净而仍未啼哭时，可用手轻拍新生儿足底。新生儿大声啼哭表示呼吸道已通畅。阿普加评分（Apgar score）：判断有无新生儿窒息及窒息严重程度，是以出生后1min的肌张力（activity）、心率（heart rate）、喉反射（laryngeal reflex）、肤色（appearance）、呼吸（respiration）5项体征为依据，每项0~2分。满分为10分，属正常新生儿。7分以上只需进行一般处理；4~7分缺氧较严重，需采取清理呼吸道、人工呼吸、吸氧、用药等措施复苏；4分以下缺氧严重，需紧急抢救，行喉镜在直视下气管内插管并给氧。缺氧较严重的新生儿，应在出生后5min、10min时分别评分，直至连续两次均≥8分为止。

脐动脉血气分析：脐动脉血气代表新生儿在产程中血气变化的结局，提示有无缺氧、酸中毒及其严重程度，反映窒息的病理生理本质，较Apgar评分更为客观、更有特异性。建议有条件者常规在胎儿娩出后行脐动脉血气分析检查。

我国新生儿窒息的诊断标准：①5minApgar评分≤7分，仍未建立有效呼吸；②脐动脉血气pH<7.15；③排除其他原因引起的低Apgar评分。详见表3-10-4。

表 3-10-4　新生儿 Apgar 评分法

体征	0分	1分	2分
每分钟心率	0	<100 次	≥ 100 次
呼吸	0	浅慢，不规则	佳，哭声响亮
肌张力	松弛	四肢稍屈曲	四肢屈曲，活动好
喉反射	无反射	有些动作	咳嗽，恶心
皮肤颜色	全身苍白	身体红，四肢青紫	全身粉红

1min评分反映在宫内的情况，是出生当时的情况；而5min及以后评分则反映复苏效果，与预后关系密切。其中皮肤颜色最灵敏，心率是最终消失的指标。临床恶化顺序为皮肤颜色-呼吸-肌张力-喉反射-心率。复苏有效顺序为心率-喉反射-皮肤颜色-呼吸-肌张力。肌张力恢复越快，预后越好。

（三）第三产程（third stage of labor）

第三产程又称胎盘娩出期：从胎儿娩出后到胎盘胎膜娩出，即胎盘剥离和娩出的全过程，需5~15min，不应超过30min。

【临床表现】

1. **胎盘剥离征象**　胎儿娩出后，宫腔容积明显缩小，胎盘不能相应缩小，而与子宫壁错位剥离。

剥离面有出血形成胎盘后血肿,在宫缩的作用下,剥离面不断扩大,直到完全剥离娩出。胎盘剥离征象有:①宫底升高达脐上,宫体变硬呈球形;②剥离的胎盘降至子宫下段,使阴道口外露的一段脐带自行延长;③阴道少量流血;④耻骨联合上方轻压子宫下段,外露的脐带不再回缩(图 3-10-28)。

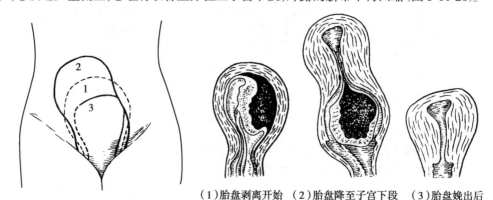

(1)胎盘剥离开始　(2)胎盘降至子宫下段　(3)胎盘娩出后

图 3-10-28　胎盘剥离时子宫的形状

2. 胎盘剥离及排出的方式　有胎儿面娩出式及母体面娩出式两种。胎儿面娩出式常见即胎盘从中央开始剥离而后向周围剥离,胎儿面先排出,随后少量阴道流血;母体面娩出式较少见,为胎盘从边缘开始剥离,血液沿剥离面流出,先有较多阴道流血,再有胎盘母体面排出。

【产程监护及处理】

1. 处理脐带　清理新生儿呼吸道后,随后用 75% 乙醇消毒脐带根部周围,在距脐根 0.5cm 处结扎脐带,用 20% 高锰酸钾液或碘酒消毒脐带断面(药液切不可接触新生儿皮肤,以免发生皮肤灼伤)。待脐带断面干后,以无菌纱布包盖好,再用脐带布包扎。目前一般用气门芯、脐带夹、双重丝线结扎脐带等方法。处理脐带时,应注意新生儿保暖。

2. 新生儿处理　擦净新生儿足底胎脂。打足印及母亲拇指印于新生儿病历上,经详细体格检查后,系已标明新生儿性别、体重、出生时间、母亲姓名和床号的手腕带和包被。将新生儿抱给母亲,让母亲将新生儿抱在怀中进行首次吸吮乳头。

3. 协助胎盘娩出　当确认胎盘已完全剥离时,于宫缩时以左手握住宫底(拇指置于子宫前壁,其余 4 指放于子宫后壁)并按压,同时右手轻拉脐带,协助娩出胎盘。当胎盘娩出至阴道口时,接产者用双手捧住胎盘,向一个方向旋转并缓慢向外牵拉,协助胎盘胎膜完整剥离排出(图 3-10-29)。若在胎膜排出过程中发现胎膜部分断裂,可用血管钳夹住断裂上端的胎膜,再继续向原方向旋转,直至胎膜完全排出。胎盘胎膜排出后,注意观察并测量出血量。通过触诊对子宫收缩情况进行评估,收缩良好,出血不多时不必按摩子宫,否则积极按摩子宫刺激其收缩以减少出血,寻找出血原因并积极处理。接产者切忌在胎盘尚未完全剥离时用手按揉、下压宫底或牵拉脐带,以免引起胎盘部分剥离而出血或拉断脐带,甚至造成子宫内翻。

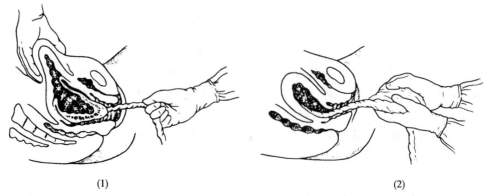

(1)　　　　　　　　　　　　　　　(2)

图 3-10-29　协助胎盘娩出

4. **检查胎盘、胎膜** 将胎盘铺平,先检查胎盘母体面胎盘小叶有无缺损,然后将胎盘提起,检查胎膜是否完整,再检查胎盘胎儿面边缘有无血管断裂,及时发现副胎盘。副胎盘为一较小的胎盘,与正常胎盘相邻,两者间有血管相连(图 3-10-30)。若有副胎盘、部分胎盘残留或较多胎膜残留时,应在无菌操作下伸手入宫腔取出残留组织。

5. **检查软产道** 应仔细检查会阴、小阴唇内侧、尿道口周围、阴道、阴道穹窿及宫颈有无裂伤。若有裂伤,应立即缝合。

6. **预防产后出血** 在头位胎儿前肩娩出后或多胎妊娠最后一个胎儿娩出后,予缩宫素 10U 加入 500ml 液体中,以 100~150ml/h 的速度静脉滴注,也可在胎儿前肩娩出后立即肌内注射缩宫素 10U。若胎盘未完全剥离而出血多时,应行手取胎盘术。第三产程超过 30min,胎盘仍未排出但出血不多时,应排空膀胱后,再轻轻按压子宫及静脉注射缩宫素,仍不能使胎盘排出时,应行手取胎盘术。术者更换手术衣及手套,再次消毒外阴,将右手合拢呈圆锥状直接伸进宫腔,手掌面朝向胎盘母体面,手指并拢以掌尺侧缘轻、慢地将胎盘从边缘开始逐渐与子宫壁分离,左手则在腹部按压宫底,亦可让助手帮助按压宫底(图 3-10-31)。等确认胎盘已全部剥离方可取出胎盘。若胎盘娩出后出血多时,应寻找出血原因并持续静脉滴注缩宫素加强宫缩。

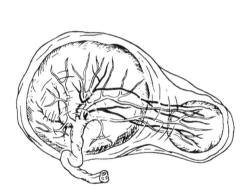

图 3-10-30 副胎盘

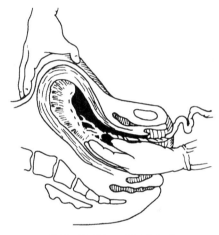

图 3-10-31 手取胎盘术

产后 2h 是产后出血的高危期,应在分娩室观察产妇的一般情况、生命体征,宫缩及阴道出血情况,发现异常及时处理。

小结

总产程:规律宫缩开始至胎儿胎盘娩出,第一产程是指从规律宫缩开始到宫口开全。宫口扩张 5cm 以前为潜伏期,≥ 5cm 为活跃期。第二产程是指从宫口开全到胎儿娩出。第三产程是指从胎儿娩出后到胎盘娩出。

思考题

1. 试述产程的定义及分类。
2. 试述阴道自然分娩接产的要领及保护会阴的时机。
3. 试述胎盘剥离的征象。

(时春艳)

[附] 剖宫产术后再次妊娠阴道分娩

剖宫产术后瘢痕子宫再次妊娠面临分娩方式的选择：重复剖宫产或剖宫产术后再次妊娠阴道试产（trial of labor after cesarean section，TOLAC）。随着我国二孩生育政策的实施，既往的高剖宫产率造成了这种局面的增加。剖宫产术后再次妊娠阴道分娩（vaginal birth after cesarean，VBAC）有助于减少重复剖宫产及其母婴并发症。

TOLAC 的成功率为 60%~70%，子宫破裂率通常低于 1%。对瘢痕子宫孕妇应在首诊时回顾病史，详细了解患者一般情况，既往有无阴道分娩史；剖宫产时的孕周，剖宫产指征（尤其是头盆不称或产程异常），剖宫产的时机（择期、急诊或产程中转剖宫产），宫口开大情况，子宫切口类型及缝合方式，是否有手术并发症（子宫切口撕裂、产后出血或感染）以及新生儿出生体重、是否存活等。2 次分娩间隔 ≥ 18 个月者可以考虑 TOLAC。

1. **适应证**　既往 1 次子宫下段剖宫产史且无阴道试产禁忌证者。

2. **禁忌证**　有子宫破裂史，高位纵切口的古典式剖宫产史，>2 次剖宫产史，倒"T"或"J 形"切口或广泛子宫底部手术，子宫下段纵切口，有其他合并症不适宜阴道分娩，不具备急诊剖宫产条件者。

3. **TOLAC 产程管理**　分娩发动后，做好术前准备。产程中给予连续电子胎心监护，早期识别子宫破裂征象。异常胎心监护图是子宫破裂最早、最常见的征象。产程中应注意有无瘢痕部位的压痛，尤其在宫缩间歇期；子宫破裂的其他表现有异常阴道出血、血尿、失血性休克、胎头位置升高或从阴道回缩等。严密监测产程进展，当产程进展缓慢，尤其是活跃期进展不佳或胎头下降受阻时，应高度警惕子宫破裂的可能性，放宽重复剖宫产指征。当怀疑或诊断子宫破裂时，应迅速启动急救预案，实施紧急剖腹探查术。

（漆洪波）

第七节　分 娩 镇 痛

分娩镇痛的目的是有效缓解疼痛，同时可能有利于增加子宫血流，减少产妇因过度换气而引起的不良影响。随着社会的发展、生活质量的提高以及医学技术的发展，孕产妇对分娩镇痛的需求日益增加，医疗机构应提供安全、有效的分娩镇痛以满足产妇要求。

一、分娩疼痛的原因

分娩疼痛是一种急性生理性的内脏疼痛，是由于子宫痉挛性收缩引起的疼痛，贯穿整个分娩过程。第一产程疼痛主要来自宫缩时子宫肌缺血缺氧和宫颈扩张时肌肉过度紧张，通过交感神经由胸神经 10、11、12 后段传递至脊髓。第二产程疼痛还包括来自胎头对盆底、阴道、会阴的压迫，通过骶神经 2、3、4 的感觉纤维传递至脊髓。另外，产妇紧张、焦虑可导致害怕 - 紧张 - 疼痛综合征。

二、分娩镇痛的基本原则

①自愿实施；②对产程影响小；③安全、对产妇及胎儿不良作用小；④药物起效快、作用可靠、给药

方法简便;⑤有创镇痛由麻醉医师实施并全程监护。

三、分娩镇痛方法

分娩镇痛方法的选择取决于孕妇对疼痛的认识和耐受能力、疼痛的程度、孕妇的身体状况、精神状况、产程、胎儿的情况、具备的药物与设备条件、医务人员的经验与能力等多种因素。虽然可选择的分娩镇痛方法很多,无论选择何种方法都具有共同目标:在保证母体和胎儿安全的前提下,满足孕妇个体化镇痛的要求。

1. **非药物镇痛**　产痛与精神紧张相关,因此产前应进行宣教,强调分娩是一个自然的生理过程,应给予足够的心理支持,获得产妇的主动配合。非药物镇痛包括心理支持治疗、调整呼吸、全身按摩、催眠、经皮电神经刺激仪、家属陪伴、导乐陪护等。非药物分娩镇痛的效果不够确切,适合于轻度分娩疼痛的产妇,但对产程和胎儿影响轻微,安全性较高。可单独应用或联合药物镇痛法等应用。

2. **全身阿片类药物麻醉**　可以通过静脉注射或肌内注射间断给予,也可以通过患者自控镇痛(patient-controlled analgesia,PCA)。阿片类药物的主要作用是镇静,可以产生欣快感,但镇痛效果有限,而且有可能导致产妇恶心、呼吸抑制、胃肠道排空延长、胎心变异减少、新生儿呼吸抑制等。常用阿片类药物包括:哌替啶、芬太尼、舒芬太尼、瑞芬太尼等。

(1)哌替啶(pethidine):曾经是分娩镇痛中使用最广泛的阿片类药物。哌替啶在母体肌内注射后约10min显效,持续2~4h,理论上哌替啶使用后4min内和4h以后对新生儿的抑制相对较轻。但哌替啶在新生儿体内可达18~23h,而它的活性代谢产物如去甲哌替啶的半衰期在新生儿体内长达60h,即使使用小剂量的哌替啶仍能导致新生儿出生后呼吸抑制长达3~5d。

(2)芬太尼(fentanyl):镇痛效能是哌替啶的800倍,起效时间为3~4min,但重复使用后其时效半衰期会增加。芬太尼的镇痛效果优于哌替啶,但可能影响产后新生儿哺乳。

(3)舒芬太尼(sufentanil):舒芬太尼的起效时间稍长,为4~6min。虽然舒芬太尼的胎盘透过率相对更低,呼吸抑制作用相对更轻,但静脉给药仍然难以确保母体安全与镇痛满意,分娩期中较少全身应用舒芬太尼镇痛。

(4)瑞芬太尼(remifentanil):是一新型阿片类药物,具有药效强、起效迅速(约1min显效)的超短效阿片类药物,对肝、肾功能影响小,无蓄积作用,静脉输注容易控制,不必担心作用时间延长。瑞芬太尼是分娩镇痛较常使用的全身阿片类药物,尤其适用于有椎管内阻滞禁忌的产妇。但是瑞芬太尼的循环呼吸抑制作用相对较强,自控给药时可能在宫缩期给药,在宫缩间歇期达到峰效而导致严重的母体和胎儿呼吸循环抑制,需加强监护。

3. **区域麻醉阻滞**　指在疼痛传导的神经局部使用麻醉药物以达到减轻或消除疼痛的目的。包括局部神经阻滞和椎管内阻滞。临床常用的局部麻醉药分为酯类(普鲁卡因、氯普鲁卡因、丁卡因)和酰胺类(利多卡因、布比卡因、罗哌卡因、左布比卡因)。酯类局部麻醉药可迅速被血浆中的胆碱酯酶分解代谢,因此胎盘转运率较低,心血管毒性更弱。酰胺类局部麻醉药与血浆蛋白结合,由肝脏缓慢代谢,其心血管毒性与胎盘转运率相对高于酯类,但是酰胺类的半衰期相对更长,重复使用量及累积使用量更少,也不容易产生耐药现象。

(1)局部神经阻滞法:主要由产科医师或助产士实施,包括宫颈旁阻滞、会阴神经阻滞和会阴浸润阻滞。选择心血管毒性较小的局部麻醉药物,如普鲁卡因、利多卡因;禁用布比卡因;慎用罗哌卡因、左布比卡因。

(2)椎管内麻醉镇痛:镇痛效果确切、对母婴影响小、产妇清醒能主动配合,是目前应用最为广泛的分娩镇痛方法之一,并且当分娩过程中发生异常情况需实施紧急剖宫产时,可直接用于剖宫产麻醉。由麻醉医师实施。包括蛛网膜下腔麻醉(也称腰麻)、硬膜外麻醉或腰硬联合麻醉。

1)做好分娩镇痛前产妇的评估,掌握分娩镇痛的适应证和禁忌证,检查分娩镇痛前的设备及物品,签署分娩镇痛同意书,开放静脉通路。

2)应严格执行椎管内分娩镇痛的技术流程。

3)椎管内麻醉镇痛的时机:不再以产妇宫口大小作为分娩镇痛开始的时机,产妇进入产房后只要有镇痛需求即可实施。

4)可选择的局部麻醉药包括罗哌卡因或布比卡因,可选择的阿片类药物包括芬太尼、舒芬太尼等(表 3-10-5)。

表 3-10-5　分娩镇痛时硬膜外常用药物浓度及剂量

药物	首剂量 / (ml·次 $^{-1}$)	维持量 / (ml·h $^{-1}$)	自控量 / (ml·次 $^{-1}$)
0.062 5% ~ 0.15% 罗哌卡因 + 芬太尼 1~2μg/ml 或舒芬太尼 0.4~0.6μg/ml	15~6	15~6	10~8
0.04% ~ 0.125% 布比卡因 + 芬太尼 1~2μg/ml 或舒芬太尼 0.4~0.6μg/ml	15~6	15~6	10~8

5)调整产妇体位为侧卧位或半坐位,吸氧,监测产妇生命体征、宫缩、胎心和产程进展等。

6)给药方法:硬膜外持续输注药物镇痛和硬膜外患者自控镇痛是近年发展起来的较先进、合理的镇痛给药方式,逐渐替代了由医护人员间断推注给药的方法。

7)实施硬膜外麻醉时,第二产程初产妇最长不应超过 4h,经产妇不应超过 3h。

8)并发症:包括镇痛期间的严重低血压、局部麻醉药中毒、神经损伤、出血、全脊麻、产时发热、第二产程延长以及后期的硬脊膜穿破后的头痛、感染、硬膜外血肿、背痛等。由于其副作用和并发症,麻醉医师除了掌握麻醉技术外还应熟悉并发症的紧急处理。

小结

1. 分娩镇痛应坚持产妇自愿和安全第一原则。

2. 分娩镇痛方法包括非药物镇痛、全身阿片类药物麻醉和区域麻醉阻滞。椎管内麻醉镇痛是目前应用最为广泛的分娩镇痛方法之一。

思考题

分娩镇痛的原则?

(漆洪波)

第十一章

异 常 分 娩

第一节 概 论

影响分娩的主要因素为产力、产道、胎儿及精神心理因素,这些因素在分娩过程中互相影响。任何1个或1个以上的因素发生异常以及4个因素相互不能适应,而使分娩进展受到阻碍,称异常分娩或难产(dystocia)。发生异常分娩时,必须早期识别,同时综合分析这4个影响因素,寻找异常分娩的病因,及时做出正确判断,恰当处理,以保障母儿安全。

【病因】

最常见的因素为产力、产道及胎儿异常。由于过度紧张、疲劳等精神因素可引起产力异常。

1. **产力异常** 产力包括子宫收缩、腹压和肛提肌的收缩力,其中子宫收缩是临产后的主要力量。如果子宫收缩失去了节律性、极性和对称性,或者其收缩的强度或频率过强或过弱,称为子宫收缩力异常,简称产力异常(abnormal uterine action)。产道狭窄、胎儿过大或胎位异常、精神因素或药物等均可影响子宫收缩力。

2. **产道异常(abnormal birth canal)** 包括骨产道及软产道异常,以骨产道狭窄多见。骨产道狭窄、畸形,可导致产力异常或胎位异常。最终导致难产。

3. **胎儿异常** 包括胎位异常(abnormal fetal position)、胎儿相对过大和胎儿发育异常。其中胎位异常包括胎产式异常、胎先露异常和胎方位异常,如肩先露、臀先露,头先露时的各种异常胎方位,又称为头位难产。

【临床表现】

胎先露异常、胎儿发育异常、骨产道严重狭窄或软产道异常,在产前容易诊断。而多数的异常分娩是在分娩过程中表现出来。

1. **母体表现**

(1)产妇全身衰竭症状:产程延长,产妇烦躁不安、体力衰竭、进食减少。严重者出现脱水、代谢性酸中毒及电解质紊乱,肠胀气或尿潴留。

(2)产科情况:表现为子宫收缩乏力或过强、过频;宫颈水肿或宫颈扩张缓慢、停滞胎先露下降延缓或停滞。子宫收缩乏力可由头盆不称、胎位异常、精神因素、肌源性因素及内分泌失调等引起,可导致产程延长或停滞、产后出血、胎儿窘迫、产妇电解质紊乱、手术产率增加、产褥感染率增加、新生儿窒息等。子宫收缩过强可导致产程进展过快,导致初产妇宫颈、阴道以及会阴撕裂伤、子宫痉挛性狭窄环、病理性缩复环或子宫破裂、强直性子宫收缩等,发生急产或产程延长,增加羊水栓塞、产后出血、产褥感染及手术产的机会。

由于子宫收缩乏力,产程延长,产妇休息不好,进食少,精神与体力消耗,可出现疲乏无力、肠胀气、排尿困难等,影响子宫收缩,严重时可引起脱水、酸中毒、低钙血症。由于第二产程异常,膀胱被压迫于胎先露部与耻骨联合之间,可导致组织缺血、水肿、坏死,形成膀胱阴道瘘或尿道阴道瘘。多次肛诊或阴道检查增加感染机会。产后宫缩乏力容易引起产后出血。对产妇的影响:宫缩过强过频,产程过快。宫缩过强使宫腔内压力增强,增加羊水栓塞的风险。接产时来不及消毒可导致产褥感染。胎儿娩出后子宫肌纤维缩复不良,易发生胎盘滞留或产后出血。

2. 胎儿表现

(1)胎头未衔接或延迟衔接:临产后胎头高浮,宫口扩张 5cm 以上胎头仍未衔接或才衔接为衔接异常,提示入口平面有严重的头盆不称或胎头位置异常。

(2)胎位异常:胎头位置异常是导致头位难产的首要原因,有胎方位衔接异常如高直位、不均倾位,有内旋转受阻如持续性枕后位及枕横位,胎头姿势异常如胎头仰伸呈前顶先露、额先露及面先露,胎头侧屈呈前不均倾。胎头位置异常使胎头下降受阻,宫颈扩张延缓、停滞,继发宫缩乏力。

(3)胎儿损伤:宫缩过强过频,胎儿娩出过快,胎头在产道内受到的压力突然解除,可致新生儿颅内出血。接产时来不及消毒,新生儿易发生感染。坠地可致骨折、外伤。产程进展缓慢或停滞时,胎头先露部位软组织长时间受产道挤压或牵拉使骨膜下血管破裂,形成胎头水肿(又称产瘤)或头皮血肿。

(4)胎儿颅骨缝过度重叠:分娩过程中,通过颅骨缝轻度重叠,可以缩小胎头体积,有利于胎儿娩出。但骨产道狭窄致产程延长时,胎儿颅骨缝过度重叠,表明存在明显头盆不称。

(5)胎儿窘迫:产程延长,尤其第二产程延长,导致胎儿缺氧,胎儿代偿能力下降或失代偿可出现胎儿窘迫征象。

3. 产程影响

(1)潜伏期延长(prolonged latent phase):从临产规律宫缩开始至活跃期起点(5cm)称为潜伏期。初产妇 >20h、经产妇 >14h 称为潜伏期延长。

(2)活跃期异常:包括活跃期延长(protracted active phase)和活跃期停滞(arrested active phase)。

1)活跃期延长:从活跃期起点(5cm)至宫颈口开全称为活跃期。活跃期宫颈口扩张速度 <0.5cm/h 称为活跃期延长。

2)活跃期停滞:进入活跃期后,若宫缩正常,宫颈口停止扩张 ≥ 4h;若宫缩欠佳,宫颈口停止扩张 ≥ 6h 称为活跃期停滞。

(3)第二产程异常:包括胎头下降延缓(protracted descent)及胎头下降停滞(arrested descent)和第二产程延长(protracted second stage)。

1)胎头下降延缓:第二产程初产妇胎头先露下降速度 <1cm/h,经产妇 <2cm/h,称为胎头下降延缓。

2)胎头下降停滞:第二产程胎头先露停留在原处不下降 >1h,称为胎头下降停滞。

3)第二产程延长:初产妇 >3h,经产妇 >2h(硬膜外麻醉镇痛分娩时,初产妇 >4h,经产妇 >3h),产程无进展(胎头下降和旋转),称为第二产程延长。

【处理】

原则应以预防为主,应综合评估子宫收缩力、胎儿大小与胎位、骨盆大小以及头盆关系是否相称等,综合分析决定分娩方式。

1. 阴道试产 若无明显的头盆不称,原则上应尽量阴道试产。为了避免随意诊断难产,应注意:①第一产程宫颈扩张 4cm 之前,不应诊断难产;②人工破膜和缩宫素使用后,方可诊断难产。试产过程中若出现产程异常,根据不同情况及时处理。

(1)潜伏期延长:由于难以确定准确的临产时间而使潜伏期延长的诊断很困难。潜伏期延长不是剖宫产的指征。宫颈口开大 0~3cm 而潜伏期超过 8h,可予哌替啶 100mg 肌内注射,以纠正不协调性子宫收缩,缓解宫缩引起的疼痛,让产妇充分休息后,常常能进入活跃期。如用镇静剂后宫缩无改善,可给予缩宫素静脉滴注。宫颈口开大 ≥ 3cm 而 2~4h 宫颈扩张无进展,应给予人工破膜和缩宫素静脉滴注加强产力,以促进产程进展。

(2)活跃期异常:活跃期延长时,首先应做阴道检查详细了解骨盆情况及胎方位,若无明显头盆不称及严重的胎头位置异常,可行人工破膜,然后给予缩宫素静脉滴注加强产力,促进产程进展。发现胎方位异常如枕横位或枕后位,可手转胎头矫正胎方位。活跃期停滞提示头盆不称,应行剖宫产术。

(3)第二产程异常:第二产程异常时,要高度警惕头盆不称,需立即评估孕妇屏气用力情况、胎心率、胎方位、骨盆、胎头位置高低、胎头水肿或颅骨重叠情况,若无头盆不称或严重胎头位置异常,可用缩宫素加强产力;指导孕妇屏气用力;若胎头为枕横位或枕后位,可徒手旋转胎头为枕前位。若胎头下降至 +3 水平,可行产钳或胎头吸引器助产术;处理后胎头下降无进展,胎头位置在 +2 水平以上,应及时行剖宫产术。

2. **剖宫产** 产程过程中一旦发现严重的胎位异常如胎头呈高直后位、前不均倾位、额先露及颏后位,应停止阴道试产,立即行剖宫产术结束分娩。骨盆绝对性狭窄或胎儿过大、明显头盆不称、肩先露或臀先露尤其是足先露时,应行择期剖宫产术。产力异常发生病理性缩复环或先兆子宫破裂时,不论胎儿是否存活,应抑制宫缩同时行剖宫产术。产程中出现胎儿窘迫而宫口未开全,胎头位置在 +2 水平以上,也应考虑行剖宫产术。

小结

任何 1 个或 1 个以上的因素发生异常以及 4 个因素相互不能适应,而使分娩进展受到阻碍,称异常分娩。引起异常分娩最常见的因素为产力、产道及胎儿异常,精神因素也不可忽视。临床表现主要为产妇的疲劳衰竭、产程延长、胎儿窘迫、胎先露不下降等临床表现。处理原则以预防为主,综合评估子宫收缩力、胎儿大小与胎位、骨盆大小以及头盆关系后决定分娩方式。

思考题

1. 试述异常分娩对胎儿的影响。
2. 异常分娩时产程进展的表现?

(王谢桐)

第二节 产力异常

产力异常主要指子宫收缩力异常,即子宫收缩失去了节律性、极性和对称性;或者其收缩的强度或频率过强或过弱等。

根据子宫收缩的强度或频率,临床上分为子宫收缩乏力(uterine inertia)和子宫收缩过强(uterine over contraction)两类,每类又根据子宫收缩有无对称性和极性,分为协调性子宫收缩乏力或过强和不协调性子宫收缩乏力与过强,详见图 3-11-1。

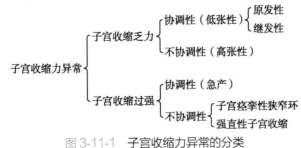

图 3-11-1 子宫收缩力异常的分类

一、子宫收缩乏力

(一) 病因

1. 头盆不称或胎位异常　骨盆大小和形态的异常,导致产道狭窄;胎儿过大或胎位异常,形成头盆不称,胎儿先露部下降受阻,不能紧贴子宫下段及宫颈而刺激局部神经节,因而不能引起反射性子宫收缩,导致继发性子宫收缩乏力。

2. 子宫因素　子宫发育不良、子宫畸形(如双角子宫等)、宫壁过度膨胀(如双胎、巨大胎儿、羊水过多等)使肌纤维过度伸展、经产妇子宫肌纤维变性及结缔组织增生、子宫肌瘤等,均能引起子宫收缩乏力。

3. 精神因素　产妇怕痛或对妊娠及分娩生理认识不足,过早兴奋与疲劳及对胎儿预后过分担心等,尤其是 35 岁以上高龄初产妇,精神过度紧张使大脑皮质功能紊乱、睡眠少,临产后往往不能进食甚至呕吐、体力消耗较大,可导致子宫收缩乏力。

4. 内分泌、电解质失调　临产后,产妇体内雌激素、催产素、前列腺素、乙酰胆碱等分泌不足,子宫对乙酰胆碱的敏感性降低等,均可影响子宫肌兴奋阈,致使子宫收缩乏力。产程延长后引起的电解质紊乱(如钾、钠、钙、镁等)可加重子宫收缩乏力。

5. 药物影响　临产后不适当地使用大剂量镇静药与镇痛药,如吗啡、氯丙嗪、哌替啶、苯巴比妥等,可以使子宫收缩受到抑制。

另外由于膀胱充盈时能阻碍胎先露下降,产妇尿潴留亦是影响子宫收缩不可忽略的重要因素之一。

(二) 对母儿影响

1. 对产妇的影响　由于子宫收缩乏力,产程延长,产妇休息不好,进食少,精神与体力消耗,可出现疲乏无力、肠胀气、排尿困难等,影响子宫收缩,严重时可引起脱水、酸中毒、低钙血症。由于第二产程异常,膀胱被压迫于胎先露部与耻骨联合之间,可导致组织缺血、水肿、坏死,形成膀胱阴道瘘或尿道阴道瘘。多次肛诊或阴道检查增加感染机会。产后宫缩乏力容易引起产后出血。

2. 对胎儿的影响　协调性宫缩乏力容易造成胎头在盆腔内旋转异常,使产程延长,增加胎头及脐带受压机会,手术助产率增加,使新生儿窒息、颅内出血及吸入性肺炎等发病率增加。不协调性宫缩乏力不能使子宫壁完全放松,对子宫胎盘血液循环影响大,容易发生胎儿窘迫。

(三) 临床表现及诊断

宫缩乏力可以分成协调性宫缩乏力和不协调性宫缩乏力;根据宫缩乏力发生的时机分为原发性和继发性两种。原发性宫缩乏力是指从产程一开始子宫收缩力弱、宫口不能如期扩张、胎先露不能如期下降,导致产程延长;继发性宫缩乏力是指产程开始时子宫收缩正常,进展至产程较晚阶段(多在活跃期后期或第二产程),子宫收缩强度减弱,产程进展缓慢甚至停滞。

1. 协调性宫缩乏力(低张性宫缩乏力)　最为常见。子宫收缩具有正常的节律性、对称性和极性,但收缩力弱,宫腔内压力低,<15mmHg,持续时间短,间歇期长且不规律,宫缩 <2 次 /10min。宫缩高峰时,宫体隆起不明显,用手指按压宫底部肌壁仍可出现凹陷,此种宫缩乏力多属继发性宫缩乏力。常见于中骨盆与骨盆出口平面狭窄、胎先露部下降受阻、持续性枕横位或枕后位等头盆不称时。由于宫腔内压力低,对胎儿影响不大。但如产程拖延时间久,对母儿仍有不良影响。

2. 不协调性宫缩乏力(高张性宫缩乏力)　表现特点为宫缩失去正常的节律性、对称性,尤其是极性,宫缩的兴奋点来自子宫下段一处或多处,节律不协调、高频率的宫缩波自下而上扩散,不能产生向下的合力,致使宫缩时宫底部较子宫下段弱,宫缩间歇期子宫不能很好地松弛,使宫口扩张受限,胎先露不能如期下降,为无效宫缩。这些产妇往往有头盆不称和胎位异常,使胎头无法衔接,不能紧贴子宫下段及宫颈内口,不能引起反射性子宫收缩。产妇自觉下腹部持续疼痛,拒按,烦躁不安,严重者出现脱水、电解质紊乱、肠胀气、尿潴留;胎儿胎盘循环障碍,出现胎儿宫内窘迫。

(四) 处理

1. 协调性宫缩乏力 一旦出现协调性宫缩乏力,无论是原发性还是继发性,首先应寻找原因,检查有无头盆不称及胎位异常,阴道检查宫颈扩张和胎先露下降情况。发现有头盆不称,估计不能经阴道分娩者,应及时行剖宫产术;若判断无头盆不称和胎位异常,估计能经阴道分娩者,应采取加强宫缩的措施。

(1)第一产程

1)一般处理:消除产妇紧张情绪,指导其休息、进食及大小便,注意营养和水分的补充。不能进食者静脉补充营养。产妇过度疲劳,缓慢静脉推注地西泮(diazepam)10mg。排尿困难者先行诱导法,无效时导尿,因排空膀胱能增宽产道,且有促进宫缩的作用。破膜12h以上者给予抗生素预防感染。

2)加强子宫收缩:经上述处理,子宫收缩力仍弱,确诊为协调性宫缩乏力者,产程无明显进展,应采取措施加强宫缩。①人工破膜:宫口扩张≥3cm,无头盆不称,胎头已衔接而产程进展缓慢者,可行人工破膜。破膜后,胎头直接紧贴子宫下段及宫颈内口,引起反射性子宫收缩,加速产程进展,同时通过破膜可以观察羊水的量及性状。人工破膜应在宫缩间歇期进行,以减少或避免羊水栓塞的发生。破膜时必须检查有无脐带先露,破膜后者手指应停留在阴道内,经过1~2次宫缩待胎头入盆后,再将手指取出,以避免发生脐带脱垂。对于羊水过多的患者,还应警惕胎盘早剥的发生。人工破膜可以缩短产程,减少缩宫素应用,但会增加绒毛膜羊膜炎风险。人工破膜后宫缩仍不理想,可用缩宫素静脉滴注加强宫缩。②缩宫素静脉滴注:适用于协调性宫缩乏力、宫口扩张≥3cm、胎心良好、胎位正常、头盆相称者。应用缩宫素的目的是产生足够使宫颈变化和胎儿下降的子宫收缩,应注意避免子宫过度刺激和胎儿窘迫。如果宫缩<3次/10min,或强度超过基线不足25mmHg,或两者都有,应当考虑缩宫素催产。

因缩宫素个体敏感度差异极大,静脉滴注缩宫素应从小剂量开始循序增量,即2.5U缩宫素加入5%葡萄糖500ml中,从8滴/min即约2.5mU/min开始,根据宫缩、胎心情况调整滴速,一般每隔30min调节一次,直至出现有效宫缩。有效宫缩的判定为10min内出现3次宫缩,每次宫缩持续30~60s,子宫收缩压力达50~60mmHg,伴有宫口扩张。在调整滴速时,每次递增6滴约2mU,最大滴速不得超过30滴/min即10mU/min。如达到最大滴速仍不出现有效宫缩时,可增加缩宫素浓度。增加浓度的方法是以5%葡萄糖中尚余毫升数计算,一般100ml葡萄糖中再加0.5U缩宫素变成1%缩宫素浓度,先将滴速减半,再根据宫缩情况进行调整,增加浓度后,如增至20mU/min仍无有效宫缩,原则上不再增加滴数和浓度,一般以此为剂量上限。

缩宫素静脉滴注过程中,应由专人观察宫缩、测量血压、胎心及产程进展等情况。若出现宫缩持续1min以上或胎心率有变化,应立即停止静脉滴注。外源性缩宫素在母体血中的半衰期为1~6min,故停药后能迅速好转,必要时加用镇静药。若滴注过程中发现血压升高,应减慢滴注速度。由于缩宫素有抗利尿作用,可出现少尿,需警惕水中毒的发生。有明显产道梗阻或伴瘢痕子宫者不宜应用。

(2)第二产程:对于第二产程发生的宫缩乏力应予重视。宫口开全1h产程无进展,应再次评估骨盆情况、胎方位、胎头变形及有无产瘤、先露骨质部分高低以及宫缩时先露下降情况,判断可否经阴道分娩。若胎头仍未衔接或伴有胎儿窘迫征象,应行剖宫产术;胎头双顶径尚未越过中骨盆平面,无头盆不称者,可静脉滴注缩宫素加强宫缩,同时指导产妇在宫缩时屏气用力,争取经阴道分娩机会;胎先露若达+3水平或以下,可等待自然分娩或行阴道助产分娩;若处理后胎头下降无进展,胎头位置在+2水平以上,应及时行剖宫产术。

(3)第三产程:积极处理第三产程,以预防产后出血。胎儿前肩娩出后预防性应用缩宫素,使用方法为缩宫素10U肌内注射或5U稀释后静脉滴注,也可10U加入500ml液体中,以100~150ml/h静脉滴注;胎儿娩出后及时钳夹并剪断脐带,有控制地牵拉脐带协助胎盘娩出;胎盘娩出后按摩子宫。产后2h是发生产后出血的高危时段,应密切观察子宫收缩情况和出血量变化,并应及时排空膀胱。若产程长、破膜时间长,应给予抗生素预防感染。

2. 不协调性宫缩乏力　处理原则是调节子宫收缩,恢复其极性,可给予强效镇静药。常用的有哌替啶 100mg 或吗啡 10~15mg 肌内注射、地西泮 10mg 静脉推注,使产妇充分休息,醒后不协调性宫缩多能恢复为协调性宫缩。在宫缩恢复为协调性之前,严禁应用缩宫素。若伴有胎儿窘迫征象或头盆不称,或经上述处理不协调性宫缩未能得到纠正者,均应行剖宫产术。若不协调性宫缩已被控制但宫缩仍弱时,可用协调性宫缩乏力时加强宫缩的各种方法处理。

(五) 预防

应对孕妇进行产前教育。进入产程后,解除产妇不必要的顾虑和恐惧心理,使孕妇了解分娩是生理过程,增强其对分娩的信心。开设陪伴待产室(让其丈夫及家属陪伴)和家庭化病房,有助于消除产妇的紧张情绪,可预防精神紧张所致的宫缩乏力。分娩前鼓励多进食,必要时静脉补充营养。注意及时排空直肠和膀胱,必要时可导尿。避免过多使用镇静药物,注意检查有无头盆不称等,均为预防宫缩乏力的有效措施。

二、子宫收缩过强

(一) 协调性子宫收缩过强

子宫收缩的节律性、对称性和极性均正常,仅子宫收缩力过强、过频。宫缩过强定义为 10min 超过 5 次宫缩,收缩持续 2min 或更长,或收缩的持续时间正常,但宫缩间隔在 1min 内,有或没有胎心的异常。如产道无阻力,宫口迅速开全,分娩在短时间内结束,总产程不足 3h 者,称急产。对母儿产生不良影响。若存在产道梗阻或瘢痕子宫,可发生病理性缩复环或子宫破裂。

1. 对母儿的影响

(1) 对产妇的影响:宫缩过强过频,产程过快,可导致初产妇宫颈、阴道以及会阴撕裂伤。宫缩过强使宫腔内压力增强,增加羊水栓塞的风险。接产时来不及消毒可导致产褥感染。胎儿娩出后子宫肌纤维缩复不良,易发生胎盘滞留或产后出血。

(2) 对胎儿及新生儿的影响:宫缩过强过频,影响子宫胎盘血液循环,易发生胎儿窘迫、新生儿窒息甚至死亡。胎儿娩出过快,胎头在产道内受到的压力突然解除,可致新生儿颅内出血。接产时来不及消毒,新生儿易发生感染。坠地可致骨折、外伤。

2. 处理　对于子宫收缩力过强、过频者应及早做好接生准备,勿使产妇向下屏气。若急产来不及消毒及新生儿坠地者,新生儿应肌内注射维生素 K_1 10mg 预防颅内出血,并尽早肌内注射精制破伤风抗毒素 1 500U。产后仔细检查宫颈、阴道、外阴,若有撕裂应及时缝合。若属未消毒的接产,应给予抗生素预防感染。

对于有急产史的经产妇,在预产期前 1~2 周不应外出远走,以免发生意外,有条件者应提前住院待产。临产后慎用缩宫药物及其他促进宫缩的处理方法,如灌肠、人工破膜等。

(二) 不协调性子宫收缩过强

1. 强直性子宫收缩过强(tetanic contraction of uterus)　强直性子宫收缩过强通常不是子宫肌组织功能异常,几乎均是外界因素异常造成,例如临产后产道发生梗死,或不适当地应用缩宫药物,或胎盘早剥血液浸润子宫肌层,均可引起宫颈内口以上部位的子宫肌层出现强直性痉挛性收缩,失去节律性,宫缩间歇期短或无间歇。

产妇表现为烦躁不安,持续性腹痛,拒按。胎位触不清,胎心听不清。有时可出现病理性缩复环、血尿等先兆子宫破裂征象。

一旦确诊为强直性宫缩,应及时给予宫缩抑制剂,如 25% 硫酸镁 20ml 加于 5% 葡萄糖液 20ml 内缓慢静脉推注(不少于 5min),或肾上腺素 1mg 加于 5% 葡萄糖液 250ml 内静脉滴注。若属于梗阻性原因,应立即行剖宫产术。若胎死宫内可用乙醚吸入麻醉,若仍不能缓解强直性宫缩,应行剖宫产术。

2. **子宫痉挛性狭窄环**（constriction ring of uterus）　子宫壁局部肌肉呈痉挛性不协调性收缩形成的环状狭窄，持续不放松，称子宫痉挛性狭窄环。狭窄环可发生在宫颈、宫体的任何部分，多在子宫上下段交界处，也可在胎体某一狭窄部，以胎颈、胎腰处常见（图 3-11-2）。

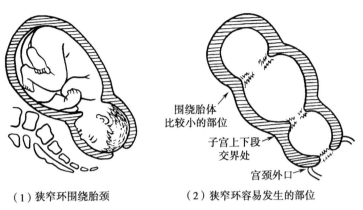

（1）狭窄环围绕胎颈　　　　　（2）狭窄环容易发生的部位

图 3-11-2　子宫痉挛性狭窄环

多因精神紧张，过度疲劳以及不适当地应用宫缩剂或粗暴地进行阴道内操作所致。产妇出现持续性腹痛，烦躁不安，宫颈扩张缓慢，胎先露部下降停滞，胎心时快时慢，阴道检查时在宫腔内触及较硬而无弹性的狭窄环，此环与病理性缩复环不同，特点是不增加宫腔压力，不随宫缩上升，不引起子宫破裂，但可导致产程进展缓慢或停滞。

应认真寻找导致子宫痉挛性狭窄环的原因，及时纠正。停止一切刺激，如禁止阴道内操作，停用宫缩素等。若无胎儿窘迫征象，给予镇静药如哌替啶 100mg、吗啡 10mg 肌内注射，也可给予宫缩抑制剂如利托君 10mg 口服，或 25% 硫酸镁 20ml 加于 25% 葡萄糖液 20ml 内缓慢静脉滴注，一般可消除异常宫缩。当宫缩恢复正常时，可行阴道助产或等待自然分娩。若经上述处理，子宫痉挛性狭窄环不能缓解，宫口未开全，胎先露部高，或伴有胎儿窘迫征象，均应立即行剖宫产术。

小结

产力异常包括子宫收缩乏力和子宫收缩过强，每种分为协调性和不协调性。子宫收缩乏力可由头盆不称、胎位异常、精神因素、肌源性因素及内分泌失调等引起，可导致产程延长、停滞、产后出血、胎儿窘迫、产妇电解质紊乱、手术产率增加、产褥感染率增加，新生儿窒息等。子宫收缩过强可导致产程进展过快、子宫痉挛性狭窄环、病理性缩复环或子宫破裂、强直性子宫收缩等，发生急产或产程延长，增加羊水栓塞、产后出血、产褥感染及手术产的机会。

思考题

1. 如何处理协调性子宫收缩乏力？

2. 如何避免子宫收缩过强？

（王谢桐）

第三节 产道异常

产道异常包括骨产道(骨盆)异常及软产道(子宫下段、宫颈、阴道)异常,临床上以骨产道异常多见。

一、骨产道异常

骨盆径线过短或形态异常,致使骨盆腔小于胎先露部可通过的限度,阻碍胎先露部下降,影响产程顺利进展,称为狭窄骨盆(contracted pelvis)。狭窄骨盆可以为一个径线过短或多个径线过短,也可以为一个平面狭窄或多个平面同时狭窄。当一个径线狭窄时,要观察同一个平面其他径线的大小,再结合整个骨盆的大小与形态进行综合分析,做出正确判断。在临床实践中常遇到的问题是临界或轻度狭窄是否会造成难产。这与胎儿的大小及位置、胎头的可塑性、产力、软组织的阻力和处理是否及时、正确都有密切的关系。

1. 狭窄骨盆的分类

(1)骨盆入口平面狭窄(contracted pelvic inlet):我国妇女较常见。可分 3 级,见表 3-11-1。

表 3-11-1 骨盆入口平面狭窄的分级

分级	骶耻外径 /cm	入口前后径 /cm	分娩方式
Ⅰ 临界性	18	10	多数自然分娩
Ⅱ 相对性	16.5~17.5	8.5~9.5	可以试产
Ⅲ 绝对性	<16	<8	剖宫产

常见的骨盆入口平面狭窄有以下两种:

1)单纯扁平骨盆(simple flat pelvis):骨盆入口呈横扁圆形,骶岬向前下突出,使骨盆入口前后径缩短而横径正常(图 3-11-3)。

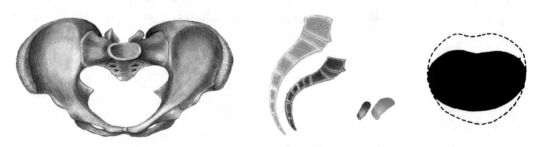

图 3-11-3 单纯扁平骨盆

2)佝偻病性扁平骨盆(rachitic flat pelvis):骶岬被压向前,骨盆入口前后径明显缩短,使骨盆入口呈肾形,骶骨下段向后移,失去骶骨的正常弯度,变直向后翘。尾骨呈钩状突向骨盆出口平面。骨盆出口横径变宽(图 3-11-4)。

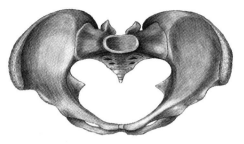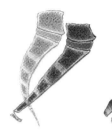

图 3-11-4 佝偻病性扁平骨盆

（2）中骨盆及骨盆出口平面狭窄：分 3 级（表 3-11-2）。

表 3-11-2 中骨盆及骨盆出口平面狭窄的分级

分级	坐骨棘间径 /cm	坐骨结节间径 /cm
Ⅰ 临界性	10	7.5
Ⅱ 相对性	8.5~9.5	6.0~7.0
Ⅲ 绝对性	<8	<5.5

我国妇女常见以下两种类型：

1）漏斗骨盆（funnel shaped pelvis）：骨盆入口各径线值正常。由于两侧骨盆壁向内倾斜，状似漏斗，故称漏斗骨盆（图 3-11-5）。其特点是中骨盆及骨盆出口平面均明显狭窄，使坐骨棘间径、坐骨结节间径缩短，坐骨切迹宽度（骶棘韧带宽度）< 两横指，耻骨弓角度 <90°。坐骨结节间径与出口后矢状径之和 <15cm，常见于男型骨盆。

2）横径狭窄骨盆（transversely contracted pelvis）：与类人猿型骨盆类似。骨盆入口、中骨盆及骨盆出口的横径均缩短，前后径稍长，坐骨切迹宽。测量骶耻外径值正常，但髂棘间径及髂嵴间径均缩短（图 3-11-6）。

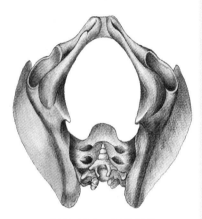

图 3-11-5 漏斗骨盆

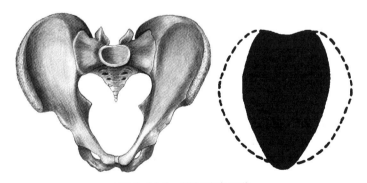

图 3-11-6 横径狭窄骨盆

（3）骨盆 3 个平面狭窄：骨盆外形属女型骨盆，但骨盆入口、中骨盆及骨盆出口平面均狭窄，每个平面径线均小于正常值 2cm 或更多，称为均小骨盆（generally contracted pelvis），多见于身材矮小、体型匀称的妇女。

（4）畸形骨盆：指骨盆丧失正常形态及对称性所致的狭窄。如骨软化症骨盆（osteomalacic pelvis）、偏斜骨盆（obliquely contracted pelvis）等。

（5）骨盆其他异常：骨盆骨折、骨盆肿瘤。

2. 狭窄骨盆的临床表现

(1)骨盆入口平面狭窄的临床表现

1)胎头衔接受阻:一般情况下初产妇在预产期前1~2周、经产妇于临产后胎头已衔接,即胎头双顶径进入骨盆入口平面。若入口狭窄时,即使已经临产而胎头仍未入盆,经检查胎头跨耻征阳性。胎位异常如臀先露、颜面位或肩先露的发生率是正常骨盆的3倍。

2)若已临产,根据骨盆狭窄程度、产力强弱、胎儿大小及胎位情况不同,临床表现也不尽相同。①骨盆临界性狭窄,若胎位、胎儿大小及产力正常,胎头常以矢状缝在骨盆入口横径衔接,多取后不均倾位,即后顶骨先入盆,后顶骨逐渐进入骶凹处,再使前顶骨入盆,则矢状缝位于骨盆入口横径上呈头盆均倾位。临床表现为潜伏期及活跃期早期延长,活跃期后期产程进展顺利。若胎头迟迟不入盆,此时常出现胎膜早破,胎头又不能紧贴宫颈内口诱发反射性宫缩,常出现继发性宫缩乏力。②骨盆绝对性狭窄,即使产力、胎儿大小及胎位均正常,但胎头仍不能入盆,常发生梗阻性难产。

(2)中骨盆平面狭窄的临床表现

1)胎头能正常衔接:潜伏期及活跃期早期进展顺利。当胎头下降达中骨盆时,由于内旋转受阻,胎头双顶径被阻于中骨盆狭窄部位之上,常出现持续性枕横位或枕后位。同时出现继发性宫缩乏力,活跃期后期及第二产程延长甚至第二产程停滞。

2)当胎头受阻于中骨盆时,有一定可塑性的胎头开始变形,颅骨重叠,胎头受压,使软组织水肿,产瘤较大,严重时可发生脑组织损伤、颅内出血及胎儿宫内窘迫。若中骨盆狭窄程度严重,宫缩又较强,可发生先兆子宫破裂及子宫破裂。强行阴道助产,可导致严重软产道裂伤及新生儿产伤。

(3)骨盆出口平面狭窄的临床表现:骨盆出口平面狭窄与中骨盆平面狭窄常同时存在。若单纯骨盆出口平面狭窄者,第一产程进展顺利,胎头达盆底受阻,第二产程停滞,继发性宫缩乏力,胎头双顶径不能通过出口横径,强行阴道助产,可导致软产道、骨盆底肌肉、会阴严重损伤及新生儿产伤。

3. 狭窄骨盆的诊断

(1)病史:询问孕妇幼年有无佝偻病、脊髓灰质炎、脊柱和髋关节结核以及外伤史。经产妇了解有无难产史及新生儿有无产伤。

(2)一般检查:身高在145cm以下,应警惕均小骨盆。体格粗壮,颈部较短,骨骼有男性化倾向者,不但因为骨质厚而影响各径线,而且易发生漏斗骨盆。注意观察孕妇的体型,步态有无跛足,有无脊柱及髋关节畸形,米氏菱形窝是否对称,有无尖腹及悬垂腹等。病态性下肢提示有严重的佝偻病骨盆存在。

(3)腹部检查

1)一般检查:观察腹型,测量子宫长度及腹围,四步触诊法了解胎先露、胎方位及先露是否衔接。胎位异常:入口狭窄胎头不易入盆导致胎位异常,如臀先露、肩先露。中骨盆狭窄影响胎头内旋转,导致持续性枕横位、枕后位等。检查测量胎儿双顶径、腹径及股骨长,预测胎儿体重,判断能否通过骨产道。

2)估计头盆关系:有些初产妇在预产期前1~2周、经产妇在临产后,胎头已入盆。若临产后胎头仍不入盆,检查头盆是否相称的具体方法如下(图3-11-7):孕妇排空膀胱,仰卧、两腿伸直,检查者将一手放在耻骨联合上方,另一手将浮动的胎头向骨盆腔方向推压。若胎头低于耻骨联合平面,表示胎头可以入盆,头盆相称,称为跨耻征阴性;若胎头与耻骨联合在同一平面,表示可疑头盆不称,称为跨耻征可疑阳性;若胎头高于耻骨联合平面,表示头盆不称(cephalopelvic disproportion,CPD),为跨耻征阳性。对出现跨耻征阳性的孕妇,应让其取两腿屈曲半卧位,再次检查胎头跨耻征,若转为阴性提示为骨盆倾斜度(非孕期为50°~55°,孕期增加3°~5°,超过70°为骨盆倾斜度过大)异常,而不是头盆不称。

(4)骨盆测量:骨盆外测量各径线<正常值2cm或以上为均小骨盆,骶耻外径<18cm为扁平骨盆。坐骨结节间径<8cm,耻骨弓角度<90°,为漏斗骨盆。骨盆两侧斜径(以一侧髂前上棘至对侧髂后上棘间的距离)及同侧直径(从髂前上棘至同侧髂后上棘间的距离),两者相差>1cm为偏斜骨盆。骨盆内测量:入口平面狭窄为对角径<11.5cm;中骨盆平面狭窄为坐骨棘间径<10cm、坐骨切迹宽度<2横指;骨盆出口平面狭窄为坐骨结节间径<8cm,坐骨结节间径与出口后矢状径之和<15cm。

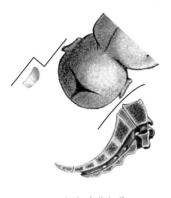
（1）头盆相称

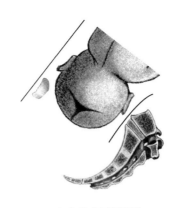
（2）头盆可能相称

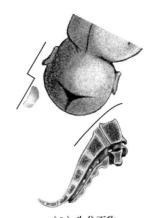
（3）头盆不称

图 3-11-7 检查头盆相称程度

4. 狭窄骨盆对母儿影响

（1）对母体的影响：胎位异常、宫缩乏力、持续性枕横位或枕后位、生殖道瘘、胎膜早破增加感染、甚至子宫破裂。

（2）对胎儿及新生儿的影响：胎儿窘迫、死亡、颅内出血、新生儿产伤及感染。

5. 狭窄骨盆分娩时处理原则 明确狭窄骨盆的类别和程度，了解胎位、胎儿大小、胎心、宫缩强弱、宫颈扩张程度、破膜与否，结合年龄、产次、既往分娩史综合判断，决定分娩方式。

（1）骨盆入口平面狭窄的处理原则

1）绝对性骨盆狭窄：骶耻外径 <16cm，骨盆入口前后径 <8.5cm 者，足月活胎应行剖宫产。

2）相对性骨盆狭窄：骶耻外径 16~18cm，骨盆入口前后径 8.5~9.5cm，足月活胎体重 <3 000g，产力、产道及胎心率均正常，应在严密监护下试产。宫口扩张 ≥ 3cm 时应行人工破膜。若宫缩乏力，可用缩宫素静脉滴注加强宫缩。若试产 2~4h 胎头仍不能入盆，宫口扩张缓慢或有胎儿窘迫，应及时行剖宫产术。

（2）中骨盆平面狭窄的处理：胎儿在中骨盆平面完成俯屈及内旋转动作。若中骨盆平面狭窄，易发生持续性枕横位或枕后位。若宫口开全，胎头双顶径达坐骨棘水平或更低，可经阴道助产。若胎头双顶径未达坐骨棘水平，或出现胎儿窘迫征象，应行剖宫产术结束分娩。

（3）骨盆出口平面狭窄的处理：明显的骨盆出口平面狭窄，不应进行试产。出口横径与出口后矢状径之和 >15cm 时，多数可经阴道分娩；两者之和 <15cm，足月胎儿一般不能经阴道分娩，应行剖宫产术。

（4）骨盆 3 个平面均狭窄的处理：在胎儿小、产力好、胎位及胎心正常的情况下可试产，通常可通过胎头变形和极度俯屈，以胎头最小径线通过骨盆腔，可能经阴道分娩；若胎儿较大，合并头盆不称以及出现胎儿窘迫征象时，应行剖宫产术。

（5）畸形骨盆的处理：根据畸形骨盆的种类、狭窄程度、胎儿大小、产力等情况具体分析。若畸形严重，头盆不称明显者，应及时行剖宫产术。

二、软产道异常

1. 阴道异常

（1）阴道横隔：横隔多位于阴道上、中段。在横隔中央或稍偏一侧多有一小孔，易被误认为宫颈外口。若仔细检查，在小孔上方可触及逐渐开大的宫口边缘，而该小孔的直径并不变大。阴道横隔可影响胎先露部下降，当横隔被撑薄，此时可在直视下自小孔处将横隔作 X 形切开。横隔被切开后，因胎先露部下降压迫，通常无明显出血，待分娩结束再切除剩余的隔，用肠线间断或连续锁边缝合残端。

若横隔高且坚厚,阻碍胎先露部下降,则需行剖宫产术结束分娩。

(2)阴道纵隔:阴道纵隔若伴有双子宫、双宫颈,位于一侧子宫内的胎儿下降,通过该侧阴道娩出时,纵隔被推向对侧,分娩多无阻碍。当阴道纵隔发生于单宫颈时,有时纵隔薄可自行断裂,分娩无阻碍。若纵隔厚阻碍胎先露部下降时,须在纵隔中间剪断,待分娩结束后再剪除剩余部分,用肠线间断或连续锁边缝合残端。

(3)阴道狭窄:由产伤、药物腐蚀、手术感染所致。根据狭窄程度决定分娩方式。

(4)阴道尖锐湿疣:妊娠期湿疣生长迅速,早期可治疗。为预防新生儿感染患喉乳头状瘤,以行剖宫产术为宜。

2. 宫颈异常

(1)宫颈粘连和瘢痕:可为损伤性刮宫、感染、手术和物理治疗所致,易导致宫颈性难产。轻度的宫颈膜状粘连可试行粘连分离、机械性扩张或宫颈放射状切开,严重的宫颈粘连和瘢痕应行剖宫产术。

(2)宫颈水肿:多见于持续性枕后位或滞产。宫口未开全时过早使用腹压,致使宫颈前唇长时间受压于胎头及耻骨联合之间,血液回流受阻引起水肿,影响宫颈扩张。轻者可抬高产妇臀部,减轻胎头对宫颈的压力,也可于宫颈两侧各注入 0.5% 利多卡因 5~10ml 或地西泮 10mg 静脉推注,待宫口近开全,用手将水肿的宫颈前唇上推,使其越过胎头,即可经阴道分娩。若经上述处理无明显效果,宫口不继续扩张,可行剖宫产术。

(3)宫颈坚韧:常见于高龄初产妇,宫颈组织成熟不良、缺乏弹性,或精神过度紧张使宫颈痉缩,宫颈不易扩张。此时可静脉注射地西泮 10mg。也可于宫颈两侧各注入 0.5% 利多卡因 5~10ml,若不见缓解,应行剖宫产术。

(4)宫颈癌:此时宫颈硬而脆,缺乏伸展性,临产后影响宫颈扩张,若经阴道分娩,有发生大出血、裂伤、感染及癌扩散等危险,故而应行剖宫产术。若为早期浸润癌,可先行剖宫产术,同时行宫颈癌根治术。

(5)子宫肌瘤:生长在子宫下段及宫颈的较大肌瘤,占据盆腔或阻塞于骨盆入口时,影响胎先露部进入骨盆入口,应行剖宫产术。若肌瘤在骨盆入口以上而胎头已入盆,肌瘤不阻塞产道则可经阴道分娩,肌瘤待产后再行处理。

小结

产道包括骨产道(骨盆)及软产道(子宫下段、宫颈、阴道),临床上以骨产道异常多见。中骨盆平面狭窄常合并骨盆出口平面狭窄。产科检查评估骨盆大小是诊断狭窄骨盆的主要方法。分娩时应明确狭窄骨盆的类型和程度,结合产力和胎儿因素综合判断,决定分娩方式。

思考题

1. 如何评估骨盆有无狭窄?
2. 哪些软产道异常可以经阴道试产?

(王谢桐)

第四节 胎位异常

胎位是影响分娩及决定分娩难易程度的重要因素之一。常见的胎位异常包括头先露、臀先露,还有肩先露和复合先露。

一、持续性枕后位、枕横位

在分娩过程中,胎头以枕后位或枕横位衔接,在下降过程中,胎头枕部因强有力的宫缩,绝大多数能向前转 135° 或 90°,转成枕前位而自然分娩。若胎头枕骨持续不能转向前方,直至分娩后期仍然位于母体骨盆的后方或侧方,致使分娩发生困难者,称为持续性枕后位(persistent occiput posterior position)或持续性枕横位(persistent occiput transverse position)。临产早期 15% 的胎儿是枕后位,5% 于分娩中仍然是枕后位(图 3-11-8)。

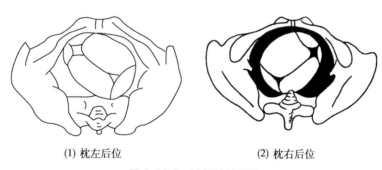

(1) 枕左后位 (2) 枕右后位

图 3-11-8 持续性枕后位

【原因】

1. **骨盆异常** 常发生于男型骨盆或类人猿型骨盆。这两类骨盆的特点是入口平面前半部较狭窄,不适合胎头枕部衔接,后半部较宽,胎头容易以枕后位或枕横位衔接。这类骨盆常伴有中骨盆狭窄,影响胎头在中骨盆平面向前旋转而成为持续性枕后位或持续性枕横位。此外,扁平骨盆和均小骨盆均可因骨盆径线短而使胎头枕横位嵌顿在中骨盆形成持续性枕横位。

2. **胎头俯屈不良** 持续性枕后(横)位胎头俯屈不良,以较枕下前囟(9.5cm)增加 1.8cm 的枕额径(11.3cm)通过产道,影响胎头在骨盆腔内旋转。若以枕后位衔接,胎儿脊柱与母体脊柱接近,不利于胎头俯屈,胎头前囟成为胎头下降的最低部位,而最低点又常转向骨盆前方,当前囟转至前方或侧方时,胎头枕部转至后方或侧方,形成持续性枕后位或枕横位。

3. **子宫收缩乏力** 影响胎头下降、俯屈及内旋转,容易造成持续性枕后位或枕横位。反过来,持续性枕后(横)位使胎头下降受阻,也容易导致宫缩乏力,两者互为因果关系。

4. **其他** 前置胎盘、膀胱充盈、宫颈肌瘤、头盆不称、胎儿发育异常等均可影响胎头内旋转,形成持续性枕后(横)位。

【临床表现及诊断】

1. **临床表现** 临产后胎头衔接较晚及俯屈不良,由于枕后位的胎先露部不易紧贴宫颈及子宫下段,常导致协调性子宫收缩乏力及宫颈扩张缓慢。因枕骨持续位于骨盆后方压迫直肠,产妇自觉肛门坠胀及排便感,致使宫口尚未开全时过早使用腹压,容易导致宫颈前唇水肿和产妇疲劳,影响产程进展。持续性枕后位常致第二产程延长。若在阴道口虽已见到胎发,但历经多次宫缩时屏气却不见胎头继续顺利下降时,应考虑到可能是持续性枕后位。

2. 腹部体征　胎背偏向母体后方或侧方,前腹壁容易触及胎儿肢体,且在胎儿肢体侧容易听及胎心。

3. 肛门检查或阴道检查　枕后位时感到盆腔后部空虚,胎头矢状缝位于骨盆左斜径上,前囟在骨盆右前方,后囟(枕部)在骨盆左后方则为枕左后位。查明胎头矢状缝位于骨盆横径上,后囟在骨盆左侧方,则为枕左横位。若出现胎头水肿、颅骨重叠、囟门触不清,需行阴道检查,借助胎儿耳廓、耳屏位置及方向判定胎位,若耳廓朝向骨盆后方,即可诊断为枕后位;反之则为枕横位。

4. 超声检查　根据胎头眼眶及枕部位置,能准确探清胎头位置。

【分娩机制】

在无头盆不称的情况下,多数枕后位及枕横位在强有力的宫缩作用下,可使胎头枕部向前旋转90°~135°成为枕前位。在分娩过程中,若不能转成枕前位时,其分娩机制如下:

1. 枕后位　枕后位内旋转时向后旋转45°,使矢状缝与骨盆前后径一致。胎儿枕部朝向骶骨呈正枕后位,其分娩机制如下(图3-11-9)。①胎头俯屈较好:前囟抵达耻骨联合下时,以前囟为支点,胎头继续俯屈,先娩出顶、枕部,随后仰伸,相继娩出额、鼻、口、颏。②胎头俯屈不良:当鼻根出现在耻骨联合下时,以鼻根为支点,胎头先俯屈,前囟、顶、枕部娩出后,胎头仰伸,相继娩出鼻、口、颏。

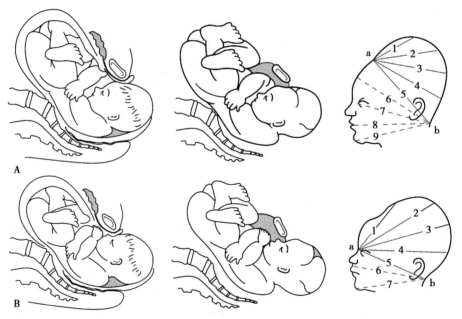

图 3-11-9　持续性枕后位分娩机制

A. 枕后位以前囟为支点娩出(胎头俯屈较好);B. 枕后位以鼻根为支点娩出(胎头俯屈不良)。

2. 枕横位　部分枕横位于下降过程中内旋转受阻,或枕后位的胎头枕部仅向前旋转45°成为持续性枕横位时,虽能经阴道分娩,多数需要用手或胎头吸引术将胎头转成枕前位娩出。

【对母儿影响】

1. 对产程的影响　持续性枕后(横)位容易导致第二产程延缓及胎头下降停滞,若未及时处理常导致第二产程延长,甚至滞产。

2. 对产妇的影响　胎头长时间压迫软产道,可发生缺血坏死脱落,形成生殖道瘘。胎位异常导致继发性宫缩乏力,使产程延长,常需手术助产,容易发生软产道损伤,增加产后出血及感染机会。

3. 对胎儿的影响　第二产程延长和手术助产机会增多,常出现胎儿窘迫和新生儿窒息,围产儿死亡率增高。

【处理】

若骨盆无异常、胎儿不大时,可以试产。试产时严密观察产程,注意胎头下降、宫口扩张程度、宫缩强弱及胎心有无变化。

1. **第一产程**

(1)潜伏期:应保证产妇充分营养和休息。若情绪紧张、睡眠不好可给予哌替啶或地西泮。让产妇向胎儿肢体方向侧卧,以利胎头枕部转向前方。若宫缩欠佳,应尽早使用缩宫素。

(2)活跃期:宫口开大 3~4cm 产程停滞,除外头盆不称可行人工破膜,使胎头下降,压迫宫颈,增强宫缩,推动胎头内旋转。若产力欠佳,静脉滴注缩宫素。若宫口开大速度 >1cm/h,伴胎先露部下降,多能经阴道分娩。在试产过程中出现胎儿窘迫征象,应行剖宫产术。宫口开全之前,嘱产妇勿过早屏气用力,以免引起宫颈前唇水肿,影响产程进展。

2. **第二产程**　若第二产程进展缓慢,初产妇已近 2h,经产妇已近 1h,应行阴道检查。当胎头双顶径已达坐骨棘平面或以下时,可徒手将胎头枕部转向前方,使矢状缝与骨盆出口前后径一致,或自然分娩,或阴道助产(低位产钳术或胎头吸引术)。若转成枕前位有困难时,也可向后转成正枕后位,再以产钳助产。若以枕后位娩出时,须做较大的会阴侧切,以免造成会阴裂伤。若胎头位置较高,疑有头盆不称,则须行剖宫产术,中位产钳不宜使用。

3. **第三产程**　因产程延长,容易发生产后子宫收缩乏力,故胎盘娩出后应立即肌内注射子宫收缩剂,以防发生产后出血。有软产道裂伤者,应及时修补。新生儿应重点监护。凡行手术助产及有产道裂伤者,产后应给予抗生素预防感染。

二、胎头高直位

胎头呈不屈不仰姿势于骨盆入口,其矢状缝与骨盆入口平面前后径相一致,称胎头高直位(sincipital presentation)。包括:①高直前位:胎头枕骨向前靠近耻骨联合,又称枕耻位(图 3-11-10);②高直后位:胎头枕骨向后靠近骶岬者,又称枕骶位(图 3-11-11)。约占分娩总数的 1.08%。

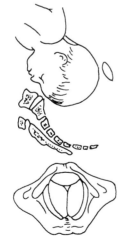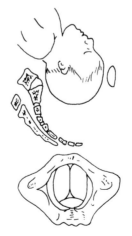

図 3-11-10　胎头高直前位　　　　図 3-11-11　胎头高直后位

【原因】

胎头高直位的病因尚不清楚,可能与头盆不称、腹壁松弛、腹直肌分离及胎膜早破等有关。

【处理】

高直前位时,若骨盆正常、胎儿不大、产力强,应给予阴道试产机会。加强宫缩促使胎头俯屈,胎头转为枕前位可经阴道分娩或阴道助产。若试产失败再行剖宫产术结束分娩。高直后位一经确诊，应行剖宫产术。

三、前不均倾位

枕横位入盆的胎头前顶骨先入盆，称为前不均倾位（anterior asynclitism），发生率为 0.5%~0.81%。一旦确认为前不均倾位，除个别胎儿小、宫缩强、骨盆宽大，可给予短时间试产外，均应尽快行剖宫产术（图 3-11-12）。

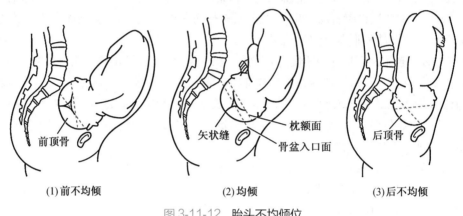

（1）前不均倾　　　　　　　（2）均倾　　　　　　　　（3）后不均倾

图 3-11-12　胎头不均倾位

四、面先露

胎头以颜面为先露时，称为面先露（face presentation），多于临产后发现。常由额先露继续仰伸形成，以颏骨为指示点有颏左前、颏左横、颏左后、颏右前、颏右横、颏右后 6 种胎位，以颏左前、颏右后多见。

【原因】

包括骨盆狭窄、头盆不称、腹壁松弛、脐带过短或脐带绕颈、胎儿畸形等。

【处理】

面先露均在临产后发生。如出现产程延长及停滞时，应及时行阴道检查。颏前位时，若无头盆不称，产力良好，有可能经阴道自然分娩。若出现继发性宫缩乏力，第二产程延长，可用产钳助娩，但会阴后-侧切要开足够大。若有头盆不称或出现胎儿窘迫征象，应行剖宫产术。持续性颏后位时难以经阴道分娩，应行剖宫产分娩。颏横位若能转为颏前位，可以经阴道分娩，持续性颏横位常出现产程延长和停滞，应行剖宫产术（图 3-11-13）。

五、臀先露

臀先露（breech presentation）是最常见的异常胎位，占妊娠足月分娩总数的 3%~4%。臀先露的胎儿位于母体纵轴上，胎头在宫底部，先露部为胎儿的臀、足或膝。由于小而软的胎臀先娩出，大而硬的胎头后娩出，可能导致胎头娩出困难；小而不规则的胎臀（尤其是足先露）与子宫下段结合不紧密，易发生脐带脱垂，引起的围产儿死亡率是枕先露的 3~8 倍。臀先露以骶骨为指示点，有骶左前（left sacro-anterior，LSA）、骶左横（left sacro-transverse，LST）、骶左后（left sacro-posterior LSP），骶右前、骶右横、骶右后 6 种胎位。

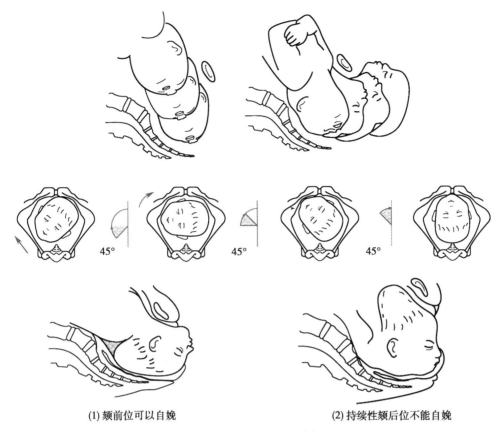

(1) 颏前位可以自娩　　　　　　　　　(2) 持续性颏后位不能自娩

图 3-11-13　面先露的分娩机制

【发生率】

随着孕龄的增加,臀先露的发生率减少,小于 28 周时发生率 >25%,33 周时降至 8%,足月时为 3%~4%,30 周以后多数自然转成头位,初产妇多于经产妇。

【原因】

1. **胎儿在宫腔内活动范围过大**　羊水过多、经产妇腹壁松弛及早产儿羊水相对偏多,胎儿易在宫腔内自由活动形成臀先露。

2. **胎儿在宫腔内活动范围受限**　子宫畸形(如单角子宫、双角子宫等)、胎儿畸形(如无脑儿、脑积水等)、双胎妊娠及羊水过少等,容易发生臀先露。

3. **胎头衔接受阻**　狭窄骨盆、前置胎盘、肿瘤阻碍骨盆腔及巨大胎儿等,也易发生臀先露。

【临床分类】

1. **单臀先露**(frank breech presentation)　胎儿双髋关节屈曲,双膝关节直伸,以臀部为先露,又称腿直臀先露。此类最多见。

2. **完全臀先露**(complete breech presentation)　胎儿双髋关节及膝关节均屈曲,犹如盘膝坐,以臀部和双足为先露,又称混合先露。较多见。

3. **不完全臀先露**(incomplete breech presentation)　以一足或双足、一膝或双膝或一足一膝为先露,膝先露是暂时的,产程开始后转为足先露。此类较少见。

【诊断】

1. **临床表现**　孕妇常感肋下有圆而硬的胎头。由于胎臀不能紧贴子宫下段及宫颈,常导致子宫收缩乏力,宫颈扩张缓慢,致使产程延长。

2. 通过产科四步触诊法及胎心听诊,多数可以确诊。子宫呈纵椭圆形,胎体纵轴与母体纵轴一致。在宫底部可触到圆而硬、按压有时有浮球感的胎头;在耻骨联合上方可触到不规则、软而宽的胎臀,胎心听诊位置较高,在脐左(或右)上方听得最清楚。

3. 阴道检查　宫口扩张 2cm 以上且胎膜已破时,可直接触到胎臀、外生殖器及肛门,此时应注意与颜面相鉴别。若为胎臀,可触及肛门与两坐骨结节呈一直线,手指放入肛门时有环状括约肌的收缩感,指尖上有胎粪。若为颜面,口与两颧骨呈一等边三角形,手指放入口内可触及齿龈,有吸吮动作。若触及胎足时,应与胎手相鉴别,胎足趾短而平齐且有足跟,胎手指长,指端不平齐(图 3-11-14)。

4. 超声检查　超声应了解以下几项内容:①诊断胎头有无仰伸即望星式(stargazing fetus)。胎头过度仰伸使胎头入盆的径线增加而下降受阻。经阴道分娩可致胎儿损伤,包括颈椎脱位和脊髓横断。②测量双顶径、胸腹围及股骨长度,估计胎儿大小。③了解胎儿有无畸形,在臀位中胎儿畸形的发生率是 3%。④确定臀位类型。⑤有无脐带先露。

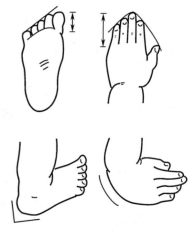

图 3-11-14　胎手与胎足的鉴别

【分娩机制】

以骶右前位为例加以阐述。

1. 胎臀娩出　临产后,胎臀以粗隆间径(9cm)衔接于骨盆入口的右斜径上(12cm),并不断下降,前髋下降稍快,先抵骨盆,在遇盆底阻力后,臀部向母体右前方做 45° 内旋转,使前髋位于耻骨联合后方,而粗隆间径与母体骨盆出口前后径一致。胎体为适应产道弯曲度而侧屈,后臀先从会阴前缘娩出,胎体稍伸直,使前臀从耻骨弓下娩出。继之双腿双足娩出。当胎臀及两下肢娩出后,胎体行外旋转,使胎背转向前方或右前方。

2. 胎肩娩出　胎臀及下肢娩出后,胎体发生外旋转,使胎儿背部转向前方或侧前方,胎体的旋转使双肩径进入骨盆横径或斜径上并逐渐下降至骨盆底,双肩径适应骨盆出口前后径,前肩向前内旋转 45° 或 90° 而位于耻骨弓下,胎体侧屈先娩出后肩及其上肢,继而前肩及其上肢娩出。

3. 胎头娩出　肩的内旋转和下降使胎儿矢状缝与骨盆横径或斜径相一致,进一步下降遇盆底阻力后胎头发生内旋转 45° 或 90°,胎头矢状缝位于出口前后径上,枕骨转至耻骨联合下并以此为支点进行俯屈,使颏、面、额部相继自会阴前缘娩出,继而整个胎头娩出。臀位的后出胎头,因娩出迅速,未受到很大挤压变形而呈圆形,头娩出较胎肩、胎臀困难,是臀产分娩的关键部分。

【对母儿影响】

1. 对母体的影响　不规则的胎臀对前羊膜囊压力不均,易导致胎膜早破;胎臀不能紧贴子宫下段及宫颈内口,扩张宫颈和刺激宫旁神经丛的张力不如头先露,故容易发生产程延长、继发性子宫收缩乏力及产后出血。

2. 对胎儿的影响　脐带脱垂、胎儿窘迫、后出胎头牵出困难、新生儿窒息、臂丛神经损伤及颅内出血的风险均大大高于头先露。

【处理】

1. 妊娠期　于妊娠 30 周前,臀先露多能自行转为头先露。若妊娠 30 周后仍为臀先露应予矫正。常用的矫正方法有:

(1)胸膝卧位:为最常用的方法,主要机制是使胎体受重力的影响产生移位、转动,或促使已入盆的胎儿肢体离开骨盆腔,减少转胎的障碍。在每日早晚空腹时进行,排空膀胱,松解裤带,取胸膝卧位的姿势(图 3-11-15)。每日 2 次,每次 15min,持续 7~10d 后若不能回转,可改用其他方法。胸膝卧位常因头低、胸部受压、面部充血而使孕妇不能坚持。

(2)外倒转术:应用上述矫正方法无效者,于妊娠 32~34 周时可行外倒转术,因有发生胎盘早剥、脐带缠绕等严重并发症的可能,应用时要慎重。术前半小时口服利托君 10mg。行外倒转术时,最好在超声监测下进行。孕妇平卧,露出腹壁。查清胎位,听胎心率。步骤包括松动胎先露部(两手插入先露部下方向上提拉,使之松动),转胎(两手把握胎儿两端,一手将胎头沿胎儿腹侧轻轻向骨盆入口推移,另一手将胎臀上推,与推胎头动作配合,直至转为头先露)。动作应轻柔,间断进行。若术中或术后发现胎动频繁而剧烈、胎心率异常,应停止转动,退回原胎位并观察半小时。

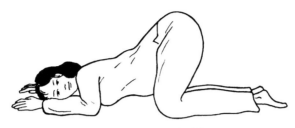

图 3-11-15　胸膝卧位

2. 分娩期

(1) 选择性剖宫产的指征:狭窄骨盆、软产道异常、胎儿体重 >3 500g、胎儿窘迫、高龄初产、有难产史、不完全臀先露、超声见胎头过度仰伸、有脐带先露或膝先露、有其他妊娠合并症等,均应行剖宫产术结束分娩。

(2) 经阴道分娩的条件:孕龄 ≥ 36 周,单臀先露,胎儿体重为 2 500~3 500g,无胎头仰伸,骨盆大小正常,无其他剖宫产指征。决定经阴道分娩的处理:

1) 第一产程:产妇应侧卧,不宜站立走动,尽量避免胎膜破裂。一旦破膜,应立即听胎心。若有脐带脱垂,胎心尚好,宫口未开全,为抢救胎儿,需立即行剖宫产术。宫缩乏力时可应用催产素。当宫口开大 4~5cm 时,胎足即可经宫口脱出至阴道。为了使宫颈和阴道充分扩张,消毒外阴之后使用"堵"外阴方法(图 3-11-16)。当宫缩时用无菌巾以手掌堵住阴道口,让胎臀下降,避免胎足先下降,待宫口及阴道充分扩张后才让胎臀娩出。此法有利于后出胎头的顺利娩出。

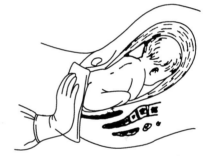

图 3-11-16　臀先露经阴道分娩第一产程"堵"外阴

2) 第二产程:接产前,应导尿排空膀胱。初产妇应做会阴侧切术。有 3 种分娩方式。①自然臀位分娩(spontaneous breech delivery):胎儿自然娩出,不作任何牵拉。极少见,仅见于经产妇、胎儿小、宫缩强、产道正常者。②臀位助产术(assisted breech delivery):当胎臀自然娩出至脐部后,胎肩及后出胎头由接产者协助娩出。脐部娩出后,一般应在 2~3min 娩出胎头,最长不能超过 8min。后出胎头娩出有主张用单叶产钳效果佳。③臀位牵引术(breech extraction):胎儿全部由接产者牵拉娩出,此种手术对胎儿损伤大,不宜采用。

3) 第三产程:产程延长易并发子宫乏力性出血。胎盘娩出后,应肌内注射催产素,防止产后出血。行手术操作及有软产道损伤者应及时缝合,并给予抗生素预防感染。

六、肩先露

当胎体横卧于骨盆入口以上,其纵轴与母体纵轴相垂直,先露部为肩时称为肩先露(shoulder presentation),占妊娠足月分娩总数的 0.25%。以肩胛骨为指示点,有肩左前、肩左后、肩右前、肩右后 4 种胎位(图 3-11-17)。肩先露是最不利于分娩的胎位。除死胎及早产儿胎体可折叠而自然娩出外,足月活胎不可能经阴道自然娩出(图 3-11-18)。若不及时处理,容易造成子宫破裂,威胁母儿生命。可见于经产妇腹壁松弛,使子宫前倾胎体纵轴偏离骨产道;早产儿尚未转至头先露;前置胎盘;骨盆狭窄;子宫异常或肿瘤;羊水过多。

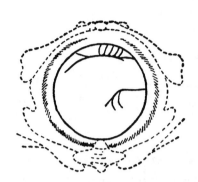

图 3-11-17　根据腋窝方向及肩胛骨
位置确定胎位

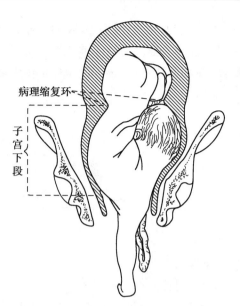

病理缩复环

子宫下段

图 3-11-18　嵌钝性肩先露及
病理性缩复环

　　妊娠期发现者,可给予纠正,纠正方法同臀先露。若未能纠正,应提前住院待产。若发生在分娩期:应根据胎产次、胎儿大小、胎儿是否存活、宫口扩张程度、胎膜是否破裂、有无并发症等,综合判断决定分娩方式。①足月活胎,伴有产科指征(如狭窄骨盆、前置胎盘、有难产史等),应于临产前行择期剖宫产术。②初产妇,足月活胎,临产后应行剖宫产术。③经产妇,足月活胎,首选剖宫产术。若宫口开大5cm 以上,破膜不久,羊水未流尽,可在硬膜外麻醉或全麻下行内转胎位术,转成臀先露,待宫口开全助产娩出。④双胎足月活胎,一胎儿娩出后第二胎儿变成肩先露,可行内转胎位术。⑤出现先兆子宫破裂或子宫破裂征象,无论胎儿是否存活,均应立即行剖宫产术。术中若发现宫腔感染严重,应将子宫一并切除。⑥胎儿已死,无先兆子宫破裂征象,若宫口近开全,在全麻下行断头术或碎胎术。术后应常规检查子宫下段、宫颈及阴道有无裂伤。若有裂伤应予及时缝合,注意防治产后出血,给予抗生素预防感染。

七、复合先露

　　先露部除头或臀之外,尚有肢体手或足共同进入骨盆,称为复合先露(compound presentation)。最常见的是头与手的复合先露(1∶744),较少见的是头与单足或双足(1∶7 068)。发现复合先露时应首先查明发生的原因,须排除头盆不称。在确定无头盆不称的情况下,使产妇卧向脱出肢体的对侧等待脱出肢体自然还纳,严密观察胎心变化,根据产程进展和先露下降情况决定分娩方式。根据脱出肢体为上肢或下肢,先进部为臀或头,以及其肢体脱出的程度,分别进行适当的处理。

　　1. **自然分娩**　多数病例可等待自然分娩,侧卧后当宫底随本身重量稍向卧侧腹部移动时,脱出的肢体常可自然回纳。及时发现脐带脱出等异常情况。脱出肢体部分较小如仅手脱出,并未阻塞于盆腔尚可活动者,可因分娩推动胎体下降,使手自动缩回。如胎臂整个脱出至胎头前且部位较低难以还纳者,可等待自然分娩或行产钳助产。

　　2. **剖宫产术**　骨盆狭小及头盆不称,或者脐带脱出的足月儿,特别是初产妇,宜行剖宫产。

　　3. **肢体还纳术**　整个肢体脱出而胎头尚高者,可于全麻下行肢体还纳。还纳肢体后应下压并固定胎头,防止肢体再次脱出,然后根据进展情况,考虑剖宫产或经阴道分娩。

小结

产力、产道、胎儿及心理因素是决定分娩的四大因素。胎儿的大小、胎位及有无畸形是影响分娩及决定分娩难易程度的重要因素之一。胎位异常可发生在产前,也可发生在产时。尽早识别胎位异常,给予及时的处理,可降低分娩带来的母儿损害,提高阴道分娩的成功率。

思考题

1. 枕后位的分娩机制和对母儿的不良影响?

2. 头先露中胎位异常的分类?

3. 臀位阴道分娩指征及分娩机制?

(王志坚)

第五节　肩　难　产

肩难产(shoulder dystocia)是指胎头娩出后,胎儿前肩被嵌顿在耻骨联合上方,用常规助产方法不能娩出胎儿双肩。超过 50% 的肩难产发生于正常体重的新生儿,且事先无法预测。若处理不当,将导致母婴严重并发症。

【高危因素】

1. 产前高危因素 巨大胎儿、既往肩难产病史、妊娠期糖尿病、过期妊娠、孕妇骨盆解剖结构异常及胎儿畸形等。

2. 产时需要警惕的因素 第一产程活跃期延长、第二产程延长伴"乌龟征"(胎头娩出后未发生外旋转而又缩回至阴道)及使用胎头吸引器或产钳助产。

【发生机制】

1. 胎儿因素 巨大胎儿因胎肩宽大和肥硕而阻塞软产道并嵌顿于骨盆入口或耻骨联合上方;无脑儿因胎头畸形,不能充分扩张软产道。

2. 骨盆因素 骨盆狭小或畸形时影响胎儿下降和内旋转而引起肩难产。

【对母儿影响】

1. 对母体的影响 产后出血和会阴裂伤常见,最常见为切口延裂或Ⅲ、Ⅳ度裂伤,其他并发症还包括阴道裂伤、宫颈裂伤、膀胱麻痹、子宫破裂、生殖道瘘和产褥感染等。

2. 对胎儿及新生儿的影响 最常见为臂丛神经损伤,多为一过性损伤。胎儿前肩嵌顿,虽胎头已娩出,但因胸廓受产道挤压,不能建立呼吸,导致缺氧发生。其他还包括骨折、颅内出血、肺炎、神经系统异常,甚至死亡。

【诊断】

凡分娩过程中最初表现为胎头下降缓慢,随后发生第二产程延长者,当胎头娩出后胎颈回缩,此时双肩径位于骨盆入口上方,使胎儿颏部紧压会阴,胎肩娩出受阻者,若能除外胎儿畸形即可诊断肩难产。此时应行阴道检查,检查胎位、骨盆情况,确定有无胎儿躯体过大、脐带绕颈、脐带过短、胎儿畸形等情况。

【处理】

缩短胎头和胎体娩出时间间隔是新生儿存活的关键。肩难产的处理原则为:立即请求援助,请有经验的产科医师及相关科室到场协助抢救;同时做好新生儿复苏抢救准备;排空膀胱,麻醉下行足够的会阴切开或延长原会阴切口以便助产。产道裂伤应及时缝合,预防产后出血及产褥感染。助产时可采用的方法如下:

1. 屈大腿助产法(McRobert 法)　在助手帮助下使产妇的双侧髋关节向腹部高度屈曲,使大腿贴近腹部。嵌顿于耻骨联合后的前肩自然松动,适当加以牵引胎头而娩出前肩。可成功处理 40% 的肩难产(图 3-11-19)。

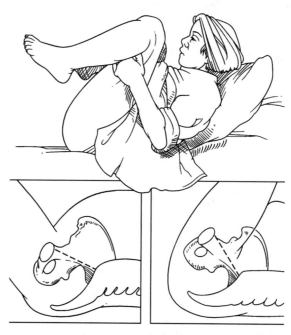

图 3-11-19　屈大腿助产法

2. 耻骨上加压法(suprapubic pressure)　当接生医生持续、轻轻地向外牵拉胎儿时,助手在耻骨联合上加压 30~60s,按心肺复苏手法将力作用于胎儿肩胛骨后方,将胎肩推离中线至侧面并下降。开始时这种压力可以是持续的,如果无法娩出胎儿,则改用间断式加压,使胎肩由耻骨联合后解脱出来。应与 McRobert 法同时进行。

3. 旋肩法(Wood 法)　术者将示指和中指伸入阴道内,从胎儿背部寻找并确定前肩和肩胛骨位置。待子宫收缩时,同步性旋转胎肩使双肩径与骨盆斜径相一致。同时牵拉胎头,助手则应于腹部推压胎体以利旋转。

4. 娩后臂后肩法　助产者以左手扶持胎头,右手伸入产道内,适当上推胎体,握持胎儿后上肢并从胎儿前胸部牵出,如此经后盆腔先娩出胎儿后上肢和后肩部。然后,旋转胎体并娩出前肩部。

5. Zavanelli 助娩法　第一步将胎头还原至枕前位或枕后位,第二步使胎头俯屈,并缓慢将其还纳回阴道,第三步为紧急行剖宫产娩出胎儿。操作过程中可用宫缩抑制药抑制宫缩,此法一般在其他方法均失败时使用。

6. 断锁骨法　主要用于死胎或胎儿畸形(如无脑儿)肩难产分娩。即使为正常胎儿,在必要时也可剪断锁骨娩出胎儿,分娩后应缝合伤口并包扎,骨折可自然愈合。

7. **耻骨联合切开术**　适用于以上方法均无效者,此法带来的母亲并发症较多。

8. **肩难产的处理流程**　见图 3-11-20。

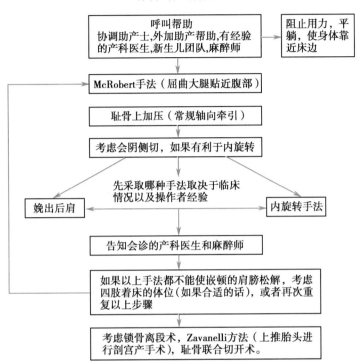

图 3-11-20　肩难产的处理流程

小结

肩难产是分娩后期发生的产科并发症,多发于巨大胎儿,由于新生儿前肩嵌顿,血流受阻,如不能及时娩出则可能导致新生儿窒息,甚至死亡。完善的孕前保健避免巨大胎儿发生可降低肩难产发生的概率,对于头盆不称者应及时进行剖宫产。经阴道分娩时一旦发现肩难产应尽快启动处理流程,应注意保护母儿安全并尽量避免发生并发症。除注意防治一般性并发症外,重点是防止胎儿臂丛神经损伤。

思考题

1. 肩难产发生的原因?

2. 肩难产的处理原则?

(王志坚)

第十二章
分娩并发症

分娩期是决定妊娠结局的关键时期,在分娩过程中可出现一些严重威胁母胎生命安全的并发症,如产后出血、羊水栓塞、子宫破裂等,是导致孕产妇死亡的主要原因。其中,产后出血长期居于我国孕产妇死亡原因的首位;羊水栓塞则是病情凶险而又难以预测的极严重并发症,病死率极高。因此,正确处理分娩并发症对母胎安全尤为重要。

第一节　产后出血

产后出血(postpartum haemorrhage,PPH)是指胎儿娩出后 24h 内,阴道分娩产妇出血量 ≥ 500ml或剖宫产分娩产妇出血量 ≥ 1 000ml。产后出血是分娩期严重的并发症,是我国目前孕产妇死亡的首要原因。据文献报道其发病率为 5%~10%,但由于临床上估计产后出血量一般比实际出血量低30%~50%,因此实际产后出血发病率可能更高。

【病因】

胎儿娩出后的出血主要来源于两个部位:胎盘剥离面的出血、软产道损伤所致血管破裂出血。胎盘剥离面出血与产后出血常见的病因子宫收缩乏力、胎盘因素以及凝血功能障碍相关。软组织血管损伤主要与子宫下段、子宫颈、阴道、会阴体的血管破裂出血相关。但这几种原因既可合并存在,又可互为因果,如胎盘因素可影响子宫收缩,导致宫缩乏力,大量出血可消耗凝血因子,导致凝血功能障碍。

1. **子宫收缩乏力**　是产后出血最常见的原因,占产后出血总数的 50%~70%。妊娠足月时血流速度以平均 450~650ml/min 的速度通过胎盘,胎儿娩出后子宫肌纤维迅速收缩。子宫肌层从解剖结构上分为内、外、中 3 层,外层纵行排列,内层环形排列,中间层交叉排列,且血管穿插走行其中。子宫收缩和缩复能有效地压迫肌束间的血管,同时还能使胎盘剥离面积迅速缩小,其周围螺旋动脉得到生理性结扎,血窦关闭,出血控制。任何影响子宫肌正常收缩和缩复功能的因素都有可能导致子宫收缩乏力性产后出血,短时间就可能发生严重的失血甚至休克。常见高危因素包括:①全身因素:合并急慢性全身性疾病,体质虚弱、过度疲劳、恐惧分娩、高龄、肥胖,以及既往产后出血史。②子宫因素:包括子宫肌层损伤如剖宫产史,肌瘤挖除史,多胎多产;子宫畸形或子宫肌瘤;子宫肌纤维过度伸展如羊水过多、巨大胎儿、多胎妊娠等。③药物因素:临产后使用镇静药、麻醉药或子宫收缩抑制剂以及缩宫素使用不当、药物催引产等。④产程因素:急产、产程延长或滞产、试产失败等。⑤其他产科因素:如妊娠合并症、并发症等。

2. **胎盘因素**　胎儿娩出后胎盘剥离,剥离面供应胎盘的动静脉随之开放,止血是由子宫肌纤维结构特点和血液凝固机制共同决定的。除子宫肌纤维收缩以外,内源性前列腺素作用下血小板大量聚集,释放血管活性物质加强血管收缩的同时形成血栓,形成的血凝块可有效堵塞胎盘剥离面暴露的血管,达到止血目的。任何影响胎盘自子宫剥离的因素均可导致产后出血,这些胎盘因素包括①胎盘滞留(retained placenta):可影响胎盘剥离面血窦的关闭,引起产后出血。常见的原因有:膀胱过度充盈、胎盘嵌顿、胎盘剥离不全。②胎盘胎膜残留(retained placenta fragment):部分胎盘小叶、副胎盘或部分胎膜残留在宫腔内,可干扰子宫收缩而导致产后出血。③胎盘粘连、植入:子宫蜕膜减少或缺如,胎盘与子宫之间蜕膜海绵层的生理性裂缝线消失,导致一个或多个胎盘母体叶紧密粘连于蜕膜基底层甚至子宫肌层,临床上分为胎盘粘连(placenta accreta)、胎盘植入(placenta increta)和胎盘穿透(placenta percreta)。常见原因包括:多次宫腔手术操作史、子宫内膜炎、蜕膜发育不良、剖宫产史、前置胎盘、高龄产妇及多次分娩史等。

3. 软产道裂伤　软产道裂伤包括会阴、阴道、宫颈裂伤,严重的裂伤可累及阴道穹窿、子宫下段,甚至盆壁,导致阔韧带内血肿、腹膜后血肿或子宫破裂。常见原因有:①会阴及阴道水肿、炎症、静脉曲张等导致组织弹性差,分娩时会阴扩张不充分,导致会阴裂伤出血。②巨大胎儿、胎先露异常、梗阻性难产、急产、产力过强。③阴道助产技术的使用,包括胎头吸引器、臀位助产、臀牵引术和产钳助产,尤其是产钳对产道的损伤较常见。④接产时会阴保护技术不规范。会阴切开指征及切开时机掌握不好,缝合时止血不彻底,宫颈或阴道穹窿的裂伤未及时发现。⑤子宫瘢痕部位发生子宫破裂出血。

4. 凝血功能障碍　产妇凝血功能障碍导致的出血少见,但往往难以控制,任何原发或继发的凝血功能异常均有可能导致产后出血。常见于①妊娠合并血液系统基础疾病:如血小板减少症、再生障碍性贫血、血友病等。②妊娠期或分娩期并发症导致凝血功能障碍或DIC:如羊水栓塞、妊娠急性脂肪肝、重症肝炎、子痫前期、子痫、胎盘早剥、死胎、严重的全身感染以及不恰当的抗凝治疗。

【临床分类】

1. 严重产后出血　胎儿娩出后24h内出血量≥1 000ml的情况。

2. 难治性产后出血(intractable postpartum hemorrhage,IPH)　经过宫缩剂、持续性按摩或按压子宫、宫腔填塞等保守措施无法止血,需要介入治疗、外科手术甚至切除子宫的严重产后出血。

3. 重症产后出血　指出血速度>150ml/min,或3h内出血量超过总血容量的50%,或24h内出血量超过全身总血容量。

【临床表现】

胎儿娩出后阴道流血是产后出血的主要表现。需要高度警惕的是,出血早期血压及心率不会有明显的改变,平时血压正常的孕妇早期可能会出现血压轻度升高,而高血压孕妇则会表现为血压正常。因此,产后出血造成的低血容量可能很晚才会被发现,从而耽误治疗,导致严重后果。产后出血根据不同的病因,表现也不尽相同。

1. 子宫收缩乏力　常为分娩过程中宫缩乏力的延续。常发生产程延长、胎盘剥离缓慢,出血多为间歇性。按压宫底有大量血液或血凝块涌出。若出血速度快、量多,产妇可迅速出现休克表现诸如面色苍白、头晕心慌、大汗淋漓、血压下降等。检查或可发现子宫轮廓不清,子宫软。

2. 胎盘因素　常发生在胎儿娩出后胎盘10min内不能自然剥离。手取胎盘可能发现胎盘与宫壁粘连紧密并伴有不同程度的阴道流血。

3. 软产道裂伤　阴道分娩的出血发生在胎儿娩出后,持续不断,色鲜红且多能自凝。裂伤较深或涉及血管时出血往往较多。阴道血肿也可表现为阴道疼痛、触痛但出血量并不多。剖宫产时常因为胎儿先露过低,取胎困难导致下段撕裂而出血。

4. 凝血功能障碍　孕前或妊娠期合并凝血系统障碍,已有易出血倾向。也可继发于分娩时羊水栓塞、胎盘早剥等。

【诊断】

诊断产后出血的关键在于准确地测量和估计出血量,错误低估将会丧失治疗和抢救的时机。诊断的同时明确产后出血的原因,尽早对因处理。突然大量的产后出血易得到重视和早期诊断,而缓慢的持续少量出血或血肿易被忽视。需要注意的是,估测的出血量往往都低于实际的失血量。如果产后阴道出血量不多,但产妇有低血容量的症状和体征时,需考虑到隐匿血肿或盆腹腔内出血,应仔细检查子宫收缩情况、软产道损伤情况以及有无血肿形成。

1. **准确估计出血量**　方法包括目测法、称重法、容积法、面积法、休克指数及血红蛋白测定等。由于孕期血容量的增加使得产妇对失血的耐受性提高,从失血到发生失代偿性休克常无明显征兆,且失血性休克的临床表现往往滞后于出血量,容易导致诊断和处理不及时。估计出血量应多种方法综合评估,目测法估计产后出血量比实际出血量要低 30%~50%;称重法、容积法和面积法较为准确;而血红蛋白的测定在产后出血早期由于血液浓缩,血红蛋白值常不能准确反映实际出血量;休克指数可以粗略估算出血量(表 3-12-1),但产妇代偿能力较强,应注意产后出血可能迅速从代偿阶段发展为失代偿性休克。因此,失血速度也是反映产后出血病情轻重的重要指标,重症的情况包括:失血速度 >150ml/min、3h 内出血量超过血容量的 50%、24h 内出血量超过全身血容量等。

表 3-12-1　休克指数与失血量关系[休克指数 = 心率 / 收缩压(mmHg)]

休克指数	估计失血量 /ml	占血容量的比例 /%
<0.9	<500	<20
1.0	1 000	20
1.5	1 500	30
2.0	≥ 2 500	≥ 50

2. **出血原因的诊断**　根据阴道流血发生的时间、出血量以及与胎儿、胎盘娩出之间的关系,可以初步判断产后出血的原因。但这些原因可合并存在或互为因果,如子宫收缩乏力可与软产道裂伤合并存在,胎盘因素可导致子宫收缩乏力,出血过多可继发凝血功能异常等。

(1)子宫收缩乏力:正常情况下胎盘娩出后,宫底平脐或位于脐下一横指,质硬、呈球形。如果扪及子宫体积大、质软或轮廓不清,结合阴道持续流血,使用强效宫缩剂增强宫缩后子宫变硬、出血减少,可作出诊断,但应排除其他原因导致的产后出血。

(2)胎盘因素:若胎儿娩出后 10~15min 胎盘仍未娩出,并出现阴道大量出血,颜色暗红,应考虑为胎盘因素所致,同时胎盘娩出后应仔细检查其完整性,若发现胎盘小叶、胎膜不完整或胎盘母面有残留的血管断端,应考虑胎盘组织残留或副胎盘的存在,须进行宫腔检查。徒手剥离胎盘时,若发现胎盘与宫壁粘连致密,难以剥离,牵拉脐带时子宫体随之移动,应怀疑胎盘植入,应立即停止剥离。

(3)软产道裂伤:如果在胎儿刚娩出后、胎盘尚未剥离时即发生持续的阴道流血,颜色鲜红,子宫收缩好,则应考虑软产道裂伤的可能,尤其是存在分娩巨大胎儿、手术助产、臀牵引等情况。若怀疑存在软产道裂伤,应立即仔细检查,包括是否存在会阴阴道裂伤、宫颈裂伤、阴道血肿、子宫内翻和子宫破裂等,尽早发现损伤的具体位置和损伤的程度,必要时应在麻醉条件下进行检查并及时处理。如有严重的会阴疼痛及突然出现张力大、有波动感、可扪及不同大小的肿物,应考虑阴道壁血肿。会阴裂伤按损伤程度分 4 度,Ⅰ度指会阴皮肤及阴道入口黏膜撕裂,未达肌层,一般出血不多;Ⅱ度系指裂伤已达会阴体筋膜层及肌层,累及阴道后壁黏膜,向阴道后壁两侧沟延伸并向上撕裂,裂伤多不规则,可使原解剖结构不易辨认,出血较多;Ⅲ度指裂伤向会阴深部扩展,累及肛门括约肌复合体,但肛门直肠黏膜尚完整;Ⅳ度指会阴裂伤累及肛门括约肌复合体及肛门直肠黏膜,组织损伤虽严重,但出血量不一定多。

(4)凝血功能障碍:如原发性血小板减少、血友病等凝血功能障碍常在非孕期已诊断;妊娠并发症和合并症,如子痫前期、胎盘早剥、死胎、重症肝炎、妊娠急性脂肪肝等也可导致凝血功能障碍;失血过多也可引起继发性凝血功能障碍。如果产妇阴道持续流血,且血液不凝、止血困难,同时合并穿刺点渗血或全身其他部位出血,并排除因子宫收缩乏力、胎盘因素及软产道损伤引起的出血,应考虑到凝血功能障碍或 DIC 的形成,根据临床表现及血小板计数、凝血酶原时间、纤维蛋白原等实验室检查可作出诊断。

【鉴别诊断】

产后出血的鉴别诊断,主要是针对病因的鉴别。多种原因均可导致产后出血,需要注意辨别其中的关系,是并列存在或是因果关系。

【处理】

原则为针对原因,迅速止血;补充血容量,纠正休克;防止感染。流程见图 3-12-1。

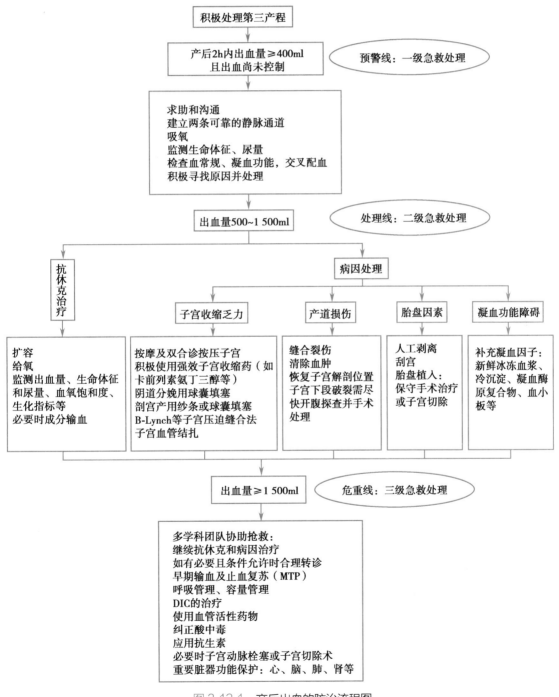

图 3-12-1　产后出血的防治流程图

　　1. **一般处理**　在寻找出血原因的同时进行一般处理,包括:①求助上级产科医师、经验丰富的助产士、麻醉医师,通知血库和检验科做好准备。②建立双静脉通道,积极补充血容量。③进行呼吸管理,保持气道通畅,必要时给予吸氧。④准确监测出血量和生命体征,留置尿管,记录出入量。⑤交叉配血,合血备用。⑥进行基础的实验室检查(血常规、凝血功能、肝肾功能检查等)并动态监测。⑦足量广谱抗生素预防感染。

　　2. **针对产后出血原因的处理**　病因治疗是最根本的治疗,检查子宫收缩情况、胎盘、产道和凝血功能,针对出血原因进行积极处理,同时注意建立静脉通道(必要时多个通道),注意大量出血时的输血输液管理。

　　(1)子宫收缩乏力的处理:加强宫缩,排空膀胱后采用下列方法。

　　1)子宫按摩及按压:简单有效,可经腹按压子宫或经腹经阴道联合按压子宫,按压时间以子宫恢复正常收缩并能保持收缩状态为止。①经腹壁按摩宫底:胎盘娩出后,术者一手置于宫底部,拇指在前,其余4指在后,压迫宫底将宫腔积血排出,按摩子宫应均匀有节律。②经腹经阴道联合按压子宫:一手握拳置于阴道前穹窿,顶住子宫前壁,另一手自腹壁按压子宫后壁使宫体前屈,双手相对,紧压子宫并作按摩。按摩时应注意无菌操作。

　　剖宫产时可直视下使用腹部子宫按压的手法进行按压。按压子宫时建议积极配合使用强效宫缩剂。

　　2)应用宫缩剂:根据患者的具体情况采用适当的宫缩剂,如没有相应禁忌证,预防及治疗产后出血时尽可能采用强有力的宫缩剂。①缩宫素(oxytocin):为预防和治疗产后出血的一线药物,价格便宜且容易获得,应用方法为缩宫素10U肌内注射或子宫肌层注射或宫颈注射,以后10~20U加入500ml晶体液中静脉滴注,给药速度根据患者的反应调整,常规速度100~150ml/h,24h总量应控制在60U内。②卡贝缩宫素:是一种合成的具有激动剂性质的长效缩宫素九肽类似物,常用于预防剖宫产后出血。其半衰期长,起效快,给药简便,安全性与缩宫素相似。③麦角新碱(ergometrine):是预防和治疗产后出血的一线药物。对子宫平滑肌有高度选择性,直接作用于子宫平滑肌,是一种强有力的子宫收缩药物,小剂量应用即可引起显著的子宫收缩,压迫肌束中的血管止血。肌内注射后2~3min起效,作用持续近3h。④前列腺素制剂(prostaglandins):A. 卡前列素氨丁三醇为前列腺素 $F_{2\alpha}$ 的衍生物,是强效子宫收缩药,可引起全子宫协调有力的收缩,是治疗产后出血的二线药物。起效快,可维持2h。B. 卡前列甲酯栓为前列腺素 $F_{2\alpha}$,0.5~1mg阴道后穹窿、直肠或舌下含服,给药简便,但起效慢于前述几种宫缩剂。C. 米索前列醇(misoprostol)为前列腺素 E_1 的衍生物,200~600μg舌下含服或顿服。但该药物不良反应较大,恶心、呕吐、腹泻、寒战、发热较常见。因价廉、易于保存而仅适用于无其他促宫缩药物的边远贫困地区。

　　3)抗纤溶药物:氨甲环酸具有抗纤溶作用,可常规用于治疗和预防产后出血。1次1g静脉滴注,一日不超过2g。

　　(2)胎盘因素的处理

　　1)胎盘滞留的处理:怀疑胎盘滞留时,若胎盘已剥离未排出,膀胱过度膨胀应导尿排空膀胱,用手按摩使子宫收缩,另一手轻轻牵拉脐带协助胎盘娩出。胎盘滞留伴出血时,对胎盘未娩出伴活动性出血者可立即行人工剥离胎盘术,并加用强效宫缩剂。对于阴道分娩者术前可用镇静药,手法要正确轻柔,勿强行撕拉,防止胎盘残留、子宫损伤或子宫内翻。

　　2)胎盘、胎膜残留的处理:对胎盘、胎膜残留者,应用手或器械清理,可在超声监测下操作,动作要轻柔,避免子宫穿孔。

　　3)胎盘植入的处理:徒手剥离胎盘时发现胎盘与宫壁粘连紧密,难以剥离,牵拉脐带时子宫壁与胎盘一起内陷,可能为胎盘植入,应立即停止剥离。若为剖宫产,可先采用保守治疗方法如盆腔血管结扎、子宫局部楔形切除、介入治疗等;若为阴道分娩,应在输液和/或输血的前提下,进行介入治疗或其他保守手术治疗。如果保守治疗方法不能有效止血,则应考虑及时开腹手术行子宫切除。

　　(3)软产道裂伤的处理:及时准确、按解剖层次修补缝合裂伤可有效止血。

1）宫颈裂伤：消毒并暴露宫颈，用两把卵圆钳并排钳夹宫颈前唇并向阴道口方向牵拉，顺时针方向逐步移动卵圆钳，直视下观察宫颈情况，有活动性出血则应缝合裂伤，第一针应超过裂口顶端0.5cm行"8"字缝合。若裂伤累及子宫下段，缝合时应避免损伤到膀胱和输尿管，必要时开腹行裂伤修补术。

2）阴道及会阴裂伤缝合：阴道裂伤缝合第一针时应超过裂伤顶端，按解剖结构缝合各层，缝合时应注意缝至裂伤底部，避免遗留死腔，更要避免缝合时穿透直肠，缝合要达到组织对合好及止血的效果，缝合完毕需常规行肛查确认直肠内无缝线穿透。

（4）凝血功能障碍的处理：首先应排除子宫收缩乏力、胎盘因素、软产道裂伤等原因引起的出血，一旦确诊为凝血功能障碍，尤其是DIC，应迅速补充相应的凝血因子，包括新鲜冷冻血浆、血小板、冷沉淀、纤维蛋白原等。

3. 难治性产后出血的手术治疗

（1）宫腔填塞术：包括宫腔纱条填塞术和宫腔球囊填塞术（图3-12-2），是控制产后出血简单和快速的手术方式。主要应用于宫缩乏力或前置胎盘引起的难治性产后出血。宫腔填塞的止血原理是：①刺激子宫感受器，诱发子宫收缩；②填塞后使宫腔压力高于动脉压，动脉出血减少或停止；③压迫胎盘剥离面暂时止血，有利于创面血栓形成止血。

宫腔填塞注意事项：①纱条填塞应填塞牢固，不留死腔，主要适用于剖宫产时。②球囊填塞应合理注水，适当填充，通常注入300~500ml生理盐水，阴道分娩和剖宫产均可使用。③在24~48h取出填塞物，并同时配合强效宫缩剂。若压迫止血效果不佳，建议手术或其他方式止血。

（2）子宫缝合术：包括子宫压迫缝合（如B-Lynch缝合术）、局部缝扎止血（如"8"字缝合术）等。子宫压迫缝合术主要应用于子宫收缩乏力引起的难治性产后出血，局部缝扎止血主要用于前置胎盘、胎盘植入者创面出血的止血。

（3）血管结扎术：包括子宫动脉结扎术（图3-12-3）和髂内动脉结扎术。前者用于子宫收缩乏力、前置胎盘和胎盘植入导致的难治性产后出血；后者操作困难，较少用，主要用于宫颈或盆底渗血、子宫颈或阔韧带出血、腹膜后血肿等引起的难治性产后出血。术者应该根据自己所掌握的手术技术和经验来选择合理的手术方式。

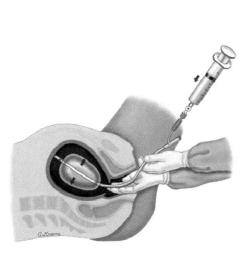

图3-12-2 宫腔球囊填塞术示意图

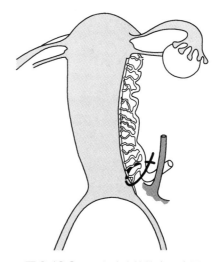

图3-12-3 子宫动脉结扎术示意图

（4）血管阻断术及经导管动脉栓塞术：血管阻断术通常指采用各种方法暂时性阻断供血动脉，为其他手术止血争取时间和减少术中出血，包括子宫下段捆绑术、动脉球囊阻断术、腹主动脉压迫术等。子宫下段捆绑术操作简便，止血效果明显，建议作为首选术式。动脉栓塞术是在数字减影血管造影（digital subtraction angiography，DSA）设备引导下，利用导管和导丝等器械，选择性插管至子宫动脉或髂内动脉,行子宫动脉栓塞术(uterine artery embolization,UAE)或髂内动脉栓塞术控制出血,保留子宫和生育功能。

(5)子宫切除术:适用于保守治疗方法无效的难治性产后出血,包括宫缩乏力、胎盘植入、子宫破裂、严重子宫裂伤无法修补、胎盘早剥、羊水栓塞引起严重凝血功能障碍等。一般为子宫次全切除术,如前置胎盘或部分胎盘植入子宫颈时行子宫全切术。子宫切除术时,往往已经发生了非常严重的出血甚至是失血性休克、DIC 等,应重视术中、术后的监护及治疗。

4. 失血性休克的处理　根据出血量判断休克程度;积极止血的同时行抗休克治疗,包括建立多条静脉通道,快速补充血容量;监测生命体征,吸氧,纠正酸中毒,必要时需使用升压药物;注意预防感染,使用抗生素。

【预防】

产后出血的预防需从产前保健做起,分娩期的处理尤其是第三产程的积极干预是预防产后出血的关键。产后观察非常重要,产后 2h 或有高危因素者产后 4h 是出血发生的高峰时期。

小结

产后出血是分娩期严重并发症,居我国目前孕产妇死亡原因的首位。引起产后出血的原因主要有子宫收缩乏力、胎盘因素、软产道裂伤和凝血功能障碍。准确估计出血量和寻找出血原因是治疗产后出血的前提。临床处理原则包括针对原因迅速止血,补充血容量,纠正休克及防止感染。

思考题

1. 产后出血的原因有哪些? 如何诊断病因?
2. 产科临床实践中, 如何估测产后出血量?

(刘兴会)

第二节　羊水栓塞

羊水栓塞(amniotic fluid embolism,AFE)是产程中或产后短期内羊水及其有形成分进入母体血液循环而引起的肺动脉高压、过敏样反应、弥散性血管内凝血、低氧血症、休克及多器官功能衰竭等一系列严重症状的综合征。羊水栓塞是产科临床工作中罕见但又极其严重的分娩并发症,其发生率为(1.9~7.7)/10 万,死亡率为 19%~86%。70% 的羊水栓塞发生在产程中,11% 发生在经阴道分娩后,19%发生于剖宫产术中及术后;通常在分娩过程中或产后立即发生,大多数发生在胎儿娩出前 2h 及胎盘娩出后 30min 内。极少数发生在中期妊娠引产、羊膜腔穿刺术中和外伤时。

【病因】

一般认为羊水栓塞是由于羊水中的有形成分(胎儿毳毛、角化上皮、胎脂、胎粪等)进入母体血液循环引起的,羊膜腔内压力增高(子宫收缩过强)、胎膜破裂、宫颈或宫体损伤处有开放的血窦,是导致羊水栓塞发生的可能条件,其发病机制尚不明确。目前认为当母胎屏障被破坏时,羊水成分进入母体循环,母体对胎儿抗原和羊水发生免疫反应,当胎儿的异体抗原激活母体炎症介质时,发生免疫炎症级联反应,从而发生类似全身炎症反应综合征,引起肺动脉高压、肺水肿、严重低氧血症、呼吸衰竭、循环衰竭、心脏骤停及严重难以控制的产后出血、DIC、多器官功能衰竭等一系列表现。在这个过程中,补体系统的活化可能发挥着重要的作用。羊水栓塞发生的高危因素包括①宫内压增高:包括宫缩过强、多胎妊娠、巨大胎儿、羊水过多等;②胎膜破裂:包括胎膜早破、自然破裂或人工破膜;③高龄产妇、经产妇;④过期妊娠;⑤死胎;⑥前置胎盘、子宫破裂、胎盘早剥;⑦手术操作:包括阴道助产、剖宫产术、羊膜腔穿刺术、妊娠中期钳刮术等。

【临床表现及分类】

羊水栓塞起病急骤,临床表现复杂是其特点。呼吸困难是最先出现的症状,但后来发现分娩前神志改变也是非常普遍的症状,还有其他不典型症状如凝血功能障碍、胎心异常等。

1. **典型羊水栓塞**　典型表现为羊水栓塞"三联征",即骤然出现的低氧血症、低血压(非失血导致的)和凝血功能障碍。临床经过可分3个阶段,但由于临床表现的个体差异性,并不是每个阶段都会出现,或3个阶段的出现顺序不一。①肺动脉高压、心肺衰竭和休克:一般发生在产程中,也可发生在胎儿即将娩出或胎儿娩出后短时间内。患者突发呛咳、气紧、寒战、胸闷、烦躁不安、恶心、呕吐等前驱症状,随后出现呼吸困难、发绀、抽搐、昏迷等症状,心率增快且进行性加重,面色苍白、四肢厥冷,血压下降。如有肺水肿,可咳粉红色泡沫痰,听诊肺部出现啰音。严重者发病急骤凶险,甚至没有前驱症状,血压迅速下降或消失,呼吸心脏骤停,于数分钟内死亡。②凝血功能障碍:心肺衰竭或休克后,进入凝血功能障碍阶段,表现为以子宫出血为主的全身性出血倾向,持续不断出血且血液不凝固,出血难以控制。同时出血部位广泛,如子宫创面出血、切口渗血、针眼渗血、全身皮肤黏膜出血,甚至出现咯血、鼻出血、血尿、消化道大出血等。也有患者并无心肺衰竭的表现,仅表现为凝血功能障碍。③多器官功能障碍:由于器官灌注不足,全身脏器缺血、缺氧导致功能障碍,出现以少尿、无尿为主要症状的急性肾衰竭;中枢神经系统缺血缺氧可致抽搐或昏迷;肝功能障碍致黄疸等临床表现。

2. **不典型羊水栓塞**　症状隐匿,缺乏急性呼吸、循环系统症状或症状较轻;不典型病例可仅有阴道流血、凝血功能障碍或休克。有些患者破膜时突然一阵呛咳,之后缓解;阴道分娩后或剖宫产后出现不明原因的产后出血并有血液不凝固表现,伤口渗血、酱油色尿等,应考虑羊水栓塞的可能。钳刮术中出现的羊水栓塞常表现为一过性呼吸急促、胸闷。当其他原因不能解释时,应考虑羊水栓塞。

【诊断】

羊水栓塞应基于临床表现和诱发因素进行诊断,是临床诊断,同时也是排除性诊断。目前尚无国际统一的诊断标准和实验室诊断指标。常用的诊断依据包括:

1. **临床表现**　诊断羊水栓塞,须以下5条全部符合:①急性发生的低血压或心脏骤停。②急性低氧血症:呼吸困难、发绀或呼吸停止。③凝血功能障碍:有血管内凝血因子消耗或纤溶亢进的实验室检查证据,或临床上表现为严重的出血,但无法用其他原因解释。④上述症状发生在分娩、剖宫产术、刮宫术或产后短时间内(多数发生在胎盘娩出后30min内)。⑤对于上述出现的症状和体征不能用其他疾病来解释。

2. 其他原因不能解释的急性孕产妇心肺衰竭,并伴有以下1种或几种情况:低血压、心律失常、呼吸短促、抽搐、急性胎儿窘迫、心脏骤停、凝血功能障碍、孕产妇出血、前驱症状(乏力、麻木、烦躁、针刺感),可考虑为羊水栓塞。母体血液涂片或器官病理检查发现羊水有形成分已不再作为诊断羊水栓塞的必需依据;即使找到羊水成分,若临床表现不支持,也不能诊断羊水栓塞;若临床表现支持诊断,即使没有找到羊水成分的病理证据,也应诊断羊水栓塞。血常规、凝血功能、血气分析、心肌酶学、胸部影像学、心电图、超声心动图、血栓弹力图、血流动力学监测等用于辅助羊水栓塞的诊断及监测病情发展变化。

【鉴别诊断】

应逐个排除引起心力衰竭、呼吸循环衰竭的疾病,包括肺栓塞、空气栓塞、心律失常、心肌病、心脑血管意外、药物引发的过敏反应、输血反应、麻醉并发症、子宫破裂、胎盘早剥、子痫等。尤其注意与严重产后出血引发的凝血功能障碍、休克相鉴别,临床常见将严重失血导致的凝血功能障碍、失血性休克误诊为羊水栓塞。

【处理】

一旦怀疑羊水栓塞,应立即抢救。多学科协作是抢救成功的关键,组织抢救同时进行实验室检查,不可因等待检验结果而延误急救。处理原则:采取生命支持、对症治疗和保护器官功能,高质量的心肺复苏和纠正 DIC 至关重要。措施包括:抗休克、抗过敏、纠正呼吸循环功能衰竭、改善低氧血症、预防 DIC 和肾衰竭的发生,抢救流程见图 3-12-4。

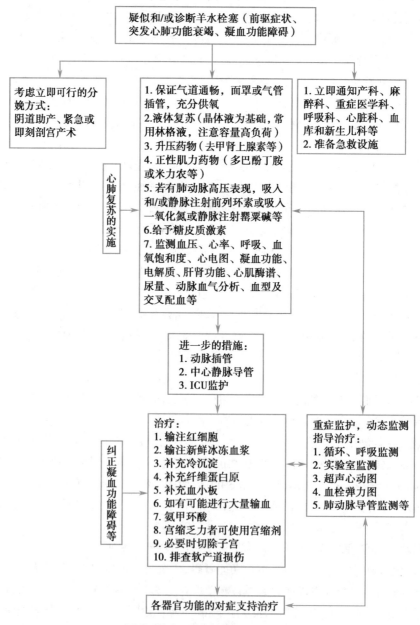

图 3-12-4   羊水栓塞处理流程图

1. **维持氧饱和度** 保持呼吸道通畅,立即高浓度面罩吸氧,呼吸症状严重或昏迷者行气管插管、人工辅助呼吸。保证供氧,改善肺泡毛细血管缺氧状况,减轻肺水肿,改善重要器官缺氧状况。

2. **抗休克** 建立静脉多通道,羊水栓塞引起的休克比较复杂,与过敏、肺源性、心源性及 DIC 等多种因素相关,应综合考虑。①补充血容量:无论何种原因引起的休克都存在循环容量不足的问题,尽快补充血容量。除常规的晶体液、胶体液之外,更需要血液制品,包括红细胞悬液及新鲜冰冻血浆。须注意液体出入量管理,避免医源性左心衰竭和肺水肿。②升压:休克症状严重,血压不稳定者,可用多巴胺或去甲肾上腺素泵入。③纠正酸中毒:常用 5% 碳酸氢钠 100~200ml 静脉滴注,监测动脉血气分析决定是否重复使用。④纠正心力衰竭:多巴酚丁胺、磷酸二酯酶 -3 抑制剂兼具强心和扩张肺动脉的作用,是首选药物,用法:负荷量 25~75μg/kg,5~10min 静脉推注,然后 1.2~3mg/h 静脉泵入。

3. **纠正肺动脉高压** 解痉药物用于解除支气管平滑肌及血管平滑肌痉挛,改善肺血流灌注,缓解肺动脉高压,纠正机体缺氧,是改善缺氧,防止心脏、呼吸及全身周围循环衰竭的重要步骤。推荐使用磷酸二酯酶抑制剂、一氧化氮及内皮素受体拮抗剂等特异性舒张肺血管平滑肌的药物。具体用法包括:前列环素 2ml 加入 0.9% 氯化钠注射液 10ml 缓慢静推;西地那非口服或管饲或鼻饲,每次 20mg,每日 3 次。也可考虑给予罂粟碱、阿托品、氨茶碱、酚妥拉明等药物。

4. **防治 DIC** 及时补充新鲜冰冻血浆、纤维蛋白原、血小板等,在纤溶亢进期可给予抗纤溶药物,氨基己酸、氨甲苯酸、氨甲环酸等药物抑制纤溶激活酶,抑制纤维蛋白的溶解,同时补充凝血因子防止大量出血。

5. **抗过敏** 立即静脉缓慢推注地塞米松 20mg,之后再加 20mg 于 5% 葡萄糖液中静脉滴注;也可用氢化可的松 100~200mg 静脉推注,以后静脉滴注维持,剂量可达 500~1 000mg/d。

6. **全面监测与器官支持** 羊水栓塞应多科联合诊治,对患者出现的状况进行全面评估及治疗,其治疗主要在 ICU 进行。全面监测血压、呼吸、心率、血氧饱和度、心电图、中心静脉压、心排出量、动脉血气和凝血功能等。器官支持治疗包括保护神经系统、稳定血流动力学、维持血氧饱和度和血糖,维护胃肠道功能,适时应用肾脏、肝脏替代治疗等。

7. **预防感染** 应使用对肾脏毒性较小的足量广谱抗生素预防感染。

8. **产科处理** 纠正产妇呼吸循环功能及凝血功能障碍的同时,尽快终止妊娠,根据患者情况决定是否切除子宫。在第一产程发病应考虑紧急剖宫产。在第二产程发病者,分娩方式根据胎先露的高低而定。对一些无法控制的产后出血,即使在休克状态下亦应在抢救休克的同时行子宫全切术。对于心搏骤停者,应先实施心肺复苏。

【预防】

羊水栓塞无法完全预防,但临床工作中应注意:于宫缩间歇期行人工破膜;人工破膜时不常规行剥膜术;掌握缩宫素、前列腺素制剂的使用指征及用法用量;掌握剖宫产的指征及技巧;避免产伤、子宫破裂等;严密观察前置胎盘、胎盘早剥患者的出凝血情况等。

小结

羊水栓塞是分娩过程中或产后短期内的一种以过敏样反应、肺动脉高压、DIC、休克及多器官功能衰竭等严重症状为特征的综合征。典型表现是突发的低氧血症、低血压、凝血功能障碍。羊水栓塞依靠临床诊断,且是排除性诊断。一旦怀疑羊水栓塞,应立即组织多学科抢救。

思考题

1. 典型羊水栓塞的临床表现有哪些？
2. 产科临床实践中，如何诊断羊水栓塞？

（刘兴会）

第三节 子 宫 破 裂

子宫破裂（rupture of uterus）是指妊娠期或分娩期发生的子宫体部或子宫下段破裂，属于直接危及母胎生命的严重产科并发症。子宫破裂的发生率随剖宫产率增加有上升趋势。

【病因】

1. 瘢痕子宫　是近年来导致子宫破裂的最常见原因。如剖宫产史、子宫肌瘤切除术史、宫角手术等，此次妊娠因宫腔内压力增高使子宫瘢痕破裂。

2. 梗阻性难产、胎先露部下降受阻　如骨盆狭窄、头盆不称、胎位异常、胎儿异常（如脑积水、联体儿、巨大胎儿）、子宫畸形、软产道阻塞等，强烈宫缩使子宫下段伸展变薄导致子宫破裂。

3. 子宫收缩剂使用不当　使用前列腺素类制剂不规范，未正确掌握缩宫素催引产的适应证或剂量，或子宫对缩宫素过于敏感，均可引起子宫收缩过强，在胎先露下降受阻时，可能引发子宫破裂。

4. 创伤　多发生于困难的阴道助产手术或操作不规范（如宫口未开全行产钳术等），内倒转术、毁胎术或胎盘植入强行剥离可造成子宫破裂，第二产程不恰当的腹部加压亦可造成子宫破裂。

5. 其他　子宫发育异常，多次宫腔操作后子宫局部肌层菲薄，胎盘植入等。

【临床分类】

1. 先兆子宫破裂　子宫强制性或痉挛性过强收缩，下段肌肉变薄拉长，即将发生破裂。

2. 不完全性子宫破裂　子宫肌层部分或全层破裂，但浆膜层完整，宫腔未与腹腔相通，胎儿及其附属物仍在宫腔之内。

3. 完全性子宫破裂　指子宫壁全层破裂，宫腔与腹腔相通。

【临床表现】

子宫破裂多数发生于分娩期，少数发生于妊娠中期和晚期，经产妇发生率高于初产妇，破裂可发生于子宫体部或子宫下段。一般分为先兆子宫破裂和子宫破裂两个阶段。有时先兆子宫破裂阶段很短，临床表现不明显，一经发现就是子宫破裂的表现。胎儿窘迫是子宫破裂常见的临床表现，大多数子宫破裂有胎心率异常。

1. 先兆子宫破裂　常见于产程长、出现梗阻性难产的产妇。产妇自觉下腹疼痛剧烈，烦躁不安，呼吸、心率增快，要求尽快结束分娩，子宫收缩呈强直性或痉挛性。胎先露部下降受阻时，强有力的宫缩使子宫下段逐渐变薄拉长，而宫体增厚变短，两者间形成明显环状凹陷，称为病理性缩复环（pathologic retraction ring）（图 3-12-5）。随产程进展，此凹陷会逐渐上升至平脐甚至脐上。宫缩过强或过频使胎儿血供受阻，出现胎心率加快或减速，发生胎儿窘迫等。膀胱受压或损伤出现排尿困难，伴或不伴有血尿。

2. **子宫破裂** ①完全性子宫破裂:患者突感腹部撕裂样剧痛,破裂后宫缩停止,产妇感觉腹痛骤减。但随着宫腔内容物进入腹腔,腹痛又呈持续性。患者迅速进入休克状态,查体有全腹压痛及反跳痛,在腹壁下扪及胎体胎肢,胎心消失,阴道可能有鲜血流出,量可多可少。下降中的胎先露部消失(胎儿进入腹腔内),扩张的宫口可回缩。子宫前壁破裂时裂口可向前延伸导致膀胱破裂。穿透性胎盘植入发生子宫破

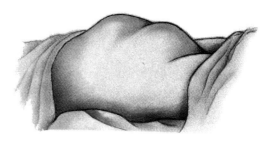

图 3-12-5 先兆子宫破裂时的病理性缩复环

裂时,可表现为持续性腹痛,并伴有失血性休克的表现、胎儿窘迫甚至胎死宫内。②不完全性子宫破裂:腹部检查在子宫不全破裂处可有明显压痛。若破口累及子宫两侧血管,可能形成阔韧带内血肿,此时在宫体一侧可扪及逐渐增大且有压痛的包块,多有胎心异常。子宫切口瘢痕部位有压痛者,应警惕不完全性子宫破裂。

【诊断】

典型的子宫破裂,根据病史、症状、体征,诊断并不困难。但不典型子宫破裂,如子宫切口瘢痕破裂或发生于子宫后壁的破裂,或无明显症状的不完全性子宫破裂,容易被忽略。少数瘢痕子宫病例在妊娠中晚期没有宫缩或诱因的情况也可发生自发性子宫破裂。B 型超声检查可协助诊断子宫肌层的连续性及胎儿与子宫的关系。

【鉴别诊断】

1. **胎盘早剥** 常伴有胎盘早剥的高危因素,如妊娠期高血压或外伤史,胎盘早剥患者子宫张力高,胎位不清,阴道出血与贫血程度不成正比,血性羊水,B 型超声检查可能发现胎盘增厚或胎盘后血肿,且胎儿在子宫内。

2. **梗阻性分娩伴腹腔或宫腔感染** 阴道检查时由于胎先露部仍高,子宫下段菲薄,双合诊时双手指相触犹如只隔腹壁,可能误诊为子宫破裂,但胎儿未进入腹腔。同时合并感染常有临床感染的证据,如体温升高,血常规检查白细胞及中性粒细胞计数升高等。超声提示胎儿位于宫腔内,子宫无缩小。

【处理】

1. **先兆子宫破裂** 应立即抑制宫缩,给予全身麻醉,建立液体通道并备血,同时应尽快行剖宫产术争取活婴,即使胎儿死亡也不宜经阴道分娩。

2. **子宫破裂** 抢救休克的同时,尽快剖腹探查,迅速止血,以抢救产妇生命。①子宫破裂时间短、裂口边缘整齐、无明显感染者,可缝合裂口修补子宫。②子宫裂口大、不规则且有感染者,可考虑行子宫次全切除术;裂口延伸超过宫颈口者,可考虑行子宫全切术。③手术探查时,除检查子宫外,还应仔细检查膀胱、输尿管、宫颈及阴道,如有损伤应及时处理。④围手术期足量足疗程使用广谱抗生素预防、控制感染。失血性休克的治疗同产后出血。

【预防】

做好围产期保健,掌握瘢痕子宫阴道试产的指征,严格掌握缩宫素引产指征及前列腺素制剂使用的适应证及禁忌证。掌握助产术的指征及操作技巧,避免损伤较大的阴道助产及操作,如中高位产钳;人工剥离胎盘困难时切勿强行手取。

小结

子宫破裂常发生于分娩期,常见原因是瘢痕子宫和胎先露下降受阻。主要临床表现为病理性缩复环、腹痛及胎心率异常。确诊子宫破裂后,抗休克同时应立即手术,手术方式根据术中情况决定。

思考题·

1. 子宫破裂的病因有哪些?
2. 如何有效预防子宫破裂的发生?

（刘兴会）

第十三章

产　褥　期

从胎盘娩出至产妇全身各器官除乳腺外恢复至正常未孕状态所需的一段时期,称产褥期（puerperium）,通常为6周。产褥期为女性一生生理及心理发生急剧变化的时期之一,多数产妇恢复良好,少数可能发生产褥期疾病。

第一节　正常产褥

一、产褥期的母体变化

（一）生殖系统的变化

1. **宫体**　产褥期变化最大的是生殖系统,其中又以子宫的变化为最大。子宫在胎盘娩出后由于雌激素水平急剧下降,逐渐恢复至未孕状态的过程称为子宫复旧（involution of uterus）,主要表现为子宫体肌纤维缩复和子宫内膜再生。在分娩结束时,子宫重约1 000g,宫底平脐水平,相当于妊娠20周子宫。产后1周时子宫重约500g,降至耻骨联合上缘,相当于约妊娠12周大小。产后10d子宫降至骨盆腔内,腹部检查时不能扪及。产后2周时子宫降至300g。至产后6周,子宫恢复至妊娠前大小,重约50g。子宫复旧主要因产后各种性激素撤退,激活局部胶原酶和蛋白分解酶,分解肌细胞肌浆蛋白质,使子宫肌纤维细胞缩小,从而导致子宫逐渐缩小,而子宫体肌细胞数目无明显变化。此外,分娩结束后,子宫收缩并未结束,也加速了子宫复旧的过程。产后子宫收缩可引起产后痛,常在产后2~3d最为明显,以经产妇为多见。

随胎盘娩出,子宫胎盘附着面立即缩小到原来的一半。胎盘附着面缩小致开放的子宫螺旋动脉和静脉窦狭窄、闭合及血栓形成,出血逐渐减少直至停止,同时也引起子宫蜕膜坏死和脱落,逐渐自阴道排出,形成恶露的一部分。

胎盘、胎膜从蜕膜海绵层分离娩出后,遗留的蜕膜分为2层,表层发生变性、坏死、脱落,形成恶露的一部分自阴道排出;接近肌层的子宫内膜基底层逐渐再生新的功能层,内膜缓慢修复,约于产后第3周,除胎盘附着部位外,宫腔表面均由新生内膜覆盖,胎盘附着部位全部修复需至产后6周。在此期间若胎盘附着面复旧不全出现血栓脱落或感染,可引起晚期产后出血。

2. **子宫下段及宫颈**　产后子宫下段肌纤维缩复,逐渐恢复为非孕时的子宫峡部。胎盘娩出后,宫颈松软,外口呈环状如袖口。产后2~3d,宫口仍能容纳2指,产后1周宫口关闭,宫颈管复原,逐渐重新形成宫颈外形和宫颈管。至产后4周宫颈恢复至妊娠前形态,但宫颈外口因分娩时轻度裂伤,由产前圆形（未产型）变为“一”字形（已产型）。宫颈上皮完全修复和上皮化需至产后6~12周。

3. **阴道、外阴及盆底组织**　阴道因分娩时受胎先露部压迫,产后几日内可出现水肿,阴道壁松软、平坦、弹性较差。此后阴道壁水肿逐渐消失,阴道腔逐渐缩小,于产后 3 周阴道黏膜皱襞重新出现,但直至产褥期结束阴道尚不能完全恢复至妊娠前的紧张度,阴道黏膜上皮恢复到正常孕前状态需等到恢复排卵。分娩后会阴部轻度水肿,于产后 2~3d 自行消退。会阴破裂和会阴切口缝合后于 3~5d 愈合。阴道分娩造成处女膜撕裂,产后仅留处女膜痕。分娩造成盆底肌肉及筋膜过度扩张和部分肌纤维断裂,在产褥期也将逐渐恢复,但分娩次数过多、间隔时间过短,加之产褥期过早参加重体力劳动,盆底组织松弛较难完全恢复到妊娠前状态,这是导致子宫脱垂、阴道壁膨出的重要原因。

（二）乳房的变化

产后乳房的主要变化是泌乳。妊娠后,雌、孕激素促进乳腺增大发育,使其具备泌乳能力,但又对抗垂体催乳激素,抑制泌乳。分娩后雌、孕激素水平迅速下降,在催乳激素作用下,乳腺开始泌乳。尽管垂体催乳激素是泌乳的基础,但乳汁分泌在很大程度上依赖于哺乳时的吸吮刺激。婴儿吸吮时对乳头的刺激传至下丘脑,可通过抑制下丘脑多巴胺及其他催乳激素抑制因子,使垂体催乳激素呈脉冲式释放,促进乳汁分泌。吸吮动作还能反射性引起神经垂体释放缩宫素,致使乳腺腺泡周围的肌细胞收缩,产生射乳,当然也能引起子宫平滑肌收缩,促进子宫复旧。影响泌乳的其他因素还包括母亲营养、睡眠、情绪及健康状况等。

产后 5d 内分泌的乳汁称为初乳,含有较多 β- 胡萝卜素和蛋白质,呈淡黄色、质稠。由于初乳中含大量抗体,尤其是分泌型 IgA,有助于新生儿抵抗疾病侵袭。其后 4 周内逐步转变为成熟乳,蛋白质含量逐渐减少,乳糖和脂肪含量逐渐增多。初乳和成熟乳中均含有丰富的营养物质和免疫抗体,是婴儿最理想的天然食品。近年来我国大力提倡母乳喂养,对母儿均有益处。

（三）全身变化

1. 血液及循环系统的变化　产褥早期仍处于高凝状态,对子宫创面恢复、预防产后出血有利。纤维蛋白原、凝血酶和凝血酶原于产后 2~4 周降至正常。红细胞计数和血红蛋白量一般在产后 1 周左右回升。白细胞总数在产褥早期仍然较高,一般于产后 1~2 周恢复正常。血小板数也逐渐增多。

在产后最初 3d 内,由于胎儿和胎盘排出,胎盘循环终止,子宫复旧造成大量血液从子宫进入母体血液循环以及妊娠期潴留在组织中的液体也进入母体等原因,血容量反而较妊娠期增加 15%~25%,使产妇心脏负担加重,应注意预防心力衰竭发生。此后,血容量逐渐下降,至产后 2~3 周恢复到妊娠前水平。

2. 内分泌系统的变化　产后血雌、孕激素水平急剧下降,于产后 1 周恢复到妊娠前水平。胎盘催乳素一般在产后 6h 内消失,血中不再能测到,血清 hCG 在产后 2 周内不能测到,其他胎盘激素也大多在产后几日内消失。垂体催乳激素的变化受哺乳影响,哺乳产妇水平较高,并可抑制垂体促性腺激素升高。月经复潮及排卵时间与是否哺乳及哺乳时间长短有关。不哺乳产妇常在产后 6~10 周月经复潮,产后 10 周恢复排卵。哺乳产妇一般没有月经来潮,但可恢复排卵,故仍应注意避孕。

3. 泌尿系统的变化　妊娠期潴留在体内的大量液体,在产褥早期通过肾脏排泄,所以在产后 2~5d 内表现为多尿。分娩时膀胱受压造成的黏膜水肿、充血及肌纤维过度伸展,可引起产后尿潴留和残余尿,尤其在产后最初 24h。产褥期易发生泌尿道感染。

4. 消化系统及腹壁的变化　产褥早期胃肠功能较差,食欲欠佳,容易发生消化不良和便秘,胃肠功能于产后 1~2 周恢复正常。初产妇腹壁紫红色妊娠纹在产后逐渐变成银白色妊娠纹。产后腹壁明显松弛,其紧张度恢复需 6~8 周。

二、产褥期的临床表现

1. 生命体征　正常产妇产后生命体征平稳。产后体温大多在正常范围内,但因产程延长致过度疲劳,可于产后 24h 内体温略有升高,一般不超过 38℃。产后 3~4d 也可因乳房充血、淋巴管极度充盈致乳汁不能排出而发热,体温可达 38.5℃,称为泌乳热,一般持续 4~16h 体温即可下降,不属于病态。

产后脉搏略缓慢,为 60~70 次 /min,于产后 1 周恢复正常。产后血压平稳,变化不大,若血压下降,需警惕产后出血,对于有妊娠期高血压疾病的患者,产后仍应监测血压,以预防产后子痫发生。产后呼吸深慢,以胸腹式呼吸为主。

2. **子宫复旧与宫缩痛**　胎盘娩出后子宫收缩,质地较硬,宫底在脐下一指。产后第 1 日宫底略有上升至平脐,以后每日下降 1~2cm,至产后 10d 降至骨盆腔内,以致在腹壁不能扪及宫底。产褥早期可因子宫收缩引起腹痛,称为产后宫缩痛,表现为下腹部阵发性剧烈疼痛,疼痛时伴子宫强直性收缩,常于产后 1~2d 出现,持续 2~3d 自然消失,一般不需特殊用药。宫缩痛多见于经产妇。哺乳时吸吮乳头引起反射性缩宫素分泌增多可使疼痛加重。

3. **褥汗**　妊娠期潴留的水分在产褥早期通过皮肤大量排泄,以睡眠时明显,产妇醒来满头大汗,习称"褥汗",不属病态,于产后 1 周自行好转。

4. **恶露**　产后随子宫蜕膜脱落,含有血液、坏死蜕膜等组织经阴道排出,称为恶露(lochia)。根据颜色及内容物,恶露可分为①血性恶露(lochia rubra):色鲜红,量多,含有大量血液和少量胎膜及坏死蜕膜组织;②浆液恶露(lochia serosa):色淡红,含有少量血液和较多的坏死蜕膜组织、宫颈黏液及微生物;③白色恶露(lochia alba):白色,较黏稠,含有大量白细胞、坏死蜕膜组织、表皮细胞及微生物。

正常恶露有血腥味,但无臭味,一般持续 4~6 周,总量可达 500ml,但有个体差异。血性恶露持续 3~4d,浆液恶露持续约 10d,白色恶露持续约 3 周。若有胎盘、胎膜残留或合并感染,恶露量可增多,持续时间可延长并伴臭味。

三、产褥期保健

产褥期母体各系统变化较大,虽然属于生理范畴,但若处理不当,就可能转化为病理状况。

1. **产后 2h 内的处理**　产后 2h 内极易发生各种并发症,如产后出血、心力衰竭、产后子痫、羊水栓塞等,因此必须在产房内密切观察。按规定在产妇臀下放置弯盘或其他器皿收集阴道流血,并注意子宫收缩、子宫底高度、膀胱充盈情况等。如发现子宫收缩乏力,应及时按摩子宫或应用子宫收缩剂。定时测量心率、血压、呼吸,注意生命体征变化。若产妇自述肛门坠胀感,多提示阴道后壁血肿,应及时做肛查确诊并予处理。若产后 2h 无异常发现,可将产妇送回病室。

2. **观察子宫复旧及恶露**　产后 1 周内应每日测量子宫底高度和观察恶露情况,测量宫底前应排空膀胱,并在按摩子宫后再测量宫底至耻骨联合上缘的距离。观察恶露应注意量、颜色及气味。若发现子宫复旧不良,恶露量增多或持续时间延长,应及早应用子宫收缩剂。若恶露有臭味合并子宫压痛,提示感染可能,应查血常规和 C 反应蛋白、宫腔分泌物培养,并应给予抗生素控制感染。

3. **饮食与营养**　产后 1h 可开始进流食或半流食,以后改为普通饮食。食物以流食和半流食为主,少量多餐。清淡可口,富有营养。以高蛋白、高热量的饮食为宜,并注意补充维生素和铁剂,推荐补充铁剂 3 个月。

4. **排尿与排便**　产后 4h 内应鼓励产妇尽早自解小便。若排尿困难,除鼓励产妇坐起排尿,解除因排尿引起疼痛的顾虑外,可选用以下方法:①用热水熏洗外阴,用温开水冲洗尿道外口周围诱导排尿。热敷下腹部,按摩膀胱,刺激膀胱肌收缩。②针刺关元、气海、三阴交、阴陵泉等穴位。③肌内注射甲硫酸新斯的明 1mg 兴奋膀胱逼尿肌促其排尿。如以上几种方法均无效,应予导尿,必要时可留置导尿管 1~2d。由于产后容易发生便秘,所以应多吃蔬菜和水果,并及早下床活动。若发生便秘,可用缓泻剂、开塞露,必要时可用肥皂水灌肠。

5. **会阴处理**　每日应检查外阴,观察伤口愈合情况,并用 0.5% 碘伏冲洗外阴,每日 2~3 次。会阴伤口于产后 3~5d 拆线。若有伤口感染,应提前拆线,充分引流或清创处理,并定时换药。

6. **乳房护理**　世界卫生组织提倡母乳喂养、母婴同室、早接触、早吸吮。第一次哺乳可在产后半小时内开始。此时乳房内乳汁虽少,但可通过吸吮乳头刺激泌乳。推荐按需哺乳。开始哺乳时间只需 3~5min，以后延长到 15~20min。每次哺乳前母亲应洗双手，并用温水清洗乳头和乳房。哺乳时，母亲和婴儿均应选择最舒适的位置，用一手臂环抱婴儿后，将乳头和大部分乳晕含入婴儿口中，用另一手扶托并挤压乳房，应注意乳房是否堵住婴儿鼻孔。每次哺乳以吸空一侧乳房后再吸另一侧为宜。哺乳后，应将婴儿竖抱轻拍背部 1~2min。哺乳期一般以 10~12 个月为宜。

哺乳期若发生乳胀，应采取措施促进乳汁畅通。对因病不能哺乳者，应尽早退奶。退奶最简单的方法是停止哺乳，不排空乳房，少进汤汁。其他退奶方法有：①生麦芽 60~90g，煎服，每日 1 剂，连服 3~5d；②针刺穴位；③芒硝 250g，分装于两只布袋内，外敷于两侧乳房并包扎，湿硬时更换；④维生素 B_6 200mg 口服，每日 3 次，共 3~5d。

7. 产褥期保健　产褥期保健的目的是防止产后出血、感染等并发症产生，促进产后生理功能恢复。

（1）饮食起居：合理饮食，保持身体清洁，居室清洁通风，注意休息。

（2）适当活动及做产后健身操：产后尽早适当活动，经阴道自然分娩的产妇，产后 6~12h 内即可起床活动，按时做产后健身操。做产后健身操有利于体力恢复、排尿及排便，避免或减少静脉栓塞的发生，且能使骨盆底及腹肌张力恢复。产后健身操的运动量应循序渐进。

（3）计划生育指导：若已恢复性生活，应采取避孕措施，原则是不影响乳汁质量及婴儿健康。阴茎套是哺乳期选用的最佳避孕方式，也可选用单孕激素制剂长效避孕针或皮下埋植剂，使用方便，不影响乳汁质量。亦可放置宫内节育器，操作要轻柔，防止子宫损伤。产褥期不哺乳者可选用雌、孕激素复合避孕药、避孕针或安全期避孕。

（4）产后检查：包括产后访视和产后健康检查两部分。产妇出院后，由社区医疗保健人员在产妇出院后 3d 内、产后 14d 和产后 28d 分别做 3 次产后访视，了解产妇及新生儿健康状况。内容包括：①了解产妇饮食、睡眠及心理状况；②检查两乳房，了解哺乳情况；③观察子宫复旧及恶露；④观察会阴切口、剖宫产腹部切口等，若发现异常应给予及时指导。产妇应于产后 6 周去医院常规随诊，包括全身检查及妇科检查。前者主要测血压、脉搏，查血、尿常规，了解哺乳情况，若有内科合并症或产科合并症应做相应检查；后者主要观察盆腔内生殖器是否已恢复至非孕状态；同时应带婴儿来医院做一次全面检查。

小结

产褥期机体各系统均发生变化，恢复或接近孕前状态。子宫复旧是生殖系统在产褥期最主要的变化；产后 1 周，最主要是产后 3d，血容量增加使心脏负担增加，这也是预防相关并发症发生的主要时期。

思考题

1. 试述子宫复旧的定义。
2. 试述产褥期循环系统的变化。
3. 试述恶露的定义和变化。

（张　华）

第二节　母乳喂养

乳汁由乳腺细胞产生。孕中期,乳腺上皮细胞增生速度加快,分化成有分泌能力的泌乳细胞,开始分泌初乳。此阶段,形成腺泡的乳腺上皮细胞间存在间隙,母亲血液中的成分,尤其是免疫大分子和细胞可以进入腺泡内,因此初乳富含大量免疫物质。孕期母体内高孕激素水平使得乳汁不会大量产生。分娩后孕激素急剧下降,催乳素水平上升,促使乳腺开始大量产生乳汁。与泌乳相关的两种主要激素是催乳素和缩宫素,前者作用于乳腺腺泡的分泌细胞促使乳汁分泌;而后者作用于乳腺腺泡的肌上皮细胞,促使其收缩,乳汁分泌到乳管内。

人类乳汁是婴儿最完美的营养来源。正常哺乳情况下,乳汁成分在不同时期为适应婴儿各阶段生长发育的需求,在一个相对较窄的范围内略有变动。母乳喂养是母婴之间相互影响的一个过程,婴儿状态在确定乳汁成分上也发挥着重要作用,例如母乳中的蛋白质会根据婴儿生长模式以及生长需要做出相应的调整,以满足婴幼儿各种需求。从怀孕中后期开始到产后2d所分泌的乳汁叫初乳,富含抗体(sIgA)等。产后2~5d后至产后10d左右的乳汁叫过渡乳,乳汁产量较前大幅增加,蛋白质及免疫球蛋白含量逐渐下降,乳糖及水溶性维生素逐渐增加。产后10d以后的乳汁被称为成熟乳,其成分相对稳定,但也会根据婴儿生长发育而改变。

正常、自然的生产与哺乳是一连串生理过程,也是母乳喂养顺利开始的基础。非必要的医疗干预措施可能影响母亲哺乳、新生儿自主寻乳行为及最初哺乳关系的建立。医护人员应鼓励、支持、协助母亲采用生理性分娩。在有指征必须行剖宫产等医疗干预措施以确保母婴安全时,应尽可能在母婴健康条件允许的情况下缩短母婴分离的时间,保证产后母婴早期接触。

世界卫生组织提倡"婴儿主导的母乳喂养",即鼓励健康婴儿的母亲不限制婴儿的喂养频率与时长;并建议至少纯母乳喂养6个月,并从第6个月开始引入固体食物同时持续母乳喂养直到婴儿2岁甚至更大。特殊情况下,尤其是早产儿无法获得亲母母乳时,推荐使用捐赠母乳。母乳库即是标准化招募、管理、分配捐赠母乳的专业机构。

小结

人类乳汁是婴儿最完美的营养来源。母乳成分会根据婴儿生长模式以及生长需要做出相应的调整,以满足婴幼儿各种需求,分为初乳、过渡乳和成熟乳。正常、自然的生产与哺乳是一连串生理过程,也是母乳喂养顺利开始的基础。世界卫生组织鼓励健康婴儿的母亲不限制婴儿的喂养频率与时长,并建议至少纯母乳喂养6个月,并从第6个月开始引入固体食物同时持续母乳喂养直到婴儿2岁甚至更大。

思考题

1. 分娩后泌乳是哪些激素共同作用的结果?
2. 乳汁分为哪几个阶段?
3. 母乳喂养的时限?

（张　华）

第三节   产 褥 感 染

产褥感染(puerperal infection)是指分娩及产褥期生殖道受病原体侵袭,引起局部或全身感染,其发病率约 6%。产褥病率(puerperal morbidity)指分娩 24h 以后的 10d 内,每日测量体温 4 次,间隔时间 4h,有 2 次体温达到或超过 38℃。产褥病率常由产褥感染引起,但也可由生殖道以外感染如急性乳腺炎、上呼吸道感染、泌尿系统感染、血栓性静脉炎等原因所致。产褥感染与产科出血、妊娠合并心脏病及严重的妊娠期高血压疾病,是导致孕产妇死亡的主要原因。

【病因】

1. **诱因**   正常女性阴道对外界致病因子侵入有一定防御能力。其对入侵病原体的反应与病原体的种类、数量、毒力和机体的免疫力有关。妇女的阴道有自净作用,羊水中含有抗菌物质。妊娠和正常分娩通常不会给产妇增加感染的机会。只有在机体免疫力、细菌毒力、细菌数量三者之间的平衡失调时,才会增加感染的机会,导致感染发生。如产妇体质虚弱、营养不良、孕期贫血、孕期卫生不良、胎膜早破、羊膜腔感染、慢性疾病、产科手术、产程延长、产前产后出血过多、多次宫颈检查等,均可成为产褥感染的诱因。

2. **病原体种类**   正常女性阴道寄生大量微生物,包括需氧菌、厌氧菌、真菌、衣原体和支原体,可分为致病微生物和非致病微生物。有些非致病微生物在一定条件下可以致病,称为条件病原体,但即使致病微生物也需要达到一定数量或机体免疫力下降时才会致病。

(1)需氧菌

1)链球菌:以 β- 溶血性链球菌致病性最强,能产生致热外毒素与溶组织酶,使病变迅速扩散导致严重感染。需氧链球菌可以寄生在妇女阴道中,也可通过医务人员或产妇其他部位感染而进入生殖道。其临床特点为发热早,寒战,体温 >38℃,心率快,腹胀,子宫复旧不良,子宫旁或附件区触痛,甚至并发败血症。

2)杆菌:以大肠埃希菌、克雷伯菌属、变形杆菌属多见。这些菌常寄生于阴道、会阴、尿道口周围,能产生内毒素,是菌血症和感染性休克最常见的病原菌,在不同环境对抗生素敏感性有很大差异。

3)葡萄球菌:主要致病菌是金黄色葡萄球菌和表皮葡萄球菌。前者多为外源性感染,容易引起伤口严重感染,因能产生青霉素酶,易对青霉素耐药。后者存在于阴道菌群中,引起的感染较轻。

(2)厌氧菌

1)革兰氏阳性球菌:消化链球菌和消化球菌存在于正常阴道中。当产道损伤、胎盘残留、局部组织坏死缺氧时,细菌迅速繁殖,若与大肠埃希菌混合感染,放出异常恶臭气味。

2)杆菌属:常见的厌氧性杆菌有脆弱拟杆菌。这类杆菌多与需氧菌和厌氧性球菌混合感染,形成局部脓肿,产生大量脓液,有恶臭味。感染还可引起化脓性血栓性静脉炎,形成感染血栓,脱落后随血液循环到达全身各器官形成脓肿。

3)芽胞梭菌:主要是产气荚膜梭菌,产生外毒素,毒素可溶解蛋白质而能产气及溶血。产气荚膜梭菌引起感染,轻者为子宫内膜炎、腹膜炎、败血症,重者引起溶血、黄疸、血红蛋白尿、急性肾衰竭、循环衰竭、气性坏疽而死亡。

(3)支原体与衣原体:解脲支原体及人型支原体均可在女性生殖道内寄生,引起生殖道感染,其感染多无明显症状,临床表现轻微。

此外,沙眼衣原体、淋病奈瑟菌均可导致产褥感染。

3. **感染途径**

(1)外源性感染:指外界病原体进入产道所致的感染。可通过医务人员消毒不严或被污染衣物、用具、各种手术器械及产妇临产前性生活等途径侵入机体。

(2)内源性感染:寄生于正常孕妇生殖道的病原体,多数并不致病,当抵抗力降低和/或病原体数量、毒力增加等感染诱因出现时,由非致病微生物转化为致病微生物而引起感染。近年研究表明,内源性感染更重要,因孕妇生殖道病原体不仅可导致产褥感染,而且还能通过胎盘、胎膜、羊水间接感染胎儿,导致流产、早产、胎儿生长受限、胎膜早破、死胎等。

【病理及临床表现】

发热、疼痛、异常恶露,为产褥感染三大主要症状。产褥早期发热的最常见原因是脱水,但在2~3d低热后突然出现高热,应考虑感染可能。由于感染部位、程度、扩散范围不同,其临床表现也不同。依感染发生部位,分为会阴、阴道、宫颈、腹部伤口、子宫切口局部感染,还有急性子宫内膜炎、急性盆腔结缔组织炎、腹膜炎、血栓性静脉炎、脓毒血症及败血症等。

1. **急性外阴、阴道、宫颈炎** 分娩时会阴部损伤或手术产导致感染,以葡萄球菌和大肠埃希菌感染为主。会阴裂伤或会阴后-侧切开伤口感染,表现为会阴部疼痛,坐位困难,可有低热。局部伤口红肿、发硬,伤口裂开,压痛明显,脓性分泌物流出,较严重时可出现低热。阴道裂伤及挫伤感染表现为黏膜充血、水肿、溃疡、脓性分泌物增多。感染部位较深时,可引起阴道旁结缔组织炎。宫颈裂伤感染向深部蔓延,可达宫旁组织,引起盆腔结缔组织炎。

2. **子宫感染** 包括急性子宫内膜炎、子宫肌炎。病原体经胎盘剥离面侵入,扩散至子宫蜕膜层称为子宫内膜炎,侵入子宫肌层称为子宫肌炎,两者常伴发。若为子宫内膜炎,子宫内膜充血、坏死,阴道内有大量脓性分泌物且有臭味。若为子宫肌炎,腹痛,恶露增多呈脓性,子宫压痛明显,子宫复旧不良,可伴发高热、寒战、头痛,白细胞计数明显增高等全身感染症状。

3. **急性盆腔结缔组织炎和急性输卵管炎** 病原体沿宫旁淋巴和血行达宫旁组织,出现急性炎症反应而形成炎症包块,同时波及输卵管,形成急性输卵管炎。临床表现为下腹痛伴肛门坠胀,可伴寒战、高热、脉速、头痛等全身症状,体征为下腹明显压痛、反跳痛、肌紧张,宫旁一侧或两侧结缔组织增厚、压痛和/或触及炎症包块,严重者整个盆腔形成"冰冻骨盆"。淋病奈瑟菌沿生殖道黏膜上行感染,达输卵管与盆腹腔,形成脓肿后,高热不退。患者白细胞计数持续增高,中性粒细胞明显增多,核左移。

4. **急性盆腔腹膜炎及弥漫性腹膜炎** 炎症继续发展,扩散至子宫浆膜,形成盆腔腹膜炎。继而发展成弥漫性腹膜炎,全身中毒症状明显,高热、恶心、呕吐、腹胀,检查时下腹部明显压痛、反跳痛。腹膜面分泌大量渗出液,纤维蛋白覆盖引起肠粘连,也可在直肠子宫陷凹形成局限性脓肿。若脓肿波及肠管与膀胱,可出现腹泻、里急后重与排尿困难。急性期治疗不彻底可发展成盆腔炎性疾病后遗症而导致不孕。

5. **血栓性静脉炎** 盆腔内血栓性静脉炎常侵及子宫静脉、卵巢静脉、髂内静脉、髂总静脉及阴道静脉,厌氧菌为常见病原体。病变单侧居多,产后1~2周多见,表现为寒战、高热,症状可持续数周或反复发作。局部检查不易与盆腔结缔组织炎鉴别。下肢血栓性静脉炎,病变多在股静脉、腘静脉及大隐静脉,多继发于盆腔静脉炎,表现为弛张热,下肢持续性疼痛,局部静脉压痛或触及硬索状,使血液回流受阻,引起下肢水肿,皮肤发白,习称"股白肿"。病变轻时无明显阳性体征,彩色多普勒超声检查可协助诊断。

6. **脓毒症及败血症** 感染血栓脱落进入血液循环可引起脓毒血症,随后可并发感染性休克和迁徙性脓肿(肺脓肿、左肾脓肿)。若病原体大量进入血液循环并繁殖形成败血症,表现为持续高热、寒战、全身明显中毒症状,可危及生命(详见【附】产科脓毒症及脓毒性休克章节)。

【诊断】

1. **病史** 详细询问病史及分娩全过程,对产后发热者,首先考虑为产褥感染,再排除可引起产褥病率的其他疾病。

2. 全身及局部检查   仔细检查腹部、盆腔及会阴伤口,确定感染部位和严重程度。

3. 辅助检查   超声、彩色多普勒超声、CT、磁共振成像等检测手段,能够对感染形成的炎症包块、脓肿做出定位及定性诊断。检测血清 C 反应蛋白 >8mg/L,有助于早期诊断感染。

4. 确定病原体   通过宫腔分泌物、脓肿穿刺物、后穹隆穿刺物做细菌培养和药敏试验,必要时需做血培养和厌氧菌培养。病原体抗原和特异抗体检测可以作为快速确定病原体的方法。

【鉴别诊断】

主要与上呼吸道感染、急性乳腺炎、泌尿系感染相鉴别。

【治疗】

1. 支持疗法   加强营养并补充足量维生素,增强全身抵抗力,纠正水、电解质失衡。病情严重或贫血者,多次少量输新鲜血或血浆,以增加抵抗力。取半卧位,利于恶露引流或使炎症局限于盆腔。

2. 切开引流   会阴伤口或腹部切口感染,及时行切开引流术;疑盆腔脓肿可经腹或后穹隆切开引流。

3. 胎盘胎膜残留处理   经有效抗感染的同时,清除宫腔内残留物。患者急性感染伴发高热,应在有效控制感染和体温下降后再彻底刮宫,避免因刮宫引起感染扩散和子宫穿孔。

4. 应用抗生素   未能确定病原体时,应根据临床表现及临床经验,选用广谱高效抗生素。然后依据细菌培养和药敏试验结果,调整抗生素种类和剂量,保持有效血药浓度。当中毒症状严重者,短期加用肾上腺皮质激素,提高机体应激能力。

5. 抗凝治疗   血栓性静脉炎时,应用大量抗生素的同时可加用肝素钠,即 150U/(kg·d) 肝素加入 5% 葡萄糖液 500ml 静脉滴注,每 6 小时一次,体温下降后改为每日 2 次,连用 4~7d;尿激酶 40 万 U 加入 0.9% 氯化钠注射液或 5% 葡萄糖注射液 500ml,静脉滴注 10d。用药期间监测凝血功能。口服双香豆素、阿司匹林等,也可用活血化瘀中药治疗。

6. 手术治疗   子宫严重感染,经积极治疗无效,炎症继续扩展,出现不能控制的出血、败血症或脓毒血症时,应及时行子宫切除术,清除感染源,抢救患者生命。

【预防】

加强孕期卫生宣传,临产前 2 个月避免性生活及盆浴,加强营养,增强体质。及时治疗外阴阴道炎及宫颈炎症等慢性疾病和并发症。避免胎膜早破、滞产、产道损伤与产后出血。消毒产妇用物,接产应严格无菌操作,正确掌握手术指征,保持外阴清洁。必要时给予广谱抗生素预防感染。

[附]产科脓毒症及脓毒性休克

传统观点认为感染和机体全身炎症反应是同一概念,因此出现菌血症、脓毒症、败血症等概念。后来研究证实,脓毒症可不依赖细菌和毒素的持续作用而发生发展,然而细菌和毒素可以触发脓毒症,并且脓毒症的发生与宿主反应关系密切。脓毒症是指因感染引起的宿主反应失调导致的危及生命的器官功能障碍。脓毒性休克定义为脓毒症合并严重的循环、细胞和代谢紊乱,其死亡风险较单纯脓毒症更高。孕产妇抵抗力明显降低,盆腔充血明显,一旦盆腔感染暴发极易快速累及全身。

脓毒症患者存在免疫细胞缺失,随感染加重,部分免疫效应细胞缺失更明显。除炎症反应之外,常见凝血功能紊乱,由于机体在炎症反应时往往释放多种细胞因子,诱导促凝血,甚至可引起弥散性血管内凝血。脓毒症患者最终多发生多器官功能障碍,其机制已被部分阐明,其中受损组织的氧合起关键作用,包括低血压,红细胞变形性降低,微血管血栓形成,均在脓毒性休克时降低了氧的运输。

【诊断】

1. 诊断标准   对于感染或疑似感染的患者,当序贯(脓毒症相关)器官衰竭[sequential(sepsisrelated) organ failure assessment, SOFA]评分较基线上升 ≥ 2 分可诊断为脓毒症, 见表 3-13-1。由于 SOFA 评分比较复杂, 临床上也可以使用床旁快速 SOFA (quick SOFA, qSOFA) 标准识别重症患者, 见表 3-13-2, 如果符合 qSOFA 标准中的至少 2 项时, 应进一步评估患者是否存在脏器功能障碍。脓毒性休克为在脓毒症的基础上, 出现持续性低血压, 在充分液体复苏后仍需血管活性药来维持平均动脉压 (mean arterial pressure, MAP) ≥ 65mmHg 和血乳酸浓度 >2mmol/L。

表 3-13-1　产科 SOFA 评分

系统参数	分数		
	0	1	2
呼吸			
PaO_2/FiO_2	≥ 400	300~<400	<300
血液			
血小板 ($\times 10^9 \cdot L^{-1}$)	>150	100~150	<100
肝脏			
胆红素 /($\mu mol \cdot L^{-1}$)	<20	20~32	>32
心脏			
MAP/mmHg	MAP ≥ 70	MAP<70	需使用血管升压药
中枢神经系统	清醒状态	对声音有反应	对疼痛有反应
肾脏			
肌酐 /($\mu mol \cdot L^{-1}$)	≤ 90	90~120	>120

注: FiO_2, 吸入氧浓度 (十进制表示); MAP, 平均动脉压; PaO_2, 动脉血氧分压 (mmHg); SOFA, 序贯 (脓毒症相关) 器官衰竭评分。

表 3-13-2　产科改良版 qSOFA 评分

参数	分数	
	0	1
收缩压 /mmHg	≥ 90	<90
呼吸频率 /(次·min^{-1})	<25	≥ 25
意识状态	正常	不正常

注: qSOFA, 快速序贯 (脓毒症相关) 器官衰竭评分。

2. 辅助检查　①病原微生物培养: 标本包括血液、脑脊液、尿液、伤口、呼吸道分泌物及其他体液。血培养最好在使用抗生素治疗前, 但不能因为血培养而推迟抗生素使用。②血常规、肝功能、肾功能、动脉血气、乳酸、凝血功能、肺部 X 线检查、产科超声和胎儿监护等。

【治疗】

1. 液体复苏　液体复苏应尽早开始; 脓毒性休克应在 3h 内输注至少 30ml/kg 的晶体溶液进行初始复苏; 完成初始复苏后, 评估血流动力学状态以指导下一步的液体使用。

2. 抗感染治疗　应尽快给予广谱抗生素治疗或联合治疗。针对产科特殊情况, 应采用针对厌氧菌的抗菌药物。对可能有特定感染源的脓毒症患者, 应明确其感染源, 并尽快采取针对性治疗手段,例如孕产妇的最大感染病灶可能是子宫,必要时需要行子宫切除术。

3. 血管活性药物   去甲肾上腺素作为首选血管加压药;对于快速型心律失常风险低或心动过缓的患者,可将多巴胺作为替代药物。

4. 糖皮质激素   对于脓毒性休克患者,在经过充分液体复苏及血管活性药物治疗后,血流动力学仍不稳定,建议静脉使用氢化可的松,剂量为 200mg/d。

5. 肾脏替代治疗   脓毒症合并急性肾损伤的患者,可行肾脏替代治疗。对于血流动力学不稳定的脓毒症患者,建议使用连续性肾脏替代治疗。当仅有肌酐升高或少尿而无其他透析指征时,不建议进行肾脏替代治疗。

6. 机械通气   对脓毒症导致的中到重度急性呼吸窘迫综合征(acute respiratory distress syndrome,ARDS)患者,应使用较高的呼气末正压通气。

7. 血糖管理   对于重症脓毒症患者,应严密监测血糖,连续 2 次测定血糖 >10mmol/L 时采用胰岛素治疗。

8. 应激性溃疡   如果孕产妇存在消化道出血的危险因素,应预防应激性溃疡。

【终止妊娠】

分娩时机和分娩方式应考虑的因素包括:①是否为子宫感染诱发的脓毒症;②母体脓毒症初始复苏治疗的效果;③孕周和胎儿情况。

如果明确是子宫感染诱发的脓毒症,不管孕周如何,应及时终止妊娠。脓毒症感染源来自子宫以外的部位,且孕周较小,可考虑积极治疗母体脓毒症,严密监测母儿状况,适当延长孕周。如果胎儿已足月,则应考虑及时终止妊娠。

小结

1. 产褥感染指分娩期及产褥期生殖道受病原体侵袭引起局部或全身的感染,发病率为 6%。而产褥病率是指分娩 24h 后的 10d 内,每日间隔 4h 量体温 4 次,2 次体温 ≥ 38℃。

2. β- 溶血性链球菌是最常见病原菌。

3. 主要临床表现为发热、疼痛、异常恶露。

4. 首选广谱抗生素,再依据病原菌培养和药敏试验结果调整抗生素种类及用法。

5. 脓毒症可不依赖细菌和毒素的持续作用而发生发展,然而细菌和毒素可以触发脓毒症,并且脓毒症的发生与宿主反应关系密切。

思考题

1. 产褥感染的定义。

2. 脓毒症和脓毒性休克的定义。

(张 华)

第四节　晚期产后出血

分娩 24h 后,在产褥期内发生的子宫大量出血,称为晚期产后出血(late puerperal hemorrhage)。以产后 1~2 周发病最常见,亦有迟至产后 2 个月余发病者。阴道流血少量或中等量,持续或间断,亦可表现为急骤大量流血,同时有血凝块排出。产妇多伴有寒战、低热,且常因失血过多导致贫血或失血性休克。

【病因与临床表现】

1. 胎盘、胎膜残留　为阴道分娩最常见的原因,多发生于产后 10d 左右,黏附在宫腔内的残留胎盘组织发生变性、坏死、机化,形成胎盘息肉,当坏死组织脱落时,暴露基底部血管,引起大量出血。临床表现为血性恶露持续时间延长,以后反复出血或突然大量流血。检查发现子宫复旧不全,宫口松弛,有时可见有残留组织。

2. 蜕膜残留　蜕膜多在产后 1 周内脱落,并随恶露排出。若蜕膜剥离不全长时间残留,影响子宫复旧,继发子宫内膜炎症,引起晚期产后出血。临床表现与胎盘残留不易鉴别,宫腔刮出物病理检查可见坏死蜕膜,混以纤维素、玻璃样变的蜕膜细胞和红细胞,但不见绒毛。

3. 子宫胎盘附着面复旧不全　胎盘娩出后其附着面即刻缩小,附着部位血管即有血栓形成,继而血栓机化,出现玻璃样变,血管上皮增厚,管腔变窄、堵塞。胎盘附着部边缘有内膜向内生长,底蜕膜深层残留腺体和内膜重新生长,子宫内膜修复,此过程需 6~8 周。若胎盘附着面复旧不全可引起血栓脱落,血窦重新开放,导致子宫出血。多发生在产后 2 周左右,表现为突然大量阴道流血,检查发现子宫大而软,宫口松弛,阴道及宫口有血块堵塞。

4. 感染　以子宫内膜炎症多见。感染引起胎盘附着面复旧不良和子宫收缩欠佳,血窦关闭不全导致子宫出血。

5. 剖宫产术后子宫切口愈合不良　引起切口愈合不良造成出血的原因主要有:

(1)子宫下段横切口两端切断子宫动脉向下斜行分支,造成局部供血不足。术中止血不良,形成局部血肿或局部感染组织坏死,致使切口不愈合。多次剖宫产切口处菲薄,瘢痕组织多造成局部供血不佳,影响切口愈合。因胎头位置过低,取胎头时造成切口向下延伸撕裂,出现伤口对合不好而影响愈合。

(2)横切口选择过低或过高,①横切口过低:宫颈侧以结缔组织为主,血供较差,组织愈合能力差,且靠近阴道,增加感染机会;②横切口过高:切口上缘宫体肌组织与切口下缘子宫下段肌组织厚薄相差大,缝合时不易对齐,愈合不良。

(3)缝合技术不当:组织对位不佳;手术操作粗暴;出血血管缝扎不紧;切口两侧角部未将回缩血管缝扎形成血肿;缝扎组织过多过密,切口血液循环供应不良等,切口均可发生愈合不良。

(4)切口感染:因子宫下段横切口与阴道靠近,术前有胎膜早破、产程延长、多次阴道检查、前置胎盘、术中出血多或贫血,易发生切口感染。

上述因素均可因肠线溶解脱落,血窦重新开放,出现大量阴道流血,甚至引起休克。

6. 其他　产后子宫滋养细胞疾病、子宫黏膜下肌瘤等,均可引起晚期产后出血。

【诊断】

1. 病史　若为阴道分娩,应注意产程进展及产后恶露变化,有无反复或突然阴道流血病史;若为剖宫产,应了解手术指征、术式及术后恢复情况。

2. 症状和体征

(1)阴道流血:胎盘胎膜残留、蜕膜残留引起的阴道流血多在产后 10d 内发生。胎盘附着部位复旧不良常发生在产后2周左右,可以反复多次阴道流血,也可突然大量阴道流血。剖宫产子宫切口裂开或愈合不良所致的阴道流血,多在术后2~3周发生,常常是子宫突然大量出血,可导致失血性休克。

(2)腹痛和发热:常合并感染,伴发恶露增加,恶臭。

(3)全身症状:继发性贫血,严重者因失血性休克而危及生命。

(4)体征:子宫复旧不佳可扪及子宫增大、变软,宫口松弛,有时可触及残留组织和血块,伴有感染者子宫明显压痛。

3. 辅助检查

(1)血常规:了解贫血和感染情况。

(2)超声检查:了解子宫大小、宫腔有无残留物及子宫切口愈合情况。

(3)病原体和药敏试验:宫腔分泌物培养、发热时行血培养,选择有效广谱抗生素。

(4)血 hCG 测定:有助于排除胎盘残留及绒毛膜癌。

(5)病理检查:宫腔刮出物或切除子宫标本,应送病理检查。

【治疗】

1. 少量或中等量阴道流血,应给予广谱抗生素、子宫收缩剂及支持疗法。

2. 疑有胎盘、胎膜、蜕膜残留或胎盘附着部位复旧不全者,静脉输液、备血及准备手术的条件下刮宫,操作应轻柔,以防子宫穿孔。刮出物应送病理检查,以明确诊断。术后继续给予抗生素及子宫收缩剂。

3. 疑剖宫产子宫切口裂开者,仅少量阴道流血也应住院,给予广谱抗生素及支持疗法,密切观察病情变化;若多量阴道流血,可行剖腹探查。若切口周围组织坏死范围小、炎症反应轻微,可行清创缝合及髂内动脉、子宫动脉结扎止血或行髂内动脉栓塞术。若组织坏死范围大,酌情做低位子宫次全切除术或子宫全切术。

4. 肿瘤引起的阴道流血,应按肿瘤性质、部位做相应处理。

【预防】

1. 产后应仔细检查胎盘、胎膜,注意是否完整,若有残缺应及时取出。在不能排除胎盘残留时应行宫腔探查。

2. 剖宫产时合理选择切口位置,避免子宫下段横切口两侧角部撕裂并合理缝合。

3. 严格无菌操作,术后应用抗生素预防感染。

小结

1. 晚期产后出血是指分娩24h后到产褥期内发生的阴道大量出血,以产后1~2周发病最为常见。

2. 胎盘、胎膜残留为阴道分娩最常见病因;子宫切口愈合不良为剖宫产最常见病因。

3. 主要临床表现为产褥期阴道流血,伴或不伴感染。

4. 临床处理包括促宫缩、抗感染,出血多时需手术治疗。

5. 做好预防工作可减少晚期产后出血的发生。

思考题

1. 晚期产后出血的定义。

2. 晚期产后出血的病因有哪些?

3. 如何鉴别子宫切口裂开与剖宫产后的滋养细胞疾病?

(张 华)

第五节 产褥期抑郁症

产褥期抑郁症(postpartum depression,PPD)是指产妇在分娩后出现抑郁症状,是产褥期精神综合征中最常见的一种类型。患者既往无精神障碍史,主要表现为一系列的生理及心理上的变化,与产前相比,女性的社会角色也会出现不同程度上的改变,在心理行为方面会出现诸如悲伤、容易哭泣落泪、焦虑、抑郁、容易激动及容易遇事烦躁等各种各样的异常体验,严重者甚至出现自伤自杀行为或者残害亲生孩子的严重行为。一般来说,产后抑郁的起病较为隐匿,不容易被家属发觉,多在产后 2 周内开始发生,在产后的 4~6 周产后抑郁的症状较为明显,一般于产后 6 个月左右产后抑郁的症状开始减轻或缓解,但有部分患者的产后抑郁症状可持续 2 年甚至更长,而且 20%~30% 的产后抑郁患者会在再次妊娠时出现疾病的复发。国内研究资料报道的发生率多为 10%~18%,国外则高达 30% 以上。

【病因】

病因不明,可能与下列因素有关:社会因素、遗传因素、心理因素、神经内分泌因素、妊娠因素、分娩因素。

1. **社会因素** 家庭对婴儿性别的敏感,以及孕期发生不良生活事件越多,越容易罹患产褥期抑郁症。孕期、分娩前后的工作压力、经济压力、不良应激,如失业、夫妻分离、亲人病丧等生活事件的发生,都是患病的重要诱因。产后遭到家庭和社会的冷漠,缺乏帮助与支持,也是致病的危险因素。

2. **遗传因素** 遗传因素是精神障碍的潜在因素。有精神病家族史,特别是有家族抑郁症病史的产妇,产褥期抑郁症的发病率高。在过去有情感性障碍的病史、经前抑郁症史等均可引起该病。英国一项最新研究发现,有两个基因变异会增加产后抑郁症风险,提前进行基因检测有望使孕妇在生产前预知这一风险,采取预防措施。

3. **心理因素** 妊娠会引起一系列的心理改变。怀孕期间,孕妇必须完成如下心理学任务:对新角色的认知,准备好照顾孩子,相信自己有能力养育孩子,与孩子建立亲密联系等。这些复杂的心理学任务会引起焦虑、忧虑和矛盾心理。此外,由于分娩带来的疼痛与不适使产妇感到紧张恐惧,出现滞产、难产时,产后身材改变等,产妇的心理准备不充分,紧张、恐惧的程度增加,导致躯体和心理的应激增强,从而诱发产褥期抑郁症的发生。

4. **神经内分泌因素** 由于妇女性激素作用在大脑中的区域和调整情绪稳定的区域相似,所以激素对女性情绪有明显影响。有些人的大脑可以整合激素改变,所以不会出现抑郁症,而有抑郁和焦虑史的妇女容易再次出现抑郁症状,因为其情绪路径已经出现功能失调,所以当经历压力事件或激素水平改变时,抑郁更易复发。据英国考文垂大学医院等机构的研究人员报道,孕产妇体内雌、性激素水平的变化使她们对应激激素皮质醇更加敏感,从而更容易产生焦虑、悲伤等负面情绪,而产后雌、性激素水平的调节能力与产后抑郁症等有密切关系。

【临床表现】

产褥期抑郁症的主要表现是抑郁,多在产后 2 周内发病,产后 4~6 周症状明显。表现为:

1. **情绪改变** 心情压抑、沮丧、情绪低落、感情淡漠,不愿与人交流,甚至与丈夫也会产生隔阂;易激惹、恐怖、焦虑,对自身及婴儿健康过度担忧。

2. **自我评价降低** 自暴自弃,自罪感,与家人关系不协调。

3. **主动性减低** 主动性下降,流露出对生活的厌倦,平时对事物反应迟钝、注意力不易集中,食欲、性欲均明显减退。

4. 对生活缺乏信心　失去生活自理及照料婴儿的能力,有时还会出现嗜睡、思维障碍、迫害妄想,甚至伤婴或自杀行为。

产褥期抑郁症患者亦可伴有头晕、头痛、胃部不适、心率加快、呼吸增加、便秘等症状。

【诊断】

产褥期抑郁症至今尚无统一的诊断标准,目前多用爱丁堡产后抑郁量表(Edinburgh postnatal depression scale,EPDS),包含 10 个条目,每个条目的描述分为 4 级,分别赋值 0~3 分,总分 0~30 分,其内部一致性信度为 0.76、内容效度为 0.93,建议的临界值为 9.5 分,见表 3-13-3。

表 3-13-3　爱丁堡产后抑郁量表(EPDS)

请仔细阅读以下题目,每个题目 4 个答案,选出一个最能反映你过去 7 天感受的答案。

1. 我开心,也能看到事物有趣的一面

(1)像以前一样——0 分　　　　　　　　　(2)不如以前多——1 分

(3)明显比以前少——2 分　　　　　　　　(4)完全不能——3 分

2. 我对未来保持乐观态度

(1)像以前一样——0 分　　　　　　　　　(2)不如以前——1 分

(3)明显比以前少——2 分　　　　　　　　(4)完全不能——3 分

3. 当事情出错时,我毫无必要地责备我自己

(1)大多数时候这样——3 分　　　　　　　(2)有时候这样——2 分

(3)很少这样——1 分　　　　　　　　　　(4)从不这样——0 分

4. 我无缘无故感到焦虑和担心

(1)从来没有——0 分　　　　　　　　　　(2)偶尔这样——1 分

(3)有时候这样——2 分　　　　　　　　　(4)经常这样——3 分

5. 我无缘无故感到惊慌和害怕

(1)经常这样——3 分　　　　　　　　　　(2)有时候这样——2 分

(3)偶尔这样——1 分　　　　　　　　　　(4)从来没有——0 分

6. 事情发展到我无法应付的地步

(1)大多数时候都是——3 分　　　　　　　(2)有时候会这样——2 分

(3)很少这样——1 分　　　　　　　　　　(4)从不这样——0 分

7. 我因心情不好而影响睡眠

(1)大多数时候这样——3 分　　　　　　　(2)有时候这样——2 分

(3)偶尔这样——1 分　　　　　　　　　　(4)从不这样——0 分

8. 我感到难过和悲伤

(1)大多数时候这样——3 分　　　　　　　(2)有时候这样——2 分

(3)偶尔这样——1 分　　　　　　　　　　(4)从不这样——0 分

9. 我因心情不好而哭泣

(1)大多数时候这样——3 分　　　　　　　(2)有时候这样——2 分

(3)偶尔这样——1 分　　　　　　　　　　(4)从不这样——0 分

10. 我有伤害自己的想法

(1)经常这样——3 分　　　　　　　　　　(2)有时候这样——2 分

(3)偶尔这样——1 分　　　　　　　　　　(4)从来没有——0 分

产褥期抑郁症诊断困难,产后常规进行自我问卷调查对于早期发现和诊断有重大意义。

【鉴别诊断】

产褥期抑郁症需与器质性精神障碍、精神活性物质和非成瘾物质所致抑郁相鉴别。

【处理】

产褥期抑郁症通常需要治疗,包括心理治疗及药物治疗。

1. **心理治疗**　是重要的治疗手段,尤其是对轻、中度的抑郁症患者,需要母乳喂养而不愿服用抗抑郁药物的患者来说,通过心理咨询,解除致病的心理因素(如婚姻关系不良、对婴儿性别不满意缺乏女性生殖及小儿喂养常识等)至关重要。对产妇多加关心和无微不至地照顾,调整好家庭中的各种关系,指导其养成良好睡眠习惯。

2. **药物治疗**　适用于中、重度抑郁症及心理治疗无效者,强调个体化治疗,需在专科医师指导下个体化用药,尽量选择不影响哺乳的药物。目前常用的药物有:

(1)氟西汀(fluoxetine):选择性地抑制中枢神经系统 5- 羟色胺的再摄取,延长和增加 5- 羟色胺的作用,从而产生抗抑郁作用,20mg/d 为开始剂量,逐渐增至 80mg/d 口服。

(2)帕罗西汀(paroxetine):通过阻止 5- 羟色胺的再吸收而提高神经突触间隙内 5- 羟色胺的浓度。以 20mg/d 为开始剂量,连续用药 3 周后,根据病情增减剂量。妊娠期用药可增加胎儿心脏缺陷的风险。

(3)舍曲林(sertraline):作用机制同帕罗西汀,以 50mg/d 为开始剂量,逐渐增至 200mg/d 口服。

(4)阿米替林(nortriptyline):三环类抗抑郁药,以 50mg/d 为开始剂量,逐渐增至 150mg/d 口服等。

3. **电休克治疗**　电休克治疗(electroconvulsive therapy,ECT)对严重产后抑郁症极为重要,但通常不作为一线治疗,特别是考虑到需要基础麻醉。然而由于涉及孕期或哺乳期接触抗抑郁药物对胎儿或婴儿影响的焦虑,产褥期抑郁症患者往往面临药物治疗不充分的风险。自杀和杀婴是严重产后抑郁症治疗不足的最危险结果。解决严重产后抑郁和精神病发作,应考虑 ECT。焦点脑刺激疗法,如颅内直流刺激和重复颅内磁刺激,对产后抑郁症是安全、有效的,且可能比抗抑郁药物更容易被一些妇女所接受。

【预防】

1. 加强对孕妇的精神关怀,利用孕妇学校等多种渠道普及有关妊娠、分娩常识,减轻孕妇妊娠、分娩的紧张、恐惧心理,完善自我保健。

2. 运用医学心理学、社会学知识,对孕妇在分娩过程中多关心和爱护,对于预防产褥期抑郁症有积极意义。

3. 在分娩过程中,医护人员要充满爱心和耐心,尤其对产程延长、精神压力大的产妇,更需要解释分娩过程并给予鼓励。

4. 尽量降低无指征剖宫产术。

5. 对于有不良产史、死胎、畸形胎儿的产妇,应向她们说明原因,用亲切、温和的语言,给予她们更多关心,增强她们信心。

【预后】

预后良好,70% 患者 1 年内治愈,极少数持续 1 年以上。再次妊娠复发率约 20%。

小结

1. 产褥期抑郁症是产褥期精神综合征中最常见的一种类型。

2. 主要表现在情绪的改变,诊断困难,产后常规进行自我问卷调查对于早期发现和诊断意义重大。

3. 产褥期抑郁症通常需要治疗,心理治疗是重要的治疗手段,中、重度抑郁症及心理治疗无效者需要个体化的药物治疗。

4. 产褥期抑郁症预后良好,70% 患者 1 年内治愈,再次妊娠复发率约 20%。

思考题

1. 产褥期抑郁症的定义。

2. 产褥期抑郁症的高发时间段。

3. 如何鉴别产褥期抑郁症与产后精神病?

(张 华)

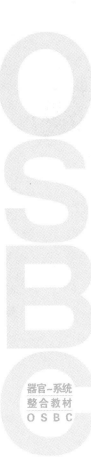

器官-系统
整合教材
OSBC

第四篇
病理妊娠

第十四章
妊娠时限与妊娠滋养细胞疾病

正常妊娠是指胚胎和胎儿在母体生长发育达37~42周。如果胚胎或胎儿在子宫腔内生长发育时间异常,可出现流产、早产及过期妊娠。正常妊娠受精卵着床于子宫腔体部,如果着床部位异常,可导致异位妊娠。当滋养细胞增生异常时会导致妊娠滋养细胞疾病。

第一节 流 产

胚胎或胎儿尚未具有生存能力而妊娠终止者,称为流产(abortion)。由于对新生儿的救治能力不同,各国及各地区对流产时限的界定并不完全相同,在我国,仍以小于28周作为界定流产的时限。孕周 <12 周者,称为早期流产;≥ 12 周为晚期流产。若流产发生在月经期前,称为生化妊娠(chemical pregnancy),也称为隐性流产(clinically silent miscarriages),占早期流产的30%~40%。流产也分为自然流产和人工流产,本节仅阐述自然流产。

【流行病学】

自然流产的发生率在15%~40%,与诊断标准和识别力直接相关。大约80%的自然妊娠丢失为早期流产,随孕周增加发生率下降。虽然有自然流产史的患者再发生自然流产的概率会增加,但是对于大部分女性不会再次发生。

【病因】

流产病因比较复杂,包括胚胎和胎儿因素、解剖因素、内分泌因素、免疫因素、环境因素、合并全身性疾病等。不同病因导致的自然流产,其发生时限也不同。

1. **胚胎和胎儿因素** 最常见的原因是胚胎或胎儿染色体异常,在早期流产中占50%~60%,中期妊娠流产中约占35%,晚期妊娠死胎中占5%。染色体异常包括数目异常和结构异常,其中数目异常以 13、16、18、21 和 22 三体最常见,其次为 X 单体,三倍体和四倍体少见。结构异常引起流产少见,主要有平衡易位、倒置、缺失、重叠及嵌合体等。近年来发现基因突变或表观遗传学改变也可能导致自然流产。

2. **母体因素**

(1)解剖异常:主要为子宫异常,若不纠正,流产可反复发生。常为晚期流产。

1)子宫先天性发育异常:子宫发育不良、双子宫、鞍形子宫、双角子宫、单角子宫、子宫中隔等,影响胚胎生长发育导致流产。

2)子宫颈机能不全:子宫颈重度裂伤、子宫颈内口松弛、子宫颈部分或全部切除术后等,子宫颈支撑作用减弱可发生晚期自然流产。

3)子宫体疾病:子宫肌瘤(黏膜下肌瘤及部分肌壁间肌瘤)、子宫腺肌瘤、宫腔粘连等,均可因宫腔形态改变影响胚胎着床、发育而导致流产。

（2）内分泌异常：正常妊娠的维持与内分泌激素的调节、平衡密切相关，依赖于发育完好的子宫内膜，相应的雌激素、孕激素水平等。黄体功能不全、高催乳素血症、多囊卵巢综合征以及甲状腺功能低下、严重糖尿病血糖控制不良等，均可因内分泌异常导致自然流产。

（3）免疫功能异常：是复发性流产的重要病因。分自身免疫型和同种免疫型。自身免疫型与患者体内抗磷脂抗体有关，在抗磷脂抗体阳性、抗 β_2 糖蛋白抗体阳性和系统性红斑狼疮及干燥综合征患者中多见；也可见于抗核抗体阳性、抗甲状腺抗体阳性的孕妇。同种免疫型是基于妊娠属于半同种异体移植的理论，反映母体对胚胎的免疫耐受。如果母胎免疫耐受，胎儿不被排斥，在母体内得以生存。母胎免疫耐受有赖于孕妇血清中有足够的针对父系人白细胞抗原（human leukocyte antigen，HLA）的封闭性因子（blocking factors），能抑制免疫识别和免疫反应。如夫妇的 HLA 相容性过大，导致封闭性因子不足，或造成自然杀伤细胞（natural killer cell）的数量或活性异常，均可能导致不明原因复发性流产。

（4）全身性疾病：孕妇患全身性疾病，如严重感染、高热，疾病可促进子宫收缩引起流产；严重贫血或心力衰竭、重度营养不良、血栓性疾病、慢性肝肾疾病或高血压等缺血缺氧性疾病亦可能导致流产；流感病毒、梅毒螺旋体、巨细胞病毒、弓形虫、单纯疱疹病毒等可因宫内感染引起胎儿畸形，导致流产。

3. 夫妇染色体异常　是导致胎儿染色体异常引发自然流产的重要遗传因素。

4. 环境因素　铅、砷、甲醛、苯、氯丁二烯、氧化乙烯等化学物质的过多接触和放射线的过多暴露均可能引起流产。

5. 其他因素　流产还与许多因素相关。强烈应激，包括严重的躯体不良刺激如手术、直接撞击腹部、性交过频等，或者过度紧张、忧伤、恐惧、焦虑等精神创伤影响神经内分泌系统使机体内环境改变，都可导致流产；不良习惯，如孕妇过量吸烟、酗酒，过量饮咖啡、吸食毒品、滥用药物，可引起胚胎染色体异常，多为空孕囊或已退化的胚胎，少数妊娠至足月可能娩出畸形儿，或新生儿有代谢及功能缺陷。

此外，孕妇高龄、两次妊娠间隔时间过近（间隔少于 3~6 个月）也是流产发生的高危因素。

【病理】

流产过程是指妊娠物逐渐从子宫壁剥离并排出子宫。对妊娠物的检查可以帮助了解流产的原因。

发生于孕 8 周前的早期流产，胚胎多已死亡，此时胎盘绒毛发育不成熟，与子宫蜕膜联系尚不牢固，胚胎绒毛易与底蜕膜分离。胚胎绒毛与底蜕膜分离后，导致剥离面出血，坏死胚胎组织刺激子宫引起子宫收缩和宫颈扩张，妊娠物常能完全排出，出血往往不多。早期流产时胚胎常常发育异常，包括全胚发育异常，如无胚胎、结节状胚、圆柱状胚和发育阻滞胚；以及特殊发育缺陷，如神经管畸形、肢体发育缺陷等。大体观可看到完整的蜕膜管型，囊胚包埋在蜕膜中。

妊娠 8~12 周时胎盘绒毛发育茂盛，绒毛与底蜕膜连接较牢固，流产时妊娠产物往往不易完整排出，部分组织易滞留在宫腔内，影响子宫收缩，导致出血量较多，出血不易自止。大体检查妊娠物因出血时间和胚胎滞留宫腔内时间的长短有所不同，可分为血肿样或肉样胎块、结节性胎块和微囊型胎盘。

妊娠 12 周以后，胎盘已完全形成，流产时先出现腹痛，然后排出胎儿、胎盘。胎盘如剥离不全，可造成剥离面大出血。胎儿若死亡过久，可被血块包围，形成血样胎块稽留宫腔内致出血不止。或血红蛋白被吸收而形成肉样胎块，或胎儿钙化形成石胎（lithopedion）。其他还可见脐带异常、压缩胎儿、纸样胎儿、浸软胎儿等病理现象。

【临床表现】

流产发生在妊娠不同时期，其临床表现亦不相同。主要表现有停经后阴道流血和腹痛。

1. 停经　大多数自然流产的患者均有明确的停经史，结合早孕反应、妇科检查子宫增大、妊娠试验阳性以及 B 型超声检查发现宫内孕囊等可以诊断。继发于生化妊娠的隐匿性流产发生在胚胎着床后月经前，则无停经史。

2. 阴道流血及腹痛　早期流产阴道流血为先,腹痛在后。由于妊娠物排出前胚胎或胎儿多已死亡,绒毛与蜕膜剥离,血窦开放,出现阴道流血;剥离的胚胎或胎儿和血液刺激子宫收缩,引起下腹部阵发性疼痛,继而排出胚胎或胎儿。妊娠物完全排出后,子宫收缩,血窦闭合,出血停止。晚期流产临床过程与早产相似,经过阵发性子宫收缩,胎儿娩出后胎盘娩出,同时出现阴道流血。胎儿排出前后可能还有生机,也有少数流产发生前胎儿已死亡,其原因有严重胎儿发育异常、宫内感染、自身免疫异常、血栓前状态等。晚期流产时胎盘与子宫壁附着牢固,若胎盘剥离不完全,血窦开放,可导致大出血、休克甚至死亡。胎儿娩出后若胎盘残留过久,可形成胎盘息肉,或反复出血、贫血及继发感染。

值得注意的是,临床上有许多早期流产的患者没有任何症状,仅在超声检查中发现异常而诊断。

【临床类型】

根据自然流产的不同特点,分为以下几种临床类型。

1. 先兆流产(threatened abortion)　指妊娠 28 周前出现阴道流血。至少 20% 的妊娠期会出现。常常是少量阴道流血,为暗红色或血性白带,无组织排出,随后出现轻微下腹痛、痉挛痛或腰骶部胀痛。妇科检查子宫颈口闭合,可见血液自宫颈管流出,子宫大小与停经时间相符。经休息及治疗后症状消失,可继续妊娠;若阴道流血量增多或下腹痛加重,则可能发展为难免流产。

2. 难免流产(inevitable abortion)　指流产不可避免。在先兆流产基础上,阴道流血时间长,出血量增多,阵发性下腹痛加重,或出现阴道流液(羊水流出)。妇科检查子宫颈口已扩张,子宫颈口有时可见胚胎组织或羊膜囊堵塞,子宫大小与停经周数基本相符或略小。超声检查孕囊变形或塌陷,或无心管搏动。

3. 不全流产(incomplete abortion)　指妊娠物部分排出子宫腔,但还有部分残留于子宫腔内或嵌顿于子宫颈口,或胎儿排出后胎盘滞留子宫腔或嵌顿于子宫颈口。几乎所有患者均有阴道流血,由于组织残留影响子宫收缩,导致大量出血,甚至发生休克。伴有下腹痉挛痛,类似于分娩的阵发性腹痛。妇科检查见子宫颈口扩张,子宫颈口可有妊娠物堵塞及持续性血液流出,子宫小于停经周数。

4. 完全流产(complete abortion)　指妊娠物已全部排出,阴道流血逐渐停止,下腹痛逐渐消失。妇科检查子宫颈口已关闭,子宫大小接近正常。

5. 稽留流产(missed abortion)　也称过期流产。指胚胎或胎儿已死亡,滞留子宫腔内未能及时自然排出者。典型表现为早孕反应出现后又过早消失,有先兆流产症状或没有任何症状,子宫不再增大反而缩小。若为中期妊娠,孕妇腹围不再增大,胎动消失。妇科检查子宫颈外口闭合,子宫较停经周数小,质地不软,听诊没有胎心。

流产还有以下 2 种特殊情况。

1. 复发性流产(recurrent spontaneous abortion,RSA)　指同一性伴侣连续发生 3 次及 3 次以上的自然流产。复发性流产每次流产多发生于同一妊娠时间,大多数为早期流产,少数为晚期流产。当自然流产连续发生 2 次即应重视并予评估,因为再流产的风险与已发生 3 次者相近。导致复发性流产的原因与偶发性流产(sporadic abortion)一致,但各种原因所占的比例不同,如胚胎染色体异常的发生率会随着流产次数的增加而下降。早期复发性流产常见原因为胚胎染色体异常、黄体功能不全、多囊卵巢综合征、免疫功能异常、甲状腺功能减退等,晚期复发性流产常见原因为子宫解剖异常如子宫颈功能不全和子宫畸形、免疫功能异常、血栓前状态等。

2. 流产感染(septic abortion)　流产过程中,由于阴道流血时间长,妊娠物残留于子宫腔内或不洁流产时,有可能引起继发子宫腔感染。临床表现为持续下腹痛、阴道分泌物异味或恶臭、妇科检查有子宫颈举痛等。感染严重可扩展到盆腔、腹腔甚至全身,引起盆腔炎、腹膜炎、败血症及感染性休克。常为厌氧菌及需氧菌的混合感染。

【诊断】

根据病史及临床表现,诊断流产一般并不困难。但有时需结合辅助检查来判断。

1. 病史　应详细询问患者有无停经史及早孕反应,有无阴道流血及阴道流血量及持续时间,有无阴道排液及妊娠物排出,是否伴有腹痛及腹痛部位、性质、程度,有无发热,阴道分泌物性状及有无异味。此外,还需了解有无既往流产史、手术史。

2. **体格检查**　妇科检查应在消毒外阴后进行,注意子宫口有无妊娠物堵塞、羊膜囊是否膨出,子宫颈是否扩张,子宫大小与停经时间是否相符,有无压痛,双侧附件有无增厚、包块或压痛。怀疑先兆流产时,操作应轻柔。还需注意全身情况及一般生命体征,测量体温、脉搏、呼吸、血压。注意有无贫血及急性感染征象。

3. **辅助检查**

(1)超声检查:是最常用的辅助检查,妊娠早期可测定妊娠孕囊的大小、形态和胎儿血管搏动,确定胚胎或胎儿是否存活,并可辅助诊断流产的类型。若妊娠囊形态异常或位置下移,提示妊娠预后不良。借助 B 型超声检查还可对不全流产、稽留流产及异位妊娠进行鉴别。

(2)妊娠试验:采用早孕试纸法检测尿液对诊断妊娠有价值。一般胚胎着床 8~9d 即可在母血中检测到 β-hCG,在月经周期的后半期进行血 β-hCG 监测有助于发现隐匿性妊娠。连续测定血 β-hCG 的水平,有助于妊娠的预后判断。正常妊娠 6~8 周时,血 β-hCG 每日应以 66% 的速度增长,若每 48 小时 β-hCG 增长速度 <66%,提示妊娠预后不良。

(3)孕激素测定:体内孕酮呈脉冲式分泌,数值波动大,对妊娠状况的监测意义不大。

(4)其他检查:PRL 测定判断有无黄体功能不全;血常规判断是否贫血、有无感染存在;空腹血糖、胰岛素测定可了解有无糖尿病;TSH、FT_4 测定了解是否有甲状腺功能低下;妊娠物及夫妇双方染色体检查对复发性流产有帮助。

【病因筛查】

自然流产的病因复杂,特别是针对复发性流产,进行病因筛查尤为重要。可进行筛查的手段有:夫妇外周血染色体及胚胎染色体核型分析、基因检测、内分泌激素测定、子宫结构检查、凝血功能检查、自身抗体检测等。

【鉴别诊断】

流产诊断后需进一步确定流产的类型,其鉴别诊断要点见表4-14-1。

表 4-14-1　各种类型流产的鉴别诊断

流产类型	病史			妇科检查	
	阴道流血量	下腹痛	组织排出	子宫颈口	子宫大小
先兆流产	少	无或轻	无	闭合	相符
难免流产	中或多	加剧	无	扩张	相符或略小
不全流产	少到多	减轻	部分排出	扩张或有组织堵塞	略小
完全流产	少或无	无	全部排出	闭合	正常或略大
稽留流产	少或无	无	无	闭合	较小

早期自然流产还应与异位妊娠、葡萄胎、功能失调性子宫出血、子宫肌瘤、盆腔炎及急性阑尾炎等相鉴别。

【处理】

确定流产后,应根据自然流产的不同类型进行相应处理,如果有明确的病因,需对因治疗。

1. **先兆流产**　适当休息,禁性生活,足够营养支持。对于精神过分紧张者,应心理疏导,使其情绪安定,也可给予对胎儿危害小的镇静药。明确黄体功能不全者可肌内注射黄体酮注射液 20~40mg,每日 1 次,或口服天然孕激素制剂;甲状腺功能减退者可口服小剂量甲状腺素片。经过治疗,若阴道流血停止,B 型超声检查提示胚胎存活,发育良好,可继续妊娠。若临床症状加重,B 型超声检查发现胚胎发育不良,血 β-hCG 持续不升或下降,表明流产不可避免,应终止妊娠。

2. **难免流产**　确诊后应尽早使胚胎或胎儿及胎盘组织完全排出。早期流产采用清宫术,对妊娠物应仔细检查,并送病理检查;如有可能争取做绒毛染色体核型分析,有助于明确流产原因。晚期流产时,子宫较大,为避免出血多,可用缩宫素10~20U加于5%葡萄糖注射液500ml中静脉滴注,促进子宫收缩。胎儿及胎盘排出后,应及时检查是否完整,必要时刮宫清除子宫腔内残留的妊娠物。同时给予抗生素预防感染。

3. **不全流产**　由于部分组织残留宫腔或堵塞宫口,极易引起大出血,一经确诊,应尽快行刮宫术或钳刮术,清除子宫腔内残留组织。大量阴道流血伴休克者应同时输液,必要时输血,并给予抗生素预防感染。

4. **完全流产**　超声检查证实子宫腔内无残留物,若无感染征象,不需特殊处理。

5. **稽留流产**　稽留流产可能引起严重凝血功能障碍,导致弥散性血管内凝血(disseminated intravascular coagulation,DIC),造成严重出血。故处理前应查血常规、血小板计数及凝血功能,并做好输血准备。若出现凝血功能障碍,应尽早使用肝素、纤维蛋白原及输新鲜血、新鲜冰冻血浆等,待凝血功能好转后再行处理。稽留流产也可因死亡胚胎或胎儿在子宫腔稽留时间较久,胎盘组织机化,与子宫壁紧密粘连,致使刮宫困难。若无凝血功能障碍,可先口服雌激素类药物3~5d,或苯甲酸雌二醇2mg肌内注射,每日2次,连用3d,提高子宫肌对缩宫素的敏感性。子宫<12孕周者,可行刮宫术,术中肌内注射缩宫素,手术中应特别小心,避免子宫穿孔,一次不能完全刮净,于5~7d后再次刮宫。子宫>12孕周者,可使用米非司酮加米索前列醇或静脉滴注缩宫素,促使胎儿、胎盘排出。术中刮出物必须送病理检查,术后常规超声检查,确认子宫腔内容物是否全部排出,并加强抗感染治疗。

6. **复发性流产**　需明确病因后对因治疗。对结构异常者,应予手术治疗。如子宫黏膜下肌瘤应在宫腔镜下行肌瘤摘除术,肌壁间肌瘤如果影响妊娠可考虑行剔除术。子宫中隔、宫腔粘连应在宫腔镜下行中隔切除或粘连松解术。子宫颈机能不全应在孕12~14周或前次流产孕周前行子宫颈环扎术,术后定期检查,分娩前提前住院待产,待分娩发动前拆除缝线。若环扎术后出现流产征象,提示治疗失败,应及时拆除缝线,以免造成宫颈撕裂。对于染色体异常夫妇,应于孕前进行遗传咨询,确定是否可以妊娠。夫妇一方或双方有染色体结构异常,仍有机会分娩健康婴儿,但其胎儿也有可能遗传异常的染色体,必须在孕早、中期进行产前诊断。黄体功能不全者,需肌内注射黄体酮20~40mg/d,或口服黄体酮,或使用黄体酮阴道制剂,用药至孕10~12周时可停药。抗磷脂抗体阳性患者可在确定妊娠后使用小剂量阿司匹林(50~75mg/d)和/或低分子量肝素(5 000U,1~2次/d,皮下注射)。甲状腺功能低下者在孕前及整个孕期都应补充甲状腺素。原因不明的复发性流产妇女,特别是怀疑同种免疫型流产者,可行淋巴细胞主动免疫,或者静脉注射免疫球蛋白治疗有一定效果,但仍有争议。

7. **流产感染**　多为不全流产感染。治疗原则为控制感染的同时尽快清除子宫腔内残留物。根据阴道流血量的多少采用不同的治疗方案。若阴道流血不多,先选用广谱抗生素治疗2~3d控制感染,然后再行刮宫。若阴道流血量多,静脉滴注抗生素的同时,用卵圆钳钳夹出子宫腔内残留的大块组织,使出血减少,禁止用刮匙全面搔刮子宫腔,以免造成感染扩散。术后继续应用广谱抗生素,待感染控制后再彻底刮宫。阴道流血多已导致贫血者需及时输液输血,纠正贫血;若已合并感染性休克,应积极进行抗休克治疗,待病情稳定后再彻底刮宫。若感染严重或已形成盆腔脓肿,应行手术引流,必要时切除子宫。

小结

1. 流产大多发生在妊娠早期,病因复杂,包括胚胎及胎儿因素、母体因素、环境因素等。
2. 停经、阴道流血和腹痛是典型的临床表现,血β-hCG检测及B型超声检查是重要的辅助检查手段。
3. 治疗须针对不同类型进行相应处理,并尽可能消除病因。

思考题

1. 如何鉴别流产的类型？
2. 复发性流产的病因有哪些？

（王新宇）

第二节　早　　产

我国目前采用的早产（preterm birth）定义为妊娠满 28 周或出生体重 ≥ 1 000g 至妊娠不满 37 足周的分娩。早产定义上限全球一致但下限各国不同：多数发达国家采用妊娠满 20 周或出生体重 ≥ 500g，也有采用 24 足周者。不同国家早产发生率差异较大，最低约 3%，高者超过 14%，发病率的差异除与早产定义不同有关外，还与种族遗传因素、生活方式、妊娠并发症等多因素有关。早产是新生儿及婴幼儿死亡的重要原因，存活儿并发脑瘫、智力低下等严重残疾的风险增高。故世界卫生组织将早产列为优先研究课题。早产分为自发性早产包括胎膜早破和胎膜完整的早产以及医源性早产。本节仅讨论自发性胎膜完整的早产。

【高危人群】

早产的高危人群主要指有以下高危因素的孕妇：①有晚期流产 / 早产史者，再次早产风险增高 2 倍，前次早产孕周越小，再次早产的风险越高；②妊娠 16~24 周经阴道超声检查发现宫颈长度（CL）缩短者；③多胎妊娠；④胎儿异常、羊水过多 / 过少者；⑤有宫颈锥切、反复人工流产扩张宫颈史，或子宫畸形者；⑥有妊娠并发症 / 合并症者；⑦接受辅助生殖技术后妊娠；⑧孕妇 <17 岁或 >35 岁；妊娠间隔短于 1 年；⑨孕妇体重指数 <19kg/m²，或孕前体重 <50kg，营养状况差；⑩无症状性菌尿、下生殖道感染者以及有烟酒嗜好或吸毒的孕妇。

【预防】

1. 一般预防

（1）孕前宣教：避免低龄（<17 岁）或高龄（>35 岁）妊娠；提倡合理的妊娠间隔（>6 个月）；避免多胎妊娠；提倡平衡营养摄入，避免体重指数过低妊娠；戒烟、酒；控制好原发病如高血压、糖尿病、甲状腺功能亢进、红斑狼疮等；停止服用可能致畸的药物等。对计划妊娠妇女注意其早产的高危因素，对有高危因素者进行针对性处理。

（2）孕期注意事项：①早孕期超声检查以确定胎龄、排除多胎妊娠，如果是双胎应了解绒毛膜性，如果为三胎或四胎，则应减胎；有条件者应在妊娠 11~13 周⁺⁶ 超声测量胎儿颈后透明层厚度（NT），了解胎儿非整倍体风险，初步排除常见的重大畸形，如无脑儿、连体双胎、腹裂等。②第一次产检时详细询问病史、体格检查，了解早产高危因素，如晚期自然流产或早产史等，以便尽可能针对性预防；提倡平衡饮食，合理妊娠期体重增加；避免吸烟饮酒。

2. 特殊类型孕酮的应用　目前，经研究证明能预防早产的特殊类型孕酮包括微粒化孕酮胶囊、天然孕酮凝胶、17α- 羟己酸孕酮酯。3 种药物各自适应证略有不同：①对有晚期流产或早产史，无早产症状者,无论宫颈长短,均可推荐使用 17α- 羟己酸孕酮酯。②对有前次早产史,此次妊娠 24 周前宫颈长度(CL)缩短(<25mm),可经阴道给予微粒化孕酮胶囊 200mg/d 或天然孕酮凝胶 90mg/d,至妊娠 34 周;能减少孕 33 周前早产及围产儿病死率。③对无早产史,但孕 24 周前阴道超声检查发现 CL<20mm,推荐使用微粒化孕酮胶囊 200mg/d 阴道给药,或天然孕酮凝胶 90mg/d 阴道给药,至妊娠 34~36 周。

3. 宫颈环扎预防早产   适应证有:①宫颈机能不全,既往有因宫颈机能不全晚期流产或早产史,此次妊娠 12~14 周,无宫缩者。②妊娠 24 周前 CL 缩短(<20mm),无宫缩者。已有证据表明,对因宫颈锥切、子宫发育不良、双胎的宫颈缩短,宫颈环扎无效。禁忌证:①绒毛膜羊膜炎;②持续阴道流血;③胎膜早破;④胎儿窘迫;⑤胎儿严重畸形或死胎等。

【诊断】

1. 先兆早产   凡妊娠满 28 周至不满 37 周,孕妇出现规律宫缩(每 20 分钟 4 次或 60 分钟内 8 次),宫颈进行性缩短但未扩张,则诊断为先兆早产。

2. 早产临产   凡妊娠满 28 周至不满 37 周,出现上述规律宫缩,宫颈进行性缩短,伴有宫口扩张。

【鉴别诊断】

1. 胎盘早剥   胎盘早剥患者多有妊娠高血压疾病或慢性肾炎病史,腹痛为持续性,子宫呈强直性收缩、子宫底高度大于停经月份。可借助于超声检查:了解胎盘是否增厚,正常结构存在与否;有无胎盘后血肿等胎盘早剥的声像表现,帮助鉴别诊断。

2. 子宫破裂   常在梗阻性难产,强烈宫缩之后,或者原有子宫瘢痕愈合不良,破裂。腹痛持续性、宫缩消失,胎心异常甚至消失,有内出血表现。

3. 假临产   妊娠晚期常有宫缩,但会自行停止,不会造成宫颈的改变,也不会引发早产。故对因有宫缩就诊的孕妇,应动态观察宫颈的改变,排除早产。

【治疗】

1. 宫缩抑制剂的使用

(1)目的:防止即刻早产,为完成促胎肺成熟治疗及转运孕妇到有早产儿抢救条件的医院分娩赢得时间。

(2)适应证:妊娠不足 34 周,规律宫缩,伴随宫颈进行性缩短或扩张;无继续妊娠禁忌证者。

(3)禁忌证:①绒毛膜羊膜炎;②重度子痫前期 / 子痫;③母体大出血;④死胎或致死性畸形;⑤胎儿状态不稳定;⑥母体对宫缩抑制剂有禁忌。

(4)使用疗程:宫缩抑制剂持续应用不超过 48h。

(5)宫缩抑制剂种类:主要有钙通道阻滞药、前列腺素抑制剂、β_2 肾上腺素能受体兴奋剂、缩宫素受体拮抗剂。

1)钙通道阻滞药:当前用于预防早产、抑制宫缩的钙通道阻滞药是硝苯地平。其作用机制是抑制钙离子通过平滑肌细胞膜上的钙通道重吸收,从而抑制子宫平滑肌兴奋性收缩。硝苯地平能降低 24% 发生在 7d 内的早产,降低 17% 发生在孕 34 周前的早产;减少呼吸窘迫综合征 37%、坏死性小肠炎 79%、脑室周围出血 41%。meta 分析显示,硝苯地平在延长孕周至 37 周后分娩的作用,似乎优于其他宫缩抑制剂。用法:起始剂量为 20mg 口服,然后每次 10~20mg,每天 3~4 次,根据宫缩情况调整,可持续 48h。服药中注意观察血压,防止血压过低。

2)前列腺素抑制剂:用于抑制宫缩的前列腺素抑制剂是吲哚美辛。它是非选择性环氧化酶抑制剂,通过抑制环氧化酶,减少花生四烯酸转化为前列腺素,从而抑制子宫收缩。吲哚美辛能明显降低 48h 与 7d 内发生的早产,也能降低妊娠 37 周内的早产。用法:主要用于妊娠 32 周前的早产,吲哚美辛起始剂量为 50~100mg 经阴道或直肠给药,也可口服,然后每 6 小时 25mg,可维持 48h。副作用:在母体方面主要为恶心、胃酸反流、胃炎等;在胎儿方面,妊娠 32 周前使用或使用时间不超过 48h,则副作用较小;否则可引起胎儿动脉导管提前关闭,也可因减少胎儿肾血流量而使羊水量减少。因此,妊娠 32 周后用药,需要监测羊水量及胎儿动脉导管宽度。当发现胎儿动脉导管狭窄时立即停药。禁忌证:孕妇血小板功能不良、出血性疾病、肝功能不良、活动性消化道溃疡、有对阿司匹林过敏的哮喘病史者。

3)β_2 肾上腺素能受体兴奋剂:用于抑制宫缩的 β_2 肾上腺素能受体兴奋剂主要是利托君,它能与子宫平滑肌细胞膜上的 β_2 肾上腺素能受体结合,使细胞内环磷腺苷水平升高,抑制肌球蛋白轻链激酶活化,从而抑制平滑肌收缩。meta 分析显示,利托君可降低 37% 发生在 48h 内的早产,33% 在 7d 内的早产,但不一定能降低新生儿呼吸窘迫综合征发病率和围产儿死亡率。用法:利托君起始剂量 50~100μg/min 静脉滴注,每隔 10 分钟可增加剂量 50μg/min,至宫缩停止,最大剂量不超过 350μg/min,共 48h。使用过程中须观察心率和主诉,如心率超过 120 次 /min,或诉心前区疼痛则停药。副作用:在母体方面主要有恶心、头痛、鼻塞、低钾血症、心动过速、胸痛、气短、高血糖、肺水肿、偶有心肌缺血等;胎儿及新生儿方面主要有心动过速、低血糖、低钾血症、低血压、高胆红素,偶有脑室周围出血等。用药禁忌证包括心脏病、心律不齐、糖尿病控制不满意、甲状腺功能亢进者。

4)缩宫素受体拮抗剂:主要是阿托西班,它是一种选择性缩宫素受体拮抗剂,通过竞争性结合子宫平滑肌及蜕膜的缩宫素受体,削弱缩宫素兴奋子宫平滑肌的作用。用法:负荷剂量为 6.75mg 静脉滴注,继之 300μg/min 维持 3h,接着 100μg/h 直到 45h。副作用轻微,无明确禁忌证,但价格昂贵。

2. 硫酸镁的应用　妊娠 32 周前早产者,应常规使用硫酸镁保护胎儿中枢神经系统。循证研究指出,硫酸镁不但能降低早产儿的脑瘫风险,而且能减轻妊娠 32 周前早产儿的脑瘫严重程度。虽然美国 FDA 警告,长期应用硫酸镁可引起胎儿骨骼脱钙,造成新生儿骨折,将硫酸镁从妊娠期用药安全性分类中的 A 类降为 D 类;但国际多项指南包括中华医学会妇产科学分会产科学组的指南,仍然推荐对 <32 孕周的早产应用硫酸镁。硫酸镁使用时机和使用剂量尚无一致意见,多推荐在孕 32 周前的早产临产,宫口扩张后用药,负荷剂量 4.0g 静脉滴注,30min 滴完,然后以 1g/h 维持至分娩。禁忌证:孕妇患肌无力、肾衰竭。硫酸镁应用前和应用过程中应监测呼吸、膝反射、尿量(同妊娠期高血压疾病),24h 总量不超过 30g。

3. 糖皮质激素促胎肺成熟　50 多年前 Liggins 等在利用孕羊研究分娩动因时意外发现,胎羊暴露于产前糖皮质激素(antenatal corticosteroids,ACS)的早产羊生存率提高。此后该团队进行了 ACS 的第一个 RCT 研究,证明单疗程 ACS 能降低早产儿呼吸窘迫综合征发生率,也能降低新生儿死亡率。相继 meta 分析证实了上述结果。我国 2014 年版《早产的临床诊断与治疗指南》推荐,对妊娠 28~35 周 [+6] 早产风险极高的孕妇,无论胎儿性别和种族,用单疗程 ACS 促进胎肺成熟。新近的研究表明妊娠 37 周前的早产,应用 ACS 促胎肺成熟,除减少呼吸窘迫综合征外,还能减少新生儿一过性发绀,减少吸氧的需要等,故 2016 年 ACOG 已更新指南,推荐 24~36 周 [+6] 早产均用 ACS 促成熟。

促胎肺成熟的 ACS,选择倍他米松和地塞米松,因这两种药物能以生物活性形式通过胎盘发挥作用;对免疫的抑制作用较弱;几乎无盐皮质激素的作用;半衰期较长。用法:倍他米松 12mg 肌内注射,24h 重复 1 次,共 2 次;地塞米松 6mg 肌内注射,12h 重复 1 次,共 4 次。若早产临产,来不及完成完整疗程,也应给药。

4. 抗生素　如无明确的指征如胎膜早破、无症状性菌尿,或分娩在即而下生殖道 B 族溶血性链球菌检测阳性或明确合并细菌感染,对胎膜完整的早产不使用抗生素。

5. 产时处理与分娩方式　①早产儿尤其是 <32 孕周的极早早产儿需要良好的新生儿救治条件,故对有条件者应转到有早产儿救治能力的医院分娩。②产程中加强胎心监护有利于识别胎儿窘迫,及早处理。③分娩镇痛以硬脊膜外阻滞麻醉镇痛相对安全,产程中不用对呼吸有抑制的镇痛药。④不提倡常规会阴侧切,也不支持没有指征的产钳助产。对臀位特别是足先露者应根据当地早产儿治疗护理条件权衡剖宫产利弊,因地制宜选择分娩方式。⑤早产儿出生后适当延长 30~120s 后断脐,可减少新生儿输血的需要,约可减少 50% 的新生儿脑室内出血。

小结

早产是围产儿发病与死亡的主要原因,也是 5 岁以下婴幼儿死亡和残疾的重要原因。对有早产史或妊娠中期宫颈缩短者,经阴道给特殊孕酮或宫颈环扎可预防部分早产。妊娠满 28 周至不满 37 周出现规则宫缩伴宫颈进行性缩短者,如无继续妊娠禁忌证,应给予宫缩抑制剂。疗程不超过 48h。妊娠 37 周前的早产应给单疗程糖皮质激素促胎肺成熟。妊娠 32 周前的早产应在临产时给予硫酸镁保护胎儿中枢神经。早产胎儿娩出后应延长断脐时间。

思考题

1. 早产的高危人群有哪些?
2. 目前早产的预防措施有哪些?
3. 试述宫缩抑制剂的适应证与禁忌证。

(胡娅莉)

第三节　过　期　妊　娠

过期妊娠(postterm pregnancy)是指核实孕周后,妊娠达到或超过 42 周(≥ 294d)尚未分娩者。其发生率占妊娠总数的 3%~15%。近年来由于对妊娠超过 41 周孕妇的积极引产,过期妊娠的发生率明显下降。过期妊娠的围产儿发病率和死亡率增高,并随妊娠期延长而增加。

【病因】

由于分娩动因尚未阐明,故大多数过期妊娠的病因不清楚。部分过期妊娠与下列因素有关。

1. 头盆不称,由于胎先露高浮,不能对宫颈内口及子宫下段产生应有的刺激,容易发生过期妊娠。

2. 无脑儿,下丘脑垂体肾上腺轴不能激活,孕周可长达 45 周。

3. 内源性前列腺素和雌二醇分泌不足而孕酮水平增高,抑制前列腺素和缩宫素,使子宫不收缩,延迟分娩发动。

【病理生理】

1. **胎盘**　过期妊娠的胎盘有两种类型。一种是胎盘功能正常,胎盘外观和镜检均与足月妊娠胎盘相似,仅重量略有增加,可引起胎儿过大,巨大胎儿比例增高;另一种是胎盘功能减退,胎盘老化,合体滋养细胞结节增加,绒毛间隙减小,部分绒毛血管闭塞引起胎盘梗死,使物质交换与转运能力下降,可引起胎儿宫内缺氧、过熟儿综合征。

2. **羊水**　妊娠 38 周以后,随着妊娠期增加,羊水量逐渐减少。过期妊娠时羊水量明显减少,约 30% 的孕妇可减少至 300ml 以下,与胎盘功能不良、胎儿宫内缺氧、血液重新分布有关;羊水粪染率明显增高,主要与成熟胎儿肠蠕动增加,排便有关。与足月妊娠相比,过期妊娠羊水粪染率可增高 2~3 倍,若同时伴有羊水过少,羊水粪染率可高达 71%。

3. **胎儿生长模式**　与胎盘功能有关,可分为以下 3 种。

(1)正常生长及巨大胎儿:过期妊娠的胎盘功能正常,胎儿继续生长,体重增加成为巨大胎儿,颅骨钙化明显、骨缝变窄,胎头可塑性减小,导致经阴道分娩困难,使剖宫产率及新生儿病率相应增加。

(2)成熟障碍:由于胎盘老化,氧及营养成分供应不足,胎儿不易继续生长发育,表现为过熟综合征。典型表现为:胎脂消失,皮下脂肪减少,皮肤干燥松弛多皱褶,容貌似"小老人",头发浓密,指(趾)甲长,身体瘦长。因羊水过少及羊水粪染,胎儿皮肤黄染,脐带和胎膜呈黄绿色。

(3)胎儿生长受限:小样儿可与过期妊娠共存,后者更增加胎儿的危险性,约 1/3 过期妊娠死产儿为生长受限小样儿。

【诊断】

准确核实孕周,确定胎盘功能是否正常是关键。

1. 核实孕周有以下方法

(1)超声检查确定孕周:早孕期以测量胎儿顶臀径(CRL)来推算孕周最为准确(标准差在 1 周内);如果缺乏早孕期 CRL 值,可在妊娠 12~20 周以胎儿双顶径、股骨长度估算孕周,但准确性不及 CRL(标准差 1~2 周)。

(2)根据妊娠初期血、尿 hCG 增高的时间推算孕周:因很难抓住 hCG 开始增高的时间,故该方法难以准确估计孕周。

(3)病史及临床表现:①以末次月经第 1 日计算,平时月经规则、周期为 28~30d 的孕妇停经 ≥ 42 周尚未分娩,可诊断为过期妊娠;②根据排卵日计算;③根据性交日期推算预产期;④根据胚胎移植日计算孕周是最准确的方法。根据早孕反应出现时间、胎动开始时间可约推算预产期,一般初次感到胎动约在 20 周。

2. 判断胎盘功能及胎儿宫内安危

(1)胎动计数:一般认为 12h 内胎动累计数不得少于 10 次,故 12h 内少于 10 次或逐日下降超过 50% 而又不能恢复,应怀疑胎儿有缺氧、胎盘功能不良,应进一步检查。

(2)电子胎心监护:NST 有反应型提示胎儿无宫内缺氧,NST 无反应型可行催产素激惹试验(OCT),在规则宫缩下观察胎心变化,若 OCT 中反复出现胎心晚期减速者,提示胎盘功能减退。

(3)羊水量评估:超声测量最大羊水池垂直径线 <3cm,提示羊水量减少,胎盘功能不全可能。

(4)胎儿生物物理评分:超声监测胎动、胎儿肌张力、胎儿呼吸样运动及羊水量,结合 NST;每项参数获 2 分,总分为 10 分,若 ≤ 6 分,提示胎儿宫内缺氧、胎盘功能不良。见第八章第三节表 3-8-5。

【处理】

妊娠 40 周以后胎盘功能逐渐下降,42 周以后明显下降,因此,在妊娠 41 周以后即应考虑终止妊娠,尽量避免过期妊娠。应根据胎儿宫内状况、大小、宫颈成熟度综合评估,选择恰当的分娩方式。

经阴道分娩(引产)适应证:妊娠已达 41 周或过期妊娠的孕妇,初步评估胎盘功能尚好,胎儿能耐受宫缩、无明显头盆不称及产科其他剖宫产指征者,应予以引产。

1. 促宫颈成熟(cervical ripening) 在宫颈不成熟的情况下直接引产,引产失败率较高,反而增加剖宫产率。故决定引产前,应先评价宫颈成熟度。主要方法是 Bishop 评分。如果 Bishop 评分 ≥ 6 分者,可直接引产;Bishop 评分 <6 分者,引产前先促宫颈成熟。目前常用的促宫颈成熟方法主要有可控释地诺前列酮栓阴道放置、小剂量米索前列醇、宫颈扩张球囊。

(1)可控释地诺前列酮栓:是一种可控制释放的前列腺素 E_2(PGE$_2$)栓剂,含有 10mg 地诺前列酮,以 0.3mg/h 的速度缓慢释放,需低温保存。

1)应用方法:外阴消毒后将可控释地诺前列酮栓置于阴道后穹窿深处,并旋转 90°,使栓剂横置于阴道后穹窿,宜于保持原位。在阴道口外保留 2~3cm 终止带以便于取出。在药物置入后,嘱孕妇平卧 20~30min 以利栓剂吸水膨胀;2h 后复查,栓剂仍在原位后孕妇可下地活动。

2)禁忌证:包括哮喘、青光眼、严重肝肾功能不全等;有急产史或有 3 次以上足月产史的经产妇;瘢痕子宫妊娠;有子宫颈手术史或子宫颈裂伤史;已临产;Bishop 评分 ≥ 6 分;急性盆腔炎;前置胎盘或不明原因阴道流血;胎先露异常;可疑胎儿窘迫;正在使用缩宫素;对地诺前列酮或任何赋形剂成分过敏者。

3)出现以下情况时应及时取出:①出现规律宫缩(1 次 /3min 的宫缩)并同时伴随有宫颈成熟度的改善,宫颈 Bishop 评分 ≥ 6 分。②自然破膜或行人工破膜术。③子宫收缩过频(5 次 /10min 及以上的宫缩)。④置药 24h。⑤有胎儿出现不良状况的证据:胎动减少或消失、胎动过频、电子胎心监护结果分级为 Ⅱ 类或 Ⅲ 类。⑥出现不能用其他原因解释的母体不良反应,如恶心、呕吐、腹泻、发热、低血压、心动过速或者阴道流血增多。取出至少 30min 后方可静脉滴注缩宫素。

(2)米索前列醇:是一种人工合成的前列腺素 E_1(PGE$_1$)制剂,有 100μg 和 200μg 两种片剂。

1)应用方法:每次阴道放药剂量为 25μg,放药时不要将药物压成碎片。如 6h 后仍无宫缩,在重复使用米索前列醇前应行阴道检查,再评价宫颈成熟度,了解原放置的药物是否溶化吸收,如未溶化吸收则不宜再放。每日总量不超过 50μg。

2)禁忌证与取出指征:应用米索前列醇促宫颈成熟的禁忌证及药物取出指征与可控释地诺前列酮栓相同。

(3)宫颈扩张球囊:包括低位水囊、Foley 导管、海藻棒等,需要在阴道清洁度正常及胎膜完整时才可使用。主要是通过机械刺激宫颈管,促进宫颈局部内源性前列腺素合成与释放,从而促进宫颈软化、成熟。

2. **引产术**(induction of labor)　宫颈已成熟即可行引产术,常用静脉滴注小剂量缩宫素,诱发宫缩直至临产。方法:应先用乳酸钠林格注射液 500ml 静脉滴注,按 8 滴 /min 调好滴速,然后再向输液瓶中加入 2.5U 缩宫素,将其摇匀后继续滴入,专人观察根据宫缩、胎心情况并调整滴速,一般每隔 20min 调整 1 次,每次增加 4 滴,直至出现有效宫缩。有效宫缩的判定标准为 10min 内出现 3 次宫缩,每次宫缩持续 30~60s,伴有宫颈的缩短和宫口扩张。最大滴速不得超过 40 滴 /min 即 13.2mU/min,如达到最大滴速仍不出现有效宫缩时可增加缩宫素浓度至 1%,从低滴速开始。最大增至 40 滴 /min(26.4mU),原则上不再增加滴数和缩宫素浓度。胎头已衔接者可先行人工破膜,1~2h 后开始滴注缩宫素引产。人工破膜既可诱发内源性前列腺素的释放,增加引产效果,又可观察羊水性状,排除胎儿窘迫。

3. **产程处理**　进入产程后,应鼓励产妇左侧卧位、吸氧。产程中最好连续监测胎心,注意羊水性状,及早发现胎儿窘迫并及时处理。过期妊娠时,常伴有胎儿窘迫、羊水粪染,分娩时应做好新生儿窒息复苏准备。

4. **剖宫产**　指征:引产失败、胎儿窘迫、头盆不称、胎位异常、巨大胎儿、孕妇存在严重的合并症和并发症等。过期妊娠时,胎盘功能减退,胎儿储备能力下降,需适当放宽剖宫产指征。

小结

1. 准确核实孕周,尽可能依据早孕及中孕期 B 超推算预产期。
2. 确定胎盘功能是否正常是处理的关键。
3. 根据胎儿情况选择分娩方式。引产前应做宫颈 Bishop 评分,若 <6 分须先促宫颈成熟。
4. 妊娠 41 周后的孕妇可常规引产。

思考题

1. 如何准确核对孕周及预产期?
2. 如何评估胎儿宫内安危?

(胡娅莉)

第四节　异位妊娠

　　受精卵在子宫体腔以外着床称为异位妊娠(ectopic pregnancy),习称宫外孕(extrauterine pregnancy)。根据受精卵在子宫体腔外种植部位不同,可将异位妊娠分为输卵管妊娠、卵巢妊娠、腹腔妊娠、阔韧带妊娠、子宫颈妊娠(图4-14-1)。此外,剖宫产瘢痕妊娠和子宫残角妊娠的临床表现与异位妊娠相似,在本节内一并阐述。

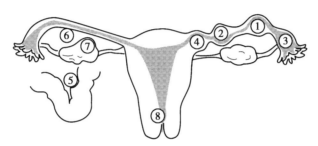

①输卵管壶腹部妊娠;②输卵管峡部妊娠;③输卵管伞部
妊娠;④输卵管间质部妊娠;⑤腹腔妊娠;⑥阔韧带妊娠;
⑦卵巢妊娠;⑧宫颈妊娠。

图 4-14-1　异位妊娠的发生部位

　　异位妊娠是妇产科常见的急腹症,在早期妊娠妇女中的发病率为2%~3%,是早期妊娠阶段引起孕妇死亡的最常见原因。近年来,由于对异位妊娠的早期诊断和处理,使患者的死亡率大大降低,生育功能保留能力明显提高。

一、输卵管妊娠

　　输卵管妊娠(tubal pregnancy)最为常见,占异位妊娠的95%左右。近年来,辅助生殖技术和促排卵受孕者大大增加,原极少数情况下可见的输卵管同侧或双侧多胎妊娠,或宫内与宫外同时妊娠的发病率有所增高。

【输卵管解剖及功能】

　　输卵管是内生殖器官,为对称、细长而弯曲的肌性管道,全长8~14cm。自两侧子宫角向外侧伸展,外端游离呈伞状。根据输卵管形态的不同,由内向外分成4部分①间质部(interstitial portion):潜行于子宫壁内的部分,长约1cm,最短且管腔最窄;②峡部(isthmic portion):紧接间质部外侧,长2~3cm,细直,管腔较窄;③壶腹部(ampulla portion):峡部外侧,长5~8cm,壁薄,管腔宽大且弯曲,皱襞丰富,是通常的受精部位;④伞部(fimbrial portion):在输卵管最外侧端,游离,长1~1.5cm,开口于腹腔,管口处有许多指状突起,呈伞状,有"拾卵"作用。

　　输卵管管壁由外而内由浆膜层、肌层及黏膜层构成。浆膜层为脏腹膜的一部分;输卵管肌层由平滑肌组成,平滑肌收缩引起输卵管由远端向近端的蠕动,协助拾卵及运送受精卵,同时一定程度上防止经血逆流和阻止子宫腔内感染向腹腔扩散;黏膜层由单层高柱状上皮组成,上皮细胞分为纤毛细胞、无纤毛细胞、楔状细胞和未分化细胞。4种细胞的功能各不相同:纤毛细胞通过纤毛摆动协助运送受精卵;无纤毛细胞可分泌糖原和中性黏多糖,又称分泌细胞;楔形细胞可能是无纤毛细胞的前身;未分化细胞是上皮的储备细胞,也称游走细胞。输卵管肌肉的收缩和黏膜上皮细胞的形态、分泌及纤毛摆动,均受雌、孕激素的影响而有周期性变化。

输卵管为卵子与精子结合场所及运送受精卵的通道,但当受精卵运行受阻滞留于输卵管,即可能导致输卵管妊娠,其中壶腹部妊娠最多见,约占78%,其次为峡部12%、伞部11%,间质部妊娠较少见,占2%~3%。

【病因】

可能与下列因素有关:

1. **输卵管异常**　输卵管解剖结构或功能性异常是输卵管妊娠的主要原因。既往异位妊娠史、盆腔炎性疾病、输卵管损伤或手术史、辅助生殖技术是输卵管妊娠的常见危险因素。

(1)输卵管黏膜炎和输卵管周围炎:是输卵管妊娠的主要病因。轻度输卵管黏膜炎可使黏膜皱褶粘连,管腔变窄,纤毛功能受损,导致受精卵在输卵管内运行受阻而于病变部位着床;严重者可使管腔完全堵塞导致不孕。输卵管周围炎病变主要在输卵管浆膜层或浆肌层,常发生输卵管周围粘连、扭曲,管腔狭窄,蠕动减弱,影响受精卵运行。淋病奈瑟菌及沙眼衣原体所致的输卵管炎常累及黏膜,而流产和分娩后感染通过淋巴系统蔓延,往往引起输卵管周围炎。结核分枝杆菌感染生殖道可致结节性输卵管峡部炎,病变的输卵管黏膜上皮呈憩室样向肌壁内伸展,肌壁结节性增生,输卵管近端肌层肥厚,因而影响其蠕动功能,导致受精卵运行受阻。

(2)输卵管发育不良:有输卵管过长、输卵管肌层发育差、输卵管黏膜纤毛缺乏、双输卵管、输卵管憩室或有输卵管副伞等。

(3)输卵管功能受雌、孕激素影响,若雌、孕激素分泌异常,可影响受精卵正常运行。精神因素也可引起输卵管蠕动异常和痉挛,干扰受精卵运送而致输卵管妊娠。

(4)输卵管绝育史及手术史者输卵管妊娠的发生率为10%~20%,特别是在腹腔镜下行电凝输卵管或硅胶环套术绝育,可因输卵管瘘或再通而导致输卵管妊娠。有输卵管粘连分离术、输卵管成形术史者,再妊娠时输卵管妊娠的可能性亦增加。有输卵管妊娠史,再次妊娠为输卵管妊娠的概率达10%。输卵管部分切除时也可能发生输卵管残端妊娠。

2. **受精卵游走**　卵子在一侧输卵管受精,受精卵经腹腔或宫腔进入对侧输卵管称受精卵游走。游走时间长,受精卵发育增大,可使受精卵在该侧输卵管内着床发生输卵管妊娠。

3. **辅助生殖技术**　近年来由于辅助生殖技术的应用,使输卵管妊娠发生率增加,既往少见的异位妊娠,如卵巢妊娠、宫颈妊娠、腹腔妊娠的发生率增加。美国因助孕技术应用所致输卵管妊娠的发生率为2.8%。

4. **避孕失败**　使用激素或宫内节育器避孕的女性发生异位妊娠的概率很低,但若避孕失败,发生异位妊娠的机会较大。

5. **其他**　子宫肌瘤或卵巢肿瘤若压迫输卵管,可影响输卵管管腔通畅,使得受精卵运行受阻。输卵管子宫内膜异位也增加了受精卵着床于输卵管的可能性。

【病理】

1. **受精卵着床在输卵管内的发育特点**　受精卵着床后,输卵管黏膜出现蜕膜反应,由于输卵管管腔狭小,管壁薄且缺乏黏膜下组织,不能形成完好的蜕膜,不利于胚胎的生长发育而引起流产;输卵管肌层远不如子宫肌壁厚与坚韧,滋养细胞容易侵入,甚至穿透输卵管壁引起输卵管破裂。

2. **输卵管妊娠的变化及结局**

(1)输卵管妊娠流产(tubal abortion):受精卵种植在输卵管黏膜皱襞内,由于蜕膜形成不完整,发育中的胚泡常向管腔突出,并最终突破包膜而出血,使得胚泡与管壁分离。若胚泡完整剥离落入管腔,刺激输卵管逆蠕动经伞端排出到腹腔,称为输卵管妊娠完全流产,出血一般不多(图4-14-2)。若胚泡剥离不完整,部分妊娠产物排出到腹腔,部分尚附着于输卵管壁,称为输卵管妊娠不全流产,滋养细胞继续侵蚀输卵管壁,导致反复出血。如果出血持续,积聚在直肠子宫陷凹,造成盆腔积血和血肿,量多时甚至流入腹腔。如果伞端堵塞血液不能流入盆腔,则积聚在输卵管内,形成输卵管血肿或输卵管周围血肿。多发生在妊娠 8~12 周,以壶腹部妊娠多见。

(2)输卵管妊娠破裂(rupture of tubal pregnancy):受精卵着床于输卵管黏膜皱襞间,胚泡生长发育时绒毛向管壁方向侵蚀肌层及浆膜,由于管壁薄,最终穿破浆膜,管壁破裂,孕囊排入腹腔或阔韧带,称为输卵管妊娠破裂(图 4-14-3)。多发生在妊娠 6 周左右,以峡部妊娠多见。间质部妊娠不常见,由于输卵管间质部管腔周围肌层较厚,血供丰富,妊娠常持续到孕 12~16 周才发生破裂。输卵管妊娠破裂短期内可发生大量腹腔内出血,在盆腔与腹腔内形成积血和血肿,患者腹痛剧烈,肛门坠胀,出现失血性休克。输卵管妊娠破裂绝大多数为自发性,也可发生于性交或盆腔双合诊后。

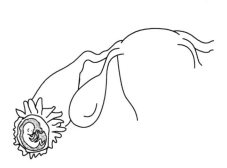

图 4-14-2　输卵管妊娠流产示意图

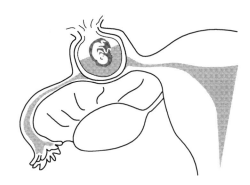

图 4-14-3　输卵管妊娠破裂示意图

(3)继发性腹腔妊娠:输卵管妊娠流产或破裂后,胚胎从输卵管排入腹腔或阔韧带内,多数已死亡,偶尔也有存活者。若存活胚胎的绒毛组织重新种植于腹腔而获得营养,可继续生长发育,称继发性腹腔妊娠。

(4)陈旧性宫外孕:输卵管妊娠流产或破裂,胚胎死亡,若被血块包裹形成盆腔血肿不消散,血肿逐渐机化变硬并与周围组织粘连,称为陈旧性宫外孕。机化性包块可存在多年,有时钙化形成石胎。

(5)持续性异位妊娠(persistent ectopic pregnancy):输卵管妊娠行保守性手术时,若术中未完全清除胚囊,或残余滋养细胞继续生长,术后血 β-hCG 不降或上升,甚至发生再次出血,引起腹痛等,称为持续性异位妊娠。

3. 子宫及内膜的变化　输卵管妊娠时,合体滋养细胞与正常妊娠一样可以产生 hCG 维持黄体生长,甾体激素分泌增加,导致月经停止来潮,子宫增大变软,但子宫不像宫内妊娠一样随妊娠时间增加而相应增大。

受 hCG 影响,子宫内膜发生蜕膜反应。胚胎受损或死亡时,滋养细胞的活力下降或消失,蜕膜自宫壁剥离,发生阴道流血,蜕膜呈碎片随阴道流血排出,当蜕膜完整剥离时,排出三角形蜕膜管型(decidual cast),排出的组织见不到绒毛,组织学检查无滋养细胞。若胚胎死亡已久,内膜可呈增生期改变;若胚胎死亡后部分深入肌层的绒毛仍存活,黄体退化迟缓,内膜仍可呈分泌反应;镜检有时见内膜腺体上皮细胞增生、增大,细胞边界不清,腺细胞排列成团突入腺腔,细胞极性消失,细胞核肥大、深染,胞质富含空泡,这种子宫内膜过度增生和分泌反应称 Arias-Stella(A-S)反应。

【临床表现】

输卵管妊娠的临床表现受多种因素影响,如受精卵着床部位、有无流产或破裂以及内出血量多少与时间长短等。需要注意的是,输卵管妊娠的临床症状、体征表现缺乏特异性。在尚未发生流产或破裂的输卵管妊娠早期,患者常无特殊的临床表现,其过程与早孕或先兆流产相似。

1. 症状　典型症状为停经后腹痛与阴道流血。

(1)停经:患者多有 6~8 周停经史,若为输卵管间质部妊娠,停经时间较长。但约 25% 的患者无停经史,异位妊娠的不规则阴道流血常被误认为月经来潮,或由于月经过期仅数日而不认为是停经。

(2)腹痛:为输卵管妊娠患者的主要症状。输卵管妊娠发生流产或破裂之前,胚胎逐渐增大引起输卵管蠕动异常或痉挛,常表现为一侧下腹部隐痛或酸胀感。当发生输卵管妊娠流产或破裂时,突发下腹部一侧撕裂样疼痛,常伴有恶心、呕吐。若血液局限于病变区,主要表现为下腹部疼痛,当血液积聚于直肠子宫陷凹时,可出现肛门坠胀感。随着出血量增多,血液由下腹部流向全腹,疼痛可由下腹部向全腹扩散,血液刺激膈肌,可引起肩胛部放射性疼痛或胸部疼痛。

(3)阴道流血:较常见,可出现在腹痛前后或同时发生。为短暂停经后不规则阴道流血,色暗红或深褐,量少呈点滴状,一般不超过月经量,少数患者阴道流血量较多,类似月经,极少数出现大量阴道流血。阴道流血表明胚胎受损或已死亡,卵巢黄体分泌的激素不能维持蜕膜生长而发生剥离出血,可伴有蜕膜管型或蜕膜碎片排出。病灶祛除后阴道流血逐渐停止。

(4)晕厥与休克:由于腹腔内出血及剧烈腹痛,轻者出现晕厥,严重者出现低血容量性休克。症状严重程度取决于内出血量和出血速度,但与阴道流血量不成正比。

(5)其他:正常妊娠的临床表现亦可见于输卵管妊娠,如乳房胀痛、胃肠道症状、尿频、头晕等。

2. 体征

(1)一般情况:内出血不多时,血压可代偿性轻度升高;随出血量增多,可出现面色苍白、脉搏细速、心率增快和血压下降等休克表现。体温一般正常,休克时体温可略低,腹腔内血液吸收时体温可升高,但一般不超过 38℃。

(2)腹部检查:下腹有明显压痛及反跳痛,尤以输卵管妊娠处为著,轻度肌紧张。但输卵管妊娠未发生流产或破裂时,腹部体征并不明显。出血较多时,腹部膨隆,叩诊有移动性浊音,全腹压痛和反跳痛。下腹可触及包块,若反复出血并积聚,包块可不断增大变硬。

(3)盆腔检查:阴道内常有少许血液自子宫腔流出,输卵管妊娠流产或破裂者,阴道后穹窿饱满,有触痛。将宫颈轻轻上抬或向左右摆动时引起剧烈疼痛,称为宫颈举痛。子宫略大较软,内出血多时,检查子宫有漂浮感。在子宫一侧或其后方可触及包块,其大小、质地常有变化,边界多不清楚,触痛明显。病变持续较久时,包块机化变硬,边界亦变清楚。但输卵管妊娠未发生流产或破裂者,仅仔细检查可触及胀大的输卵管及轻度压痛。输卵管间质部妊娠时,子宫大小与停经月份基本符合,但子宫不对称,一侧角部突出,一旦破裂,所致的征象与子宫破裂极相似。

【诊断】

输卵管妊娠需采用辅助检查方能确诊。输卵管妊娠流产或破裂后,多数有典型临床表现,诊断多无困难。若临床表现不典型或未发生流产或破裂时,诊断较困难,应严密观察病情变化,如腹痛加剧、盆腔包块增大以及血压、血红蛋白呈下降趋势等,有助于诊断。下列检查方法有助于明确诊断。

1. 妊娠试验 尿 hCG 或血 β-hCG 测定是常用辅助检查手段,对于早期诊断异位妊娠尤为重要。异位妊娠时,患者体内 β-hCG 水平常常低于宫内妊娠。单次血 β-hCG 测定确定是否妊娠,连续测定可帮助判定妊娠是否异常,若倍增时间 >7d,异位妊娠可能性极大;倍增时间 <1.4d,异位妊娠可能性极小。

2. 孕酮测定 血清孕酮测定有助于判断是否异常妊娠。血清孕酮值 >25ng/ml,97.5% 为正常宫内妊娠;输卵管妊娠时,血清孕酮水平偏低,多数在 10~25ng/ml。如果数值 <5ng/ml,应考虑宫内妊娠流产或异位妊娠。

3. 超声诊断 超声检查是异位妊娠诊断必不可少的方法,还有助于明确异位妊娠部位和大小。阴道超声检查比腹部超声检查准确性更高。异位妊娠的声像特点为:宫腔内未探及妊娠囊,宫旁探及异常低回声区,见胚芽及原始心管搏动,或宫旁探及混合回声区,直肠子宫陷凹有游离暗区。应注意鉴别子宫腔内假妊娠囊(蜕膜管型与血液形成),以免将异位妊娠误诊为宫内妊娠。

血 β-hCG 测定与超声联合检查,极大提高了异位妊娠特别是早期异位妊娠的诊断率。当血 β-hCG>2 000U/L、阴道超声未见宫内妊娠囊时,可诊断异位妊娠。

4. 腹腔镜检查 腹腔镜检查是异位妊娠诊断的"金标准",在确诊的同时可行镜下手术治疗。但不宜作为诊断异位妊娠的首选方法。3%~4% 的极早期异位妊娠因妊娠囊过小而被漏诊,也可能因输卵管扩张和颜色改变而误诊为异位妊娠。

5. **腹腔穿刺**　包括经阴道后穹窿穿刺和经腹壁穿刺,是一种简单、可靠的诊断方法,适用于疑有腹腔内出血的患者。腹腔内出血最易积聚于直肠子宫陷凹,即使血量不多,也能经阴道后穹窿穿刺抽出血液。抽出暗红色不凝血液,说明有腹腔内出血存在。陈旧性宫外孕时,可抽出小块或不凝固的陈旧血液。若穿刺针头误入静脉则血液较红,将标本放置 10min 左右凝结可鉴别。阴道后穹窿穿刺阴性不能排除输卵管妊娠,可能是无内出血、内出血量很少、血肿位置较高或直肠子宫陷凹有粘连。若腹部移动性浊音阳性可直接行腹壁穿刺。

6. **诊断性刮宫**　由于超声的普及应用,诊断性刮宫目前不作为常用方法,适用于不能存活的宫内妊娠的鉴别诊断和超声检查不能确定妊娠部位者。将宫腔排出物或刮出物做病理检查,切片中见到绒毛,可诊断为宫内妊娠;仅见蜕膜未见绒毛,有助于诊断异位妊娠。但也有例外情况,如宫内、宫外同时妊娠。

【鉴别诊断】

1. **流产**　有停经史,少量阴道流血并逐渐增多,色鲜红,伴下腹中央阵发性坠痛。查体:子宫增大变软,宫口略开,无宫颈举痛,妊娠试验阳性,超声宫内可见妊娠囊,阴道后穹窿穿刺常为阴性。

2. **急性盆腔炎**　多有不洁性生活史,无停经史,有发热,持续下腹痛。查体:宫颈举痛,子宫正常大小,子宫或附件区压痛或伴反跳痛。妊娠试验阴性,后穹窿穿刺可抽出淡黄色渗出液或脓液,白细胞计数明显升高。

3. **黄体破裂**　多无停经史,在黄体期突发下腹一侧持续性疼痛,无阴道流血,可伴肛门坠胀。查体:子宫正常大小,质地中等,一侧附件区压痛,后穹窿穿刺阳性,妊娠试验阴性。

4. **卵巢囊肿蒂扭转**　有卵巢囊肿病史,突发下腹一侧剧烈疼痛,伴恶心、呕吐,无阴道流血。查体:子宫正常大小,质地中等,宫颈举痛,患侧附件扪及界限清楚肿块,蒂部压痛明显,妊娠试验阴性,B 型超声见一侧附件低回声区,边缘清晰,有条索状蒂。

5. **急性阑尾炎**　转移性右下腹痛,伴发热、恶心、呕吐,无阴道流血。查体:麦氏点压痛、反跳痛,盆腔无压痛,白细胞计数升高,妊娠试验阴性。

【治疗】

异位妊娠的治疗根据病情轻重缓急可分为手术治疗、药物治疗和期待治疗。

1. **手术治疗**　分为根治手术和保守手术。根治手术为切除患侧输卵管,保守手术为保留患侧输卵管。手术治疗适用于:①生命体征不稳定或有腹腔内出血征象者;②异位妊娠有进展者(如血β-hCG>3 000U/L 或持续升高、有胎心搏动、附件区包块增大等);③药物治疗禁忌证或无效者;④诊断不明确者;⑤宫内宫外同时妊娠、宫内妊娠有希望存活者;⑥同时合并其他手术指征者。

(1)根治手术:输卵管切除术是最基本的术式,适用于无生育要求的输卵管妊娠、内出血并发休克的急症患者。应在积极纠正休克的同时,迅速打开腹腔,提出病变输卵管,用卵圆钳钳夹出血部位,暂时控制出血,并加快输血、输液,待血压上升后继续手术切除输卵管;输卵管间质部妊娠,应做子宫角部楔形切除及患侧输卵管切除,必要时切除子宫。对侧输卵管有粘连或闭锁可行粘连分离术或输卵管造口术。

(2)保守手术:适用于有生育要求的年轻妇女,特别是对侧输卵管已切除或有明显病变者。近年来异位妊娠早期诊断率明显提高,使得保守手术明显增多。根据受精卵着床部位及输卵管病变情况选择术式,伞部妊娠可行挤压将妊娠产物挤出;壶腹部妊娠行输卵管切开术,胚胎取出及再缝合术;峡部妊娠行病变节段切除及断端吻合术。输卵管妊娠行保守手术后,有发生持续性异位妊娠的可能性,术后应密切监测血 β-hCG 水平,若术后血 β-hCG 升高、术后 1d 血 β-hCG 下降 <50%,或术后 12d 血 β-hCG 下降 <10%,均可诊断为持续性异位妊娠,及时给予甲氨蝶呤治疗,必要时需再手术。

输卵管妊娠手术可经腹或经腹腔镜完成,其中腹腔镜手术现已成为治疗异位妊娠的标准术式,但当患者生命体征不稳定时尽可能选择经腹手术。与经腹手术相比,腹腔镜手术的手术时间、住院日更短,术后恢复更快,术后输卵管通畅性、宫内妊娠率及再次异位妊娠率均无明显的差异。

2. 药物治疗 采用化学药物治疗,主要适用于早期输卵管妊娠、要求保留生育能力的年轻患者。化疗一般采用全身用药,亦可采用局部用药。常用药物甲氨蝶呤(MTX),通过抑制滋养细胞增生,破坏绒毛,使胚胎停止发育而死亡。疗效确切,副作用较小,不增加以后的妊娠流产率及畸胎率。适应证:①无药物治疗的禁忌证;②输卵管妊娠未发生破裂;③妊娠囊直径 ≤ 4cm;④血 β-hCG<2 000U/L;⑤无明显内出血;⑥具备随访条件。主要的禁忌证为:①生命体征不稳定;②异位妊娠破裂;③妊娠囊直径 ≥4cm 或 ≥3.5cm 伴胎心搏动;④不具备随访条件。治疗方案:MTX 50mg/m²,单次肌内注射;或0.4mg/(kg·d),肌内注射,5d 为一疗程。治疗期间应用 B 型超声和血 β-hCG 严密监护,并注意患者的病情变化及药物毒副反应。治疗第 4 日和第 7 日测血清 β-hCG,若治疗后 4~7d 血 β-hCG 下降 <15%,应重复剂量治疗,然后每周重复测血清 β-hCG,直至 β-hCG 降至正常。若用药后 14d 血 β-hCG 下降并连续 3 次阴性,腹痛缓解或消失,阴道流血减少或停止者为显效。若血 β-hCG 下降不显著,甚至发生急性腹痛或输卵管破裂症状,则应立即进行手术治疗。局部用药可采用在超声引导下穿刺或在腹腔镜下将甲氨蝶呤直接注入输卵管的妊娠囊内。

3. 期待治疗 经过严格的筛选,部分异位妊娠患者可在规范随访的前提下接受期待治疗。选择期待治疗的患者应符合以下所有条件:①患者知情同意;②具备随访条件且在发生突发情况时能够及时就诊;③一般情况好、病情稳定、无腹痛;④血 β-hCG 水平 < 1 000mU/ml 且呈下降趋势;⑤ B 超检查提示输卵管妊娠包块最大直径不超过 30mm 且无心管搏动;⑥无活动性内出血。对于接受期待治疗的患者,在第 1 周内应每 2 日测定血 β-hCG,确保 β-hCG 处于持续下降的状态。在此基础上,后续随访可根据临床情况适当延长随访间隔至 2~7d,直至血 β-hCG 达到非孕水平。若随访期间患者出现腹痛、血 hCG 不降或升高,需终止期待治疗,改用其他治疗方法。

二、其他部位妊娠

(一) 腹腔妊娠

腹腔妊娠(abdominal pregnancy)指胚胎或胎儿位于输卵管、卵巢及阔韧带以外的腹腔内,非常罕见,发病率约为 1:15 000,母体死亡率约为 5%,胎儿存活率仅为 1‰,对母儿生命威胁很大。临床表现不典型,易误诊。

腹腔妊娠分为原发性和继发性两类。原发性腹腔妊娠极少见,指受精卵直接种植于腹膜、肠系膜、大网膜、肠管、直肠子宫陷凹等处。原发性腹腔妊娠的诊断标准为:①妊娠只存在于腹腔内;②两侧输卵管和卵巢正常,无近期妊娠的证据;③无子宫腹膜瘘形成。促使受精卵原发着床于腹膜的因素可能为腹膜有子宫内膜异位灶。继发性腹腔妊娠往往发生于输卵管妊娠流产或破裂后,偶可继发于卵巢妊娠破裂后或子宫内妊娠而子宫存在缺陷(如瘢痕子宫裂开或子宫腹膜瘘)。胚胎排入腹腔,部分绒毛组织仍附着于原着床部位,并继续向外生长,附着于盆腔腹膜及邻近脏器表面。腹腔妊娠时胎盘附着异常,血液供应不足,使得胎儿不易存活至足月。

患者有停经及早孕反应,伴有腹痛及阴道流血,以后腹痛缓解,阴道流血停止,腹部逐渐增大。胎动时,孕妇常感腹部疼痛,随着胎儿长大,症状更加明显。腹部检查发现子宫轮廓不清,但胎儿肢体极易触及,胎位异常,常为肩先露或臀先露,先露高浮,听诊胎心异常清晰,胎盘杂音响亮。盆腔检查发现子宫颈位置上移,子宫比妊娠月份小并偏于一侧,有时不易触及,胎儿位于子宫另一侧。如果妊娠持续近预产期时可有阵缩样假分娩发动,但宫口不扩张,胎先露不下降。腹腔妊娠胎儿常常死亡,妊娠征象消失,月经恢复来潮,死胎被粘连的脏器和大网膜包裹并逐渐缩小,日久者干尸化或成为石胎。如果继发感染,形成脓肿,可穿通母体的肠管、阴道、膀胱或腹壁,排出胎儿骨骼。B 型超声检查是首选辅助检查方法,可发现子宫腔内空虚,胎儿与子宫分离;在胎儿与膀胱间未见子宫肌壁层;胎位异常;

子宫外可见胎盘组织。

腹腔妊娠确诊后,原则上应立即行剖腹手术取出胎儿。术前评估和准备非常重要,需要多专科抢救团队协作,并行术前血管造影栓塞术、子宫动脉插管、输尿管插管、肠道准备、充分备血等。手术方式由孕期长短、胎盘附着部位、胎儿存活及死亡时间决定,任意剥离胎盘将引起大量出血。胎盘附着于输卵管、子宫或阔韧带者,可将胎盘连同附着器官一并切除。胎盘附着于腹膜或肠系膜等处,胎儿存活或死亡不足 4 周,则不能触动胎盘,在紧靠胎盘处结扎脐带,将胎盘留在腹腔内,术后逐渐吸收约需半年。若未吸收而发生感染者,应再次剖腹探查并酌情切除或引流。若胎儿死亡已久,可试行剥离胎盘,有困难时不必强行剥离,将胎盘留于腹腔内,一般不做胎盘部分切除。胎盘留于腹腔内者,应定期通过 B 型超声检查及血 β-hCG 测定了解胎盘退化吸收程度。术后需用抗生素预防感染。

(二)卵巢妊娠

卵巢妊娠(ovarian pregnancy)指受精卵在卵巢组织内着床和发育,罕见,发病率为 1∶7 000～1∶50 000。术前明确诊断非常困难,即使超声也无法区别输卵管妊娠和卵巢妊娠。腹腔镜诊断有价值,但仍需组织学检查。卵巢妊娠的诊断标准为:①双侧输卵管正常;②孕囊位于卵巢组织内;③卵巢及孕囊以卵巢固有韧带与子宫相连;④孕囊壁上有卵巢组织。

卵巢妊娠的临床表现与输卵管妊娠非常相似,主要症状为停经后腹痛及阴道流血。卵巢妊娠绝大多数在妊娠早期破裂,有报道极少数可妊娠至足月,甚至胎儿存活。卵巢妊娠破裂后可引起腹腔内大量出血,甚至休克。

治疗方法为手术治疗,手术应根据病灶范围选择行卵巢部分切除、卵巢楔形切除、卵巢切除术或患侧附件切除术,手术可经腹或在腹腔镜下进行。切除组织需送病理检查。

(三)宫颈妊娠

宫颈妊娠(cervical pregnancy)指受精卵在宫颈管内着床和发育,发病率约 1∶18 000,虽罕见,一旦发生病情危重。随着辅助生殖技术的大量应用,宫颈妊娠的发病率有所增高。经产妇多见,有停经及早孕反应,主要症状为无痛性阴道流血或血性分泌物,也可为突然的大量阴道流血。检查发现子宫颈显著膨大呈桶状,变软,呈紫蓝色,宫颈外口扩张边缘很薄,内口紧闭,子宫体大小正常或略大。宫颈妊娠的诊断标准:①妇科检查发现在膨大的子宫颈上方为正常大小的子宫;②妊娠产物完全在子宫颈管内;③B 型超声检查显示子宫腔空虚,在子宫颈管内见到妊娠囊。彩色多普勒超声可明确胎盘种植范围。

确诊后根据出血量的多少采用不同的治疗方案。

1. 子宫颈吸刮术或子宫颈切开术　阴道大量流血时,在有充分的输血准备下,直接吸刮刮除子宫颈管内胚胎组织,或直视下切开子宫颈剥除胚胎,术后用纱布条填塞子宫颈管创面,或应用小水囊压迫止血。若流血仍不止,可行双侧髂内动脉结扎。效果不佳应及时行子宫全切术。有条件者术前行子宫动脉栓塞术(同时用栓塞剂和 MTX)可减少术中出血。

2. 药物治疗　若阴道流血不多,为减少刮宫时出血并避免切除子宫,术前给予 MTX 治疗。MTX 肌内注射 20mg/d,共 5d;或 MTX 肌内注射 50mg/m²,单次;或将 MTX 50mg 直接注入妊娠囊内。如已有胎心搏动,也可先在孕囊内注入 10% 氯化钾注射液 2ml。经 MTX 治疗后,胚胎死亡,周围绒毛组织坏死,待 β-hCG 明显下降后再行刮宫术。

(四)子宫残角妊娠

子宫残角妊娠(pregnancy in rudimentary horn)指受精卵于子宫残角内着床并生长发育,初产妇多见。残角子宫为子宫先天发育畸形,系胚胎期副中肾管会合过程中出现异常而导致一侧副中肾管发育不全。残角子宫往往不能与另一侧发育较好的子宫腔沟通,从而可能采取以下两种方式受精:一种是精子经对侧输卵管外游走至患侧输卵管内与卵子结合再进入残角子宫;另一种是受精卵经对侧输卵管外游到患侧输卵管而进入残角子宫着床发育。残角子宫的肌壁常常发育不良,不能承受胎儿生长发育,多数在妊娠 14～20 周发生肌层的完全或不完全破裂,引起严重内出血,临床表现与输卵管间质部妊娠破裂相似。偶有妊娠足月者,分娩期亦可出现宫缩,但因无法经阴道分娩,胎儿往往在临产后死亡。子宫残角妊娠一旦确诊应及早手术,切除残角子宫,若为活胎则先行剖宫产,再切除残角子宫。

（五）剖宫产切口部妊娠

见本章第五节。

小结

1. 异位妊娠是妇科急腹症之一,以输卵管妊娠最为常见。

2. 典型临床表现为停经后腹痛和阴道流血,妊娠试验和 B 型超声是常用辅助检查。腹腔镜检查是诊断"金标准"。

3. 治疗包括保守性手术治疗、根治性手术治疗、药物治疗和期待治疗,根据病情和患者意愿选择。

思考题

1. 简述输卵管妊娠的病理变化及结局。
2. 简述输卵管妊娠药物治疗的指征。

（鹿　欣）

第五节　剖宫产切口部妊娠

【概述】

剖宫产切口部妊娠(cesarean scar pregnancy,CSP)是一种特殊部位的异位妊娠,受精卵着床于前次剖宫产切口瘢痕处,是剖宫产远期并发症之一。其发生率约为 1∶2 000 次妊娠,约占总体剖宫产的0.15%,占有前次剖宫产史的异位妊娠的 6%。在过去 20 年,由于世界范围内的剖宫产率增高,CSP 发病率呈上升趋势。CSP 继续妊娠可致胎盘植入性疾病、子宫破裂,甚至引起孕妇死亡。

【病因】

CSP 确切病因及发病机制至今尚未阐明,可能的原因是剖宫产术后子宫切口愈合不良,或者炎症导致瘢痕部位有缺损或憩室,受精卵有可能通过缺损或憩室部位进入子宫肌层而着床,此后胚囊被瘢痕组织和纤维包裹,与宫腔完全隔离。CSP 的危险因素包括子宫肌腺症、既往宫腔操作、人工剥离胎盘史以及辅助生殖技术等。

【病理】

CSP 清宫组织中可见滋养细胞和子宫平滑肌肌束。子宫切除标本病理切片检查,剖宫产瘢痕处的纤维肌组织间可见滋养细胞,着床于瘢痕部位的胎盘组织周围没有底蜕膜及子宫肌肉组织,仅可见一些结缔组织。

【临床表现】

早孕期可无特征性表现。停经后阴道出血是 CSP 主要临床表现,可表现为淋漓不尽,也可大出血。约 36.8% 的早孕期 CSP 患者无明显症状,仅为超声检查时偶然发现。临床上易误诊为稽留流产、流产或宫内早孕,在清(刮)宫术中突然发生致命的大量出血。未发生流产的 CSP 患者随妊娠进展至中晚期,可因胎盘穿透性植入而导致子宫破裂,则表现为腹痛、贫血、甚至休克等。故有剖宫产史的妇女再次妊娠后,应于早孕期行阴道超声检查排除 CSP。

CSP 根据其生长方式,在宫腔镜和腹腔镜下表现不同。宫腔镜探查往往可见子宫下段蜕膜组织及绒毛组织质脆,刮出后可见子宫前壁缺损。CSP 向浆膜下生长者,腹腔镜检查打开子宫膀胱腹膜反折,可见剖宫产瘢痕处浆膜面凸起,表面光滑,颜色正常或呈紫蓝色,病变部位血供丰富。

【诊断】

早孕期 CSP 由于缺乏典型的临床表现,主要依据超声诊断。典型的超声表现为:①子宫腔内无妊娠囊;②子宫颈管内无妊娠囊,颈管口闭合;③妊娠囊或胎盘着床于子宫峡部前壁剖宫产瘢痕部位,部分可见原始心管搏动或者仅见混合性回声包块;④妊娠囊与膀胱间子宫肌层变薄(1~3mm)或消失;⑤彩色多普勒超声可显示妊娠物内部及周边血流丰富,妊娠囊周边高速低阻血流信号。

当超声检查无法明确 CSP 诊断时,有条件者应进行盆腔 MRI 检查。MRI 可清晰显示孕囊与剖宫产瘢痕的关系、孕囊内情况及与周围器官的关系。早期 CSP 的 MRI 表现为:①子宫峡部前壁可见呈短 T_2、等或稍长 T_1 瘢痕信号;②邻近瘢痕处可见类圆形长 T_1、长 T_2 信号的妊娠囊,周边可见等 T_1 或稍长 T_1、长 T_2 的囊壁。

根据超声或 MRI 检查显示的妊娠囊生长方向及妊娠囊与膀胱间子宫前壁肌层的厚度,可将剖宫产瘢痕妊娠分为 3 型,以利于临床处理。Ⅰ型:妊娠囊部分着床于子宫瘢痕处,部分或大部分位于宫腔内;妊娠囊与膀胱间子宫肌层变薄,但厚度 >3mm;瘢痕处血流信号丰富。Ⅱ型:妊娠囊部分着床于子宫瘢痕处,部分位于宫腔内,妊娠囊与膀胱间子宫肌层变薄或消失,厚度 ≤ 3 mm,瘢痕处血流信号丰富。Ⅲ型:妊娠囊完全着床于子宫瘢痕处肌层并向膀胱方向外凸,或表现为子宫前壁下段瘢痕处囊实性包块(包块型多为 CSP 流产后瘢痕处妊娠物残留并出血所致);妊娠囊与膀胱之间子宫肌层明显变薄、甚或缺失,厚度 ≤ 3 mm;瘢痕处血流信号丰富。

【鉴别诊断】

1. 宫内妊娠流产　有剖宫产史的宫内妊娠流产,胚囊在排出体外的过程中,可暂时停留于子宫前壁剖宫产瘢痕处,此时应与 CSP 相鉴别。如果患者有腹痛,伴阴道出血及宫口扩张,或宫口见妊娠物,多提示宫内妊娠难免流产。如果前次剖宫产切口瘢痕处肌层连续性中断,超声提示子宫前壁剖宫产瘢痕处存在高速低阻血流,应首先考虑 CSP;反之宫内妊娠难免流产的可能性大。

2. 宫颈妊娠　妊娠囊着床于宫颈管内,妇科检查时,可发现膨大的宫颈上方为正常大小的子宫,宫颈膨大可为紫蓝色,宫颈外口闭合。但超声检查子宫前壁下段的肌层连续性无中断。主要依据是否有剖宫产史,超声或 MRI 检查妊娠囊着床的位置能进一步明确诊断。

3. 妊娠滋养细胞肿瘤　包块型 CSP 因瘢痕处妊娠物残留并出血而在子宫下段形成向膀胱方向突出的包块,血供丰富,超声影像很难与妊娠滋养细胞肿瘤相鉴别,易误诊为妊娠滋养细胞肿瘤。详细的病史询问很重要,如果前期妊娠有葡萄胎清宫史,hCG 下降后又复升,或有其他部位转移证据,伴 hCG 异常升高者,应首先考虑滋养细胞肿瘤。如果患者停经后阴道出血,有剖宫产史,超声提示切口部位包块。包块型 CSP 往往有清宫术或药物流产病史,其 β-hCG 水平不会很高,很少超过 100 000U/L。疑难患者则需要多学科讨论,详细的影像学评估,包括盆腔 MRI 检查和胸部 CT 检查。

【治疗】

有剖宫产史的妇女再次妊娠后,应于孕 8 周前超声检查妊娠囊与子宫前壁剖宫产瘢痕的关系,明确 CSP 的诊断,尽早终止妊娠。如患者有强烈要求继续妊娠,应充分告知不良妊娠结局及相关风险,并嘱其在有抢救条件的医疗单位加强产前检查,严密监护。

CSP 的治疗尚无统一的标准,一旦确诊建议住院终止妊娠。依据孕周、临床表现和 CSP 的超声分型、影像学检查,充分评估后进行个体化治疗。

1. **早孕期 CSP 治疗方法**　有药物治疗、手术治疗或两者联合。

(1)药物治疗:单纯药物治疗一般不作为 CSP 的首选方案,常用治疗药物为甲氨蝶呤(methotrexate,MTX),用药前进行化疗前评估,包括体能状态评分。MTX 适应证有包块小,hCG 不高,希望保守治疗的患者;作为手术前预处理方法之一,单独或联合子宫动脉栓塞术(uterine artery embolization,UAE)用于 II 型或 III 型 CSP 在清宫术前应用。

(2)子宫动脉栓塞术:UAE 应用于 CSP 的适应证包括:①II 型和 III 型 CSP 因血供丰富,子宫前壁下段瘢痕处肌层薄弱或消失,如直接行清宫术或手术切除病灶,术中大出血风险高;通过 UAE 进行预处理,病灶血供明显减少后,再行清宫术或手术治疗,可显著降低术中术后出血风险。②CSP 自然流产过程中发生大出血或清宫术中发生的 CSP 大出血,可通过 UAE 治疗进行紧急止血。应在 UAE 后 24~72h 内进行 CSP 妊娠物的清除或 CSP 病灶切除术,以防子宫侧支循环再形成而降低止血效果。

(3)手术治疗:包括超声监视下清宫术、宫腔镜下妊娠物清除术、经腹腔镜或开腹 CSP 病灶切除术和子宫修补术,以及宫腔镜联合腹腔镜手术。

2. **根据分型采用不同的方法**

(1)孕周 <8 周的 I 型 CSP 患者,如生命体征平稳,可直接行超声监视下清宫术,但仍然建议做好 UAE 进行紧急止血的准备,如清宫术中大出血,及时行 UAE 紧急止血。

(2)对于 II 型、III 型 CSP 以及孕周 ≥ 8 周的 I 型患者,如直接行清宫术,术中大出血风险增加,建议清宫术前预处理,行 UAE(栓塞术中可联合 MTX 双侧子宫动脉注射)后再行 B 超监视下清宫术。

(3)对有生育要求的 II 型和 III 型 CSP 患者,尤其是 III 型因病灶向膀胱方向外凸,预计清宫术无法清除病灶者,可在 UAE 预处理后行经腹或腹腔镜下妊娠病灶切除术,术中分离下推膀胱后,切除瘢痕处妊娠组织及瘢痕组织并行子宫前壁修补术,对于有丰富经阴道手术经验的术者,也可选择经阴道行瘢痕处妊娠组织切除及子宫瘢痕修补术;需注意术中切除子宫瘢痕处妊娠组织后,仍建议负压吸引全面吸刮宫腔,以减少蜕膜残留及术后出血。

(4)宫腔镜或宫腹腔镜联合治疗 CSP:宫腔镜治疗 CSP 行妊娠物清除术对术者要求较高,另外 II 型或 III 型者仍建议术前行 UAE 进行预处理以减少术中、术后大出血风险。对于生命体征稳定,腹腔内无活动性出血且病灶未穿透子宫浆膜层的 II 型 CSP 患者,建议采用腹腔镜子宫动脉阻断联合宫腔镜妊娠病灶清除术,以减少术中、术后出血量。

3. **中孕期发现的 CSP**　如无并发症,充分告知后可在密切观察下继续妊娠,并在具备抢救条件的医疗单位加强产检,严密监护;如需终止妊娠,可先行 UAE 预处理后再行引产术,亦可在 UAE 预处理后行剖宫取胎术并行局部病灶切除术。

4. CSP 至妊娠晚期时,多发展为胎盘植入性疾病,严重威胁母体生命,见第二十三章第二节。

【术后随访和生育管理】

CSP 患者终止妊娠后,每周查 hCG 直至正常,如下降 <15% 或再次上升,应结合影像学检查再进行评估。对育龄期女性,CSP 终止妊娠后需进行避孕宣教和生育管理。对无生育要求者,应长期严格避孕,建议选取适合的避孕方式或绝育措施。对有生育要求者,建议避孕半年后方可考虑再次妊娠,并告知再次妊娠可能出现的并发症,包括再次 CSP、胎盘植入、孕晚期子宫破裂等风险。

小结

1. CSP 是一种特殊类型的异位妊娠,建议及早诊断,及早处理。

2. CSP 临床表现并不典型,甚至 1/3 患者无明显症状,建议既往有剖宫产史的孕妇,均应于早孕期行超声检查以排除 CSP。

3. 治疗需根据患者的具体情况及影像分型进行个体化治疗,评估术中出血风险:低出血风险患者行 B 超监护下清宫术;高出血风险者应行 MTX 或 UAE 预处理,以减少出血风险,再行清宫术或腹腔镜下／经腹病灶切除术和子宫前壁修补术。需注意终止妊娠后的避孕宣教和生育管理。

思考题

1. 早孕期 CSP 的超声分型?
2. Ⅲ型 CSP 有生育要求者,应如何处理?
3. CSP 需要与哪些疾病鉴别? 其鉴别要点是什么?

（鹿　欣）

第六节　妊娠滋养细胞疾病

妊娠滋养细胞疾病(gestational trophoblastic disease,GTD)是一组来源于胎盘滋养细胞的增生性疾病。根据组织学将其分为:①妊娠滋养细胞肿瘤(gestational trophoblastic neoplasms,GTN),包括绒毛膜癌(choriocarcinoma)、胎盘部位滋养细胞肿瘤(placental site trophoblastic tumor,PSTT)和上皮样滋养细胞肿瘤(epithelioid trophoblastic tumor,ETT);②葡萄胎妊娠(molar pregnancies),包括完全性葡萄胎(complete hydatidiform mole)、部分性葡萄胎(partial hydatidiform mole)和侵蚀性葡萄胎(invasive hydatidiform mole);③非肿瘤病变(non-neoplastic lesions);④异常(非葡萄胎)绒毛病变[abnormal (nonmolar)villous lesions]。

侵蚀性葡萄胎在组织学分类中属于未指明的、交界性或不确定行为的肿瘤,但和绒毛膜癌在临床表现、诊断和处理原则等方面基本相同,故在临床上仍将两者合称为妊娠滋养细胞肿瘤,并进一步根据病变范围分为两类:①无转移妊娠滋养细胞疾病,病变局限于子宫;②转移性妊娠滋养细胞肿瘤,病变扩散至子宫以外部位。由于胎盘部位滋养细胞肿瘤和上皮样滋养细胞肿瘤在临床表现、发病过程及处理方面与临床上所称的妊娠滋养细胞肿瘤明显不同,故分别单列。非肿瘤病变和异常(非葡萄胎)绒毛病变仅为形态学改变,临床上通常无须处理。

绝大多数滋养细胞肿瘤继发于妊娠,但有极少数来源于卵巢或睾丸生殖细胞,称为非妊娠性绒毛膜癌,不属于本章讨论范围。

妊娠滋养细胞疾病虽然少见,但临床上需要与其他妊娠相关疾病相鉴别,尤其值得关注,通过规范诊治,该疾病可以接近 100% 治愈。

一、妊娠滋养细胞的发育与分化

妊娠滋养细胞由胚胎的胚外层细胞(extra-embryonic cell)演化而来。孕卵着床时,囊胚最外层与子宫内膜接触的一层扁平细胞演变为细胞滋养细胞(cytotrophoblast,CT)。受精后 7~8d,着床部位的细胞滋养细胞又分化出合体滋养细胞(syncytiotrophoblast,ST)。在细胞滋养细胞与子宫蜕膜之间的合体滋养细胞,相互融合失去细胞膜形成多核细胞团,出现腔隙后合体滋养细胞排列成柱状结构,称合体滋养细胞柱,是绒毛的雏形。约在受精后 12d,细胞滋养细胞侵入合体滋养细胞柱内,形成初级绒毛。约受精后 2 周,胚外中胚层长入合体滋养细胞柱内,初级绒毛演变成次级绒毛,合体滋养细胞柱之间的腔隙也演变成绒毛间隙。绒毛形成后,位于绒毛表面的滋养细胞称绒毛滋养细胞(villous trophoblast),而其他部位的滋养细胞称绒毛外滋养细胞(extravillous trophoblast)。

细胞滋养细胞为滋养干细胞,具有增殖活性和分化能力。合体滋养细胞为分化成熟细胞,合成妊娠相关的各种激素,并承担胎儿和母亲间的物质交换。细胞滋养细胞有两种分化形式:位于绒毛表面的细胞滋养细胞直接分化为合体滋养细胞;位于绒毛外与胎盘床相连的锚定绒毛(anchoring villi)部位的细胞滋养细胞则分化为中间型滋养细胞(intermediate trophoblast,IT)。中间型滋养细胞可分为 3 个细胞亚群:绒毛型中间型滋养细胞(villous intermediate trophoblast)、种植部位中间型滋养细胞(implantation site intermediate trophoblast)及绒毛膜型中间型滋养细胞(chorionic type intermediate trophoblast)。种植部位中间型滋养细胞能侵入蜕膜和子宫肌层,浸润并替代螺旋小动脉内皮细胞;绒毛膜型中间型滋养细胞起固定胎盘的作用;而绒毛型中间型滋养细胞是一种可向其余两种细胞分化的过渡期细胞。

在正常妊娠时,滋养细胞具有增生活跃、侵袭和破坏母体组织及血管等特性。当滋养细胞异常增生和侵袭时,便形成各种滋养细胞疾病。其中,葡萄胎形成与绒毛滋养细胞异常有关,绒毛膜癌形成与绒毛前滋养细胞异常有关,胎盘部位滋养细胞肿瘤形成与种植部位中间型滋养细胞异常有关。

二、葡萄胎

葡萄胎(hydatidiform mole)因妊娠后胎盘绒毛滋养细胞增生、间质水肿,而形成大小不一的水泡,水泡间借蒂相连成串,形如葡萄而名之,也称水泡状胎块。葡萄胎可分为完全性葡萄胎和部分性葡萄胎两类。

【相关因素】

尚不十分明确。

1. 完全性葡萄胎　全球绝大部分地区的发生率为 1 次 /1 000 次妊娠。亚洲和拉丁美洲国家的发生率较高,约 1 次 /500 次妊娠,而北美和欧洲国家发生率较低,为 0.6~1.1 次 /1 000 次妊娠。根据我国的一次全国性调查,平均每 1 000 次妊娠 0.78 次,其中浙江省最高(为 1.39 次),山西省最低(为 0.29 次)。完全性葡萄胎偶尔发生于双胎妊娠,其中另一胎为正常活胎,发生率为 1 次 /22 000~100 000 次妊娠。近年来完全性葡萄胎的发生率在亚洲国家有所下降,其中部分地区已降至与欧美国家相似的水平。同一族种居住在不同地域,其葡萄胎发生率不一定相同,如居住在北非和东方国家的犹太人后裔的发生率是居住在西方国家的 2 倍,提示造成葡萄胎发生地域差异的原因除种族外,尚有多方面的因素。

年龄(<15 岁和 >45 岁)是高危因素,>35 岁妇女发生率增加,>45 岁妇女葡萄胎发生率是年轻妇女的 5~10 倍,而 >50 岁的妇女妊娠时约 1/3 可能发生葡萄胎。相反 <20 岁妇女的葡萄胎发生率也显著升高。既往葡萄胎史也是高危因素,有过 1 次和 2 次葡萄胎妊娠者,再次发生率分别为 1% 和 15%~20%。营养状况与社会经济因素是可能的高危因素之一,饮食中缺乏维生素 A 及其前体胡萝卜素和动物脂肪者发生葡萄胎的概率显著升高。另外,流产和不孕史也可能是高危因素。

完全性葡萄胎的染色体核型为二倍体,均来自父系,其中 90% 为 46XX,系由一个细胞核缺如或失活的空卵(enuclete egg)与一个单倍体精子(23X)受精,经自身复制为二倍体(46XX)。另有 10% 核型为 46XY,系由一个空卵分别和两个单倍体精子(23X 和 23Y)同时受精而成。虽然完全性葡萄胎染色体基因为父系,但其线粒体 DNA 仍为母系来源。

染色体父系来源是滋养细胞过度增生的主要原因,并与基因组印记(genomic imprinting)紊乱有关。基因组印记指父母双亲来源的两个等位基因具有不同的表达活性,这种差异表达的基因被称为印记基因（imprinted genes）。印记基因可分为父源和母源两种，父源印记基因只在母源染色体上表达，母源印记基因只在父源染色体上表达。双亲染色体的共同参与是确保印记基因正常表达的前提，也为胚胎正常发育所必需。但完全性葡萄胎缺乏母源染色体，必然导致基因组印记紊乱。

近年发现，尚有一类双亲来源的完全性葡萄胎，具有经典的完全性葡萄胎的临床病理特征，但有家族性和重复性特点，也是二倍体核型，但二套染色体分别来源于父亲和母亲。研究表明，该类葡萄胎的发生与母亲染色体上 NLRP7 基因和 KHDC3L 基因突变有关。

2. 部分性葡萄胎　传统认为部分性葡萄胎的发生率低于完全性葡萄胎，但近年资料表明，部分性和完全性葡萄胎的比例基本接近甚至更高，其原因可能与完全性葡萄胎发生率的下降及对部分性葡萄胎诊断准确性的提高有关，许多伴有三倍体的早期流产其实为部分性葡萄胎。迄今对部分性葡萄胎高危因素的了解较少，可能相关的因素有不规则月经和口服避孕药等，但与饮食因素及母亲年龄无关。

部分性葡萄胎的染色体核型 90% 以上为三倍体，合并存在的胎儿也为三倍体。最常见的核型是 69XXY，其余为 69XXX 或 69XYY，系由一看似正常的单倍体卵子和两个单倍体精子受精，或由一看似正常的单倍体卵子（精子）和一个减数分裂缺陷的双倍体精子（卵子）受精而成，所以一套多余的染色体也来自父方。多余的父源基因物质也是部分性葡萄胎滋养细胞增生的主要原因。另外尚有极少数部分性葡萄胎的核型为四倍体，但其形成机制还不清楚。

【病理】

1. 完全性葡萄胎　大体检查水泡状物透明或半透明，薄壁内含清亮液体，其间有纤细的纤维素相连，形似葡萄。水泡大小不一，直径自数毫米至数厘米，常混有血块和蜕膜碎片。水泡状物占满整个宫腔，胎儿及其附属物缺如。镜下见：①可确认的胚胎或胎儿组织缺失；②绒毛水肿；③弥漫性滋养细胞增生；④种植部位滋养细胞呈弥漫和显著的异型性。

2. 部分性葡萄胎　仅部分绒毛呈水泡状，合并胚胎或胎儿组织，胎儿多已死亡，且常伴发育迟缓或多发性畸形，合并足月儿极少。镜下见：①有胚胎或胎儿组织存在；②局限性滋养细胞增生；③绒毛大小及其水肿程度明显不一；④绒毛呈显著的扇贝样轮廓、间质内可见滋养细胞假性包涵体；⑤种植部位滋养细胞呈局限和轻度的异型性。完全性葡萄胎和部分性葡萄胎的核型与病理特征鉴别要点见表 4-14-2。

表 4-14-2　完全性葡萄胎和部分性葡萄胎的核型与病理特征比较

特征	完全性葡萄胎	部分性葡萄胎
核型	46,XX（90%）和 46,XY	常为 69,XXX 和 69,XXY
病理特征		
胎儿组织	缺乏	存在
胎膜、胎儿红细胞	缺乏	存在
绒毛水肿	弥漫	局限，大小和程度不一
滋养细胞增生	弥漫，轻至重度	局限，轻至中度
滋养细胞异型性	明显	局限，轻度
P57	表达缺失	表达阳性

【临床表现】

1. 完全性葡萄胎　由于超声检查等诊断技术的进步，葡萄胎患者常在妊娠早期未出现症状或仅有少量阴道流血时即已得到诊治，所以症状典型者已经少见。完全性葡萄胎的典型症状如下：

（1）停经后阴道流血：80% 以上患者会出现阴道流血，为最常见的症状。一般在停经 8~12 周开始不规则阴道流血，量多少不定。若大血管破裂，可造成大出血和休克，甚至死亡。葡萄胎组织有时可自行排出,但排出前和排出时常伴有大量流血。反复的阴道流血若不及时治疗,可继发贫血和感染。

(2)子宫异常增大、变软:因葡萄胎迅速增长及宫腔内积血,半数以上患者的子宫大于停经月份,质地变软,并伴 hCG 水平异常升高。约 1/3 患者的子宫与停经月份相符,另有少数子宫小于停经月份,原因可能与水泡退行性变、停止发育有关。

(3)妊娠呕吐:多发生于子宫异常增大和 hCG 水平异常升高者,出现时间一般较正常妊娠早,症状严重且持续时间长。发生严重呕吐且未及时纠正时可导致水电解质平衡紊乱。

(4)子痫前期征象:多发生于子宫异常增大者,可在妊娠 24 周前出现高血压、蛋白尿和水肿,但子痫罕见。若早期妊娠发生子痫前期,要考虑葡萄胎可能。

(5)甲状腺功能亢进:约 7% 患者可出现轻度甲状腺功能亢进表现,如心动过速、皮肤潮湿和震颤,血清游离 T_3、T_4 水平升高,但突眼少见。

(6)腹痛:因葡萄胎增长迅速和子宫过度快速扩张所致,表现为阵发性下腹痛,一般不剧烈,能忍受,常发生于阴道流血之前。若发生卵巢黄素化囊肿扭转或破裂,可出现急性腹痛。

(7)卵巢黄素化囊肿(theca lutein ovarian cyst):大量 hCG 刺激卵巢卵泡内膜细胞发生黄素化而造成,常为双侧,但也可为单侧,大小不等,最小仅在光镜下可见,最大直径可在 20cm 以上。囊肿表面光滑,活动度好,切面为多房,囊壁薄,囊液清亮或琥珀色。光镜下见囊壁为内衬 2~3 层黄素化卵泡膜细胞。黄素化囊肿一般无症状。由于子宫异常增大,在葡萄胎排空前一般较难通过妇科检查发现,多由超声检查作出诊断。黄素化囊肿常在葡萄胎清宫后 2~4 个月自行消退。

2. 部分性葡萄胎　部分性葡萄胎大多没有完全性葡萄胎的典型症状,程度也常较轻。阴道流血常见,但子宫多数与停经月份相符甚至更小,一般无子痫前期、卵巢黄素化囊肿、腹痛等,妊娠呕吐也较轻。

【自然转归】

在正常情况下,葡萄胎排空后血清 hCG 逐渐下降,首次降至正常的平均时间大约 9 周,最长一般不超过 14 周。若葡萄胎排空后 hCG 持续异常要考虑妊娠滋养细胞肿瘤。完全性葡萄胎发生子宫局部侵犯和 / 或远处转移的概率约分别为 15% 和 4%。当出现下列高危因素之一时应视为高危葡萄胎:① hCG>100 000U/L;②子宫明显大于相应孕周;③卵巢黄素化囊肿直径 >6cm。另外,年龄 >40 岁和重复葡萄胎也视为高危因素。

部分性葡萄胎发生子宫局部侵犯的概率约为 4%,一般不发生转移。与完全性葡萄胎不同,部分性葡萄胎缺乏明显的临床或病理高危因素。

【诊断】

凡有停经后不规则阴道流血、子宫大于停经月份者,要考虑葡萄胎可能。若在早期妊娠出现子痫前期、妊娠剧吐、甲亢征象、阴道排出葡萄样水泡组织等则支持诊断。常选择下列辅助检查以进一步明确诊断。但值得注意的是,近年随着诊断技术的提高,典型的葡萄胎临床表现已很少见。因自然流产或胎停育清宫后偶然发现的葡萄胎越来越多,往往表现为妊娠期不规则阴道流血。所有妊娠清除物应该送病理学检查。

1. 超声检查　超声是诊断葡萄胎的一项可靠和敏感的辅助检查,通常采用经阴道彩色多普勒超声。完全性葡萄胎的典型超声图像为子宫大于相应孕周,无妊娠囊或胎心搏动,宫腔内充满不均质密集状或短条状回声,呈"落雪状",水泡较大时则呈"蜂窝状"。常可测到双侧或一侧卵巢囊肿。彩色多普勒超声检查可见子宫动脉血流丰富,但子宫肌层内无血流或仅稀疏血流信号。部分性葡萄胎可在胎盘部位出现由局灶性水泡状胎块引起的超声图像改变,有时还可见胎儿或羊膜腔,胎儿通常畸形。由于部分性葡萄胎和妊娠早期的完全性葡萄胎超声表现常不典型,容易造成误诊。当临床表现典型,结合超声常常可以确诊。

2. 人绒毛膜促性腺激素(hCG)测定　血清 hCG 测定是诊断葡萄胎的另一项重要辅助检查。正常妊娠时,滋养细胞在孕卵着床后数日便开始分泌 hCG。随孕周增加,血清 hCG 滴度逐渐升高,停经

8~10周达高峰,持续1~2周后逐渐下降。但在葡萄胎时,血清hCG滴度常明显高于正常孕周的相应值,而且在停经8~10周以后继续持续上升。约45%的完全性葡萄胎患者的血清hCG水平在10万U/L以上,最高可达240万U/L。>8万U/L支持诊断。但也有少数葡萄胎,尤其是部分性葡萄胎因绒毛退行性变,hCG升高不明显。

临床上常用抗hCG抗体或抗hCG-β亚单位单克隆抗体检测血清或尿hCG水平。近年发现,hCG并不是单一分子,除规则hCG(regular hCG)外,还有高糖化hCG(hyperglycosylated hCG,hCG-H)、hCG游离β亚单位等结构变异体。正常妊娠时hCG的主要分子为规则hCG,而在滋养细胞疾病时则产生更多的hCG结构变异体,因此同时测定规则hCG及其结构变异体,有助于滋养细胞疾病的诊断和鉴别诊断。

3. DNA倍体分析　流式细胞计数是最常用的倍体分析方法。完全性葡萄胎的染色体核型为二倍体,部分性葡萄胎为三倍体。

4. 母源表达印记基因检测　部分性葡萄胎拥有双亲染色体,所以表达父源印记、母源表达的印记基因(如*P57KIP2*),而完全性葡萄胎无母源染色体,故不表达该类基因,因此P57KIP2免疫组化染色可区别完全性和部分性葡萄胎。

5. 其他检查　如X线胸片、血细胞和血小板计数、肝肾功能等。

【鉴别诊断】

1. **流产**　葡萄胎病史与流产相似,容易相混淆。完全性葡萄胎与先兆流产的鉴别比较容易,超声检查可以确诊。但部分性葡萄胎与不全流产或稽留流产不仅临床表现相似,在病理检查时也因绒毛水肿、滋养细胞增生不明显等造成鉴别困难,需要通过DNA倍体分析、母源表达印记基因检测及短串联重复序列基因分析等技术进行鉴别。

2. **剖宫产切口部妊娠**　是剖宫产术后的一种并发症,胚囊着床于子宫切口瘢痕部位,表现为停经后阴道流血,容易与葡萄胎相混淆,超声检查有助于鉴别。

3. **双胎妊娠**　子宫大于相应孕周的正常单胎妊娠,hCG水平也略高于正常,与葡萄胎相似,但双胎妊娠无阴道流血,超声检查可以确诊。

【处理】

1. **清宫**　葡萄胎诊断一经成立,应及时清宫。但清宫前首先应注意有无休克、子痫前期、甲状腺功能亢进及贫血等合并症,出现时应先对症处理,稳定病情。清宫应由有经验的妇科医生操作。停经>16周的葡萄胎清宫术应在超声引导下进行。一般选用吸刮术,其具有手术时间短、出血少、不易发生子宫穿孔等优点。由于葡萄胎清宫时出血较多,子宫大而软,容易穿孔,所以清宫应在手术室内进行,在输液、备血准备下,充分扩张宫颈管,选用大号吸管吸引。待葡萄胎组织大部分吸出、子宫明显缩小后,改用刮匙轻柔刮宫。为减少出血和预防子宫穿孔,可在充分扩张宫颈管和开始吸宫后静脉滴注缩宫素,应用缩宫素一般不增加发生滋养细胞转移和肺栓塞的风险。通常一次刮宫即可刮净葡萄胎组织。若有持续子宫出血或超声提示有妊娠物残留,需要第二次刮宫。

在清宫过程中,极少数患者因子宫异常增大、缩宫素使用不当以及操作不规范等因素,发生滋养细胞进入子宫血窦造成肺动脉栓塞,甚至出现急性呼吸窘迫、急性右心衰竭,要及时给予心血管及呼吸功能支持治疗,一般在72h内恢复。急性呼吸窘迫可由甲状腺功能亢进、子痫前期等合并症引起。为安全起见,建议子宫大于妊娠16周或有合并症者应转送至有治疗经验的医院进行清宫。组织学是葡萄胎的最终诊断依据,所以葡萄胎每次刮宫的刮出物必须送组织学检查。取材应注意选择近宫壁种植部位、新鲜无坏死的组织送检。

2. **卵巢黄素化囊肿的处理**　囊肿在葡萄胎清宫后会自行消退,一般不需处理。若发生急性蒂扭转,可在超声或腹腔镜下做穿刺吸液,囊肿也多能自然复位。若扭转时间较长发生坏死,则需做患侧附件切除术。

3. **预防性化疗**　不常规推荐。预防性化疗仅适用于有高危因素和随访困难的完全性葡萄胎患者,但也非常规。预防性化疗应在葡萄胎排空前或排空时实施,选用甲氨蝶呤、放线菌素 D 或氟尿嘧啶等单一药物,一般采用多疗程化疗至 hCG 呈阴性。部分性葡萄胎不做预防性化疗。

4. 子宫切除术 单纯子宫切除不能预防葡萄胎发生子宫外转移,只能祛除葡萄胎在子宫肌层局部浸润的风险,所以极少应用,除非患者合并其他需要切除子宫的指征,绝经前妇女应保留两侧卵巢。当子宫小于妊娠 14 周大小时可直接切除子宫。手术后仍需定期随访。

【随访】

葡萄胎患者清宫后必须定期随访,以便尽早发现滋养细胞肿瘤并及时处理。随访应包括以下内容。①定期 hCG 测定:葡萄胎清宫后每周 1 次,直至连续 3 次阴性,以后每个月 1 次共 6 个月,然后再每 2 个月一次共 6 个月,自第 1 次阴性后共计 1 年;②询问病史:包括月经状况,有无阴道流血、咳嗽、咯血等症状;③妇科检查:必要时可选择超声、X 线胸片或 CT 检查等。

葡萄胎患者随访期间应可靠避孕。由于葡萄胎后滋养细胞肿瘤极少发生在 hCG 自然降至正常以后,所以避孕时间为 6 个月。若发生随访不足 6 个月的意外妊娠,只要 hCG 已经正常,也不需考虑终止妊娠。妊娠后,应在妊娠早期做超声和 hCG 测定,以明确是否正常妊娠,产后也需随访 hCG 至正常。避孕方法可选用避孕套或口服避孕药。不选用宫内节育器,以免混淆子宫出血的原因或造成穿孔。

【遗传咨询】

家族重复性葡萄胎患者需要充分进行遗传咨询,建议行 *NLRP7* 和 *KHDC3L* 基因检测。对于存在 2 个 *NLRP7* 的基因突变患者,不建议自然受孕,捐卵受孕是一种选择,孕期严密监管。

三、妊娠滋养细胞肿瘤

妊娠滋养细胞肿瘤 60% 继发于葡萄胎妊娠,30% 继发于流产,10% 继发于足月妊娠或异位妊娠,其中侵蚀性葡萄胎全部继发于葡萄胎妊娠,绒毛膜癌可继发于葡萄胎妊娠,也可继发于非葡萄胎妊娠。换言之,葡萄胎妊娠后可发生侵蚀性葡萄胎或绒毛膜癌,而非葡萄胎妊娠后只继发绒毛膜癌。侵蚀性葡萄胎恶性程度一般不高,大多数仅造成局部侵犯,仅 4% 的患者并发远处转移,预后较好。绒毛膜癌恶性程度极高,发生转移早而广泛,在化疗药物问世以前,其死亡率高达 90% 以上。随着诊断技术及化疗的发展,绒毛膜癌患者的预后已得到极大的改善。

【病理】

葡萄胎绒毛向深部侵入子宫壁是侵蚀性葡萄胎的特征。大体检查可见子宫肌壁内有大小不等的水泡状组织,子宫腔内可有原发病灶,也可没有原发病灶。当病灶接近子宫浆膜层时,子宫表面可见紫蓝色结节。病灶可穿透子宫浆膜层或侵入阔韧带内。镜下可见水泡状组织侵入肌层,有绒毛结构及滋养细胞增生和异型性。有无绒毛结构是侵蚀性葡萄胎与绒毛膜癌的主要区别。

绝大多数绒毛膜癌原发于子宫体,极少数可原发于输卵管、宫颈、阔韧带等部位。绒毛膜癌的大体观见肿瘤侵入子宫肌层内,可突向子宫腔或穿破浆膜,单个或多个,大小不等,无固定形态,与周围组织分界清,质地软而脆,海绵样,暗红色,伴明显出血坏死。镜下见:肿瘤细胞由细胞滋养细胞、合体滋养细胞及中间型滋养细胞组成,成片状高度增生,明显异型,不形成绒毛或水泡状结构,并广泛侵入子宫肌层,恒定出现出血坏死为特征。肿瘤不含间质和自身血管,瘤细胞靠侵蚀母体血管而获取营养物质。

【临床表现】

1. 无转移滋养细胞肿瘤大多数继发于葡萄胎妊娠。

(1)阴道流血:在葡萄胎排空、流产或足月产后,有持续的不规则阴道流血,量多少不定。也可表现为一段时间的正常月经后再停经,然后又出现阴道流血。长期阴道流血者可继发贫血。

(2)子宫复旧不全或不均匀性增大:常在葡萄胎排空后 4~6 周子宫尚未恢复到正常大小,质地偏软。也可受肌层内病灶部位和大小的影响,表现出子宫不均匀性增大。

(3)卵巢黄素化囊肿:由于 hCG 的持续作用,在葡萄胎排空、流产或足月产后,双侧或一侧卵巢黄素化囊肿持续存在。

(4)腹痛:一般无腹痛,但当子宫病灶穿破浆膜层时可引起急性腹痛及腹腔内出血症状。若子宫病灶坏死继发感染,也可引起腹痛及脓性白带。黄素化囊肿发生扭转或破裂时也可出现急性腹痛。

(5)假孕症状:由于 hCG 及雌、孕激素的作用,表现为乳房增大,乳头及乳晕着色,甚至有初乳样分泌,外阴、阴道、子宫颈着色,生殖道质地变软。

2. 转移性滋养细胞肿瘤　易继发于非葡萄胎妊娠后或为经组织学证实的绒毛膜癌。肿瘤主要经血行播散,转移发生早而且广泛。最常见的转移部位是肺(80%),其次是阴道(30%)以及盆腔(20%)、肝(10%)和脑(10%)等。由于滋养细胞的生长特点之一是破坏血管,所以各转移部位症状的共同特点是局部出血。

转移性滋养细胞肿瘤可以同时出现原发灶和继发灶症状,但也有不少患者原发灶消失而转移灶发展,仅表现为转移灶症状,若不注意常会误诊。

(1)肺转移:可无症状,仅通过 X 线胸片或肺 CT 作出诊断。典型表现为胸痛、咳嗽、咯血及呼吸困难。这些症状常呈急性发作,但也可呈慢性持续状态达数个月之久。在少数情况下,可因肺动脉滋养细胞瘤栓形成,造成急性肺梗死,出现肺动脉高压、急性肺衰竭及右心衰竭。

(2)阴道转移:转移灶常位于阴道前壁及穹窿,呈紫蓝色结节,破溃时引起不规则阴道流血,甚至大出血。一般认为系宫旁静脉逆行性转移所致。

(3)肝转移:为不良预后因素之一,多同时伴有肺转移。病灶较小时可无症状,也可表现为右上腹部或肝区疼痛、黄疸等,若病灶穿破肝包膜可出现腹腔内出血,导致死亡。

(4)脑转移:预后凶险,为主要的致死原因。一般同时伴有肺转移和 / 或阴道转移。转移初期多无症状。脑转移的形成可分为 3 个时期:首先为瘤栓期,可表现为一过性脑缺血症状如猝然跌倒、暂时性失语、失明等;继而发展为脑瘤期,即瘤组织增生侵入脑组织形成脑瘤,出现头痛、喷射样呕吐、偏瘫、抽搐直至昏迷;最后进入脑疝期,因脑瘤增大及周围组织出血、水肿,造成颅内压进一步升高,脑疝形成,压迫生命中枢,最终死亡。

(5)其他转移:包括脾、肾、膀胱、消化道、骨骼等,其症状视转移部位而异。

【诊断】

1. 临床诊断　根据葡萄胎排空后或流产、足月分娩、异位妊娠后出现阴道流血和 / 或转移灶及其相应症状和体征,应考虑妊娠滋养细胞肿瘤可能,结合 hCG 测定等检查,妊娠滋养细胞肿瘤的临床诊断可以确立。

(1)血清 hCG 测定:hCG 水平是妊娠滋养细胞肿瘤的主要诊断依据。影像学证据支持诊断,但不是必需的。对于葡萄胎后滋养细胞肿瘤,凡符合下列标准中的任何一项且排除妊娠物残留或再次妊娠,即可诊断为妊娠滋养细胞肿瘤:① hCG 测定 4 次高水平呈平台状态(±10%),并持续 3 周或更长时间,即第 1、7、14、21 天;② hCG 测定 3 次上升(>10%),并至少持续 2 周或更长时间,即第 1、7、14 天。

非葡萄胎后滋养细胞肿瘤的诊断标准:当流产、足月产、异位妊娠后,出现异常阴道流血或腹腔、肺、脑等脏器出血,或肺部症状、神经系统症状等时,应考虑滋养细胞肿瘤可能,及时行血 hCG 检测。对 hCG 异常者,结合临床表现并除外妊娠物残留或再次妊娠后,可诊断为妊娠滋养细胞肿瘤。

(2)超声检查:是诊断子宫原发病灶最常用的方法。在声像图上子宫可正常大小或不同程度增大,肌层内可见高回声团块,边界清但无包膜;或肌层内有回声不均区域或团块,边界不清且无包膜;也可表现为整个子宫呈弥漫性增高回声,内部伴不规则低回声或无回声。彩色多普勒超声主要显示丰富的血流信号和低阻力型血流频谱。

(3)X 线胸片:为常规检查,用于诊断肺转移及计数转移灶。肺转移的最初 X 线征象为肺纹理增粗,以后发展为片状或小结节阴影,典型表现为棉球状或团块状阴影。转移灶以右侧肺及中下部较为多见。胸片可见病灶是肺转移灶计数的依据。

（4）CT 和磁共振检查：胸部 CT 对发现肺部较小病灶和脑、肝等部位的转移灶有较高的诊断价值。磁共振主要用于脑、腹腔和盆腔病灶诊断。对 X 线胸片阴性者，应常规检查胸部 CT。对 X 线胸片或胸部 CT 阳性者，应常规检查脑、肝 CT 或磁共振。

（5）其他检查：如血细胞和血小板计数、肝肾功能等。

2. **组织学诊断**　在子宫肌层内或子宫外转移灶组织中若见到绒毛或退化的绒毛阴影，则诊断为侵蚀性葡萄胎；若仅见成片滋养细胞浸润及坏死出血，未见绒毛结构者，则诊断为绒毛膜癌。若原发灶和转移灶诊断不一致，只要在任一组织切片中见有绒毛结构，均诊断为侵蚀性葡萄胎。

组织学证据对于妊娠滋养细胞肿瘤的诊断不是必需的，但有组织学证据时应以组织学诊断为准。

【临床分期】

采用国际妇产科联盟（FIGO）妇科肿瘤委员会制定的临床分期，该分期包含了解剖学分期和预后评分系统两部分（表 4-14-3、表 4-14-4），规定预后评分 ≤ 6 分者为低危，≥ 7 分者为高危，其中预后评分 ≥ 13 分及对一线联合化疗反应差的肝、脑或广泛转移者为极高危。预后评分是妊娠滋养细胞肿瘤治疗方案制订和预后评估的重要依据，而解剖学分期有助于明确肿瘤进程和各医疗单位之间比较治疗效果。完整的诊断应包含罗马数字的分期和阿拉伯数字的预后评分系统，中间用冒号隔开，如 Ⅱ 期：4 分，Ⅳ 期：10 分。

表 4-14-3　滋养细胞肿瘤解剖学分期（FIGO，2000 年）

分期	病变
Ⅰ 期	病变局限于子宫
Ⅱ 期	病变扩散，但仍局限于生殖器官（附件、阴道、阔韧带）
Ⅲ 期	病变转移至肺，有或无生殖系统病变
Ⅳ 期	所有其他转移

表 4-14-4　FIGO/WHO 预后评分系统（2000 年）

评分	0	1	2	4
年龄 / 岁	<40	≥ 40	—	—
前次妊娠	葡萄胎	流产	足月产	
距前次妊娠时间 / 月	<4	4~<7	7~12	>12
治疗前血 hCG/（U·L⁻¹）	≤ 10^3	>10^3~10^4	>10^4~10^5	>10^5
最大肿瘤大小（包括子宫）	—	3~<5cm	≥ 5cm	
转移部位	肺	脾、肾	胃肠道	肝、脑
转移病灶数目	—	1~4	5~8	>8
先前失败化疗	—	—	单药	两种或两种以上药物

【治疗】

治疗原则为采用以化疗为主、手术和放疗为辅的综合治疗。必须在明确临床诊断的基础上，根据病史、体征及各项辅助检查结果，作出正确的临床分期，并根据预后评分将患者评定为低危（通常包括 ≤ 6 分的 Ⅰ～Ⅲ 期患者）、高危（通常包括 ≥ 7 分的 Ⅰ～Ⅲ 期和Ⅳ期患者）或极高危（≥ 13 分有肝、脑或广泛转移者，对一线多药化疗反应差），再结合骨髓功能、肝肾功能及全身情况等评估，制订合适的治疗方案，以实施分层治疗。

1. **化疗**　常用的一线化疗药物有甲氨蝶呤（MTX）、放线菌素 D（Act-D）、氟尿嘧啶（5-FU）、环磷酰胺（CTX）、长春新碱（VCR）、依托泊苷（VP-16）等。低危患者选择单一药物化疗，高危患者选择联合化疗。

（1）单一药物化疗：目前常用的单药化疗药物及用法见表4-14-5。

表 4-14-5　推荐常用单药化疗药物及其用法

药物	剂量、给药途径、疗程天数	疗程间隔
MTX	0.4mg/（kg·d）肌内注射，连续 5 日	2 周
Weekly MTX	50mg/m² 肌内注射	1 周
MTX+	1mg/（kg·d）肌内注射，第 1、3、5、7 日	2 周
四氢叶酸（CF）	0.1mg/（kg·d）肌内注射，第 2、4、6、8 日（24h 后用）	
MTX	250mg 静脉滴注，维持 12h	
Act-D	10~12μg/（kg·d）静脉滴注，连续 5 日	2 周
5-FU	28~30mg/（kg·d）静脉滴注，连续 8~10 日	2 周*

注：*疗程间隔一般指上一疗程化疗的第 1 日至下一疗程化疗的第 1 日之间的间隔时间。这里特指上一疗程化疗结束至下一疗程化疗开始的间隔时间。

（2）联合化疗：首选 EMA-CO 方案或氟尿嘧啶为主的联合化疗方案（表 4-14-6）。

表 4-14-6　联合化疗方案及用法

方案	剂量、给药途径、疗程天数	疗程间隔
EMA-CO		2 周
第一部分 EMA		
第 1 日	VP-16 100mg/m² 　静脉滴注	
	ACTD 0.5mg 　静脉注射	
	MTX 100mg/m² 　静脉注射	
	MTX 200mg/m² 　静脉滴注 12h	
第 2 日	VP-16 100mg/m²，静脉滴注	
	ACTD 0.5mg 　静脉注射	
	四氢叶酸（CF）15mg，肌内注射	
	（从静脉注射 MTX 开始算起 24h 给药，每 12 小时 1 次，共 2 次）	
第 3 日	四氢叶酸 15mg，肌内注射，每 12 小时 1 次，共 2 次	
第 4 至 7 日	休息（无化疗）	
第二部分 CO		
第 8 日	VCR 1.0mg/m² 　静脉注射	
	CTX 600mg/m² 　静脉注射	
5-FU+ACTD		3 周*
5-FU	26-28mg/（kg·d）　静脉滴注 8d	
ACTD	6μg/（kg·d）　静脉滴注 8d	

注：*特指上一疗程化疗结束至下一疗程化疗开始的间隔时间。

（3）疗效评估：在每一疗程化疗结束后，应每周 1 次测定血清 hCG，并结合妇科检查和影像学检查。在每疗程化疗结束至 18d 内，血 hCG 下降至少 1 个对数称为有效。

（4）毒副反应防治：化疗的主要毒副反应为骨髓抑制，其次为消化道反应，肝、肾功能损害及脱发等。所以化疗前应先检查骨髓及肝、肾功能等，用药期间严密观察，注意防治。

（5）巩固化疗和停药指征：hCG 正常后,低危患者需要巩固化疗 2~3 疗程,至少巩固化疗 1 疗程;高危患者继续化疗 3 疗程,其中第 1 疗程必须为联合化疗。

2. 手术　主要用于辅助治疗。对控制大出血等各种并发症、切除耐药病灶、减少肿瘤负荷和缩短化疗疗程等方面有作用,在一些特定的情况下应用。

（1）子宫切除：对于无生育要求的无转移患者在初次治疗时可选择子宫全切术,并在术中给予单药单疗程辅助化疗,也可多疗程至血 hCG 水平正常。对于大病灶、耐药病灶或病灶穿孔出血者,可在化疗的基础上行子宫全切术,育龄期妇女应保留卵巢。对于有生育要求者,若穿孔病灶不大,可做病灶切除加子宫修补术;若耐药病灶为单个及子宫外转移灶已控制,血 hCG 水平不高,可考虑做病灶切除术。

（2）肺叶切除术：对于多次化疗未能吸收的孤立的耐药病灶,血 hCG 水平不高,可考虑做肺叶切除。由于肺转移灶吸收后形成的纤维化结节可以在 hCG 转阴后在 X 线胸片上较长时间存在,所以在决定手术前应注意鉴别。

3. 放射治疗　应用较少,主要用于肝、脑转移和肺部耐药病灶的治疗。

4. 耐药复发病例的治疗　几乎全部无转移和低危转移患者均能治愈,但尚有 20% 左右的高危转移病例出现耐药和复发,并最终死亡。对这类患者如何治疗仍然是当今滋养细胞肿瘤治疗的一大难题。其策略大致有：①治疗前准确分期和评分,给予规范的化疗方案,以减少耐药和复发。②采用由有效二线化疗药物组成的联合化疗方案,常用药物有异环磷酰胺、铂类、博来霉素、紫杉醇等,由这些药物组成的化疗方案主要有 EP-EMA（EMA-CO 中的 CO 被顺铂和依托泊苷所替代）,PVB（顺铂、长春新碱、博来霉素）,BEP（博来霉素、依托泊苷、顺铂）,VIP（依托泊苷、异环磷酰胺、顺铂或卡铂）,TP/TE（紫杉醇、顺铂/紫杉醇、依托泊苷）等。③采用综合治疗和探索新的治疗手段：PD-1/PD-L1 抑制剂、以氟尿嘧啶和卡培他滨为基础的方案、吉西他滨 ± 卡铂（顺铂）以及高剂量化疗+外周血干细胞等。

5. 极高危病例的治疗　以综合治疗为主,包括化疗、手术、放疗和介入治疗等。可直接选用二线化疗方案,在标准化疗前先采用低剂量强度化疗,等病情缓解后再转为标准化疗,以避免严重出血、代谢性酸中毒、败血症、器官衰竭等严重并发症。

【随访】

治疗结束后应严密随访,第 1 次在出院后 3 个月,然后每 6 个月 1 次至 3 年,此后每年 1 次直至 5 年。也有推荐低危患者随访 1 年,高危患者可随访 2 年。随访内容同葡萄胎。随访期间应严格避孕,一般于化疗停止 ≥ 12 个月后方可妊娠。

四、胎盘部位滋养细胞肿瘤

胎盘部位滋养细胞肿瘤指起源于胎盘种植部位的一种特殊类型的滋养细胞肿瘤。临床罕见,占妊娠滋养细胞肿瘤的 1%~2%。多数不发生转移,预后良好。

【病理】

大体检查见肿瘤可为突向宫腔的息肉样组织,也可侵入子宫肌层或子宫外扩散,切面呈黄褐色或黄色,与周围组织界限不清,一般无明显出血。镜下见肿瘤几乎完全由中间型滋养细胞组成,无绒毛结构,呈单一或片状侵入子宫肌纤维之间,仅有灶性坏死和出血。免疫组化染色见部分肿瘤细胞 hCG 和人胎盘催乳素（HPL）阳性。

【临床表现】

绝大多数发生于生育期年龄,绝经后罕见。可继发于足月产、流产和葡萄胎,但后者相对少见,偶尔合并活胎妊娠。症状多表现为闭经后不规则阴道流血或月经过多。体征为子宫均匀性或不规则增大。仅少数病例发生子宫外转移,一旦发生转移,预后不良。

【诊断】

症状、体征不典型,容易误诊。确诊依靠组织学诊断,可通过刮宫标本,但多数情况下需靠手术切除的子宫标本才能准确诊断。常用的辅助检查有:

1. 血清 hCG 测定　多数阴性或轻度升高,其水平与肿瘤负荷不成比例,无评估预后的价值。但检测 hCG 游离 β 亚单位常升高。

2. HPL 测定　血清 HPL 一般为轻度升高或呈阴性,但免疫组化通常呈阳性。

3. 超声检查　超声检查表现为类似于子宫肌瘤或其他滋养细胞肿瘤的声像图,彩色多普勒超声检查可显示子宫血流丰富。

胎盘部位滋养细胞肿瘤容易漏诊,也会与绒毛膜癌、上皮样平滑肌瘤等疾病混淆,临床上对有异常阴道流血的育龄期妇女患者需警惕本疾病的发生。

【临床分期和高危因素】

参照 FIGO 分期中的解剖学分期,但预后评分系统不适用。与胎盘部位滋养细胞肿瘤(PSTT)预后相关的高危因素为:①肿瘤细胞有丝分裂指数 >5 个 /10HP;②距先前妊娠时间 >2 年;③有子宫外转移。

【处理】

手术是首选的治疗方法,手术范围为全子宫切除及双侧附件切除术。年轻妇女若病灶局限于子宫,卵巢外观正常,可保留卵巢。对年轻希望生育、Ⅰ 期且病灶局限者,可采用刮宫、宫腔镜或局部病灶切除等方法,并予以化疗。但尚缺乏大样本临床资料支持,不常规推荐。有高危因素的患者术后应给予辅助性化疗,选择联合化疗,首选的化疗方案为 EMA-CO,也可采用 EMA-EP 或 EP-EMA。

【随访】

治疗后应随访,随访内容同妊娠滋养细胞肿瘤。由于通常缺乏肿瘤标志物,所以随访时临床表现和影像学检查更有价值。

五、上皮样滋养细胞肿瘤

上皮样滋养细胞肿瘤起源于绒毛膜型中间型滋养细胞,非常罕见,可与绒毛膜癌或 PSTT 合并存在。主要发生在育龄期妇女,常继发于足月妊娠后,临床表现与 PSTT 相似,约 70% 出现异常阴道流血,血 hCG 水平中度升高。手术是主要的治疗手段。对化疗不敏感,可直接采用 EP-EMA 或 TE/TP 联合化疗。无转移者预后良好,一旦转移预后极差。

小结

1. 妊娠滋养细胞由胚胎胚外层细胞演化而来,分为细胞滋养细胞、合体滋养细胞和中间型滋养细胞。当滋养细胞异常增生和侵袭时,形成各种滋养细胞疾病。

2. 葡萄胎是良性疾病,但部分可发展成妊娠滋养细胞肿瘤。

3. 完全性葡萄胎的染色体核型为二倍体,全部染色体来自父方。部分性葡萄胎的染色体核型为三倍体,多余一套染色体也来自父方。

4. 侵蚀性葡萄胎和绒癌临床上统称为妊娠滋养细胞肿瘤,可继发于任何妊娠,但以葡萄胎为最常见。

5. 无转移滋养细胞肿瘤的主要表现为异常阴道流血,多继发于葡萄胎妊娠。

6. 转移性滋养细胞肿瘤经血行播散,肺转移最常见,肝、脑转移者预后不良。

7. PSTT 起源于中间型滋养细胞,临床罕见,多发生于育龄期妇女。临床表现为闭经后不规则阴道流血或月经过多,确诊依靠组织学检查。大多数病灶局限于子宫,预后良好。手术是首选的治疗方法,高危患者术后应予辅助性化疗。

思考题

1. 滋养细胞如何发育及分类?
2. 如何规范进行葡萄胎清宫?
3. 如何对葡萄胎患者进行随访?
4. 如何诊断葡萄胎?
5. PSTT 的高危因素是什么?
6. 妊娠滋养细胞肿瘤的化疗原则是什么?

(王新宇)

第十五章
心血管系统疾病

妊娠合并心血管系统疾病包括妊娠合并心脏病及妊娠高血压疾病。妊娠、分娩及产褥期间孕产妇心脏负担加重，心力衰竭发生风险增加。此类孕产妇流产、早产、胎儿生长受限、胎儿窘迫及围产儿死亡的发生率均较正常妊娠明显增高。原有心脏病患者备孕前应经过产科及心脏病专科医生评估。妊娠高血压疾病为妊娠和高血压并存的一组疾病，是孕产妇及围产儿病死率升高的常见原因，严重威胁母婴健康。子痫前期-子痫可致孕妇全身各脏器各系统功能障碍、胎儿生长受限、胎儿窘迫，严重时母儿死亡，适时终止妊娠是最有效的处理措施。HELLP综合征以溶血、肝酶升高及血小板减少为特点，是子痫前期的严重并发症。妊娠高血压疾病还包括妊娠合并慢性高血压及慢性高血压并发子痫前期，均需加强评估与监测。

第一节 心 脏 病

妊娠合并心脏病在我国孕产妇死因排名中居第2位，是最常见的非直接产科死因，包括妊娠前已有心脏病及妊娠后新发生的心脏病两种类型。国外报道发病率为1%~4%，我国约为1%。经评估后不宜妊娠的心脏病患者，应建议其避孕或在妊娠早期终止妊娠。妊娠合并心脏病并非剖宫产绝对指征，但临床上主张适当放宽指征，具体应进行个体化评估，于妊娠晚期提前选择合适的分娩方式。

一、妊娠、分娩期心脏血管方面的变化

妊娠、分娩及产褥期间，母体循环系统将发生一系列适应性变化，心脏负担不同程度加重，妊娠32~34周、分娩期（第一产程末、第二产程）、产后3d内是心脏负担最重的时期，也是心脏病孕妇的危险时期，极易发生心力衰竭。具体可参见第七章第五节。

二、妊娠合并心脏病的种类及其对妊娠的影响

妊娠合并心脏病可分为结构异常性心脏病、功能异常性心脏病和妊娠期特有心脏病3类。以结构异常性心脏病为主，其中先天性心脏病占35%~50%。随着生活及医疗条件的改善，以往发病率较高的风湿性瓣膜性心脏病发病率逐年下降。妊娠期高血压疾病性心脏病、围产期心肌病等妊娠期特有心脏病也占有一定的比例。

（一）结构异常性心脏病

妊娠合并结构异常性心脏病包括先天性心脏病、瓣膜性心脏病、心包病、心肌病及心脏肿瘤等。

1. 先天性心脏病（congenital heart disease）　指出生时即存在心脏和大血管结构异常的一类疾病，包括左向右分流型、右向左分流型和无分流型三类。

（1）左向右分流型先天性心脏病

1）房间隔缺损（atrial septal defect）：最常见的先天性心脏病类型，占比约 20%。对妊娠的影响主要取决于缺损面积的大小。缺损面积 <1cm²，患者多无明显症状，大部分是在体检时发现，多能耐受妊娠及分娩；若缺损面积较大，往往在左向右分流基础上形成肺动脉高压，而妊娠及分娩会加重肺动脉高压，继而出现右向左分流，表现为皮肤青紫，此时极易发生心力衰竭。通常建议缺损面积 >2cm² 者行手术矫治，术后再妊娠。

2）室间隔缺损（ventricular septal defect）：以膜部缺损最常见，室间隔缺损必然导致心室水平的左向右分流。缺损面积 <1.25cm² 者分流量小，既往无心力衰竭史且无其他并发症者，肺动脉高压及心力衰竭发生可能性小，多能耐受妊娠与分娩。若缺损面积较大且未行手术修补，则容易出现细菌性心内膜炎、肺动脉高压和心力衰竭等并发症，死亡率极高，应禁止妊娠，若意外妊娠，也应于妊娠早期行人工流产。

3）动脉导管未闭（patent ductus arteriosus）：亦是先天性心脏病的一种，此病可于儿童期行手术治愈，故妊娠合并动脉导管未闭者并不多见。与其他分流类型一样，影响妊娠结局的因素主要为动脉导管未闭部分的管径大小。肺动脉压正常、未闭动脉导管管径较小者，通常无明显症状，大部分可持续妊娠至足月。但有较大分流的未闭动脉导管且未行手术矫治的孕妇，妊娠期大量动脉血流向肺动脉，易引起肺动脉高压，继而血流逆转导致发绀甚至心力衰竭。若孕妇于妊娠早期就出现右向左分流或肺动脉高压，应建议终止妊娠。

（2）右向左分流型先天性心脏病：临床上以法洛四联症（tetralogy of Fallot）及艾森门格综合征（Eisenmenger syndrome）最常见。

1）法洛四联症：是一种联合的先天性心血管畸形，包括肺动脉狭窄、室间隔缺损、主动脉右位和右心室肥大，是最常见的发绀型心脏病。未行手术矫治者很少能存活至育龄期。法洛四联症患者对妊娠期血流动力学改变及血容量增加的耐受力极差，母胎死亡率高，可达 30%~50%。发绀严重者，自然流产率可高达 80%。因此不建议这类心脏病患者妊娠，意外妊娠也应及时终止。经手术矫治后心功能为Ⅰ~Ⅱ级的患者，可在严密观察下继续妊娠。

2）艾森门格综合征：也称肺动脉高压性右向左分流综合征，实际上是一组先天性心脏疾病发展的后果。如先天性室间隔缺损、房间隔缺损、动脉导管未闭等持续存在时，肺动脉高压进行性发展，使得右心系统压力持续增高甚至超过左心系统压力，原来的左向右分流转变为右向左分流而出现青紫，孕产妇死亡率增高。

（3）无分流型先天性心脏病

1）先天性肺动脉瓣狭窄（congenital pulmonary valve stenosis）：单纯肺动脉瓣狭窄者预后一般较好，多数可存活至育龄期。若单纯轻度狭窄，患者通常能耐受妊娠及分娩。重度狭窄者，即瓣口面积减少 60% 以上，妊娠期及分娩期血容量及心排出量增加，右心室负荷加重，可发生右心衰竭等严重并发症。故通常建议严重肺动脉瓣狭窄者手术矫治后再行妊娠。

2）先天性主动脉缩窄（congenital coarctation of the aorta）：是在女性中较少见的先天性心血管异常类型，但该病患者常合并其他心血管畸形，妊娠合并主动脉缩窄的女性有 20% 的可能发生各种并发症，死亡率 3.5%~9%，预后较差。

3）马方综合征（Marfan syndrome）：是由结缔组织遗传性缺陷导致的主动脉中层囊性退变性病变。妊娠合并马方综合征患者死亡率可达 4%~50%，最常见死因是血管破裂。因此，该病患者应避免妊娠；若已妊娠，应行超声心动图检查，当主动脉根部直径 >40mm 时，应建议其终止妊娠。

2. 风湿性心脏病（rheumatic heart disease）

（1）二尖瓣狭窄：最为常见，占风湿性心脏病的 2/3~3/4。轻度二尖瓣狭窄（瓣口面积 1.5~2.0cm^2）且无明显血流动力学改变患者，可以耐受妊娠。中、重度的二尖瓣狭窄患者，肺水肿和心力衰竭的发生率增高，母胎死亡率增加，尤其在分娩时和产后孕产妇死亡率更高。应建议病变较严重并伴有肺动脉高压患者，妊娠前行手术纠正二尖瓣狭窄，已妊娠者应尽早终止妊娠。

（2）二尖瓣关闭不全：由于妊娠期外周阻力下降，单纯二尖瓣关闭不全者二尖瓣反流程度减轻，因此相较其他类型心脏病患者，多数能较好地耐受妊娠。但风湿性二尖瓣关闭不全患者约半数合并二尖瓣狭窄。

（3）主动脉瓣狭窄及关闭不全：主动脉瓣狭窄者左心射血阻力增加，建议严重者手术纠正后再考虑妊娠。而主动脉瓣关闭不全者，因妊娠期外周阻力降低可使主动脉反流减轻，通常可以耐受妊娠。

3. 心肌炎（myocarditis）　为心肌本身局灶性或弥漫性炎性病变。可发生于妊娠任何阶段，主要病因是病毒感染（柯萨奇 B 型 A 型，ECHO 病毒，流感病毒和疱疹病毒等）；除此之外，细菌、真菌、中毒、药物或毒物反应也可能引起。临床表现取决于心肌病变的广泛程度与部位，轻者可完全没有症状，重者甚至出现心源性休克及猝死。心肌严重受累者，妊娠期极易发生心力衰竭。而急性心肌炎病情控制良好者，一般预后较好，可在密切监护下妊娠。

（二）功能异常性心脏病

主要包括各种无心血管结构异常的心律失常。按照发生时心率的快慢，分为快速型和缓慢型心律失常。快速型心律失常包括室上性心律失常和室性心律失常。缓慢型心律失常以心率减慢为特征，常见有窦性心动过缓、病态窦房结综合征、房室传导阻滞。功能异常性心脏病是以心电和传导异常、起搏点异常为主要病理生理基础，根据心律失常的类型、严重程度及其对心功能的影响，决定是否妊娠和选择终止妊娠时机与方式，并请专科医师协助鉴别诊断及针对性治疗。

（三）妊娠期特有的心脏病

1. 妊娠期高血压疾病性心脏病　指无心脏病病史的妊娠期高血压疾病孕妇，突然发生以左心衰竭为主的全心衰竭。多由冠状动脉痉挛、心肌缺血、周围小动脉阻力增加、水钠潴留及血黏度增加等因素造成心脏负担增加，诱发急性心力衰竭。如诊治及时，多数可耐受妊娠至分娩，一般产后病情会逐渐缓解，通常不遗留器质性心脏病变。

2. 围产期心肌病（peripartum cardiomyopathy）　指无心血管疾病史的孕妇，在妊娠晚期至分娩后 6 个月内发生的扩张型心肌病，表现为心肌收缩功能障碍和充血性心力衰竭。该病是一种排除性诊断，确切病因不清，可能与病毒感染、免疫、高血压、肥胖、营养不良及遗传等因素有关，确诊必须排除其他病因。产褥期发病者最多，尤以产后 3 个月内为著，约占 80%。

临床症状多样，主要表现为心悸、咳嗽、咯血、呼吸困难、端坐呼吸、胸痛、水肿等心力衰竭症状，轻者仅出现心电图 T 波变化而无症状。25%~40% 患者出现相应器官栓塞症状。胸部 X 线摄片见心脏普遍增大、肺淤血征象。心电图可有左室肥大、ST 段及 T 波异常等改变，亦可伴各种心律失常。超声心动图示心腔扩大，以左心室、左心房大为主，室壁运动普遍减弱，射血分数减少。一部分患者可因心力衰竭、肺梗死或心律失常而死亡。初次心力衰竭经早期治疗后，1/3~1/2 患者可以完全康复，6 个月内恢复心室功能者预后较好，再次妊娠有复发可能。有围产期心肌病、心力衰竭病史且遗留心脏扩大者，应避免再次妊娠。

三、对胎儿的影响

经评估不宜妊娠的心脏病患者一旦妊娠，或妊娠后心功能恶化，流产、早产、胎儿生长受限、胎儿窘迫、死胎及新生儿窒息的发生率均明显增高，围产儿死亡率是正常妊娠的 2~3 倍。某些治疗心脏病的药物对胎儿也存在潜在的毒性,如地高辛可自由通过胎盘。多数先天性心脏病属多基因遗传病,如室间隔缺损、肥厚型心肌病、马方综合征等,双亲中任何一方患病,后代发生先天性心脏病及其他畸形的概率增加 5 倍。

四、诊断

妊娠发生的生理性变化可以表现出一些酷似心脏病临床征象,如心悸、胸闷、气短、踝部水肿、乏力等,检查可以有心脏轻度扩大、心电图电轴左偏、轻微 ST 段改变以及心脏杂音等。妊娠亦可使原有心脏病的某些体征发生变化,增加诊断难度。诊断时应注意以下有意义的诊断依据:

1. 妊娠前曾有心悸、气短、心力衰竭史,或风湿热病史。

2. 有进行性劳力性呼吸困难或端坐呼吸,夜间咳嗽、咯血、晕厥,经常性胸闷、胸痛等症状。

3. 发绀、杵状指、持续性颈静脉怒张。心脏听诊有舒张期 2 级以上或粗糙的全收缩期 3 级以上杂音,出现持续性第二心音分裂、心包摩擦音、舒张期奔马律和交替脉等。

4. 心电图有严重心律失常,呈持续性,如心房颤动、心房扑动、三度房室传导阻滞、ST 段及 T 波异常改变等。

5. 胸部正侧位 X 线片显示明显的心脏扩大,尤其个别心腔扩大。

6. 超声心动图示心肌肥厚、瓣膜运动异常、心内结构畸形。

五、心功能分级

心功能分级具体参考第三篇第八章第一节相关内容。

六、评估与咨询

根据心脏病种类、病变程度、是否需手术矫治、心功能级别,进行妊娠风险评估,综合判断心脏耐受妊娠的能力。

1. **可以妊娠**　心脏病变较轻、心功能 Ⅰ～Ⅱ 级且无心力衰竭史,亦无其他并发症,极少在孕期发病,可以妊娠。但应告知其妊娠和分娩可能加重心脏病或出现严重心脏并发症,甚至危及生命。同时动态进行妊娠期风险评估,并从妊娠早期开始定期进行孕期检查,产后密切关注,以预防和及时处理心力衰竭。

2. **不宜妊娠**　心脏病变复杂或较重、心功能 Ⅲ～Ⅳ 级、有极高孕产妇死亡和严重母儿并发症风险者,不宜妊娠。年龄在 35 岁以上,心脏病病程较长者,发生心力衰竭的可能性极大,也不宜妊娠。对于有行矫治手术可能的心脏病患者,应建议在孕前行心脏手术治疗,术后再由心脏科、产科医师共同行妊娠风险评估,患者在充分了解病情及妊娠风险的情况下再妊娠。

关于妊娠风险的评估可参考 WHO 心脏病妇女妊娠风险分级,详见本书配套数字资源。

七、常见并发症

1. **心力衰竭**　由于妊娠期及分娩期血流动力学发生变化,心力衰竭最易在妊娠 32~34 周、分娩期及产后 3 日内发生。心力衰竭是妊娠合并心脏病最常见的严重并发症,也是妊娠合并心脏病孕产妇死亡的主要原因。

急性左心衰竭较多见,主要表现为急性肺水肿,常突然发病,应重视早期心力衰竭的临床表现:①轻微活动后即出现胸闷、心悸、气短;②休息时心率超过 110 次 /min,呼吸超过 20 次 /min;③夜间常因胸闷而坐起呼吸,或到窗口呼吸新鲜空气;④肺底部出现少量持续性湿啰音,咳嗽后不消失。如不及时诊治,病情进展可出现血压下降、脉搏细弱、神志模糊,甚至昏迷、休克、死亡。

2. 感染性心内膜炎　是指细菌、真菌和其他微生物(如病毒、立克次体、衣原体、螺旋体等)感染波及心瓣膜或心壁内膜,产生附着在瓣膜上的赘生物。心内膜炎症状各异,病情早期不易察觉,易表现为发热、乏力等"感冒样症状",其他体征包括贫血、蛋白尿、心脏杂音、栓塞表现等。心脏超声可发现2mm 以上的病灶,确诊需要血培养结果。治疗不及时可发展为心力衰竭。

3. 发绀　妊娠时外周血管阻力降低,使发绀型先天性心脏病的发绀加重;非发绀型左向右分流的先天性心脏病,可因肺动脉高压及分娩失血,发生暂时性右向左分流而引起缺氧和发绀。

4. 血栓栓塞　包括静脉栓塞和肺栓塞,妊娠时血液处于高凝状态,若此时合并心脏病伴静脉压增高或静脉淤滞,深部静脉血栓风险增加,发生率虽极低,一旦栓子脱落可诱发肺栓塞,死亡率极高。

5. 恶性心律失常　指心律失常导致的血流动力学改变,出现血压下降甚至休克,心、脑、肾等重要器官供血不足,多存在基础心脏病,是孕妇猝死和心源性休克的主要原因。

八、处理

心脏病孕产妇的主要死亡原因是心力衰竭。规范的孕期保健和及时干预可早期发现或减少心力衰竭发生。

1. 妊娠期

(1)决定是否继续妊娠:心脏病孕妇经风险评估为不宜妊娠者,妊娠早期建议行治疗性人工流产,最好实施麻醉镇痛。对有结构异常性心脏病者应给予抗生素预防感染。对于妊娠中期就诊者,终止妊娠的时机和方法应根据医疗条件、疾病严重程度、疾病种类及心脏并发症等综合考虑。

(2)加强孕期保健

1)产前检查的频率:自妊娠早期开始进行产前检查,并告知妊娠风险和可能会发生的严重并发症,建议在二级以上妇产专科或综合医院规范进行孕期保健;妊娠风险低者,产前检查频率同正常妊娠。每次检查应进行妊娠风险评估,妊娠风险分级增高,产前检查次数增加。妊娠 32 周后,心力衰竭的风险增加,产前检查频率建议为每周 1 次。若有早期心力衰竭征象,须立即住院。妊娠期无明显症状者,应在 36~38 周提前住院待产。

2)产前检查内容:应由产科及心脏专科医师共同评估患者先天性心脏病的严重程度及心功能,除加强常规产科检查,还应增加评估心功能的检查项目,注重询问患者的自觉症状,加强心率(律)和心肺的听诊,及时发现疾病变化并做好转诊准备。

3)胎儿监测:先天性心脏病患者的后代发生先天性心脏病的风险为 5%~8%,妊娠期进行胎儿心脏病的筛查,发现胎儿严重复杂心脏畸形可以尽早终止妊娠;许多因素与胎儿并发症相关,如母亲先天性心脏病的类型、心功能状况、缺氧的严重程度、孕期所用药物、是否合并严重心脏并发症。妊娠 28 周后需进行胎儿脐血流、羊水量和无应激试验(NST)等监测。

(3)防治心力衰竭

1)休息:减少或限制体力劳动,保证充分睡眠及情绪稳定。

2)饮食:合理营养,适当控制体重,整个妊娠期体重增长不宜超过 12kg。保证合理的高维生素、高蛋白、少脂肪和低盐饮食,每日食盐量不宜超过 4~5g。妊娠 20 周以后预防性应用铁剂防止贫血。

3)预防和积极治疗诱因:积极防治可导致心脏负荷加重、诱发心力衰竭的各种疾病,如上呼吸道感染、贫血、妊娠期高血压、甲亢、心动过速和心律失常等。孕妇心律失常发生率较高,对频繁的室性期前收缩或快速室性心律,必须用药物治疗。

4)动态监测心功能:定期进行心脏彩色多普勒超声、脑钠肽(brain natriuretic peptide,BNP)等检查,测定心脏射血分数、每分钟心排出量、室壁运动状态及心脏反流情况,进一步明确诊断及疾病进展,评估疾病的轻重,以便制订进一步的处理方案。

5)心力衰竭的治疗:是妊娠合并心脏病的严重并发症,可危及生命,一旦发生则须多学科协作抢救。根据孕周、疾病的严重程度及母儿情况综合选择终止妊娠的时机和方法。急性左心衰竭的处理与未妊娠者基本相同,但应用强心药时要注意,由于妊娠期血液稀释、肾小球滤过率增强及血容量增加,同样剂量药物在孕妇血液中浓度偏低。同时孕妇对洋地黄类药物耐受性较差,应用时需注意其毒性反应,不主张预防性应用。早期心力衰竭者,可给予作用和排泄较快的制剂,根据临床效果减量,以防止药物在体内蓄积,在产褥期随着组织内水分一同进入循环引起毒性反应。不主张用饱和量,以备后期孕周增加或心力衰竭加重时临时增加用量。妊娠晚期发生心力衰竭的治疗原则是待心力衰竭控制后再行产科处理,若为严重心力衰竭,各种治疗措施均无效且母儿死亡可能性大者,可在控制心力衰竭的同时行紧急剖宫产。

(4)终止妊娠的时机:①妊娠风险低且心功能Ⅰ级者可以持续妊娠至足月,如不伴有肺动脉高压的房间隔缺损、室间隔缺损、动脉导管未闭;不伴有心脏结构异常的单源、偶发的室上性或室性期前收缩等。但若出现心功能下降或严重心脏并发症时,应提前终止妊娠。②妊娠风险较高但心功能Ⅰ级者可以妊娠至32~36周终止妊娠,但必须严密监护,必要时可提前终止妊娠。③属妊娠禁忌的严重心脏病患者,一旦诊断需尽快终止妊娠。

2. **分娩期**　应评估母婴状况,提前决定适宜的分娩方式。

(1)经阴道分娩:妊娠风险低且心功能Ⅰ级的产妇通常可耐受经阴道分娩。胎位正常、胎儿不大、宫颈条件良好者,可在严密监护下经阴道试产。分娩过程中行心电监护,避免产程过长,严密监测患者的血压、呼吸、脉搏、心率及胎心率。有条件者可使用分娩镇痛,以减轻疼痛对于产妇血流动力学的影响。

1)第一产程:安慰及鼓励产妇,尽可能地消除产妇紧张情绪。产程开始后应给予抗生素预防感染。密切关注产妇自觉症状、心肺情况。未行分娩镇痛者可适当应用地西泮、哌替啶等镇静药。一旦发现心力衰竭征象,立即取半卧位,给予高浓度面罩吸氧,并予去乙酰毛花苷0.4mg+25%葡萄糖注射液20ml缓慢静脉注射,必要时每4~6小时可重复给药一次。

2)第二产程:需避免用力屏气加腹压,宜行阴道助产术(包括会阴切开术、胎头吸引术及产钳助产术)缩短产程。

3)第三产程:胎儿娩出后立即在产妇腹部放置沙袋。为防止产后出血过多加重心脏负荷,可静脉注射或肌内注射缩宫素10~20U。需注意禁用麦角新碱。若产后出血过多,应及时输液或输血,注意输液速度不可过快。

(2)剖宫产:对心功能Ⅲ~Ⅳ级及有产科指征者,均应选择剖宫产。心脏病妊娠风险分级高但心功能Ⅱ级者,也应考虑选择剖宫产。对心脏病产妇应放宽剖宫产术指征,避免阴道试产时长时间宫缩所导致的血流动力学改变,从而减轻心脏负担。分娩期可行连续硬膜外阻滞麻醉,但麻醉剂中不宜加用肾上腺素,且麻醉平面不宜过高。结构异常性心脏病者术前预防性应用抗生素1~2d。术中胎儿娩出后腹部沙袋加压,缩宫素预防产后出血。不宜再妊娠者,可同时行输卵管结扎术。术后应限制每天液体入量和静脉输液速度,并继续使用抗生素预防感染5~10d。术后应给予有效的镇痛,以减轻疼痛引起的应激反应。

3. **产褥期**　分娩后3d内,尤其产后24h仍是心脏负荷较重时期,产妇须密切监护、充分休息,并警惕心力衰竭的发生。产后出血、感染及血栓栓塞等产褥期严重并发症极易诱发心力衰竭,应重点预防。心脏病妊娠风险低且心功能Ⅰ级者建议哺乳;对疾病严重的产妇均建议人工喂养。华法林可以分泌至乳汁中,长期服用华法林者建议人工喂养。不宜再妊娠的阴道分娩者,可在产后1周行绝育术。

小结

1. 妊娠 32~34 周、分娩期和产后 3d 内是孕产妇心脏负担较重时期,应加强监护,警惕心力衰竭发生。

2. 凡不宜妊娠的心脏病孕妇,应在妊娠早期终止妊娠。

3. 对有结构异常性心脏病者应给予抗生素预防感染。

4. 应于妊娠晚期提前选择好适宜的分娩方式,主张放宽剖宫产手术指征。

思考题

1. 妊娠合并心脏病的常见并发症有哪些?

2. 何为围产期心肌病? 试述其心电图及超声心动图表现。

3. 如何选择妊娠合并心脏病终止妊娠时机?

（马玉燕）

第二节　妊娠期高血压疾病

妊娠期高血压疾病(hypertensive disorders of pregnancy)是妊娠与血压升高并存的一组疾病,包括妊娠期高血压(gestational hypertension)、子痫前期 - 子痫(preeclampsia-eclampsia)、慢性高血压(chronic hypertension)及慢性高血压并发子痫前期(chronic hypertension with superimposed preeclampsia)。妊娠期高血压疾病是导致孕产妇及围产儿死亡的主要原因之一。

主要分为两大类:一是高血压在妊娠 20 周后首次出现,妊娠终止至产后 12 周内血压恢复正常;另一类是高血压在妊娠前已诊断或妊娠 20 周前新发现,产后 12 周内血压仍不能恢复到正常水平,见表 4-15-1。

表 4-15-1　妊娠期高血压疾病的分类

高血压出现时机	分类
妊娠 ≥ 20 周首次出现	妊娠期高血压
	子痫前期 - 子痫
妊娠前已诊断或妊娠 <20 周时新发现	妊娠合并慢性高血压
	慢性高血压并发子痫前期

此两类发病机制不尽相同,下面重点阐述妊娠期高血压与子痫前期 - 子痫。

一、妊娠期高血压与子痫前期 - 子痫

此类疾病是妊娠引起的以高血压为主的综合征,是妊娠特有的并发症,可以累及母体各器官系统。其病因复杂,机制不清,唯一有效治疗措施就是终止妊娠。在全球范围内,每年因子痫前期 - 子痫可引起 7 万多的孕产妇死亡。

【病因及发病机制】

其病因及发病机制目前尚未完全阐明。子痫前期是一种多因素、多机制、多通路发生的疾病,无法用"一元论"来解释,这就是子痫前期病因的异质性。有关子痫前期的病因和发病机制,主要有以下几种学说:

1. 子痫前期的"二阶段学说" 正常妊娠早期,细胞滋养层分化为绒毛滋养细胞和绒毛外滋养细胞(extravillous trophoblasts,EVTs)。EVT 包括间质绒毛外滋养细胞(interstitial extravillous trophoblasts,iEVTs)和血管内绒毛外滋养细胞(endovascular extravillous trophoblasts,enEVTs)。iEVTs 负责浸润子宫内膜基质直至子宫肌层的内 1/3 处,而 enEVTs 主要进入子宫螺旋小动脉管腔并逐渐替代血管壁平滑肌细胞、内皮细胞进行子宫螺旋动脉重塑,使其由高阻力、低容量型血管转化为低阻力、高容量型,以有效地增加子宫血流灌注,满足胎儿生长发育需求(图 4-15-1)。

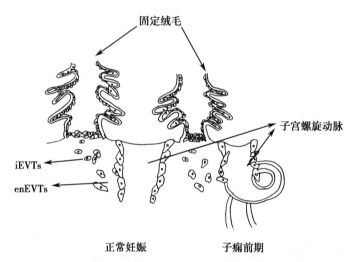

图 4-15-1　正常妊娠与子痫前期子宫螺旋动脉重铸模式图

子痫前期第一阶段则发生于妊娠早期,滋养细胞侵袭能力下降,子宫螺旋动脉重铸不全,导致子宫至胎盘的血流灌注不足,母胎界面缺血缺氧,但此时并未表现出明显的临床症状。第二阶段为妊娠中晚期,由于持续血流灌注不足导致胎盘遭受较强的氧化应激压力,诱使胎盘合成和释放大量因子,如抗血管因子、促炎症细胞因子等,同时滋养细胞产生过多脱落或坏死的碎片等,随血液循环进入母体,诱发广泛的血管内皮细胞损伤以及系统免疫反应,从而导致母体出现子痫前期的临床症状,即子痫前期的二阶段学说(图 4-15-2)。

2. 炎症免疫过度激活 子痫前期患者无论是母胎界面局部还是全身均存在炎症免疫反应过度激活现象。有证据表示,母胎界面处于主导地位的天然免疫系统在子痫前期发病中起重要作用,子宫

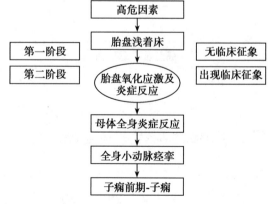

图 4-15-2　子痫前期发病机制"二阶段"学说

蜕膜中蜕膜自然杀伤细胞(dNK)、蜕膜巨噬细胞、树突状抗原呈递细胞(DC)、调节 T 细胞(Treg)、辅助 T 细胞(Th)、效应 T 细胞等的数量、表型和功能异常均可影响子宫螺旋动脉的重铸,造成胎盘浅着床。

子宫蜕膜细胞分泌的 Th2 细胞因子对成功的妊娠起促进作用,而 Th1 细胞因子则起抑制作用,Th1/Th2 细胞因子间的平衡对妊娠维持至关重要。子痫前期患者 T 细胞因子为 Th1 偏向性。

3. **血管内皮细胞损伤**　血管内皮细胞损伤是子痫前期的基本病理变化。血管内皮细胞损伤可能是母体血液循环中白细胞过度激活的结果,许多细胞因子如肿瘤坏死因子(TNF-α)、白介素(IL)可能造成与子痫前期相关的氧化应激。氧化应激反过来又会产生毒性自由基损伤内皮细胞,进而影响一氧化氮(NO)的产生,干扰前列腺素的平衡。此外血管内皮细胞损伤还可以激活血小板及凝血因子,加重子痫前期的高凝状态,并增加毛细血管的通透性,导致水肿和蛋白尿的产生。

4. **遗传因素**　流行病学发现子痫前期具有家族多发性,提示遗传因素与该病的发生有关。从遗传角度来看,子痫前期是一个多因素多基因疾病。家系研究发现,子痫前期-子痫患者一级亲属的发病率比无家族史的妊娠妇女高 5 倍,比二级亲属的发病率高 2 倍,说明子痫前期-子痫有遗传易感性。

5. **营养因素**　已发现多种营养素缺乏,如贫血、钙、镁、锌、硒缺乏等,与子痫前期发生发展有关。

【病理生理变化及对母儿影响】

子痫前期-子痫的基本病理生理变化是全身小血管痉挛和血管内皮损伤。全身各器官系统血流灌注减少而造成功能损害,对母儿造成危害,甚至导致母儿死亡。由于该病临床表现为多脏器和系统损害,故有学者提出子痫前期-子痫综合征(preeclampsia-eclampsia syndrome)的概念。

1. **脑**　脑血管痉挛,通透性增加,导致脑水肿、充血、局部缺血、血栓形成及出血等。CT 检查脑皮质呈现低密度区,并有相应的局部缺血和点状出血,提示脑梗死,并与昏迷及视力下降、失明相关。大范围脑水肿主要表现为感觉迟钝和思维混乱,个别患者可出现昏迷,甚至脑疝。子痫前期脑血管阻力和脑灌注压均增加,高灌注压可致明显头痛。而子痫的发生与脑血管自身调节功能丧失相关。

2. **肾脏**　肾小动脉的痉挛及病理性血管病性微血栓形成,出现子痫前期特异性肾脏损害,肾小球扩张,内皮细胞肿胀,纤维素沉积于内皮细胞。血浆蛋白自肾小球漏出形成蛋白尿。肾血流量及肾小球滤过率下降,导致血尿酸、肌酐水平上升。肾功能严重受损可致少尿及肾衰竭。

3. **肝脏**　肝小动脉的痉挛使肝细胞缺血并发生不同程度的坏死,导致转氨酶升高,少数患者可出现黄疸。重度子痫前期患者可出现肝包膜下血肿形成,包膜下出血,甚至肝破裂等严重并发症而危及母儿生命。

4. **心血管**　血管痉挛,外周阻力增加,血压升高,心脏后负荷增加,导致心输出量明显减少,心血管系统处于低排高阻状态,加之内皮细胞活化使血管通透性增加,血管内液进入心肌细胞间质,导致心肌缺血、间质水肿、心肌点状出血或坏死、肺水肿,严重时导致心力衰竭。

5. **血液**　全身小动脉的痉挛,血管内皮细胞损伤,血管壁渗透性增加,血液浓缩,循环血容量相对不足,血细胞比容增高。当血细胞比容下降时,多合并贫血或红细胞受损或溶血。

6. **内分泌及代谢**　由于血管紧张素转化酶增加,妊娠晚期盐皮质激素、去氧皮质酮升高可致钠潴留,血浆胶体渗透压降低,细胞外液可超过正常妊娠,但水肿与子痫前期的严重程度及预后关系不大。通常其电解质水平与正常妊娠无明显差异。子痫抽搐后,可出现乳酸性酸中毒及呼吸代偿性的二氧化碳丢失,可致血中碳酸盐浓度降低。

7. **子宫胎盘血流灌注**　子宫螺旋动脉重铸不足导致胎盘灌注下降,加之伴有血管内皮损害及胎盘血管急性动脉粥样硬化病变,管腔狭窄、微血栓形成及胎盘梗死,使胎盘功能下降、胎儿生长受限、胎儿窘迫。若胎盘床血管破裂可致胎盘早剥,严重时可致母儿死亡。

【临床表现】

妊娠期高血压与子痫前期 - 子痫的分类及临床表现,见表 4-15-2。

1. 妊娠期高血压(gestational hypertension)　可能是子痫前期的早期症状。几乎有一半的妊娠期高血压(尤其在妊娠 32 周前发生的)会发展为子痫前期。当收缩压 ≥ 160mmHg 和 / 或舒张压 ≥ 110mmHg,应按照重度子痫前期管理和处理。

表 4-15-2　妊娠期高血压与子痫前期 - 子痫的临床表现

类别	临床表现
妊娠期高血压	妊娠 20 周后首次出现收缩压 ≥ 140mmHg 和 / 或舒张压 ≥ 90mmHg,于产后 12 周内血压恢复正常;尿蛋白(-);其他生化和血液指标无异常
子痫前期	妊娠期高血压伴有下列任何一项者: 1. 蛋白尿 2. 母体器官功能障碍的表现 (1)血小板 <100 × 10⁹/L;DIC;溶血 (2)急性肾脏损伤(以前没有肾脏疾病)表现,血浆肌酐浓度升高 (3)肝功能受损,肝酶升高伴有或不伴有右上腹疼痛 (4)肺水肿的表现 (5)新发的中枢神经系统异常 3. 子宫胎盘功能障碍　胎儿生长受限、脐动脉血流异常、死胎、胎盘早剥等
子痫	子痫前期基础上出现的不能用其他原因解释的抽搐

2. 子痫前期(preeclampsia)　指妊娠期高血压伴有蛋白尿;和 / 或无蛋白尿时,伴发母体任一器官受损如急性肾损伤、肝功能障碍、神经功能障碍、溶血或血小板减少等;和 / 或伴有子宫胎盘功能障碍表现的胎儿生长受限、异常脐动脉血流、胎盘早剥等临床特征。发生在妊娠 34 周前的子痫前期为早发型子痫前期(early onset preeclampsia),34 周以后为晚发型(late onset)。子痫前期进展迅速,严重威胁母体生命安全,所以将具有严重临床表现的子痫前期诊断为重度子痫前期,以引起重视(表 4-15-3)。

表 4-15-3　重度子痫前期的诊断标准

子痫前期伴有下列任何一种表现:

(1)血压:收缩压 ≥ 160mmHg 和 / 或舒张压 ≥ 110mmHg

(2)神经系统异常如精神异常、持续头痛、抽搐、脑卒中、视力障碍等

(3)肺水肿

(4)肝功能受损,肝酶升高(正常上限的 2 倍以上);持续性上腹部或右上腹疼痛或肝包膜下血肿或肝破裂;恶心、呕吐

(5)血小板计数低于 100 × 10⁹/L;有微血管内溶血表现如贫血、黄疸或血乳酸脱氢酶(LDH)水平升高

(6)肾脏急性受损,少尿或血肌酐 >106μmol/L

(7)心功能不全

(8)低蛋白血症伴腹水、胸腔积液或心包积液

(9)子宫胎盘功能障碍:严重胎儿生长受限、脐动脉血流异常、死胎或胎盘早剥

注意:蛋白尿虽不作为重度子痫前期的诊断标准和终止妊娠的指征,但当尿蛋白 ≥ 2g/24h 时需要动态监测及密切监护。

3. **子痫**(eclampsia) 在妊娠期高血压或子痫前期基础上发生的不能用其他原因解释的全身抽搐,是子痫前期严重并发症。子痫可导致母体严重缺氧、损伤和吸入性肺炎。子痫发作前往往(78%~83%的病例)有大脑刺激的先兆症状,如严重和持续的枕叶或额叶头痛、视物模糊、畏光和精神状态改变。子痫也可以发生在没有任何先兆症状情况下及血压正常的孕妇。

其临床表现为全身抽搐、面部充血、口吐白沫、深昏迷;随之深部肌肉僵硬,很快发展成典型的全身高张阵挛惊厥、有节律的肌肉收缩和紧张,持续1min左右,其间患者无呼吸动作;此后抽搐停止,呼吸恢复,但患者仍昏迷,最后意识恢复,但易激惹、烦躁。

【诊断】

详细询问病史,根据高危因素、临床表现、体征及辅助检查可做出诊断。

1. **病史** 注意询问妊娠前有无高血压、肾病、糖尿病、抗磷脂综合征等高危因素的病史,了解此次妊娠后高血压、尿蛋白等出现的时间和严重程度,有无妊娠期高血压疾病家族史。注意询问有无子痫前期的临床表现。

2. **高血压** 同一手臂至少2次测量的收缩压(SBP)≥140mmHg和/或舒张压(DBP)≥90mmHg定义为高血压。对首次发现血压升高者,应间隔4h或以上复测血压,如2次测量均为收缩压≥140mmHg和/或舒张压≥90mmHg,诊断为高血压。如收缩压≥160mmHg和/或舒张压≥110mmHg时,可间隔数分钟复测,复测后血压仍高即予以诊断,以便及时应用降压药物。

3. **蛋白尿** 高危孕妇每次产检时应检测尿蛋白。为避免污染导致的假阳性,尿蛋白检查应选用中段尿,必要时应进行24h尿蛋白定量检查。妊娠期蛋白尿诊断标准:尿蛋白≥300mg/24h,或尿蛋白/肌酐比值≥0.30,或随机尿蛋白定性≥(++)(仅在其他检测方式无法进行时使用)。

4. **辅助检查** 见下文【治疗】"1. 评估和监测"部分。

【鉴别诊断】

子痫前期有蛋白尿时,应与肾脏疾病合并妊娠相鉴别;如伴有心力衰竭时,应与围产期心肌病、先天性心脏病合并妊娠鉴别;当伴有黄疸时,注意与一些血管性溶血病、急性脂肪肝等鉴别;如发生子痫,应与癫痫、脑炎、脑肿瘤、脑血管畸形破裂出血、糖尿病高渗性昏迷、低血糖昏迷等相鉴别;如伴有血小板减少时,应与血栓性血小板减少症鉴别。

【治疗】

治疗的目的是控制病情、延长孕周、尽可能保障母儿安全。治疗基本原则为降压、解痉(预防子痫及防止子痫再抽搐)、镇静;有指征的利尿;密切监测母儿情况;适时终止妊娠。应根据患者病情进行个体化治疗。

1. **评估和监测** 子痫前期病情复杂、变化快,分娩及产后的生理变化及各种不良刺激均可能加重病情变化。因此对产前、产时及产后密切评估和监测十分必要,以便了解病情进展情况,及时合理干预,避免不良妊娠结局发生。评估与监测的内容需根据病情来决定。

(1)监测及自我监测:了解患者有无头痛、胸闷、眼花、上腹部疼痛、阴道流血、尿量减少等症状;检查血压、心率、体重的动态变化,水肿程度以及患者的精神状态。告知孕妇每日自我监测血压、体重、胎动和任何症状,以便及时干预。

(2)辅助检查:孕妇的检查包括血常规、尿常规、肝肾功能、电解质、凝血指标、血糖、血脂、血尿酸以及24h尿蛋白定量、随机尿蛋白/肌酐;心电图、眼底检查、心脏超声等;对于早发型子痫前期或重度子痫前期或存在HELLP综合征表现,应及时排查自身免疫性疾病。胎儿检查与监测包括电子胎心监护、超声监测胎儿生长发育、羊水量,必要时检测脐动脉和大脑中动脉血流阻力等。

(3)随访频率:根据疾病严重程度,决定监测项目内容和监测频度及门诊就诊频次。每周1~2次产前随访。

2. **一般治疗** ①妊娠期高血压或无严重临床表现的子痫前期患者可门诊或住院治疗,结合患者个体情况密切监测,并可增加产前检查的频次。②重度子痫前期患者应住院治疗。③休息和饮食:应注意适当休息,保证充足的蛋白质和热量;保证充足睡眠,必要时可睡前口服地西泮 2.5~5mg。

3. **降压治疗**　降压治疗的目的是预防子痫、心脑血管意外和胎盘早剥等严重母胎并发症。当收缩压 ≥ 160mmHg 和 / 或舒张压 ≥ 110mmHg 的重度高血压孕妇应进行降压治疗;对于收缩压 ≥ 140mmHg 和 / 或舒张压 ≥ 90mmHg 的高血压患者可酌情应用降压药。妊娠前已用降压药治疗的孕妇可继续降压治疗。

目标血压:未并发脏器功能损伤者,收缩压应控制在 130~155mmHg,舒张压应控制在 80~105mmHg;并发脏器功能损伤者,则收缩压应控制在 130~139mmHg,舒张压应控制在 80~89mmHg。降压过程力求血压下降平稳,不可波动过大,为保证子宫胎盘血流灌注,建议血压不低于 130/80mmHg。

口服降压药物一般用于非重度高血压患者,常用药物有拉贝洛尔、硝苯地平、甲基多巴等;重度高血压或急症高血压一般采用静脉用药,也可口服短效硝苯地平,无效时改用静脉用药。静脉用药根据病情程度、终止妊娠的时机等具体情况选择药物。利尿类降压药物加重血液浓缩和高凝倾向,减少有效循环血量,孕期一般不使用,且禁止使用血管紧张素转换酶抑制药(ACEI)和血管紧张素 Ⅱ 受体拮抗药(ARB)。

常用降压药物如下:

(1)拉贝洛尔:兼有 α 受体拮抗作用的 β 受体拮抗剂。降低血压但不影响肾及胎盘血流量,并可对抗血小板聚集。用法:50~150mg 口服,3~4 次 /d。静脉注射:初始剂量 20mg,10min 后如未有效降压则剂量加倍,最大单次剂量 80mg,直至血压被控制,每天最大总剂量 220mg。静脉滴注:50~100mg 加入 5% 葡萄糖 250~500ml,根据血压调整滴速,待血压稳定后改口服。

(2)硝苯地平:钙离子通道阻滞剂,可解除外周血管痉挛,使全身血管扩张,血压下降。短效硝苯地平用法:5~10mg 口服,3~4 次 /d,24h 总量不超过 60mg。紧急时舌下含服 10mg,起效快,但不推荐常规使用。硝苯地平缓释片和控释片,用法为 20~30mg 口服,1~2 次 /d。

(3)甲基多巴:中枢性肾上腺素能神经阻滞剂,抑制外周交感神经而降低血压。用法:250mg 口服,3~4 次 /d,根据病情酌情增减,最高不超过 2g/d。

(4)尼莫地平:钙离子通道阻滞剂。可选择性扩张脑血管。用法:20~60mg 口服,2~3 次 /d;静脉滴注:20~40mg 加入 5% 葡萄糖溶液 250ml,每天总量不超过 360mg。

(5)尼卡地平:钙离子通道阻滞剂。用法:口服初始剂量 20~40mg,3 次 /d。静脉滴注 1mg/h 起,根据血压变化每 10 分钟调整剂量。

(6)酚妥拉明:α 肾上腺素能受体拮抗剂。用法:10~20mg 溶入 5% 葡萄糖 100~200ml,以 10μg/min 静脉滴注。根据降压效果调整滴速。

(7)硝酸甘油:作用于氧化亚氮合酶,可同时扩张动脉和静脉,降低心脏前后负荷,主要用于合并心力衰竭和急性冠状动脉综合征时高血压急症的降压治疗。起始剂量 5~10μg/min 静脉滴注,每 5~10 分钟增加滴速至维持剂量 20~50μg/min。

(8)硝普钠:强效血管扩张剂。由于药物能迅速通过胎盘进入胎儿体内并保持较高浓度,其代谢产物(氰化物)对胎儿有毒性作用,不宜在妊娠期使用。分娩期或产后血压过高,应用其他降压药效果不佳时,方可考虑使用。用法:50mg 加入 5% 葡萄糖 500ml,以 0.5~0.8μg/(kg·min)缓慢静脉滴注。妊娠期仅适用于其他降压药物应用无效的高血压危象孕妇,用药期间应严密监测血压及心率。

4. **解痉**　硫酸镁是子痫治疗的一线药物,也是预防重度子痫前期患者子痫发作的预防用药。硫酸镁控制子痫再次发作的效果优于地西泮、苯巴比妥和冬眠合剂等镇静药物。除非存在硫酸镁应用禁忌或硫酸镁治疗效果不佳,否则不推荐使用苯妥英钠和地西泮用于子痫的预防或治疗。

(1)作用机制:镁离子通过以下机制解除痉挛:①抑制运动神经末梢释放乙酰胆碱,阻断神经肌肉接头间的信息传导,使骨骼肌松弛;②刺激血管内皮细胞合成前列环素,抑制内皮素合成,降低机体对血管紧张素 Ⅱ 的反应,从而缓解血管痉挛状态;③通过阻滞谷氨酸通道阻止钙离子内流,解除血管痉挛、减少血管内皮损伤;④可提高孕妇和胎儿血红蛋白的亲和力,改善氧代谢。

(2)用药指征及方案:①控制子痫及防止再抽搐时,静脉用药负荷剂量为硫酸镁 4~6g,溶于 25% 葡萄糖 20ml 静脉推注(15~20min),或者溶于 5% 葡萄糖 100ml 快速静脉滴注(15~20min),继而硫酸镁 1~2g/h 静脉滴注维持。夜间睡眠前停用静脉给药,可改为 25% 硫酸镁 20ml+2% 利多卡因 2ml 臀部肌内注射。24h 硫酸镁总量 25~30g,疗程一般 24~48h。②预防子痫发生:适用于重度子痫前期和子痫发作后,静脉用药负荷和维持剂量同控制子痫处理。用药时间长短根据病情需要掌握,一般每天静脉滴注 6~12h,24h 总量不超过 25g。为避免长期应用对胎儿(婴儿)钙水平和骨质的影响,建议及时评估病情,病情稳定者使用硫酸镁一般不超过 5d;在重度子痫前期期待治疗中,必要时可间歇应用。用药期间每日评估病情变化,决定是否继续用药。③重度子痫前期患者临产前用药,预防产时子痫和产后子痫,方案同②。

(3)注意事项:血清镁离子有效治疗浓度为 1.8~3.0mmol/L,超过 3.5mmol/L 可出现中毒症状。表现为感觉反应迟钝,膝腱反射消失,全身无力,呼吸开始受抑制,如未及时停药,可发生呼吸停止和心律失常,甚至心搏骤停。出现镁离子中毒时应停用硫酸镁并静脉缓慢推注(5~10min)10% 葡萄糖酸钙 10ml,必要时施以人工辅助通气。使用硫酸镁的必备条件:①膝腱反射存在;②呼吸 ≥ 16 次 /min;③尿量 ≥ 25ml/h 或 ≥ 600ml/d;④备有 10% 葡萄糖酸钙。如患者同时合并肾功能不全、心肌病、重症肌无力等,硫酸镁应慎用或减量使用。有条件的医疗机构在用药期间可监测血清镁离子浓度。

5. **镇静** 镇静药可缓解患者精神紧张、焦虑症状,改善睡眠,预防并控制子痫。

(1)地西泮:口服 2.5~5.0mg,睡前服用,可缓解患者的精神紧张、失眠等症状,保证患者获得足够的休息。地西泮 10mg 肌内注射或静脉注射(>2min)可用于控制子痫发作和预防再次抽搐。

(2)苯巴比妥:镇静时口服剂量为 30mg,3 次 /d。控制子痫时肌内注射 0.1g。

(3)冬眠药物:冬眠合剂由氯丙嗪(50mg),哌替啶(100mg)和异丙嗪(50mg)3 种药物组成,可抑制中枢神经系统,有助于解痉、降压、控制子痫抽搐。通常以 1/3~1/2 量肌内注射,或以半量加入 5% 葡萄糖溶液 250ml,缓慢静脉滴注。由于氯丙嗪可使血压急剧下降,导致肾及胎盘血流量降低,而且对母胎肝脏有一定损害,故仅应用于硫酸镁控制抽搐治疗效果不佳者。

6. **有指征利尿** 子痫前期患者不主张常规应用利尿药,仅当患者出现全身性水肿、肺水肿、脑水肿、肾功能不全、急性心力衰竭时,可酌情使用呋塞米等快速利尿药。甘露醇主要用于脑水肿。严重低蛋白血症有腹水者应补充白蛋白或血浆等再应用利尿药效果较好。

7. **促胎肺成熟** 孕周小于 34 周的子痫前期患者预计 1 周内可能分娩,应使用糖皮质激素促胎肺成熟治疗,用法详见第四篇第十四章第二节早产。

8. **分娩时机和方式** 子痫前期患者经积极治疗后,母胎状况无改善或者病情持续进展的情况下,终止妊娠是唯一有效的治疗措施。

(1)终止妊娠时机:①妊娠期高血压、非重度子痫前期孕妇在密切监测下可期待至 37 周。②重度妊娠期高血压(收缩压 ≥ 160mmHg 和 / 或舒张压 ≥ 110mmHg)及重度子痫前期:妊娠不足 24 周的孕妇经治疗病情危重者建议终止妊娠。孕 24 周至不满 28 周患者根据母胎情况及当地母儿诊治能力决定是否期待治疗。孕 28~34 周,如病情不稳定,经积极治疗病情仍加重,应终止妊娠;如病情稳定,可以考虑期待治疗,并建议转至具备早产儿救治能力的医疗机构。期待治疗期间严密监测母胎病情变化。妊娠 ≥ 34 周一般考虑终止妊娠。③子痫:控制病情后即可考虑终止妊娠。

(2)终止妊娠的方式:采取个体化处理原则。妊娠期高血压和非重度子痫前期,如无产科剖宫产指征,可考虑阴道试产。宫颈不成熟者促宫颈成熟治疗后经阴道试产。但如果不能短时间内阴道分娩、病情有可能加重,可考虑适当放宽剖宫产指征。对于已经出现母体严重并发症者,应剖宫产终止妊娠。

(3)分娩期间注意事项:①注意监测自觉症状变化;②监测血压并继续降压治疗,应将血压控制在

<160/110mmHg；③监测胎心变化；④积极预防产后出血；⑤产时禁用麦角新碱类药物。

9. 子痫的处理　子痫发作时的紧急处理包括一般急诊处理,控制抽搐,控制血压,预防子痫复发以及适时终止妊娠等。子痫诊治过程中,要注意和其他强直性-痉挛性抽搐疾病(如癔症、癫痫、颅脑病变等)进行鉴别。同时,应监测心、肝、肾、中枢神经系统等重要脏器功能及凝血功能,注意维持水电解质酸碱平衡。

(1)一般急诊处理:子痫发作时需保持气道通畅,维持呼吸、循环功能稳定,密切观察生命体征、尿量(应留置导尿管监测)等。避免声、光等刺激。预防坠地外伤,置压舌板防止唇舌咬伤。

(2)控制抽搐:硫酸镁是治疗子痫及预防子痫发作的首选药物。当患者存在硫酸镁应用禁忌或硫酸镁治疗无效时,可考虑应用地西泮、苯妥英钠或冬眠合剂控制抽搐。子痫患者产后需继续应用硫酸镁24~48h。

(3)控制血压:脑血管意外是子痫患者死亡的最常见原因。当收缩压持续 ≥ 160mmHg,舒张压 ≥ 110mmHg 时要积极降压以预防心、脑血管并发症。

(4)适时终止妊娠:抽搐控制后可考虑终止妊娠,临床上应根据病情进行个体化处理。

10. 产后处理(产后6周内)　重度子痫前期患者产后可继续使用硫酸镁24~48h预防产后子痫。子痫前期患者产后3~6d是产褥期血压高峰期,高血压、蛋白尿等症状仍可能反复出现甚至加剧,因此这期间仍应每天监测血压及尿蛋白。如血压 ≥ 160/110mmHg 应继续给予降压治疗。哺乳期可继续应用产前使用的降压药物,禁用 ACEI 和 ARB 类(卡托普利、依那普利除外)。注意监测及记录产后出血量,患者在重要器官功能恢复正常后方可出院。

远期随访(产后6周后)　患者产后6周血压和尿蛋白仍未恢复正常,应于产后12周再次复查。若仍有高血压及蛋白尿,应考虑患者为慢性高血压或慢性肾炎,转内科治疗。

【预测和预防】

1. 预测　子痫前期-子痫是多因素、多机制和多途径的妊娠期特有综合征,至今仍未建立经济、有效且可靠的子痫前期预测方法。所以在妊娠前或首次产检时应进行风险评估,结合子痫前期的高危因素进行多项指标综合评估,提高子痫前期预测的准确率。

(1)高危因素:与子痫前期发生有关的危险因素见表4-15-4。

(2)生化指标:抗血管生成因子如可溶性 FMS 样酪氨酸激酶-1(soluble FMS-like tyrosine kinase-1,sFlt-1)、促血管生成因子如胎盘生成因子(placental growth factor,PLGF)在母体血中的浓度会在子痫前期临床症状出现前数周发生变化;有研究认为 sFlt-1 与 PlGF 的比值 <38 可预测1周内不发生子痫前期。另外,检测血中尿酸、血液的黏稠度也有一定的早期预测作用。

(3)子宫动脉多普勒血流检测:在妊娠中期进行,如子宫动脉搏动指数和阻力指数持续升高或出现子宫动脉舒张早期切迹等病理波形。近年来有研究应用 PLGF 结合平均动脉压及子宫动脉搏动指数预测子痫前期的发生。

2. 预防　对低危人群目前尚无有效的预防方法。对具有高危因素及预测发现的高危人群,预防子痫前期及重度子痫前期的措施有:

(1)孕期的健康教育:鼓励健康的饮食和生活习惯,超重者控制体重,工作强度和压力过大者适当调整工作。

(2)自我监测与检测:每日自测血压、心率和体重;有糖尿病者监测血糖变化;有肾脏疾病者每周检测尿蛋白变化。

(3)补钙:对于低钙摄入人群(<600mg/d),推荐口服钙补充量至少为 1.5~2.0g/d。

(4)阿司匹林:对有高危因素的孕妇,妊娠12~16周开始服用小剂量阿司匹林(75~100mg/d)至36周或者至终止妊娠前5~10d停用。如已经发生非重度子痫前期,可在30~32周停用阿司匹林,并评估胎儿胎盘、血液黏稠度,酌情使用;如发生重度子痫前期,建议停用阿司匹林。临床高危因素与阿司匹林的应用,见表4-15-4。

表 4-15-4　临床高危因素与阿司匹林的应用

风险等级	危险因素	推荐
高	子痫前期病史,尤其伴有不良妊娠结局 糖尿病 遗传性血栓形成倾向 慢性高血压(早孕期 SBP ≥ 130mmHg 或 DBP ≥ 80mmHg) 慢性肾脏疾病 多胎妊娠 自身免疫性疾病(SLE、抗磷脂抗体综合征)	建议具有 1 项高危因素患者使用小剂量阿司匹林
中	初产 肥胖(BMI>30) 子痫前期家族史(母亲或姐妹) 社会人口特征(低社会经济地位) 年龄 ≥ 35 岁 个人病史因素(低出生体重和 / 或小于胎龄儿分娩史、前次不良妊娠结局、距前次妊娠大于 10 年)	具有 2 项中危因素患者使用小剂量阿司匹林
低	前次无并发症的足月分娩史	不建议应用阿司匹林

二、慢性高血压及慢性高血压并发子痫前期

(一) 妊娠合并慢性高血压

妊娠前已经存在的高血压(原发或继发性高血压)或在妊娠 20 周前发现收缩压 ≥ 140mmHg 和 / 或舒张压 ≥ 90mmHg,妊娠期无明显加重;或妊娠 20 周后首次产检发现高血压但持续到产后 12 周以后。

【评估与监测】

慢性高血压(原发性和继发性)是子痫前期的高危因素,也是胎盘早剥、胎儿生长受限的常见原因。对于慢性高血压患者,应在妊娠前或妊娠早期进行血压和各器官系统的评估,并调整为妊娠期可用的降压药物,待血压在正常范围内并平稳后再妊娠;如已妊娠,应动态评估血压及主要脏器的功能状态,根据有无脏器的损害确定目标血压。

家庭血压监测是慢性高血压患者的主要监测方式,每天测量并记录血压,控制体重增长;其他监测同子痫前期部分。

对于就诊时测量血压升高(≥ 140/90mmHg),但在家庭或工作时血压正常(<135/85mmHg)的白大衣性高血压和就诊时血压正常,但在其他时段血压升高的隐匿性高血压,通过 24h 动态血压监测或家庭血压监测可以明确诊断。

【治疗】

1. **降压**　整个孕期服用降压药物,并根据血压变化及时调整药物剂量。

2. **监测**　孕期的动态监测能及时发现病情加重和预防并发症发生。如出现血压持续升高或药物难以控制,或出现子痫前期的临床表现时,按照重度子痫前期处理。

3. **终止妊娠时机**　血压控制理想,无其他并发症,妊娠 38~39 周可考虑终止妊娠。

(二) 慢性高血压并发子痫前期

在慢性高血压基础上出现子痫前期的表现。有几种情况:①慢性高血压孕妇孕 20 周前无蛋白尿,孕 20 周后出现蛋白尿;②或孕 20 周前有蛋白尿,20 周后尿蛋白量明显增加;③或血压在原来基础上进一步升高,或出现符合子痫前期的任何一项表现。按照子痫前期处理。

[附] HELLP 综合征

HELLP 综合征(hemolysis, elevated serum level of liver enzymes, and low platelets syndrome, HELLP syndrome)是以溶血、肝酶升高和血小板减少为特点,是妊娠期高血压疾病的严重并发症。HELLP 综合征可以发生在无血压升高或血压升高不明显或没有蛋白尿的情况下,也可以发生在子痫前期临床症状出现之前。多数发生在产前,也可以发生在产后。

【临床表现】

临床表现多样化。典型症状为全身不适、右上腹疼痛、体重骤增、脉压增大。少数孕妇可有恶心、呕吐等消化系统表现。

【诊断】

确诊主要依靠实验室检查,诊断标准如下:

1. **微血管内溶血**　外周血涂片见破碎红细胞、球形红细胞;胆红素 ≥ 20.5μmol/L(即 1.2mg/dl),血清结合珠蛋白 <250mg/L,血红蛋白计数轻度下降。乳酸脱氢酶(LDH)水平升高。LDH 升高是诊断 HELLP 综合征微血管内溶血的敏感指标,常在血清间接胆红素升高和血红蛋白降低前出现。

2. **肝酶升高**　ALT ≥ 40U/L 或 AST ≥ 70U/L。

3. **血小板减少**　血小板计数 <100×10^9/L。

【鉴别诊断】

HELLP 综合征应与溶血性尿毒性综合征、血栓性血小板减少性紫癜、妊娠急性脂肪肝、系统性红斑狼疮、抗磷脂综合征等进行鉴别。

【治疗】

HELLP 综合征患者应住院治疗。由于疾病进展迅速,需要动态监测,并在重度子痫前期治疗的基础上进行其他治疗。

1. **终止妊娠**　HELLP 综合征一般不主张期待治疗。绝大多数 HELLP 综合征患者应在积极治疗后终止妊娠。只有当胎儿不成熟且母胎病情稳定的情况下方可在三级医疗单位进行期待 48h,目的是完成糖皮质激素促胎肺成熟,然后终止妊娠,期待治疗期间一定要严密观察母胎病情变化。

HELLP 综合征患者可放宽剖宫产指征。麻醉方式的选择,阴道分娩宜采用局部浸润麻醉,剖宫产采用局部浸润麻醉或全身麻醉。

2. **有指征地输注血小板和使用肾上腺皮质激素**　血小板计数:① >50×10^9/L 且不存在过度失血或者血小板功能异常时,不建议预防性输注血小板或者剖宫产术前输注血小板;② <50×10^9/L,可考虑肾上腺皮质激素治疗;③ <50×10^9/L 且血小板数量迅速下降或者存在凝血功能障碍时,应考虑备血和血小板;④ <20×10^9/L 时,分娩前(阴道产或剖宫产)输注血小板。

3. **其他治疗**　多学科综合管理,必要时进行血浆置换或者血液透析。

小结

子痫前期 - 子痫是妊娠诱发的以高血压为主的特有并发症,是多病因、多机制、多临床表现、多器官受累的高血压综合征。其基本病理生理变化是全身小血管痉挛和血管内皮损伤。基本治疗原则是降压、解痉(预防子痫及防止子痫再抽搐)、镇静;有指征的利尿;密切监测母儿情况;适时终止妊娠。终止妊娠是最根本的治疗措施。子痫和 HELLP 综合征随时危及母儿生命安全。

思考题

1. "二阶段假说"中引起子痫前期第一阶段的根本原因是什么？
2. 简述硫酸镁的中毒症状和处理。

（李雪兰）

第十六章
呼吸系统疾病

　　妊娠期由于母体代谢率增加以及胎儿生长发育需要,孕妇的耗氧量增加。随孕周进展,潮气量逐渐增加达 35%~50%。妊娠晚期子宫增大、膈肌上抬,补呼吸量及残气量有所下降,功能残气量下降20%~30%,但由于孕期深吸气量增加,使下降的补呼吸量得到补偿,所以肺活量无明显变化。妊娠晚期孕妇以胸式呼吸为主,呼吸次数变化不大,但呼吸较深,有过度通气,妊娠能使肺功能发生一定程度的改变。孕期上呼吸道黏膜充血水肿,使局部抵抗力减低,容易发生上呼吸道感染,且感染后容易发展为重症。由于妊娠期部分呼吸道疾病临床表现不典型,或是某种疾病的临床表现之一,如妊娠合并心功能不全也可表现为咳嗽、呼吸困难等症状,需加以鉴别,故妊娠合并呼吸系统疾病具有特殊的临床意义。治疗的药物选择既要考虑对母体疾病的治疗作用,又要考虑药物对胎儿的影响。

第一节　急性上呼吸道感染

　　妊娠合并急性上呼吸道感染是指妊娠期间发生的急性上呼吸道感染,由外鼻孔至环状软骨上缘,包括鼻、口腔、咽喉炎症的总称。上呼吸道感染是妊娠期常见疾病,主要由病毒感染引起,少部分由细菌感染引起,与孕期上呼吸道黏膜充血水肿,局部抵抗力降低有一定关系,具有一定的传染性。孕妇在接触了患者打喷嚏、飞沫或者经过手污染的用具感染,如果受凉、劳累、气温突然变化等,易使存在于呼吸道的病毒迅速繁殖,产生急性上呼吸道感染。

【临床表现】

　　1. **症状**　主要是发热、鼻咽部的上呼吸道症状,包括体温升高、鼻塞、流鼻涕、打喷嚏、咽喉疼痛、咳嗽等。妊娠合并支气管感染,咳嗽可能加重,咳痰,严重时伴呼吸急促等表现。

　　2. **体征**　咽部充血、扁桃体肿大等。双肺听诊多无异常。

　　3. **实验室检查**　血常规可表现为白细胞计数正常或下降,淋巴细胞比率正常或偏低等。如果合并细菌感染,可能有白细胞、中性粒细胞升高以及核左移等。

【诊断与鉴别诊断】

　　依据上述临床表现通常不难诊断。鉴别诊断主要包括:

　　1. **急性过敏性鼻炎**　表现为鼻黏膜充血水肿,连续性喷嚏。很少发热,无咳嗽,脱离变应原数分钟或 1~2h 后症状消失。

　　2. **流行性感冒**　亦为急性上呼吸道感染,表现为鼻部症状较轻,全身症状相对较重,包括全身酸痛、高热等。

　　3. **急性支气管炎**　主要以咳嗽、咳痰为主,鼻部症状相对较轻,胸部 X 线片示肺纹理增多等。

　　4. **其他急性发热性疾病**　也可以表现为急性发热如急性心肌炎、急性病毒性肝炎等,早期可有上呼吸道感染的临床表现,类似感冒症状,继之才出现相关症状。如果上呼吸道症状一周内未见减轻反而出现其他症状,应加以鉴别,避免漏诊和误诊。

【对母儿影响】

1. 对母亲影响　少数可合并鼻窦炎、中耳炎。极少数可发展为病毒性心肌炎,严重时危及母儿生命。

2. 对胎儿影响　单纯上呼吸道感染如果不是由特殊病毒感染所引起,没有持续性高热,通常对胎儿没有不良影响。由流感病毒感染而导致的上呼吸道感染,持续高热,可造成孕妇脱水、电解质紊乱等,严重时也可能影响胎儿氧供。孕妇剧烈咳嗽,使腹压骤然增加,可能刺激子宫收缩。

【治疗】

病毒感染没有特效药。主要以对症治疗为主,包括避免辛辣刺激性食物、多吃新鲜水果蔬菜、多饮水、注意休息、充足睡眠、保持室内通风,可以服用清热解毒、辛温解表的具有一定抗病毒作用的中药,用药时注意对胎儿的影响;普通感冒通常不需用抗生素,只有在明确合并有细菌感染时,可以口服妊娠期 B 类用药,如青霉素、红霉素等。

【预防】

孕期注意预防感冒,养成良好习惯,如勤洗手,多喝水,保持鼻腔清洁,避免用脏手去接触口、鼻、眼;均衡膳食,保障充足睡眠,适当锻炼等。在感冒流行期间注意个人防护。

小结

妊娠期上呼吸道感染比较常见,通常对母儿无明显影响。高热时注意与发热性疾病相鉴别。孕期要注意预防感冒,勤洗手,在感冒流行期间注意个人防护,比如戴口罩等。

思考题

妊娠期上呼吸道感染高热,对母儿有哪些影响?

(孟　涛)

第二节　肺　炎

肺炎是由不同病原体引起的累及小支气管、肺泡和肺间质的炎症。在孕期虽不常见,但却是孕妇非产科感染的常见原因,妊娠期发展至重症肺炎者还可危及孕产妇及胎儿生命。肺炎可由细菌、病毒、真菌、寄生虫等致病微生物或放射线、吸入性异物等理化因素引起。在同一环境中,妊娠期肺炎的病原菌与非妊娠期相同,除支原体肺炎外,最常见为肺炎球菌性肺炎,还应考虑到革兰氏阴性菌感染的可能;有吸烟史的孕产妇还应考虑流感嗜血杆菌性肺炎。妊娠合并肺炎可发生于妊娠任何时期,但以妊娠中晚期多见,吸烟、贫血、哮喘、糖尿病等均为危险因素。

肺炎分类如下。

1. **按解剖分类**　有大叶性肺炎、小叶性肺炎和间质性肺炎。

2. **按感染病原体分类**　包括细菌性肺炎、病毒性肺炎、真菌性肺炎、非典型病原体肺炎。

3. **按肺炎获得场所分类**　主要为社区获得性肺炎和医院获得性肺炎。

孕妇易受感染，且对感染的耐受力较差；易发展为菌血症或脓毒血症、呼吸衰竭等，严重者导致孕产妇死亡。肺炎常引起通气功能和肺泡气体交换功能下降，容易引发缺氧；进而导致胎儿缺氧，胎儿宫内窘迫、早产、低出生体重及宫内感染等。

一、细菌性肺炎

妊娠合并细菌性肺炎最常见的致病菌是肺炎链球菌，其次为流感嗜血杆菌、军团菌、克雷伯菌及葡萄球菌。合并免疫功能受损时，常见为鲍曼不动杆菌、沙雷杆菌、铜绿假单胞菌等。而吸入性肺炎多为厌氧菌感染所致。

【临床表现】

1. **症状**　妊娠合并细菌性肺炎与非孕期症状基本相同。肺炎链球菌肺炎常在受凉、疲劳、醉酒、精神刺激和病毒感染等诱因下发病，患者可有轻度乏力和上呼吸道感染症状，后出现发热、寒战、咳嗽、胸痛、咳痰等典型临床表现。肺炎链球菌肺炎的典型痰液为铁锈色痰，肺炎杆菌肺炎为砖红色胶冻样痰，金黄色葡萄球菌肺炎为黄色脓性痰，铜绿假单胞菌肺炎为淡绿色痰，厌氧菌肺炎为臭味痰。葡萄球菌性肺炎常发生于流行性感冒之后，一般有发热、脓痰、胸膜痛等。流感嗜血杆菌发病较慢，多在免疫力低下、酗酒等情况下发生。

2. **体征**　典型肺炎可出现胸部叩诊浊音区，听诊呼吸音减低、肺部湿啰音等。

3. **辅助检查**　血常规可见白细胞和中性粒细胞计数升高、核左移；胸部 X 线或肺 CT 肺实变影；痰涂片、痰液或支气管肺泡灌洗液细菌培养病原体阳性等。血清冷凝集试验有助于支原体肺炎的诊断。妊娠期根据病情，必要时可选择行胸部 X 线和肺 CT 检查，但应做好腹部防护。

【诊断】

主要根据病史、典型的症状、体征，结合血常规和胸片或肺 CT 以及痰液细菌培养等做出诊断。

【治疗】

1. **对症支持治疗**　休息、保证营养；根据症状可适当给予镇咳、祛痰等药物；纠正电解质紊乱，吸氧纠正低氧血症等。

2. 早期行经验性抗生素治疗，后根据细菌培养及药敏试验结果选择抗菌药物，用药时注意选择对胎儿影响小的药物。肺炎双球菌肺炎首选青霉素，其次为 β - 内酰胺类，再次为第三代头孢菌素类；流感嗜血杆菌肺炎可选用氨苄西林，或加用阿奇霉素、克拉霉素等；厌氧菌肺炎选用对厌氧菌敏感的广谱抗生素；支原体肺炎首选红霉素。

3. 监测胎儿有无宫内缺氧，及时行胎心监护和胎儿超声监测胎儿多普勒血流等。

4. **产科处理**

(1)妊娠早期：可在肺炎痊愈后酌情行人工流产，如胎儿检查正常亦可继续妊娠。

(2)妊娠中晚期：根据胎龄、胎儿宫内情况及有无产科并发症，决定是否终止妊娠及终止妊娠的时机和方式。无产科手术指征者，以阴道分娩为宜。临产后为缩短第二产程，可行阴道助产。如果低氧血症严重有氧合障碍，可影响胎儿，宜尽快终止妊娠。产后预防出血及感染。

二、病毒性肺炎

最常见的病原体是流感病毒，其次为副流感病毒、巨细胞病毒、腺病毒、疱疹病毒、冠状病毒等。

主要通过呼吸道传播,也可经密切接触传播,肠道病毒还可通过粪-口途径传播。近年来,世界上几次大的公共卫生事件的发生多与冠状病毒的暴发感染有关,包括严重急性呼吸综合征(severe acute respiratory syndrome,SARS)、中东呼吸综合征(Middle East respiratory syndrome,MERS)和新型冠状病毒肺炎(corona virus disease 2019,COVID-19),妊娠期也可合并上述病毒感染肺炎,对孕产妇和胎儿带来一定危害。

【临床表现】

各种病毒感染起始症状各不相同。临床表现一般较轻,起病缓,可有发热、乏力、咳嗽、少量黏液痰等;继之可有干咳、高热、呼吸困难等症状;严重者可以导致急性呼吸窘迫综合征、呼吸衰竭,同时可出现胎儿宫内窘迫或胎死宫内等。

【诊断】

主要根据流行病学史,发热及呼吸道症状,体征,胸片或肺CT呈间质性肺炎改变,血常规白细胞总数正常或减少、淋巴细胞比率正常或下降,呼吸道分泌物、痰液及肺泡灌洗液病毒分离等来确诊。

【治疗】

对症、支持等综合治疗为主,包括充分休息、合理营养、物理降温等;根据症状可适当给予镇咳、祛痰等药物;纠正水电解质紊乱;吸氧纠正缺氧;给予抗病毒药物等中西医结合治疗等。注意选择对胎儿影响小的药物。病情严重者,必要时终止妊娠。

三、支原体肺炎

病原体为肺炎支原体,可通过呼吸道传播。

【临床表现】

支原体肺炎表现多不典型,起病隐匿,有低热、干咳、肌痛和黏液性痰等;肺部可闻及湿啰音。刺激性干咳为本病的突出特征。

【诊断】

支原体肺炎症状、体征、胸片、实验室检查无特异性,主要根据肺炎临床症状轻,而经验性应用青霉素、头孢菌素无效,可考虑此病。血清学检查是最常用的检测手段,呼吸道分泌物培养可确诊,但需时长、难度大。

【治疗】

大环内酯类药物如红霉素、阿奇霉素有效。红霉素 0.5g,3 次 /d,疗程为 2~3 周。阿奇霉素首次口服 0.5g,以后 0.25g,1 次 /d,连续 4d。

【妊娠期肺炎的预防】

孕妇应适当锻炼,增强机体抵抗力,减少与传染源接触,必要时做好防护(戴口罩),在肺炎流行期间保持适当的社交距离。肺炎球菌疫苗可用于预防肺炎球菌肺炎,并可降低耐药性肺炎球菌的出现,对妊娠合并镰状细胞贫血的孕妇推荐应用。在流感发生期建议孕中晚期的孕妇接种流感疫苗,预防流感。若孕妇有水痘病毒感染接触,应在接触后 96h 内应用水痘-带状疱疹病毒免疫球蛋白,减轻水痘病毒感染的症状。

小结

妊娠合并肺炎可由不同病原体引起,累及小支气管、肺泡和肺间质的炎症。在孕期虽不常见,但却是孕妇非产科感染的常见原因,可发生于妊娠任何时期,妊娠期发展至重症肺炎者还可危及孕产妇及胎儿生命。治疗上应针对相应病原体选择抗生素或药物。妊娠合并肺炎,必要时可行肺CT检查,但应做好腹部防护,并进行知情告知。用药时要选择对胎儿无影响或影响小的药物。

思考题

妊娠合并肺炎可能对母儿带来哪些影响? 治疗时应注意什么?

（孟　涛）

第三节　支气管哮喘

支气管哮喘(bronchial asthma)简称哮喘(asthma),是由肥大细胞、嗜酸性粒细胞和 T 淋巴细胞等多种细胞与细胞因子参与的气道非特异性炎症。这种慢性炎症导致气道反应性增高,出现广泛多变的可逆性气流通过受限,并引起反复发作的喘息、咳嗽、气促、胸闷等症状,常在夜间和 / 或清晨发作或加重。多数患者可经治疗缓解或自行缓解。喘息发作严重时不仅危及母亲,而且可引起胎儿宫内缺氧甚至胎死宫内。目前认为哮喘的病因是遗传因素和环境因素共同作用所致;有一定的家族聚集倾向。环境因素如大气污染、烟尘、冷空气、精神刺激等可诱发;某些药物如阿司匹林亦可诱发哮喘。

【对母儿影响】

1. 对母亲影响　患有哮喘的孕妇,妊娠期使用药物控制症状比不接受治疗更为安全;轻度或控制良好的中度哮喘,可有良好的母婴结局;重度或控制不良的哮喘可以导致子痫前期、早产、剖宫产等母儿并发症增加。

2. 对胎儿影响　主要是喘息发作严重时,可引起胎儿宫内缺氧甚至胎死宫内;也可由慢性发作引起胎儿生长受限。

【临床表现】

典型的临床表现为反复发作的突发性喘息,其他还有发作性胸闷、顽固性咳嗽等;急性重症哮喘可发生气胸、纵隔气肿、急性肺源性心脏病,甚至呼吸衰竭等。体格检查可有发绀等缺氧表现,听诊双肺弥漫性哮鸣音,病程较长者可有胸腔前后径增大、横膈下降等过度充气的表现。

【诊断】

1. 反复发作的喘息、呼吸困难、胸闷或咳嗽,并多与接触变应原、病毒感染、运动或某些刺激有关。

2. 发作时可有发绀,双肺可闻及散在或弥漫的哮鸣音。

3. 上述症状可自行缓解或经治疗后缓解。

4. 排除可引起喘息或呼吸困难的其他疾病。

5. 对症状不典型者(如无明显喘息或体征),应至少具备以下 1 项呼吸功能检测阳性:①若基础 FEV_1(或 PEF) <80%,吸入 β_2 受体激动剂后增加 >12%;② PEF 变异率 >20%;③支气管激发试验(或运动激发试验)阳性。

注:FEV_1 是最大深吸气后最大呼气第 1 秒呼出的气量的容积;PEF 是最大呼气流量或呼气流量峰值。

【鉴别诊断】

1. 妊娠期过度通气导致的呼吸困难　孕早期由于孕激素增多导致过度通气而出现主观感觉呼吸困难,但无咳嗽、喘鸣和胸部紧张感,一般不影响日常活动,也无相应体征。

2. **肺栓塞** 无相关病史,表现为突发急性呼吸困难或进行性加重的呼吸困难,可通过肺动脉血管造影等诊断;妊娠和产后为血栓形成高危因素。

3. **心源性呼吸困难** 有原发性心脏疾病病史,多于夜间突然发生,呈端坐呼吸、咳嗽、咳泡沫痰、发绀等,两肺底或满肺可闻及湿啰音和哮喘音;超声心动图及心电图检查可有助于诊断。

【治疗】

1. **孕期治疗方案** 妊娠期治疗哮喘的目的是防止由于母亲低氧事件而造成胎儿缺氧。应与内科医生讨论决定孕期治疗方案,可给予吸氧、镇静、纠正酸中毒,控制哮喘发作,对合并感染者选用有效且对胎儿无不良影响的抗生素等。

(1)哮喘发作的处理:吸入性沙丁胺醇是妊娠期哮喘发作首选的短效 β_2 受体激动剂。多数轻到中度哮喘应使用 2 次以上的吸入性沙丁胺醇,每间隔 20min 使用一次;重度发作可以加大剂量;为预防哮喘发作时母亲和胎儿出现低氧血症,当孕期出现咳嗽、胸部紧张感、呼吸困难或 PEFR 降低 20%,就应该立即开始治疗,并密切监测胎儿宫内状况。妊娠期持续性哮喘,使用吸入性糖皮质激素是一线治疗方案,糖皮质激素优选布地奈德。轻度持续型哮喘,推荐使用低剂量吸入性糖皮质激素;中度持续型哮喘或使用低剂量糖皮质激素控制欠佳的轻度持续型哮喘,推荐使用中等剂量的糖皮质激素或低剂量糖皮质激素联合长效 β_2 受体激动剂(沙美特罗);严重的持续型哮喘,推荐使用高剂量糖皮质激素和长效 β_2 受体激动剂以及糖皮质激素口服(必要时)。

(2)胎儿宫内监测:对中度或重度哮喘孕妇,应加强监测胎儿宫内状态,包括胎动计数、胎儿超声多普勒血流和胎心监护。

2. **分娩期处理** 不应停用控制哮喘药物。应补充水分和减轻分娩疼痛,以减少支气管痉挛的发生风险。应用糖皮质激素控制哮喘的孕妇,分娩期及产后 24h 内应静脉给予糖皮质激素氢化可的松 100mg,每 8 小时一次以预防肾上腺危象。哮喘急性加重很少需要剖宫产,对胎儿已成熟的不稳定哮喘孕妇,经阴道分娩可以改善呼吸道状态。可用低位产钳或胎头吸引器助产以缩短第二产程。孕妇患哮喘不是剖宫产指征,如需剖宫产手术,麻醉应以椎管内麻醉为宜,尽量避免全麻,因全麻气管插管时可诱发支气管痉挛发作。

3. **产后哺乳** 孕期使用的糖皮质激素、氨茶碱、抗组胺药、β_2 受体激动剂并不是母乳喂养的禁忌。

【预防】

健康教育,哮喘孕妇孕期尽量避免接触变应原及诱发哮喘发作的诱因,了解控制哮喘发作的药物,应由产科和呼吸内科医师共同管理。

小结

妊娠合并哮喘在孕期相对常见,哮喘重度发作时可能引起胎儿宫内缺氧发生,故妊娠和分娩期应与呼吸内科医师共同管理此类患者,主张进行药物控制。吸入性沙丁胺醇是妊娠期哮喘发作首选的短效 β_2 受体激动剂,也可同时使用吸入性糖皮质激素治疗。

思考题

妊娠期哮喘发作,应注意监测胎儿哪些情况?

(孟 涛)

第四节　肺　结　核

肺结核(pulmonary tuberculosis)是由耐酸性的结核分枝杆菌引起的以肺部为主的感染性疾病,是一种急、慢性传染病,排菌者为其主要传染源,也可以通过消化道传播。易感人群为免疫力低下者,如营养不良、糖尿病、艾滋病患者。近年来由于结核菌耐药问题及获得性免疫缺陷疾病的增加,肺结核的发病率有增加趋势。

【临床表现】

妊娠期肺结核临床症状常不典型,常以不明原因发热、咳嗽等发病,在检查和治疗过程中发现。可有乏力、盗汗、体重下降等全身症状;也可咳痰、咯血;当胸膜受累时可有胸痛、呼吸困难等。孕期肺部体征常不明显且没有特异性。辅助检查:血常规可无变化,或有白细胞计数轻度增高,红细胞沉降率和C反应蛋白增高,但无特异性。在发病不同时期常在肺部X线或肺CT时发现不同部位磨玻璃样、粟粒样、空洞样、干酪样等不同形态病灶。结核菌素试验可以呈阳性。

【诊断与鉴别诊断】

结合流行病学史,孕妇有发热、咳嗽经一般抗生素治疗无好转,行胸部X线片或肺CT可见结核病灶,如结核菌素试验阳性、痰抗酸杆菌涂片阳性和/或分枝杆菌培养阳性,可做出诊断。

由于妊娠期患肺结核的临床表现缺乏特征性,与许多肺部疾病相似,注意与肺炎、肺脓肿、支气管扩张、肺癌等鉴别。

【对母儿影响】

1. **对母亲影响**　活动性肺结核可使孕妇流产、早产、宫内感染发生率增加。

2. **对胎儿影响**　结核分枝杆菌可感染胎盘进而影响胎儿,但比较罕见。新生儿可通过与患病母亲密切接触而传染。

【治疗】

妊娠合并肺结核诊断明确后,应请呼吸专科医师会诊与产科医师共同处理。

1. **一般治疗**　及时治疗妊娠剧吐,注意补充营养,给予高蛋白和富含维生素饮食,肺结核活动期应休息,房间保持通风。

2. **抗结核药物治疗**　基本上同非孕期结核病的治疗,但应选择对胎儿影响小的药物。目前肺结核的治疗方法多采用美国疾病预防和控制中心及胸科协会推荐的方案,常用的一线抗结核病药为异烟肼、利福平、乙胺丁醇等。

(1)异烟肼:可以穿过胎盘,也可以在乳汁中出现,但目前尚未发现有致畸作用,孕期可以使用。孕期应用主要有肝毒性和引起新生儿癫痫的副作用,同时加用维生素 B_6,文献报道可以减少新生儿癫痫的发生。

(2)利福平:可能对胎儿有潜在副作用,但临床研究目前尚未证实该药会增加出生缺陷;故用药前应与孕妇及家属讨论药物潜在影响,做到知情选择。

(3)乙胺丁醇:动物实验表明乙胺丁醇可致畸,但人类使用的剂量目前尚未发现增加出生缺陷的报道。

3. **手术治疗**　很少采用。如肺部结核病变适合手术,孕妇并非禁忌,但应严格掌握手术指征,仅限保守治疗无效、手术对母儿有利者。手术时间宜在妊娠16~28周内。

4. **产科处理**

(1)孕期处理:病情可以继续妊娠者,抗结核治疗和孕期保健同时进行。

（2）分娩期处理：产程中注意热量的供应和休息；第二产程可行产钳或胎头吸引器助产；如需剖宫产，以椎管内麻醉为宜；注意预防产后出血和感染。

（3）产褥期处理：活动性肺结核产妇，新生儿应与母亲隔离，并及时接种卡介苗。

（4）终止妊娠问题：孕妇合并肺结核接受了充分抗结核治疗，不提倡行治疗性流产，但有以下情况建议终止妊娠：①严重的活动性肺结核伴肺功能减退，估计不能耐受妊娠及分娩者；②活动性结核采用药物治疗时，治疗药物对胎儿有不良影响者。

【预防】

加强卫生宣教，做好卡介苗的接种工作。在肺结核活动期应避免妊娠；若已妊娠，应在妊娠 8 周内行人工流产，1~2 年后再考虑妊娠。既往有肺结核史，或与结核患者有密切接触史，均应在妊娠前行胸部 X 线检查，以便早期发现及处理。加强孕期保健，增加产前检查次数，以及时了解病情变化和及时发现妊娠期并发症。

小结

近年来，妊娠合并肺结核发病有升高趋势。妊娠期肺结核临床表现不典型，有持续发热、咳嗽等症状，经一般抗生素治疗无效，应考虑到该病并进行相应检查。治疗基本与非孕期结核病的治疗相同，但应选择对胎儿影响小的药物。

思考题

1. 妊娠期活动性肺结核，产后可否哺乳？新生儿需怎样处理？
2. 孕期可否行肺 CT 检查？有哪些注意事项？

（孟　涛）

第十七章
消化系统疾病

受孕期各种激素及代谢变化的影响,孕妇容易出现消化系统症状,一些基础疾病可能在孕期诱发或加重。如孕激素使平滑肌活动减弱,胃贲门括约肌松弛,胃内酸性内容物反流至食管下部产生胃烧灼感。胆囊排空时间延长,胆汁稍黏稠使胆汁淤积,易诱发胆囊炎及胆石症。一些妊娠相关的特有并发症也常常伴随消化系统症状及体征,出现相应脏器的损害,严重者危及母儿安全。妊娠期增大的子宫可使胃、肠管向上或两侧移位,这些部位发生病变时,体征往往有变异。如阑尾炎可表现为右侧腹中部或上部疼痛。

第一节　妊　娠　剧　吐

妊娠恶心呕吐(nausea and vomiting of pregnancy,NVP)是妊娠期常见的症状,其中恶心发病率为50%~80%,呕吐发病率为40%~50%,大多于孕12周减轻或消失。妊娠剧吐(hyperemesis gravidarum,HG)是指呕吐持续存在,出现体重减轻、脱水、电解质紊乱、酮症甚至酸中毒等症状或体征,发生率为0.3%~3.0%;常需要住院治疗。

【病因】

尚未明确,可能与下列因素有关:

1. 人绒毛膜促性腺激素(human chorionic gonadotropin,hCG)　临床上发现早孕期恶心、呕吐反应出现时间与消失时间和孕妇血 hCG 值上升与下降的时间较为符合,且 hCG 值明显升高的患者(主要见于葡萄胎、多胎妊娠)恶心、呕吐明显,剧烈呕吐发生率也高,提示妊娠剧吐可能与 hCG 水平升高密切相关,但症状的轻重与血 hCG 水平不一定呈正相关。

2. 雌激素　临床上发现,孕妇恶心和呕吐与雌二醇水平的增减相关,且使用雌激素的孕妇更易出现恶心和呕吐。

3. 精神社会因素　精神过度紧张、焦急、忧虑以及生活环境和经济状况较差的孕妇易发生妊娠剧吐。

4. 感染　有资料显示,幽门螺杆菌感染与妊娠剧吐有关。

【临床表现】

1. 恶心、呕吐　常见于初产妇,停经5周左右出现,轻者仅有恶心、呕吐,重者呕吐频繁影响进食,呕吐物中有胆汁或咖啡样物质。

2. 水及电解质紊乱　频繁呕吐和不能进食者可导致脱水、体重减轻,严重者出现电解质紊乱、疲惫乏力、面色苍白、皮肤干燥、口唇干裂、脉搏细数、尿量减少、低钾血症。

3. 代谢性酸中毒　主要是饥饿性酸中毒,其原因是不能进食,动用体内脂肪,中间产物丙酮聚积所致。

4. 脏器功能损伤　液体减少,严重时出现血压下降、引起肾前性急性肾衰竭,也可引起肝衰竭,甚至死亡。

5. 甲状腺功能亢进   60%~70% 的妊娠剧吐孕妇可出现短暂的甲状腺功能亢进(甲亢),表现为促甲状腺激素(TSH)水平下降或游离 T_4 水平升高,常为暂时性,多数并不严重,一般无须使用抗甲状腺药物。

6. Wernicke-Korsakoff 综合征   妊娠剧吐可致维生素 B_1 缺乏,主要表现为中枢神经系统症状,如眼球震颤、视力障碍、共济失调、精神意识障碍。急性期言语增多,以后逐渐精神迟钝、嗜睡,个别可发生木僵或昏迷。若不及时治疗,死亡率可达 50%。

7. 出血倾向   呕吐剧烈还可致维生素 K 缺乏,常伴有血浆蛋白及纤维蛋白原减少,可致凝血功能障碍,出血倾向增加,发生鼻出血、骨膜下出血,甚至视网膜出血。

【诊断与鉴别诊断】

妊娠剧吐是排他性诊断疾病,可根据病史、临床表现及妇科检查、实验室检查进行诊断与鉴别诊断。主要应注意排除葡萄胎,并与可能引起呕吐的疾病如肝炎、胃肠炎、胰腺炎、胆道疾病、脑膜炎、泌尿系统感染、脏器扭转、孕前疾病(糖尿病、Addison 病)等相鉴别。

对妊娠剧吐患者还应行辅助检查以帮助了解病情严重程度。

1. 尿液检查   测定 24h 尿量、尿比重、尿酮体,注意有无蛋白尿及管型尿。

2. 血液检查   ①了解有无血液浓缩:测定红细胞计数、血红蛋白含量、血细胞比容、全血及血浆黏度。②了解酸碱平衡情况:动脉血气分析测定血液 pH、二氧化碳结合力等。还应检测血钾、血钠、血氯水平,凝血功能,肝、肾及甲状腺功能。

3. 心电图检查   及时发现低钾血症引起的心肌损害。

4. 必要时行眼底检查了解有无视网膜出血,MRI 排除其他神经系统病变。

【治疗】

1. 预防   孕前进行心理疏导以及孕前 1 个月服用复合维生素可降低孕期恶心呕吐的发病率和严重程度。妊娠后可服用多种维生素以减轻妊娠引起的恶心、呕吐。

2. 非药物性处置   生姜可减轻恶心程度,对于缓解症状有益,可作为非药物治疗的选择。对精神情绪不稳定的孕妇,及时给予心理治疗,解除其思想顾虑。排除其他疾病引起的呕吐,根据尿酮体情况了解疾病严重程度,决定治疗方案。

3. 治疗   妊娠呕吐可在门诊处理,多不需要药物治疗,可行针灸(acupuncture)治疗减轻症状。妊娠剧吐患者应住院治疗,恶心、呕吐明显患者,暂时禁食、监测失水量及电解质紊乱情况,酌情补充水分和电解质,注意观察尿量。每日补液量不少于 3 000ml,使尿量维持在 1 000ml 以上。输液时应加入氯化钾、维生素 C 等,并给予维生素 B_1 肌内注射。

首选维生素 B_6 或维生素 B_6- 多西拉敏复合制剂止吐。一项评价孕期应用甲氧氯普胺安全性特大样本量(120 余万例)的研究进一步证实,该药并未增加出生缺陷及早产、死胎风险;碳酸氢钠或乳酸钠纠正代谢性酸中毒。出现营养不良时,应静脉补充必需氨基酸、脂肪乳。一般经上述治疗 2~3d 后,病情多可好转。严重患者、体重减轻大于 5%~10%,完全不能进食,可选择鼻饲管或中心静脉全胃肠外营养。经过治疗呕吐停止后,孕妇可试进食少量流质饮食,并逐步增加进食量,同时调整补液量。

经治疗后多数患者病情好转可继续妊娠,出现以下情况会危及孕妇生命,需终止妊娠:①体温升高,持续高于 38℃;②卧床休息时心率 >120 次/min;③持续黄疸;④持续蛋白尿;⑤出现多发性神经炎及神经性体征;⑥有颅内或眼底出血,经治疗不好转者;⑦伴发 Wernicke-Korsakoff 综合征。

小结

妊娠剧吐的特点是频繁恶心呕吐、体重减轻、尿酮体阳性、水电解质平衡紊乱,需住院治疗,治疗方法包括禁食、纠正水电解质紊乱及补充维生素等。多数患者病情好转可继续妊娠,危及孕妇生命时需终止妊娠。

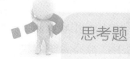

思考题

1. 为何妊娠剧吐会危及孕妇生命？
2. 如何治疗妊娠剧吐？

（陈敦金）

第二节　病毒性肝炎

病毒性肝炎是妊娠期肝病最常见病因，其发病率为 0.8%~17.8%，为非孕妇的 6~9 倍。孕期病毒性肝炎主要有甲型肝炎病毒（hepatitis A virus，HAV）、乙型肝炎病毒（hepatitis B virus，HBV）、丙型肝炎病毒（hepatitis C virus，HCV）、丁型肝炎病毒（（hepatitis D virus，HDV）、戊型肝炎病毒（hepatitis E virus，HEV）；此外，己型肝炎病毒（hepatitis F virus，HFV）、庚型肝炎病毒（hepatitis G virus，HGV）也见有报道，但其病毒的分离及嗜肝特性还需进一步研究。其中以乙型肝炎病毒最常见，我国约 8% 的人群为乙型肝炎病毒携带者。妊娠合并重症肝炎是我国孕产妇死亡的主要原因之一。

【病因】

HAV 属微小 RNA 病毒科嗜肝 RNA 病毒属，消化道传播是其主要传播途径，人类普遍易感，但感染后可获得持久免疫力。临床症状较轻，肝衰竭发生率低。母婴传播罕见。

HBV 属于嗜肝脱氧核糖核酸（DNA）中的一员，血液、母婴垂直传播及性接触是其主要传播途径。感染人体后可造成急性、慢性肝炎及无症状携带者，少数可发展为重症肝炎，我国以无症状携带者为主。而宫内感染、产时传播、产后传播是导致人群慢性携带的主要原因，占 40%~50%。

HCV 是单链 RNA 病毒，经输血及血液制品、母婴垂直传播。临床表现类似于乙型肝炎，感染后一般症状较轻，重症肝炎少见，易转为慢性肝炎，且易发展为肝硬化、肝癌。

HDV 为单链 RNA，是一种缺陷病毒，常需伴随 HBV 而存在。输血及血液制品、性接触是主要传播途径，也存在母婴垂直传播。当有同时感染、和/或重叠感染时，易发生重症肝炎。

HEV 是单链环状 RNA 病毒，消化道传播是主要传播途径，有自愈特点，极少发展为慢性肝炎，但孕期感染易发生急性重症肝炎，病死率高。

HFV 主要经血液传播，HGV 可发生母婴传播。慢性乙型、丙型肝炎患者容易发生 HGV 传播。

【妊娠对病毒性肝炎的影响】

正常妊娠是一生理过程，本身并不增加对肝炎病毒的易感性，但由于妊娠期新陈代谢增高，营养消耗增多，体内蛋白质相对不足，肝内糖原储备下降，使肝脏的抗病能力降低；妊娠期产生大量性激素，需在肝内代谢和灭活，肝脏对脂肪的转运和胆汁的排泄能力下降；胎儿产物需经母体肝内代谢；合并妊娠期高血压疾病等可使肝脏受损；分娩时体力消耗、缺氧、手术创伤、麻醉影响以及产后失血等均可加重肝脏损害，因此，妊娠合并肝炎时诊治难度增加，重症肝炎的发生率增加。

【病毒性肝炎对妊娠的影响】

1. **对母体的影响**　妊娠早期可使早孕反应如厌食、恶心、呕吐等症状加重；妊娠晚期可能由于醛固酮的灭活能力下降，妊娠期高血压疾病的发病率增加；进入产程后，由于肝功能受损，凝血因子产生减少,易发生产后出血。妊娠合并肝炎较非孕期更易发展为重症。妊娠合并重症肝炎(fulminant viral hepatitis in pregnancy,FVHP)病死率高达 60%,是我国孕产妇死亡的主要原因之一。

2. 对胎儿及新生儿的影响　妊娠早期易发生流产,胎儿畸形发生率约升高 2 倍。妊娠晚期易发生早产、死胎,新生儿患病率及死亡率也明显增高。胎儿可通过垂直传播感染病毒,以乙型肝炎病毒传播率较高。围产期感染的婴儿,90% 以上将转为慢性病毒携带状态,以后容易发展为肝硬化或原发性肝癌。

3. 母婴垂直传播

(1)甲型病毒性肝炎:一般认为 HAV 不能通过胎盘屏障传给胎儿。但分娩过程中接触母体血液、吸入羊水或受胎粪污染也可使新生儿感染。

(2)乙型病毒性肝炎:HBV 母婴垂直传播可分为宫内传播、产时传播和产后传播。虽然孕期抗病毒治疗、产后新生儿使用乙肝疫苗、乙肝高效价免疫球蛋白联合免疫方案,使母婴垂直传播有所降低,但仍有 10%~15% 的婴儿发生免疫失败。据测算,我国每年有 12 万 ~17 万儿童因免疫失败成为慢性 HBV 感染者,是我国慢性乙型肝炎病毒感染的主要原因,新生儿或婴幼儿感染 HBV 后,超过 80% 将成为慢性 HBV 感染者。故如何高效阻断 HBV 母婴垂直传播,实现新生儿零感染仍然是个严峻的挑战。

(3)丙型病毒性肝炎:患者体液中病毒水平较低,外界抵抗力较差,传播较为局限。文献报道若母亲在分娩时 HCV RNA 阳性,则传播的危险性为 2%~8%,HCV 通过胎盘发生母婴垂直传播的可能机制为胎盘损伤,如胞吞作用、巨噬细胞转运、受体介导滋养层感染等。

(4)丁型病毒性肝炎:传播途径与 HBV 相同,经体液、血液或注射途径传播。

(5)戊型病毒性肝炎:目前已有 HEV 母婴传播的报道,主要发生在产时和产后,传播途径为粪 - 口途径传播。

【临床表现与诊断】

由于妊娠合并病毒性肝炎消化道症状与早孕反应相似,容易被忽视。应详细询问病史,结合临床表现及实验室检查进行诊断。

1. 流行病学史　有病毒性肝炎病史或有与病毒性肝炎患者密切接触史,6 个月内曾接受输血、注射血液制品史等。

2. 临床表现　出现不能用早孕反应或其他原因解释的消化道症状,如恶心、呕吐、食欲减退、乏力、畏寒、发热、右上腹疼痛、黄疸等,出现凝血障碍、肾衰竭、肝性脑病等。体格检查发现肝脾大、肝区叩痛、黄疸等症状与体征时,应警惕病情加重。但妊娠中晚期因子宫增大,肝、脾常难以被触及。

3. 实验室检查

(1)肝功能检查:血清丙氨酸氨基转移酶(ALT)和天冬氨酸氨基转移酶(AST)是临床上反映肝细胞损害的指标。1% 的肝细胞发生坏死时,血清 ALT 水平即可升高 1 倍。AST 持续升高,数值超过 ALT 往往提示肝实质损害严重,是慢性化程度加重的标志。血清胆红素 >17μmol/L,凝血酶时间延长等有助于肝炎的诊断。如果胆红素上升而转氨酶反而下降,称为"胆酶分离",提示肝细胞大量坏死。

(2)血清病原学检测

1)甲型肝炎:为消化道传播的自限性疾病,急性发病第 1 周,血清抗 HAV-IgM 即可阳性,1~2 个月抗体滴度和阳性率下降,于 3~6 个月后消失。抗 HAV-IgG 阳性提示既往感染且已有免疫力。

2)乙型肝炎:HBsAg 为 HBV 感染的特异性标志,HBsAg 阳性提示 HBV 目前处于感染阶段,急性期其滴度随病情恢复而下降,慢性及无症状携带者可长期阳性。抗 -HBs 为免疫保护性抗体,其阳性提示已产生对 HBV 的免疫力。HBeAg 阳性为 HBV 活跃复制及传染性强的指标,抗 -HBe 阳性表示 HBV 复制停止,疾病有缓解、感染性减弱。HBcAg 阳性也提示 HBV 复制,抗 -HBc 为 HBV 感染的标志,抗 HBc-IgM 阳性提示处于感染早期或慢性感染的活动期。HBV DNA 阳性是乙肝病毒复制的直接证据及传染性指标。HBV 血清学标志物及其临床诊断意义见表 4-17-1。

表 4-17-1 HBV 血清学标志物及其临床诊断意义

HBsAg	抗 -HBs	HBeAg	抗 -HBe	抗 -HBc	诊断意义
+	−	+	−	+/−	HBV 感染、传染性较强
+	−	−	+/−	+	HBV 感染、有传染性
+	−	−	+	−	HBV 感染、有传染性
+	+	+/−	+/−	+/−	HBV 感染、有传染性、病毒可能变异
+	−	−	−	−	HBV 感染潜伏期、有一定传染性
−	+	−	+/−	+	既往感染已恢复、无传染性、有保护力
−	+	−	+	−	既往感染已恢复、无传染性、有保护力
−	+	−	−	−	接种疫苗或既往感染已恢复、无传染性、有保护力
−	−	−	+/−	+	既往感染,但已恢复、无传染性
−	−	−	+	−	既往感染,但已恢复、无传染性
−	−	−	−	−	既往无感染、是易感人群

注:HBsAg,乙型肝炎表面抗原;抗 -HBs,乙型肝炎表面抗体;HBeAg,乙型肝炎 e 抗原;抗 -HBe,乙型肝炎 e 抗体;抗 -HBc,乙型肝炎核心抗体;HBV,乙型肝炎病毒。

3)丙型肝炎:单纯抗 -HCV 阳性提示既往感染,同时 HCV RNA 阳性才能诊断。如果低于检测下限,则每 6 个月复查 1 次,如持续 2~3 年均为阴性,提示既往感染。

4)丁型肝炎:临床上通过血清中 HDV 抗体来检测 HDV 感染。

5)戊型肝炎:常检测抗 -HEV,因抗体出现晚,发病早期有疑问者需反复检测。

4. **影像学检查** 主要是超声检查,必要时可行 CT、MRI 等。

5. **病毒性肝炎的临床分型** 根据病程分为急性和慢性。

(1)急性肝炎:病程在 24 周内,分为急性无黄疸型和急性黄疸型。

(2)慢性肝炎:病程在 24 周以上,分为轻度、中度和重度(表 4-17-2)。

表 4-17-2 慢性肝炎分度标准

	轻度	中度	重度
转氨酶	<正常 3 倍	≥正常 3 倍	≥正常 3 倍
总胆红素	<正常 2 倍	正常 2~5 倍	正常 5~10 倍
血清白蛋白 /(g·L⁻¹)	>35	31~35	<31
A/G 比值	>1.5	1.1~1.5	<1.1
凝血酶原活动度	>70%	60%~70%	40%~60%
胆碱酯酶 /(U·L⁻¹)	>5 400	4 500~5 400	<4 500

6. **重型肝炎的诊断标准** 妊娠合并肝炎出现以下情况考虑重型肝炎:①消化道症状严重,表现为食欲极度减退,频繁呕吐,腹胀,出现腹水;②黄疸迅速加深,每日升高 >17.1μmol/L,血清总胆红素 >171μmol/L;③出现肝臭气味,肝脏进行性缩小,肝浊音界缩小甚至消失,肝功能明显异常,胆酶分离、白 / 球蛋白倒置;④凝血功能障碍,全身出血倾向,凝血酶原活动度 <40%;⑤迅速出现肝性脑病;⑥肝肾综合征,出现急性肾衰竭。在临床上,一旦在表 4-17-2 的基础上出现①②④临床表现时即可诊断重症肝炎。经输血传播的病毒、单纯疱疹病毒、巨细胞病毒感染也可导致重症肝炎。

【鉴别诊断】

肝炎病毒血清检测有助于鉴别,但应警惕阳性患者也可合并其他疾病。

1. 妊娠剧吐引起的肝损害　　妊娠早期反复呕吐和长期饥饿,可出现肝功能受损,病情好转后,肝功能可完全恢复正常。

2. 妊娠期高血压疾病引起的肝损害和 HELLP 综合征　　妊娠期高血压疾病血压升高,尿蛋白多为阳性,严重者伴头晕头痛、视物模糊,可出现神经系统症状,胃肠道症状不明显,ALT、AST 轻度或中度升高,常伴尿酸增高,妊娠结束后肝脏受损的表现可迅速恢复。如合并 HELLP 综合征,伴溶血、肝酶升高和血小板降低。很少出现高氨血症、肝衰竭和肝性脑病。

3. 妊娠急性脂肪肝　　为妊娠晚期特有的疾病,表现为急性肝细胞脂肪变性所引起的肝功能障碍。多见于妊娠 30 周后,以初产妇居多。起病时常有上腹痛、恶心、呕吐等消化道症状,ALT 常 <500U/L,尿酸可增高,可伴低血糖,胆红素、血氨及白细胞计数增高,血小板减少、DIC,进行性黄疸,病情迅速恶化,发展为急性肝衰竭、肝性脑病,与重型肝炎常难以区分。超声检查为典型的脂肪肝表现。肝脏穿刺见严重的脂肪变性为确切证据。

4. 妊娠肝内胆汁淤积症　　多发生在妊娠晚期,以瘙痒及黄疸为特点。一般情况良好,无明显消化道症状。胆汁酸升高明显,分娩后迅速好转。

5. 药物性肝损害　　孕妇因服药发生肝损害或黄疸较非孕期多见。药物性肝损害有服药史,如氯丙嗪、异烟肼、利福平、苯巴比妥类镇静药、红霉素等,服药后迅速出现黄疸及 ALT 升高,可伴有皮疹、皮肤瘙痒,停药后逐渐好转。

6. 妊娠合并糖尿病酮症酸中毒　　可发生于任何孕周,有孕前糖尿病或妊娠期糖尿病病史,恶心、呕吐、乏力、口渴、多饮多尿,少数伴有腹痛;脱水征,呼气有酮臭味,病情严重者可出现嗜睡、意识障碍、昏迷等。血氨正常、血糖升高、酮体阳性。

【处理】

孕前应评估是否适合妊娠及母婴传播风险,综合考虑治疗收益和风险,如在使用药物抗病毒期间妊娠,须告知患者所用药物的各种风险,同时请相关医师会诊,以决定是否终止妊娠或是否继续抗病毒治疗。

1. 妊娠合并非重症肝炎　　与非孕期处理相同。

(1)一般治疗:注意休息,加强营养,高纤维素、高蛋白、足量碳水化合物、低脂肪饮食,避免应用可能损害肝脏的药物,注意预防感染,以防感染加重肝脏损害,有黄疸者应立即住院。

(2)保肝治疗:常用药物有谷胱甘肽、葡醛内酯、腺苷蛋氨酸、多烯磷脂酰胆碱、复方甘草酸苷等。可予葡醛内酯 0.4g 加入 5% 葡萄糖注射液 500ml 中静脉滴注,每天 1 次;谷胱甘肽 1.2g 每天静脉滴注 1 次;复方甘草酸苷注射液 100ml 加入 5% 葡萄糖注射液 150ml 中静脉滴注,每天 1 次。水飞蓟宾葡甲胺片每次 50~100mg,每天 3 次口服。丹参注射液、门冬氨酸钾镁可改善肝循环。维生素 K$_1$ 可促进凝血酶原、纤维蛋白原和某些凝血因子(Ⅶ、Ⅸ、Ⅹ)的合成。腺苷三磷酸、辅酶 A 等可促进肝细胞代谢。如有贫血或低蛋白血症者,可予适量输鲜血、人体白蛋白或血浆。

(3)中医治疗:以疏肝理气、清热解毒、健脾利湿、活血化瘀为主。

(4)产科处理

1)妊娠期:均需积极治疗肝炎及可能加重肝炎的诱发因素如妊娠剧吐,避免手术、药物对肝脏的损害等。早期轻症者可继续治疗,慢性活动性肝炎对母儿威胁大,应适当治疗后终止妊娠。妊娠中晚期,当以保肝治疗而不宜贸然行引产术,加强胎儿监护,防治妊娠期高血压疾病。

2)分娩与产褥期:重点是防治产后出血和感染。产前备血,注意观察凝血功能,肌内注射维生素 K$_1$,必要时给予新鲜冰冻血浆、冷沉淀等。阴道分娩者应适当缩短第二产程,有利于减少产妇的体力消耗及减少新生儿窒息。尽量缩短产程、减少出血、保证胎盘的完整性、减少新生儿暴露于母血的机会,有助于降低阴道分娩导致 HBV 传播的概率。胎儿娩出后及时加强宫缩。产后应用对肝、肾无不良影响的抗生素预防感染；密切注意临床症状及肝功能检测结果，防止病情发展。适当放宽剖宫产指征，但不应作为唯一指征。

3)母乳喂养：妊娠合并乙型肝炎病毒感染，研究证明，妊娠晚期应用乙型肝炎免疫球蛋白(hepatitis B immunoglobulin，HBIG)无预防母婴传播的作用；于孕晚期对高病毒载量(HBV DNA ≥ 10^5U/ml)的孕妇进行抗病毒治疗，以减少 HBV 母婴传播；对已经行抗病毒治疗、免疫预防患者，母乳喂养并不增加 HBV 母婴传播的风险，目前倾向新生儿生后可立即开始哺乳；对于产后必须继续服药的产妇(主要药物有拉米夫定、替比夫定和替诺福韦)，药物可通过乳汁分泌的浓度仅为母体浓度的 2%~27%，远低于宫内暴露浓度，不应作为放弃母乳喂养的依据，但应注意随访。妊娠合并丙型肝炎病毒感染产妇，目前大部分丙型肝炎感染可以治愈，鼓励丙型肝炎母亲母乳喂养。如果乳头损伤，有明显出血，因新生儿无免疫预防能力，建议病损乳房暂停哺乳，健康乳房继续哺乳，或将病损乳房的乳汁消毒后再喂养。对甲型及戊型肝炎病毒感染产妇，虽未有研究报道母乳喂养会引起新生儿甲型或戊型肝炎病毒感染，但母亲病情严重时建议暂停母乳喂养，以利于母亲病情恢复。

2. 妊娠合并重症肝炎　应早期识别，在硬件与专业治疗技术不足的情况下，及时尽早转至有救治危重症孕产妇条件的医院实施救治。

(1)支持及保肝治疗：绝对卧床，密切监护。予以低脂肪、低蛋白、高糖类流质或半流质饮食，保证热能、大量维生素、益生菌，维持水电解质及酸碱平衡，每日入量 2 000ml，伴腹水、水肿者，入液量应量出为入(尿量 +1 000ml)。高血糖素 - 胰岛素 - 葡萄糖，防止细胞坏死并促进细胞新生：高血糖素 1~2mg、胰岛素 6~12U 加入 10% 葡萄糖 500ml 静脉滴注；门冬氨酸钾镁 40ml 加入 10% 葡萄糖 500ml 促进肝细胞再生，降低胆红素；注射用还原型谷胱甘肽 1.2g 加入 10% 葡萄糖 250ml 静脉滴注，可减轻肝损伤，促进干细胞修复，解毒；可予多烯磷脂酰胆碱 20ml 加入 10% 葡萄糖 20ml 静脉注射；复方甘草酸苷注射液 100mg 加入 10% 葡萄糖 250ml 静脉滴注。

(2)防治肝性脑病：注意防治感染，保持大便通畅，减少氨及毒素的吸收。口服新霉素或甲硝唑。碱中毒时可选用精氨酸(15~20g/d)，酸中毒时可选用醋谷胺(0.5~1g/d)降血氨。补充支链氨基酸如 15-复合氨基酸(肝安)注射液(250ml/d)纠正氨基酸失衡。

(3)防治凝血功能障碍：补充凝血因子，输新鲜血浆、冷沉淀、纤维蛋白原和维生素 K_1 等。出现 DIC 时，在监测凝血功能条件下酌情使用肝素，产前 4h 至产后 12h 内不应使用肝素。

(4)肾衰竭的处理：严格控制出入量，扩张肾血管，改善肾血流，防止高钾血症，避免使用对肾脏有损害的药物。排除血容量不足后可使用呋塞米 20~80mg 静脉注射，需要时隔 2~4h，可重复使用，2~3 次无效后停用。多巴胺 20~80mg、山莨菪碱 20~60mg 加入葡萄糖注射液 250ml 后静脉滴注。必要时可考虑血液透析。

(5)外科处理：有条件者外科评估后可行肝移植、胎肝干细胞移植、门体分流术和堵塞。

(6)产科处理：经积极治疗，病情有所稳定后适时(凝血功能、白蛋白、胆红素、转氨酶等改善并稳定 24h)终止妊娠。注意防止产后出血，必要时行剖宫产和 / 或子宫次全切除术，有条件者可行子宫动脉栓塞术。

1)妊娠早期：妊娠期肝脏负担加重，妊娠合并重型肝炎预后较差，对胎儿生长发育不利，适当治疗后终止妊娠。

2)妊娠中晚期：重症肝炎经积极治疗 24~48h 后迅速终止妊娠。因母儿耐受力极差，体力消耗进一步加重肝脏负担，肝性昏迷也难以配合，分娩方式以剖宫产为宜；有气管插管患者的麻醉方式一般选择气管内全身麻醉，但应密切监测全麻药物的代谢可能对肝脏造成进一步损害；对没有气管插管患者，可选择局部麻醉减轻肝脏损害。手术切口宜选择腹部正中纵切口，术中探查肝脏，冲洗腹腔，留置腹腔引流管。根据术中宫腔出血及感染情况决定是否保留子宫，如需切除子宫者以子宫次全切除术为宜。保留子宫者术中可放置止血球囊，对预防产后出血有较好疗效。

3)产褥期：产褥期转至重症监护室监护，注意休息及营养，应用对肝功能损害较小的广谱抗生素预防及控制感染;一般不宜哺乳,应及早回奶,可口服生麦芽或乳房外敷冰片芒硝。

【预防】

1. 加强饮食卫生宣传教育,注意餐具消毒,特别对生拌凉菜要注意卫生,重视孕期监护,常规检测肝功能及肝炎病毒血清学检测。

2. 甲型肝炎无免疫力的孕妇如与甲型肝炎患者密切接触,2周内尽早肌内注射丙种球蛋白,同时行甲肝疫苗接种。孕晚期患甲型肝炎者,新生儿出生后2周内尽早注射丙种球蛋白。

3. 孕产妇HBsAg阳性,即可诊断HBV感染。其新生儿均接受免费联合免疫预防,生后12h内注射HBIG 100U,并按0、1和6个月方案接种乙肝疫苗。预防后HBeAg阴性母亲的子女几乎无感染(<0.1%),HBeAg阳性母亲的子女感染率约<5%。

4. 丙型肝炎尚无特异性免疫方法。注意个人防护,减少医源性感染是预防的重要环节。保护易感人群可使用丙种球蛋白对人群进行被动免疫。

小结

1. 妊娠可加重肝脏负担,使母体病情加重、复杂。妊娠合并重症肝炎是我国孕产妇死亡的主要原因之一。

2. 妊娠合并病毒性肝炎消化道症状与早孕反应相似,容易被忽视。应详细询问病史,结合临床表现及实验室检查进行诊断并积极处理。

思考题

1. 乙型肝炎病毒血清学检测的意义有哪些?

2. 如何鉴别处理妊娠急性脂肪肝与妊娠合并重症肝炎?

3. 如何预防母婴传播及指导母乳喂养?

(陈敦金)

第三节 妊娠急性脂肪肝

妊娠急性脂肪肝(acute fatty liver of pregnancy,AFLP)是孕妇于妊娠中晚期发生短时间内、大量肝细胞快速脂肪变性;临床上主要表现为黄疸、凝血功能障碍和肝衰竭以及常伴有肾、胰、脑等多脏器损害的产科并发症。该病起病急,进展快,病情重,如不能早期诊断和治疗,肝功能迅速衰竭,其发生率为(1~3)/万,病死率为2%~70%。

【病因及发病机制】

AFLP的准确机制尚未阐明。妊娠期间,女性激素变化可导致孕妇中长链脂肪酸氧化减少,存在环境、免疫应答和病理生理变化,临床上发现脂质代谢、蛋白合成代谢障碍、妊娠期高血压疾病等相关因素是发生AFLP的高危因素,有专家认为其是"胎源性疾病"。

1. 近年来较为重大发现　长链 3- 羟酰基辅酶 A 脱氢酶(long chain 3-hydroxyacyl-CoA dehydrogenase, LCHAD)的缺乏与胎儿线粒体脂肪酸代谢紊乱相关,可导致 AFLP;母体的脂肪酸代谢障碍也可导致 AFLP 的发生。研究表明,脂肪酸氧化在人类早期的生长发育中起着重要作用,且人类胎盘中线粒体脂肪酸氧化酶具有较高活性。妊娠晚期能量需求增加,但由于存在 LCHAD 的缺陷,胎儿胎盘组织均不能有效氧化利用脂肪酸,胎儿胎盘组织氧化脂肪酸过程中产生中间代谢产物如长链酰基 CoA 酯等的堆积,以长链酰基肉毒碱酯的形式进入到母体血液循环中虽然能被肝脏摄取,但不能被彻底清除,从而引起肝细胞的损伤、肝脏脂肪样变性、肝酶的异常等病理性变化,检测 LCHAD 有助于早期发现及临床诊断。

2. 激素的影响　妊娠期雌激素、孕激素水平升高,以及其他激素变化如肾上腺素、肾上腺皮质激素、生长激素、促肾上腺皮质激素等明显增加,也可能使脂肪酸代谢发生障碍。

3. 母儿方面　有研究表明 AFLP 与初产妇、男胎、多胎妊娠、子痫前期有关。

4. 其他　遗传因素、药物、毒物、微生物的感染、营养不良、低体重指数、遗传性代谢障碍、免疫系统疾病与 AFLP 的发生有一定的相关性。

【临床表现】

AFLP 起病急,早期出现持续性的恶心、呕吐、上腹痛,常伴有厌食、倦怠、进行性黄疸等消化道症状为主的非特异性临床表现;极易误诊为急性胃肠炎、肝病;不伴有瘙痒,其腹痛可局限于右上腹,也可呈弥散性。患者常有高血压、蛋白尿、水肿,部分患者首发症状为烦渴并有一过性多尿,病情继续进展可出现凝血功能障碍、低血糖、意识障碍、精神症状及肝性脑病、尿少、无尿和肾衰竭,可于短期内死亡。

【相关实验室检查及辅助检查】

1. 血常规及凝血功能　常出现外周血白细胞计数升高,可达(15.0~30.0)×10⁹/L,显微镜下可见中毒颗粒以及幼红细胞和嗜碱性点彩红细胞;凝血功能障碍,血小板计数减少、纤维蛋白原降低,外周血涂片可见肥大血小板;凝血酶原时间和部分凝血活酶时间延长。

2. 血清生化指标　肝功能损伤,表现为血清总胆红素中度或重度升高,以直接胆红素为主,一般不超过 200μmol/L;血转氨酶轻度或中度升高,有酶 - 胆分离现象;血碱性磷酸酶明显升高;血清白蛋白偏低,β - 脂蛋白升高;有 1/3~1/2 患者血糖可降至正常以下,是 AFLP 的一个显著特征;血氨升高、当升高达正常值的 10 倍常伴有肝性脑病;血尿酸、肌酐和尿素氮均升高,尤其是尿酸的增高程度与肾功能不成比例,有时高尿酸血症可在 AFLP 临床发作前就存在。

3. 尿常规　尿蛋白阳性,尿胆红素阴性。尿胆红素阴性是较重要的诊断指标之一,但尿胆红素阳性不能排除 AFLP。

4. 影像学检查　超声见肝区的弥漫性高密度区,回声强弱不均,呈雪花状,有典型的脂肪肝波形,CT 及 MRI 检查可显示肝内多余的脂肪,肝实质呈均匀一致的密度减低。

5. 病理学检查　是妊娠急性脂肪肝的“金标准”。典型改变为肝小叶结构正常,肝细胞弥漫性、微滴性脂肪变性,肝细胞肿大,胞质内散在脂肪空泡,细胞核仍位于细胞中央,结构不变。

【诊断与鉴别诊断】

肝脏组织穿刺活检是诊断 AFLP 的“金标准”,但临床上极少应用;几乎所有的 AFLP 患者可仅靠临床特征和实验室结果做出诊断,只有在病原学等其他方面与急性病毒性肝炎鉴别不清或某些少见病例诊断不清时,才考虑肝组织穿刺活检。AFLP 诊断需结合病史、临床特点及实验室检查结果明确诊断。目前 Swansea 诊断标准已经在临床使用。即以下 14 项中符合 6 项或以上,并排除其他疾病即可诊断 AFLP:①呕吐;②腹痛;③烦渴或多尿症;④肝性脑病;⑤胆红素升高(>14μmol/L);⑥低血糖(<4mmol/L);⑦尿酸升高(>340μmol/L);⑧白细胞计数升高(>11×10⁹/L);⑨腹水或超声示有“明亮肝”;⑩转氨酶升高(>42U/L);⑪血氨升高(>47μmol/L);⑫肾功能损害(尿肌酐 >150μmol/L);⑬凝血功能障碍(凝血酶原时间 >14s,或者活化部分凝血活酶时间 >34s);⑭肝脏活检示微泡状脂肪变性。

AFLP 的鉴别诊断应与急性病毒性肝炎、妊娠肝内胆汁淤积症、HELLP 综合征等相鉴别。可参考本章第二节鉴别诊断内容。

【治疗】

AFLP治疗原则为早期诊断并迅速终止妊娠,予以最大限度的对症支持治疗。

1. **产科处理**　一旦确诊或高度怀疑,无论病情轻重、孕周大小,均应尽快终止妊娠。如宫口已近开全、估计短时间内能结束分娩者可经阴道分娩。宫口未开或短时间内不能结束分娩的患者选择剖宫产迅速结束分娩。妊娠急性脂肪肝患者多有凝血功能障碍,应在手术同时输注新鲜冰冻血浆、冷沉淀或纤维蛋白原等凝血因子,并采用多种综合措施预防产后出血。术中麻醉采用局部麻醉或全身麻醉,全身麻醉时应注意药物对肝脏的损害。

2. **对症支持治疗**　重度AFLP患者,可采取人工肝治疗肝衰竭,同时输注凝血因子,以减轻肝脏炎症反应,减缓肝细胞坏死,改善内毒素血症及凝血机制,纠正酸碱平衡及电解质紊乱,稳定内环境,促进损伤的肝细胞得以再生。轻度病变者,依据临床表现,一般补充新鲜冰冻血浆、冷沉淀或纤维蛋白原等凝血因子。

3. 妊娠急性脂肪肝患者在终止妊娠后病情仍持续进展1~2周,因此,产后加强对生命体征的检查,严密观察病情变化,加强对症支持治疗。

小结

1. 妊娠急性脂肪肝主要特点是急性肝衰竭,临床表现主要为胃肠道症状、黄疸及凝血功能障碍和肝衰竭,常伴有肾、脑、胰腺等多脏器损害,死亡率较高。

2. 处理时间的早晚与本病的预后密切相关,妊娠急性脂肪肝确诊后应迅速结束分娩并给予最大限度的支持对症治疗。

思考题

1. 妊娠急性脂肪肝主要应该与哪一些产科并发症、合并症鉴别诊断?

2. 妊娠急性脂肪肝处置要点。

(陈敦金)

第四节　妊娠肝内胆汁淤积症

妊娠肝内胆汁淤积症(intrahepatic cholestasis of pregnancy,ICP)是妊娠期特有的并发症,常见于妊娠中、晚期,以皮肤瘙痒、肝功能异常、总胆汁酸升高及围产儿不良结局增加为临床特征。大量流行病学资料显示ICP的发病有明显的地域和种族差异,我国长江流域和智利、瑞典等地属于高发区。

【病因】

病因复杂,尚未明确。目前认为可能与遗传、女性激素、免疫和环境等因素相关。高危因素包括①有慢性肝胆基础疾病:如病毒性肝炎、肝硬化、胆石症,有口服避孕药导致的肝内胆汁淤积病史的人群。②有 ICP 家族史:前次妊娠 ICP 病史,此次妊娠 ICP 复发概率 50%~70%。③双胎或辅助生殖技术妊娠者。

1. 遗传与基因 ICP 的发生率有显著的地域性、种族性差异,再次妊娠有复发性,存在家族聚集性发病现象,这 3 点均支持遗传因素与 ICP 发病相关。胆汁淤积是 ICP 基本的病理改变。研究显示,肝细胞表达的胆汁转运蛋白基因(*MDR3*、*BSEP*、*FIC1*)及其核转录调节基因(*FXR*)的突变或基因多态性,可能与 ICP 的发生和病情的轻重有密切联系。

2. 雌激素 ICP 的一些临床特点提示雌激素在 ICP 的病因中扮演着重要角色。ICP 多发生在妊娠晚期、双胎或多胎妊娠、有辅助生殖技术致卵巢过度刺激病史者,以及既往使用复方口服避孕药者,以上人群均为高雌激素状态。雌激素及其代谢产物可使 Na^+-K^+-ATP 酶活性下降,致胆汁酸代谢障碍;或作用于肝细胞表面的雌激素受体来改变肝细胞的蛋白质合成,使胆汁回流增加;也可能使肝细胞膜中的胆固醇/磷脂比例上升,从而降低肝细胞膜的流动性,导致胆汁流出受阻。

3. 免疫因素 胎儿对妊娠母体是同种半异体移植物,正常妊娠时母胎界面存在免疫耐受机制,使胎儿免受母体免疫系统攻击。ICP 母胎免疫平衡由免疫耐受向免疫排斥偏移,可能与疾病的发生、发展相关。

4. 环境因素 ICP 发病率具有季节差异性,冬季高于夏季;研究显示硒元素水平与 ICP 发病率的相关。这些现象提示一些环境因素与 ICP 的发生有关。

【临床表现】

1. 症状 妊娠期不伴皮肤损害的瘙痒是 ICP 的主要首发症状,约 70% 出现在妊娠晚期,平均发病孕周为 30 周,少数出现在妊娠中期。瘙痒一般始发于手掌、脚掌,然后向肢体近端和躯干部位延伸。瘙痒大多在分娩后的 24~48h 缓解。妊娠瘙痒中仅 28%~60% 最终确诊为 ICP,因此妊娠中、晚期出现的瘙痒症状仅为筛查 ICP 的指征。

ICP 不存在原发性皮损,但瘙痒后患者抓挠,皮肤可出现抓痕,皮肤组织活检则无异常发现。

少数孕妇可出现消化道症状,表现为上腹不适、恶心、呕吐、食欲下降、腹痛及脂肪痢,但症状均较轻,一般不影响精神状况,区别于妊娠急性脂肪肝、重症肝炎等肝病的严重消化道症状。

2. 体征 10%~15% 患者出现轻度黄疸,表现为皮肤巩膜黄染,常在瘙痒 2~4 周出现,一般不会随孕周增加而加重,分娩后 1~2 周即消退。极少数患者可因维生素 K 吸收障碍导致凝血功能异常,出现相关体征,如皮肤瘀斑、瘀点等。

【诊断】

ICP 一定是排除性诊断,在排除其他可能导致肝功能异常或瘙痒的疾病后,根据临床表现和实验室检查诊断。

1. 临床表现 瘙痒涉及手掌和脚掌具有 ICP 提示性。

2. 辅助检查

(1)血清总胆汁酸(total bile acid,TBA):是诊断 ICP 的最主要实验室依据,也是评估疾病分度、监测病情及治疗效果的重要指标。实验室诊断标准为空腹血清总胆汁酸 ≥ 10μmol/L。

(2)肝功能:多数 ICP 患者的转氨酶轻到中度升高,以丙氨酸氨基转移酶(ALT)和天冬氨酸氨基转移酶(AST)为主,为正常水平的 2~10 倍,一般不超过 1 000U/L。部分患者 γ-谷氨酰转移酶(GGT)升高、血清胆红素升高,胆红素升高以直接胆红素为主。肝功能指标多在分娩后 4~6 周恢复正常。对于产后仍持续存在的胆汁淤积和肝功能异常,应排除 ICP 的诊断,寻找其他病因。

(3)病毒:应排除导致肝脏损害的病毒感染,排查如肝炎病毒、EB 病毒、巨细胞病毒感染等。

(4)肝脏超声:通过肝脏超声排除肝脏和胆囊的器质性病变,ICP 患者的肝脏超声影像学无特异性改变。

3. 疾病分度 根据血清总胆汁酸、肝酶水平、瘙痒程度及是否合并其他异常来进行 ICP 的分度。

(1)轻度:10μmol/L ≤ TBA<40μmol/L;主要症状为瘙痒,无其他明显症状。

(2)重度:TBA ≥ 40μmol/L;严重瘙痒或伴有如下情况之一,如多胎妊娠、妊娠期高血压疾病、复发性 ICP、既往有因 ICP 导致的死胎史或新生儿窒息死亡史。

【鉴别诊断】

ICP 为排除性诊断,需与非胆汁淤积所致的瘙痒性疾病鉴别,如皮肤病、过敏、妊娠特异性皮炎、尿毒症性瘙痒等。妊娠早、中期与妊娠剧吐鉴别,妊娠晚期与病毒性肝炎、肝胆石症、妊娠急性脂肪肝、HELLP 综合征等鉴别。

【对母儿影响】

1. **对母体的影响**　ICP 对母体常是一个良性过程,妊娠终止后临床症状及肝功能损害短期内即恢复正常。少数孕妇发生明显的脂肪痢,可导致脂溶性维生素 K 的吸收减少,导致凝血功能异常,发生产后出血。

2. **对胎儿及新生儿的影响**　由于胆汁酸的毒性作用,ICP 明显增加了围产儿的发病率和死亡率。可导致早产、羊水胎粪污染、胎儿宫内窘迫、死胎、新生儿窒息、新生儿颅内出血等情况。

【处理】

治疗原则为缓解临床症状,降低胆汁酸水平,改善肝功能,延长孕周,改善围产结局。

1. **一般处理**　根据病情轻重,每 1~2 周复查肝功能及总胆汁酸水平,了解病情变化及治疗效果。孕妇适当休息,对于夜间休息差的孕妇可以给予镇静药物助眠。建议低脂饮食,进食易消化的食物。积极治疗孕期的其他基础疾病。

2. **胎儿状况的监测**　胎动计数和电子胎心监护(EFM)是监测胎儿宫内状况的主要手段,必要时辅助以产科超声检查。ICP 孕妇在孕期数好胎动是评估胎儿宫内状况的最简便方法,胎动减少、消失或胎动频繁、无间歇的躁动是宫内缺氧的重要信号,应立即就诊。孕 32 周开始可每周 1 次电子胎心监护,即 NST。产程初期催产素激惹试验(OCT)或宫缩应激试验(contraction stress test,CST)对围产儿的预后有一定的预测价值,因此,ICP 孕妇阴道分娩时建议在产程初期常规行宫缩负荷试验。测定胎儿脐动脉血流收缩期与舒张末期最大速度比值(S/D 值)对预测围产儿预后可能有一定意义。生物物理评分用于胎心监护不确定、临床又难以做出确切判断时,但其对 ICP 胎儿宫内安危评判的敏感性、特异性有限。

3. **药物治疗**　目前尚无药物能够治愈 ICP,故临床用药以合理延长孕周为目的。无论选用何种治疗方案,治疗前须检查总胆汁酸、肝功能、胆红素等,治疗中及治疗后需及时复查,监测治疗效果、观察药物不良反应,调整用药。

(1)熊去氧胆酸(ursodeoxycholic acid,UDCA):为临床上常用药物。妊娠中晚期用药安全性好。可缓解皮肤瘙痒、降低肝酶及 TBA 水平、延长孕周、改善母儿预后。常用剂量为 15mg/(kg·d)或 1g/d,分 4 次口服。

(2)S- 腺苷蛋氨酸(S-adenosylmethionine,SAMe):在熊去氧胆酸治疗的基础上可加用 S- 腺苷蛋氨酸联合治疗 ICP。有口服制剂和静脉制剂,用量为 1g/d。

(3)辅助用药:一般使用炉甘石洗剂、薄荷类水乳涂抹皮肤缓解瘙痒症状。当发生明显的脂肪痢、凝血酶原时间延长时,可补充维生素 K,5~10mg/d,口服或肌内注射。地塞米松用于预防早产儿发生呼吸窘迫综合征。

4. **产科处理**　由于 ICP 会导致无任何临床先兆的胎儿宫内死亡及其他围产儿不良结局,因此选择最佳的分娩时机和方式、获得良好的围产结局是 ICP 孕期管理的最终目标。ICP 终止妊娠的时机和方法需综合考虑孕周、病情严重程度及孕期治疗效果,遵循个体化原则。

(1)终止妊娠的时机:根据患者个体情况、有无其他妊娠合并症、并发症等综合评估。轻度 ICP 一般在孕 38~39 周终止妊娠,无规律宫缩,孕周小于 39 周的轻度 ICP 可于门诊治疗。重度 ICP 也不建议过早终止妊娠,应该结合药物治疗反应、胎儿状况、母亲是否合并其他疾病情况等因素综合考虑,可在孕 34~37 周终止妊娠。

(2)终止妊娠的方式:ICP 本身不是剖宫产指征。无其他剖宫产指征者可在严密监测下阴道试产、催引产。产程中需密切监测孕妇宫缩、胎心率变化,产程初期常规行 OCT 或宫缩应激试验(CST),避免产程过长及宫缩过强,做好新生儿复苏准备。以下情况可放宽剖宫产指征:①重度 ICP;②既往有 ICP 病史并存在与之相关的死胎、死产、新生儿窒息或死亡史;③胎盘功能严重下降或怀疑胎儿窘迫;④合并双胎或多胎、重度子痫前期等。

【预防】

高发病率地域、有近亲属孕期发生过 ICP、前次妊娠发生过 ICP 的孕妇,孕期需注意定期产检,检测肝功能、总胆汁酸等指标,及时发现异常。

小结

ICP 的发病有明显的地域和种族差异,常见和首发症状为无皮损的皮肤瘙痒。排除其他肝脏疾病后,空腹血清总胆汁酸 ≥ 10μmol/L 是诊断 ICP 的主要依据。临床处理原则为缓解症状,降低胆汁酸水平,改善肝功能,延长孕周,根据个体情况选择适当的时机和方式终止妊娠。

思考题

1. 妊娠肝内胆汁淤积症的诊断依据有哪些?
2. 妊娠肝内胆汁淤积症终止妊娠时机?

(刘兴会)

第五节　妊娠合并急性阑尾炎

妊娠合并急性阑尾炎(acute appendicitis in pregnancy)是妊娠期间最常见的导致手术的非产科因素,国外报道发病率为 1/1 400~1/6 600。急性阑尾炎在妊娠各时期均可发生,妊娠中期较为多见,在妊娠中晚期其临床表现通常不典型,往往导致诊断、处理不及时,并发阑尾穿孔,严重威胁母婴生命安全。因此,早期诊断、及时处理对母儿预后有重要的意义。

【妊娠对疾病的影响】

1. 妊娠期阑尾位置的变化　妊娠期子宫发生生理性改变,从而对盆腔、腹腔脏器造成了一定的影响。随着子宫逐渐增大,盲肠和阑尾受压向上、外、后移位。在妊娠 12 周,阑尾根部位于髂嵴下 2 横指,20 周末相当于髂嵴高度,32 周位于髂嵴上 2 横指,妊娠足月时可达胆囊区,分娩后 10d 开始复位。阑尾在向上移的同时,其伴有逆时针方向旋转,长轴从原来指向内下方变成水平位,尖端指向脐部,最后有 60% 的阑尾呈垂直位,尖端向上,部分为增大的子宫所覆盖。因此,妊娠期发生的阑尾炎压痛部位通常不典型。如盲肠位置固定,则阑尾位置并不随子宫增大而变化。

2. 妊娠合并急性阑尾炎容易发生穿孔和弥漫性腹膜炎　妊娠期盆腔充血、毛细血管通透性和组织蛋白溶解能力增加,促进炎症的发展;另外,增大的子宫使腹壁防卫能力减弱及大网膜不能发挥局部防御性功能。在分娩或早产后,子宫缩小,可导致已局限的感染重新扩散。因此,妊娠合并急性阑尾炎容易并发穿孔,阑尾穿孔后炎症不易被包裹、局限,进而发展成弥漫性腹膜炎,严重者可导致脓毒血症、麻痹性肠梗阻等,危及母儿生命。

【病因及发病机制】

1. 阑尾腔梗阻 管腔内容物潴留,内压升高,压迫阑尾壁,阻碍血供。其常见的原因有:①淋巴组织增生或水肿致管腔狭窄;②粪石、粪块、蛔虫阻塞;③阑尾系膜过短导致阑尾扭曲;④慢性阑尾炎所致管腔狭窄;⑤阑尾开口部位有病变,如炎症、结核、肿瘤等,使阑尾排空受阻。

2. 细菌感染 致病菌多为肠道内的各种革兰氏阴性杆菌和厌氧菌。在阑尾梗阻的基础上,阑尾管腔内的细菌分泌内毒素和外毒素,损伤黏膜上皮,细菌侵入受损黏膜进入阑尾肌层,导致感染。少数者可继发于其他部位的感染,由血供传至阑尾。

【病理】

1. 急性单纯性阑尾炎 属于病变早期,局限于黏膜和黏膜下层。大体可见阑尾轻度肿大,浆膜充血,表面有少量纤维素性渗出物。临床症状和体征均较轻。

2. 急性化脓性阑尾炎 也叫急性蜂窝织炎性阑尾炎,常由单纯性阑尾炎进一步发展而来。大体可见阑尾明显肿大,浆膜高度充血,表面覆盖脓性渗出物。阑尾周围的腹腔内形成局限性腹膜炎,临床症状和体征较重。

3. 急性坏疽性阑尾炎 是一种重型的阑尾炎。阑尾腔因阻塞、积脓致腔内压力增高,阑尾系膜静脉受炎症影响而发生血栓性静脉炎,引起阑尾壁血液循环障碍,导致阑尾坏死。阑尾呈暗紫色或黑色,常出现穿孔,穿孔部位多位于阑尾根部和尖端,若继续扩散则引起急性弥漫性腹膜炎。

4. 阑尾周围脓肿(periappendicular abscess) 急性阑尾炎坏疽穿孔,大网膜移至右下腹将阑尾包裹,则形成炎性肿块或阑尾周围脓肿。

【临床表现】

1. 妊娠早期

(1)症状:腹痛是急性阑尾炎最常见的症状,最初多表现为上腹及脐周阵发性隐痛或绞痛,随后转移并固定至右下腹,呈持续性疼痛(转移性右下腹痛)。可伴有食欲下降、恶心、呕吐、腹泻等胃肠道症状。低位的阑尾炎可出现直肠刺激征,排便时有里急后重感。

(2)体征:发热,一般不超过38℃,高热多见于阑尾坏疽、穿孔。右下腹有一固定压痛点,通常位于麦氏点,伴有明显的反跳痛。若出现腹肌紧张,则提示可能为化脓性阑尾炎。

2. 妊娠中晚期 由于腹部解剖结构及生理特点的改变,急性阑尾炎的症状、体征往往并不典型,与病变程度不相符。

(1)症状:转移性右下腹痛较少见,妊娠随着子宫的增大,阑尾位置逐渐上移或转移至子宫背面,故腹痛可位于右上腹或右侧腰部。另外,妊娠期腹壁随着子宫增大而伸张,疼痛感受器接受腹膜刺激的反应下降,其疼痛程度及性质也有所改变。一部分患者仍会出现恶心、呕吐、腹泻等胃肠道症状。全身症状有乏力、发热,甚至寒战等。也有腹痛及全身症状均不明显者。

(2)体征:阑尾位置随着妊娠子宫增大而改变,可能不存在腹部压痛,或者压痛点位于右上腹、侧腹壁或者后腰部。即使发生阑尾穿孔或发展成弥漫性腹膜炎时,腹肌紧张及腹壁强直的体征也可能不明显。

【诊断】

文献报道妊娠期急性阑尾炎术前诊断率为50%~85%,有14%~30%在阑尾穿孔或并发弥漫性腹膜炎时才确诊。急性阑尾炎在妊娠不同时期有不同的表现,其症状与体征往往不典型,容易造成漏诊或对病情严重性估计不足,延误治疗。需要结合临床症状、体征、实验室检查和影像学检查以诊断急性阑尾炎,其中又以影像学检查结果最为重要。

1. 症状与体征 往往与疾病的严重程度并不相符,常见的有腹痛、恶心、呕吐,压痛、反跳痛。

2. 实验室检查 白细胞计数明显增加,持续 $\geq 15 \times 10^9/L$,或计数在正常范围内但伴随核左移,有助于诊断。但由于妊娠期存在生理性白细胞增多,从而依靠实验室检查早期诊断妊娠合并急性阑尾炎的可能性不大。

3. 影像学检查　非常重要,常用的有超声、MRI。

(1)超声检查:敏感性为 76%~90%,特异性为 86%~100%。在妊娠中晚期由于增大的子宫遮盖阑尾,往往会影响阑尾显影,限制超声的诊断。

(2)MRI:具有良好的组织分辨率且无放射性,在妊娠期中晚期运用相对安全,其诊断的敏感性为 90%~100%,特异性为 94%~98%,具有较高的诊断敏感性和特异性,但因其费用高昂,并未被广泛应用。

4. 手术探查　一旦高度怀疑阑尾炎,需要手术探查以明确诊断,避免因犹豫延误手术而发生弥漫性腹膜炎的严重后果。手术探查方式可选择开腹探查及腹腔镜探查。

【鉴别诊断】

妊娠腹痛是常见的症状,其原因有产科因素及非产科因素。因妊娠合并急性阑尾炎的症状体征并不典型,需要提高警惕,注意与其他疾病相鉴别。

1. 妊娠相关疾病　早产、临产等有规律的宫缩,伴有见红,宫口逐渐扩张等;胎盘早剥有阴道流血、宫底上升等症状体征;异位妊娠破裂常见于孕早期,停经后有不规则阴道出血及下腹痛,后穹窿穿刺可抽出不凝血,超声可确诊。

2. 非妊娠相关疾病

(1)卵巢肿瘤扭转:多发生于妊娠 8~15 周,表现为突发性一侧剧烈疼痛,肿块较大时可触及附件区压痛性包块,超声检查可见附件区肿块。

(2)急性胆囊炎:临床表现为右上腹疼痛,向右肩及背部放射,伴有黄疸、发热、寒战,超声检查可予以鉴别。

(3)泌尿系统相关疾病:如急性肾盂肾炎、肾盂积水等也要注意鉴别。

【治疗】

妊娠合并急性阑尾炎并不主张进行保守治疗,一旦确诊,应立即手术。

1. 一般处理　主要有对症支持及抗感染。

(1)对症支持治疗:维持水、电解质及酸碱平衡。

(2)抗感染:选择对胎儿影响小、对肠道菌群敏感的广谱抗生素。厌氧菌感染引起的阑尾炎占 75%~90%,应选择甲硝唑、头孢类抗生素。在术中取阑尾分泌物行细菌培养 + 药敏试验,指导术后抗生素使用。

2. 手术治疗

(1)开腹阑尾切除术:如怀疑有阑尾穿孔并发腹膜炎,开腹行阑尾切除术是最好的手术方式。术中注意避免刺激子宫,如有阑尾穿孔、盲肠壁水肿,应放置引流管。

(2)腹腔镜阑尾切除术:腹腔镜阑尾切除术因其安全、有效、创伤小、恢复快等优势,被越来越多的医生及患者接受。

3. 产科处理　术后若继续妊娠,应给予保胎治疗。若无产科指征可不同时行剖宫产术。

【对母儿影响】

妊娠合并急性阑尾炎可造成不良妊娠结局。阑尾炎增加流产或早产的发生率,尤其是阑尾穿孔并发弥漫性腹膜炎时母儿预后不良。单纯性阑尾炎的胎儿丢失率 3%~5%,一旦发生阑尾穿孔,胎儿丢失率上升至 20%~30%,围产儿死亡率 1.8%~14.3%。

小结

妊娠合并急性阑尾炎是妊娠期间最常见的导致手术的非产科因素,其在妊娠各时期均可发生。妊娠中晚期其临床表现通常不典型,往往导致诊断、处理不及时,并发阑尾穿孔,严重威胁母婴生命安全。治疗原则是手术治疗。

思考题

　　1. 妊娠期急性阑尾炎的临床表现和鉴别诊断？
　　2. 妊娠期急性阑尾炎的处理原则？

（王志坚）

第六节　妊娠合并急性胰腺炎

　　急性胰腺炎（acute pancreatitis，AP）是由于多种病因导致胰腺消化酶在胰腺内被激活，引起胰腺组织自身消化导致的急性化学性炎症，其发病率为 1/1 000~1/10 000，以妊娠中晚期多见。按病情严重程度分为轻症胰腺炎和重症胰腺炎，按病理改变过程分为急性水肿性胰腺炎、出血坏死性胰腺炎。妊娠期胰腺炎导致的孕产妇死亡率高达 37%，围产儿死亡率 11%~37%，但随着医学技术的发展，早期诊断和治疗使孕产妇和新生儿死亡率显著降低。

【病因及发病机制】

　　1. 脂源性胰腺炎　是妊娠期诱发急性胰腺炎最常见的原因。

　　（1）脂代谢异常：妊娠期妇女长期摄入大量的高脂、高蛋白饮食，血脂水平升高，可使血清中的甘油三酯降解释放出大量的游离脂肪酸，导致胰腺缺血和坏死；少数患者患有家族性高脂血症，可因胰液内脂质沉着或来源于胰腺外的脂肪栓塞引起胰腺炎，常反复发生。

　　（2）大量饮酒和暴饮暴食：酗酒是国外急性胰腺炎的主要病因。暴饮暴食引起短时间内大量食糜进入消化道，刺激胰液大量分泌，如在妊娠中晚期，增大的子宫可压迫胆管和胰管引起胰液排出不畅，可诱发急性胰腺炎。

　　2. 胆道疾病　胆石症是引起急性胰腺炎最常见的原因，妊娠期雌、孕激素水平升高可增加胆石症和胆泥形成的风险。胆道阻塞使胆道内压力升高，当胆道内压力超过胰管内压力，胆汁逆流入胰管引起急性胰腺炎。

【临床表现】

　　1. 症状

　　（1）腹痛：为常见症状。起病急骤，轻者钝痛，重者持续性刀割样痛、绞痛或钻痛，呈持续性，可有阵发性加剧。疼痛部位多位于中、上腹部，可向腰背部放射。

　　（2）胃肠道症状：多伴有恶心、呕吐，多在起病后出现，呕吐物为食物和胆汁，呕吐后腹痛不减轻。

　　（3）发热：发病 1~2d 后出现，持续 3~5d。如发热持续不退或逐渐升高，应考虑继发感染。

　　（4）黄疸：胆总管受压时，约 25% 的患者出现黄疸。

　　（5）休克：多见于重症胰腺炎。患者出现皮肤苍白、四肢湿冷、脉搏细数、血压下降，甚至出现少尿或无尿。严重者出现全身性炎症反应综合征、多器官功能障碍、胰性脑病，甚至死亡。

　　2. 体征　常有中、上腹压痛，腹肌紧张，但在妊娠中晚期因子宫增大掩盖而不典型。可有腹胀、肠鸣音消失等肠麻痹表现。少数重症胰腺炎患者因血液、胰酶或坏死组织沿腹膜间隙与肌层渗入腹壁下，在两侧胁腹部或脐部出现瘀斑（Grey-Turner 征和 Cullen 征）。溢出的胰液可刺激腹膜或膈肌，引起腹水或胸腔积液。部分患者因低钙血症出现手足抽搐,为预后不佳的表现。当患者有黄疸、休克、多器官功能障碍、全身性炎症反应综合征或胰性脑病时,可出现皮肤发黄、血压低、四肢冰冷,甚至昏迷等相应的体征。

【诊断与鉴别诊断】

1. **诊断**　患者除了具有相关的病史和体征外,胰酶测定和影像学检查是主要的辅助检查方法。

(1)胰酶测定:血清、尿淀粉酶测定是最常用的诊断方法。①血清淀粉酶是诊断非妊娠期急性胰腺炎的主要实验室依据,但妊娠生理改变伴有血清淀粉酶升高,使其诊断特异性下降。血清淀粉酶升高>500U,超过正常值的 3 倍时有诊断价值。在起病后 6~12h 开始升高,48h 开始下降,4~5d 降至正常。②尿淀粉酶升高较晚,>250U 时有临床意义,常在发病后 24h 升高,48h 达高峰,1~2 周恢复正常。血清淀粉酶正常时不能排除急性胰腺炎,因为胰腺广泛坏死时淀粉酶也可不增高。必要时可行腹腔穿刺检测腹腔液淀粉酶。③胰腺是脂肪酶的唯一来源,因此血清脂肪酶对诊断急性胰腺炎有很高的特异度和灵敏度。血清脂肪酶一般在起病后 24~72h 开始上升,持续 7~10d。

(2)影像学检查:腹部超声可见胰腺肿大,胰内及胰周围回声异常,还可了解胆道及胆囊情况,后期对脓肿、钙化及假性脓肿亦有诊断意义。X 线以及 CT 可为急性胰腺炎的诊断提高较好的影像学依据,根据孕周和病情需要可选择性使用。磁共振胰胆管成像(magnetic resonance cholangiopancreatography,MRCP)无放射性,能清楚地显示软组织,胰胆管系统显像效果也较好。

2. **鉴别诊断**　妊娠期急性胰腺炎的诊断较非妊娠期困难,应与妊娠相关疾病以及胃肠道疾病相鉴别,见第二十五章。

【对母儿影响】

1. **对孕妇的影响**　妊娠合并急性胰腺炎引起的一系列并发症,如休克、多器官功能障碍、全身性炎症反应综合征或胰性脑病,均可对孕妇机体造成影响。

2. **对胎儿的影响**　妊娠合并急性胰腺炎可导致胎儿流产、早产、胎儿窘迫甚至胎死宫内。

【治疗】

妊娠期急性胰腺炎的治疗与非妊娠期基本相同,在治疗中应充分考虑起病病因、孕周以及对胎儿的影响。如果无并发症及器官功能障碍,保守治疗往往可获得较好的疗效。但对于重症胰腺炎,应争取在 48~72h 内尽快手术治疗。对于孕早期和孕中期的急性胰腺炎患者,治疗应以急性胰腺炎为主,其次考虑胎儿因素。而对于妊娠晚期的急性胰腺炎患者,此时胎儿存活率高,治疗时应兼顾胎儿,如急性胰腺炎效果不佳,而胎儿娩出可存活时应及时终止妊娠。

1. **保守治疗**　监测生命体征,抗感染。

(1)一般处理:严密监测患者的生命体征。禁食、禁水,持续胃肠减压减轻腹胀、降低腹压。检测血、尿淀粉酶,血清脂肪酶、C 反应蛋白、血糖、血钙等各项生化指标。缓解患者疼痛可使用哌替啶 50~100mg,肌内注射,每 2~6 小时一次,还可加用阿托品 0.5mg,肌内注射,3~4 次/d。

(2)营养支持和抑制胰液分泌:静脉补液,保持血容量,防治休克;完全肠外营养,保证患者的能量供应;维持水电解质平衡。抑制胰液分泌,抑肽酶、H2 受体拮抗剂或质子泵抑制药、生长抑素及其类似物(奥曲肽)可减少胰液分泌。用药时根据孕周评估对胎儿的影响。

(3)抗感染治疗:非胆源性急性胰腺炎不推荐预防性使用抗生素,而对于胆源性急性胰腺炎或合并感染的急性胰腺炎应常规使用抗生素。药物选择时应考虑对胎儿的致畸性。

2. **手术治疗**　病情较重,以下情况建议手术治疗:①腹膜炎持续存在,不能排除其他急腹症;②重症胆源性胰腺炎伴壶腹部嵌顿结石,合并胆道梗阻感染者,应尽早手术解除梗阻;③发现有胰腺坏死,出现腹膜后大量渗液压迫胰腺的患者;④合并肠穿孔、大出血或出现胰腺脓肿、假性囊肿等并发症。

3. **产科处理**　治疗期间,应严密监测胎心及宫缩。定期超声检查评估胎儿。视情况抑制宫缩预防早产,排除禁忌证后应予促胎肺成熟以提高胎儿存活率。病情较轻保守治疗有效的,待病情控制后再终止妊娠,如已临产可自然分娩。病情较重时,如评估胎儿已可存活,应立即剖宫产。

小结

　　妊娠期急性胰腺炎并不常见,严重的急性胰腺炎可导致孕妇出现休克、多器官功能障碍、胰性脑病等严重并发症,导致胎儿流产、早产甚至胎死宫内。因此,对于妊娠合并急性胰腺炎应做到早诊断、早治疗,避免出现严重的母婴并发症。

思考题

　　　　1. 妊娠期急性胰腺炎的病因和高危因素?
　　　　2. 妊娠期急性胰腺炎的临床表现和治疗原则?

（王志坚）

第七节　妊娠合并急性胆囊炎

　　妊娠合并急性胆囊炎(acute cholecystitis during pregnancy)是孕期第二大常见的外科急腹症,仅次于阑尾炎,国外报道发病率为 1/1 600~1/10 000,其中约有 70% 的胆囊炎合并胆囊结石。

【妊娠对疾病的影响】

　　妊娠期,由于体内雌、孕激素浓度的增加,胆石症形成的风险亦相应增加。胆囊炎伴有结石者平均为 60.2%,嵌顿的结石为胆囊炎最常见的病因,但胆石症及胆囊炎在妊娠期的发作并不多见。

【病因及发病机制】

　　1. 急性结石性胆囊炎　由胆囊结石直接损伤胆囊壁受压部位的黏膜所引起,胆道梗阻、胆汁淤积,继而发生细菌感染。

　　2. 急性非结石性胆囊炎　较为少见,病因不清,通常在严重创伤、烧伤、腹部非胆道手术后的危重患者中发生。致病因素主要是胆汁淤积和缺血,导致细菌的繁殖。

【临床表现与诊断】

　　妊娠期急性胆囊炎的临床表现与非妊娠期表现基本相同。

　　1. 症状　主要表现为进食油腻食物、劳累后或夜间突发的右上腹持续性绞痛,阵发性加重,疼痛向右肩及背部放射,常伴有恶心、呕吐、发热等症状。胆石症并发胆管炎时可出现 Charcot 三联征。急性化脓性胆管炎病情严重时,可出现 Reynolds 五联征。妊娠期约 50% 的患者是无典型症状,需引起注意。

　　2. 体征　右上腹压痛、反跳痛,腹肌紧张,部分患者在右肋下缘可触及随呼吸运动肿大的胆囊,触痛明显(Murphy 征阳性)。若病情严重,可出现败血症及黄疸。妊娠期急性胆囊炎患者 Murphy 征阳性者较少见。

　　3. 实验室检查　白细胞计数升高,伴有核左移,一般在 $12 \times 10^9/L$ 左右,如出现化脓性胆囊炎或胆囊穿孔、坏疽时,白细胞可 $\geq 20 \times 10^9/L$。ALT 和 AST 有轻度升高,出现胆总管梗阻时,血清胆红素或碱性磷酸酶升高。

4. 影像学检查　常用的方法有腹部超声和 MRI。超声是诊断胆道疾病的首选方法。对胆囊结石的诊断率在 95% 以上。MRI 有良好的软组织对比度,可以提供详细、综合的胆道系统状态,并根据病变部位、形态进行病因的判断,定性诊断准确率达 64%~98%。

【鉴别诊断】

应与急性胰腺炎、急性阑尾炎、胃十二指肠溃疡穿孔、肠梗阻、胎盘早剥、HELLP 综合征等鉴别。

【治疗】

1. 保守治疗　大部分急性胆囊炎患者最终需进行手术治疗,妊娠期手术的时机和方式需根据具体情况来决定,不适宜手术者可保守治疗。

(1)急性发作期:①对症支持治疗:禁食禁水,给予胃肠减压,肠外营养支持,维持水、电解质及酸碱平衡。②解痉、镇痛:阿托品 0.5~1mg,肌内注射,每 3~4 小时 1 次;也可与镇痛药合用,加强止痛效果,哌替啶 50~100mg,肌内注射。另外应注意避免使用吗啡类药物,因为其会导致 Oddi 括约肌痉挛而加剧疼痛。③抗感染:大肠埃希菌、克雷伯菌和肠球菌是胆囊炎的主要病原菌,因此需要选用对这些病原菌有效的抗生素。对于存在胆道感染者,联合使用青霉素和氨基糖苷类效果较好。

(2)症状缓解期:可使用利胆药,促进胆汁分泌。熊去氧胆酸可促进肝细胞分泌大量稀薄的胆汁,冲洗胆道,消除胆汁淤积,每日剂量为 10mg/kg。

2. 手术治疗　出现以下情况时,应考虑手术治疗:①保守治疗无效,病情加重;②上腹部出现肿块或胆囊脓肿;③有明显腹膜炎体征或怀疑有坏疽性胆囊炎、胆囊穿孔或胆囊周围积液;④出现梗阻性黄疸,并有胆总管结石、急性胆管炎或急性胰腺炎者;⑤病情严重,难以与急性胰腺炎区别者;⑥妊娠期反复发作的胆囊炎。急性非结石性胆囊炎,因其容易坏疽穿孔,一旦诊断,应及早手术。

因妊娠期急性胆囊炎行保守治疗的复发率有 40%~70%,而延迟妊娠期患者胆囊切除术会导致近期和远期的并发症增加,有学者认为应在孕中期进行手术治疗。目前常用的手术方式有开腹胆囊切除术(open cholecystectomy,OC)和腹腔镜胆囊切除术(laparoscopic cholecystectomy,LC),麻醉方式可采用全麻或持续性硬膜外麻。

3. 产科处理　在处理疾病的同时,应兼顾母儿双方,密切监测胎儿,保胎、促胎肺成熟。无产科指征者,原则上不考虑同时行剖宫产术。

【对母儿影响】

急性胆囊炎发作时可引起自然流产、早产,如果采用保守治疗方法,病情反复发作,饮食控制或肠外营养支持,营养下降,可致胎儿生长受限,严重者可并发胰腺炎,造成母儿死亡。

小结

妊娠合并急性胆囊炎是孕期第二大常见的外科急腹症,约有 70% 的胆囊炎合并胆囊结石。急性胆囊炎可发生在妊娠期的任何阶段,其症状及体征与非妊娠期基本相同,处理方法主要包括保守治疗和手术治疗。妊娠合并胆囊炎容易反复发作,造成不良妊娠结局,应做好孕期保健工作。

思考题

1. 妊娠期急性胆囊炎的临床表现和鉴别诊断?
2. 妊娠期急性胆囊炎的治疗原则?

(王志坚)

第八节　妊娠合并急性肠梗阻

肠梗阻（intestinal obstruction）是普通外科常见的急腹症之一，妊娠期因子宫增大、孕激素水平升高导致肠道蠕动减弱以及胎儿压迫等对肠道位置及功能的影响，可能诱发急性肠梗阻。如处理不及时，后果严重，可出现母婴严重并发症甚至死亡。

【病因和分类】

1. **机械性肠梗阻（mechanical intestinal obstruction）**　最常见的肠梗阻类型。其中肠粘连最多见，其次有肠扭转、肠套叠、炎性狭窄、先天性狭窄等。机械性肠梗阻好发于妊娠 16~20 周子宫体上升入腹腔时，或妊娠 32~36 周胎头下降入盆腔时，或产褥期子宫突然缩小，肠袢急剧移位时也可引起肠扭转。

2. **动力性肠梗阻**　麻痹性肠梗阻（paralytic ileus）多见于腹膜炎或全身水电解质紊乱，是由于交感神经兴奋使肠壁肌肉暂时抑制。痉挛性肠梗阻多由肠道炎症或神经功能紊乱引起，是由于肠壁肌肉暂时性收缩导致。

3. **血运性肠梗阻**　较少见，是由肠系膜血管发生栓塞或血栓形成引起，肠管血运障碍，蠕动功能丧失，可发生绞窄甚至坏死。按肠壁有无血运障碍，可分为单纯性肠梗阻和绞窄性肠梗阻。前者只出现肠内容物通过受阻，无血运障碍；后者除了肠内容物通过受阻，同时合并血运障碍。

【病理和病理生理】

妊娠合并急性肠梗阻的病理生理改变主要由体液丧失、肠膨胀以及毒素的吸收和感染所致。严重的缺水、电解质紊乱、酸碱平衡失调和细菌感染可引起休克，如诊治不及时可出现呼吸、循环障碍，最后可因多器官功能障碍甚至衰竭而死亡。

【临床表现】

1. **症状**

（1）腹痛和腹胀：机械性肠梗阻时，由于梗阻以上部位肠蠕动增加，引起阵发性绞痛，疼痛一般在中腹部。腹痛时可伴有肠鸣音亢进。如腹痛的间歇期逐渐缩短，甚至出现持续性腹痛，应警惕可能是绞窄性肠梗阻。腹胀一般出现较晚，腹胀的程度与梗阻部位有关。

（2）呕吐：早期呕吐呈反射性，呕吐物为食物或胃液。此后呕吐随梗阻部位不同而不同，高位梗阻时，呕吐出现早且频繁，呕吐物为胃及十二指肠内容物；低位梗阻时，呕吐出现迟且少，晚期的呕吐物可呈粪样。

（3）排便、排气障碍：完全性肠梗阻时患者无排气排便，但在高位梗阻早期，由于梗阻部位以下肠管内残存有粪便和气体，可有排气和少量排便。

2. **体征**　多伴有腹胀、腹部压痛，压痛部位一般位于梗阻部位。少数患者腹部可见胃肠型及蠕动波，但子宫增大时可被掩盖。机械性肠梗阻时可出现肠鸣音亢进，有气过水声或金属音，而麻痹性肠梗阻时肠鸣音减弱或消失。

【诊断与鉴别诊断】

1. **诊断**

（1）症状及体征：妊娠期出现腹痛、呕吐、腹胀、排便排气障碍（即"痛、吐、胀、闭"）等不适。腹部听诊可伴有肠鸣音亢进，但麻痹性肠梗阻时肠鸣音减弱甚至消失。

（2）辅助检查

1）实验室检查：因禁食、呕吐出现血液浓缩，表现为血红蛋白比值、血细胞比容升高，尿比重增加。

绞窄性肠梗阻时可出现白细胞和中性粒细胞增加。

2)影像学检查:必要时可动态检查。超声可见:①肠管扩张伴积气和积液,小肠内径可 >3cm,结肠内径可 >6cm;②机械性肠梗阻时可见部分肠管蠕动活跃,且肠管内主要是液体和气体回声;麻痹性肠梗阻时肠蠕动减弱或消失;③肠壁水肿。腹部立位片可见气液平面和气胀肠袢(必要时可使用)。

2. **鉴别诊断**　见第二十五章。

【治疗】

妊娠合并急性肠梗阻的治疗与非妊娠期基本相同,治疗原则是纠正水、电解质紊乱和酸碱失衡,解除梗阻以及适当的产科处理。

1. **保守治疗**

(1)胃肠减压:是治疗妊娠合并急性肠梗阻的重要措施,可减轻腹胀,降低肠腔内压力,改善肠壁的血液循环。

(2)纠正水、电解质紊乱和酸碱失衡:根据患者呕吐情况、血液浓缩程度以及尿量、尿比重,并结合血清离子浓度(钾、钠、氯等)和动脉血气结果制订每日补液种类和总量。绞窄性肠梗阻时可能还需要输入血浆、全血以补充丧失在肠腔或腹腔内的血浆及血液。

(3)防治感染:常规应用抗生素预防感染,但单纯性肠梗阻可不应用。

2. **手术治疗**　对确诊为绞窄性肠梗阻或高度怀疑绞窄性肠梗阻、完全性肠梗阻或经保守治疗 24h 后症状无缓解的患者,应及时手术治疗。手术目的是在最短时间内,以最简单的方法解除梗阻、恢复肠腔通畅,具体手术方法需根据梗阻性质、病因、部位以及患者全身情况而定。

3. **产科处理**　处理肠梗阻的同时,应监测宫缩和胎儿宫内情况,必要时予保胎治疗。一般认为,经保守治疗好转的患者可继续妊娠;妊娠 12 周前需手术治疗的患者应先行人工流产;妊娠 12~28 周需手术治疗的患者无须终止妊娠,术后视情况予保胎治疗;妊娠 28~34 周需手术治疗的患者应先予促胎肺成熟治疗,剖宫产手术后充分暴露视野再行肠梗阻手术;妊娠 34 周后需手术治疗的患者可先行剖宫产手术后再行肠梗阻手术。

小结

妊娠期急性肠梗阻的病情较非妊娠期严重,可引起严重的缺水、电解质紊乱、酸碱平衡失调、感染以及休克,引起严重的母婴并发症甚至死亡。因此,对于妊娠合并急性肠梗阻应做到早期诊断和及时治疗,以改善母婴预后。

思考题

1. 妊娠期肠梗阻的分类?
2. 妊娠期肠梗阻的诊断和治疗?

(王志坚)

第十八章
泌尿系统疾病

正常妊娠期间,肾血浆流量和肾小球滤过率均增加。由于受妊娠期激素增高影响,加上增大的子宫对输尿管的压迫,导致妊娠期容易合并泌尿系感染,特别是急性肾盂肾炎,感染可入血流发生中毒性休克或脓毒血症,而且与局部感染症状不平行,容易漏诊。如果孕妇患慢性肾功能不全、慢性肾小球肾炎或肾病综合征可加重,甚至失代偿,发生妊娠期高血压、子痫前期或围产期心肌病等妊娠并发症;孕妇肾功能下降可影响妊娠的继续,早产和低出生体重儿也相应增加,严重影响母儿的安危。

第一节 肾盂肾炎

妊娠期由于生理激素和增大子宫对输尿管压迫的影响,易合并泌尿系感染(urinary system infection)。可造成早产、脓毒血症,甚至诱发急性肾功能不全等。发病率约占孕妇的 7%,其中以急性肾盂肾炎最常见。诱因如下:

1. 妊娠期肾盂、肾盏、输尿管扩张 妊娠期胎盘分泌大量雌激素、孕激素;雌激素使输尿管、肾盂、肾盏及膀胱的肌层增生、肥厚,孕激素使输尿管平滑肌松弛,蠕动减弱,使膀胱对张力的敏感性减弱而发生过度充盈,排尿不全、残余尿增多,为细菌在泌尿系统繁殖创造条件。

2. 增大的子宫于骨盆入口处压迫输尿管,形成机械性梗阻,使肾盂及输尿管扩张、尿流缓慢;妊娠晚期常发生子宫右旋,故以右侧为重。

3. 增大的子宫和胎头将膀胱向上推移变位,易造成排尿不畅、尿潴留甚至尿液反流入输尿管。

4. 妊娠期常有生理性糖尿,尿液中氨基酸及水溶性维生素等营养物质增多,有利于细菌生长,有使无症状菌尿发展为急性肾盂肾炎的倾向。

一、急性肾盂肾炎

妊娠期由于生理改变易患急性肾盂肾炎,以右侧多见,亦可双侧均有感染。致病菌以大肠埃希菌最多见,占 75%~90%;其次为克雷伯菌、变形杆菌、葡萄球菌等。

【临床表现】

1. 症状和体征 起病急骤,突然出现寒战、高热可达 40℃ 以上,也可低热;可同时伴腰痛及尿频、尿急、尿痛、排尿未尽感等膀胱刺激征,也可伴头痛、周身酸痛、恶心、呕吐等全身症状。排尿时疼痛加重。检查肾区叩痛阳性,肋腰点(腰大肌外缘与第 12 肋骨交叉处)可有压痛。

2. 辅助检查 血常规白细胞增多,尿沉渣见成堆的白细胞或脓细胞。尿培养细菌阳性,多为大肠埃希菌。血培养也可能阳性。超声可见肾盂输尿管扩张或积水。

【诊断与鉴别诊断】

根据临床表现和辅助检查可做出初步诊断。如果仅有高热而无泌尿系统症状,需与各种发热疾病相鉴别,如妊娠期上呼吸道感染、产褥感染、急性阑尾炎、妊娠期胆绞痛、急性胃肠炎及输尿管结石等。

【治疗】

应住院治疗。监测母体生命体征及尿量。孕妇取侧卧位,以左侧卧位为主,减少子宫对输尿管的压迫,使尿液引流通畅。持续高热时要降温,补水补液,鼓励孕妇多饮水以稀释尿液,每天保持尿量达2 000ml 以上;但急性肾盂肾炎孕妇多有恶心、呕吐、脱水,不易耐受口服液体,故应给予补液。严密监护宫内胎儿情况。抗生素治疗,要选择对胎儿影响小的药物;尽快完善尿或血培养,明确致病菌和药敏试验以指导抗生素的选择,培养结果未出来前可经验性应用抗生素治疗。发生感染性脓毒血症应组织多学科会诊,必要时终止妊娠以解除压迫。

【预防】

加强孕期保健,注意个人卫生,保持外阴清洁,排便后手纸应自前向后擦,减少肠道细菌污染阴道前庭及尿道口的机会;常取左侧卧位有利于尿液引流。

二、慢性肾盂肾炎

慢性肾盂肾炎(chronic pyelonephritis)名称长期存在争议。目前,多数学者认为有明确的肾盂肾盏炎症、肾实质纤维化和肾盂肾盏变形等表现。

【临床表现】

多有反复发作的肾盂肾炎病史,临床表现多不典型。易复发是慢性肾盂肾炎的特点,妊娠期常急性发作;或长期低热为主要表现,可伴腰酸等;或表现为无症状性菌尿;少数以阵发性血尿为主要表现,呈镜下或肉眼血尿;也可有慢性高血压或慢性肾功能不全表现;无论上述何种类型,均应有尿细菌培养阳性。

【诊断与鉴别诊断】

根据病史、症状和体征,并且除外其他肾脏疾病并有肾盂肾盏形态学改变,方可诊断。

【治疗】

1. **全身支持疗法**　饮食宜清淡,注意会阴部卫生,适当休息,纠正贫血。
2. **抗感染治疗**　抗生素选择应根据尿细菌培养和药敏试验结果,选择最有效且毒性小、对胎儿影响亦小的药物。治疗期间需反复检查尿液中的白细胞和细菌。

【预防】

多饮水,勤排尿,以冲洗膀胱和尿道,是最简便、有效的措施;注意会阴部清洁,减少上行性再发感染机会;妊娠期患其他并发症及合并症用药时,注意选择肾毒性小的药物。

 小结

妊娠期由于生理改变而易患急性肾盂肾炎,以右侧多见,亦可双侧均有感染。致病菌以大肠埃希菌多见。发病多起病急骤,高热、寒战,可同时伴腰痛及尿路刺激征。严重时发生感染性脓毒血症和中毒性休克。发生感染性脓毒血症应组织包括感染科、肾内科、泌尿外科、产科及新生儿科等多学科会诊,必要时终止妊娠以解除增大的妊娠子宫压迫。妊娠合并慢性肾盂肾炎多有反复发作的肾盂肾炎病史。临床表现多不典型,易复发,妊娠期常急性发作,尿细菌培养阳性。发生慢性高血压或慢性肾功能不全时应注意与妊娠期高血压疾病相鉴别。

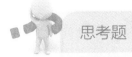

思考题

妊娠期特别是妊娠中期以后，易患急性肾盂肾炎的生理因素是什么？

（孟　涛）

第二节　泌尿系统结石

妊娠期泌尿系结石发病率较低，且大多在妊娠中晚期发病，近年来发病率有增高趋势。妊娠合并泌尿系结石诊断、治疗较为棘手；对妊娠的影响主要取决于是否并存尿路感染及有无肾实质损害；发作时疼痛可诱发流产、早产等。妊娠期受孕激素作用，孕妇输尿管增粗、蠕动减弱，尿流缓慢；加之孕妇磷酸钙代谢改变等，可能是孕妇泌尿系结石形成的原因。

【临床表现】

1. **症状**　常以肾绞痛或腹部疼痛为主，也可表现为尿路感染症状或无症状。

2. **体格检查**　部分患者肾区叩痛或沿输尿管走行的压痛阳性。

3. **辅助检查**　尿液分析显示镜下血尿、尿白细胞计数增高，尿培养菌尿。超声检查可发现结石，单侧多见。在非孕期，泌尿系结石的首选检查手段为中下腹部位的 CT 平扫，但孕期使用少；对于超声未能发现结石者，磁共振尿路成像（MRU）不仅可以诊断梗阻、结石，还能够评估肾功能，区分生理性和病理性积水，有望成为孕期理想的检查手段。

【诊断与鉴别诊断】

根据临床表现和辅助检查可做出诊断。鉴别诊断注意除外其他引起肾区绞痛的疾病，如急性肾盂肾炎等。

【对母儿影响】

1. **对母亲影响**　疼痛刺激，可能诱发宫缩，导致流产、早产及胎膜早破等，合并急性肾盂肾炎时，有可能发生感染中毒性休克。

2. **对胎儿影响**　低出生体重儿增加，母亲感染中毒性休克有导致宫内感染可能。

【治疗】

一旦确诊妊娠合并泌尿系结石发生肾绞痛，应监测胎儿和母亲同时实行多学科诊治。无症状的泌尿系结石予以密切随访观察，部分患者可能自然排出；发生肾绞痛者可应用解痉、镇痛药物及静脉补液，保持每日尿量 2 000ml，治疗泌尿系感染，肾绞痛多能减轻；肾绞痛不能缓解，存在输尿管梗阻，伴感染、高热的患者，可通过手术方法干预，在局部麻醉下行输尿管内支架植入术，可迅速缓解病情。

【预防】

孕期要多饮水，合理饮食及营养均衡，适当运动；保持外阴清洁，必要时行泌尿系统彩超检查。

小结

　　妊娠期泌尿系统结石发病率较低，大多在妊娠中晚期出现症状，近年来发病率有增高趋势。发作时主要表现为腰痛或肾绞痛，也可伴有尿路刺激征。首选超声检查，由于有些泌尿系统结石超声不能发现，如临床高度怀疑，必要时也可选择磁共振尿路成像（MRU）。妊娠期一旦发生肾绞痛，应尽快请泌尿外科医师会诊，产科医生监测胎儿和母亲情况，结石及肾绞痛由泌尿外科医生处理。肾绞痛经解痉、镇痛及静脉补液治疗，多能缓解；肾绞痛不能缓解，也可通过外科手术方法干预。

思考题

　　妊娠期泌尿系统结石发作，如何处理？

（孟　涛）

第十九章
内分泌与代谢疾病

妊娠是一复杂的生理过程,整个孕期母儿相关的内分泌腺功能均发生了不同程度的变化,以适应妊娠的生理需要。中枢神经系统通过下丘脑调控诸内分泌腺的功能,胎盘分泌的下丘脑样物质、垂体样激素和甾体激素也参加调控机制,彼此达到平衡,维持妊娠顺利进行。妊娠期内分泌系统发生了较大的变化,可能会导致很多内分泌疾病的高发或使原有疾病加重。

【妊娠期内分泌的特点】

1. 妊娠期胎盘的内分泌功能 见第七章第四节。

2. 垂体 垂体重量在整个孕期增加 1/2~1/3。嫌色细胞不断增多,胞质内有许多嗜酸性颗粒,称为妊娠细胞,约占垂体细胞的 50%,分泌催乳素(PRL),孕 7 周可从血中测出,随妊娠进展其分泌量持续上升,21 周后迅速增加,孕 37~38 周达峰值(约为 200μg/L),为非孕妇女的 20 倍,PRL 分泌有醒 - 睡周期性变化,其在羊水中水平高于母血和脐血,提示子宫蜕膜能合成并释放 PRL,PRL 与其他激素协同促进乳腺发育,为产后泌乳做好准备。

孕期受大量雌、孕激素的负反馈作用,促性腺激素(gonadotropic hormone,GTH)分泌迅速下降,且逐渐丧失对促性腺激素释放激素(GnRH)的反应。

对整个妊娠、分娩及哺乳均很重要的激素是催产素,其由神经垂体嗜碱性粒细胞分泌,呈脉冲式,孕晚期浓度显著增加,与此同时胎盘合体细胞合成催产素酶也不断增加,使释放的催产素迅速灭活。临产后由于宫颈和阴道的牵拉、压迫,可通过神经反射弧引起催产素分泌频率及振幅显著增加,第二产程达峰值,持续至产后 2~3d。催产素能增加子宫肌肉兴奋性,可直接作用于子宫或间接增加子宫内膜合成前列腺素刺激子宫收缩,又能作用于乳腺肌收缩,引起射乳。

3. 肾上腺 妊娠期受大量雌激素影响,肾上腺皮质所分泌的激素增加。孕妇肾上腺产生糖皮质激素进入血液循环后,75% 与肝脏所产生的皮质激素结合球蛋白结合,15% 与白蛋白结合,仅 10% 游离起活性作用,孕妇无皮质功能亢进表现。所产生的醛固酮进入血液循环后,50%~60% 与白蛋白结合,5%~10% 与皮质激素白蛋白结合,仅 30%~40% 为游离起活性作用的醛固酮,故不引起水钠的过分潴留。

糖皮质激素在孕期对母体和胎儿作用极其重要,特别对胎儿肺表面活性物质如磷脂酰胆碱(phosphatidyl choline,L)及鞘磷脂(sphingomyelin,S)的产生及释放起重要作用,这些物质与肺泡扩张及气体交换有关,可直接影响胎儿出生后的健康状况。妊娠 34~36 周 L 迅速增加,S 保持恒定,L/S 比值增加,L/S ≥ 2 表示胎肺成熟,出生后发生呼吸窘迫的可能性小。对高危孕妇,有早产可能者,若 L/S 值低可应用糖皮质激素,以促进肺成熟。

4. 甲状腺及甲状旁腺

(1)甲状腺:妊娠后由于受大量雌激素的影响,肝脏合成较多的甲状腺结合球蛋白(thyroxine binding globulin,TBG),血中 TBG 的浓度为非孕时的 2.5 倍,且 TBG 与 T_3、T_4 结合力增加,故血中的结合型 T_3、T_4 增多,游离型 T_3、T_4 减少。通过负反馈作用使下丘脑产生促甲状腺素释放激素(thyrotropin releasing hormone,TRH)和垂体产生促甲状腺激素(thyroid stimulating hormone,TSH)增多,刺激甲状腺呈均匀性增大,一般比非孕时增大 65% 左右。游离型 T_3、T_4 最后可得到平衡,与非孕时浓度相似。

（2）甲状旁腺：胎儿生长增加了钙、磷的需要量，使骨的转换率增加。甲状旁腺素在妊娠中、晚期增加，并出现继发性甲状旁腺功能亢进，其机制尚不十分清楚。

（3）妊娠与甲状腺的相互影响：①妊娠可以引起甲状腺功能的改变；②母体与胎儿两者的甲状腺功能关系密切，药物可同时影响母体与胎儿的甲状腺；③某些异常妊娠可以影响甲状腺，如妊娠滋养细胞疾病可以引起甲亢；④甲状腺自身抗体的增高可能是早期流产的原因之一，虽然某些自身免疫性甲状腺疾病在妊娠期病情会有所缓解，但产后病情可以加重。

5. **胰腺**　母体孕期对胰岛素需要增加，这对胰腺是极大的考验，如果胰岛的代偿功能不足，不能适应这些改变，将于妊娠期首次出现糖尿病，为妊娠期糖尿病。孕期胰岛素需要量增加的原因有：①葡萄糖需要量增加，除孕妇本身需要外，尚需供应胎儿生长所需的能量，胎儿不具有促进糖原异生作用所需要的肝酶系统活性，因此胎儿无法利用脂肪和蛋白质作为能源，所需能量必须全部来自母血的葡萄糖，所以妊娠早期孕妇空腹血糖和胰岛素水平均较非孕时低；②妊娠期胎盘可分泌催乳素、雌孕激素、胎盘胰岛素酶及肾上腺皮质激素等，这些激素都有拮抗胰岛素功能，且随妊娠进展，这些因素的作用日益加强，因而胰岛素分泌量日益增加（表现为孕期胰岛增大，B 细胞增生），从孕中期开始，血胰岛素上升，接近预产期时达到高峰。

综上，本章将介绍两种妊娠期重要内分泌疾病：妊娠期甲状腺疾病与糖尿病。

第一节　甲状腺疾病

妊娠合并甲状腺疾病最常见的是甲状腺功能亢进症（简称甲亢）与妊娠期的甲状腺功能减退（简称甲减）。

一、妊娠合并甲亢

妊娠合并甲亢包括孕前已确诊的甲亢以及在妊娠期初次诊断的甲亢。由于甲亢所表现的许多症状在妊娠剧吐和子痫前期中也能见到，所以孕期的诊断和处理可能会比较困难。孕期垂体激素和甲状腺激素水平的生理性变化可能会干扰甲状腺疾病的诊断，而在处理可疑或已确诊的妊娠期甲状腺疾病时也必须考虑到上述妊娠期生理性的变化。

导致甲亢的可能病因最常见的是 Graves 病，其他包括结节性甲状腺肿伴甲亢（多结节性毒性甲状腺肿）、自主性高功能性甲状腺腺瘤、碘甲状腺功能亢进症（碘甲亢）、垂体性甲亢、hCG 相关性甲亢（多胎妊娠，妊娠剧吐等）、医源性甲亢。

【对母儿影响】

1. **心力衰竭和甲状腺危象**　心力衰竭主要由 T_4 对心肌的长期毒性作用引起，如并发子痫前期、感染和贫血将会加重心力衰竭。甲状腺危象是母体较严重的并发症，即使经过恰当处理，母体死亡率仍高达 25%。

2. **不良妊娠结局增加**　甲亢未控制的孕妇流产、胎儿生长受限、早产、胎盘早剥、子痫前期、感染和围产儿死亡率增加。甲状腺功能正常的孕妇（甲亢控制良好者）低出生体重儿的发生率是正常人群的 2.5 倍。

3. **胎儿甲减与甲亢**　抗甲状腺药物可透过胎盘引起胎儿甲减，而孕妇 TSH 可刺激胎儿甲状腺引起胎儿甲亢。对胎儿的影响与孕妇疾病的严重程度并不相关，但伴有高水平刺激甲状腺免疫球蛋白

(thyroid stimulating immunoglobulin,TSI) 的孕妇其胎儿患甲亢的概率增加。胎儿异常表现包括生长受限、胎儿心动过速、水肿或胎儿甲状腺肿。由于胎儿伴有甲状腺肿时颈部处于过度伸展位置,会在分娩过程中造成难产或出现呼吸道不通畅,因此应尽量在分娩前行超声检查明确胎儿的甲状腺肿大情况。高度怀疑胎儿甲状腺严重异常时,可检测胎儿血样以明确诊断,目前还可进行宫内治疗。

【临床表现】

1. **症状**　通常发生在妊娠 8~10 周,表现有新陈代谢亢进和类儿茶酚胺样全身反应,包括心悸、心动过速、畏热、多汗、神经过敏、精神衰弱、食欲亢进但消瘦、无力、疲乏、手指震颤、腹泻等。妊娠早期甲亢症状可一过性加重,妊娠中期以后渐趋稳定,但引产、分娩、手术及感染时,又可使症状加重。孕期基础代谢率增加,因此仅凭症状不能做出甲亢的诊断。

2. **体征**　①休息时心率 >100 次 /min;②弥漫性甲状腺肿,可触及震颤,听到血管杂音;③浸润性突眼;④手指震颤;⑤有时血压增高,脉压 >50mmHg;⑥消瘦,往往易被妊娠期体重增加所掩盖,但体重不随孕周增长而增加时应给予重视;⑦四肢近端肌肉消瘦和裂甲病。

【诊断】

1. **病史**　妊娠合并甲亢者,多数孕前有甲亢病史,诊断已经明确,但也有一些孕妇处在甲亢的早期阶段自己不知道,其症状与妊娠反应不易鉴别。

2. 有上述临床表现。

3. **实验室检查**

(1) 血清总甲状腺素 (total thyroxine,TT_4):不受检测方法的影响,在非妊娠人群 TT_4 的参考范围稳定。妊娠期由于 TBG 较非孕期增加 1.5 倍,TGB 增加使得 TT_4 亦较非孕期增加 1.5 倍。所以 TT_4 在妊娠期不能反映循环甲状腺激素的确切水平。

(2) 血清 TT_3:妊娠后稍增加,甲亢时明显增高。

(3) 血清 FT_3、FT_4:为一组比较敏感的指标,直接反映体内甲状腺激素水平。正常妊娠时不增高,甲亢时明显升高。

(4) 血清 TSH:因为 TSH 值受不同检测试剂影响较大,最好建立本单位或本地区方法特异和妊娠期(早、中、晚期)特异的血清甲状腺功能指标。甲亢时 TSH 明显降低。当血清 TSH 低于妊娠期特异性参考范围下限(或 0.1mU/L),FT_4 大于妊娠期特异性参考范围上限,可以诊断妊娠期甲亢。

(5) 血清促甲状腺激素受体抗体 (TSH receptor antibody,TRAb):甲亢患者出现 TRAb 阳性时可诊断 Graves 病。

【处理】

1. **妊娠前**　如果患者正在接受抗甲状腺药物治疗,血清 TT_3 或 FT_3、TT_4 或 FT_4 达到正常范围,停抗甲状腺药物或应用抗甲状腺药物最小剂量,可以妊娠,一般建议怀孕前 3 个月保持甲状腺功能正常再妊娠。病情未经控制或服用放射性碘剂治疗期间,应采取避孕措施,治疗后至少 6 个月内不适宜怀孕。

2. **妊娠期**

(1) 一般处理:注意休息,避免体力劳动与精神紧张,适当给予镇静药口服。严密监测孕妇病情变化及胎儿宫内生长情况,及时发现孕期母儿并发症。每个月做一次甲状腺功能检查,以便及时调整药物剂量。定期超声检查,注意胎儿生长情况及有无胎儿甲状腺肿大等。

(2) 药物治疗:治疗妊娠合并甲亢一方面要控制甲亢的发展,另一方面要确保胎儿的正常发育和成长,有效地控制甲亢可以明显改善妊娠结局。首选抗甲状腺药物治疗。治疗目标:使用最小剂量的抗甲状腺药物,在尽可能短的时间内达到和维持血清 FT_4 或 TT_4 水平接近或者轻度高于参考范围上限。随着妊娠进展,生理和免疫系统发生变化,妊娠后半期需减少抗甲状腺药物用量。

1) 抗甲状腺药物:目前常用药物丙硫氧嘧啶和甲巯咪唑均能通过胎盘,并可影响胎儿。丙硫氧嘧啶与血浆结合比例高,胎盘通过率仅为甲巯咪唑的 1/4。报道甲巯咪唑所致胎儿皮肤发育不全、气管食管瘘、面部畸形等较丙硫氧嘧啶多见。因此,备孕及妊娠期间首选丙硫氧嘧啶。

用法及监测指标:起始剂量丙硫氧嘧啶 50~100mg,每日 3 次口服,同时密切监测甲状腺功能,妊娠期监测甲亢的控制指标首选血清 FT_4。妊娠早期每 1~2 周检测一次,妊娠中晚期每 2~4 周检测一次,达到目标值后每 4~6 周检测一次。

2)β 受体拮抗剂:β 受体拮抗剂尤其是普萘洛尔对控制甲亢症状及术前准备非常有效。普萘洛尔 20~30mg/d,每 6~8 小时一次。但是持续应用可能引起胎儿生长受限、产程延长、流产、新生儿心动过缓等并发症,须慎重使用。

3)碘剂:即碘化钠溶液,可自由通过胎盘,导致新生儿甲状腺肿与甲减,不推荐用于妊娠期,仅小剂量用于术前准备或治疗甲亢危象。

(3)手术治疗:目前认为妊娠期应避免行甲状腺切除术,因为妊娠期甲状腺血供丰富,手术比孕前复杂,术后孕妇易合并甲状腺功能减退、甲状旁腺功能减退和喉返神经损伤,并且手术容易引起流产和早产。仅在出现药物治疗不能控制甲亢症状或存在药物使用禁忌证或者怀疑有癌变者,可以考虑手术治疗。最佳手术时机是妊娠中期。

(4)产科处理:妊娠合并甲亢若治疗得当,多数孕妇能顺利达足月,但如果合并甲亢性心脏病、子痫前期等严重合并症,应考虑终止妊娠。妊娠晚期要密切监测胎儿宫内情况及胎盘功能,积极防治早产、子痫前期。

由于引产、产程和分娩、剖宫产手术等可引起甲亢患者病情恶化,事先应做好准备,包括服用丙硫氧嘧啶、准备碘剂、引产及分娩过程中适当应用镇静药,以防产程中甲亢危象。如无产科指征尽量经阴道分娩,但应适当缩短产程,避免患者过度疲劳。

产后甲亢有复发倾向,宜加大抗甲状腺药物剂量。虽然抗甲状腺药物会通过乳汁,但丙硫氧嘧啶在乳汁中含量极低,仅为产妇服用量的 0.007%~0.077%,一般不影响婴儿甲状腺功能,故产后服丙硫氧嘧啶者仍可继续哺乳。建议母亲应该在哺乳完毕后服用抗甲状腺药物,间隔 3~4h 后再行下一次哺乳。甲巯咪唑乳汁中浓度较高,不适于哺乳期应用。哺乳期避免使用放射性碘制剂,一旦应用需停止哺乳。

(5)新生儿监护:胎儿心动过速是怀疑胎儿甲亢的最早体征。心率 >170 次 /min,持续 10min 以上。胎儿甲状腺肿是另外一个重要体征,发生在心动过速之前。新生儿甲亢的症状和体征通常在生后 10d 左右出现。具有甲亢高危因素的新生儿,应密切监测甲状腺功能。

3. 孕妇合并甲状腺危象

(1)诊断依据:①起病突然,甲亢临床表现加重;②心率超过 140~160 次 /min;③体温达 39℃以上;④伴有气急、烦躁不安、谵妄、嗜睡、昏迷等症状;⑤恶心、呕吐、腹泻、黄疸、脱水、电解质紊乱和酸碱平衡失调。若在甲亢危象的基础上发生子痫前期,可出现急性血压升高、水肿加重、氮质血症、谵妄、抽搐、昏迷等。如抢救不及时,多因高热、子痫、心力衰竭、肺水肿、感染或电解质紊乱而死亡。

(2)治疗:应请内科医师协助共同治疗.治疗原则包括①降温:物理和药物降温,必要时行人工冬眠;②抗交感神经药物:如普萘洛尔为 β 受体拮抗剂,有减慢心率和减轻交感神经兴奋性作用;③碘剂:0.5~1.0g 碘化钠加入 10% 葡萄糖溶液 500ml 中静脉滴注,或复方碘溶液 3ml 立即服用,以后每 6 小时服 1 次,以抑制甲状腺激素向血中释放;④抗甲状腺药物:应加倍应用,症状缓解后再减量,以阻断甲状腺激素的合成;⑤应用糖皮质激素;⑥镇静,解痉,以防止子痫发生;⑦纠正脱水与电解质紊乱、酸碱平衡失调;⑧防治呼吸、循环衰竭;⑨防治感染;⑩待症状稳定后 2~4h,结束分娩或行剖宫产。

二、妊娠合并甲减

【对母儿影响】

1. 对母亲的影响　甲减患者产科并发症均明显增加:流产、早产、妊娠期高血压疾病、胎盘早剥、胎儿窘迫、心力衰竭发生率增加。亚临床甲减妊娠并发症尚无足够的临床资料。

2. 对胎儿的影响

(1)神经系统发育障碍:在胎儿甲状腺功能完全建立之前(即妊娠 20 周之前),胎儿脑发育所需甲状腺素(T_4)几乎全部来源于母体,母体 T_4 缺乏可导致后代神经智力发育障碍。

(2)胎儿甲减:孕期母亲甲状腺球蛋白抗体、甲状腺过氧化物酶抗体均可透过胎盘到达胎儿,导致胎儿甲减,影响胎儿发育。

(3)先天畸形:曾有研究提示甲减和先天畸形相关,但最近更多的研究显示两者无相关性。

(4)围产儿不良结局增加:胎儿窘迫、胎死宫内、早产、低出生体重儿发生率增加。

【诊断】

1. 高危人群的筛查　包括:①妊娠前已服用甲状腺激素制剂者;②有甲亢、甲减、产后甲状腺炎、甲状腺部分切除及 I^{131} 治疗史者;③有甲状腺疾病家族史者;④已知存在甲状腺自身抗体者;⑤甲状腺肿大者;⑥提示存在甲减症状或体征者;⑦ 1 型糖尿病患者;⑧患有其他自身免疫疾病者;⑨曾有颈部不适病史者;⑩不良孕产史或不孕病史者。

2. 临床表现与辅助检查

(1)症状及体征:主要有全身疲乏、困倦、记忆力减退、食欲减退、声音嘶哑、便秘、言语徐缓和精神活动迟钝等。水肿主要在面部,特别是眼眶周围的肿胀,眼睑肿胀并下垂,面部表情呆滞,头发稀疏,皮肤干燥,出汗少,低体温,下肢黏液性水肿,呈非凹陷性,严重者出现心脏扩大、心包积液、心动过缓、腱反射迟钝等。先天性甲减开始治疗较晚的患者,身材矮小。

(2)甲状腺功能检查:①亚临床甲减(subclinical hypothyroidism,SCH):诊断标准是血清 TSH> 妊娠期特异性参考范围上限,血清 FT_4 在妊娠期特异性参考范围之内。如不能得到 TSH 妊娠期特异性参考范围,妊娠早期 TSH 上限的切点值为普通人群 TSH 参考范围上限下降 22% 或 4.0mU/L。②临床甲减:诊断标准是血清 TSH> 妊娠期特异性参考范围上限,血清 FT_4< 妊娠期特异性参考范围下限。碘充足地区,引起临床甲减的最常见原因是自身免疫性甲状腺炎。③妊娠期单纯低甲状腺素血症(又称低 T_4 血症):指妊娠妇女甲状腺自身抗体阴性、血清 TSH 水平正常,且 FT_4 水平低于妊娠期特异性参考范围下限。

【处理】

1. 妊娠前　甲减患者常以不孕或流产为主诉就诊。这些患者应推迟怀孕,直到药物水平达到维持量可以考虑受孕。缺碘地区孕妇适当补碘,以防止胎儿甲减发生。

2. 妊娠期

(1)妊娠前已经确诊的甲减:准备妊娠应调整左甲状腺素钠(levothyroxine sodium,L-T_4)剂量,使血清 TSH 控制在 0.1~2.5mU/L 范围内再考虑妊娠,妊娠期间密切监测甲状腺功能。

(2)既往无甲减病史,妊娠期间诊断的甲减:一旦诊断就需立即开始治疗,使血清 TSH 控制在妊娠特异性参考范围的下 1/2,如无法获得妊娠特异性参考范围,妊娠早期 TSH 可控制在 4.0mU/L 以下。妊娠期临床甲减首选左甲状腺素(LT_4)治疗。LT_4 起始剂量 50~100 μg/d。每 2~4 周测定 TSH、FT_4、TT_4,根据检验结果调整左甲状腺素钠剂量。TSH 达标后,每 4~8 周监测甲状腺功能,以维持激素水平的稳定。

(3)亚临床甲减:根据血清 TSH 水平和 TPOAb 是否阳性选择不同的治疗方案。① TSH> 妊娠期特异性参考范围上限(或 4.0mU/L),无论 TPOAb 是否阳性,均推荐 LT_4 治疗;② TSH>2.5mU/L 且低于妊娠期特异性参考范围上限(或 4.0mU/L),伴 TPOAb 阳性,考虑 LT_4 治疗;③ TSH>2.5mU/L 且低于妊娠期特异性参考范围上限(或 4.0mU/L),TPOAb 阴性,不考虑 LT_4 治疗;④ TSH<2.5mU/L 且高于妊娠期特异性参考范围下限(或 0.1mU/L),不推荐 LT_4 治疗,TPOAb 阳性,需监测 TSH;如 TPOAb 阴性,无须监测 TSH。

(4)妊娠期单纯低甲状腺素血症:美国甲状腺协会(American Thyroid Association,ATA)不推荐进行 LT$_4$ 治疗。

3. 围产期　甲减孕妇常易合并过期妊娠,40 周后开始引产。临产分娩时,给予产妇氧气吸入,鼓励进食,产程中行胎心监护。第二产程时,先天性甲减孕妇多数有腹直肌力量不足,不能很好地增加腹压,必要时应用器械助产。做好新生儿复苏准备,产时留脐带血检查甲状腺功能。注意产后出血,给予宫缩剂。产后随访甲状腺功能指标并继续进行甲状腺素治疗,甲状腺素基本不通过乳汁,可以母乳喂养。

产褥期甲状腺功能变化较大,应及时调整药物剂量。抗甲状腺抗体阳性患者产后可能会有病情加重,亚临床状态转为临床阶段。临床甲减孕妇产后 LT$_4$ 剂量应减少到妊娠前水平,并在产后 6 周复查甲状腺功能,指导调整 LT$_4$ 剂量。亚临床甲减孕妇产后可以停用 LT$_4$,产后 6 周评估血清 TSH 水平。

4. 新生儿出生后甲状腺功能的检查　新生儿先天性甲状腺功能减退筛查应在出生后 72h~7d 进行。足跟血(滤纸干血斑标本)TSH 切点值是 10~20mU/L。LT$_4$ 治疗应在出生后 2 个月内尽早开始。治疗目标是维持血清 TSH<5mU/L,FT$_4$、TT$_4$ 在参考范围上 1/2 水平。

小结

1. 妊娠期注意筛查甲状腺疾病,甲状腺功能亢进及甲状腺功能减退均能够对母儿产生较大不良影响。应注意孕期监测及治疗,以防母儿并发症的发生。

2. 妊娠合并甲状腺功能减退的治疗首选左甲状腺素钠,确诊后应积极治疗以降低对新生儿的不良影响。妊娠合并甲状腺功能亢进的治疗首选丙硫氧嘧啶,妊娠期、分娩时以及产褥期间应预防甲亢危象的发生。

思考题

亚临床甲减的治疗方案?

(程蔚蔚)

第二节　糖　尿　病

妊娠合并糖尿病包括孕前糖尿病(pregestational diabetes mellitus,PGDM)基础上合并妊娠以及妊娠期糖尿病(gestational diabetes mellitus,GDM)。PGDM 是指孕前已确诊或妊娠期首次发现血糖升高已经达到糖尿病诊断标准,而 GDM 系指在妊娠期首次发现或发生的糖代谢异常。

【妊娠期母体代谢的变化】

1. 基础代谢率(basal metabolic rate,BMR)　于妊娠早期稍下降,妊娠中期逐渐增高,至妊娠晚期可增高 15%~20%。

2. 体重　妊娠早期因妊娠反应进食差,体重增加不明显,或在短期内有所下降。于妊娠 13 周起胎儿发育较快,母体适应性变化也较大,体重随之增加明显,平均每周增加350g,直至妊娠足月时体重平均约增加12.5kg,包括胎儿、胎盘、羊水所增加的重量,母体方面包括增大的子宫、乳房、血容量的增加,以及水潴留及脂肪沉积等。

3. 蛋白质代谢 蛋白质是构成人体组织的基本物质。妊娠晚期母体及胎儿共贮备蛋白质约1 000g,其中500g供给胎儿及胎盘生长的需要,其余500g则作为母体子宫、乳房及母体血容量增加的需要。妊娠期间母体蛋白质合成增加而分解也旺盛,但总的来说合成大于分解,处于正氮平衡状态。

4. 脂类代谢 妊娠期由于肠道对脂肪吸收能力增加,整个妊娠期血脂水平均有增高,血浆脂蛋白及胆固醇水平亦有明显改变,母体贮存脂肪为妊娠晚期、分娩及产后哺乳期供应必要的能量。当孕妇能量消耗过多时,体内动用大量脂肪使血中酮体增加,发生酮血症。孕妇尿中出现酮体多见于妊娠剧吐、产程较长时能量过度消耗及饥饿,所以孕妇与非孕妇女相比,在饥饿时更易发生酮血症。

5. 水代谢 水潴留增加是妊娠正常生理性改变,促使发生组织间液增多,原因有:①雌激素可使组织间隙基质所含的黏多糖产生去聚合作用,而发生水、电解质在组织间隙的潴留。②妊娠期血容量增加,血浆白蛋白从平均41.5g/L下降至约30.5g/L。由于血浆白蛋白下降,血浆胶体渗透压也下降,而致组织间隙液体增加。③妊娠期由于增大的子宫压迫下腔静脉,引起血液回流受阻,致使静脉压力超过血浆渗透压,体液通过血管壁渗出潴留在组织间隙。故在晚孕期会引起生理性水肿。

6. 矿物质代谢

(1)铁代谢:见妊娠期贫血。

(2)钙代谢:妊娠期间肠道对钙的吸收增加,尿中钙的排出量增加,妊娠后期需要钙1.5g/d,每日饮食不能满足钙需要,为满足胎儿生长发育尤其是骨骼发育的需求,孕期需合理补钙,同时补充维生素D,以促进小肠黏膜对钙的吸收。

7. 糖代谢

(1)妊娠期血糖水平下降:原因较多,包括:①胎儿摄入葡萄糖增加,母血中葡萄糖是胎儿生长发育的主要能源,母血中葡萄糖可以透过胎盘供给胎儿。②妊娠期肾血流量及肾小球滤过率均增加,而肾小管对葡萄糖的再吸收率无相应增加,孕妇尿中葡萄糖排出量增加,引起孕妇血糖下降,同时出现生理性糖尿。③雌激素和孕激素增加母体对葡萄糖的利用,所以空腹时孕妇胰岛素清除葡萄糖的能力较非妊娠期增加,孕妇空腹血糖下降最为明显。因此妊娠期妇女应避免长时间空腹以防低血糖,甚至酮症。

(2)妊娠期糖负荷后反应改变:非妊娠期糖负荷后约30min血糖达峰值,1~2h恢复正常,妊娠期妇女糖负荷后,血糖峰值高于非孕期并延迟到达,恢复正常水平缓慢,胰岛素分泌也呈类似变化。所以妊娠后糖代谢特点是空腹血糖降低,餐后高血糖和高胰岛素血症。

(3)到妊娠中晚期,孕妇体内拮抗胰岛素样物质增加,使得孕妇对胰岛素的敏感性随孕周增加而下降,为维持正常代谢水平,胰岛素需求量相应增加。对于胰岛素分泌受限的孕妇,妊娠期如不能代偿这一生理变化而使血糖升高,出现妊娠期糖尿病(GDM)或使孕前糖尿病(PGDM)加重。

【病因】

GDM确切病因尚不清楚,目前较经典的观点认为与下列因素有关:妊娠期胰岛素抵抗;胰岛素敏感性下降的同时胰岛素分泌增加的能力亦下降,以及胰岛素受体后信号转导功能异常等。另外,孕期不健康的生活方式以及炎症因子和脂肪因子均与GDM的发生有关。

【高危因素】

1. 孕妇因素 年龄≥35岁,孕前超重或肥胖、糖耐量异常史、多囊卵巢综合征患者、糖尿病家族史、孕妇为低出生体重儿、低社会经济因素等。

2. 家族史 有糖尿病家族史。

3. 妊娠分娩史 前次GDM史、无明显原因的多次自然流产史、多产次、胎儿畸形史、死胎史、巨大胎儿分娩史及羊水过多病史等。

4. 本次妊娠因素　妊娠期发现胎儿大于孕周、羊水过多;妊娠早期空腹尿糖反复阳性;反复外阴阴道假丝酵母菌病者等。

【妊娠对糖尿病的影响】

1. 妊娠期　妊娠可使既往无糖尿病的孕妇发生 GDM,也可使原来糖尿病患者的病情加重。妊娠早期空腹血糖低,应用胰岛素治疗的孕妇如果未及时调整胰岛素用量,部分患者可能会出现低血糖。随着妊娠进展,机体胰岛素抵抗作用增强,胰岛素用量需要增加,如不适时调整会出现高血糖,甚至酮症酸中毒。另外孕期如有合并感染等,也可诱发酮症酸中毒。

2. 分娩的影响　产程中宫缩消耗大量糖原,孕妇体力消耗大,进食少,若不减少胰岛素用量则易发生低血糖甚至酮症酸中毒;孕妇临产时情绪紧张及疼痛均可引起较大的血糖波动。因此,产程中应严密监测血糖变化,及时调整胰岛素的用量。

3. 产后影响　随着胎盘娩出体外,胎盘所分泌的各种拮抗胰岛素的激素迅速消退,胰岛素也应及时调整、减少用量,否则产后易出现低血糖性昏迷。产褥期全身内分泌激素逐渐恢复到非妊娠期水平,胰岛素用量也要相应调整至孕前水平。

4. 妊娠对糖尿病合并微血管病变的影响　糖尿病合并微血管病变不是妊娠的禁忌证,糖尿病肾病者,如妊娠前糖尿病患者血肌酐 ≥ 176.8μmol/L,若不经过透析及肾移植,患者 5 年存活率极低,应尽量避免妊娠;糖尿病眼底病变患者,中孕期血糖控制满意者眼底变化较小,孕晚期或并发子痫前期时眼底病变加重。糖尿病合并眼底病变者妊娠期应严格控制孕妇血糖,加强监测血糖,并在早、中、晚孕期分别进行眼底检查。

【糖尿病对妊娠的影响】

1. 对母体的影响

(1) GDM 患者产后发展为糖耐量减低和 2 型 DM 的概率增加:未经过控制的 GDM,其新生儿在儿童期或成人期发生肥胖及 2 型 DM 的危险增加。

(2)糖尿病患者易并发妊娠期高血压疾病:子痫前期发病率较非糖尿病孕妇明显增高。妊娠期空腹血糖越高,越易发生子痫前期,子痫、胎盘早剥、脑血管意外发生率也增高。

(3)感染:糖尿病时,白细胞有多种功能缺陷,趋化性、吞噬作用、杀菌作用均显著降低。糖尿病孕妇在妊娠期及分娩期易发生泌尿生殖系统感染,甚至发展为败血症。

(4)羊水过多:发病率较非糖尿病孕妇增加 10 倍,胎儿畸形是羊水过多的主要原因之一;可能与胎儿高血糖、高渗性利尿导致胎尿产生增多有关;另外,糖尿病常伴有胎盘增大和肿胀,可能导致绒毛水肿,影响羊水交换,出现羊水过多。

(5)早产与胎膜早破:糖尿病孕妇无论是自发早产还是医源性早产的发生率都明显高于非糖尿病孕妇,并发感染以及羊水过多使胎膜早破及早产发病率增高。早产是造成妊娠期糖尿病围产儿与新生儿死亡的主要原因。

(6)分娩期并发症:因胎儿较大,常导致胎儿性难产及软产道损伤。由于巨大胎儿或某些胎儿紧急情况,手术产率增高。由于胰岛素缺乏,葡萄糖利用不足,能量不够,使子宫收缩乏力,常发生产程延长及产后出血。

(7)糖尿病酮症酸中毒:主要见于血糖控制不佳的 1 型糖尿病孕妇。

2. 对胎儿及新生儿的影响

(1)出生体重:巨大胎儿发生率高达 25%~42%。由于胰岛素不能通过胎盘转运,孕妇血糖高,使胎儿长期处于高血糖状态,刺激胎儿胰岛 B 细胞增生,产生大量胰岛素,活化氨基酸转移系统,促进蛋白、脂肪合成和抑制脂肪分解作用,使胎儿过度生长,形成糖尿病性巨大胎儿。但如果是累及微血管病变的 PGDM,会影响胎盘功能,从而导致胎儿生长受限。

(2)新生儿低血糖:较常见。母亲高血糖刺激胎儿胰岛 B 细胞增生,分泌过量胰岛素导致新生儿低血糖。

（3）自然流产：糖尿病妇女妊娠后自然流产的发生率明显增加，可达 15%~30%，流产多发生于孕早期。将糖尿病患者血糖控制正常后再妊娠，维持早孕期血糖在正常水平，自然流产的发生可明显减少。

（4）胎儿畸形：胎儿畸形发生率为 6%~8%，为正常孕妇的 3 倍，与高血糖、高酮血症等有关。

（5）围产儿死亡率增加：尤其是 PGDM 发生死胎、早产、胎儿宫内窘迫、FGR 及新生儿窒息发生率明显增高。

（6）产伤：主要是肩难产、锁骨骨折和臂丛神经损伤。①肩难产：胎儿体重 ≥ 4 500g 是发生肩难产的独立危险因素，而糖尿病孕妇是非糖尿病孕妇分娩胎儿体重 ≥ 4 500g 的 3 倍。②锁骨骨折和臂丛神经损伤：胎儿体重的增加，肩难产的发生率增高，锁骨骨折和臂丛神经损伤的发生率随之增加。

【临床表现与诊断】

妊娠期有"三多"症状（多饮、多食、多尿），以及反复发作的外阴阴道假丝酵母菌感染症状或体征。孕妇体重 >90kg，本次妊娠伴有羊水过多或巨大胎儿者应警惕糖尿病，但大多数妊娠期糖尿病患者无明显的临床表现。

1. **孕前糖尿病（PGDM）的诊断**　符合以下 2 项中任意一项者，可确定为 PGDM。

（1）妊娠前已确诊为糖尿病患者。

（2）妊娠前从未进行过血糖检查的孕妇，尤其是存在糖尿病高危因素者，如肥胖（尤其重度肥胖）、一级亲属患 2 型糖尿病、GDM 史或大于胎龄儿分娩史、多囊卵巢综合征患者及妊娠早期空腹尿糖反复阳性，首次产前检查时应明确是否存在妊娠前糖尿病，达到以下任何一项标准应诊断为 PGDM：①空腹血糖（fasting plasma glucose，FPG）≥ 7.0mmol/L（126mg/dl）；② 75g 口服葡萄糖耐量试验（oral glucose tolerance test，OGTT），服糖后 2h 血糖 ≥ 11.1mmol/L（200mg/dl）；孕早期不常规推荐进行该项检查；③伴有典型的高血糖或高血糖危象症状，同时任意血糖 ≥ 11.1mmol/L（200mg/dl）；④糖化血红蛋白（glycohemoglobin，HbA1c）≥ 6.5%（采用 NGSP/DCCT 标化方法），糖化血红蛋白反映取血前 2~3 个月的平均血糖水平，可作为糖尿病长期控制的良好指标，但不推荐妊娠期常规使用 HbA1c 进行糖尿病筛查。

2. **妊娠期糖尿病（GDM）的诊断**

（1）有条件的医疗机构，应对所有尚未被诊断为糖尿病的孕妇，在妊娠 24~28 周以及 28 周后首次产检时进行 75g OGTT。诊断标准：空腹、服葡萄糖后 1h、2h 血糖值分别为 5.1mmol/L、10.0mmol/L、8.5mmol/L。任意一点血糖值达到或超过上述标准即诊断为 GDM。

75g OGTT 的方法：OGTT 试验前连续 3d 正常体力活动、正常饮食，即每日进食糖类不少于 150g，OGTT 前 1 日晚餐后至少禁食水 8h 至次日晨（最迟不超过上午 9 时），检查期间静坐、禁烟。然后将 75g 葡萄糖溶于 300ml 水中，5min 服完，分别抽取服糖前、服糖后 1h、服糖后 2h 静脉血（从开始饮用葡萄糖水计算时间），放入含有氟化钠的试管中并采用葡萄糖氧化酶法测定血浆葡萄糖水平。

（2）医疗资源匮乏的地区，建议妊娠 24~28 周首先检查空腹血糖：空腹血糖 ≥ 5.1mmol/L，可直接诊断为 GDM，不必再行 OGTT；4.4mmol/L ≤空腹血糖 <5.1mmol/L 者，应尽早做 75g OGTT；空腹血糖 <4.4mmol/L，暂不行 OGTT。

（3）孕妇具有 GDM 高危因素，首次 OGTT 正常者，必要时在妊娠晚期重复 OGTT。未定期孕期检查者，如果首次就诊在妊娠 28 周之后，建议初次就诊时进行 OGTT 或空腹血糖检查。

【妊娠合并糖尿病的分期】

依据患者发生糖尿病的年龄、病程以及是否存在血管并发症等进行分期（White 分类法）。

A 级：妊娠期诊断的糖尿病。A1 级：经控制饮食，空腹血糖 <5.3mmol/L，餐后 2h 血糖 <6.7mmol/L；A2 级：经控制饮食，空腹血糖 ≥ 5.3mmol/L，餐后 2h 血糖 ≥ 6.7mmoL/L。

B 级：显性糖尿病，20 岁以后发病，病程 <10 年。

C 级：发病年龄 10~19 岁，或病程达 10~19 年。

D 级：10 岁前发病，或病程 ≥ 20 年，或合并单纯性视网膜病。

F级:糖尿病肾病。

R级:眼底有增生性视网膜病变或玻璃体积血。

H级:冠状动脉粥样硬化性心脏病。

T级:有肾移植史。

【处理】

1. 糖尿病患者可否妊娠的指标

(1)糖尿病患者于妊娠前应确定糖尿病严重程度,未经治疗的D、F、R级糖尿病一旦妊娠,对母儿危险均大,应避孕,不宜妊娠。

(2)器质性病变较轻、血糖控制良好者,可在积极治疗、密切监护下继续妊娠。

(3)从妊娠前开始,在内科医师协助下严格控制血糖值。

2. 糖尿病孕妇的管理

(1)妊娠期血糖控制目标:GDM和PGDM孕妇的控制目标分别如下:

1)GDM孕妇:餐前血糖≤5.3mmol/L(95mg/dl),餐后2h血糖≤6.7mmol/L(120mg/dl),特殊情况下测餐后1h血糖≤7.8mmol/L(140mg/dl),夜间血糖不低于3.3mmol/L(60mg/dl);妊娠期HbA1c<5.5%。

2)PGDM孕妇:妊娠早期血糖控制勿过于严格,以防低血糖发生。妊娠期餐前、夜间血糖及FPG宜控制在3.3~5.6mmol/L(60~99mg/dl),餐后峰值血糖5.6~7.1mmol/L(100~129mg/dl),HbA1c<6.0%。无论GDM或PGDM,经过饮食和运动管理,妊娠期血糖达不到上述标准时,应及时加用胰岛素或口服降糖药物进一步控制血糖。

(2)医学营养治疗:其目的是使糖尿病孕妇的血糖控制在正常范围,保证孕妇和胎儿的合理营养摄入,减少母儿并发症的发生。每日摄入总能量应根据不同妊娠前体重和妊娠期的体重增长速度而定(表4-19-1)。孕早期需要热量与非孕期相同,中期以后每日热量增加200kcal,其中糖类占45%~55%,蛋白质占20%~25%,脂肪占25%~30%。少量多餐、定时定量进餐对血糖控制非常重要。早、中、晚三餐的能量应控制在每日摄入总能量的10%~15%、30%、30%,每次加餐的能量可以占5%~10%,有助于防止餐前过度饥饿。同时应补充维生素、碘化钾、钙及铁剂,适当限制食盐的摄入量。饮食控制3~5d后测定24h血糖(血糖轮廓试验):包括0点、三餐前30min及三餐后2h血糖水平和相应尿酮体。尿酮体阳性,应重新调整饮食。妊娠期血糖控制满意范围是指孕妇在无明显饥饿感的情况下,空腹和餐前30min血糖3.3~5.3mmol/L,餐后2h血糖4.4~6.7mmol/L,夜间4.4~6.7mmol/L(表4-19-1)。

表4-19-1　基于妊娠前体重指数推荐的孕妇每日能量摄入量及妊娠期体重增长标准

妊娠前体重指数/ (kg·m^{-2})	能量系数/ (kcal·kg^{-1}·d^{-1})	平均能量/ (kcal·d^{-1})	妊娠期体重 增长值/kg	妊娠中晚期每周体重增长值/kg	
				均数	范围
<18.5	35~40	2 000~2 300	12.5~18.0	0.51	0.44~0.58
18.5~24.9	30~35	1 800~2 100	11.5~16.0	0.42	0.35~0.50
≥25.0	25~30	1 500~1 800	7.0~11.5	0.28	0.23~0.33

(3)运动:运动疗法可降低妊娠期胰岛素抵抗,是GDM的综合治疗措施之一,每餐30min后进行中等强度的运动对母儿无不良影响。妊娠期的运动方法包括游泳、踏板行走或户外散步等。

(4)药物治疗:不能达标的GDM患者首先推荐应用胰岛素控制血糖。医学营养治疗和运动指导后,如果血糖控制不达标或出现饥饿性酮症,增加热量摄入后血糖又超标者,应及时加用胰岛素治疗。胰岛素治疗是药物控制糖代谢紊乱的最佳选择。给予胰岛素治疗可降低血糖、恢复B细胞调节功能、改善胰岛素分泌、提高肌肉转换葡萄糖体系功能与增加对胰岛素的敏感性。

胰岛素用量个体差异大,无统一标准。建议从小剂量开始,并根据病情、孕期进展及血糖值加以调整,力求控制血糖达标。目前应用最普遍的方法是长效胰岛素和超短效或短效胰岛素联合使用,即三餐前注射超短效或短效胰岛素,睡前注射长效胰岛素。从小剂量开始,逐渐调整至理想血糖标准。

目前在 GDM 患者应用中较为安全的口服降糖药物主要是格列苯脲和二甲双胍。格列本脲几乎不通过胎盘;二甲双胍分子量低,可以通过胎盘,但目前没有发现对胎儿有致畸、酸碱平衡紊乱、新生儿缺氧等副作用,远期影响仍需要进一步随访。但对于胰岛素用量较大或拒绝应用胰岛素的孕妇,应用上述口服降糖药物的潜在风险远小于未控制的妊娠期高血糖本身对胎儿的危害。因此,在知情同意的基础上,部分 GDM 孕妇可谨慎使用。但是,由于胎盘供血不足可能导致生长受限或酸中毒,对于合并高血压、子痫前期或宫内生长受限的孕妇不应使用二甲双胍。

(5)酮症治疗:尿酮体阳性时,应立即检查血糖,若血糖过低,考虑饥饿性酮症,及时增加食物摄入,必要时静脉滴注葡萄糖。如高血糖酮症,治疗原则如下:①血糖过高者(>16.6mmol/L),先予胰岛素 0.2~0.4U/kg 一次性静脉注射。②胰岛素持续静脉滴注:0.9% 氯化钠注射液 + 胰岛素 0.1U/(kg·h)或 4~6U/h 的速度输入。③监测血糖:从使用胰岛素开始,每小时监测血糖 1 次,根据血糖下降情况进行调整,要求平均每小时血糖下降 3.9~5.6mmol/L 或超过静脉滴注前血糖水平的 30%。达不到此标准者,可能存在胰岛素抵抗,应将胰岛素用量加倍。④当血糖降至 13.9mmol/L 时,将 0.9% 氯化钠注射液改为 5% 的葡萄糖或葡萄糖盐水,每 2~4g 葡萄糖加入 1U 胰岛素,直至血糖降至 11.1mmol/L 以下、尿酮体阴性、并可平稳过渡到餐前皮下注射治疗时停止。补液原则先快后慢、先盐后糖;注意出入量平衡。开始静脉胰岛素治疗应注意监测血钾,且患者有尿后及时补钾,避免出现严重低钾血症。

3. 孕期的母儿监护

(1)血糖监测:①自我血糖监测(self-monitoring of blood glucose,SMBG):采用微量血糖仪自行测定毛细血管血糖水平。对于新诊断的高血糖孕妇、血糖控制不佳及妊娠期使用胰岛素的孕妇,应每日监测 7 点血糖,即三餐前 30min,三餐后 2h 和夜间血糖;血糖稳定者,每 1 周行一次血糖轮廓试验,监测并调整胰岛素用量。对于不需要胰岛素治疗的 GDM 孕妇,至少每周一次全天血糖监测,包括末梢空腹血糖及三餐后 2h 末梢血糖。②连续动态血糖监测(continuous glucose monitoring system,CGMS):可用于血糖控制不理想的 PGDM 或血糖明显异常而需要加用胰岛素的 GDM 孕妇。能够降低 1 型糖尿病孕妇巨大胎儿的发生风险。③糖化血红蛋白(HbA1c):HbA1c 反映取血前 2~3 个月的平均血糖水平,可作为评估糖尿病长期控制情况的良好指标,多用于 GDM 初次评估。糖尿病合并妊娠者,每 1~2 个月测定 1 次 HbA1c,宜 <6.0%;GDM 患者 HbA1c<5.5%。④尿酮体监测:有助于及时发现孕妇能量摄入不足或酮症酸中毒。血糖控制不理想时应查尿酮体。

需要注意的是,早孕反应可能给血糖控制带来困难,应密切监测血糖变化。及时调整胰岛素用量以防低血糖发生,孕前患糖尿病者需每周检查一次直至妊娠第 10 周,以后每 2 周检查一次。

(2)孕妇并发症的监测:每 1~2 个月测定肾功能及糖化血红蛋白含量,同时进行眼底检查。结合糖尿病对孕妇的影响,重点监测妊娠期高血压疾病、羊水过多、糖尿病酮症酸中毒、感染、甲状腺功能等。糖尿病伴有微血管病变合并妊娠者应在妊娠早、中、晚 3 个阶段进行肾功能、眼底检查和血脂测定。

(3)胎儿监测:①胎儿发育的监测:对妊娠早期血糖未得到控制的孕妇,建议超声检查胎儿中枢神经系统和心脏的发育,有条件者行胎儿超声心动图检查;②胎儿生长速度的监测:孕晚期每 4~6 周进行一次超声检查,监测胎儿发育情况,尤其是胎儿腹围和羊水量的变化;③胎儿宫内安全的评估:孕晚期应监测胎动,对于孕期使用胰岛素控制血糖者或 PGDM,32 周以后每周产检一次,注意胎儿发育、宫内状况以及胎盘功能的监测,每周行 1 次无应激试验(non-stress test,NST);④促胎肺成熟:必要时于终止妊娠前 48h 促胎肺成熟。

4. 分娩时机

(1)无须胰岛素治疗而血糖控制达标的 GDM 孕妇,若无母儿并发症,在严密监测下可等待至预产期,到预产期仍未临产者可引产终止妊娠。

(2)PGDM 及需要胰岛素治疗的 GDM 孕妇,若血糖控制良好且无母儿并发症,严密监测下,妊娠 39 周后可终止妊娠;血糖控制不满意或出现母儿并发症,应及时收入院观察,根据病情决定终止妊娠时机。

（3）糖尿病伴微血管病变或既往有不良产史者，需严密监护，终止妊娠时机应个体化。

5. 分娩方式　糖尿病不是剖宫产的指征，决定阴道分娩者，应制订分娩计划，产程中密切监测孕妇血糖、宫缩、胎心变化，避免产程过长。

选择性剖宫产手术指征：糖尿病伴微血管病变、合并重度子痫前期或胎儿生长受限、巨大胎儿、胎儿窘迫、胎位异常、剖宫产史、胎盘功能不良等。孕期血糖控制不好，胎儿偏大（尤其估计体重 >4 250g）者或既往死胎、死产史者，应放宽剖宫产指征。

6. 分娩期处理

（1）一般处理：注意休息、镇静，给予适当饮食，严密观察血糖、尿糖及酮体变化，及时调整胰岛素用量，加强胎儿监护。

（2）阴道分娩：临产时情绪紧张及疼痛可使血糖波动，胰岛素用量不易掌握，严格控制产时血糖水平对母儿十分重要。临产后仍采用糖尿病饮食，产程中一般应停用皮下注射胰岛素，孕前患糖尿病者静脉输注 0.9% 氯化钠注射液加胰岛素，根据产程中测得的血糖值调整静脉输液速度。

（3）剖宫产：在手术日停止皮下注射所有胰岛素，监测血糖及尿酮体，根据其空腹血糖水平及每日胰岛素用量，改为小剂量胰岛素持续静脉滴注。一般按 3~4g 葡萄糖加 1U 胰岛素比例配制葡萄糖注射液，并按每小时静脉输入 2~3U 胰岛素速度持续静脉滴注，每 1~2 小时测 1 次血糖，尽量使术中血糖控制在 6.7~10.0mmol/L。术后每 2~4 小时测一次血糖，直到饮食恢复。

（4）产后处理：大部分 GDM 患者在产后不再需要胰岛素治疗，仅少数患者仍需治疗者，产后胰岛素用量减少至分娩前的 1/3~1/2，并结合产后血糖水平调整胰岛素的用量。产后应继续注意电解质平衡，预防产后出血，应用广谱抗生素预防感染，拆线时间稍延长。

（5）GDM 的产后随访：产后应检查空腹血糖，空腹血糖正常者产后 6~12 周行 OGTT 检查，若仍异常，可能为产前漏诊的糖尿病患者。产后空腹血糖反复 ≥ 7.0mmol/L 者，考虑 PGDM；GDM 多可在产后恢复，仍有部分病例于产后 5~10 年转为 2 型糖尿病，应定期随访。

（6）新生儿出生时处理：留脐血，进行血糖监测。无论出生时状况如何，均应视为高危新生儿，尤其是妊娠期血糖控制不满意者，需给予监护，注意保暖和吸氧，重点是防止新生儿低血糖，应在开奶的同时定期滴服葡萄糖液。

小结

1. 妊娠合并糖尿病中80%以上为妊娠期糖尿病。临床表现不典型，75g OGTT 是主要的诊断方法。

2. 妊娠合并糖尿病的处理原则是维持血糖在正常范围，预防母儿合并症的发生。糖尿病本身不是剖宫产指征，产后注意随访血糖。

思考题

1. 妊娠期糖尿病为什么容易分娩巨大胎儿？

2. 妊娠期监测与控制血糖的意义有哪些？

（程蔚蔚）

第二十章
风湿免疫系统疾病

妊娠合并风湿免疫系统疾病是严重影响母婴健康的一类疾病。妊娠本身就存在母体免疫应答机制调节的变化,当妊娠合并风湿免疫系统疾病时,由于孕前的隐匿性以及妊娠和分娩激素水平的变化,可使部分自身免疫性疾病病情复发或加重,使部分隐匿和不典型病例显性化。由于风湿免疫系统疾病在病因及发病机制方面具有共同的特点,对妊娠结局的影响表现相似,自然流产、早产、胎儿生长受限、羊水过少、死胎、子痫前期 - 子痫、HELLP 综合征等母胎并发症明显增加。因此,在妊娠前、妊娠期及产后,及早识别风湿免疫系统疾病,认识妊娠与疾病的相互影响,加强孕前咨询,合理实施母胎监测与管理,重视多学科合作,是降低妊娠合并风湿免疫系统疾病母儿损害的关键。

第一节　系统性红斑狼疮

系统性红斑狼疮(systemic lupus erythematosus,SLE)多见于育龄期女性,是一种自身免疫介导的、以免疫性炎症为突出表现的弥漫性结缔组织病。我国大样本流行病学调查发现 SLE 的患病率为70/10 万,妇女中高达 113/10 万,且有增高趋势。SLE 患者妊娠会增加妊娠并发症和母儿不良结局发生的风险,加强产科和新生儿监护是优化母胎结局的必要措施,通过多学科合作及努力,SLE 患者妊娠丢失率已从 43% 下降到 17%。

【诊断标准以及 SLE 活动性判断标准】

1. **诊断标准**　目前普遍采用美国风湿病学会 1997 年推荐的分类标准,包括颊部红斑、盘状红斑、光过敏、口腔溃疡、累及 2 个或以上外周关节的非侵蚀性关节炎、浆膜炎、肾脏病变、神经病变、血液学异常、抗双链 DNA 抗体阳性免疫学指标异常以及抗核抗体滴度升高。以上 11 项表现中,符合 4 项或4 项以上者,在除外感染、肿瘤和其他结缔组织病后,即可诊断为 SLE,其特异度和敏感度分别达 95%和 85%。其中免疫学检查指标异常和高滴度抗核抗体更具有诊断意义。

系统性红斑狼疮发病或疾病活动时的临床表现中有疲劳症状、胃肠道症状、发热、呼吸道症状、消瘦、心血管症状、关节痛、淋巴系统损害、皮肤损害、中枢神经症状、肾脏损害。

2. **SLE 活动性判断标准**　目前最为常用的是系统性红斑狼疮疾病活动指数(systemic lupus erythematosus disease activity index,SLE-DAI),其将判断病情的各项指标按照受累程度积分,0~4 分为基本无活动;5~9 分为轻度活动;10~14 分为中度活动; ≥ 15 分为重度活动(表 4-20-1)。

【SLE 与妊娠的相互影响】

1. **妊娠对 SLE 的影响**　妊娠期系统性红斑狼疮发作可造成不可逆的脏器损害。虽然产后存在狼疮发作的特殊高风险,但是妊娠是否增加 SLE 发作的风险,目前尚未明确。增加妊娠期 SLE 发作风险的因素包括:妊娠前 6 个月之内的狼疮活动;狼疮肾炎病史;停用羟氯喹(HCQ)。预测不良妊娠

表 4-20-1　系统性红斑狼疮疾病活动指数（SLE-DAI）

计分	临床表现	定义
8	癫痫样发作	近期发作,除外代谢、感染及药物因素
8	精神症状	严重的认知障碍、行为异常,包括:幻觉、思维散漫、缺乏逻辑性、行为紧张、怪异、缺乏条理。除外尿毒症及药物因素
8	器质性脑病	大脑功能异常,定向力、记忆力及计算力障碍。包括意识障碍,对周围环境注意力不集中,加上以下至少两项:认知障碍、语言不连贯、嗜睡或睡眠倒错、精神运动增加或减少。需除外代谢性、感染性及药物性因素
8	视力受损	SLE 的视网膜病变,包括絮状渗出、视网膜出血、严重的脉络膜渗出或出血及视神经炎。需除外高血压、感染或其他药物因素
8	脑神经异常	新发的包括脑神经在内的感觉或运动神经病
8	狼疮性头痛	严重持续的头痛,可以为偏头痛,镇痛药无效
8	脑血管意外	新发的脑血管意外,除外动脉硬化
8	血管炎	溃疡、坏疽、痛性指端结节,甲周梗死、片状出血或活检或血管造影证实存在血管炎
4	关节炎	2 个以上关节疼痛及炎症表现,如:压痛、肿胀及积液
4	肌炎	近端肌肉疼痛或无力,合并肌酸激酶或醛缩酶升高,或肌电图或肌活检存在肌炎
4	管型尿	出现颗粒管型或红细胞管型
4	血尿	>5 RBC/HP。除外结石、感染或其他因素
4	蛋白尿	新出现的蛋白尿 >0.5g/24h 或近期增加 >0.5g/24h
4	脓尿	>5 WBC/HP。除外感染
2	新发皮疹	新出现或再发的炎性皮疹
2	脱发	新出现或再发的异常片状或弥漫性脱发
2	黏膜溃疡	新出现或再发的口、鼻溃疡
2	胸膜炎	出现胸膜炎性疼痛、有胸膜摩擦音或胸腔积液或胸膜增厚
2	心包炎	心包疼痛,加上以下至少一项:心包摩擦音、心包积液或心电图或超声证实
2	低补体	CH50、C3、C4 低于正常值低限
2	DNA 升高	>25%（Fan 氏法）或高于检测范围
1	发热	需除外感染因素
1	血小板减低	$<100 \times 10^9/L$
1	白细胞减少	$<3 \times 10^9/L$,除外药物因素

注:上述计分为前 10d 之内的症状和检查。

结局的指标包括:狼疮活动;使用抗高血压药物;狼疮肾炎;存在抗磷脂抗体和血小板减少。

2. **SLE 对妊娠的影响**　SLE 合并妊娠,孕产妇死亡风险增加了 20 倍,早产、胎儿生长受限、子痫前期 - 子痫、非计划性剖宫产、新生儿狼疮风险增加。

（1）子痫前期:子痫前期是 SLE 最常见的妊娠并发症,发生率 16%~30%,明显高于产科人群的 4.6%。

（2）早产:早产是 SLE 常见的产科并发症。文献报道的早产率为 15%~50%,伴有狼疮肾炎或狼疮重度活动的女性早产发病率增加。狼疮肾炎活动性疾病的存在是早产最强的预测因子。

（3）胎儿丢失:抗磷脂抗体（antiphospholipid antibody,APL）阳性和狼疮活动是 SLE 患者妊娠丢失的重要危险因素。

(4)胎儿生长受限:10%~30% 的 SLE 患者妊娠合并胎儿生长受限。与其他并发症一样,在活动性 SLE、高血压和狼疮肾炎存在时,风险较高。

(5)新生儿红斑狼疮:新生儿红斑狼疮是一种被动转移的自身免疫性疾病,发生在抗 SSA 抗体或抗 SSB 抗体阳性的母亲分娩的新生儿。胎儿暴露于抗 SSA 抗体和 / 或抗 SSB 抗体还会增加患先天性完全性心脏传导阻滞的风险。

(6)对子代的其他影响:妊娠合并特发性血小板减少性紫癜患者分娩的新生儿,可引起胎儿免疫性血小板减少症,重症者会发生颅内出血。血小板计数一般在新生儿出生后 1~2 周内恢复正常。

【妊娠合并 SLE 的鉴别诊断】

1. **子痫前期** 肾型 SLE 患者和妊娠期高血压疾病患者均可出现水肿、高血压、蛋白尿。脑型 SLE 可以发生癫痫,与子痫抽搐发作的临床表现难以区分。但以下几点可以用于区分:①免疫指标: SLE 患者阳性,子痫前期患者阴性。②血清补体水平:SLE 患者降低,子痫前期患者升高。③妊娠终止: 子痫前期疾病缓解,SLE 不能缓解。妊娠期高血压疾病的根本措施是终止妊娠,而 SLE 病情加重,治疗方法则是需增加泼尼松用量或加用其他免疫抑制药物。

2. **原发性血小板减少性紫癜** 约有 25% 的 SLE 患者发病时有血小板减少,被误认为原发性血小板减少性紫癜。通过骨髓穿刺进行区分,SLE 患者巨核细胞不减少,原发性血小板减少性紫癜巨核细胞减少。此外还可以进行抗核抗体等免疫学检查,如免疫指标阳性支持 SLE,阴性则排除。

3. **贫血** 妊娠期多见缺铁性贫血、营养性贫血,通过补充铁剂、叶酸及调整饮食,多数能纠正。 SLE 患者贫血可能是免疫引起的溶血性贫血,一般为正常细胞贫血,并常伴有血小板减少。可进行免疫抗体指标和抗人球蛋白试验鉴别,SLE 患者呈阳性,营养性贫血均为阴性。

【孕前评估】

孕前评估对 SLE 育龄期女性妊娠计划是至关重要的,患者应该在受孕前接受孕前咨询,对孕产妇和胎儿进行风险评估与药物评估。

1. SLE 患者必须同时满足下述条件才可以考虑妊娠。

(1)病情不活动且保持稳定至少 6 个月。

(2)糖皮质激素的使用剂量为泼尼松 15mg/d(或相当剂量)以下。

(3)24h 尿蛋白排泄定量为 0.5g 以下。

(4)无重要脏器损害。

(5)停用免疫抑制药物如环磷酰胺、甲氨蝶呤、雷公藤总苷、吗替麦考酚酯等至少 6 个月;对于服用来氟米特的患者,建议先进行药物清除治疗后,再停药至少 6 个月后才可以考虑妊娠。

2. **属于妊娠禁忌的情况** ①严重的肺动脉高压(估测肺动脉收缩压 >50mmHg,或出现肺动脉高压的临床症状);②重度限制性肺部病变[用力肺活量(FVC)<1L];③心力衰竭;④慢性肾衰竭[血肌酐 (SCr)>247μmol/L];⑤既往即使经过阿司匹林和肝素治疗仍不能控制的严重子痫前期或 HELLP 综合征;⑥过去 6 个月内出现脑卒中;⑦过去 6 个月内有严重的狼疮病情活动。

【围产期管理】

1. **妊娠期监测** 应由风湿免疫科和高危产科医生共同进行密切监测。风湿免疫科每个月复诊 1 次,如果出现复发可增加复诊频率。产科 20 周前每个月复诊 1 次,20~28 周每 2 周复诊 1 次,28 周后每周 1 次。产检内容包括:

(1)详细的病史与体格检查及专科检查。

(2)对血尿常规、24h 尿蛋白定量、肝肾功能、生化及电解质、血糖、血尿酸、血清补体、免疫球蛋白定量、抗 ds-DNA 抗体等进行监测,对疾病的整体情况或有无复发进行评估;对合并抗磷脂综合征的患者,应定期监测抗心磷脂(ACL)抗体、狼疮抗凝物(LA)、抗 β₂ 糖蛋白 -1(抗 β₂GP-1)抗体水平。

(3)超声检查:7~13 周核实孕周,16 周后每个月复查评估胎儿生长发育情况,排除胎儿发育畸形,如果存在胎儿生长受限(FGR)或子痫前期,可适当增加检查频率。

(4)脐动脉血流速度监测,26周后每周1次。

(5)对于血清抗SSA或抗SSB抗体阳性者,加强胎儿心脏超声检查,及早发现心脏异常或传导功能异常。

2. SLE患者妊娠期间的药物使用

(1)糖皮质激素:建议使用不含氟的糖皮质激素控制SLE患者病情,尽量使用最小的可控制疾病的剂量,建议维持剂量不超过相当于泼尼松15mg/d的剂量;可使用地塞米松促胎肺成熟。如果发现胎儿出现心脏一、二度房室传导阻滞,可以使用地塞米松或倍他米松进行治疗,建议剂量为地塞米松4mg/d或倍他米松4mg/d,一直使用至终止妊娠时,并建议在37周时终止妊娠。但对于完全房室传导阻滞,治疗几乎均不可逆转。

(2)免疫抑制剂:SLE患者妊娠期间可以使用的免疫抑制剂包括硫唑嘌呤、环孢素、他克莫司;禁用的免疫抑制剂有甲氨蝶呤、吗替麦考酚酯、来氟米特、环磷酰胺、雷公藤总苷等。已经服用这些药物的患者,建议在停药半年后再考虑妊娠。

(3)羟氯喹:具有免疫调节作用,是系统性红斑狼疮的基础治疗药物,也是经临床使用经验证实为安全的药物。在抗SSA或抗SSB阳性的SLE患者中使用,可以降低胎儿心脏传导阻滞的发生率,推荐剂量为200mg,2次/d。

(4)非甾体抗炎药(NSAIDs):在妊娠中期使用是安全的,但在妊娠早期和后期不建议使用。小剂量阿司匹林可以在整个孕期使用。

(5)对乙酰氨基酚:可用于缓解SLE妊娠患者的关节疼痛等症状,可以在妊娠期间安全使用。

(6)降压药物治疗:伴有高血压的SLE患者可以使用的降压药物包括β受体拮抗剂、中枢性α受体拮抗剂、扩血管药物。妊娠期禁用血管紧张素转换酶抑制剂或血管紧张素转化酶受体拮抗剂。

3. 终止妊娠时机　需要根据SLE病情严重程度及产科指征共同决定。对于SLE病情稳定且无并发症者,可在风湿免疫科及产科医生共同监控下,等待自然分娩。若出现病情活动以及产科并发症时,在积极治疗下放宽剖宫产指征,及时终止妊娠。终止妊娠的时机如下:

(1)早孕期出现明显的SLE病情活动。

(2)病情进行性加重,出现严重并发症,如重度子痫前期,血液系统受损,心、肾、肺、脑等器官出现损害等,经积极治疗无好转者,不论孕周大小,都应及时终止妊娠。

(3)胎盘功能不良,出现胎儿生长受限、羊水过少,妊娠≥34周随时结束分娩,若明显胎盘功能不良、胎儿窘迫如胎心监护异常或脐动脉舒张期血流缺失等,<34周可促胎肺成熟后结束分娩。

(4)对于病情平稳者,如果胎龄已满38周,建议终止妊娠。

4. SLE患者终止妊娠时糖皮质激素的使用　对于病情稳定的、每日口服糖皮质激素剂量相当于泼尼松5mg/d者进行人工流产、正常分娩或剖宫产手术时均不需要额外增加激素的剂量。但对于每日口服激素剂量在泼尼松5mg/d(或相当剂量)以上者,均应该在围手术期调整糖皮质激素的使用剂量。对于进行人工流产、中期引产手术或正常生产的患者,在原使用糖皮质激素的基础上,在手术当日或产程启动时服用泼尼松5mg(或相当剂量),或于产程启动时或于手术前0.5h,静脉注射甲泼尼龙5mg或氢化可的松25mg,次日恢复原口服剂量即可;进行剖宫产手术的患者,在原糖皮质激素剂量的基础上,在手术中静脉输注甲泼尼龙10~15mg或氢化可的松50~75mg,术后次日起改为静脉注射氢化可的松20mg,每8小时1次,术后第3天恢复至术前用量即可。

5. 合并抗磷脂综合征SLE妊娠患者的治疗　抗磷脂抗体与不良妊娠转归关系密切。对于抗磷脂抗体持续阳性的系统性红斑狼疮孕妇,从妊娠开始用小剂量阿司匹林和低分子量肝素治疗。低分子量肝素使用直至分娩后6周。

6. SLE患者的哺乳　推荐SLE患者进行母乳喂养。口服泼尼松(龙)或甲泼尼龙、羟氯喹与非甾体抗炎药(NSAIDs)的患者都可以进行母乳喂养。服用阿司匹林和华法林以及使用肝素治疗的SLE

患者可以正常哺乳。服用环磷酰胺、吗替麦考酚酯、甲氨蝶呤、来氟米特、硫唑嘌呤、环孢素、他克莫司的SLE患者不宜哺乳。但对于服用泼尼松剂量超过20mg/d或相当剂量者,应弃去服药后4h内的乳汁,并在服药4h后再进行哺乳。

小结

系统性红斑狼疮与妊娠相互影响,增加妊娠并发症和母儿不良结局的发生风险。孕前评估和咨询对SLE育龄期女性妊娠计划是至关重要的。终止妊娠需要根据SLE病情严重程度及产科指征共同决定。

思考题

1. 妊娠期如何识别孕前未确诊的系统性红斑狼疮患者?
2. 孕前评估系统性红斑狼疮,不易妊娠的情况有哪些?

(王谢桐)

第二节　抗磷脂综合征

抗磷脂综合征(antiphospholipid syndrome,APS)是指抗磷脂抗体(antiphospholipid antibody,APL)阳性并伴有血栓形成或病理妊娠的一组临床征象的总称。APS可以独立存在,也可以发生于系统性红斑狼疮(SLE)等其他系统性自身免疫性疾病。

抗磷脂综合征的病理基础是APL导致的血栓形成倾向和对合体滋养细胞的直接损害。发病机制尚不完全明确。被认为涉及血小板、内皮细胞活化及APL促进凝血作用。APL对胎盘滋养细胞功能也有直接影响,可减少滋养细胞合体化、降低滋养细胞增殖侵袭力。另外,APL可能影响滋养层细胞产生激素和信号分子,刺激凝血和补体活化。

【诊断标准】

诊断APS必须具备下列至少1项临床标准和1项实验室标准。

1. 临床标准

(1)血管栓塞:任何器官或组织发生1次以上的动脉、静脉或小血管血栓,血栓必须被客观的影像学或组织学证实。组织学还必须证实血管壁附有血栓,但没有显著炎症反应。

(2)病理妊娠:包括①发生1次以上的在10周或以上不能解释的形态学正常的死胎,正常形态学的依据必须被超声或被直接检查所证实;或②在妊娠34周之前因严重的子痫或子痫前期或严重的胎盘功能不全所致1次以上形态学正常的早产;或③在妊娠10周以前发生3次以上不能解释的自发性流产。必须排除母亲解剖、激素异常及双亲染色体异常。

2. 实验室标准

(1)血浆中出现狼疮抗凝物(LA),至少发现2次,每次间隔至少12周。

(2)用标准ELISA在血清中检测到中至高滴度的IgG/IgM类ACL抗体(IgG型ACL>40GPL;

IgM 型 ACL>40MPL;或滴度 >99 的百分位数);至少 2 次,间隔至少 12 周。

(3)用标准 ELISA 在血清中检测到 IgG/IgM 型抗 β_2-GPI 抗体(滴度 >99 的百分位数),至少 2 次,间隔至少 12 周。

胎盘功能不全包括以下 4 方面。①异常或不稳定的胎儿监护试验:非应激试验阴性提示有胎儿低氧血症;②异常的多普勒血流速度波形分析提示胎儿低氧血症:脐动脉舒张末期无血流状态;③羊水过少:羊水指数≤ 5cm;④出生体重在同胎龄儿平均体重的第 10 百分位数以下。

【 APS 对母儿的影响 】

1. **不明原因的死胎**　抗磷脂综合征增加不明原因的死胎风险。80% 以上的 APS 女性有至少一次妊娠丢失史。

2. **复发性流产**　复发性流产可能是抗磷脂综合征或者抗体阳性的首发临床表现。

3. **胎盘功能不全相关疾病**　APL 干扰滋养细胞的侵蚀及子宫螺旋动脉血管重铸,并能促血栓形成,导致子痫前期和 FGR 的风险增大。APL 与胎盘早剥无关。

4. **血栓形成**　抗磷脂综合征患者存在较明显的凝血功能异常和易栓倾向。血栓形成与 APL 明显相关。

5. **血小板减少**　血小板减少可以是轻度,也可以很严重,多是急性发作和周期性发作,往往是临床易见的首发征象,是 APS 重要表现之一。

6. **神经精神系统损伤**　神经精神症状主要表现是脑血管意外,包括脑血栓、脑出血、精神行为异常、癫痫、舞蹈病和脊髓病变等。

7. **APS 对新生儿的影响**　新生儿 APS 与 APS 诊断标准相同:在血清中存在 1 种及以上 APL;有至少 1 种临床特征,如静脉或动脉血栓形成或血小板减少症。新生儿 APS 成因复杂,可能为母体抗体胎盘转移所致。被动获得的 APL 会在 6~12 个月后完全消失。母体 APS 对胎儿的远期影响尚不明确。

【 母胎监测 】

与其他导致妊娠并发症风险增加的疾病一样,APS 患者产前检查的频率和内容是根据孕产妇和妊娠并发症进行调整的,以便进行及时干预。

1. **特殊检查**　除了常规产前检查,还包括:①血小板计数水平、血清肌酐浓度、尿蛋白肌酐比值、血清丙氨酸氨基转移酶(ALT)和天冬氨酸氨基转移酶(AST),以便与其他合并症发生后进行鉴别。②进行抗 Ro/SSA 和抗 LA/SSB 抗体筛查。如果存在 1 个狼疮相关自身抗体,可能其他抗体也呈阳性,这些抗体会对胎儿或新生儿产生影响。③ 20 周前进行超声检查来核准预产期,建议从孕晚期开始每 3~4 周连续评估胎儿生长情况、羊水量和脐动脉血流。对临床和超声影像学出现胎盘 - 胎儿功能和发育异常现象时,警惕和筛查母体抗磷脂综合征,避免仅仅从胎儿或胎盘单方面因素考虑。

2. **对于 APL 阳性的非 APS 女性**　目前尚不清楚 APL 阳性但不符合 APS 诊断标准的无症状健康女性妊娠并发症的危险性是否增加。在健康人中可出现 IgG 或 IgM 类 ACL 抗体阳性。

对于不完全符合 APS 诊断标准的非标准抗磷脂综合征,临床采用小剂量阿司匹林和低分子量肝素治疗,也可以改善妊娠结局。

【 治疗 】

对于 APS 妊娠妇女,临床上使用低分子量肝素(LMWH)预防静脉血栓形成,应用小剂量阿司匹林(LDA)或 LDA 联合 LMWH,可以预防动脉血栓及妊娠并发症的发生。

1. **早期流产或晚期流产的 APS**　对于有 1 次以上 >10 周或连续 3 次以上 <10 周的不明原因自然流产的 APS 患者,建议在备孕期间使用 LDA(50~100mg/d),并在确认宫内妊娠后联合使用预防剂量 LMWH。

2. **与胎盘功能不全有关的 APS**　对于 APS 患者有 1 次及以上胎儿形态正常的死胎、重度子痫前期、子痫或其他胎盘功能不全引起的小于 34 周的早产,建议 LDA+LMWH 治疗,从孕早期开始持续使用到分娩。

3. **APL 阳性不符合 APS 临床诊断标准**　目前尚无数据来指导偶发 ACL 或 LA 阳性但不符合 APS 诊断标准孕妇的管理。对这类妇女的治疗意见包括不治疗、单独 LDA（50~100mg/d）治疗、或 LDA 联合使用预防剂量 LMWH 治疗等。

4. **治疗失败后处理**　对于使用上述治疗方法仍发生不良妊娠结局的患者,可能的治疗包括:静脉注射免疫球蛋白、羟氯喹（HCQ）、糖皮质激素等。

5. **停药时机**　LMWH 应在分娩前 24h 停用,便于椎管内麻醉的管理,并最大限度地降低分娩时出血的风险。LDA 可以在 36 周后任何时间停药,理想情况是分娩前 7~10d。

6. **产后管理**　对于接受产前 LDA 和预防剂量 LMWH 治疗的患者,LMWH 应用至产后 6 周。APL 阳性患者应避免含有雌激素的激素类避孕药,它会与 APL 协同增加动脉血栓形成的风险。

小结

抗磷脂综合征可以独立存在,也可以发生于系统性红斑狼疮等其他系统性自身免疫性疾病。对于 APS 的妊娠妇女,临床上使用低分子量肝素（LMWH）预防静脉血栓形成,应用小剂量阿司匹林（LDA）或 LDA 联合 LMWH,可以预防动脉血栓及妊娠并发症的发生。

思考题

　　1. 抗磷脂综合征的诊断标准?
　　2. 如何看待非标准抗磷脂综合征?

（王谢桐）

第二十一章
血液系统疾病

妊娠期血容量增加,红细胞计数、血红蛋白、血浆蛋白数值均较非孕期降低,白细胞计数轻度升高,血小板计数变化不大,部分凝血因子增加。上述指标如出现明显异常,则导致不良妊娠结局发生率增加。孕期需动态监测血液系统疾病,根据情况相应处理。

第一节 贫 血

孕妇外周血血红蛋白(hemoglobin,Hb)<110g/L 及血细胞比容(haematocrit,HCT)<0.33 为妊娠期贫血;其中以缺铁性贫血最常见,巨幼细胞贫血较少见。根据 Hb 水平分为轻度贫血(100~109g/L)、中度贫血(70~99g/L)、重度贫血(40~69g/L)和极重度贫血(<40g/L)。

妊娠期贫血对母儿的影响如下:

1. **对孕妇的影响** 多与贫血程度、贫血时间相关;长期中至重度贫血时,可导致:①贫血性心肌病,尤其是当血红蛋白下降至 50g/L 或合并感染时,容易诱发心力衰竭;②子宫胎盘的缺血缺氧,增加妊娠高血压疾病以及高血压疾病性心脏病发生的风险;③降低分娩期失血的耐受性和对感染的抵抗力降低,严重出血和感染可危及母体的健康和生命。

2. **对胎儿的影响** 由于胎盘具备从母体主动摄取铁的能力,即使孕妇体内缺铁,铁仍可不断地通过胎盘供给胎儿,因此胎儿铁的营养代谢维持在相对平衡状态。当孕妇轻度缺铁时,胎儿一般不会缺铁或贫血;但是当母体中重度贫血时,胎盘的血液供给受到影响,容易发生流产、早产、胎儿生长受限、胎儿窘迫,甚至死胎。

一、妊娠合并再生障碍性贫血

妊娠合并再生障碍性贫血(pregnancy associated with aplastic anemia,PAAA)以贫血为主,同时伴有血小板减少、白细胞减少和骨髓细胞增生明显低下。可发生于妊娠不同时期,是一种十分罕见而又严重的疾病,妊娠期发病率为 0.01%~0.02%。

【再生障碍性贫血与妊娠的相互影响】

本病是一种免疫疾病,又称妊娠特发性再生障碍性贫血。妊娠可以诱发,妊娠终止(流产、分娩后)后血象正常,再次妊娠时复发。孕产妇多死于出血或败血症。妊娠合并再生障碍性贫血易引发妊娠期高血压疾病,孕妇较易发生心力衰竭、胎盘早剥、胎儿慢性缺氧、生长受限和死胎等并发症。

一般认为,妊娠期血红蛋白 >60g/L 对胎儿影响不大。分娩后能存活的新生儿一般血象正常,极少发生再生障碍性贫血。妊娠期血红蛋白 <60g/L 对胎儿不利,可导致流产、早产、胎儿生长受限、死胎和死产。

【临床表现及诊断】

PAAA 是仅在妊娠期出现的再生障碍性贫血,常为孕前无贫血史、无不良环境和有害物质接触史,表现为妊娠期的血象减低和骨髓增生低下。临床上主要表现为不明原因的、进行性加重的、不易治愈的贫血,可在孕期的各阶段发病。随着贫血的加重,患者会出现牙龈出血、鼻出血、皮下出血点和紫癜等,严重者感全身乏力、头晕、头痛和反复感染。外周末梢血检查呈现全血细胞减少,主要特点是血小板的减少最为明显,但确诊必须有赖于骨髓穿刺涂片检查。

【治疗】

对合并再生障碍性贫血孕妇的治疗原则是多学科管理、纠正贫血、保障母儿安全。主要方法为:支持疗法、免疫抑制疗法、骨髓和造血干细胞移植以及抗感染治疗。

1. **支持疗法**　当患者的 Hb<60g/L,应采用少量、多次输红细胞悬浮液或全血,使临产前血红蛋白达到 80g/L,增加对产后出血的耐受力、降低不良妊娠结局发生率。对于严重感染患者,应联合采用抗生素、输入粒细胞成分血,粒细胞最好在采血后 6h 内输入。如孕妇血小板 $<20 \times 10^9$/L,应输血小板,使血小板至少达到 50×10^9/L,以防止产时和产后大出血。

2. **免疫抑制疗法**　主要适用于未找到合适的骨髓移植供体的患者,应用的药物包括抗胸腺细胞球蛋白、环孢素、甲泼尼龙等。

3. **骨髓移植和造血干细胞移植治疗**　骨髓移植在免疫抑制疗法几个月之后实施,目前已有骨髓移植后患者成功妊娠的报道,但还缺乏孕期造血干细胞移植治疗再生障碍性贫血成功的资料。

4. **妊娠不同时期的治疗**

(1)妊娠早期:重型再生障碍性贫血患者应考虑终止妊娠,并在人工流产前应对各种并发症有所准备。不依赖输血而血红蛋白水平维持在 70g/L 以上者,如患者拒绝终止妊娠,可考虑继续妊娠,并给予相应治疗。

(2)妊娠中期:中期引产时出血、感染发生率高于自然分娩,此时终止妊娠并不能减少再生障碍性贫血病死率。主要采取支持治疗,维持 Hb ≥ 80g/L。单纯支持治疗难以维持者可考虑抗胸腺细胞球蛋白或抗淋巴细胞球蛋白(ATG/ALG)合并甲泼尼龙的免疫抑制治疗。也有学者主张加用胎肝细胞输注,可有部分疗效,减少对输血的依赖,但妊娠期治疗经验有限,由于环孢素药物对胎儿的影响,孕期使用应权衡利弊。

(3)妊娠晚期:以支持为主,严格定期随访血象,一旦胎儿成熟,情况允许,应予以终止妊娠。剖宫产较自然分娩更为理想。出血明显时,应同时切除子宫。自然分娩者应缩短第二产程,避免过度用力导致重要脏器出血;胎头娩出后可适当加用缩宫素,产后观察期不宜过长,一般 2 个月以后无自发性缓解者应给予包括骨髓移植在内的各种积极治疗。

二、妊娠合并缺铁性贫血

缺铁性贫血(iron deficiency anemia,IDA)是体内储备铁缺乏导致血红蛋白合成减少而引起的贫血。由于妊娠期血容量增加(尤其是血浆容量增加)、胎儿生长发育及对铁的需要量增加,尤其在妊娠后半期,孕妇对铁摄取不足或吸收不良产生缺铁性贫血,发病率为 20%~35%。

【发病情况】

缺铁性贫血的发生率与社会经济状况、生活水平、饮食习惯、文化教育程度以及健康保健意识等诸多因素相关,地域分布以东南亚、非洲国家发病率最高。近年以来,随着我国经济、文化水平的发展,城乡人民生活水平的提高以及孕期保健工作的加强,妊娠期缺铁性贫血的发生率正逐渐降低,而且多以轻度贫血为主。

【病因】

缺铁性贫血多见于缺铁,少见于其他原因。

1. 妊娠期铁的需求量增加　妊娠期血容量增加 1 500ml,需增加铁需求量 750mg,胎儿生长发育需铁 250~350mg,故孕期需铁约 1 000mg。孕妇每日需铁至少 3~4mg,妊娠晚期达 6~7mg;若为双胎妊娠时,铁的需求量更为显著,为缺铁性贫血最主要的原因。

2. 食物中铁的摄入和吸收不足　铁吸收率为 10%~40%,日常饮食中含铁 10~15mg,不能满足孕产妇需求。此外,早孕期的恶心、呕吐、胃肠道功能紊乱、胃酸缺乏等都有可能影响肠道铁的吸收。

3. 妊娠前和妊娠后的疾病　若合并慢性感染、月经过多、产前出血、产后出血、多次及多胎妊娠、营养不良、偏食、妊娠期高血压疾病、肝肾疾病等,均有可能使铁的储备降低或导致铁利用和代谢障碍。

【诊断】

1. 病史　既往有月经过多、长期偏食、早孕反应影响进食持续时间长、胃肠功能紊乱等营养不良病史;在本次妊娠过程中,有产前出血史等。

2. 临床表现　多为非特异性症状,与贫血程度相关。疲劳是最常见的症状。Hb 下降之前由于出现铁缺乏,也可出现疲劳、易怒、注意力下降及脱发等症状。随着病情的加重,当铁储备明显不足时,血清铁开始下降,红细胞数量和血红蛋白减少,临床上可有皮肤、口唇黏膜和睑结膜苍白。当母体铁储备耗尽,红细胞生成严重障碍而发生重度缺铁性贫血时,出现全身乏力、面色苍白、头晕眼花,甚至有贫血性心脏病和充血性心力衰竭的表现。

3. 实验室检查

(1) 血象:外周血涂片为小细胞低色素性贫血,血红蛋白 <110g/L,红细胞 $<3.5 \times 10^{12}$/L,血细胞比容 <0.30,红细胞平均体积(MCV)<80fl,红细胞平均血红蛋白浓度(MCHC)<30%,网织红细胞正常或减少,白细胞和血小板一般无变化。

(2) 血清铁浓度:血清铁浓度能够灵敏地反映缺铁状况,正常成年妇女血清铁为 7~27μmol/L,孕妇血清铁 <6.5μmol/L 可诊断缺铁性贫血。

(3) 根据储存铁水平分为 3 期:①铁减少期:体内储存铁下降,血清铁蛋白 <20μg/L,转铁蛋白饱和度及 Hb 正常;②缺铁性红细胞生成期:红细胞摄入铁降低,血清铁蛋白 <20μg/L,转铁蛋白饱和度 <15%,Hb 水平正常;③ IDA 期:红细胞内 Hb 明显减少,血清铁蛋白 <20μg/L,转铁蛋白饱和度 <15%,Hb<110g/L。

(4) 骨髓象:红系造血呈轻度或中度活跃,以中幼红细胞和晚幼红细胞增生为主,骨髓铁染色可见细胞内外铁均减少,尤以细胞外铁减少明显。

【鉴别诊断】

应与巨幼细胞贫血、再生障碍性贫血和地中海贫血进行鉴别,根据病史及临床表现以及血象、骨髓象的特点,一般鉴别诊断并不困难。应警惕几种贫血可同时存在,需进行综合分析判断。

【治疗】

治疗原则:祛除病因、补充铁剂、降低并发症。

1. 补充铁剂　血清铁蛋白 <30μg/L,血红蛋白 >70g/L 以上者,口服用药是常用途径,常用有:硫酸亚铁、多糖铁复合物、琥珀酸亚铁、10% 枸橼酸铁铵等。为增加铁吸收率,可联合口服维生素 C 0.3g,胃酸缺乏的孕妇可同时口服 10% 稀盐酸 0.5~2ml。对于重度贫血或因不能口服铁剂者,可使用右旋糖酐铁、山梨醇铁或蔗糖铁等深部肌内注射或静脉滴注。为补足储备铁,Hb 恢复正常后仍继续服用铁剂治疗 3~6 个月或至产后 3 个月。如经治疗后血红蛋白无明显提高,应考虑与药量不足、吸收不良、继续有铁的丢失等有关。

2. 输血　当 Hb<70g/L 建议输血,接近预产期或短期内需行剖宫产术者,应少量多次输浓缩红细胞。Hb 为 70~100g/L,根据患者手术与否和心功能等因素,决定是否需要输血。有出血高危因素者应在产前备血。

3. 产时及产后的处理　重度贫血产妇于临产后应配血备用。严密监护产程,防止产程过长,可阴道助产缩短第二产程,积极处理第三产程。积极预防产后出血。出血多时应及时输血。产程中严格无菌操作,产后预防感染。

【预防】

主要是识别孕前贫血高危因素;孕期加强营养,鼓励进食含铁丰富的食物,定期复查血常规,必要时补充铁剂或于妊娠中晚期常规补充铁剂等。

三、妊娠合并巨幼细胞贫血

巨幼细胞贫血(megaloblastic anemia,MA)是一种大细胞正血红蛋白性贫血,主要是因叶酸或维生素 B_{12} 缺乏引起 DNA 合成障碍所致,可累及神经、消化、循环、免疫及内分泌系统,可表现为全身性疾病。世界各地均可发病,国内多发生于北方地区。

【病因】

本病 95% 由叶酸缺乏引起,常有下列因素:

1. 摄入不足或吸收不良　人体不能合成叶酸,必须从含叶酸和维生素 B_{12} 的植物或动物性食物中摄取,如长期偏食、营养不良等均可发病。

2. 妊娠期需要量增加　孕妇较非孕妇相比,每日食物叶酸需求量增加约 10 倍,达 $500\sim600\mu g$ 以供给胎儿需求和保持母体正常的叶酸储备,双胎的需求量更多。

3. 排泄增加　孕妇肾脏血流量增加,加快了叶酸的代谢,重吸收减少。

【临床表现与诊断】

1. 贫血　多发生在妊娠中、晚期,多为中、重度贫血,且起病较急,患者常伴有乏力、头晕、心悸、气短、皮肤黏膜苍白等。

2. 消化道症状　长期贫血者常伴有:食欲缺乏、恶心、呕吐、腹泻、腹胀、厌食、舌炎、舌乳头萎缩等。

3. 周围神经炎症状　手足麻木、针刺冰冷等感觉异常,严重者有行走困难等。

4. 其他　低热、水肿、脾大、表情淡漠者也较常见。

5. 实验室检查

(1)血象:外周血涂片为大细胞性贫血,血细胞比容 <0.30,红细胞平均体积(MCV)>100fl,红细胞平均血红蛋白含量(MCH)>32pg,大卵圆形红细胞增多,中性粒细胞分叶过多,粒细胞体积增大,核肿胀,网织红细胞减少,血小板通常减少。

(2)叶酸及维生素 B_{12} 值:血清叶酸 <6.8nmol/L、红细胞叶酸 <227nmol/L 提示叶酸缺乏。血清维生素 B_{12}<90pg 提示维生素 B_{12} 缺乏。虽然叶酸和 / 或维生素 B_{12} 缺乏的临床症状、血象及骨髓象的改变相似,但是维生素 B_{12} 缺乏常有神经系统症状,而叶酸缺乏却无神经系统症状。

(3)骨髓象:红系巨幼细胞增生,不同成熟期的巨幼细胞系列占骨髓细胞总数的 30%~50%,核染色质疏松,可见核分裂。

【治疗】

祛除原因,补充叶酸、补充维生素 B_{12}。

1. 补充叶酸　叶酸每次 10~20mg 口服,每日 3 次,吸收不良者每日肌内注射叶酸 10~30mg,至症状消失,血象恢复正常,改用预防性维持量维持疗效。如治疗效果不显著,应检查有无缺铁并同时补给铁剂。有神经系统症状者,单独用叶酸有可能使神经系统症状加重,应及时补充维生素 B_{12}。

2. 补充维生素 B_{12}　维生素 B_{12} 100~200μg,每日 1 次肌内注射,连用 14d;以后每周 3 次,每次 500μg,直至血红蛋白值恢复正常。

3. 血红蛋白 <70g/L 时,可间断输血或浓缩红细胞。

4. 分娩时避免产程延长,预防产后出血及感染。

【预防】

1. 加强孕期指导,改变不良饮食习惯,多食用新鲜蔬菜、水果、瓜豆类、肉类、动物肝肾等。

2. 对高危因素的孕妇,从妊娠 3 个月起口服叶酸 5~10mg/d,连续 8~12 周。

3. 预防性叶酸治疗,自妊娠 20 周起给予叶酸 5mg/d,如为双胎等消耗增加者,给予 10mg/d。

小结

1. 妊娠期血容量增加,血液稀释,红细胞计数减少,白细胞计数增加;由于凝血因子增加,血液处于高凝状态。

2. 贫血是妊娠期最常见的合并症,其中以缺铁性贫血最常见。对合并再生障碍性贫血孕妇的治疗,主要包括支持疗法、免疫抑制疗法、骨髓和造血干细胞移植以及抗感染治疗。补充铁剂和祛除导致缺铁性贫血的原因是治疗缺铁性贫血的原则。

思考题

1. 妊娠期贫血的诊断标准及严重程度标准。

2. 妊娠合并再生障碍性贫血的治疗方法有哪些?

3. 如何对贫血进行鉴别诊断?

(陈敦金)

第二节　血小板减少性紫癜

一、原发性血小板减少性紫癜

原发性血小板减少性紫癜,也称之为免疫性血小板减少性紫癜(immune thrombocytopenic purpura, ITP),以往被称为特发性血小板减少性紫癜(idiopathic thrombocytopenic purpura, ITP),发生率为(5.8~6.6)/10 万,女性发病率为男性的 2~3 倍;是妊娠期较为常见的自身免疫性血小板减少性疾病,其主要发生机制是自身抗体与血小板结合、导致血小板破坏而出现血小板减少;主要临床表现为皮肤黏膜出血、月经过多,严重者可致内脏出血,甚至颅内出血而死亡。

【病因】

病因不清。主要机制是:体液与细胞免疫介导的血小板破坏、巨核细胞数量与质量异常,导致血小板生成不足;ITP 分为急性型与慢性型,急性型好发于儿童,慢性型多见于成年女性。慢性型与自身免疫有关,80%~90% 的患者血液中可测到血小板相关免疫球蛋白(platelet associated immunoglobulin, PAIg),包括 PA-IgG、PA-IgM、PA-C3 等。当结合了这些抗体的血小板经过脾、肝时,可被单核 - 巨噬细胞系统破坏,使血小板减少。

【ITP 与妊娠的相互影响】

1. 妊娠对 ITP 的影响　妊娠通常不影响本病病程及预后,但妊娠可使原已稳定的 ITP 患者复发或使活动型的 ITP 患者病情加重,使 ITP 患者出血机会增多。

2. ITP 对孕产妇的影响　主要是孕期以及产后出血,尤其是血小板 <50×10⁹/L 的孕妇。在分娩过程中,孕妇用力屏气可诱发颅内出血、产道裂伤出血及血肿形成。若产后子宫收缩良好,产后大出血并不多见。ITP 患者妊娠时,自然流产和母婴死亡率均高于正常孕妇。

3. ITP 对胎儿及新生儿的影响　妊娠期间部分抗血小板抗体 IgG 可通过胎盘进入胎儿血液循环,造成胎儿血小板破坏,胎儿、新生儿血小板减少,其血小板减少与母体不一定成正比;当孕妇血小板 <50×10⁹/L,胎儿(新生儿)血小板减少的发生率为 9%~45%,血小板减少可导致分娩时新生儿出血,其颅内出血的风险增加。脱离母体的新生儿体内抗体逐渐消失,血小板将逐渐恢复正常。胎儿出生前,母体抗血小板抗体含量可间接帮助了解胎儿血小板状况。诊断胎儿血小板减少可行胎儿头皮血或经母体腹壁胎儿脐静脉穿刺抽血证实。

【临床表现及诊断】

多数患者没有临床表现,部分患者可以出现皮肤、黏膜出血,轻者仅有四肢及躯干皮肤的出血点、紫癜及瘀斑、鼻出血、牙龈出血,严重者可出现消化道、生殖道、视网膜及颅内出血;出血多的患者可导致孕产妇贫血。体检发现脾脏不大或轻度增大。实验室检查血小板计数 <100×10⁹/L。一般当血小板 <50×10⁹/L,临床才有出血倾向。骨髓检查为巨核细胞正常或增多,而成熟型血小板减少。血小板抗体测定大部分为阳性。

通过以上临床表现和实验室检查,本病的诊断一般不难,但是需要与其他引起血小板减少的疾病相鉴别,如药物性血小板减少、再生障碍性贫血、妊娠合并 HELLP 综合征、遗传性血小板减少、血栓性血小板减少性紫癜等。

【治疗】

1. 妊娠期处理　需要与血液科、麻醉科、新生儿科医师共同处理。当病情缓解稳定、血小板计数 >50×10⁹/L,可以考虑妊娠,多数于妊娠晚期血小板下降明显,需要同时监测血小板计数变化及出血倾向。妊娠期间治疗目的是尽量纠正血小板数量、降低出血风险;当临床上有出血倾向、血小板 <(20~30)×10⁹/L,或者手术与分娩前血小板 <(50~80)×10⁹/L 的患者,需要进一步治疗。治疗原则与非孕期患者相同,用药时尽可能减少对胎儿的不利影响。除支持疗法、纠正贫血外,可根据病情进行以下治疗:

(1)皮质激素:为治疗 ITP 的首选药物。妊娠期血小板计数 <50×10⁹/L,有临床出血症状,可用泼尼松 1mg/(kg·d),待病情缓解后逐渐减量至 10~20mg/d 维持。病情严重者可选择等量地塞米松、甲泼尼龙静脉输注。

(2)丙种球蛋白:可竞争性抑制单核-巨噬细胞系统的 Fc 受体与血小板结合,减少血小板破坏。大剂量丙种球蛋白 400mg/(kg·d),5~7d 为一疗程。

(3)脾切除:随着可选择药物的增加,脾切除发生率降低,但药物治疗无效,仍有严重的出血倾向患者,可考虑脾切除,一般主张于妊娠 3~6 个月进行手术。

(4)输注血小板:输入血小板会刺激体内产生抗血小板抗体,加快血小板破坏。因此,只有血小板 <10×10⁹/L,有出血倾向、为防止重要器官出血(脑出血)时,或手术、分娩时应用。可输新鲜血或血小板。

(5)其他:免疫抑制剂、细胞毒性药物仅限适用于妊娠中、晚期妊娠,一、二线治疗均无效的严重患者,利妥昔单抗可导致新生儿出生后第 1 年内 B 淋巴细胞发育异常,不常规推荐使用。

2. 分娩期处理　ITP 孕妇的最大危险是分娩时出血,分娩方式可依据产科指征,但由于经阴道分娩时有发生新生儿颅内出血的危险,故可适当放宽剖宫产指征。剖宫产手术创口大,增加出血危险,应准备好新鲜血或血小板;阴道分娩时应防止产道裂伤,认真缝合伤口。

3. 产后处理　有新生儿血小板减少风险,产后应抽取新生儿脐血行血小板检测,并动态观察新生儿血小板数量,必要时给予新生儿泼尼松或免疫球蛋白。妊娠期应用皮质激素治疗者,产后继续应用,应预防感染。ITP 不是母乳喂养的禁忌证,但母乳中含有抗血小板抗体,是否母乳喂养视母亲病情及胎儿血小板情况而定。

二、血栓性血小板减少性紫癜

血栓性血小板减少性紫癜(thrombotic thrombocytopenic purpura,TTP)为一罕见,临床特征主要表现为发热、血小板减少性紫癜、微血管溶血性贫血、中枢神经系统和肾脏等脏器受累的微血管血栓性综合征,严重威胁母婴生命。

【发病机制】

TTP 分为原发性(先天性)和继发性(获得性),原发性是因先天性 *ADAMTS13* 基因突变致 *ADAMTS13* 缺失所致,感染、药物、免疫、妊娠、肿瘤等因素与继发性 TTP 有关。

1. 血管性血友病因子裂解蛋白酶缺乏(家族性),不能正常降解血友病因子,大分子血友病因子和血小板结合,促进血小板的黏附与聚集,增加其在血管内的滞留,引起发病。

2. 许多因素如抗体、免疫复合物、病毒、细胞毒素以及某些化疗药物等可以损伤血管内皮细胞,导致血小板聚集、血栓形成。

3. 血管性血友病因子裂解蛋白酶抗体为自身抗体,能中和或抑制血管性血友病因子裂解蛋白酶的活性,促进循环中血小板形成微血栓,导致发病。

微血栓的形成引起血小板的消耗性减少,继发出血,沉积后造成微血管狭窄,致使红细胞变形、损伤甚至破碎,发生微血管病性溶血性贫血,并影响血液供应,造成所累及的组织器官功能障碍与损害。

【妊娠与 TTP 的关系】

TTP 可继发于妊娠,可能与血管内皮损伤或血管性血友病因子裂解蛋白酶自身抗体的产生有关。雌激素分泌过多也可能是妊娠妇女发生 TTP 的原因。

【诊断】

1. 临床表现　主要表现为:发热、血小板减少性紫癜、精神 - 神经系统症状、溶血性贫血、其他脏器栓塞症状"五联征";临床上以皮肤瘀点、瘀斑最为常见,也可发生内脏出血,尤其是脑出血导致孕产妇死亡;可出现一过性头痛、呕吐、意识障碍、共济失调、抽搐,并具有反复多变的特征;溶血可表现为黄疸和血红蛋白尿;肾脏损害,除出现血尿外,还可发生溶血性尿毒症综合征。其他表现还有心肌损害、呼吸窘迫、眼部症状等。

2. 实验室检查　血常规检查血小板严重下降,为 $(1\sim50)\times10^9/L$;正细胞正色素性中、重度贫血,破碎细胞、网织红细胞数增多;出血时间延长,而凝血机制基本正常;血生化检查血清结合球蛋白减少,乳酸脱氢酶及间接胆红素增高,尿素氮、肌酐浓度升高。尿常规检查出现蛋白、红细胞及管型。

根据"三联征"(血小板减少、微血管病性溶血性贫血、中枢神经系统症状)即可诊断。ADAMTS13 活性 <5% 和 *vWF-73* 基因突变为确诊的"金标准"。抗 ADAMTS13 的抗体 IgG 滴度 >15U/ml,ELISA 法测出 ADAMTS13 的抗原也能诊断。

【治疗】

TTP 是一种严重的疾病,虽罕见但合并妊娠时病死率较高。近几年随着对疾病的认识和治疗方法的进步,存活率明显提高,可达 70% 左右,应联合血液科、ICU 等科室联合治疗。

1. 血浆置换　可清除血液中的有害物质,为首选的治疗措施;同时补充体内缺乏的因子,直至血小板减少和神经系统症状得到缓解,血红蛋白稳定,血清乳酸脱氢酶水平正常,然后在 1~2 周内逐渐减少置换量直至停止。部分病例停用血浆置换后 1 周至 2 个月可能复发。

2. 输注新鲜血液或新鲜冰冻血浆　诊断明确后应立即输新鲜或冰冻血浆,输注 48~72h 后血小板计数即有明显升高。

3. 糖皮质激素　约 10% 的 TTP 患者对类固醇激素敏感,若无禁忌证,在 TTP 的初始治疗阶段可使用类固醇激素。

4. 抗血小板聚集　输注 500ml 右旋糖酐,每 12 小时 1 次。应用抗血栓药物以解除血小板聚集,如双嘧达莫 100mg/d;小剂量阿司匹林(50~80mg/d)。治疗期间需监测血小板情况。

5. 静脉注射人血丙种球蛋白　能抑制 TTP 患者的血小板聚集性,一般情况下应与其他措施联合使用,单独应用无效。

经上述治疗病情稳定,争取在胎儿成熟后终止妊娠。

6. 免疫抑制剂　对胎儿有较大毒性作用,对于某些难治性、复发性 TTP 患者,可在放弃胎儿或分娩后使用。常用环孢素治疗难治性 TTP,有较好疗效,且无明显副作用。

小结

妊娠合并 ITP 者血小板抗体测定大部分为阳性,可根据病情予以肾上腺皮质激素、丙种球蛋白及输注血小板治疗。根据"三联征"(血小板减少、微血管病性溶血性贫血、中枢神经系统症状)即可诊断 TTP。血浆置换是首选治疗方法,可根据病情予以输入新鲜冷冻血浆等对症处理。

思考题

如何鉴别 ITP 及 TTP?

(陈敦金)

第三节　妊娠期与产褥期静脉血栓栓塞症

静脉血栓栓塞症(venous thromboembolism,VTE)包括深静脉血栓形成(deep venous thrombosis,DVT)和肺栓塞(pulmonary thromboembolism,PTE)。DVT 多发于下肢或盆腔深静脉,脱落后随血流循环进入肺动脉及其分支而发生 PE。所以,PE 与 DVT 是同一疾病病程中两个不同阶段的临床表现,二者统称为 VTE。是导致孕产妇直接死亡的主要原因之一。

【高危因素】

静脉血流淤滞、血液高凝状态和静脉壁损伤是 DVT 的主要原因。妊娠期血液高凝状态、增大子宫压迫下腔静脉和盆腔静脉、分娩或手术对血管的损伤为 DVT 创造了条件,加之一些高龄、肥胖、因保胎而制动、病理妊娠、感染等,使得孕产妇成为 DVT 的高危人群。与妊娠早期和中期相比,妊娠晚期的风险更高,产后数周内风险最高。由于这些原因,妊娠妇女发生 VTE 的风险是非妊娠妇女的 4~5 倍。表 4-21-1 列出了 VTE 的高危因素及风险评估内容和评分,总分 ≥ 4 分为高危,3 分为中危,2 分及以下为低危。

表 4-21-1　VTE 危险因素及评分

危险因素	评分
孕前危险因素	
VTE 史(除外手术相关)	4
手术相关 VTE 史	3
已知高风险易栓症	3
内科合并症(肿瘤、心力衰竭、SLE 活动期等)	3
一级亲属中雌激素相关 VTE 或不明原因的 VTE 家族史	1
已知低风险血栓形成(无 VTE 病史)	1
年龄 >35 岁	1
肥胖	BMI ≥ 30 为 1 ;BMI ≥ 40 为 2
产次 ≥ 3	1
吸烟	1
大静脉曲张	1
产科危险因素	
此次妊娠合并子痫前期	1
ART/IVF-ET(产前)	1
多胎	1
产时剖宫产	2
择期剖宫产	1
内旋转或外倒转术	1
产程延长 >24h	1
产后出血 >1 000ml 或输血	1
本次妊娠早产	1
本次妊娠死胎	1
一过性危险因素	
妊娠 / 产褥期接受手术(会阴修补除外)	3
妊娠剧吐	3
早孕期 OHSS	4
出现系统性感染(静脉用药或住院治疗),如肺炎	1
制动,脱水	1
总分	

注:VTE,静脉血栓栓塞症;SLE,系统性红斑狼疮;BMI,体重指数,体重 / 身高 ²(kg/m²);ART,辅助生殖技术;IVF-ET,体外受精 - 胚胎移植;OHSS,卵巢过度刺激综合征。

【临床表现】

1. **深静脉血栓形成（DVT）** 患肢局部突然肿胀、疼痛、软组织张力增高，周径增加，症状活动后加重。局部可有压痛，浅静脉扩张，皮温增高、深部肌肉疼痛等。一般无全身表现，严重者可出现体温升高、脉搏增快。波及腹腔内深静脉血栓可出现急性腹痛、门静脉高压、腹水、肝肾肿大并累及器官的功能损害等表现。

2. **肺栓塞（PTE）** 早期以"不能解释"的心悸、胸闷气促、呼吸困难及心前区压榨性疼痛为主要临床表现，典型病例可出现呼吸困难、胸痛、咯血三联征，又称为肺梗死三联征。严重者可出现血压下降、低氧血症发绀、休克及右心功能不全的表现，甚至发生猝死。

【诊断】

根据 VTE 形成的高危因素、可疑的临床表现及辅助检查，可明确 VTE 的诊断。彩色多普勒血管加压超声是可疑 DVT 患者首选的诊断方法，肺部 CT 血管成像（CTPA）是可疑 PTE 患者首选的确诊方法。但对高度怀疑 PTE 的患者，应在抗凝治疗的同时完善检查进行确诊，切勿因检查导致 PTE 的加重。

【治疗】

VTE 的治疗原则是早期进行抗凝为主的综合治疗。急性期治疗的目的是缓解症状、防止血栓继续发展和脱落，降低肺栓塞和其他严重并发症的发生率。

1. **一般治疗** 绝对卧床休息 24~48h，避免活动后诱发 DVT 脱落导致 PTE。患肢抬高需高于心脏水平，离床 20~30cm，膝关节安置于稍屈曲位，可以辅助弹力袜。

2. **抗凝治疗** 已确诊或高度怀疑 VTE 的患者，无抗凝治疗的禁忌证，应立即给予抗凝治疗。VTE 治疗中首选的抗凝剂为低分子量肝素，不透过胎盘而对胎儿无不良影响；普通肝素可作为紧急抗凝治疗用，而华法林则作为产后维持抗凝选用。抗凝的时间需要从发病起延续到产后 6 周。

【预防】

VTE 的发生与多种危险因素相关，妊娠及产褥期 VTE 的预防必须从高危因素入手，按发生 VTE 的危险程度将孕产妇分为 VTE 发生的高危、中危及低危患者。对 VTE 高危患者建议早孕期开始预防，中危患者妊娠 28 周开始预防，并对所有的孕产妇进行 VTE 发生的动态评估及追踪，降低 VTE 相关的严重并发症。

小结

1. 妊娠期及产褥期是 VTE 发病的高危人群，按高危因素进行分层管理及预防非常重要。

2. VTE 多起病隐匿，临床表现缺乏特异性，但个别病例可在短时间内发展为 PTE，导致严重并发症，早期预防、诊断和治疗是改善其预后的关键。

思考题

1. 简要说明妊娠及产褥期 DVT 发生的危险因素及预防措施。

2. 试画出下肢 DVT 脱落导致 PTE 发生的栓子行程路线图。

（张卫社）

第二十二章
孕 期 感 染

孕期感染包括妊娠期间各种病原体所致的全身和局部感染。感染种类多、临床表现及预后差异大，不仅影响孕产妇的健康，而且可累及胚胎、胎儿及新生儿，导致围产期不良结局。

第一节 羊膜腔感染

妊娠期病原体引起胎儿及其附属物和母体子宫腔内的感染，导致母体和胎儿或新生儿出现一系列的症状和体征，称为羊膜腔感染（intra-amniotic infection，IAI），亦称为绒毛膜羊膜炎（chorioamnionitis）。IAI 的发生率为 0.5%~1.5%，是早产和胎膜早破的常见并发症。IAI 感染的病原体、感染时的孕龄及严重程度决定了其对妊娠结局的影响。早期识别 IAI 感染并积极治疗是有效降低母体和新生儿并发症与死亡率的关键环节。

【病原体种类】

IAI 的病原体有外源性和内源性两个来源，包括细菌、病毒、衣原体、支原体、螺旋体等，常见病原体种类繁多（表 4-22-1），按微生物种类可分为细菌感染、病毒感染和其他类型的感染。每种病原体可独立致病，亦可形成混合感染。

表 4-22-1 IAI 的常见病原体种类

微生物类别	常见病原体种类
细菌	革兰氏阳性菌：金黄色葡萄球菌、表皮葡萄球菌、B 族溶血性链球菌、李斯特菌等 革兰氏阴性菌：大肠埃希菌、铜绿假单胞菌、肺炎克雷伯菌等
病毒	疱疹病毒、柯萨奇病毒、细小病毒、风疹病毒、巨细胞病毒等
其他微生物	弓形虫、梅毒螺旋体、支原体、衣原体、结核分枝杆菌等

【感染途径】

IAI 感染的途径：

1. 经血液循环感染 病原体经血行性途径感染胎盘、胚胎或胎儿。分子量小的病毒可直接透过胎盘屏障，细菌、原虫、螺旋体等在胎盘部位形成定植病灶再感染胎儿。

2. 上行性胎膜感染 宫颈口扩张或胎膜早破时，胎膜屏障功能受损，阴道的内源性病原体可通过该处进入羊膜腔内引起感染。

3. 上行性胎膜外感染 阴道的内源性病原体还可经闭合的子宫颈管，沿完整胎膜上行，通过胎盘感染胚胎或胎儿。如胎膜与子宫壁分离并反复出血，则感染概率增加。

【高危因素】

1. 胎膜早破 完整的胎膜是重要的母胎防御屏障,羊水中的酶和免疫球蛋白等具有抑菌或杀菌的作用。胎膜破裂后,机械性屏障消失,羊水外流至阴道,形成弱碱性环境,更有利于细菌的繁殖。阴道内病原体可沿生殖道上行感染宫腔。

2. 宫口扩张 孕期宫颈内口紧闭,宫颈管分泌的黏液栓是良好的机械屏障。临产后宫口扩张,阴道内病原体直接接触胎膜,使胎膜变性,脆性增加,引起胎膜早破和 IAI 的发生。

3. 生殖道感染 B 族链球菌、淋病奈瑟菌、衣原体等病原体上行侵袭宫颈内口局部黏膜,使胎膜局部张力下降,与胎膜早破、IAI 密切相关。

4. 医疗性操作 阴道检查的次数、人工破膜、宫内监护的持续时间与 IAI 的发生有关。

5. 宿主抵抗力下降 滞产时疲劳、体能消耗、酸中毒可导致母体抵抗力下降,合并糖尿病、重度贫血和长期接受糖皮质激素治疗等的孕妇易发生 IAI。

【临床表现】

羊膜腔感染的临床表现差异比较大,可从无症状到严重的脓毒症。

1. 母体或胎儿心动过速 母体心率超过 100 次 /min 或胎儿心率超过 160 次 /min,又无其他原因解释,常为 IAI 的早期表现,尤其对于存在高危因素的孕妇。

2. 母体发热 轻度或局限性的 IAI 常不伴有母体体温的改变。母体口温 ≥ 38℃作为判断发热的临界点,严重者甚至出现高热,热型可表现为间歇性或持续性,但应排除其他原因导致的体温升高。

3. 子宫壁张力增加和压痛 母体子宫壁受炎症因子刺激,张力增加,甚至可伴有宫壁的压痛,但常常因表现轻微或无表现而被忽视。

4. 阴道分泌物改变 阴道分泌物多增多,伴有异味。胎膜早破患者可表现为流出的羊水混浊,呈淘米水样、脓性或脓水样,甚至呈脓性胶冻样。

【辅助检查】

1. 感染指标 包括白细胞计数及分类、C 反应蛋白(C reaction protein,CRP)、白介素 -6(interleukin-6,IL-6)和血清降钙素原(procalcitonin,PCT)等。

2. 超声检查 产科彩色多普勒检查,可显示子宫血流、宫内胎儿及其附属物的情况,有无宫内缺氧等。

3. 心电图检查 母体心电图检查可显示母体心动过速,需排除心律失常和器质性心脏病。

4. 电子胎心监护 协助判断胎儿宫内状况,可出现胎心基线 ≥ 160 次 /min,甚至出现胎儿窘迫征象。

5. 病原学检查及组织学的证据

(1)羊水或宫内感染灶组织、分泌物的培养:培养阳性是确诊的依据,必要时重复培养。

(2)感染灶分泌物或冲洗液的涂片:可快速确定感染病原体的类别。

(3)病理学检查:宫内感染组织,如胎盘、胎膜、蜕膜的病理检查显示炎症性改变。

【诊断】

将 IAI 分为 3 种不同类型:①孤立性母体发热;②疑似 IAI;③确诊 IAI。根据临床表现、实验室结果、病理检查区分了疑似和确诊 IAI,并提供了诊断产时发热的标准。

1. 孤立性母体发热 母体口温 38~38.9℃,30min 后重复测量仍 ≥ 38℃或单次口温 ≥ 39.0℃,无其他 IAI 的临床表现。

孤立性母体发热,无论是否存在羊膜腔感染,与新生儿短期和长期的预后不良有关,因此排除其他原因导致的发热,应给予母体抗生素治疗。对于孤立性母体发热的新生儿,建议根据各种危险因素和新生儿的临床状况来决定对新生儿的治疗方案。

2. 疑似 IAI 母体产时发热和以下一种或多种情况:母体外周血白细胞计数 ≥ 15 × 10^9/L、宫颈脓性分泌物、胎心率增快(胎心率基线 ≥ 160 次 /min)和子宫张力增加和压痛。

由于羊水检查结果和病理结果大多产后才能获取,临床上疑似 IAI 需要按照确诊 IAI 处理。

3. 确诊 IAI 羊水检查结果阳性(革兰氏染色检查、葡萄糖水平测定、细菌培养结果)或胎盘、胎膜、脐带病理检查结果提示感染或炎症。

【鉴别诊断】

IAI 需要与其他妊娠合并症进行鉴别。

1. **其他感染性疾病**　胎膜早破的孕妇,期待治疗过程中出现发热,伴有母胎心率增快,检查提示白细胞计数升高,需排除母体呼吸道、泌尿道等其他部位感染引起的发热。

2. **心率增快相关性疾病**　胎膜早破的孕妇母体心率增快,需要进一步完善感染指标及心电图、心脏彩超等检查,排除贫血、甲亢、心律失常、宫缩抑制剂影响等因素引起的心率增快。

3. **胎儿窘迫**　IAI 孕妇容易发生胎儿宫内窘迫,而胎儿宫内窘迫又可导致羊水性状和胎心的改变,所以尽早识别 IAI 患者的胎儿宫内窘迫是避免死胎和死产的重要环节。

【对母儿影响】

IAI 对妊娠结局的影响取决于病原体种类、数量、毒力及病程,可表现在产前、产时和产后。本节主要讨论细菌感染对母儿的影响,其他相关内容见本章第二、三节。

1. **对孕妇的影响**

(1)妊娠期:IAI 可导致胎盘和胎膜感染、梗死及与宫壁的粘连,导致流产、胎膜早破、胎盘早剥等。

(2)分娩期:IAI 可影响子宫的收缩,导致滞产、宫缩乏力、胎盘滞留或剥离不全,引起产时和产后出血等。

(3)产褥期:可影响子宫的恢复,导致子宫复旧不良、晚期产后出血;可延续为子宫、输卵管及盆腔内生殖器的感染,甚至全身感染。

2. **对胎儿的影响**

(1)孕早期:主要表现为流产、胚胎发育迟缓或停止发育。

(2)孕中期:可导致羊水量异常、胎膜早破、流产、胎儿发育异常、死胎和胎儿感染。

(3)孕晚期:胎膜早破、早产、羊水量异常、胎儿发育异常、胎儿和新生儿的围产期感染,新生儿窒息、甚至死亡或遗留后遗症。

【特殊类型的细菌感染】

1. **B 族链球菌(group B streptococci,GBS)**　β-溶血性革兰氏阳性链球菌,亦称无乳链球菌,寄生于正常人的下生殖道和胃肠道,对绒毛膜的吸附及穿透力最强,易感染孕产妇,累及胎儿或新生儿,导致泌尿系统感染、绒毛膜羊膜炎、产褥感染、孕产妇败血症等,与早产、胎膜早破、新生儿败血症等有密切关系。母体孕晚期和产时带菌可导致新生儿严重的早发性败血症,发病率约为 10‰。如同时合并早产、胎膜早破、母体产时发热,早发型脓毒血症的发病率将近 40‰,也可在出生 1 周后发生晚发性脓毒血症。虽然晚发病型比早发病型发病率低,但幸免儿常遗留神经系统后遗症。所以,妊娠 35~37 周 GBS 的筛查应纳入高危孕妇管理的常规。

对孕晚期 GBS 筛查阳性的孕妇,在临产开始后,最好距离分娩时间 4h 以上,给予静脉使用青霉素治疗。青霉素过敏的孕妇可选用头孢唑林。对于青霉素和头孢菌素均有严重过敏的患者,建议在行 GBS 筛查的同时进行克林霉素和红霉素药物敏感性试验,如果均敏感可选择克林霉素,如果耐药建议选择万古霉素。但对胎膜完整的剖宫产患者,即使 GBS 筛查阳性,也不需要预防性治疗。

2. **李斯特菌(Listeria monocytogenes,LM)**　是革兰氏阳性杆菌、非芽孢兼性厌氧菌。LM 广泛存在于自然界中,主要寄生在未加热的生肉或半成熟的肉制品中,通过粪-口、破损的皮肤和黏膜、性接触及母婴垂直等途径传播。LM 是一种细胞内寄生菌,宿主对它的清除主要靠细胞免疫功能。孕产妇由于体内激素水平变化,细胞免疫功能下降,是 LM 感染的高危人群。

LM 感染的潜伏期长达 1~8 周,孕产妇感染 LM 最初表现为感冒样症状,发热、寒战、肌痛,少数伴腹痛及胃肠道症状。这些临床症状并无特异性,很难被诊断。妊娠期感染后可按感染时期不同而导致流产、早产或足月分娩传染给胎儿而引起新生儿严重感染,如新生儿肺炎、脑膜炎或全身性感染等,且胎儿及新生儿感染后预后差,病死率高达 20%~30%。

LM 是最致命的食源性病原体之一,胎儿及新生儿李斯特菌病绝大多数源于母体感染。早期发现母体可疑征兆,积极、合理地抗感染及对症处理,治愈率可以显著提高。青霉素、氨苄西林、亚胺培南等均为敏感抗生素。预防 LM 感染的主要措施是加强 LM 相关知识的宣教,使孕妇有意识尽量不吃生冷、未加热的肉制食品。

3. 麻风分枝杆菌和结核分枝杆菌 麻风分枝杆菌和结核分枝杆菌均通过血行播散途径,在胎盘形成病灶,引起 IAI 的发生,导致流产、胎死宫内及胎儿先天性肺结核感染等。妊娠可使原有潜伏的结核病灶活动或获得新发结核分枝杆菌感染的机会增加。

【处理】

IAI 一经诊断,在积极抗炎的同时尽早终止妊娠,排出感染的胎儿及胎儿附属物,同时加强产时和产后监测,避免死胎和新生儿窒息。尽早针对病原体进行治疗是改善母胎结局的关键。

1. 一般治疗 保持外阴清洁,避免不必要的阴道和肛门检查,动态监测体温、母胎心率,定期复查血常规、胎心监护及超声检查。高热时可采用物理降温。

2. 抗生素的使用 根据病原体的种类、抗生素的敏感性、对围产儿的影响及对胎盘的穿透性等制订个性化的治疗方案。孕期抗生素应选择能透过胎盘、胎儿血药浓度高、抗菌谱广、对胎儿危害小的药物。在病原体不明确前,经验性选用广谱抗生素十分必要。产前治疗可有效降低新生儿败血症的发生率。所以,孕期诊断的 IAI,早期有效的抗生素治疗是改善新生儿结局的重要环节之一。

3. 终止妊娠的时机和方式 IAI 诊断一经确立,无论孕周大小均应尽快终止妊娠。对宫颈条件成熟、胎儿可耐受分娩、无阴道分娩禁忌者,首选阴道试产。但产时应连续监护,早期发现胎儿宫内窘迫征象,避免死产和新生儿窒息;产后预防产后出血和感染扩散,尽量不在感染未控制前刮宫。如宫颈条件不成熟、胎儿不能耐受宫缩或有阴道分娩的其他禁忌,应选择剖宫产终止妊娠。剖宫产术前、术后给予有效足量抗生素,留取宫腔组织进行细菌培养和药敏试验、组织病检,术中可用甲硝唑冲洗宫腔。

4. 新生儿处理 新生儿出生后立即清除呼吸道感染的分泌物,留取耳、鼻分泌物涂片、脐血进行细菌培养和药敏试验,并转新生儿科病房观察、治疗。

【预防】

1. 高危患者的筛查 提倡孕前检查,杜绝或减少活动性感染者妊娠。孕期定期产前检查,对感染高危者追踪、重复检测。有糖尿病、长期服用免疫抑制剂治疗的孕妇加强孕期监测和细菌性阴道病的复查。

2. 减少医疗干预 分娩期遵守无菌观念,避免不必要的操作,减少医源性感染及产道感染。

3. 早期诊断 IAI 有高危因素的孕妇,定期监测感染指标,早期诊断并治疗是预防 IAI 继续进展、改善其母婴结局的重要步骤之一。

4. 针对特殊病原体的预防 不吃生肉制品及未加热的冷冻熟食等,注意性伴侣的稳定,勤洗手,提高免疫力。

小结

妊娠期特殊的免疫状态,尤其在合并胎膜早破、早产、生殖道感染等高危因素的基础上,外源性或及内源性病原体经血液循环感染、上行性胎膜感染和上行性胎膜外感染等途径导致羊膜腔感染,出现一系列感染的症状和体征。羊膜腔感染的诊断可结合临床表现、实验室结果、病理结果进行确诊,其中疑似羊膜腔感染的早期识别具有重要意义。无论任何孕周,只要羊膜腔感染诊断确立,均应尽早终止妊娠。围产期选择广谱、对胎盘穿透力强的抗生素及尽早明确病原体和药敏,采用针对性的治疗是改善母婴结局的关键。

（张卫社）

第二节　TORCH 感染

TORCH 感染亦称 TORCH 综合征（TORCH syndrome）。TORCH 是几种病原体英文名称首字母的缩写,其中 T 代表弓形虫（toxoplasma,T）,R 代表风疹病毒（rubella virus,R）,C 代表巨细胞病毒（cytomegalovirus,CMV）,H 代表单纯疱疹病毒（herpes simplex virus,HSV）,O 代表其他病原体（other）。TORCH 感染的共同特点是孕妇患病后,自身症状轻微,甚至无症状,但可垂直传播给胎儿,使胚胎或胎儿呈现症状和体征,严重者导致流产、死胎、死产、出生缺陷或后遗症发生等不良结局。

【感染的途径及发病机制】

TORCH 感染的途径因病原体种类不同而异,可借助呼吸道、消化道、血液和直接接触等途径感染。孕妇为 TORCH 易感人群,孕期可通过胎盘途径感染胚胎、胎儿;产时可通过母血、阴道分泌物感染新生儿;产后通过哺乳和密切接触感染婴儿等,导致一系列不良妊娠结局。

1. 弓形虫　属寄生虫类,人类多通过经口或接触感染。弓形虫感染后寄生于人体所有的有核细胞内,吸取营养、排泄毒素、干扰并破坏正常细胞的代谢和功能,经胎盘感染胎儿,可导致胎儿感染组织和器官的发育缺陷、功能异常。

2. 风疹病毒　属于披膜病毒科的 RNA 病毒,经患者的口、鼻及眼部分泌物中的风疹病毒直接传播或经呼吸道飞沫传播,通过胎盘感染胚胎,风疹病毒可在感染的组织内大量繁殖,阻止细胞分裂,影响组织分化,从而形成胎儿发育缺陷或畸形等。

3. 巨细胞病毒　CMV 是一种 DNA 疱疹病毒,通过患者及其急性带毒者的精液、唾液、宫颈分泌物、尿液、泪液、粪便及乳汁等多种途径排毒,持续数周到几年,在受染细胞的胞质与核内有体积巨大的包涵体,影响胎儿细胞的增殖,使胎儿分化、发育推迟或中断,引起出生缺陷。

4. 单纯疱疹病毒　HSV 属于疱疹病毒科,分为 HSV- Ⅰ 和 HSV- Ⅱ 两种类型。人是 HSV 唯一的自然宿主,病毒可存在于患者、恢复期或者健康带毒者的水疱液、唾液及粪便中,可通过皮肤、黏膜的直接接触或性接触等途径感染。HSV 感染后典型的组织病理学变化是受感染细胞呈气球样变、核内包涵体和多核巨细胞的形成等,导致流产、死胎或先天性畸形等。

【感染的类型】

孕期 TORCH 感染分为原发感染、既往感染、复发感染、再感染 4 种类型。同时,将宫内获得的感染称为先天性感染,将个体出生后获得的感染称为后天获得性感染两种类型。不同感染类型对妊娠结局的影响有较大的差异。

1. 原发感染（primary infection）　又称初次感染。孕妇首次受到 TORCH 病原体的感染。IgG 出现血清学转换、IgM 阳性和 IgG 阳性,且 IgG 亲和力指数低。

2. **既往感染**(past infection) 曾经感染过该病原体,孕妇产生了抗体或病原体休眠以潜伏状态存在。孕妇既往有过症状明显的特定病原体感染史或血清学检测结果为 IgG 阳性、IgM 阴性。

3. **复发感染**(recurrent infection) 孕妇免疫功能低下,潜伏状态的内源性病毒再激活。IgG 出现血清学转换、IgM 阳性和 IgG 阳性,且 IgG 亲和力指数高。

4. **再感染**(re-infection) 已经被免疫的个体接触到一个外源性新病毒,发生再感染。目前不能通过血清学方法区分复发感染和再感染,只能通过病毒分离和分子生物学方法辨别。

【临床表现】

1. **临床表现** 孕期 TORCH 感染多无明显的临床表现或临床表现轻微,需要血清学检查结果才能识别;极少数孕妇出现低热、乏力、关节肌肉酸痛、局部淋巴结肿大等感冒症状。

2. **辅助检查** 孕期 TORCH 感染的辅助检查,包括血清学检查、病原学检查和超声影像学检查等。

(1)血清学检查:包括母血、羊水、脐血、尿液、乳汁、胎儿组织中特异性抗体 IgG、IgM 和 IgG 亲和力的测定。关于 IgG、IgM 和 IgG 亲和力产生的规律和与感染类型的关系,有下列特点:①急性感染时,人体感染病原体后一般在 3~10d 产生特异性 IgM 抗体,2~3 周达到高峰后下降,多数在感染后 2~3 个月消失,少数患者可持续 6 个月。特异性 IgG 抗体常在特异性 IgM 抗体产生 1 周后出现,此后逐渐升高,6~8 周达到高峰;病原体清除后抗体滴度下降,可持续数年至数十年。因此,特异性 IgM 阳性,可提示近期感染;特异性 IgG 阳性,既可以是近期感染,也可以是既往感染。②慢性感染时,病原体可因机体免疫力下降而再次复制活跃,即复发感染,或者感染新的同种病原体,即再感染,导致原有的特异性 IgG 持续阳性外,特异性 IgM 也可呈阳性。因此,对慢性感染的病原体,特异性 IgM 阳性只能提示活动性感染,不能区分原发感染、复发感染或再感染。③抗体亲和力指数(avidity index,AI)反映抗体成熟度。近期感染产生的 IgG 抗体成熟度低,AI 一般 <30%,复发感染、再感染产生的 IgG 抗体成熟度高,AI 常常 >50%;如果 AI 为 30%~50%,需要进行随访。因此,通过检测特异性 IgG 的 AI,可区分近期感染、复发感染或再感染。④ IgM 分子量大,不能透过胎盘,来源于胎儿或新生儿的标本(羊水、脐血、胎儿组织、新生儿尿液等)中 IgM 阳性,可作为宫内感染的诊断。

(2)病原学检查:包括母胎来源组织的病原体 DNA、RNA 和核酸序列的测定、细胞学检查(CMV 包涵体)、病毒分离等均可协助病原的诊断。

(3)超声影像学检查:包括母、胎感染受累组织、器官形态和功能的变化。母体受累组织只在急性临床感染时可能有表现。宫内感染可因病原体的不同、感染孕周的差异,胎儿超声可发现胎儿发育和胎儿附属物的异常。

【诊断】

孕期 TORCH 感染的诊断需要结合患者病史、临床表现和辅助检查综合决定,包括 TORCH 高危患者的筛查、感染类型和胎儿影响的判断等。

1. **高危患者和筛查的指征**

(1)有反复流产和不明原因的出生缺陷或死胎史等。

(2)有可疑 TORCH 感染源的接触史。

(3)妊娠期有流行性感冒样症状,伴或不伴不明原因的发热、淋巴结肿大、肝脾大。

(4)妊娠期胎儿超声结果显示胎儿颅内钙化、小头畸形、脑积水、腹水、肝脾大、心血管畸形、胎儿宫内生长受限、羊水量异常等,无其他原因可解释。

(5)孕前检查抗体全阴性的易感人群,孕期从事 TORCH 感染的高危职业,如幼师、动物饲养员或与宠物密切接触的孕妇。

2. **感染类型的判断** 妊娠期 TORCH 感染类型与胎儿预后的判断、妊娠的去留相关。TORCH 感染一旦检出病原体,即可诊断;因病原体诊断阳性率不高,多数按血清学抗体检查确定,其中母血中特异性抗体 IgG、IgM 和 IgG 亲和力的测定具有重要意义,见表 4-22-2。

表 4-22-2　妊娠期 TORCH 抗体检测结果的意义

IgM	IgG	诊断意义
−	−	未感染,易感人群
−	+	既往感染
+	+	原发感染或复发感染或再感染,需检测 AI 鉴别(AI<30% 为原发感染,AI>50% 为复发感染或再感染,AI 为 30%~50%,需随访)
+	−	假阳性或感染初期,2~3 周后复查
2~3 周后复查结果		
IgM	IgG	诊断意义
+	−	假阳性,排除感染
+	+	真阳性,原发感染
−	+	真阳性,原发感染

3. 宫内感染的诊断　TORCH 宫内感染的诊断需要获取宫内胎儿、新生儿或其附属物组织,借助免疫学检查和病原学检查进行确诊。孕期在羊水、脐血中或出生后在新生儿脐血、分泌物中检测到特异性 IgM 或病原 DNA、RNA 等即可诊断宫内感染。因宫内感染获取标本的有创性,建议在有下列指征时才进行:

(1)孕妇诊断为原发感染。

(2)血清学测定不能确认或排除急性感染。

(3)出现异常超声结果(颅内钙化、小头畸形、脑积水、腹水、肝大、脾大或严重的胎儿宫内生长受限)。兼顾孕期诊断的微创性和敏感性,推荐以羊水中病原 DNA 的检测为首选。

宫内感染诊断的时间,依据病原体不同而异。孕妇弓形虫感染,羊膜穿刺时间应在妊娠 18 周后,而且在母亲疑似感染 4 周后进行,以降低假阴性结果的发生;如为病毒感染则推荐在妊娠 21 周后,并且在推测母体感染至少 7 周后进行。

4. 对围产儿结局影响的判断

(1)先天性弓形虫病:孕妇感染弓形虫的孕周越晚,宫内感染发生的风险越高。早孕期感染率为 10%~15%,中孕期感染率为 20%~50%,晚孕期感染率则 >60%。而妊娠早期感染对胎儿的影响最严重。先天性弓形虫病分为隐匿性、显性两型。

1)隐匿性感染:新生儿期无症状,第 2~7 个月后开始出现脉络膜视网膜炎,而眼及神经系统损害等可延迟数年或成年后发病,是先天性弓形虫病最常见的类型。

2)显性感染:可分为全身感染型和中枢神经症状型,具有三大典型表现——脑积水、脑内钙化、脉络膜视网膜炎。全身感染型多在出生后 4 周发病,有发热、呕吐、黄疸、腹泻、贫血、异常出血等全身症状和体征,几乎均遗留神经系统的后遗症。中枢神经症状型以脑、眼疾病最多见。脑部以脑炎、脑膜脑炎、智障者及小头症、无脑儿等畸形居多,眼部以脉络膜视网膜炎最多见。

(2)先天性风疹综合征:宫内感染率随孕周增加而减低,妊娠 12 周前感染风疹病毒的孕妇 90% 可累及胎儿,13~14 周感染率下降至 54%,至妊娠中末期可降到 25%。孕妇感染风疹病毒后,通过胎盘感染宫内胎儿,新生儿出生后尚存持续性病毒感染及进行性组织损害,引起胎儿及新生儿多系统的病变,称先天性风疹综合征(congenital rubella syndrome,CRS),典型表现为感音神经性耳聋、心脏结构异常(肺动脉狭窄、动脉导管未闭、先天性室间隔缺损)和白内障三联征,其他常见症状包括中枢神经系统畸形、血小板减少、肝脾大等。

(3)先天性 CMV 感染:多为潜伏感染,但妊娠期可被激发,是引起羊膜腔感染常见的病因。孕妇的 CMV 感染中,原发感染、潜伏(或慢性)感染及复发(或再感染)3 种情况均可对胎婴儿造成影响。

1)原发感染:原发感染发生率约为4%,绝大多数表现为亚临床型,整个孕期均可发生。孕妇的原发感染对胎儿的危险性较大,因病毒常广泛存在于患者的各种器官及血流中,导致胎儿先天性CMV感染率高达31%~40%。

2)潜伏或慢性感染:CMV原发感染后长期潜伏于患者体内,可由唾液、尿液及子宫颈分泌物中不断排出。这种患者因不形成病毒血症,故一般不致感染胎儿,但在分娩过程中可感染新生儿。

3)复发或再感染:当机体抵抗力低下时,潜伏在体内的CMV可以复发,也可发生再感染,但对胎儿影响远较原发性感染小。

10%的新生儿出生时有明显症状,称为巨细胞病毒感染,患儿约20%于新生儿期或出生后数个月内死亡,存活患儿多数留有后遗症,近期表现为黄疸、肝脾大、血小板减少性紫癜、宫内生长迟缓、小头畸形、脑室旁钙化、脉络膜视网膜炎等,远期可表现为智力低下、精神运动障碍、神经肌肉异常、视力障碍、感音神经性耳聋、牙釉质缺损和臂弓畸形等。90%新生儿出生时无症状,仅尿内排毒,称为隐性感染,这些隐性感染新生中约10%的患儿将在1~2年或数年后出现耳聋、智力低下、视力障碍等后期残留症状。

(4)先天性HSV感染:HSV是一种嗜神经疱疹病毒,一经感染终身携带,病毒潜伏在神经节,遇机体抵抗力低下时释放或激活病毒。

孕早、中期原发感染造成胎儿感染的概率极低,孕晚期原发感染新生儿感染风险为30%~50%。新生儿感染HSV者85%是产时接触产道而发生感染,10%为产后密切接触感染,仅5%是宫内感染。即使是宫内感染,HSV主要通过破裂的胎膜途径进行,极少经胎盘而造成严重的感染。先天性HSV感染可诱发胎儿和/或新生儿多种畸形,主要侵犯起源于外胚层的组织,如皮肤、黏膜、眼和神经系统,表现为小头、小眼、脉络膜视网膜炎、晶状体混浊、心脏异常、颅内钙化、肢体异常、癫痫发作、痉挛性肢体瘫痪、精神性运动发育迟缓等。

【处理】

TORCH宫内感染一经诊断,处理的原则需要根据感染类型、病原体种类、感染孕周及胎儿情况等协商决定,包括病因治疗和产科处理两方面。

1. 病因治疗

(1)妊娠期弓形虫感染的治疗:母体治疗并不能减少或防止胎儿感染,但可以降低胎儿感染的严重程度。妊娠早期急性感染的孕妇应用乙酰螺旋霉素降低垂直传播。妊娠18周后感染的孕妇或怀疑胎儿感染者应联合应用乙胺嘧啶、磺胺嘧啶和甲酰四氢叶酸治疗,杀灭胎盘和胎儿体内的弓形虫并能降低胎儿弓形虫病的严重程度。

(2)妊娠期RV、CMV感染的治疗:RV、CMV感染均属于病毒感染,目前尚无特效的治疗方法,可试用抗病毒药、转移因子和肾上腺皮质激素等治疗,但缺乏长期随访的确切效果,且抗病毒药均为FDA妊娠期用药的C类或D类药,用药前确诊宫内感染须权衡利弊,书面告知后方可应用。

(3)妊娠期HSV感染的治疗:孕早期原发感染或复发感染的孕妇应按照阿昔洛韦或伐昔洛韦的标准剂量进行短疗程抗病毒治疗,可以减轻症状,缩短病程。有活动性感染或前驱症状的孕妇自妊娠36周开始连续服用阿昔洛韦或伐昔洛韦至分娩期,可以降低分娩期HSV的大量排放及剖宫产率。

2. 产科处理

(1)妊娠早期:已经确诊RV、CMV或弓形虫的原发感染,原则上应尽早终止妊娠,但应充分评估感染对胚胎或胎儿的影响,与孕妇和家属协商决定胎儿的去留。如继续妊娠,应在确定孕期感染后的7周或妊娠21周后检查羊水中病原体DNA或脐血中特异性IgM抗体,以确定有无宫内感染;并通过超声动态监测胎儿发育,必要时通过磁共振排除胎儿脑发育的异常。

(2)妊娠中、晚期:一旦确诊弓形虫的原发感染,即应治疗。RV和CMV的中晚期感染无特效治疗。同时应用系统超声监测胎儿发育和胎盘功能,了解胎儿是否受累和排除畸形后继续妊娠。在可能的情况下确定宫内感染或羊水中病毒载量,帮助判断新生儿预后。

（3）分娩期：弓形虫、RV 和 CMV 感染，即使宫颈分泌物中监测到病原体，因其感染途径非生殖道，且胎儿可能在宫内已感染，剖宫产不能降低其感染率；但对于感染途径为生殖道的 HSV，尽可能择期剖宫产或在胎膜早破 4h 内剖宫产娩出胎儿。新生儿出生后立即清除呼吸道、口鼻腔分泌物，并留取脐血、羊水、胎盘、新生儿尿液等进行病原学检测，转新生儿科病房观察，监测器官受累情况，早期发现并发症和合并症，促进康复，减少后遗症的发生率。

（4）产褥期：弓形虫、RV 和 CMV 感染的孕妇，可通过乳汁、唾液、血液等感染新生儿，不建议哺乳。HSV 活动性感染的孕妇，乳房没有损伤可以哺乳，但应严格洗手，预防接触传播，哺乳期可继续服用阿昔洛韦或伐昔洛韦治疗。

【预防】

妊娠期 TORCH 感染的预防，需要从以下几方面做起：

1. **保护易感人群**　对孕前筛查特异性抗体 IgG、IgM 均呈阴性的计划妊娠妇女，均纳入 TORCH 感染高危人群管理，在孕前 3 个月进行风疹疫苗的接种，预防风疹病毒感染。孕早期尽量少到人流密集、空气不流通的环境久留，尽量避免接触各类传染病患者。

2. **切断传播途径**　因 CMV、HSV 和弓形虫无有效的疫苗接种，最有效的预防是切断传播途径，如 CMV 和 HSV 主要依靠体液为主的性传播途径，故应保持性伴侣专一，注意性卫生；弓形虫的主要传播途径是经口食入含弓形虫或被弓形虫污染的食物，应注意食品卫生，不食未煮熟的肉类，孕前不养宠物。

小结

妊娠期 TORCH 感染，母体多无症状，对宫内感染胎儿预后的评估和处理需根据孕妇感染病原体的种类、感染类型、感染孕周、产前诊断的结果等综合分析。孕前的筛查和早孕期的预防是减少 TORCH 感染、降低不良妊娠的关键。

思考题

1. 如何区分妊娠期 TORCH 感染的类型？
2. 妊娠期 TORCH 感染产科处理的原则有哪些？

（张卫社）

第三节　妊娠合并性传播疾病

性传播疾病（sexually transmitted diseases，STD）是指通过性行为或类似性行为传播的一组疾病。妊娠期妇女因内环境及免疫功能的改变，导致妊娠期 STD 发生率增加，不仅影响孕妇身心健康，而且可通过垂直传播感染宫内的胎儿，引起胎儿、新生儿感染。其中淋病、梅毒、艾滋病造成的母儿危害最为明显。

一、妊娠合并淋病

淋病(gonorrhea)是由淋球菌引起的泌尿、生殖系统化脓性感染,包括有症状的泌尿生殖器淋菌感染和无症状的泌尿生殖器淋菌感染。

【传播途径】

淋菌是革兰氏染色阴性的双球菌,亦称淋病奈瑟球菌。人类是淋菌唯一的天然宿主,离开人体环境,淋菌非常脆弱,一般消毒剂易将其杀死。淋病的传染源是淋病患者,有症状及无症状的携带者均具有传染性。

孕妇对淋菌有易感性,可通过性交直接接触、通过接触淋病患者分泌物污染的衣物及分娩过程中新生儿接触污染的阴道分泌物等 3 种传播途径,母体经胎盘传染给宫内胎儿的概率极低。

【发病机制】

淋菌对柱状上皮及移行上皮有特殊的亲和力。淋菌外膜的菌毛、膜蛋白 II 及淋菌所产生的 IgA_1 蛋白酶可促使淋菌黏附于柱状上皮及移行上皮,并被上皮细胞吞饮,在上皮细胞内大量繁殖,引起细胞损伤崩解,深至黏膜下层;与此同时,淋菌的脂多糖内毒素与体内补体协同作用,介导免疫反应,共同引起局部炎症反应,导致局部中性粒细胞浸润、黏膜细胞脱落溶解,形成脓液。

【临床表现】

淋病潜伏期 1~10d,平均 3~5d,多数孕妇感染淋菌后无临床症状,易被忽略,但仍具有传染性。

1. **下生殖道感染**　妊娠期淋病最常表现为下生殖道的感染,如宫颈管黏膜炎、尿道炎、前庭大腺炎,又称无合并症淋病。严重者可出现阴道脓性分泌物、前庭大腺腺体开口部位红肿和溢脓及排尿时尿道口烧灼感或膀胱刺激征等淋菌性尿道炎症状。

2. **上生殖道感染**　若无合并症淋病未经治疗,淋菌可上行感染盆腔脏器导致淋菌性盆腔炎。因孕期性生活受限,孕妇发生淋病性上生殖道感染的机会低于非孕妇女,但在产后出血、疲劳等抵抗力下降时可能性增加。

3. **播散性淋病**　播散性淋病指淋菌通过血液循环传播,引起全身淋菌性疾病。1%~3% 淋病可进展为播散性淋病,出现全身感染症状。播散性淋病在妊娠期少见,多见于产后或流产后。

【对母儿影响】

妊娠期任何阶段感染淋病对母儿预后均有影响。

1. **对孕妇的影响**　孕早、中期淋病可导致宫颈管黏膜炎,诱发感染性流产和流产后感染;孕晚期可导致早产、胎膜早破、宫内感染和产后感染;分娩时由于产道损伤、产妇抵抗力差、产褥期淋病易扩散,引起产妇子宫内膜炎、输卵管炎,严重者出现播散性淋病。

2. **对胎儿和新生儿的影响**　淋病可引起胎儿流产、宫内发育受限,羊膜腔感染、胎膜早破、早产;分娩过程中约 1/3 新生儿通过孕妇软产道时可感染淋病,新生儿出现淋菌性眼炎,若治疗不及时,可发展成角膜溃疡,角膜穿孔而失明,亦可因感染出现淋菌性肺炎,甚至全身感染。

【诊断】

症状不明显者需借助病原学的检查,对可疑患者进行病原体的分离和培养是主要的诊断手段。

1. **分泌物涂片检查**　取尿道或宫颈分泌物,涂片行革兰氏染色,油镜下可见满视野多叶形白细胞胞质内有许多对革兰氏阴性双球菌。此法对女性患者的检出率低且存在假阳性,只作为筛查手段。

2. **淋菌培养**　诊断淋病的"金标准"方法。对临床可疑,涂片阴性或需要药敏试验者,取宫颈分泌物送培养。对已有播散性淋病者,也可在高热时取血做淋菌培养。

3. **核酸检测**　应用分子生物学技术(如 PCR 技术等)检测淋菌 DNA 片段可帮助诊断。此方法的敏感性及特异性高,但有一定假阳性率,且需要具备开展分子检验的条件。

【处理】

妊娠期淋病的治疗原则是及时、足量、规范应用抗生素,同时尽量选用对胎儿影响小的抗生素。

1. 淋病治疗　淋病治疗中敏感抗生素的应用是关键,由于耐青霉素的菌株增多,目前首选的抗生素以第三代头孢菌素为主。无合并症淋病推荐大剂量单次给药方案,达到足够血液浓度以杀死淋菌;有合并症淋病应连续每日给药,保持足够治疗时间。由于 20%~40% 淋病同时合并沙眼衣原体感染,因此可同时应用抗衣原体药物。

2. 分娩方式的选择　淋病不是终止妊娠及剖宫产指征,但妊娠合并淋病孕妇临产时如正值淋菌性阴道炎、宫颈炎急性期,黏膜充血水肿严重,可适当放宽剖宫产指征,避免阴道壁和宫颈的严重裂伤。

3. 新生儿的处理　对所有淋病孕妇的新生儿应用 1% 硝酸银液滴眼,预防淋菌性眼炎。若淋病孕妇未经治疗,新生儿应预防性治疗,头孢曲松钠 25~50mg/kg(不超过 125mg),静脉注射或肌内注射,单次给药。

【预防】

妊娠期淋病可通过切断传播途径,如保持衣物干燥,注意手卫生,减少感染机会。其次,对妊娠期高危患者进行筛查,对已确诊或可疑淋病孕妇及其新生儿进行针对性的治疗和预防。

二、妊娠合并梅毒

梅毒(syphilis)是由梅毒苍白密螺旋体(*Treponema pallidum*,TP)亚种所引起的一种慢性传染性疾病。

【传播途径】

梅毒螺旋体在体外干燥条件下不易生存,一般消毒剂及肥皂水即能将其杀死;但其低温下可长期存活,且具有传染性。梅毒螺旋体传播途径有:

1. 性接触直接传播　是最主要的传播途径,占 95% 以上。

2. 间接感染　通过接触污染的内衣裤及日常用品而受染。

3. 胎盘传播　患梅毒的孕妇,即使病期超过 4 年,其苍白螺旋体仍可通过妊娠期的胎盘感染胎儿,引起先天性梅毒。

4. 血液传播　通过输入有传染性梅毒患者的血液及血制品而感染。

【发病机制】

正常人的皮肤和黏膜对梅毒螺旋体是一道屏障,皮肤黏膜通过性交或接触受损后,梅毒螺旋体趁机侵入体内,经皮肤淋巴间隙扩散,很快到达局部淋巴结。进入淋巴结的螺旋体,经 2~3d 侵入血液循环并传播到全身。此时人体无任何反应。经 2~4 周的潜伏期,被螺旋体侵入处发生炎症反应,出现结节、浸润及溃疡。梅毒的发病是梅毒螺旋体与机体免疫力相互作用的过程。

【临床表现】

梅毒螺旋体几乎可累及全身各器官,可产生各种症状和体征,临床表现复杂,并可通过胎盘传染给胎儿,导致流产、早产、死产和先天性梅毒,危害孕产妇和胎婴儿健康。

根据梅毒传染途径及感染时间的不同,临床将梅毒分为先天性梅毒和后天性梅毒两种类型。根据其有无传染性而分为早期梅毒与晚期梅毒。病程在 2 年以内称早期梅毒,包括一期梅毒、二期梅毒和早期潜伏性梅毒。病程在 2 年以上称晚期梅毒,包括三期梅毒及晚期潜伏梅毒。潜伏梅毒是指梅毒感染后未治疗或治疗不彻底,临床无症状,梅毒血清反应阳性,且可排除其他导致梅毒血清反应阳性疾病的存在。

1. 先天性梅毒　先天性梅毒是指梅毒螺旋体由母体经胎盘进入胎儿血液循环所致的感染。孕 6 周开始,梅毒即可感染胎儿引起流产。孕 16~20 周以后,梅毒螺旋体可播散到胎儿所有器官。妊娠各期梅毒均可传给胎儿,尤以二期梅毒孕妇的传染性最强,未经治疗的几乎 100% 胎儿感染。早期潜伏梅毒的孕妇,虽临床无任何临床表现,但感染胎儿的可能性>80%。晚期潜伏梅毒的患者虽性接触已无传染性,但传给胎儿的机会仍有10%。先天性梅毒可出现下列表现:

(1)胎儿期:先天性梅毒在胎儿期可表现为肝大、胎盘增厚、胎儿水肿、宫内生长迟缓、非免疫性溶血、流产、早产、死胎等。

(2)新生儿期:早期先天性梅毒表现为肝脾大、皮疹(脓疱疹、脱皮、斑丘疹)、黄疸、慢性鼻炎、脑膜炎、肠梗阻或出血、间质性肺炎、肺脓肿、白内障、脑积水等;晚期先天性梅毒表现为间质性角膜炎、马鞍鼻、Hutchinson牙、军刀状胫(胫骨前凸)、耳聋、智力发育迟缓,甚至死亡等。

2. 后天性梅毒 后天性梅毒是指个体通过性接触或非性接触途径感染的梅毒,亦称获得性梅毒。各期梅毒的主要表现有:

(1)一期梅毒:多发生于不洁性交后2~4周,主要表现为硬下疳(hard chancre),为侵入部位发生炎症反应所致。硬下疳初为小红斑或丘疹,迅速破溃形成糜烂或溃疡,可出现在外生殖器或肛门等部位。典型的硬下疳为单发,直径1~2cm,圆形或椭圆形,境界清楚,边缘稍高于皮面,表面有肉红色的糜烂面或浅表溃疡,无痛、创面清洁,有少量浆液性渗出物(内含大量螺旋体),周边及基底浸润明显,具软骨样硬度。硬下疳出现1~2周后局部淋巴结肿大。硬下疳不经治疗可在2~8周内自然消失,不留痕迹或仅留有轻度浅表瘢痕。

(2)二期梅毒:主要表现为皮肤梅毒疹,包括斑疹、斑丘疹、丘疹鳞屑性梅毒皮疹及脓疱疹等,常出现于躯干、四肢等部位,皮疹特点为对称、泛发、多形性。皮疹持续2~3周可自然消退。若一期梅毒未经治疗或治疗不规范,潜伏期梅毒螺旋体继续增殖,在硬下疳出现2~12周或感染后6~12周,大量密螺旋体通过血液循环达全身,诱发全身各器官的损害和表现,甚至出现神经梅毒的症状。

(3)三期梅毒:主要表现为永久性皮肤黏膜损害,并可侵犯多种组织器官而危及生命。基本损害为慢性肉芽肿,局部因动脉内膜炎所致缺血而使组织坏死,导致全身各器官的损害和后遗症。

3. 实验室检查

(1)病原学检查:检测早期梅毒皮肤黏膜病损处、渗出液或淋巴结穿刺液中有无梅毒螺旋体,常用暗视野显微镜检查,亦可用直接荧光抗体试验检查,寻找病原体。

(2)梅毒血清学检查

1)非梅毒螺旋体试验:包括:①性病研究实验室试验(VDRL);②快速血浆反应素试验(rapid plasma regain test,RPR test)。敏感度高而特异性低,感染4周即可出现阳性,但也有假阳性。适用于普查、婚检、产前检查等筛查及疗效观察和判定。

2)梅毒螺旋体试验:包括:①梅毒螺旋体被动颗粒凝集试验(TP-PA);②荧光密螺旋体抗体吸收试验(FTA-ABS)。直接用经过处理的密螺旋体作为抗原检测受检者是否存在特异性抗体,具有快速、敏感、特异性强的特点,用于证实试验,由于抗体存在时间长,抗体滴度与疾病活动无关,不适用于疗效观察。

(3)脑脊液检查:怀疑神经梅毒者应行脑脊液检查。神经梅毒患者脑脊液中淋巴细胞≥$10×10^6$/L,蛋白量>50mg/dl,VDRL阳性。

【诊断与鉴别诊断】

妊娠期梅毒的诊断需要确认梅毒感染的时间、临床分期、胎儿是否受累及受累程度。妊娠期梅毒多无症状,往往在死胎、新生儿异常或血清学筛查阳性时才发现。对筛查阳性的患者,根据性病接触史、临床表现列为疑似病例。联合特异性血清学试验阳性或暗视野显微镜检查发现密螺旋体则为确诊病例,若脑脊液检查阳性,为神经梅毒。对确诊病例,根据其病程、全身各器官受累情况进行临床分期,并借助超声影像学检查排除胎儿受累。目前存在病例以一期梅毒多见,需要与生殖器疱疹、外阴癌、宫颈癌鉴别。

【处理】

妊娠期梅毒遵循早期、规范、足量、追踪观察、彻底治疗的原则。妊娠期梅毒的治疗原则与非孕期相似,除抗梅治疗外,还应兼顾产科处理和新生儿的治疗。

1. 抗梅治疗

(1)早期梅毒:苄星青霉素 240 万 U,单次肌内注射;或普鲁卡因青霉素 80 万 U,肌内注射,每日 1 次,连用 10d。

(2)晚期梅毒或分期不明的梅毒:苄星青霉素 240 万 U,肌内注射,每周 1 次,连用 3 周;或普鲁卡因青霉素 120 万 U,肌内注射,每日 1 次,连用 10d。

(3)神经梅毒:青霉素 300 万 ~400 万 U,静脉注射,每 4 小时 1 次,连用 10~14d;或普鲁卡因青霉素 240 万 U,肌内注射,每日 1 次,加用丙磺舒 500mg,口服,每日 4 次,连用 10~14d。

(4)青霉素不过敏者首选青霉素规范治疗,妊娠早期和妊娠晚期各进行 1 个疗程治疗,妊娠早期以后发现的梅毒,争取完成 2 个疗程,中间间隔 2 周。青霉素过敏者,首选青霉素脱敏和脱敏后青霉素治疗。脱敏失败,首选头孢曲松,若选红霉素或阿奇霉素,因药物不能通过胎盘,新生儿尽早进行抗梅毒治疗。妊娠期禁用盐酸四环素或多西环素。

2. 产科处理　梅毒孕妇的产科处理,主要是积极治疗梅毒,减少宫内感染的发生;其次是监测胚胎或及胎儿的发育,早期检出出生缺陷和宫内缺氧的胎儿,降低流产和死胎的发生率。梅毒非剖宫产指征,但产时应严密监测产程和胎儿宫内情况。产后留取脐血、胎盘送检,获得先天性梅毒确诊的依据。

3. 新生儿的处理　梅毒血清学检查阳性孕妇的新生儿应进行非梅毒螺旋体试验,进行定量评价。如脐血或新生儿血 RPR 或 VDRL 抗体滴度较母血增高 4 倍以上,即可诊断为先天性梅毒。对先天性梅毒儿应进行脑脊液(CSF)、血常规检查。经检查诊断或高度怀疑先天性梅毒的新生儿需要进行治疗:CSF 异常者或未检查脑脊液者,普鲁卡因青霉素 5 万 U/(kg·d),肌内注射,连用 10d;CSF 正常者,普鲁卡因青霉素 5 万 U/(kg·d),单次肌内注射。如母亲产前已得到恰当治疗且无梅毒复发及再感染证据,新生儿可选择苄星青霉素 5 万 U/kg,单次肌内注射。

【随访】

治愈标准有临床治愈及血清学治愈。梅毒经充分治疗后,应随访 2~3 年。第 1 年每 3 个月随访 1 次,以后每半年随访 1 次,包括临床及血清非梅毒螺旋体试验。若在治疗后 6 个月内梅毒症状、体征持续存在或血清滴度未下降 4 倍,应视为治疗失败或再感染,除需重新加倍治疗外,还应考虑做脑脊液检查,以排除有无神经梅毒。多数一期梅毒在 1 年内,二期梅毒在 2 年内血清学试验转阴。少数晚期梅毒血清非密螺旋体抗体滴度低水平持续 3 年以上,可判定为血清固定,但应严密观察,若滴度上升,则予复治。梅毒妇女建议在规范治疗 2 年后,评估达到临床及血清治愈后再考虑妊娠;如经 2 年随访无法达到临床治愈,被判定为血清固定,在排除复发后可考虑妊娠,但孕期应严密监测。

梅毒血清学阳性孕妇分娩的新生儿,在婴儿出生后 1 个月、2 个月、3 个月、6 个月和 12 个月复查 1 次 RPR 滴度,直到结果转阴或滴度下降 4 倍。CSF 细胞数增高的婴儿应每 6 个月复查 1 次,直至 CSF 细胞数正常为止。

【预防】

患病 3 个月内,凡接触过传染性梅毒的性伴侣,夫妻双方应予检查,确诊及治疗。治疗期禁止性生活。孕前进行梅毒筛查,对筛查阳性患者进行规范治疗,达到血清治愈后再考虑妊娠。对孕前无筛查的患者,建议早孕期常规筛查,筛查阳性患者进行梅毒确诊试验,已确诊的梅毒活动患者,如非胎儿珍贵,可行人工流产术;胎儿珍贵的孕妇在治疗的基础上,严密监护胎儿宫内发育和胎儿附属物的变化;出生后排除先天性梅毒,并进行追踪观察。

三、获得性免疫缺陷综合征合并妊娠

获得性免疫缺陷综合征(acquired immunodeficiency syndrome,AIDS),又称艾滋病,是由人类免疫

缺陷病毒（human immunodeficiency virus，HIV）引起的性传播疾病。

【发病机制】

HIV属逆转录RNA病毒，细胞膜芽生，毒粒大小为100~140nm，HIV病毒体外层的脂蛋白包膜中嵌有gp120和gp41两种糖蛋白，gp120与宿主淋巴细胞表面的CD4糖蛋白有嗜亲性，可与其特异性结合；而gp41介导病毒包膜与其宿主细胞膜融合；借此选择性地侵入CD4$^+$淋巴细胞，在病毒逆转录酶的作用下合成DNA并整合到宿主细胞的染色体，继而在细胞内复制、形成完整的病毒体释放出细胞外，感染新的细胞，也可呈潜伏感染状态，随细胞分裂而进入子代细胞，最后CD4$^+$淋巴细胞耗竭，免疫功能严重破坏，并发各种条件致病菌的感染和肿瘤，导致死亡。

【传播途径】

HIV可存在于感染者的血液、精液、阴道分泌物、眼泪、尿液、乳汁、脑脊液中。其主要感染途径有：

1. **性接触直接传播**　艾滋病患者及HIV携带者均具有传染性，包括同性接触及异性接触。

2. **血液传播**　见于吸毒者共用注射器，接受HIV感染的血液或血制品，接触HIV感染者的血液、黏液等。

3. **母婴垂直传播**　HIV感染孕妇在妊娠期HIV能通过胎盘传染给胎儿，或分娩时经软产道及出生后经母乳喂养感染新生儿。

【临床表现】

从感染HIV到发展为艾滋病的潜伏期长短不一，短至几个月，长达17年，平均10年。由于HIV感染后期常发生各种机会性感染及恶性肿瘤，因此临床表现多样。妊娠期HIV的临床表现与非孕期相似。

1. **艾滋病的3个阶段**

（1）急性HIV感染期：部分患者在感染HIV初期无临床症状，但大部分HIV感染后6d~6周可出现急性症状。主要表现为发热、乏力、咽痛、全身不适等上呼吸道感染症状，个别有头痛、皮疹、急性多发性神经炎、淋巴结肿大、肝脾大等情况出现。上述症状可自行消退。在感染HIV 2~3个月后出现HIV抗体阳性，95%感染者在6个月内HIV抗体阳性。从感染HIV至抗体形成的时期，称为感染窗口期。窗口期HIV抗体检测阴性，但具有传染性。

（2）无症状HIV感染期：临床常无症状及体征。血液中不易检出HIV抗原，但可以检测到HIV抗体。

（3）艾滋病期：临床表现如下。①原因不明的免疫功能低下。②持续不规则低热超过1个月。③持续原因不明的全身淋巴结肿大（淋巴结直径>1cm）。④慢性腹泻超过4~5次/d，3个月内体重下降>10%。⑤双重感染：由于HIV感染后引起细胞免疫功能缺陷，导致双重感染。常见合并口腔念珠菌感染、肺孢子菌肺炎、巨细胞病毒感染、弓形虫病、隐球菌脑膜炎、进展迅速的活动性肺结核。⑥继发肿瘤，主要是皮肤黏膜的Kaposi肉瘤、淋巴瘤等。⑦中青年患者出现神经系统症状，如痴呆、脊髓病、末梢神经病，原因不明。⑧其他并发症，如慢性淋巴细胞性间质性肺炎。

2. **实验室检查**

（1）病原检查：病毒分离培养、核酸检测阳性是诊断HIV感染最可靠的方法，但敏感度低。

（2）病毒相关抗原、抗体检测：HIV相关抗原p24、HIV特异抗体检测可作为初筛试验和确认试验。

【HIV感染与妊娠的相互影响】

1. **HIV对妊娠的影响**　HIV感染本身对妊娠无直接影响，但可导致胎儿孕期、产时和产后感染；另外由于HIV患者抵抗力低下，易发生机会感染或感染难以控制，间接可导致妊娠期感染、流产、早产等不良妊娠的概率增加。

2. **妊娠对HIV的影响**　妊娠本身存在免疫抑制，可加速HIV的病情发展，导致HIV患者免疫力下降、崩溃，导致机会性感染、全身严重感染及恶性肿瘤等各种疾病的发生，增加母儿死亡率。

【诊断】

妊娠期HIV的诊断与非妊娠期相同，根据病史、临床表现及实验室检查进行诊断。

1. 急性 HIV 感染期

(1)流行病学史:包括①同性恋或异性恋者有多个性伴侣史,或配偶、性伴侣抗 HIV 抗体阳性;②静脉吸毒史;③用过进口第Ⅷ因子等血液制品;④与 HIV/AIDS 患者有密切接触史;⑤有梅毒、淋病、非淋菌性尿道炎等性传播疾病史;⑥出国史;⑦HIV 抗体阳性者所生的子女;⑧输入未经 HIV 抗体检测的血液。

(2)临床表现:可有不同的机会感染症状等。

(3)实验室检查:①周围血白细胞及淋巴细胞总数起病后下降,以后淋巴细胞总数上升,可见异型淋巴细胞;②CD4/CD8>1;③感染初期 HIV 抗体阴性,2~3 个月后,最长可达 6 个月 HIV 抗体阳性,在感染窗口期抗体阴性;④少数人感染初期血液 HIV p24 抗原阳性。

2. 无症状 HIV 感染期　流行病学史同急性 HIV 感染。无任何临床表现。实验室检查如下:①抗 HIV 抗体阳性,经确证试验证实;②CD4 淋巴细胞总数正常,CD4/CD8>1;③血清 p24 抗原阴性。

3. 艾滋病期　流行病学史与急性 HIV 感染相同,有艾滋病的临床表现。实验室检查:①抗 HIV 抗体阳性,经确证试验证实;②血液 p24 抗原阳性;③CD4 淋巴细胞总数 <200/mm³ 或 200~500/mm³;④CD4/CD8<1;⑤周围血白细胞、血红蛋白计数下降;⑥ β_2- 微球蛋白水平增高;⑦可找到艾滋病合并感染的病原学或肿瘤的病理依据。

【鉴别诊断】

应与原发性免疫缺陷病、继发性免疫缺陷病(因皮质激素、化学疗法、放射疗法或患有恶性肿瘤及严重的蛋白热能性营养不良引起的继发性免疫缺陷病)、血液病、传染性单核细胞增多症、中枢神经系统疾病相鉴别。

【处理】

HIV 无治愈方法。妊娠期 HIV 的处理同非妊娠期,处理主要包括 HIV 的治疗和产科处理,但 HIV 感染孕产妇若在产前、产时或产后正确应用抗病毒药物治疗,其新生儿 HIV 感染率可显著下降。

1. 一般治疗　对 HIV 感染和艾滋病患者给予积极的心理治疗,嘱其注意休息,加强营养及劳逸结合,避免传染他人。

2. 药物治疗

(1)孕产妇的抗病毒治疗:核苷逆转录酶抑制剂齐多夫定(ZDV)对 HIV 母婴垂直传播的防治作用是肯定的,并且属于 FDA 妊娠期 C 类药物,是唯一经 FDA 批准用于治疗 HIV 感染的药物。CD4T 细胞计数 >200/mm³ 的妊娠妇女,从妊娠 14~34 周开始服用 ZDV 200mg,每日 3 次;或 300mg,每日 2 次,至分娩。如入院时已临产,立即口服 ZDV 300mg,联合拉米夫定(3TC)150mg;之后,ZDV 300mg+3TC 150mg,至产后 1 周。

(2)新生儿和婴儿的抗病毒治疗:选择人工喂养的新生儿,出生后 6~12h 内服用奈韦拉平(NVP)每日 1 次或 ZDV 每日 2 次,至出生后 6 周。选择母乳喂养的新生儿,出生后 6~12h 内服用 NVP 每日 1 次,至母乳喂养停止后 1 周。

3. 其他治疗　加强营养,应用免疫调节药物干扰素、IL-2、丙种球蛋白,中药香菇糖片、丹参、黄芪等,加强全身营养支持,治疗机会感染及肿瘤。

4. 产科处理

(1)艾滋病患者和 HIV 抗体阳性者均不宜妊娠,一旦妊娠应早期终止;如继续妊娠,应告知胎儿感染及妊娠期疾病加速发展的危险。

(2)艾滋病孕妇推荐择期剖宫产减少胎儿感染的机会;如胎膜已破,尽可能缩短破膜距分娩的时间,尽量避免使胎儿暴露于血液和体液危险增加的操作,如胎儿头皮电极、胎儿头皮 pH 测定、滞产等。并注意分娩时新生儿眼和脸部的保护。

(3)艾滋病孕妇乳汁可传播 HIV,因此在非婴儿救命情况下,不推荐 HIV 感染母亲进行母乳喂养。

(4)艾滋病孕妇分娩的新生儿,均应按高危儿转入新生儿病房,排除宫内感染。建议在产后 8~12h

给新生儿开始服用 ZDV,每次 2mg,每 6 小时 1 次,持续 6 周,其保护率可达 67.5%。

(5)艾滋病孕妇产后注意卫生宣教,减少产褥感染。

【预防】

由于艾滋病无治愈方法,重在预防。妊娠期艾滋病的预防同非孕期,另外注意:

1. 对所有婚前检查的夫妇和孕前检查的妇女进行 HIV 筛查,如孕期无筛查,强调早孕期筛查,一旦筛出阳性,确诊的患者建议终止妊娠。

2. 对确诊的 HIV 孕妇,继续妊娠者应转至专业机构进行 HIV 规范治疗和母婴阻断,孕期避免羊水穿刺、胎儿镜等有创的产科检查。

3. HIV 孕妇在情况允许的条件下,应选择有母婴阻断措施的医院住院分娩,并在分娩全过程及产后进行 HIV 规范治疗和随访。

小结

妇女孕前和孕早期进行 HIV 的筛查。对于孕期拒绝终止妊娠或有条件继续妊娠的患者,建议在妊娠 12 周以上进行抗病毒治疗,以降低母婴垂直传播的概率和并发症的发生。妊娠期以母体原发病的发展、胎儿发育及宫内情况的监测为主要内容。分娩期尽可能缩短破膜时间,避免使胎儿暴露于血液和体液危险增加的操作,对不能阴道分娩的患者选择择期剖宫产。产后不推荐进行母乳喂养。新生儿常规进行宫内感染的排查和预防性治疗,并将母子纳入 STD 的随访系统进行管理和追踪。

思考题

1. 性传播疾病包括哪些疾病,其母婴传播途径有哪些?

2. 如何减少性传播疾病母婴传播的机会?

3. 性传播疾病患者的产科处理原则有哪些?

(张卫社)

第二十三章
胎儿附属物异常

胎儿附属物异常包括胎盘、胎膜、羊水及脐带的异常。胎盘异常可影响胎儿生长发育,亦可导致胎儿缺氧、死亡,各种病理因素所致的胎盘附着部位、深度及剥离时间的异常,是导致产科出血的重要原因,是严重的产科并发症。胎膜的重要作用是维持羊膜腔的完整性,保护胎儿。胎膜早破是最常见的胎膜异常。正常妊娠时羊水的产生与吸收处于动态平衡,若羊水产生和吸收失衡,将导致羊水量异常。脐带是母儿间物质交换的重要通道,各种原因导致脐带血流受阻时,可影响胎儿生长发育;严重时可致胎儿缺氧甚至危及胎儿生命。

第一节　前　置　胎　盘

妊娠 28 周后,胎盘附着于子宫下段,其下缘覆盖或接近宫颈内口,位置低于胎先露部,称为前置胎盘(placenta praevia)。孕早期由于宫腔较小,多数胎盘位置较低,随妊娠月份的增加和子宫的增大,胎盘位置可上移,因此一般在妊娠 28 周后才诊断前置胎盘,妊娠 28 周前称为胎盘前置状态。前置胎盘是导致妊娠晚期阴道流血的最常见原因,严重者可危及母儿生命。国内发生率为 0.24%~1.57%,国外报道约为 0.5%。既往有剖宫产史或子宫肌瘤切除术史,此次妊娠为前置胎盘,胎盘附着于原子宫切口处者,常伴有胎盘植入性疾病,是导致产科致命性大出血及子宫切除的常见原因。

【病因】

尚不清楚,可能与下述因素有关:

1. **子宫内膜病变或损伤**　随患者人工流产次数、分娩次数及剖宫产次数的增加,发生前置胎盘的风险也随之增加。多次刮宫、分娩及子宫手术史等,可损伤子宫内膜,引起子宫内膜炎症或萎缩性病变。受孕后,子宫蜕膜血管形成不良,胎盘血供不足,刺激胎盘面积增大而伸展到子宫下段。

2. **胎盘异常**　多胎妊娠时胎盘面积较大而易延伸至子宫下段,故前置胎盘的发生率较单胎妊娠高 1 倍。副胎盘、膜状胎盘亦可到达子宫下段或覆盖宫颈内口。

3. **受精卵滋养层发育迟缓**　受精卵到达宫腔时,滋养层尚未发育到能着床的阶段,继续下移,着床于子宫下段而形成前置胎盘。

4. **其他高危因素**　子宫形态异常、高龄(>35 岁)、吸烟、辅助生殖技术史、前置胎盘既往史、妊娠 28 周前超声检查提示胎盘前置状态等。

【临床分类】

既往按胎盘下缘与宫颈内口的关系分为 4 类,即:完全型、部分型、边缘型和低置胎盘。但在临床上更倾向于分为两类,如图 4-23-1 所示。

1. **前置胎盘**(placenta praevia)　宫颈内口全部或部分被胎盘组织所覆盖,包含既往分类中的完全型和部分型。

2. 低置胎盘(low-lying placenta)　胎盘附着于子宫下段,边缘距宫颈内口的距离 <20mm。包含既往分类中的边缘型和低置胎盘。

胎盘下缘与宫颈内口的关系随子宫下段的逐渐伸展、宫颈管的逐渐消失、宫颈口的逐渐扩张而改变。因此,前置胎盘的分类可随妊娠的继续、产程的进展而发生变化。临产前完全覆盖宫颈内口的胎盘,可因临产后宫颈口扩大而变为部分覆盖宫颈内口甚至转变为低置胎盘。故诊断时期不同,分类也不同。临床上均以处理前最后一次超声检查来确定其分类。

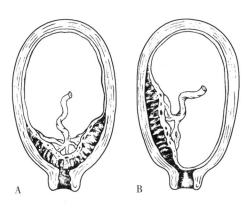

图 4-23-1　前置胎盘的临床分型

A. 前置胎盘;B. 低置胎盘。

【临床表现】

1. 症状　妊娠晚期或临产后,突发无诱因、无痛性反复阴道流血是前置胎盘的典型症状。子宫峡部至妊娠晚期被逐渐拉长而形成子宫下段,临产后的宫缩又使宫颈管消失而成为软产道的一部分。附着于子宫下段及宫颈内口的胎盘不能相应地伸展,与其附着处发生错位分离,致血窦破裂出血。初次出血量一般不多,血液凝固后可暂时停止,但也可初次即发生致命性大出血。随着子宫下段的逐渐拉长,可反复出血。

前置胎盘初次出血时间较早,多发生在妊娠 28 周左右,出血频繁,出血量也较多;低置胎盘初次出血时间较晚,往往发生在临产前后,出血量较少。低置胎盘患者胎膜破裂后,若胎先露部很快下降,压迫胎盘可使出血减少或停止(表 4-23-1)。

表 4-23-1　前置胎盘出血的临床特点

临床特点	前置胎盘	低置胎盘
出血时间	早,可发生在妊娠 28 周前后,甚至更早	较晚,往往发生在足月甚至临产后
出血量	初次出血较少,后渐增多	通常较少
出血次数	较频繁	较少

2. 体征　患者的全身情况与出血量及出血速度密切相关。反复出血者可有贫血貌,急性大量出血可出现面色苍白、四肢发冷、脉搏细弱、血压下降等休克表现。子宫大小与停经月份相符,子宫软,无压痛。胎盘占据子宫下段,影响胎儿先露部衔接,可有胎位异常及胎先露高浮。出血多时可出现胎儿缺氧,胎心异常甚至消失。胎盘附着于子宫前壁时,可在耻骨联合上方闻及胎盘血流杂音。

3. 阴道检查　临床上多采用超声检查确定胎盘位置,若前置胎盘诊断明确,一般不行阴道检查。如必须通过阴道检查以明确诊断或选择分娩方式,可在输液、备血、可立即行剖宫产手术的条件下进行。禁止肛查。

【诊断】

1. 病史及临床表现　对具有高危因素的孕妇,妊娠晚期或临产后无诱因突发无痛性阴道流血,应考虑前置胎盘。同时注意是否存在贫血及贫血程度,有无胎心、胎位异常等情况。

2. 辅助检查

(1)超声检查:为安全、最有价值的检查方法,准确率在 95% 以上。超声可根据胎盘与宫颈内口的关系确定前置胎盘的类型,但需结合孕周考虑。因妊娠晚期,子宫下段形成及伸展增加了宫颈内口与胎盘边缘之间的距离,妊娠中期处于前置状态的胎盘可上移而成为正常位置胎盘。

在妊娠的任何时期,如怀疑前置胎盘,可使用经阴道超声进行检查。阴道超声诊断前置胎盘或低置胎盘优于经腹和经会阴超声,准确性明显高于腹部超声,并具有安全性。尤其是附着于子宫后壁的前置胎盘,因为胎先露遮挡或腹部超声探测深度不够而容易漏诊,经阴道超声检查能更准确地确定胎盘边缘与宫颈内口的关系。前置胎盘的超声图像见图 4-23-2。

(2)磁共振检查(MRI):有条件的医院,尤其对前置胎盘怀疑合并胎盘植入者,可选择磁共振检查,了解胎盘侵入子宫肌层的范围和程度,是否侵及膀胱、直肠或宫旁。

【鉴别诊断】

应与胎盘早剥、帆状胎盘前置血管破裂、胎盘边缘血窦破裂等鉴别。结合病史、临床表现及辅助检查,一般不难鉴别。诊断时应注意排除阴道病变、宫颈病变引起的出血。

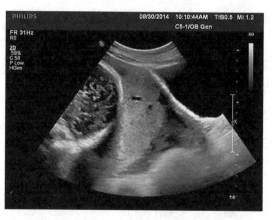

图 4-23-2   前置胎盘的超声图像

【对母儿影响】

1. **产时、产后出血**   附着于子宫前壁的前置胎盘行剖宫产时,若子宫切口无法避开胎盘,则出血量明显增多。胎儿娩出后,子宫下段肌肉收缩力较差,附着的胎盘不易剥离,即使剥离后因开放的血窦不易关闭而常发生产后出血。

2. **胎盘植入性疾病**   前置胎盘可合并胎盘植入,由于子宫下段蜕膜发育不良,胎盘绒毛可植入子宫下段肌层,使胎盘剥离不全而发生产后大出血。

3. **贫血及感染**   若孕期反复多次出血,可致贫血,增加感染机会。产后细菌经阴道上行侵入胎盘剥离面,易发生产褥感染。

4. **围产儿预后不良**   出血量多可致胎儿缺氧,发生胎儿窘迫或死亡。有时因大出血而须提前终止妊娠,早产儿发病率及新生儿死亡率增高。

【处理】

治疗原则为止血、适当抑制宫缩,纠正贫血,预防感染,适时终止妊娠。根据前置胎盘类型、出血程度、妊娠周数、胎儿宫内状况、是否临产等进行综合评估,给予相应临床处理。

1. **无临床症状者**   妊娠中期超声检查发现胎盘前置状态者应超声随访,并根据患者情况增加超声随访次数。妊娠 18~23 周时胎盘边缘达到但未覆盖宫颈内口者,妊娠晚期胎盘位置基本恢复正常。如覆盖宫颈内口范围超过 25mm,分娩时前置胎盘的发生率为 40%~100%。

无症状前置胎盘或低置胎盘患者在妊娠晚期有发生产科出血及早产的风险,应避免劳累、紧张、便秘、腹泻等诱发宫缩的因素,并做好随时可能就医的准备。出现出血、宫缩或腹部不适及疼痛等须即刻来院就诊。

对于孕 32 周发现持续性低置胎盘或前置胎盘且无症状者,推荐在孕 36 周左右加做一次经阴道超声,以确定终止妊娠的时机和选择分娩方式。

2. **有临床症状者**

(1)期待治疗:目的是在保证母儿安全的前提下,尽量延长妊娠时间,提高胎儿存活率。适用于妊娠 <36 周,一般情况良好,胎儿存活,阴道流血不多,无须紧急分娩的患者,需在有母儿抢救能力的医疗机构进行期待治疗。对于阴道流血的患者,需住院治疗,密切监测孕妇生命体征及阴道流血情况;常规进行血常规、凝血功能检测并备血;监护胎儿情况。

1)一般处理:阴道流血期间绝对卧床,建议侧卧位,流血停止后可适当活动;可给予适当吸氧,提高胎儿血氧供应;密切监护阴道流血情况及胎儿宫内情况。

2)预防和纠正贫血:目标是维持血红蛋白含量 ≥ 110g/L,血细胞比容 ≥ 0.30,增加母体储备。贫血严重者,给予浓缩红细胞输注。

3)止血:可酌情给予宫缩抑制剂,防止因宫缩引起进一步出血。

4)促胎肺成熟治疗:在期待治疗过程中常伴发早产。孕28~34周的患者预计1周内可能分娩均应促胎肺成熟治疗。

5)保守治疗过程中阴道大出血的预测:①宫颈管长度:妊娠34周前经阴道超声测量宫颈管长度,如宫颈管长度<3cm则因大出血而急诊剖宫产手术的风险增加。如覆盖宫颈内口的胎盘较厚(>1cm),产前出血、胎盘粘连、植入及手术风险增加。②胎盘边缘出现无回声区:覆盖宫颈内口的胎盘边缘出现无回声区,出现突然大出血的风险是其他类型前置胎盘的10倍。③位于前次剖宫产子宫切口瘢痕处的前置胎盘常伴发胎盘植入性疾病、严重产后出血,子宫切除率明显增高。

(2)终止妊娠:应根据临床表现、孕周、胎儿成熟度,辅以超声检查结果综合决定终止妊娠的时机及方式。

1)终止妊娠的时机:①大出血甚至导致休克者,或者期待治疗过程中反复、多量出血者应及时终止妊娠。②无症状的前置胎盘,妊娠达37周,可考虑终止妊娠;合并胎盘植入性疾病者可于妊娠36周后终止妊娠;低置胎盘可于妊娠38周以后终止妊娠。③孕周未达36周但出现胎儿窘迫者。

2)终止妊娠的方式:①剖宫产:是目前处理前置胎盘的主要措施。阴道出血较多,短时间内不能经阴道结束分娩者均应剖宫产终止妊娠。术前充分备血,术中注意子宫收缩,预防产后出血,出血量多时及时及早液体复苏。必要时如条件允许,可使用回收式自体输血。子宫切口的选择原则上应尽量避开胎盘,当胎儿为横产式,尤其孕28周前,为避开胎盘,可考虑皮肤和/或子宫纵切口。如果在做子宫切口时无法避开胎盘,应在胎儿娩出后即刻断脐以免胎儿过多失血。胎儿娩出后,立即宫体注射宫缩剂,如缩宫素、前列腺素制剂等,待子宫收缩后徒手剥离胎盘。如果药物治疗无法控制出血,启动宫腔填塞和/或手术方式止血,宜早不宜迟。包括出血局部缝扎、宫腔填塞或球囊压迫、B-lynch缝合、子宫动脉或髂内动脉结扎等,必要时可采用紧急介入手段,如子宫动脉或髂内动脉栓塞、腹主动脉球囊阻断术等。各种止血方法无效,危及患者生命时,应及时行子宫切除术。②阴道分娩:适用于出血少、枕先露、无头盆不称等异常情况的低置胎盘患者,估计短时间内可以结束分娩者。应在有条件的机构,备足血源,严密监测下经阴道试产。

(3)抗感染治疗:期待治疗过程中,注意是否存在感染,预防性使用抗生素。终止妊娠时,在胎盘剥离后也需预防性使用抗生素。

【预防】

采取有效的避孕措施,避免多次人工流产及宫腔操作,预防感染。严格掌握剖宫产手术指征,降低剖宫产率。孕期戒烟、戒毒,规范孕期检查,对前置胎盘做到早诊断、早治疗。

小结

前置胎盘的典型症状为妊娠晚期或临产后,突发性无诱因、无痛性、反复阴道流血。临床上将其分为前置胎盘和低置胎盘两类。超声是最为安全、有价值的辅助检查方法。临床处理主要包括止血、适当抑制宫缩、纠正贫血、预防感染,根据前置胎盘类型、出血程度、妊娠周数、胎儿宫内状况、是否临产等进行综合评估,给予相应临床处理。

思考题

1. 孕晚期阴道少量流血的可能原因有哪些? 如何鉴别?

2. 前置胎盘的分类及处理原则?

(李雪兰)

第二节　胎盘植入性疾病

胎盘植入性疾病(placenta accreta spectrum disorders,PAS)是指滋养层细胞异常侵及部分或全部子宫肌层的一组疾病。随着剖宫产后再次妊娠增多,其发生率较前升高 20 倍,达 1/533,已经成为产后出血、早产、再次剖宫产、产时紧急子宫切除和孕产妇死亡的重要原因,是产科医师必须面临的临床问题。

【病因及病理生理】

正常妊娠时,滋养层细胞侵入植入子宫蜕膜海绵层;但当子宫内膜 - 肌层界面的缺陷导致蜕膜化异常、胶原暴露,滋养细胞或胎盘绒毛异常浸润、侵入子宫肌层,最终发生胎盘植入;但具体机制尚不清楚。

【高危因素】

胎盘植入多发生于有子宫内膜创伤、子宫内膜发育不良等因素的患者。理论上,胎盘植入可发生于子宫下段、子宫体部、子宫角等任何胎盘着床部位,但临床上多见于有剖宫产或子宫手术史患者,尤其是有子宫手术史且此次妊娠为前置胎盘患者。其他高危因素还包括高龄妊娠、既往子宫穿孔史、胎盘植入史、多次流产史等。有剖宫产史且伴有前置胎盘患者的胎盘植入发生率远比有剖宫产史但不合并前置胎盘者高。

【分类】

PAS 是一组疾病,根据胎盘植入的深度,依次可将其分为①胎盘黏附(adherent placenta accreta):胎盘黏附或侵入子宫浅肌层;②胎盘植入(placenta increta):侵入子宫深肌层;③穿透性胎盘植入(placenta percreta):穿透子宫壁达子宫浆膜层、甚至侵入子宫毗邻器官。根据植入范围可分为部分性、完全性胎盘植入。

【诊断】

1. **病史**　胎盘植入多见于有子宫手术史患者,应注意询问是否有剖宫产史、宫腔操作史、盆腔炎症史、前置胎盘史等高危因素。

2. **临床表现**　子宫破裂或阴道出血前,胎盘植入患者产前常无明显临床表现,合并前置胎盘时,常见症状可为产前反复无痛性阴道流血。而穿透性胎盘植入合并子宫破裂患者可诉腹痛,多伴胎心率变化。对于无产前出血的前置胎盘,更要考虑胎盘植入的可能性。

3. **辅助检查**

(1)超声检查:经腹或经阴道二维灰阶、彩色多普勒超声检查是判断胎盘位置、预测胎盘植入最常用的方法。超声可提示胎盘部位正常结构紊乱、弥漫性或局灶性胎盘实质内腔隙血流、胎盘后方正常低回声区变薄或消失、子宫浆膜 - 膀胱交界处血管丰富。对于瘢痕子宫患者,孕前超声提示瘢痕处出现"憩室"或"龛影"征象时,提示胎盘易在此发生植入。完全性前置胎盘伴胎盘植入的超声图像如图 4-23-3 所示。

(2)磁共振检查:MRI 预测胎盘植入征象为:子宫

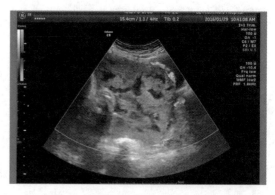

图 4-23-3　前置胎盘伴胎盘植入的超声图像

凸向膀胱,胎盘内信号强度不均匀,T$_2$加权像存在胎盘内条索影,胎盘血供异常。MRI能更清楚地显示胎盘侵入肌层的深度、局部吻合血管分布及宫旁侵犯情况,可提供准确的局部解剖层次,指导手术方式。

(3)实验室检查:近年来,有些学者研究结果显示,早孕期母血浆标记物也与PAS发生相关,例如,胎儿甲胎蛋白升高时PAS的发病率也增加。由于特异性差,尚未用于临床。

4.术中发现子宫下段新生血管怒张,胎儿娩出后胎盘30min不剥离、检查发现胎盘与宫壁无间隙或徒手剥离困难,应及时做出判断。

【处理】

胎盘植入性疾病是导致产前、产后出血的主要原因,妊娠期间诊断胎盘植入性疾病者,应充分告知患者不良妊娠结局发生风险,不具备随访、处置条件的医院,应尽快转诊。分娩过程中,建立产科或母胎医学科、麻醉科、重症监护室、新生儿科、放射科、妇科/盆底/泌尿外科、血库等组成的多学科团队(multidisciplinary team,MDT)管理及救治团队,良好的监测设施和反复演练可改善胎盘植入患者的妊娠结局。

1.**产前处理**　纠正贫血,适当增加超声检查次数,以评估胎盘位置、胎盘植入深度及胎儿发育情况。

2.**分娩时机**　推荐孕34~37周分娩,可以改善母儿结局。伴有反复出血症状者,孕34周前可在促胎肺成熟后终止妊娠。

3.**分娩方式**　胎盘植入患者常进行计划分娩,多以剖宫产终止妊娠,阴道分娩主要见于产前未诊断而分娩后才确诊胎盘植入者。

(1)剖宫产术前评估:建立MDT团队,充分备血,充足手术物品准备。

(2)手术方式:建议择期剖宫产终止妊娠,避开胎盘附着部位选择手术切口。当胎盘植入面积大、胎盘穿透伴有大量出血危及生命及保守治疗失败者及时行子宫切除。当胎盘植入面积小、子宫收缩好、出血量少,尤其用于生命体征平稳者,可行胎盘植入部位局部切除缝合术、间断环状缝合、B-Lynch、血管阻断术、宫腔纱布填塞及球囊压迫等止血等方法。

4.**其他问题**

(1)胎盘原位保留:适用于剖宫产术中出血少、强烈要求保留子宫和生育功能的产妇,实施前须充分与患者沟通,产后须经历较长时间的随访治疗。有晚期产后出血、感染、再次急症手术等风险。

(2)介入治疗:有条件的医院可提前做好介入治疗准备,可减少术中出血,但介入可能出现栓塞后综合征,表现为下腹部、下肢疼痛及术后低热等症状;且介入技术要求高,价格昂贵,应综合医院及患者等情况进行选择。

【预防】

采取积极、有效的避孕措施,尽量减少不必要的人工流产及宫腔操作,严格把握好首次剖宫产的指征,减少前置胎盘的发生。孕前可通过询问病史、超声检查剖宫产瘢痕缺陷等方法,检出高危患者,加强孕期管理,定期产前检查及正确的孕期指导,对前置胎盘做到早期诊断及正确处理。

小结

1.胎盘黏附、胎盘植入、穿透性胎盘植入统一称为胎盘植入性疾病(PAS)。易发生大出血,术中邻近器官损伤、切除子宫的概率增高,住院时间长,甚至导致孕产妇死亡,存在诸多不良结局。

2.胎盘植入患者应尽早明确诊断及转诊至有收治能力的医疗机构,充分术前准备,重视多学科团队的全周期管理,确定并实施个体化处理方案。

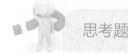

思考题

1. 胎盘植入的高危因素及影像学特点。
2. 前置胎盘伴植入的诊断及处理原则有哪些？

（陈敦金）

第三节　胎盘早剥

妊娠 20 周后或分娩期，正常位置的胎盘于胎儿娩出前，部分或全部从子宫壁剥离，称为胎盘早剥（placental abruption），是晚期妊娠严重的并发症之一。由于其起病急、发展快，处理不及时可危及母儿生命。发生率在国内为 0.46%~2.1%，国外为 1%~2%，发生率的高低还与产后是否仔细检查胎盘有关，有些轻型胎盘早剥患者症状不明显，易被忽略。

【病因】

发病机制尚不完全清楚，但下列情况时胎盘早剥的发病率增高。

1. 血管病变　胎盘早剥多发生于重度子痫前期、慢性高血压、慢性肾脏疾病或全身血管病变的孕妇。当这类疾病引起全身血管痉挛或管壁硬化时，子宫底蜕膜也可发生螺旋小动脉痉挛或硬化，引起远端毛细血管缺血坏死而破裂出血，血液积聚在底蜕膜与胎盘之间，形成胎盘后血肿，导致胎盘从子宫壁剥离。

2. 机械因素　腹部直接或间接被撞击可诱发胎盘早剥；临产后胎儿下降，脐带过短时被牵拉可能使胎盘自子宫壁剥离；羊膜腔穿刺时，如果刺破前壁胎盘附着处血管，胎盘后形成血肿，可引起胎盘剥离。

3. 宫腔内压力骤减　未足月胎膜早破时羊水流出过快、羊水过多时突然破膜、或双胎分娩时第一胎儿娩出过快，使宫腔内压骤减，子宫突然收缩而导致胎盘早剥。

4. 子宫静脉压突然升高　仰卧位低血压综合征时，子宫压迫下腔静脉使回心血量减少，子宫静脉淤血使静脉压升高，导致蜕膜静脉床淤血或破裂而发生胎盘剥离。

5. 其他　高龄孕妇、经产妇易发生胎盘早剥；不良生活习惯如吸烟、酗酒及吸毒等，辅助生殖技术、血栓形成倾向、绒毛膜羊膜炎及胎盘早剥病史等也增加胎盘早剥的发生概率。

【病理变化及分类】

胎盘早剥分为显性剥离、隐性剥离和混合型剥离。

胎盘早剥的主要病理变化是底蜕膜出血，形成血肿，使该处胎盘自子宫壁剥离。如剥离面小，血液很快凝固而出血停止，临床可无症状或症状轻微。如继续出血，胎盘剥离面也随之扩大，形成较大的胎盘后血肿，血液可冲开胎盘边缘及胎膜经宫颈管流出，表现为外出血，称为显性剥离（revealed abruption）。如胎盘边缘或胎膜与子宫壁未剥离，或胎头进入骨盆入口压迫胎盘下缘，使血液积聚于胎盘与子宫壁之间而不能外流，此时无阴道流血，称为隐性剥离（concealed abruption）（图 4-23-4）。由于血液不能外流，胎盘后出血越积越多，可致子宫底升高，当出血达到一定程度，压力增大，血液冲开胎盘边缘和胎膜经宫颈管流出，即为混合型剥离。有时血液可渗透羊膜进入羊膜腔，形成血性羊水。

胎盘早剥尤其是隐性剥离时,血液积聚于胎盘和子宫壁之间,局部压力逐渐增大,使血液浸入子宫肌层,引起肌纤维分离、断裂及变性。当血液浸入达子宫浆膜层时,子宫表面可呈蓝紫色瘀斑,以胎盘附着处最为明显,称为子宫胎盘卒中(uteroplacental apoplexy),又称为库弗莱尔子宫(Couvelaire uterus)。血液也可渗入输卵管系膜、阔韧带、卵巢实质或流入腹腔。卒中后的子宫肌纤维收缩力减弱,可能导致子宫收缩不良,引起大出血。

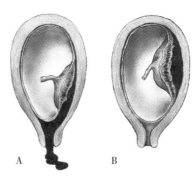

图 4-23-4　胎盘早剥的类型
A. 显性剥离;B. 阴性剥离。

严重的胎盘早剥可导致大量组织凝血活酶从胎盘释放入母体血液循环,激活凝血系统,导致弥散性血管内凝血(DIC),血小板及纤维蛋白原等凝血因子大量消耗,激活纤维蛋白溶解系统,产生大量纤维蛋白原降解产物(fibrinogen degradation products,FDP),引起继发性纤溶亢进,更进一步加重 DIC,最终导致严重的凝血功能障碍及多器官功能障碍。

【临床表现及分级】

1. **症状**　多数患者有突发腹痛、阴道流血、子宫张力增高和子宫压痛。胎盘早剥的严重程度往往与阴道出血量不相符,也可无阴道出血。后壁胎盘的隐性剥离多表现为腰背部疼痛,子宫压痛可不明显。多数可伴有胎儿窘迫的表现,开始为胎动剧烈,继而胎动消失。部分胎盘早剥伴有频繁的宫缩,间歇期子宫不能完全放松。

2. **体征**　腹肌紧张、子宫强直、胎位触不清、胎心异常或消失为胎盘早剥常见的体征。胎盘剥离早期时胎心率常首先发生变化,胎位触不清,宫缩后子宫弛缓欠佳。随着剥离面的增大,表现出典型的胎盘早剥征象,触诊时子宫张力增大、压痛、宫底增高,并随着内出血增加而不断升高。严重时子宫呈板状,压痛明显,胎心消失,出现休克、凝血功能障碍甚至多器官功能损害,表现为面色苍白、脉搏细弱、血压降低等休克表现,还可有皮肤及黏膜出血、少尿甚至无尿等。

在临床上推荐使用胎盘早剥分级标准(表 4-23-2)作为对病情的判断与评估。

表 4-23-2　胎盘早剥的 Page 分级

分级	临床特征
0	胎盘后有小凝血块,无症状
I	阴道出血;可有子宫压痛和子宫强直性收缩;产妇无休克,无胎儿窘迫
II	可能有外出血;产妇无休克;有胎儿窘迫
III	可能有外出血;子宫强直性收缩明显,触诊呈板状;持续腹痛,产妇失血性休克,胎儿死亡;30% 的病例有凝血功能异常

【辅助检查】

1. **超声检查**　典型的胎盘早剥的超声声像图为胎盘与子宫壁间有边缘不清楚的液性低回声区即为胎盘后血肿,血肿区无血流信号。血块机化时,暗区内可见光点反射。也可表现为胎盘异常增厚或胎盘边缘"圆形"裂开。超声是胎盘早剥的重要辅助诊断方法,协助了解胎盘的部位及胎盘早剥的程度,明确胎儿大小及存活情况,也可用于前置胎盘的鉴别诊断及保守治疗的病情监测。需注意的是超声检查无异常发现也不能排除胎盘早剥,尤其是胎盘附着在子宫后壁时。

2. **胎心监护**　胎心监护用于判断胎儿的宫内状况,敏感度高。胎盘早剥时可出现胎心监护的基线变异消失、变异减速、晚期减速、正弦波形及胎心率缓慢等胎儿宫内窘迫的表现。

3. **实验室检查**　检测血常规、凝血功能、肝肾功能及电解质等,必要时检测血气分析了解酸中毒情况。凝血功能检测及纤溶系统确诊试验便于及时发现 DIC。血纤维蛋白原 <2.5g/L 为异常,如果 <1.5g/L 即对凝血功能障碍有诊断意义。情况紧急时,可抽取肘静脉血 2ml 放入干燥试管中,7min 后

若无血块形成或形成易碎的软凝血块,说明凝血功能障碍。

【诊断与鉴别诊断】

胎盘早剥尚无敏感、可靠的诊断试验,结合病史、高危因素、症状及体征可作出临床诊断。病情较轻、临床表现不典型时,可结合胎心监护及超声检查判断。当宫腔压力呈持续高张状态时,虽无明显临床表现,亦需考虑胎盘早剥的存在。胎盘后出血超声诊断敏感性有限。严重者出现典型临床表现时诊断较容易,关键应了解病情严重程度,了解有无肝、肾功能异常及凝血功能障碍,并与以下晚期妊娠出血性疾病进行鉴别。

1. **前置胎盘**　往往为无痛性阴道流血,阴道流血量与贫血程度一致,通过超声检查可以鉴别。

2. **先兆子宫破裂**　应与重型胎盘早剥相鉴别。可有子宫瘢痕史,常发生在产程中,由于头盆不称、梗阻性难产等使产程延长或停滞。子宫先兆破裂时,患者宫缩强烈,下腹疼痛拒按,胎心异常,可有少量阴道流血,腹部可见子宫病理性缩复环,伴血尿。

3. **胎膜下血肿**　多出现在妊娠早中期,也可出现于孕晚期,主要临床表现为阴道流血及腹痛。超声可以鉴别,超声检查可见胎膜与蜕膜部分剥离,其间呈无回声液性暗区,血肿较大有凝血块时其内可见点状、线状或云状高灰度像,剥离处胎膜灰度较高,轮廓较明显,常位于胎盘下缘,多呈新月状,其血肿下缘常与子宫内口相通而出现阴道流血。病理学上是指绒毛膜与蜕膜分离出血,使血液积聚在绒毛膜与蜕膜之间。妊娠早期出现且血肿小者多可在妊娠20周前自然消失,也有持续存在者。一般给予期待治疗,适当休息,抑制宫缩,抗生素预防感染,超声动态检测血肿的变化。预后与血肿出现的时间早晚及血肿的大小等有关。胎膜下血肿的超声诊断图像如图 4-23-5 所示:

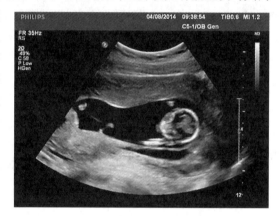

图 4-23-5　胎膜下血肿的超声图像

【并发症】

1. **凝血功能障碍**　胎盘早剥是导致产科弥散性血管内凝血(DIC)最常见的原因。胎盘早剥伴发胎死宫内的患者易发生 DIC,可表现为皮肤、黏膜及穿刺部位出血,产后出血及阴道流血的血凝块少而软。约 1/3 胎死宫内的胎盘早剥患者血浆纤维蛋白原水平 <1.5g/L,引起难以处理的外科出血。早剥面积小、胎儿存活时较少发生凝血功能异常。

2. **失血性休克**　无论显性及隐性剥离,出血量多时可致休克;子宫胎盘卒中者,因宫缩乏力可致严重的产后出血;凝血功能障碍也是导致出血的重要原因。大量出血使全身重要器官缺血缺氧,导致心、肝、肾衰竭,脑垂体及肾上腺皮质坏死。严重的产后出血引起脑垂体缺血、坏死,可导致希恩综合征(Sheehan syndrome)。

3. **羊水栓塞**　胎盘早剥时,剥离面子宫血管开放,破膜后羊水可沿开放的血管进入母血循环,导致羊水栓塞。

4. **急性肾损伤**　发生胎盘早剥出血、休克及 DIC 时,肾脏血流量不足,导致肾皮质或肾小管缺血坏死,出现急性肾损伤。胎盘早剥由重度子痫前期引起时更容易发生急性肾功能不全,重度子痫前期时,肾内小动脉痉挛、狭窄,肾脏缺血,更加剧了肾脏的损伤。及时有效地治疗出血,迅速液体复苏对于防治急性肾损伤有重要意义。

5. **死胎**　如胎盘早剥面积大,出血多,胎儿可因缺血缺氧而死亡。

【处理】

原则:早期识别、及时终止妊娠,同时纠正休克、控制 DIC、防治并发症。

1. **纠正休克**　对于处于休克状态的危重患者,监测产妇生命体征,迅速开放静脉通道,积极输血、补液,补充血容量及凝血因子,改善血液循环。休克抢救成功与否,取决于迅速补液量和补液速度。

目标使血红蛋白维持在 100g/L,血细胞比容 >0.30,尿量 >30ml/h。

2. **监测胎儿宫内情况**　持续监测胎心以判断胎儿的宫内情况。对于有外伤史的孕妇,疑有胎盘早剥时应连续胎心监护,动态观察子宫底高度、子宫张力、阴道流血等情况,监测患者血压、脉搏变化,以早期发现胎盘早剥。

3. **及时终止妊娠**　根据孕妇生命体征、早剥的严重程度、有无并发症、胎龄、宫口开大情况、胎儿状况等决定终止妊娠的方式。一旦确诊 Ⅱ~Ⅲ级胎盘早剥应及时终止妊娠。严重的胎盘早剥常致胎儿死亡且合并凝血功能异常,抢救孕妇是治疗的重点,应根据不同情况进行个体化处理。

(1)阴道分娩:①Ⅰ级胎盘早剥,孕妇一般情况较好,宫口已开大,估计短时间内能结束分娩者,可考虑经阴道分娩。分娩过程中密切观察血压、心率、子宫底高度、宫缩与出血情况,产程中行电子胎心监护,了解胎儿状况,并充分准备血制品。一旦病情加重或出现胎儿窘迫征象,应行剖宫产终止妊娠。②如胎儿已死亡,孕妇生命体征平稳,阴道出血及胎盘后血肿不大,应首选阴道分娩,根据宫颈条件进行引产,应尽快实施人工破膜减压及促进产程进展,减少出血。引产过程中加强观察,如胎盘后血肿或阴道流血明显加重,孕妇生命体征不平稳,需及时行剖宫取胎术。

(2)剖宫产术:①Ⅰ级胎盘早剥,出现胎儿窘迫征象者;②Ⅱ级胎盘早剥,不能在短时间内结束分娩者;③Ⅲ级胎盘早剥,孕妇病情危重,胎儿已死,不能立即分娩者;④破膜后产程无进展者;⑤产妇病情急剧加重危及生命时,不论胎儿存活与否,均应立即行剖宫产。剖宫产娩出胎儿后,立即注射宫缩剂并按摩子宫,促进子宫收缩。发现有子宫胎盘卒中,配以按摩子宫和热盐水纱垫湿热敷子宫,多数子宫收缩好转。若仍继续出血,可行 B-Lynch 缝合,必要时可行双侧子宫动脉或髂内动脉结扎、髂内动脉栓塞、腹主动脉球囊阻断术。各种止血方法无效,或发生 DIC 及难以控制的大出血而危及患者生命时,应在患者家属知情同意下行子宫切除术。

4. **保守治疗**　孕 35 周前发生胎盘早剥者,如为显性阴道出血、子宫松弛,孕妇及胎儿状态稳定时,行促胎肺成熟的同时考虑保守治疗,以提高早产儿存活率。分娩时机应权衡孕妇及胎儿的风险后再决定。保守治疗过程中,应密切行超声检查,监测胎盘早剥情况。一旦出现明显阴道出血、子宫张力高、凝血功能障碍及胎儿窘迫时,应立即终止妊娠。

5. **并发症的处理**

(1)产后出血:胎儿娩出后应及时应用宫缩剂,如无合并高血压等禁忌证时,宜联合使用麦角新碱和缩宫素。可采用子宫压迫止血、子宫动脉结扎或栓塞、子宫切除术等方法控制出血。若血不凝或血凝块较软,应按凝血功能障碍处理。

(2)凝血功能障碍:应及时终止妊娠,以阻止凝血物质继续进入母体内。一般处理:①首先建立至少 2 条有效的静脉通道,处于休克状态者,可行深静脉穿刺或静脉切开;②面罩吸氧;③同时快速进行孕妇及胎儿状况评估,监护孕妇生命体征及胎心情况;④交叉配血,开始给予晶体如林格液或生理盐水以及胶体快速输注,尽快联系新鲜或血制品,恢复血容量,纠正休克及 DIC,尽快改善患者状况。

补充血容量及凝血因子。输血、血浆、冷沉淀、纤维蛋白原、凝血因子复合物、血小板等。新鲜冰冻血浆(FFP)含有全部的凝血因子,可起到扩充血容量、补充凝血因子的作用。当血小板 $<20 \times 10^9/L$ 时,或 $<50 \times 10^9/L$ 患者有活动出血,应给予浓缩血小板输注;但当血小板 $<50 \times 10^9/L$ 时,病情已稳定,无活动性出血可密切观察。

(3)肾衰竭:若尿量 <30ml/h,提示血容量不足,应及时补充血容量;对在改善休克后仍少尿者(尿量 <17ml/h),给予呋塞米 20~40mg 静脉推注,必要时可重复用药,注意维持电解质及酸碱平衡。若短期内尿量不增且血清尿素氮、肌酐、血钾等进行性升高,应警惕肾衰竭,必要时进行血液透析治疗。

(4)预防血栓形成:出血及输血是静脉血栓形成的高危因素。出血控制及凝血功能好转后,可考虑使用低分子量肝素皮下注射以预防血栓形成。

小结

　　胎盘早剥是导致孕产妇和围产儿死亡的重要原因;临床表现常不典型,可有胎心率的变化、腹痛、阴道流血、子宫收缩、子宫压痛等;诊断主要根据临床表现、胎心监护及超声检查。对于胎盘早剥患者,及时作出诊断,综合患者的临床症状、孕周及出血量的多少等决定个体化处理方案,可明显改善母胎预后。

思考题

　　　　1. 胎盘早剥的病理变化及分类是什么?
　　　　2. 胎盘早剥的诊断要点及并发症是什么?

(李雪兰)

第四节　胎 膜 早 破

　　胎膜早破(premature rupture of membranes,PROM)指临产前胎膜发生自然破裂,是引发早产的病因之一。根据发生孕周不同,可分为足月胎膜早破和未足月胎膜早破(preterm premature rupture of membranes,PPROM)。未足月胎膜早破指在妊娠 20 周以后、未满 37 周发生的胎膜破裂。妊娠满 37 周后的胎膜早破为足月胎膜早破。单胎 PPROM 发生率为 2%~4%,而双胎 PPROM 为 7%~20%。若 PROM 处理不当可能会并发宫内感染、羊水过少、胎盘早剥等,影响孕产妇及围产儿预后。

　　【病因】

　　1. 生殖道感染　是胎膜早破的最常见原因,与胎膜早破互为因果。常见病原微生物如 B 族链球菌(GBS)、厌氧菌和淋病奈瑟球菌等上行性感染或血行感染,产生降解胎膜的基质和胶质的酶,导致胎膜的局部抗张能力下降而发生破裂。另外,部分胎膜早破有绒毛膜羊膜炎存在的证据。

　　2. 羊膜腔压力增高　多胎妊娠、巨大胎儿、羊水过多等致使羊膜腔压力增加,容易发生胎膜早破。

　　3. 胎膜受力不均　头盆不称、胎位异常等可使胎儿先露部与骨盆入口不能衔接,前羊膜囊受力不均;宫颈机能不全者可有前羊膜囊楔入,胎膜受压不均,可导致胎膜破裂。

　　4. 其他　一些有创检查,如羊水穿刺、绒毛活检以及妊娠晚期性生活频繁等均有可能导致胎膜早破。孕妇营养元素,如维生素、铜、锌等缺乏,影响胎膜纤维合成,胎膜抗张能力下降,亦可引起胎膜早破。

　　【诊断】

　　1. 临床表现　典型症状是患者突然有阴道内较多液体流出或感觉外阴湿润,流出液体常清亮,有时也可见少量胎脂或胎粪,破膜初期往往无腹痛等其他产兆。不能自控的间断少量阴道流液需与阴道炎、尿失禁相鉴别。

2. **产科检查** 孕妇取平卧位,两腿屈膝分开,肛诊或阴道检查上推胎先露部,可见阴道内液体流出;窥阴器检查时,可见液体自宫颈口流出或后穹窿处积液池形成。阴道流液并见胎脂样物质可作为诊断胎膜早破的直接证据。

3. **辅助检查**

(1)阴道液 pH 测定:正常阴道液 pH 为 4.5~6.0,羊水 pH 为 7.0~7.5。若 pH ≥ 6.5 支持胎膜早破的诊断,准确率可达 90%。但宫颈炎、血液、精液、尿液、阴道用药及细菌污染等可出现假阳性。

(2)阴道液涂片检查:阴道后穹窿积液涂片,干燥后镜检,可见羊齿植物叶状结晶,准确率达 95%。精液及宫颈黏液可造成假阳性。

(3)B 型超声检查:羊水量减少可协助诊断。

(4)宫颈阴道液生化检查:包括胎盘 α_1- 微球蛋白(placental alpha microglobulin-1,PAMG-1)测定、可溶性细胞间黏附分子 -1(soluble intercellular adhesion molecule-1,sICAM-1)检测及胰岛素样生长因子结合蛋白 -1(insulin like growth factor binding protein-1,IGFBP-1)检测等。以上生化指标具有较高的敏感性及特异性,且不受精液、尿液、血液或阴道感染的影响。但在规律宫缩的胎膜完整者中可有高达 19%~30% 的假阳性率,因此主要应用于难确诊且无规律宫缩的可疑 PROM。

4. **绒毛膜羊膜炎的诊断依据** ①孕妇发热 ≥ 37.8℃;②母体心动过速(心率 ≥ 100 次 /min)或胎心率过快(胎心率基线 ≥ 160 次 /min);③宫体有压痛;④阴道分泌物有异味;⑤母体外周血白细胞计数 ≥ 15 × 10⁹/L、中性粒细胞 ≥ 90%、C 反应蛋白与降钙素原升高。母体体温升高合并上述 2 个或以上表现可诊断绒毛膜羊膜炎。需注意的是,隐匿性羊膜腔感染时可无明显发热,但常表现为母胎心率增快。

【对母儿影响】

1. **对母体的影响** 感染与胎膜早破互为因果关系,胎膜早破可致上行性感染、绒毛膜羊膜炎发生率高,甚至可导致母亲全身感染、败血症;胎膜早破后宫腔压力骤减,易发生胎盘早剥;羊水减少可致脐带受压、胎儿窘迫等,需要终止妊娠时引产不易成功,从而导致剖宫产率增加。

2. **对胎儿的影响** 胎膜早破发生的孕周越早,围产儿预后越差,包括围产儿死亡及新生儿各种并发症(神经系统后遗症等);早产及感染是影响围产儿结局的主要因素。孕周较早的未足月胎膜早破还可因羊水过少压迫胎儿,影响胎儿发育。横位、臀位或胎头高浮的胎膜早破发生脐带脱垂的风险明显增加,突然发生的胎膜早破可导致胎盘早剥。绒毛膜羊膜炎是 PPROM 的主要并发症。伴发绒毛膜羊膜炎者,胎儿及新生儿病死率明显增加,包括感染、呼吸窘迫综合征、早发性抽搐、脑室内出血及脑室周围白质软化等。

【治疗】

1. **足月胎膜早破的处理** 足月胎膜早破常是即将临产的征兆,如具备阴道分娩的条件,可期待观察,一般在破膜后 12h 内自然临产。破膜超过 12h 应预防性应用抗生素,同时尽量避免频繁阴道检查。若无明确剖宫产指征,建议破膜后 2~12h 内进行引产。宫颈成熟的患者首选缩宫素静脉滴注引产。无阴道分娩禁忌证但宫颈不成熟者,宜选用前列腺素制剂促宫颈成熟后再行试产,试产过程中应严密监测宫缩及胎儿情况。有明确剖宫产指征时宜行剖宫产终止妊娠。

2. **未足月胎膜早破的处理**

(1)期待疗法:适用于妊娠 28~33⁺⁶ 周,胎膜早破不伴感染者。妊娠 24 周后的胎膜早破,家属对胎儿期盼者,也可行期待治疗,但需充分告知孕妇及家属保胎过程中的风险;孕周越早,围产儿结局越差。

1)一般处理:保持外阴清洁,避免不必要的阴道检查和肛检,动态监测母胎体温、心率、阴道流液量、性状和宫缩等母胎情况,定期复查血常规、羊水量、胎心监护和超声检查等,确定有无绒毛膜羊膜炎、胎儿窘迫和胎盘早剥等并发症的发生。

2)预防感染:应即时给予抗生素预防感染(如青霉素类、大环内酯类),可有效延长孕周,减少绒毛膜羊膜炎、新生儿感染、新生儿肺炎及颅内出血的发生率。通常5~7d为一个疗程。B族链球菌检测阳性者,青霉素为首选药物。

3)抑制宫缩:对妊娠<34周的孕妇,宜给予宫缩抑制剂48h,并应用糖皮质激素促胎肺成熟治疗,同时转运至有新生儿救治能力的上级医院。常用药物及用法见第四篇第十四章第二节早产。

4)促胎肺成熟:适用于<34周、无感染征象的胎膜早破,详细用法见第十四章第二节早产。

5)胎儿神经系统的保护:对妊娠<32周者,可给予硫酸镁静脉滴注,能有效预防早产儿脑瘫发生,用法详见第十四章第二节早产。

(2)终止妊娠:妊娠<24周者,由于新生儿存活率极低,母胎感染风险大;妊娠>34周者,胎肺已成熟;明确诊断绒毛膜羊膜炎、胎儿窘迫等,应终止妊娠。PPROM不是剖宫产指征。分娩方式的选择应综合考虑孕周、胎方位、早产儿存活率、能否耐受宫缩、是否存在绒毛膜羊膜炎等因素。有剖宫产指征者,应择期剖宫终止妊娠。无明确的剖宫产指征时可阴道试产。阴道试产不主张预防性产钳助产,亦不必常规行会阴切开。分娩时应做好新生儿复苏的准备,分娩后建议有条件者采集胎盘和胎膜组织,进行病理检查,可疑或明确绒毛膜羊膜炎的产妇可行羊膜腔和新生儿耳拭子培养(表4-23-3)。

表4-23-3　PROM的处理方案(ACOG,2018年)

孕周	处理措施
≥37周	尽快分娩;预防性使用抗B族链球菌抗生素
34~36周$^{+6}$	同足月PROM
24~33周$^{+6}$	建议期待治疗;应用抗生素延长PROM潜伏期;单疗程糖皮质激素治疗;预防GBS感染
<24周	与患者及家属充分沟通病情;期待治疗或行引产;妊娠≥20周者可应用抗生素;胎儿可存活前不推荐应用抗GBS抗生素、糖皮质激素、宫缩抑制剂、硫酸镁等治疗

注:ACOG,美国妇产科医师学会。

小结

1. 足月胎膜早破应及时终止妊娠。

2. 未足月胎膜早破应根据孕周、母胎状况、当地新生儿救治水平及孕妇和家属的意愿进行综合决策。

3. 期待治疗包括一般处理、促胎肺成熟、预防感染、抑制宫缩和胎儿神经系统的保护等。

思考题

1. 胎膜早破会导致哪些并发症?

2. 胎膜早破的处理措施有哪些?

(马玉燕)

第五节　脐带异常

脐带异常包括脐带先露、脱垂、缠绕、打结或扭转等,可引起胎儿急性或慢性缺氧,对胎儿造成危害,甚至胎死宫内。

一、脐带先露与脱垂

脐带先露(presentation of umbilical cord)指胎膜未破而脐带位于胎先露部前方或一侧,亦称隐性脐带脱垂。脐带脱垂(prolapse of cord)指胎膜破裂时脐带脱出于宫颈口外,降至阴道内甚至露于外阴部(图 4-23-6)。

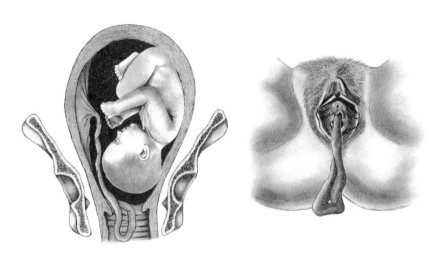

图 4-23-6　脐带脱垂

【病因】
1. 脐带过长。
2. 胎位异常如臀先露、枕后位等。
3. 头盆不称、胎头入盆困难等。
4. 脐带附着异常及低置胎盘。
5. 胎儿过小或羊水过多等。

【对母儿影响】
1. **对母体的影响**　增加剖宫产及手术助产率。
2. **对胎儿的影响**　当脐带先露发生在胎先露部尚未衔接、胎膜未破时,宫缩时胎先露部下降一过性压迫脐带,导致胎心率异常。如先露部已衔接、胎膜已破,脐带受压于骨盆与胎先露部之间,引起胎儿缺氧甚至胎心完全消失。若脐带血液循环被阻断超过 7~8min,可致胎儿死亡。

【诊断】
存在脐带脱垂危险因素时,应警惕发生脐带脱垂。若胎膜未破而胎动、宫缩后胎心率突然变慢,通过变动体位、抬高臀部或上推胎先露部后迅速恢复者,应考虑脐带先露可能,临产后行胎心监护。若胎膜已破出现胎心率异常,应立即行阴道检查,了解有无脐带脱垂并确定有无脐带血管搏动,若在胎先露部旁侧或前方甚至阴道内触及脐带或脐带脱出于外阴,即可确诊。超声检查有助于明确诊断。

【处理】

1. **脐带先露**　经产妇、胎膜未破、宫缩良好者,宜取头低臀高位,密切监测胎心率,待胎头衔接、宫口逐渐扩张,胎心持续良好者可经阴道分娩。而初产妇、胎位异常者,应行剖宫产术。

2. **脐带脱垂**　发现脐带脱垂,但胎心尚好,胎儿仍存活者,应尽快分娩。

(1)宫口开全:胎头已入盆者可行产钳术;若为臀先露则行臀牵引术。

(2)宫颈未开全:即刻取头低臀高位,上推胎先露部,并应用抑制子宫收缩药物,以缓解或减轻脐带受压;严密监测胎心的同时尽快行剖宫产术。

【预防】

妊娠晚期及临产后的超声检查有助于早诊断脐带先露。临产后胎先露部迟迟不入盆者,尽量不做或少做肛查和阴道检查。

二、脐带缠绕

脐带缠绕(cord entanglement)指脐带围绕胎儿颈部、四肢或躯干。其中脐带绕颈约占90%,以绕颈1周者居多,约占分娩总数的20%。脐带绕颈的发生与脐带过长、胎儿小、羊水过多及胎动频繁等有关,对胎儿影响与脐带缠绕松紧、缠绕周数及脐带长短密切相关。

临床特点:①胎先露部下降受阻:脐带缠绕使脐带长度相对变短,影响胎先露部入盆,可致产程延长或停滞。②胎儿窘迫:缠绕过紧、周数多牵拉脐带,或宫缩使脐带受压,胎儿血液循环受阻,导致胎儿窘迫。③胎心率变异:胎儿宫内缺氧时,胎心监护可有频繁的变异减速。④彩色多普勒超声检查在胎儿颈部发现脐带血流信号。⑤超声检查见脐带缠绕处皮肤压迹,脐带缠绕1周呈U形压迹,内含一小圆形衰减包块,可见其中小短光条;脐带缠绕2周则呈W形;脐带缠绕3周或3周以上则呈锯齿形,其上为一衰减带状回声。若出现上述情况应高度警惕脐带缠绕,尤其当胎心监护出现频繁的变异减速,吸氧、改变体位均不能缓解时,应及时终止妊娠。若产前超声诊断为脐带缠绕,在分娩过程中应加强监护,一旦出现胎儿窘迫及时处理。

三、脐带长度异常

正常脐带长度为30~100cm,平均55cm。脐带短于30cm称为脐带过短(short cord);而脐带超过100cm称为脐带过长(long cord)。脐带过短在妊娠期间一般无临床征象,而临产后胎先露部下降,牵拉脐带使胎儿血液循环受阻,出现胎心率异常、胎儿窘迫,严重者可致胎盘早剥。胎先露部下降受阻亦可引起产程延长,以第二产程受影响居多。经吸氧胎心率仍无改善者,应立即行剖宫产。脐带过长易造成脐带缠绕、打结、脱垂或受压。目前产前超声尚不能准确诊断脐带长度。

四、脐带打结

脐带打结分为假结(false knot)和真结(true knot)两种。脐带假结指因脐血管长于脐带,致血管卷曲似结,或因脐静脉长于脐动脉形成迂曲似结,通常危害不大,无特殊的临床意义。脐带真结成因多先为脐带缠绕,后胎儿穿过脐带套环而成真结。脐带真结较少见,发生率约为1.1%,常见于单绒毛膜单羊膜囊双胎。脐带真结未拉紧则无临床症状,一旦拉紧则胎儿血液循环受阻,尤其在分娩时容易出现胎心异常及急性胎儿窘迫,可致胎死宫内。脐带真结产前诊断困难,多数于分娩后确诊。

五、脐带扭转

脐带扭转（torsion of cord）指脐带血管顺脐带纵轴扭转，通常呈左旋状，生理性扭转可达 6~11 周。脐带过度扭转可导致胎儿生长受限及产时胎心率异常。

六、脐带附着异常

脐带两端分别附着于胎儿处和胎盘处。脐带在胎儿处附着异常时可发生脐膨出、腹裂等，超声检查大多可明确诊断，根据胎儿有无结构异常及评估预后而选择继续还是终止妊娠。正常情况下，脐带附着于胎盘胎儿面的近中央处，而脐带异常主要包括：

（1）球拍状胎盘（battledore placenta）：脐带一端附着于胎盘边缘，是较常见的脐带附着异常（图 4-23-7）。分娩过程中对母儿多无影响，多在产后检查胎盘时发现，偶尔会在娩出胎盘时脐带撕裂。

（2）脐带帆状附着（cord velamentous insertion）：脐带一端附着于胎膜上，脐带血管在羊膜与绒毛膜间进入胎盘。无胶质保护的脐带血管容易受胎儿先露压迫，可导致脐血循环受阻及胎儿窘迫。脐带帆状附着的发生率约 1%，多见于前置胎盘及多胎妊娠。

（3）前置血管（vasa praevia）：胎膜上的脐血管覆盖宫颈内口，称为前置血管，见于脐带帆状附着或双叶胎盘、副胎盘等。前置血管是一种少见但极其危险的疾病，前置的血管缺乏脐带胶质的保护，容易受到宫缩时胎先露的压迫或发生破膜时血管断裂。将导致脐血循环受阻、胎儿失血而出现胎儿窘迫，甚至突然死亡。

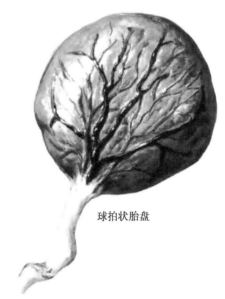

球拍状胎盘

图 4-23-7　球拍状胎盘

由于脐带帆状附着及前置血管对胎儿危害大，超声检查时应注意脐带附着于胎盘的部位。若妊娠晚期超声示胎盘低于正常，应进一步评价脐带插入位置。有前置血管高危因素者，如脐带位置低、帆状附着、双叶胎盘、副胎盘或有阴道流血，可行经阴道多普勒超声检查。已诊断为脐带帆状附着和前置血管的孕妇，妊娠期应严密观察。若有早产可能，可根据指征预防性应用糖皮质激素；胎儿成熟后行择期剖宫产，以降低围产儿死亡率。

七、脐血管数目异常

正常脐带有 3 条血管，1 条脐静脉，2 条脐动脉。脐带内只有 1 条动脉，为单脐动脉（single umbilical artery）。大多数在产前经超声检查可以发现。胎儿畸形常伴有单脐动脉，染色体非整倍体以及其他畸形的风险增高，最常见为心血管系统及泌尿生殖系统畸形。有研究报道，单脐动脉与胎儿生长受限的发生也有相关性。如果超声检查只发现单脐动脉而不伴有其他结构异常，则新生儿预后良好。

小结

1. 脐带异常可引起胎儿急性或慢性缺氧，甚至胎死宫内。

2. 一旦发生脐带脱垂,应迅速改变体位后尽快终止妊娠。

3. 脐带异常大多可经产前超声检查诊断,一旦发现,应在分娩过程中加强监护。

思考题

1. 脐带脱垂如何诊断? 处理方法?

2. 脐带缠绕的超声特点有哪些?

3. 何为脐带帆状附着?

（马玉燕）

第六节　羊水量异常

羊水的正常与否反映了胎儿的发育情况,正常妊娠时羊水量随着孕周增大而增加,足月时约为 1 000ml(800~1 200ml)。若发生羊水量异常的情况,通常提示潜在的母胎合并症及并发症,如妊娠期糖尿病、妊娠期高血压疾病及胎儿畸形等。

一、羊水过多

妊娠期间羊水量超过 2 000ml,称为羊水过多(polyhydramnios),发生率为 0.5%~1%。数日内急剧增多者,称为急性羊水过多;数周内缓慢增多者,称为慢性羊水过多。

【病因】

引起羊水过多的原因尚不完全清楚。约 1/3 羊水过多的孕妇原因不明,称为特发性羊水过多,羊水量增加轻微,妊娠结局一般良好。明显的羊水过多与胎儿结构异常、多胎妊娠、妊娠合并症等有密切关系。

1. **胎儿结构异常**　羊水过多的孕妇常合并胎儿结构异常,最常见的是消化道异常及神经系统异常。消化道异常主要是食管及十二指肠闭锁,由于胎儿吞咽后通道的狭窄,导致羊水吸收障碍而出现羊水过多。神经系统异常主要是无脑儿、脊柱裂等神经管缺陷,由于脊膜暴露于羊膜腔内,脉络膜组织增殖,渗出液增加,以及受抗利尿激素缺乏和中枢调控吞咽功能异常的影响。其他包括腹壁缺陷、膈疝、心脏结构异常、先天性胸腹腔囊腺瘤、胎儿脊柱畸胎瘤等胎儿结构异常。新生儿先天性醛固酮增多症,又称 Bartter 综合征,其肾小球旁细胞增多,引起醛固酮增多,从而发生羊水过多。

2. **多胎妊娠**　双胎妊娠合并羊水过多者约占 10%,以单绒毛膜性双胎常见,远高于单胎妊娠。尤其是双胎输血综合征,吻合支过多,引起双胎之间血液循环失衡,使受血儿的血容量增多,尿量增加,引起羊水过多。

3. **胎盘脐带病变**　胎盘绒毛血管瘤、巨大胎盘、脐带帆状附着、环状胎盘可造成羊水过多。若胎盘绒毛血管瘤直径 >1cm 时,发生羊水过多的风险增大。

4. **妊娠合并症**　糖尿病是最常见的引起羊水过多的妊娠合并症,发病率为 13%~36%。其发生机制可能是由孕妇高血糖引起胎儿高血糖,导致胎儿渗透性利尿;也可能与羊水中葡萄糖浓度增高从而渗透压增加有关。母儿 Rh 血型不合、胎儿免疫性水肿、胎盘绒毛水肿影响液体交换也可导致羊水过多。

【对母儿影响】

1. 对母体的影响　羊水过多时子宫张力增高,影响孕妇休息而使得血压升高,加之宫腔、腹腔压力增加,可出现类似腹腔间室综合征的表现,严重可引起孕妇心力衰竭。子宫张力过高,还易引起胎膜早破、早产,甚至胎盘早剥等严重并发症。子宫肌纤维伸展过度可致产后子宫收缩乏力,提高产后出血的风险。

2. 对胎儿的影响　易合并胎儿畸形、胎位异常、早产、胎膜早破、脐带脱垂及胎盘早剥等并发症,导致围产儿病死率增加。羊水过多的程度越重,围产儿的病死率越高。妊娠中期重度羊水过多的围产儿死亡率超过 50%。

【诊断】

1. 临床表现

(1)急性羊水过多:多发生在妊娠 20~24 周。由于羊水量在数日内急剧增加,子宫明显增大,主要表现为压迫症状。孕妇自觉腹部胀痛,行动不便,表情痛苦,因膈肌抬高,胸部受到挤压,出现呼吸困难甚至发绀,不能平卧。检查见腹壁皮肤紧绷发亮,严重者皮肤变薄,皮下静脉清晰可见。增大子宫压迫下腔静脉,影响静脉回流,出现下肢及外阴部水肿或静脉曲张。子宫明显大于妊娠月份,因腹部张力过高,胎位不清,胎心遥远或听不清。

(2)慢性羊水过多:较多见,多发生在妊娠晚期。症状较缓和,孕妇多能适应,仅感腹部增大较快,临床上无明显不适或仅出现轻微压迫症状,如胸闷、气急,但能忍受。产检时宫高及腹围增加过快,测量子宫底高度及腹围大于同期孕周,腹壁皮肤发亮、变薄。触诊时感觉子宫张力大,有液体震颤感,胎位不清,胎心遥远。

2. 辅助检查

(1)超声检查:是重要的辅助检查方法,同时帮助了解羊水和胎儿的情况。其诊断羊水过多的标准包括①羊水最大暗区垂直深度(amniotic fluid volume,AFV):≥ 8cm 诊断为羊水过多,其中 8~11cm 为轻度羊水过多,12~15cm 为中度羊水过多,>15cm 为重度羊水过多;②羊水指数(amniotic fluid index,AFI):≥ 25cm 诊断为羊水过多,其中 25~35cm 为轻度羊水过多,36~45cm 为中度羊水过多,>45cm 为重度羊水过多。也有认为以 AFI 大于该孕周的 3 个标准差或大于第 97.5 百分位为诊断标准较为恰当。

(2)胎儿疾病检查:部分染色体异常胎儿可伴有羊水过多。对于羊水过多的孕妇,除了超声排除结构异常外,可采用羊水或脐血中胎儿细胞进行细胞或分子遗传学的检查,了解胎儿染色体数目、结构有无异常,以及可能检测的染色体的微小缺失或重复。也可以超声测量胎儿大脑中动脉收缩期峰值流速来预测有无合并胎儿贫血。另外,用 PCR 技术检测胎儿是否感染细小病毒 B19、梅毒、弓形虫、单纯疱疹病毒、风疹病毒、巨细胞病毒等。但是,对于羊水过多的孕妇进行羊水穿刺一定要告知胎膜破裂的风险,由于羊水量多,羊膜腔张力过高,穿刺可能导致胎膜破裂而引起难免流产。

(3)其他检查:母体糖耐量试验,Rh 血型不合者检查母体血型抗体的滴度。

【处理】

羊水过多者首先需了解有无胎儿结构异常及染色体异常。处理原则主要取决于病因、孕周和孕妇症状的严重程度。

1. 羊水过多合并胎儿结构异常　合并严重胎儿结构异常者,应及时终止妊娠;非严重胎儿结构异常者,应及时评估胎儿情况及预后,以及当前新生儿外科救治技术,与孕妇及家属充分沟通后决定处理方法。合并母儿血型不合的溶血胎儿,必要时在有条件的胎儿医学中心行宫内输血治疗。

2. 羊水过多合并正常胎儿　寻找病因,治疗原发病。针对病因不明者,现仍无明确的针对羊水过多的特效药。最常用的药物是前列腺素合成酶抑制剂(如吲哚美辛),通过抑制胎尿排出、促进羊水吸收来治疗羊水过多。由于吲哚美辛可引起胎儿动脉导管提前关闭,不宜长时间使用,并尽量在妊娠32周前使用,用药期间密切随访羊水量和胎儿生长情况。一旦发现异常,应立即停药。

自觉症状轻者,注意休息,取侧卧位,改善子宫胎盘循环,定期复查超声了解羊水及胎儿情况。自觉症状严重者,可行羊膜腔穿刺放羊水来缓解症状,必要时利用放出的羊水了解胎肺成熟度。放羊水速度宜慢,一般为500ml/h,一次总量不超过1 500~2 000ml,其间监测孕妇生命体征及胎心变化,酌情给予镇静和保胎药物以防早产。3~4周后可再次行穿刺以降低宫腔内压力。

羊水量反复增长,自觉症状严重者,若妊娠≥34周,胎肺已成熟,可终止妊娠;如胎肺未成熟,予促胎肺成熟治疗后再考虑终止妊娠。

3. 分娩时的处理　人工破膜时行高位破膜,降低羊水流出速度,避免脐带脱垂和胎盘早剥的发生,密切观察产程进展及胎儿情况。如有子宫收缩乏力的情况,可静脉滴注缩宫素。胎儿娩出后及时应用宫缩剂,注意子宫收缩情况,预防产后出血发生。

二、羊水过少

妊娠中晚期羊水量少于300ml者,称为羊水过少(oligohydramnios)。发生率为0.4%~4.4%。羊水过少与高危妊娠、围产儿病死率有密切关系。

【病因】

羊水过少的病因尚未明确。主要是由于胎儿、胎盘异常,母体疾病等因素造成羊水产生减少或羊水外漏增加,部分为原因不明的羊水过少。

1. 胎儿结构异常　常导致不良妊娠结局,以泌尿系统结构异常多见,包括Meckel-Gruber综合征、Prune-Belly综合征、胎儿肾缺如(Potter综合征)、肾小管发育不良、输尿管或尿道梗阻、膀胱外翻等。其他胎儿结构异常如染色体异常、脐膨出、膈疝、法洛四联症、水囊状淋巴管瘤、甲状腺功能低下等,均可导致羊水过少的发生。

2. 胎盘功能减退　过期妊娠、胎盘退行性改变引起胎盘血流灌注量降低,引起胎儿缺氧,血液循环的重新分配以保障心脑为主,肾血流量则降低,胎儿尿生成和肺内液体均减少,从而发生羊水过少。

3. 羊膜病变　部分原因不明的羊水过少可能与羊膜通透性改变、炎症及宫内感染有关。胎膜破裂,羊水外漏速度超过羊水生成速度时,可发生羊水过少。

4. 母体因素　妊娠期高血压疾病发生羊水过少的机制可能与子宫螺旋动脉灌注不足导致胎盘血流量减少有关。孕妇血容量减少(如脱水)时,引起胎儿血浆高渗透压,胎儿尿液和肺液生成减少。孕妇妊娠期暴露于某些药物,如前列腺素合成酶抑制剂通过抗利尿作用减少胎儿尿液生成,血管紧张素转化酶抑制剂通过引起肾脏灌注不良导致羊水过少。一些免疫性疾病如系统性红斑狼疮、干燥综合征、抗磷脂综合征等,也可导致羊水过少。

【对母儿影响】

1. 对胎儿的影响　羊水过少明显影响围产儿结局。轻度羊水过少时,围产儿病死率增高13倍;重度羊水过少时,围产儿病死率增高47倍,死亡原因一般为胎儿缺氧和胎儿结构异常。发生在妊娠早、中期的羊水过少,称为早发型羊水过少,胎儿预后差,胎儿畸形率高,如先天性无肾所致的羊水过少可引起Potter综合征(肺发育不全、长内眦赘皮襞、扁平鼻、耳大位置低、铲形手及弓形腿等),多数患儿娩出后即死亡。早发型羊水过少者,胎膜与胎体粘连,易发生胎儿畸形,甚至肢体短缺;胎儿各部分受压引起胎儿肌肉骨骼畸形,如斜颈、曲背、手足畸形等;还可导致胎肺发育不全。发生于妊娠晚期的羊水过少主要与胎盘储备功能减低有关,尤其是伴胎儿生长受限者,胎儿宫内窘迫风险增高;分娩时子宫收缩脐带受挤压,可出现胎心变异减速、晚期减速及胎儿宫内酸中毒。

2. 对孕妇的影响　手术分娩率和引产率均增加。

【临床表现及诊断】

1. 临床表现　多不典型。孕妇可于胎动时感腹部不适,胎盘功能减退者常伴有胎动减少。检查见宫高、腹围小于同期孕周,有子宫紧裹胎儿感。子宫较敏感,轻微刺激易引发宫缩。胎膜破裂者,阴道漏出清亮或者血性流液或孕妇内裤变湿等。产时阵痛明显,易发生不协调性宫缩。阴道检查时见前羊膜囊不明显,胎膜紧贴胎儿先露部,人工破膜时羊水流出量极少。

2. 辅助检查

(1)超声检查:是重要的辅助检查手段,在了解羊水量的同时协助判断胎儿是否合并有胎儿生长受限,以及胎儿肾缺如、肾发育不全、输尿管或尿道梗阻等畸形。其诊断羊水过少的标准为:羊水最大暗区垂直深度(AFV)≤ 2cm 为羊水过少,≤ 1cm 为严重羊水过少;羊水指数(AFI)≤ 5cm 诊断为羊水过少。

(2)电子胎心监护:有助于了解胎儿的胎盘储备功能,若无应激试验(NST)呈无反应型,反映胎盘功能减退。分娩时子宫收缩致脐带受压加重,可出现胎心变异减速和晚期减速。

(3)胎儿染色体检查:羊水过少合并胎儿宫内生长受限或胎儿畸形者,需排除胎儿染色体异常。羊水或脐血穿刺获取胎儿细胞进行细胞或分子遗传学的检查,了解胎儿染色体数目、结构有无异常,以及可能检测的染色体的微小缺失或重复。羊水过少时,穿刺取样较困难,应告知风险和失败可能。

【处理】

根据胎儿是否合并结构异常和孕周决定治疗方案。

1. 羊水过少合并胎儿严重致死性结构异常　若胎儿确诊为严重致死性结构异常,则应尽快终止妊娠。超声可明确胎儿结构异常,染色体异常检测应依赖于介入性产前诊断,结果经评估并与孕妇及家属沟通后,胎儿无法存活者可终止妊娠。

2. 羊水过少合并正常胎儿　寻找并祛除病因。动态监测胎儿宫内情况,包括胎动计数、胎儿生物物理评分、超声动态监测羊水量及脐动脉收缩期峰值流速与舒张末期流速(S/D)的比值、电子胎心监护。

(1)期待治疗:妊娠未足月、胎肺不成熟者,可行保守治疗,同时应用促胎肺成熟药物,尽量延长孕周至胎儿成熟。其间须密切关注胎儿情况,尤其是伴胎儿生长受限者。以往采用补液、多饮水、侧卧位休息等方法增加羊水量,效果不明显,现在较少采用。以前亦有采用羊膜腔内灌注的方法,由于不是病因治疗且增加感染概率,目前仅应用于分娩过程中缓解因羊水过少导致的脐带受压,需要注意监测及预防感染。

(2)终止妊娠:妊娠已足月、胎儿可宫外存活者,建议尽快终止妊娠。胎儿储备功能良好、无明显宫内缺氧者,综合评估下行阴道试产,并密切观察产程进展,连续监测胎心变化。合并胎盘功能减退、胎儿缺氧,或破膜时羊水少且胎粪严重污染者,估计短时间不能结束分娩的,应行剖宫产术终止妊娠,以降低围产儿病死率。因胎膜早破导致的羊水过少,按照胎膜早破处理。

小结

1. 羊水过多与胎儿结构异常、多胎妊娠、妊娠期糖尿病等有关。
2. 超声诊断羊水过多的标准为:AFV ≥ 8cm 或 AFI ≥ 25cm。
3. 羊水过少与胎儿结构异常、胎盘功能减退、妊娠期高血压疾病、药物等有关。
4. 超声诊断羊水过少的标准为:AFV ≤ 2cm 或 AFI ≤ 5cm。
5. 根据胎儿是否畸形、孕周及孕妇自觉症状的严重程度综合决定处理方案。

思考题

1. 羊水量异常可能是由哪些情况引起的？
2. 羊水量的超声诊断标准是什么？

（马玉燕）

第二十四章
胎儿异常、多胎妊娠及母儿血型不合

胎儿异常包括胎儿结构及染色体异常、胎儿发育异常（胎儿生长受限或巨大胎儿）、胎儿宫内窘迫，甚至胎死宫内等。其中胎儿结构及染色体异常为出生缺陷的主要原因。胎儿宫内异常发育均可能导致不良妊娠结局，甚至胎死宫内。一次妊娠同时有2个或2个以上的胎儿称为多胎妊娠。随着辅助生殖技术的广泛应用，双胎及多胎妊娠越发增多。临床中，随之而来的是面临更多的双胎及多胎孕妇及并发症的处理，更多的宫内操作手术及围手术期处理、产后随访。母儿血型不合是指胎儿的血型抗原进入母体使母亲致敏，产生特异性同种免疫性抗体，通过胎盘进入胎儿循环与红细胞抗原结合，导致溶血、贫血，严重者发生免疫性水肿，甚至死胎。

第一节 出生缺陷

出生缺陷（birth defects）是指胚胎或胎儿在发育过程中所发生的结构或功能代谢异常。我国出生缺陷总发生率约为5.6%。出生缺陷是导致早期流产、死胎、围产儿死亡、婴幼儿死亡和先天残疾的主要原因。一、二、三级预防是降低出生缺陷的有效措施。早期筛查并诊断严重胎儿异常是提高出生人口质量的重要手段之一。

【病因】

随着社会-生理-心理医学模式被广泛应用，出生缺陷的致病因素呈现更复杂性和广泛性特点。出生缺陷由至少3种原因引起。

1. **遗传学因素**　一般认为遗传因素占20%~30%，但在不同种类出生缺陷中的比重不同。其包括染色体异常及基因异常。单基因缺陷，是指由于常染色体或性染色体上携带有等位基因，可以从上一代传至下一代，分为常染色体隐性遗传、常染色体显性遗传、性染色体隐性遗传和性染色体显性遗传。较常见的疾病包括溶血性贫血和葡萄糖-6-磷酸脱氢酶缺乏症。溶血性贫血包括镰状细胞贫血和地中海贫血，主要起源于热带非洲、亚洲和地中海地区，并随着人口的迁移传播到其他地区。性染色体相关的葡萄糖-6-磷酸脱氢酶缺乏症是人类酶缺乏疾病的常见遗传病。

2. **环境因素**　环境因素所致出生缺陷约占10%，其中母体疾病及宫内病原体感染占5%左右，有害化学物质占1%，还包括物理因素。20世纪60年代欧洲的"反应停事件"，造成了30多个国家和地区短肢畸形出生缺陷的发生，就是服用沙利度胺药物造成出生缺陷最典型的例子，也是第一个被明确定义为人类致畸原的药物。

3. **母体因素**　包括孕妇饮食、年龄、心理、不良行为因素等。目前大多数研究认为，高龄妊娠其分娩胎儿易患唐氏综合征、尿道下裂和先天性心脏病等。

此外，出生缺陷的病因不能归于单一因素，一些是由遗传因素和环境因素共同作用造成的。还有一些出生缺陷的病因尚未明确。

【种类】

1. 结构异常

(1)无脑儿(anencephalus)(图 4-24-1):是前神经孔闭合失败所致,属严重致死性畸形之一。其包括两种类型,一种是脑组织变性坏死突出颅外,另一种是脑组织未发育,一般在孕 12 周左右可通过超声检查进行初步诊断。

(2)脊柱裂(spina bifida)(图 4-24-2):是神经管缺陷中最常见的一种,因后神经孔第 26~30 天闭合失败所致,多发生在胸腰段。其主要特征为背侧的两个椎弓未能融合在一起而引起的脊柱畸形,脊膜和 / 或脊髓通过未完全闭合的脊柱疝出或向外露出,主要类型有开放性脊柱裂和隐性脊柱裂。产前超声对于确诊开放性脊柱裂并不困难,胎儿磁共振对于确诊更有意义。胎儿脊柱裂是介入性产前诊断的指征,建议行绒毛检测或羊水穿刺,进行染色体核型分析或染色体微缺失微重复检测。若强烈要求继续妊娠,在除外胎儿染色体异常的前提下,充分告知后,于 20~25 周在有能力行宫内手术的医疗机构进行宫内修补手术或出生后进行手术。

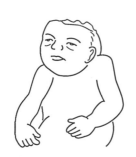

图 4-24-1　双胎之一无脑儿

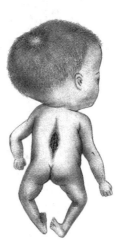

图 4-24-2　脊柱裂

(3)脑积水(hydrocephalus):是指脑脊液过多积聚于脑室系统内,出现脑室的异常扩张和压力升高。脑脊液循环通路中任何环节出错,使脑脊液循环不畅,超出正常代偿能力,均可导致脑积水的发生。原发性脑积水包括孤立性脑室扩大及伴有畸形的脑室扩大。常见病因有中脑导水管狭窄、Dandy-Walker 畸形及 Amold-Chiari 畸形。孤立性脑积水是指无其他畸形,且不是由其他原因引起的脑积水,影像学表现为单纯脑室扩张。妊娠17~22周B超检查有助于诊断,超声见颅内大部分被液性暗区占据,中线漂动,脑组织受压变薄,胎头周径明显大于腹周径。产前 MRI 检查对其诊断及鉴别具有重要意义。严重脑积水可致梗阻性难产、子宫破裂、生殖道瘘等,对母亲有严重危害。

(4)先天性心脏病:是常见的一种胎儿畸形,发生率约为 8‰,其中严重先天性心脏病的发生率约为 4‰,主要包括:法洛四联症、大血管错位、室间隔缺损、房间隔缺损、单心房单心室等。超声检查是孕期筛查先天性心脏病的重要手段。一般先天性心脏病在宫内或出生后进行治疗。

(5)脑膨出:是一种先天性颅骨缺损,中枢神经系统部分组织经此缺损向颅外疝出。如颅内疝出物只包括脑脊液和脑膜则称脑膜膨出;如内容物为脑组织和脑膜,则称为脑膜脑膨出。脑膨出的发病率为 0.3%~0.8%,约 75% 的此类病例膨出部位在枕部,其次为前额部及其他部位。该畸形的确切发生机制尚不十分清楚,胚胎学支持在妊娠的 4~6 周神经外胚层和中胚层发育障碍,导致神经管闭合不全所致,常伴脑发育异常,可合并其他先天性畸形。

(6)胎儿胸腹壁缺损伴内脏外翻:胎儿裂腹畸形内脏外翻是由于脐旁部腹壁全层缺损而致内脏脱

出的畸形,较为少见。裂腹畸形这种局限性腹壁缺损是由于右脐静脉的自然消退,在内转胚胎体壁和体蒂连接处的循环障碍引起,在脐带右侧的被膜薄弱处破裂而发生,很少伴有其他脏器畸形,同时合并胸壁缺损心脏外翻十分罕见。一般胎儿四肢畸形及手足畸形如并指(趾)、短指(趾)畸形、足内外翻等较少见,而同时合并一侧上肢完全缺如畸形更为罕见(图 4-24-3)。

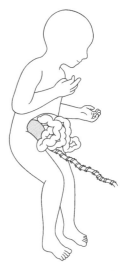

图 4-24-3 胎儿胸腹壁缺损伴内脏外翻

(7) 软骨发育不良:临床上并不多见,是一种特殊类型的侏儒症,表现为四肢短小,躯干短小,头部相对大,主要病变发生于长骨的骨骺,软骨的骨化过程发生障碍,属常染色体显性遗传性疾病,超声检查及基因检测是诊断该病较为理想的手段。

2. 染色体及基因异常

(1) 染色体病:由染色体数目或结构异常所引起的疾病称为染色体病。由于物理、化学、生物、遗传和母亲年龄等因素的影响,体细胞中染色体结构会发生一定程度的异常改变,被称为染色体结构异常或染色体畸变。导致染色体结构异常的基础是染色体断裂和断裂后的异常重接。临床上常见的结构异常类型有缺失、重复、倒位、易位以及等臂染色体和环状染色体等。常见的染色体病有 13-、18-、21- 三体综合征、Turner 综合征、XXY 综合征。

(2) 单基因遗传病:孟德尔遗传病通常指由一个等位基因或一对同源染色体上单个基因发生变异产生的遗传病,故也称单基因遗传病。单基因突变导致 6 000 多种疾病,占所有儿科住院病例的 10%,占婴儿死亡病例的 20%。

(3) 多基因遗传病:人类许多疾病不是由一对基因控制的,而是受多对基因控制,同时也受环境因素的影响,这类遗传病称为多基因遗传病。常见多基因遗传病目前有 100 多种,包括人类的一些常见病,如糖尿病、高血压、冠状动脉粥样硬化、精神分裂症、哮喘、癫痫,以及某些先天畸形,如唇裂、脊柱裂、无脑儿等。在群体中 15%~20% 的人患某种多基因遗传病。

3. 遗传代谢性疾病 是因维持机体正常代谢所必需的某种酶、运载蛋白、膜或受体等编码基因发生突变,使其编码的产物功能发生改变,而出现相应的病理和临床症状。依照异常代谢产物的大小,可将遗传代谢性疾病主要分为两类①小分子病:包括氨基酸病、有机酸代谢异常、糖代谢病、脂肪酸氧化缺陷、核酸代谢障碍、嘌呤代谢障碍、金属代谢障碍等。②大分子病:包括溶酶体贮积症、黏多糖病、过氧化物酶体病等。

【三级预防】

预防出生缺陷重要的一环是产前筛查,只有通过产前有效的筛查来发现孕妇和胎儿存在的问题,再进行高效的产前诊断,才能及时发现缺陷儿并终止妊娠。根据 WHO 规定,对出生缺陷实行"三级预防"策略:

1. 一级预防 通过新婚夫妇的婚前检查、具有家族史夫妻的遗传咨询、备孕夫妇孕前保健等孕前阶段综合干预,减少出生缺陷的发生。

2. 二级预防 通过产检(如 NT、无创产前基因检测等)识别严重先天缺陷,早发现、早干预,降低缺陷儿的出生率。

3. 三级预防 新生儿疾病早期筛查(如:遗传性耳聋、高苯丙氨酸血症、先天性肾上腺皮质增生症、先天性甲状腺功能减退症和苯丙酮尿症等),及早筛查诊断,及时治疗,提高患儿未来的生活质量。

目前,对于一些干预措施明确的出生缺陷已实现了早发现、早干预、早治疗,如地中海贫血、唐氏综合征可通过产前胎儿诊断检测出来。

以上出生缺陷的产前筛查、诊断、处理和遗传咨询详见第九章。

小结

1. 出生缺陷的病因包括遗传因素、环境因素和母体因素。
2. 出生缺陷疾病种类包括结构异常、染色体及基因异常和遗传代谢性疾病。
3. 通过三级预防及时预防和发现缺陷儿,提高出生人口质量。

思考题

1. 什么是出生缺陷?
2. 出生缺陷包括什么疾病?
3. 出生缺陷如何进行三级预防?

(刘彩霞)

第二节 胎儿生长受限

胎儿生长受限(fetal growth restriction,FGR)指受母体、胎儿、胎盘等病理因素影响,胎儿生长未达到其应有生长潜能,多表现为胎儿超声估测体重或腹围低于相应胎龄第 10 百分位数。国内发生率为 4%~7%,死亡率高,占围产儿死亡总数的 42.3%,新生儿近期或远期并发症明显升高。低出生体重儿被定义为胎儿分娩时的体重 <2 500g。

小于胎龄儿(small for gestational age infant,SGA)是指超声估测体重和腹围低于相应胎龄体重第 10 百分位数以下的胎儿,或出生体重低于同胎龄应有体重第 10 百分位数以下或低于其平均体重 2 个标准差的新生儿。并非所有 SGA 胎儿均为病理性生长受限。新生儿死亡率为 1%,较同孕龄出生的正常体重儿病死率高 0.2%。SGA 可分为 3 种情况。①正常的 SGA(normal SGA):即胎儿结构及多普勒血流评估均未发现异常;②异常的 SGA(abnormal SGA):存在结构异常或者遗传性疾病的胎儿;③ FGR。

25%~60% 的 SGA 发生的原因是由于种族、产次以及父母身高和体重等因素的差异造成的。这些胎儿除体重及体格发育较小外,并没有器官功能障碍和宫内缺氧表现,这类胎儿称为"健康小样儿"。

【病因】

FGR 的具体病因复杂,目前尚未完全清楚。目前普遍认同的影响胎儿生长的高危因素有:

1. 母体因素

(1)营养因素:孕妇营养不良、偏食、妊娠剧吐、过度控制饮食以及摄入蛋白质、维生素及微量元素不足。

(2)遗传因素:胎儿体重差异 40% 来自双亲的遗传因素,母亲身材矮小,FGR 发生率增高。

(3)各种妊娠合并症和并发症:如贫血、心脏病、肾脏病、糖尿病、甲状腺功能亢进症、自身免疫性疾病,以及蛋白和能量供应不足。另外,妊娠期高血压疾病、妊娠肝内胆汁淤积症、抗磷脂抗体综合征、多胎妊娠、前置胎盘等原因可使胎盘血流量减少,进而出现 FGR。

(4)其他:孕妇年龄、地区差异、经济条件;母体子宫发育畸形;吸烟、吸毒、酗酒、滥用药物等不良病史;母体放射线或有毒物质暴露史,胎儿感染病毒、细菌、原虫及螺旋体等。

2. 胎儿因素

(1)胎儿畸形:主要包括染色体畸形及胎儿结构畸形。一般畸形越严重,越易出现胎儿生长受限,尤其是存在染色体异常或严重循环系统畸形的胎儿。如 Turner 综合征,21-、18- 或 13- 三体综合征等。

(2)生长激素、胰岛素样生长因子、瘦素等调节胎儿生长的物质在脐血中降低,可能会影响胎儿内分泌和代谢。

(3)多胎妊娠、宫内感染(风疹、巨细胞病毒、弓形虫、疟疾、梅毒等)。

3. 子宫、胎盘、脐带因素　这些原因大多可导致子宫胎盘血流量减少,胎儿供血不足进而发生 FGR。如先天子宫发育异常;帆状胎盘、轮廓胎盘、副胎盘、小胎盘、胎盘嵌合体、胎盘梗死、胎盘肿瘤(如绒毛膜血管瘤)、胎盘帆状或边缘附着;脐带水肿、单脐动脉、脐带过细(尤其近脐带根部过细)、脐带过长、脐带扭转、脐带打结及脐带胎盘出入部异常等。另外单绒毛膜双胎的一些特有疾病也会出现其中一胎生长受限,例如双胎输血综合征、选择性宫内生长受限等。

【临床表现】

1. 内因性均称型 FGR　属于原发性 FGR,少见。因胎儿在体重、头围和身长 3 方面生长均受限,故称均称型。病因包括基因或染色体异常、病毒感染、接触放射性物质及其他有毒物质。这些高危因素作用于妊娠 17 周之前的胎儿,使胎儿此时期细胞增殖和细胞数目较少,脑重量减轻。新生儿特点是头围与腹围均小于该孕龄正常值,常伴有脑神经发育障碍和小儿智力障碍。胎儿畸形发生率和围产儿死亡率高,预后不良。

2. 外因性不均称型 FGR　属于继发性 FGR,常见。妊娠早期胚胎发育正常,高危因素主要作用于妊娠中晚期。多由妊娠期高血压疾病、糖尿病等所致的慢性胎盘功能不全。胎儿各器官细胞数目正常,但体积小。新生儿特点为发育不均称,头大、低体重,营养不良,胎儿常有宫内慢性缺氧及代谢障碍,胎盘功能下降,使胎儿在分娩期对缺氧的耐受力下降,易导致新生儿脑神经受损和低血糖。

3. 外因性均称型 FGR　为上述两型之混合型。高危因素作用于整个妊娠期,常因缺乏重要生长因素,如叶酸、氨基酸、微量元素或有害药物影响所致。病因有母儿双方因素。新生儿特点是体重、身长、头围均较小,有营养不良表现。各器官体积均小,尤以肝、脾为著,常有生长及智力障碍。

【诊断】

孕期准确诊断 FGR 并不容易,往往需要在分娩后才能确诊。对于可疑 FGR 者,必须严格判断胎龄。因此,孕妇应在妊娠早期通过超声检查准确地判断胎龄。之后需行胎儿超声检查,尽量排除胎儿结构畸形,必要时行胎儿磁共振检查。另外,对于严重的 FGR,胎儿头部磁共振检查可以帮助诊断中枢神经系统异常,然后需要排除胎儿染色体畸形的可能,可行羊水穿刺胎儿染色体检查等。密切系统监护胎儿生长发育情况是提高 FGR 诊断率及准确率的关键。

1. 病史　母体或胎儿具有 FGR 的高危因素,例如孕妇体重、宫高、腹围增长慢等。

2. 体征　通过测量孕妇体重、宫高、腹围的变化,推测胎儿大小,初步筛查 FGR。

(1)宫高、腹围值连续 3 周测量均在第 10 百分位数以下者,以此为筛选 FGR 指标,预测准确率达 85% 以上。

(2)计算胎儿发育指数:胎儿发育指数 = 子宫长度(cm)–3 ×(月份 +1),指数在 –3 和 +3 之间为正常,< –3 提示可能为 FGR。

(3)妊娠晚期孕妇每周增加体重 0.5kg。若体重增长停滞或增长缓慢时,可能发生 FGR。

3. 辅助检查

(1)超声监测胎儿生长:对有高危因素的孕妇要从妊娠早期开始定期行超声检查,监测胎儿生长发育指标。①测量胎儿头围、腹围及股骨,依据胎儿生长曲线(图4-24-4)估测胎儿体重。估计体重低于相应孕周胎儿体重的第 10 百分位数以下或胎儿腹围小于对应孕周腹围的第 10 百分位数以下,需考虑 FGR,应至少间隔 2 周复查 1 次,减少 FGR 诊断的假阳性。②胎儿头围与腹围比值(HC/AC):比值小于正常同孕周平均值的第 10 百分位数,即应考虑可能为 FGR(不均称型)。③测量胎儿双顶径(BPD):每周动态测量观察其变化,每周增长 <2.0mm,或每 3 周增长 <4.0mm,或每 4 周增长 <6.0mm,或妊娠晚期双顶径每周增长 <1.7mm,均应考虑有 FGR 的可能。④胎盘成熟度与羊水量:需注意胎盘形态、脐带插入点,多数 FGR 出现胎盘老化和羊水过少。

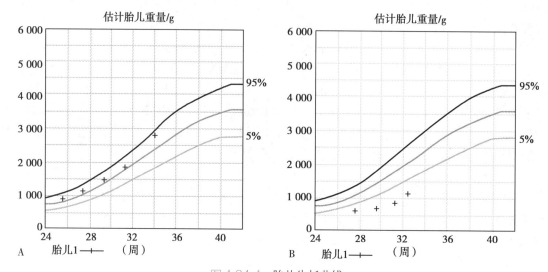

图 4-24-4　胎儿生长曲线

A. 正常胎儿的生长曲线;B.FGR 胎儿的生长曲线。

(2)彩色多普勒超声检查:多普勒血流异常是严重胎儿生长受限的特征,特点是脐动脉舒张末期血流缺失或反流。妊娠晚期脐动脉 S/D 比值通常 ≤ 3 为正常值,若升高应考虑有 FGR 的可能。因胎盘原因而生长受限的胎儿早期变化发生在周围血管如脐动脉和大脑中动脉,晚期变化以静脉导管、主动脉和肺动脉流出道的异常血流以及脐动脉反流为特征。静脉导管血流评估对新生儿酸中毒和不良结局有一定预测价值。有学者提出测量子宫动脉的血流可以预测 FGR,尤其以子宫动脉的 PI 值及切迹的意义更大。

(3)实验室检查:胎盘功能的检测,尿 E_3、E/C 比值、胎盘催乳素、妊娠特异性 β - 糖蛋白等。羊膜腔穿刺用于胎儿的非整倍体诊断(核型分析)和病毒感染诊断(TORCH 感染),尤其是早发型的严重 FGR。抗心磷脂抗体(ACA)的测定研究表明抗心磷脂抗体与 FGR 的发生有关。

【治疗】

FGR 的治疗原则是:积极寻找病因,评估胎儿状况(畸形、死胎和早产的风险),补充营养、改善胎盘循环,加强胎儿监测,适时终止妊娠。

1. **寻找病因**　尽可能寻找致病原因,及早发现、监测有无妊娠期高血压疾病、糖尿病及其他妊娠期合并症。行 TORCH 感染、代谢综合征(抗磷脂抗体测定)等,超声检查排除胎儿先天畸形,必要时采用介入性产前诊断技术进行胎儿染色体核型分析,检测非整倍体胎儿及遗传咨询,对于 <24 孕周或体重 <500g 的胎儿,如果存在明确生长受限的表现,应建议到当地的产前诊断中心接受专业咨询和评估,排除胎儿遗传疾病。

2. **妊娠期治疗**　现无足够证据表明卧床休息、静脉营养等治疗的有效性。对于远离足月的生长受限,目前没有能改善胎儿生长受限的有效治疗方法。

(1)一般治疗:建议孕妇左侧卧位以增加母体心排出量的同时,可能会增加胎盘血流量。

(2)静脉营养:静脉给予 10% 葡萄糖液 500ml 加维生素 C 或能量合剂及氨基酸 500ml,7~10d 为一疗程。亦可口服氨基酸、铁剂、维生素类及微量元素。

(3)药物治疗:低分子量肝素、阿司匹林用于抗磷脂抗体综合征的 FGR 治疗,可能改善胎盘的血流灌注。丹参能促进细胞代谢,改善微循环,降低毛细血管通透性,有利于维持胎盘功能。

(4)胎儿宫内安危的监测：①胎动监测、电子胎心监护、胎儿生物物理评分（BPP）。②多普勒血流监测：胎儿血流监测如脐动脉彩色多普勒；脐静脉血流是否搏动；大脑中动脉血流；静脉导管血流等。母体子宫动脉血流监测评估供血情况。如出现脐血流舒张期倒置、静脉导管 a 波反向均提示围产儿预后不良；通过多普勒超声来测量胎儿大脑中动脉收缩期流速峰值（middle cerebral artery peak systolic velocity，MCA-PSV）以评价胎儿贫血情况。血流评估可以为终止妊娠时机提供参考，而且多普勒血流监测改变往往早于无应激试验（NST）和胎儿生物物理评分（BPP），如出现多普勒血流异常，建议每周至少行 2 次 NST 和 BPP 检查。

(5)如为双胎妊娠其中一胎出现 FGR，则需要根据不同病因制订监测和治疗方案。如双胎输血综合征可能需要胎儿镜治疗等。

3. 产科处理　应根据孕周、母体状况、胎心监护、生化检查结果、多普勒血流监测等综合评估后决定继续妊娠、转诊和分娩时机，结合宫颈成熟度选择分娩方式。

(1)继续妊娠：妊娠未足月，胎儿状况良好，胎盘功能正常，孕妇无妊娠并发症及合并症者，可以在密切监护下妊娠至足月，但不宜超过预产期。

(2)终止妊娠指征：孕妇自觉胎动减少、胎儿血流异常，<24 周和 24~28 周者建议转诊到有救治能力的医学中心；28~32 周者建议尽快完成糖皮质激素促胎肺成熟后再终止妊娠。FGR 经治疗无好转；妊娠合并症或并发症病情重或经治疗后病情无好转者；NST、胎儿生物物理评分及胎儿血流测定等提示胎儿缺氧，一般在妊娠 34 周左右考虑终止妊娠，若孕周未达 34 周者，应促胎肺成熟后再终止妊娠。

(3)产时处理：①产时监测：FGR 通常是胎盘功能不良的结果，这种状况可能因临产而加剧。疑诊 FGR 的孕妇应按"高危孕妇"进行产时监测。②新生儿复苏：分娩时缺氧和胎粪吸入的风险增加，应尽快清理呼吸道并进行通气。严重生长受限新生儿对低体温特别敏感，也可能发展为其他代谢异常，如低血糖、红细胞增多症和血液黏稠，要及时处理。此外，低出生体重儿发生多动症及其他神经障碍的风险增加，出生体重越低风险越高。

(4)阴道分娩：FGR 孕妇临产后，应持续电子胎心监护。胎儿宫内情况良好、胎儿成熟、Bishop 宫颈成熟度评分≥7 分，无产科禁忌证者可经阴道分娩；畸形或难以存活胎儿经阴道分娩。

(5)剖宫产：单纯的 FGR 并不是剖宫产绝对指征。若 FGR 合并胎儿窘迫、脐动脉舒张末期血流消失或反向，胎位异常，产道异常，孕妇病情严重，均应剖宫产分娩。

小结

1. 胎儿生长受限指无法达到其应有生长潜力的小于胎龄儿。
2. FGR 的致病因素较为复杂，主要包括母体因素、胎儿因素和胎盘脐带因素等。
3. 一经诊断 FGR，需尽可能寻找病因，并根据病因制订个体化的治疗方案。

思考题

1. 试述 FGR 和 SGA 的定义。
2. FGR 的诊断？
3. 患者终止妊娠的指征有哪些？
4. 怎样监测胎儿宫内安危情况？

（刘彩霞）

第三节　巨 大 胎 儿

巨大胎儿(macrosomia)是指胎儿或新生儿体重达到或超过 4 000g。也有学者以大于胎龄儿(large for gestational age infant,LGA)来定义巨大胎儿,即胎儿体重大于同胎龄胎儿体重的第 90 百分位数。近年因营养增加、糖尿病发病率增加而致巨大胎儿的发生率逐渐增加。其发生率与种族、地域及定义等具有相关性,国内发生率约 7%,国外发生率约 15.1%。

【病因】

1. 母体因素

(1)糖代谢异常:糖尿病孕妇的巨大胎儿发生率约 12.5%,显著高于非糖尿病孕妇巨大胎儿发生率(5%~8%)。

(2)孕妇体重:孕前体重及营养过剩与巨大胎儿有关。

(3)过期妊娠:巨大胎儿是最常被忽略的过期妊娠并发症。胎盘功能正常,子宫胎盘血供良好,使胎儿不断生长发育,胎儿体重随孕期延长而增加,导致巨大胎儿。

2. 胎盘因素　胎盘血管阻力改变、胎盘转运葡萄糖能力增加及胎盘分泌的生长因子和各种激素增多等。

3. 胎儿疾病　Beckwith-Wiedemann 综合征、Simpson-Golabi-Behmel 综合征、Sotos 综合征、胰岛细胞增殖症及高胰岛素血症等。

4. 其他　遗传、环境因素,不同民族、不同人种、不同居住地区的巨大胎儿发生率各不相同。巨大胎儿分娩史的经产妇,其巨大胎儿的发生率更高。

【对母儿影响】

1. 对母体的影响　头盆不称发生率升高,增加剖宫产率;经阴道分娩易发生肩难产,处理不当可发生严重的软产道损伤甚至子宫破裂;子宫过度扩张、子宫收缩乏力、产程延长,易导致产后出血及感染。

2. 对胎儿的影响　胎儿大,常需手术助产。经阴道分娩可引起颅内出血、锁骨骨折、臂丛神经损伤及麻痹、新生儿窒息甚至死亡。

【诊断】

迄今为止,尚无在宫内准确估计胎儿体重的方法。通过临床估计和超声测量可初步判断,大多数巨大胎儿在出生后确诊。

1. 病史及临床表现　多有巨大胎儿分娩史、糖尿病史及过期妊娠史。孕妇多肥胖或身材高大,孕期体重增长迅速,常在孕晚期出现呼吸困难、腹部沉重及两肋部胀痛等症状。

2. 腹部检查　突出的悬垂腹,宫高 >35cm,宫高 + 腹围 >140cm 常提示胎儿体重较大。触诊胎体大,先露部高浮,若为头先露,多数跨耻征阳性。听诊胎心清晰,但位置较高。

3. 胎儿体重的超声预测　胎体大,双顶径 >10cm,股骨长 ≥ 7.5cm,腹围 ≥ 37cm,应考虑巨大胎儿可能。近年来有学者提出测量胎儿肱骨皮下软组织厚度预测胎儿体重。当其 ≥ 11mm 时,预测巨大胎儿的敏感性为 91.3%,特异性为 95.59%。

【处理】

1. 妊娠期　详细询问病史,定期孕期检查及营养指导,对巨大胎儿分娩史及孕期发现胎儿大或羊水过多者,检查有无糖尿病及糖耐量异常。若有,应积极控制血糖,于足月后根据胎盘功能、胎儿成熟度及血糖控制情况,择期终止妊娠。

2. 分娩期

(1)估计胎儿体重 >4 000g 但无糖尿病者,可阴道试产,但需放宽剖宫产指征,若有头盆不称,应及时手术。

(2)产时充分评估,必要时产钳助产,同时做好处理肩难产的准备。分娩后应行宫颈及阴道检查,了解有无软产道损伤,并预防产后出血。

(3)做好新生儿复苏准备,请新生儿科医生到分娩室进行新生儿处理。减少新生儿不良预后的发生。

3. 新生儿处理　预防新生儿低血糖,出生后30min监测血糖。出生后1~2h开始喂糖水,及早开奶。

【预防】

1. 糖尿病筛查　推荐对所有孕妇在 24~28 周时进行糖尿病筛查,对诊断的妊娠期糖尿病及糖耐量异常孕妇进行血糖监测、饮食控制和适当运动。

2. 孕妇营养指导　通过对孕妇进行营养咨询和指导,依据孕前体重限制孕期增重,开展孕期保健操和适当体力活动,有效降低巨大胎儿发生率。

小结

1. 巨大胎儿是指胎儿或新生儿体重达到或超过 4 000g。
2. 产时应充分评估,必要时产钳助产,同时作好处理肩难产的准备。

思考题

1. 试述巨大胎儿的定义。
2. 巨大胎儿的诊断?
3. 巨大胎儿妊娠期及分娩期的处理?

(刘彩霞)

第四节　胎儿窘迫

胎儿窘迫(fetal distress)是指胎儿在子宫内因急性或慢性缺氧危及其健康和生命的综合症状。急性胎儿窘迫多发生在分娩期;慢性胎儿窘迫常发生在妊娠晚期,但在临产后常表现为急性胎儿窘迫。其发病率为 2.7%~35.8%。胎儿窘迫是围产儿死亡的主要原因,同时也是胎儿智力低下的主要原因。

【病因】

母体血液含氧量不足、母胎间血氧运输及交换障碍、胎儿自身因素异常,均可导致胎儿窘迫。

1. 母体因素　孕妇血液含氧量降低和子宫胎盘局部血氧含量降低是两种重要因素。一般轻度缺氧时,母体通过机体代偿多无明显症状,但胎儿长期处于低氧环境,则可能发生胎儿窘迫。

(1)微小动脉供血不足:子宫胎盘血管硬化、狭窄、梗死,使绒毛间隙血液灌注不足,如妊娠期高血压疾病、慢性肾炎、糖尿病和过期妊娠等。

(2)红细胞携氧量不足:如重度贫血、心脏病、心力衰竭和肺源性心脏病等。

(3)急性失血:如产前出血性疾病和创伤等。

(4)各种原因引起的休克和感染发热。

2. **胎儿因素**　一些会导致胎儿运输及利用氧能力下降的疾病均会导致胎儿窘迫的发生。①胎儿心肺功能障碍,如严重的先天性心血管疾病、呼吸系统疾病等;②胎儿畸形;③母儿血型不合;④胎儿感染、颅内出血以及颅脑损伤等。

3. **脐带、胎盘因素**　脐带和胎盘功能障碍导致胎儿窘迫。

(1)脐带血供受阻:如脐带缠绕、脐带真结、脐带脱垂、脐带血肿、脐带过长或过短、脐带附着于胎膜等均可致脐带血供受阻。

(2)胎盘功能低下:如过期妊娠、胎盘形态异常(膜状胎盘、轮状胎盘、帆状胎盘、球拍样胎盘等)、胎盘发育障碍(过小或过大)和胎盘感染等;胎盘早剥、前置胎盘等均可导致胎盘功能低下,供血不足。

(3)子宫胎盘血供受阻:多发生于分娩期,如产程异常、宫缩过强、分娩过程受阻等,子宫腔压力长时间超过母血进入绒毛间隙的平均动脉压,导致胎儿缺氧。

【病理生理】

子宫胎盘单位提供胎儿氧气及营养,同时排出二氧化碳和胎儿代谢产物。胎儿对宫内缺氧有一定的代偿能力:①胎儿血细胞比容及血红蛋白含量显著升高;②胎儿每单位体重的心排出量比成人高3倍,心率为成人的2倍;③胎儿血红蛋白较成人血红蛋白与氧有更高的亲和力,其所携带的氧更易释放;④胎儿可在无氧状态下通过糖酵解作用进行新陈代谢,产生丙酮酸和乳酸而释放出能量;⑤胎儿循环的特点亦能保证心、脑重要器官的氧供应。

轻、中度或一过性缺氧时,胎儿可通过以上途径代偿,不产生严重代谢障碍及气管损害,但长时间重度缺氧则可引起严重并发症。

1. **胎儿血液酸碱度改变**　因母体低氧血症引起的胎儿缺氧,胎儿脐静脉血氧分压降低,但二氧化碳分压往往正常。若胎盘功能正常,胎儿排除酸性代谢产物多无障碍,不发生呼吸性及代谢性酸中毒,胎儿可通过红细胞生成代偿低氧血症。而胎盘功能不良引起的胎儿缺氧,因胎盘血管阻力增高,脐静脉血液回流继发性减少,使胎儿下腔静脉中来自肢体远端含氧较少的血液比例增加,胎儿可利用氧减少,无氧糖酵解占优势,乳酸形成增加;又因胎盘功能障碍,二氧化碳通过胎盘弥散减少,致碳酸堆积,故胎盘功能不良所致的胎儿缺氧,常较早地出现呼吸性及代谢性酸中毒。

2. **心血管系统变化**　因母体缺氧引起低氧血症时,由于胎儿肾上腺髓质直接分泌或通过化学感受器、压力感受器的反射作用,使血中儿茶酚胺浓度增加,心血管系统产生3个主要变化:即血压增高、心率减慢、血液重新分布。胎盘血流量及胎儿心排出量多无改变。因胎盘功能不良引起的胎儿缺氧,首先表现为胎动、胎儿呼吸样运动及其他活动受抑制,使胎儿耗氧量下降,同样可观察到血液重新分配:心、脑、肾上腺血管扩张,血流量增加,其他器官血管收缩,血流量减少。而血压变化则取决于两个相反因素的作用结果:一是胎盘血管阻力增高及儿茶酚胺分泌增加使血压增高;二是酸中毒时,心肌收缩力减弱使心排出量减少,引起血压下降。通常,缺氧早期血压轻度增高或维持正常水平,晚期则血压下降。心率变化取决于儿茶酚胺浓度及心脏局部因素相互作用的结果,前者使心率加快,而心肌细胞缺氧,局部氢离子浓度增高时,心率减慢。

3. **泌尿系统变化**　缺氧使胎肾血管收缩,血流量减少,肾小球滤过率降低,胎儿尿形成减少,从而使羊水量减少。

4. **消化系统变化**　缺氧使胃肠道血管收缩,肠蠕动亢进,肛门括约肌松弛,胎粪排出,污染羊水。

5. 呼吸系统变化 缺氧初期深呼吸增加,并出现不规则喘气,使粪染的羊水吸入呼吸道深处,继之呼吸暂停直至消失。

6. 中枢神经系统变化 缺氧初期通过血液重新分布维持中枢神经系统供氧。但长期严重缺氧、酸中毒使心肌收缩力下降,当心排出量减少引起血压下降时,则脑血流灌注减少,血管壁损害,致脑水肿及出血;又因脑细胞缺氧,代谢障碍,细胞变性坏死,可能产生神经系统损伤后遗症。

【临床表现及诊断】

1. 急性胎儿窘迫 主要发生于分娩期,多因脐带因素(如脱垂、绕颈、打结等)、胎盘早剥、宫缩过强且持续时间过长及产妇处于低血压、休克等而引起。

(1)胎动异常:胎动是唯一能为孕妇感知的,胎动的改变能反映胎儿宫内状态。胎动异常有两种情况:①胎动频繁:多是脐带受压、胎盘早剥等胎儿急性缺氧造成胎动增强、频繁;②胎动减少:多由于妊娠期高血压疾病、胎儿生长受限、胎盘功能不全、胎盘早剥等,使胎儿长期处于慢性缺氧。另一方面,在急性缺氧初期,先表现为胎动过频,继而转弱及次数减少,进而消失。

(2)胎心率变化:胎心率改变是胎儿窘迫的重要征象。若孕妇体温正常,下列情况考虑胎儿宫内窘迫:①胎心率 >160 次 /min,尤其是 >180 次 /min,为胎儿缺氧的初期表现(孕妇心率正常);②胎心率 <110 次 /min,尤其是 <100 次 /min,基线变异 ≤ 5 次 /min,伴频繁晚期减速、重度变异减速时提示胎儿缺氧严重,常出现不良胎儿结局,可随时胎死宫内。胎心率异常时需详细检查原因。胎心改变不能只凭一次听诊而确定,应多次检查并改变体位为侧卧位后再持续检查数分钟,有条件时最好行连续电子胎心监护。

(3)羊水量急剧下降或胎粪污染:①当胎盘功能不全导致胎儿缺氧时,胎儿全身血液重新分布,可使胎尿减少,导致羊水过少。②胎儿缺氧引起迷走神经兴奋,肠蠕动亢进,肛门括约肌松弛,使胎粪排入羊水中。影响胎粪排出最主要因素是孕周,孕周越大羊水胎粪污染的概率越高。胎膜未破者通过羊膜镜观察,破膜后凭肉眼观察判断羊水性状及粪染程度,羊水呈绿色、黄绿色,进而呈混浊的棕黄色,即羊水Ⅰ度、Ⅱ度、Ⅲ度污染。若胎先露部已固定,前羊水囊所反映的可以不同于胎先露部以上的后羊水情况。前羊水囊清而胎心率不正常时,视情况若能行破膜者,可经消毒铺巾后稍向上推移胎先露部,其上方的羊水流出即可了解羊膜腔上部的后羊水性状。

10%~20% 的分娩中会出现羊水胎粪污染,羊水中胎粪污染不是胎儿窘迫的征象。出现羊水胎粪污染时,如果胎心监护正常,不需要进行特殊处理;如果胎心监护异常,存在宫内缺氧情况,会引起胎粪吸入综合征(meconium aspiration syndrome,MAS),造成不良胎儿结局。

(4)酸中毒:头皮血气测定应在电子胎心监护异常的基础上进行。采集胎儿头皮血进行血气分析,若 pH<7.2(正常值 7.25~7.35),氧分压 <10mmHg(正常值 15~30mmHg),二氧化碳分压 >60mmHg(正常值 35~55mmHg),可诊断为胎儿酸中毒。

2. 慢性胎儿窘迫 多发生在妊娠晚期,往往延续至临产并加重。其原因多因孕妇全身性疾病或妊娠期疾病引起胎盘功能不全或胎儿因素所致,如严重心肺疾病、晚期糖尿病、妊娠高血压综合征、过期妊娠、胎儿宫内生长迟缓等。

(1)胎动减少或消失:胎动减少是胎儿缺氧的重要表现。胎动消失后,胎心常在 12~24h 内也会消失,故应重视胎动情况。若胎动计数 <10 次 /2h 或减少 50% 者提示胎儿缺氧可能。监测胎动的方法详见第三篇第八章第三节。

(2)产前电子胎心监护异常:无应激试验(NST)无反应型提示可能存在胎儿缺氧,需进一步行宫缩应激试验(CST)或催产素激惹试验(OCT),CST 或 OCT 阳性高度提示存在胎儿宫内窘迫,50% 儿可出现围产期死亡、产时胎儿窘迫低 Apgar 评分,应结合胎动计数、尿 E_3 及胎儿肺成熟度,考虑终止妊娠。

(3)胎儿生物物理评分低:包括胎心监护、胎动、胎儿呼吸样运动、胎儿肌张力及羊水量,综合评分了解胎儿在宫内的安危状况。现多采用 Manning 评分方法。10 分为正常;≤ 8 分可能有缺氧;≤ 6 分可疑缺氧；≤ 4 分提示胎儿窘迫。

（4）胎儿多普勒超声血流异常：宫内生长受限的胎儿出现进行性舒张期血流降低、脐血流指数升高提示有胎盘灌注不足。严重病例可出现舒张末期血流缺失或倒置，提示随时有胎死宫内的危险。当脐动脉血流异常时，需监测胎儿静脉导管血流、脐静脉血流以及大脑中动脉血流评估胎儿宫内安危情况，结合临床表现及检查决定分娩时机。

【处理】

1. 急性胎儿窘迫　应采取果断措施，改善胎儿缺氧状态。

（1）一般处理：左侧卧位、吸氧，停用催产素，阴道检查除外脐带脱垂并评估产程进展。纠正脱水、酸中毒、低血压及电解质紊乱。对于可疑胎儿窘迫者行连续胎心监护或胎儿头皮血 pH 测定。

（2）病因治疗：若为不协调子宫收缩过强，或因缩宫素使用不当引起宫缩过频过强，应给予特布他林、硫酸镁或其他 β 受体兴奋剂抑制宫缩。若为羊水过少，有脐带受压征象，可经腹羊膜腔输液。

（3）尽快终止妊娠：如无法即刻阴道分娩，且有进行性胎儿缺氧和酸中毒的证据，一般干预后无法纠正者，均应尽快手术终止妊娠。

1）宫口未开全或预计短期内无法阴道分娩：应立即行剖宫产。指征有：胎心基线变异消失伴胎心基线 <110 次 /min，或伴频繁晚期减速，或伴重度频繁变异减速；正弦波；胎儿头皮血 pH<7.20。

2）宫口开全：胎头双顶径已达坐骨棘平面以下，应尽快经阴道助娩。

无论阴道分娩或剖宫产均需做好新生儿复苏准备，稠厚胎粪污染者需在胎头娩出后立即清洗上呼吸道，如胎儿活力差则要立即气管插管洗净气道后再行正压通气。

2. 慢性胎儿窘迫　应针对病因，根据孕周、胎儿成熟度及胎儿缺氧程度决定处理。

（1）一般处理：主诉胎动减少者，应进行全面检查以评估母儿状况，包括 NST 和 / 或胎儿生物物理评分。左侧卧位、吸氧、积极治疗妊娠合并症及并发症。加强胎儿监护，注意胎动变化。

（2）期待疗法：孕周小，估计胎儿娩出后存活可能性小，尽量保守治疗延长胎龄，同时促胎肺成熟，争取胎儿成熟后终止妊娠。

（3）终止妊娠：妊娠近足月或胎儿已成熟，胎动减少，胎盘功能进行性减退，胎心监护出现胎心率异常伴基线波动异常、OCT 出现频繁晚期减速或重度变异减速、胎儿生物物理评分 <4 分者，均应行剖宫产术终止妊娠。

小结

1. 急性胎儿窘迫的处理原则为尽早消除病因、给氧，并尽快终止妊娠。

2. 慢性胎儿窘迫时，除一般处理外，应积极处理妊娠合并症及并发症，加强对胎儿的监护，缺氧严重时需剖宫产终止妊娠。

思考题

1. 如何早期识别胎儿窘迫？

2. 不同时期胎儿窘迫的处理？

（刘彩霞）

第五节　死　　胎

死胎(fetal death)是指妊娠 20 周后胎儿在子宫内的死亡。死胎包括临产前胎死宫内和分娩过程的死亡。

【病因】

据现有文献报道,高龄、肥胖是死胎的独立危险因素;既往不良孕产史(早产、胎儿生长受限)、多胎妊娠等均为死胎的风险因素。死胎的病因主要有胎儿因素、母体因素、胎盘及脐带因素。

1. **胎儿因素**　占 25%~40%。胎儿严重畸形、染色体异常;非免疫性水肿;胎儿感染(病毒、细菌、原虫);胎儿生长受限,母儿血型不合等。

2. **胎盘及脐带因素**　占 15%~25%。包括:前置胎盘、胎盘早剥、胎母输血综合征、前置血管、脐带异常(脐带帆状附着、脐带打结、脐带脱垂、脐带绕颈缠体),胎盘功能不全、双胎输血综合征、绒毛膜羊膜炎等导致胎儿缺氧。

3. **母体因素**　占 5%~10%。严重的妊娠合并症、并发症,如妊娠期高血压疾病、糖尿病、心血管疾病、甲状腺疾病、肾病、抗磷脂综合征、血栓形成,吸烟、吸毒和酗酒,传染性疾病和败血症、子宫破裂、过期妊娠等致局部缺血而影响胎盘、胎儿。

4. 其他不明原因。

【临床表现】

胎儿死亡后约 80% 在 2~3 周内自然娩出。

1. 孕妇自觉胎动消失,子宫不再继续增大,腹部检查:子宫小于相应孕周,未闻及胎心。

2. 死胎可能出现母体凝血功能异常。

【诊断】

死胎的诊断主要依靠超声检查,超声见胎心搏动消失。若胎儿死亡已久,可见颅骨重叠、颅板塌陷。

【治疗】

原则是尽量阴道分娩,特殊情况可剖宫产。死胎一经确诊应尽早引产并寻找病因。建议尸体解剖及胎盘、脐带、胎膜病理检查及染色体检查,做好产后咨询。

1. 引产方式根据母体状况决定。常用羊膜腔内注射依沙吖啶引产。宫颈成熟者可用米非司酮加米索前列醇引产,亦可用缩宫素静脉滴注引产。妊娠 28 周之前,如无子宫手术病史及相关禁忌证,选择使用阴道放置米索前列醇比较安全有效。如 28 周之前存在子宫手术病史,应当根据患者具体情况制订个体化治疗方案。妊娠 28 周之后的引产参照产科指南。

2. 胎儿死亡后 3 周仍未排出,退行性变的胎盘组织释放凝血活酶进入母血液循环,可能引起母体凝血功能障碍。胎死宫内 4 周以上,分娩时可发生严重出血,弥散性血管内溶血(DIC)发生机会增多,应积极预防产后出血和感染。

小结

1. 死胎是指妊娠 20 周后胎儿在子宫内的死亡。死胎也包括胎儿在分娩过程中死亡的死产。

2. 死胎一经诊断应该尽快终止妊娠,终止妊娠的同时应尽可能查明胎死宫内的原因。

思考题

1. 引起死胎的主要原因有哪些？

2. 死胎的临床表现有哪些？

3. 死胎的引产方式有哪些？

（刘彩霞）

第六节　多 胎 妊 娠

多胎妊娠（multiple pregnancy）是指一次妊娠同时有 2 个或 2 个以上胎儿，其中以双胎妊娠（twin pregnancy）多见。发生率为 $1:89^{n-1}$（n 代表一次妊娠的胎儿数），多有家族史。近年来随着辅助生殖技术和促排卵药物的应用，多胎妊娠发生率明显上升。双胎胎儿相关疾病特殊而复杂，并且往往预后较差，例如双胎输血综合征（twin-twin transfusion syndrome，TTTS）、选择性宫内生长受限（selective intrauterine growth restriction，sIUGR）、双胎反向动脉灌注序列征（twin reversed arterial perfusion sequence，TRAPs）、双胎贫血-红细胞增多序列征（twin-anemia polycythemia sequence，TAPS）、发育不一致性双胎以及一胎胎死宫内等复杂性双胎妊娠，均为胎儿医学所面临的棘手问题。此外多胎妊娠孕妇并发症增多，围产儿死亡率高。本节主要讨论双胎妊娠。

【分类及特点】

1. **双卵双胎**（dizygotic twin）　由两个卵子分别受精形成两个受精卵，约占双胎妊娠的 70%。两个胎儿具备各自的遗传基因，血型及性别可相同或不同，容貌与同胞兄弟姐妹相似，指纹、精神类型等多种表现型不一致。两个受精卵可着床在子宫蜕膜不同部位，形成自己独立的胎盘，胎儿面可见两个羊膜腔，中隔为两层羊膜和绒毛膜，有时两层绒毛膜可融合为一层；近年来由于应用促排卵药物及多胚胎宫腔内移植，双卵双胎有增加趋势。另外，如果两个卵子在短期内不同时间受精而形成的双卵双胎称为同期复孕（superfecundation）（图 4-24-5）。

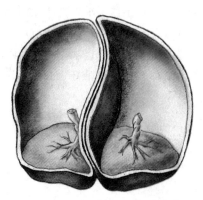
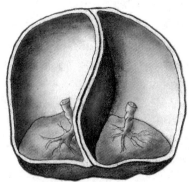

图 4-24-5　双卵双胎的胎盘及胎膜示意图

2. **单卵双胎**（monozygotic twin）　由一个受精卵分裂而成的两个胎儿，称为单卵双胎。占双胎妊娠的 30% 左右。单卵双胎的发生不受年龄、遗传、种族、胎次及医源的影响，且由于其基因相同，其胎儿性别、血型、容貌等相同。单卵双胎由于受精卵分裂的时间不同，有如下 4 种单卵双胎（图 4-24-6）。

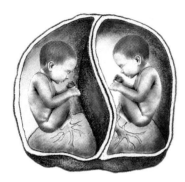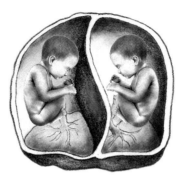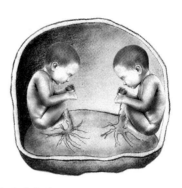

图 4-24-6　受精卵在不同阶段形成单卵双胎的胎膜类型

（1）双羊膜囊双绒毛膜单卵双胎：分裂发生在受精后 72h 内（桑葚期），此时内细胞团形成，而囊胚层绒毛膜未形成，有两层绒毛膜及两层羊膜，胎盘为两个或一个。占单卵双胎的 18%~36%。

（2）单绒毛膜双羊膜囊单卵双胎：在受精后 4~8d 内（囊胚期）发生分裂为双胎，内细胞团及绒毛膜已分化形成，而羊膜囊尚未出现时形成单绒毛膜双羊膜囊，在单卵双胎中约占 68%。双胎共同拥有一个胎盘及绒毛膜，其中隔有两层羊膜。

（3）单绒毛膜单羊膜囊单卵双胎：分裂发生在受精后 9~13d，羊膜腔形成后。两个胎儿共用一个胎盘，且共存于同一个羊膜腔内。占单卵双胎的 1%~2%，围产儿死亡率很高。

（4）连体双胎：由于受精卵分裂过晚所致，一般分裂发生在受精后的 13d 以后，可导致不同程度、不同形式的连体双胎。连体双胎发生率为单卵双胎的 1/1 500。

【临床表现及诊断】

1. **病史**　双胎妊娠多有家族史、孕前应用促排卵药物或体外受精多个胚胎移植史。早孕反应往往较重，持续时间较长；子宫体积明显大于单胎妊娠；妊娠晚期，因过度增大的子宫使横膈升高，出现呼吸困难，行走不便，下肢静脉曲张和水肿等压迫症状。

2. **产科查体**　子宫大小大于同孕周单胎妊娠，妊娠中、晚期腹部触诊可触及多个肢体及两个或多个胎头；子宫较大，胎头较小，不成比例；不同部位可听到两个不同频率的胎心，或计数 1min 同时听胎心率，两音相差 10 次或以上。双胎妊娠时胎位多为纵产式，以两个头位或一头一臀常见。

3. **辅助检查**

（1）超声检查：妊娠早期在宫腔内可见两个妊娠囊；妊娠 6 周后，可见两个原始心管搏动。18~24 周可帮助筛查胎儿结构畸形。妊娠晚期超声可确定两个胎儿的胎位（图 4-24-7）。另外，超声检查在妊娠早期和中期有助于监测单绒毛膜双胎是否发生双胎输血综合征（TTTS）及选择性宫内生长受限（sIUGR）等复杂性双胎疾病。

（2）绒毛膜性的判断：超声检查在妊娠 6~10 周，可通过宫腔内孕囊数目进行绒毛膜性判断，如宫腔内有两个孕囊，为双绒毛膜双胎；如仅见一个孕囊，则单绒毛膜性双胎可能性较大。妊娠 11~13 周，可以通过判断胎膜与胎盘插入点呈"双胎峰"或者"T"字征来判断双胎的绒毛膜性。前者为双绒毛膜双胎，后者为单绒毛膜双胎，同时在此阶段还可以通过测量双胎的颈后透明层厚度（NT）来预测非整倍体和复杂性双胎的发生。

（3）双胎孕期超声监测：由于双胎妊娠母胎并发症的发生率明显高于单胎妊娠，而单绒毛膜双胎的母胎并发症高于双绒毛膜双胎，因此应根据个体情况制订较单胎更加严密的产检计划。例如，对于双绒毛膜性双胎建议在中孕期每 3~4 周至少进行一次胎儿生长发育的超声评估和脐血流多普勒监测，便于发现双胎生长发育可能存在的差异和准确评估胎儿的宫内健康状况。而对于单绒毛膜双羊膜囊双胎来说，由于存在更高的围产儿发病率和死亡率以及并发症的发生率，因此建议自妊娠 16 周开始至少每 2~3 周进行一次超声检查，评估内容包括双胎的生长发育、羊水分布和胎儿脐动脉血流、大脑中动脉血流和静脉导管血流的检测，以便进一步及时发现双胎输血综合征等并发症。对于复杂性双胎妊娠可适当增加超声检查频率，特别是连体双胎，应及早终止妊娠。

（4）磁共振检查：对评价双胎中枢神经系统发育及双胎其他畸形具有较高临床价值。

【并发症】

1. 孕妇并发症　双胎妊娠易并发妊娠期高血压疾病、妊娠肝内胆汁淤积症、贫血、羊水过多、胎膜早破、前置胎盘。双胎妊娠增加孕妇心血管系统负担，易发生心功能不全。双胎妊娠由于子宫过于膨大，子宫肌纤维过度延伸，产程中易致子宫收缩乏力而导致产程延长，易发生产后出血。

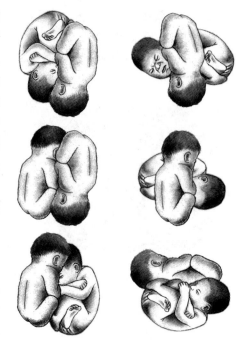

图 4-24-7　双胎胎位

当第一个胎儿为臀位，第二个胎儿为头位分娩时，第一个胎头尚未娩出，第二个胎头已降至骨盆腔内时，易发生两个胎头的颈部交锁而造成难产。

2. 围产儿并发症　双胎病率及死亡率均较高，可发生双胎输血综合征、选择性宫内生长受限，胎儿异常、脐带脱垂等。约有 50% 双胎发生早产，胎儿窘迫、畸形、连体双胎、脐带异常的发生率也增加。

（1）单绒毛膜双胎特有并发症

1）双胎输血综合征（TTTS）：是单绒毛膜双胎妊娠常见并发症，在单绒毛膜双胎妊娠发生率约为 15%（4%~35%），占所有双胎妊娠发病率的 1%；妊娠期未经治疗的 TTTS 围产儿存活率较低。主要病理学基础为胎盘表面的血管吻合支，包括动脉 - 动脉吻合支、静脉 - 静脉吻合支及动脉 - 静脉吻合支 3 种。通过这些交通支，两个胎儿之间存在血液交换，当这种交换平衡发生改变，就会出现一胎向另一胎"输血"，输血胎儿为"供血儿"，接受血液的为"受血儿"。10%~15% 的单绒毛膜双胎妊娠发生 TTTS。其中受血儿表现为循环血量增加，羊水过多，心脏扩大或心力衰竭伴有水肿；而供血儿会出现有效循环血量减少，羊水过少、生长受限。当供血儿羊水严重过少，被挤压到子宫的一侧，成为"贴附儿"（stuck-twin）。如果不进行干预，严重 TTTS 的病死率高达 80%~100%。目前公认按照 Quintero 的诊断标准分期：Ⅰ期，受血胎儿最大羊水池 ≥ 8cm，供血胎儿最大羊水池 ≤ 2cm（妊娠 20 周之后为受血胎儿最大羊水池 ≥ 10cm）；Ⅱ期，供血胎儿膀胱超声影像消失；Ⅲ期，超声多普勒改变（收缩末期脐动脉血流缺失或反流，静脉导管反流，脐静脉血流搏动）；Ⅳ期，一胎或双胎水肿；Ⅴ期，至少一胎胎死宫内。

2）选择性宫内生长受限（sIUGR）：双胎一胎儿估计体重（estimated fetal weight，EFW）低于同孕龄胎儿体重的第 10 百分位数，而另一胎儿 EFW 正常，并且两胎儿 EFW 相差 ≥ 25%，是单绒毛膜双胎的严重并发症之一。双胎妊娠中约 12% 并发 sIUGR，其中约 15% 生长受限胎儿可能突发胎死宫内，幸存胎儿神经系统和心血管系统并发症也明显增高，约 20% 并发神经系统后遗症。单绒毛膜双胎 sIUGR 可发生在妊娠的任何时期，早期出现多存在先天异常。

3）双胎反向动脉灌注序列征（TRAPs）：又称无心畸形，是双胎妊娠中复杂性双胎主要的胎儿并发症之一。其表现为双胎之一心脏缺如、残留或无功能，发生率为单绒毛膜妊娠的 1%，妊娠胎儿的 1∶35 000。未经治疗的 TRAPs 中，发育正常胎儿的死亡率可高达 50%~70%，而随着各种治疗手段的出现，其死亡率可下降到 10%~20%。最显著的特征是结构正常的泵血胎通过一根胎盘表面动脉 - 动脉吻合支向寄生的无心胎供血。如不治疗,正常胎儿可发生心力衰竭而死亡。TRAPs 一般最早可在 11 周通过超声确诊,超声下可见一发育正常且符合孕周的胎儿,还可见一形态不规则且无明确胎心搏动的无心胎。另外,TRAPs 并不只在双胎中发生,也可发生于三胎及以上多胎妊娠中的任意两单绒毛膜胎儿之间。由于 TRAPs 的解剖及病理生理特点,行超声检查更易在孕中期找到明确证据,进行确诊。而尽早确诊,及时采取合适的治疗手段,能够有效提高泵血儿的生存率,改善泵血儿的预后。孕早期超声检查已经成为产前诊断 TRAPs 的最主要方法。心力衰竭泵血儿需要同时维持自身和无心胎血液循环,心脏负荷增加,有可能出现高输出性心力衰竭的风险。因此,如超声发现泵血儿心脏增大、腹腔积液、胸腔积液、心包腔积液、肝大等症状,表明发生心力衰竭,往往提示预后不良。

4) 双胎贫血 - 红细胞增多序列征(TAPS):是发生在单绒毛膜双胎妊娠中胎儿间慢性输血的一种胎儿并发症。TAPS 是由两胎儿间存在细小的(直径 <1mm)、单向的动脉 - 静脉吻合支(A-V),致使双胎间发生慢性输血而引起的。供血儿向受血儿以 5~15ml/24h 的血流量输血,最终导致了 TAPS 特征性的两胎儿间血红蛋白水平不一致。由于这一过程进展缓慢、持续时间长,两胎儿有充足的时间进行血流动力学调节,因此不造成双胎羊水的改变。TAPS 可为原发,也可继发于胎儿镜激光治疗 TTTS 术后残留的微小血管吻合,总体胎儿存活率在 82% 左右,是影响胎儿预后的严重并发症。TAPS 在单绒毛膜双胎(monochorionic twin,MC)中的总发生率约为 6%,其中自发性 TAPS 与继发性 TAPS 所占比例大致相同。主要的治疗手段包括胎儿镜胎盘血管交通支凝固术、选择性减胎术和宫内输血等。

5) 单绒毛膜单羊膜囊双胎:由于两胎儿共用一个羊膜腔,两胎儿之间无胎膜分隔,因脐带缠绕和打结而发生宫内意外的可能性较大,为极高危的双胎妊娠。

(2) 双绒毛膜双胎并发症

1) 双胎生长不一致:目前双胎生长不一致的诊断标准尚不统一,国外多推荐两胎儿的出生体重相差 15%~25% 即为双胎生长不一致。我国的多数胎儿医学中心推荐以双胎估测体重相差 ≥ 25% 为诊断标准。

2) 其他:双胎一胎胎死宫内;双胎一胎结构异常等。

【处理】

1. 妊娠期处理与监护

(1) 补充足够营养:加强营养,注意补充足够的蛋白质、铁剂、维生素、叶酸、钙剂等。

(2) 防治早产:是双胎监护的重点,双胎孕妇应适当增加每日卧床休息时间,减少活动量。一旦出现宫缩或阴道流液、流血应住院治疗。早产处理见第四篇第十四章第二节。

(3) 及时防治妊娠期并发症:双胎妊娠孕期管理复杂,并发症较多,母儿结局与孕期保健关系密切。因此一旦确诊,应做好保健和管理。应及早发现和治疗妊娠期高血压疾病、妊娠肝内胆汁淤积症等。

(4) 孕期超声监测

1) 妊娠早、中期超声监测:胎儿疾病发生和发展大多是一个渐进的过程,如果能够在妊娠早期发现或者预测其发生,对于制订相应的诊疗计划和改善胎儿的预后尤为重要。目前临床上认为胎儿颈后透明层厚度(NT)等检测指标可用于预测 TTTS 及 sIUGR 的发生。单绒毛膜双胎之一的 NT 值增高,除提示可能存在胎儿畸形之外,同时也应警惕出现早期血流动力学代偿并最终发展成为 TTTS 的可能。孕早期超声检查如发现胎儿顶臀长、腹围等指标相差较大,应给予重视,可能出现双胎发育不一致等疾病。

另外,在妊娠早、中期,单绒毛膜双羊膜囊双胎中的脐带胎盘附着不一致往往预示着胎盘结构存在差异,双胎脐带胎盘附着不一致指双胎之一脐带正常附着胎盘,而另一胎脐带异常附着胎盘,包括帆状附着和边缘附着。

2) 妊娠中晚期预测:除观察胎儿生长发育情况及筛查胎儿畸形外,胎儿超声多普勒血流监测是在妊娠中晚期评估双胎儿宫内状况和预测胎儿预后的重要手段,并且针对不同绒毛膜性双胎应该制订不同的监测计划。就单绒毛膜双胎而言,从孕中期开始应每隔 2 周进行超声检查直至妊娠晚期,这其中除每次的常规测量之外,胎儿超声多普勒血流监测及子宫血流的监测也占据重要地位。监测指标主要包括胎儿脐动脉多普勒、大脑中动脉多普勒和静脉导管多普勒等。

胎儿脐动脉多普勒:脐动脉能够提供胎盘血流灌注的信息。脐动脉舒张末期血流速度随孕周的增加而增高。如果妊娠中出现胎盘功能障碍,功能绒毛和/或小血管数目减少,血流阻力增加,脐动脉舒张末期血流可能出现流速下降。胎盘绒毛出现异常时,可能出现脐动脉舒张末期血流速度减少及阻力指数、搏动指数增加。严重时可能会出现脐动脉舒张末期血流消失,甚至反向,最终导致胎儿死亡。在监测 sIUGR 病情变化中,根据胎儿脐动脉舒张期血流频谱监测不同特征,sIUGR 分为 3 型:Ⅰ型,舒张末期血流频谱正常;Ⅱ型,持续性舒张末期血流消失或反向(persistent absent or reversed end-diastolic flow,AREDF);Ⅲ型,间歇型舒张末期血流消失或反向(intermittent absent or reversed end diastolic flow,IAREDF)。其中舒张期血流正常的Ⅰ型 sIUGR,胎儿死亡率低并且预后较好,胎儿宫内死亡率仅为 2%~4%,两胎儿同时存活率可达 90%。而舒张期血流间断消失的Ⅲ型 sIUGR,孕期病情变化快,有 15.4% 的 sIUGR 突发胎死宫内,幸存胎儿出生后出现中枢神经系统异常的风险较高。

大脑中动脉多普勒:当胎儿缺血缺氧时,大脑内的血液得到优先供应,产生脑保护效应,彩色多普勒超声表现为大脑中动脉搏动指数降低,大脑中动脉收缩期峰值速度升高。同时胎儿大脑中动脉收缩期流速峰值(MCA-PSV)也是评估胎儿宫内贫血情况的重要指标,对于评价双胎输血综合征供血儿的宫内状况及手术治疗效果有重要作用。

静脉导管多普勒:静脉导管把脐静脉内含氧量高的血液高速射入心脏,以防氧分子在肝循环内丢失过多。正常情况下超过 50% 的脐静脉血液通过静脉导管,血液中血氧饱和度约为 83%。缺氧时,通过静脉导管的血流量增多。静脉导管多普勒正常波形为 M 形,在严重胎儿生长受限时会出现 A 波反向,合并心功能异常。DV 多普勒是目前该型胎儿宫内恶化最好的监测指标,如果 DV 搏动指数升高 2 个标准差,需要进行更严密的监测。如果出现 DV 异常,可以选择宫内治疗或终止妊娠。

(5)单绒毛膜双胎及其特有并发症的处理

1)双胎输血综合征:目前胎儿镜下胎盘血管激光凝固术(fetoscopic laser coagulation of placental vessels,FLC)是从病理学层面治疗 TTTS 的方法。此外还包括选择性减胎术、羊水减量术等治疗方式。

胎儿镜治疗 TTTS 的手术指征:目前多数学者认为胎儿镜治疗适宜于 Quintero Ⅱ期以上的 TTTS 患者,对于羊水快速增多和出现母体症状的进展型 Quintero Ⅰ期患者,也建议胎儿镜手术治疗。在技术成熟的胎儿治疗中心,经过胎儿镜治疗的 Quintero Ⅰ~Ⅱ期 TTTS 患者的双胎中至少一胎存活率可达到 90% 左右,双胎均存活可达到 70% 左右。

2)严重的 sIUGR 或者单绒毛膜双胎一胎合并畸形或 TRAPs:可采用选择性减胎术,减去生长受限的胎儿或畸形胎儿。选择性胎盘血管交通支凝结术(selective laser coagulation of placental vessels,SLCPV)、射频消融减胎术(radiofrequency ablation,RFA)、胎儿镜下脐带结扎术、微波减胎术和高频超声减胎术等。其中 RFA 目前临床应用较多,是利用射频原理对单绒毛膜双胎及多胎妊娠中的濒死胎儿或发育异常(致死性畸形)的胎儿进行减胎术,以期保证保留胎儿的正常发育,尽量延长孕周,改善其预后。常见的适应证包括:双胎反向动脉灌注序列征、单绒毛膜双胎其一结构或染色体异常,以及一些三胎及以上多胎妊娠的病例。另外,对于 sIUGR 的病例,如孕周<28 周,其一胎儿如发生胎儿水肿、心脏扩张、静脉导管血流反向等危及胎儿生命的征象时,可考虑实施 RFA。

3)选择性生长受限的期待治疗:如选择期待治疗,需要严密监测,建议每周进行超声检查,监测胎儿血流及生长情况。sIUGR Ⅰ型多具有较好的妊娠结局,可在严密监护下期待治疗,脐血流并无恶化者可期待妊娠至孕 34~36 周。sIUGR Ⅱ型的小胎儿多数会在孕 32 周前发生恶化,期待妊娠过程中应定期进行超声检查随访,建议至少每周随访并超声检查,终止妊娠的孕周一般不超过 32 周。sIUGR Ⅲ型多数 FGR 胎儿的健康情况在孕 32 周之前仍然保持稳定,但仍存在 FGR 胎儿突然死亡和存活胎儿脑损伤的风险。随访频率与 sIUGR Ⅱ型一致。建议不超过孕 32 周分娩。

4）双胎之一胎死宫内：对于双绒毛膜双胎而言，由于胎盘之间无吻合血管，一胎死亡一般不会对另一胎造成影响，存活胎儿同时死亡的风险较低，约为 4%，发生神经系统后遗症的风险约为 1%。最主要的风险为早产，如果存活胎儿不存在高危因素或孕周远离足月，通常选择期待妊娠，结局良好。对于单绒毛膜双胎一胎死宫内，应视原发疾病决定进一步处理。最主要的原因包括胎儿染色体异常、结构发育异常、双胎输血综合征、双胎贫血 - 红细胞增多序列征、严重的选择性宫内生长受限以及单羊膜囊双胎脐带缠绕等。

如出现单绒毛膜双胎一胎胎死宫内，是否需要立即终止妊娠目前尚存在争议。有观点认为立即分娩并不改善该存活胎儿的预后，理由是神经系统损伤的发生是在一胎死亡时，另一胎对其发生一瞬间的血流动力学失衡所造成的，立即分娩并不能改善已经发生的存活儿损伤，反而可能造成人为早产。但是如果发现胎心监护的严重异常表现或孕晚期存活胎儿表现出严重的贫血，应当尽快终止妊娠。对于存活胎儿，可以通过超声检测该胎儿大脑中动脉收缩期流速峰值（MCA-PSV）判断该胎儿是否存在严重贫血。发生胎死宫内后 3~4 周进行存活胎儿头颅磁共振扫描，可能比超声更早地发现一些严重胎儿颅脑损伤。如果影像学发现存活胎儿神经系统病变，须和家属详细讨论胎儿预后等。对于出现双胎一胎胎死宫内的患者，应当监测母体的凝血功能和感染指标，如出现凝血功能异常，可以使用肝素治疗以期延长孕周。

2. 终止妊娠的指征　①急性羊水过多，引起母体压迫症状，如呼吸困难，严重不适等；②母体严重并发症，如子痫前期或子痫，不允许继续妊娠时；③已达预产期尚未临产，胎盘功能逐渐减退或羊水减少者。若无并发症，单绒毛膜双胎的分娩孕周一般为 37 周，通常不超过 37 周。而双绒毛膜双胎终止妊娠的时机为妊娠 37~38 周；单绒毛膜单羊膜囊双胎的分娩孕周亦为 32~34 周。

3. 分娩期处理　双胎妊娠多能经阴道分娩，分娩方式选择需要结合孕妇个体情况、并发症等因素综合考虑，对于高危患者需要做好输血、输液及抢救孕妇及新生儿抢救和复苏的准备。与单胎妊娠类似，双胎妊娠中宫缩抑制剂的应用可以在较短时期内延长孕周，以争取促胎肺成熟及宫内转运的时机。

（1）阴道试产：选择双胎均为头先露或第一胎儿为头位，第二胎儿为臀位，两个胎儿的总体重为 5 000~5 500g，第 2 个胎儿体重估计不超过第 1 个胎儿 200~300g。严密监测产程进展，积极处理宫缩乏力等情况。当第一个胎儿娩出后，如为单绒毛膜双胎，需在胎盘侧脐带端立即夹紧，防止通过胎盘表面交通支而引起第二胎失血。同时助手在腹部固定第 2 个胎儿成纵产式并听胎心。若无阴道出血，胎心正常，等待自然分娩，一般在 20min 左右第二胎可以娩出。若等待 10min 仍无宫缩，可以给予人工破膜或低浓度缩宫素点滴促进子宫收缩。若发现脐带脱垂或可疑胎盘早剥或胎心异常，立即用产钳或臀牵引，尽快娩出胎儿。

（2）剖宫产分娩指征：①胎儿窘迫，短时间不能经阴道分娩者；②宫缩乏力导致产程延长，经处理无好转；③异常胎先露，如肩先露等；④严重并发症需要立即终止妊娠者，如胎盘早剥或脐带脱垂者；⑤连体畸形无法经阴道分娩者。

4. 防治产后出血　产程中开放静脉通道，做好输液及输血准备；第二胎儿娩出后立即给予缩宫素促进子宫收缩；产后严密观察子宫收缩及阴道出血量，尤其注意产后 2~4h 内的迟缓性出血。必要时抗生素预防感染。

小结

1. 多胎妊娠是指一次妊娠同时有 2 个或 2 个以上胎儿，其中以双胎妊娠多见。

2. 对于双胎的孕期管理而言，早期确定绒毛膜性对之后的治疗计划制订极为重要，根据不同绒毛膜性需要制订相应的孕期监测计划。

思考题

1. 试述双胎的分类。
2. 复杂性双胎包括哪几种?
3. 试述双胎输血综合征的分期。

（刘彩霞）

第七节　母儿血型不合

【概述】

母儿血型不合(maternal-fetal blood group incompatibility)是指母体与胎儿之间因红细胞抗原不同而产生的同种异体免疫性疾病,发生在胎儿期和新生儿早期。胎儿从父亲和母亲双方各接受一半基因成分,胎儿红细胞可能携带来自父体的抗原,表现为胎儿血型不同于母体。当胎儿红细胞进入母体的血液循环后,诱导母体的免疫系统产生抗体,抗体通过胎盘进入胎儿血液循环系统,破坏胎儿红细胞,导致发生胎儿和新生儿溶血性疾病(hemolytic disease of the fetus and newborn,HDFN)。人类红细胞抗原有 26 种亚型,但能引起母儿血型不合溶血性疾病的血型以 Rh 血型和 ABO 血型最为常见。虽然 ABO 血型不合的发生率很高,但宫内胎儿溶血的发生率很低,妊娠期无须特别处理。Rh 血型不合虽少见,但其引起 HDFN 的病情程度要重于 ABO 血型系统,是胎儿免疫性水肿的主要病因之一,所以对 Rh 血型不合的诊断及预防非常重要。本节主要介绍 Rh 母儿血型不合。

【病因】

以 Rh 血型不合为例,Rh 血型抗原是由 1 号染色体上 3 对紧密连锁的等位基因决定的,共有 6 种抗原,即 C 和 c,D 和 d,E 和 e。由于 D 抗原最早被发现,抗原性最强,故临床上凡是 D 抗原阳性者,称之为 Rh 阳性,无 D 抗原者称之为 Rh 阴性。Rh 血型抗原的抗原性与溶血性疾病的严重程度呈正相关,抗原性 D>E>C>c>e,目前尚无抗 d 抗体发现。

由于机体初次被抗原致敏的时间较长,产生的抗体以 IgM 为主;且自然界中极少存在与 Rh 抗原类似的物质致敏母体,因此 Rh 血型不合溶血很少发生于初次妊娠,但仍有约 1% 的 Rh 溶血可发生在第一胎,可能原因为:①孕妇在妊娠前曾输注 Rh 血型不合的血制品;②当孕妇处于胎儿阶段即接触了 Rh 血型不合母亲的血液而被致敏,待其成年后妊娠的胎儿是 Rh 阳性血型时,即可再次致敏。其他血型不合的发病机制与 Rh 系统相近,发病率相对较低。

【临床表现】

Rh 血型不合溶血病的临床表现往往起病早、病情重、病程长,胎儿期表现为贫血、心力衰竭、水肿甚至死胎死产等,新生儿期表现为贫血、溶血性黄疸和胆红素脑病等,严重者甚至发生新生儿死亡。其机制为母体产生大量抗胎儿红细胞的 IgG 抗体进入胎儿体内,破坏胎儿红细胞,严重贫血导致胎儿心脏负荷增加,发生心力衰竭、肝脏损伤引起低蛋白血症,进一步导致胎儿水肿。在新生儿期贫血可能继续加重,原因可能为:①抗体在新生儿体内时间较长,对红细胞产生持续破坏;②虽然新生儿换血治疗可以减少体内抗体的含量,但不能完全清除;③换血后新生儿体内的红细胞携氧能力发生改变,氧离曲线右移,不能有效刺激骨髓促红细胞生成素的产生,从而抑制红细胞增殖而加重贫血。

【诊断】

母儿血型不合在妊娠期可根据病史、血型检测、Rh 抗体监测以及超声检查等进行临床诊断,但最终确诊仍需依靠新生儿期的检查。

1. 胎儿期诊断

(1)病史及血型:具有新生儿黄疸或水肿分娩史、流产史、早产史、胎死宫内史以及输血史的妇女,备孕前建议夫妻双方血型和血型抗体检测。无高危因素的孕妇在初次产检时进行交叉血型检查。

(2)Rh 抗体监测:由母体间接 Coombs 抗体滴度评估 Rh 抗体效价。若 Rh 抗体效价 >1∶32,胎儿发生溶血的风险较高。效价高低与胎儿发生溶血的严重程度并不一定呈正相关,还取决于胎盘对抗体通透屏障的作用和胎儿对溶血的耐受能力。对于未致敏的 Rh 阴性孕妇,应从 18~20 周开始每个月检测一次 Rh 抗体滴度。对于已致敏的 Rh 阴性孕妇,需确定 Rh 抗体效价阈值,当抗体滴度低于阈值时,应每个月重复检测一次直至 24 周,孕 24 周后每 2 周测一次;当抗体滴度高于阈值时,建议提供进一步的动态随访。

(3)超声检查:超声是监测评估胎儿贫血的有效手段。通过观察胎儿发育、多普勒血流、胎盘形态、羊水量情况,对胎儿的溶血程度做出判断。如超声提示胎儿腹腔积液、水肿、羊水过多,往往是胎儿严重贫血的表现。对于母儿血型不合的孕妇,多普勒超声下对胎儿大脑中动脉收缩期流速峰值(middle cerebral artery peak systolic velocity,MCA-PSV)的检测是判断胎儿是否发生贫血的有效手段,由于其敏感性高且具有无创及可重复性而广泛用于临床。对于高危人群,MCA-PSV 可从 18 周开始测定,每 1~2 周复查。MCA-PSV>1.5 倍的中位数倍数(multiples of the median,MoM)提示胎儿可能存在中重度贫血。

(4)穿刺采样:多采用胎儿脐静脉穿刺直接获取胎儿血样进行血红蛋白测定,是判断胎儿是否贫血的“金标准”。如高度怀疑胎儿贫血,建议在胎儿备血的前提下进行脐静脉穿刺,一旦确诊可及时进行宫内输血。

2. 新生儿期诊断　溶血性贫血的新生儿易出现皮肤苍白、水肿、心力衰竭等表现,并迅速出现黄疸,多数在 24~48h 内达高峰。新生儿娩出后,可通过检测血型及 Rh 因子、胆红素、直接 Coombs 试验、血清游离抗体和红细胞释放抗体等试验确诊母儿血型不合。另可通过检测外周血的血红蛋白、血细胞比容、网织红细胞及有核红细胞计数等了解溶血和贫血程度。

【对母儿影响】

1. 对孕妇的影响　母儿血型不合时,对孕妇的影响包括羊水过多增加胎膜早破、早产、胎盘早剥、产后出血的风险。合并胎儿水肿时孕妇存在镜像综合征(mirror syndrome)、子痫前期等风险。

2. 对胎儿的影响　胎儿可能发生宫内贫血,心力衰竭,神经系统损伤,宫内死亡等。

3. 对新生儿的影响　包括贫血、新生儿黄疸、胆红素脑病、死亡等。

【处理】

1. 妊娠期处理　包括孕妇血浆置换、胎儿输血和终止妊娠。

(1)孕妇血浆置换:血浆置换虽可降低 80% 的抗体浓度,但仅为短暂的一过性下降。对于妊娠 20 周前发生过多次同种免疫性溶血导致胎死宫内的孕妇,为争取宫内输血的机会,可尝试在早孕期进行血浆置换。该方案费用昂贵,因此不作为首选方案。

(2)胎儿输血:孕周在 34 周前可对贫血胎儿进行宫内输血。其目的是纠正贫血,避免胎儿水肿发生。常用的输血途径为胎儿腹腔内输血和血管内输血。

(3)终止妊娠:根据过去分娩史、血型不合类型、抗体滴度、胎儿溶血症的严重程度、胎儿的成熟度等综合分析并做出个体化决策。如果胎儿无贫血征象且宫内状况良好,则产科的处理原则不变。如果胎儿有贫血征象,妊娠达 34 周后完成促胎肺成熟可考虑终止妊娠。分娩前建议启动输血科、新生儿科 NICU 等参与的多科会诊,充分评估母儿风险并制订计划。

2. 新生儿观察和治疗　观察新生儿贫血、黄疸进展,是否有心力衰竭。如果脐带血胆红素 <68 μmol/L (4mg/dl),胆红素增长速度 <855 μmol/(L·h)(每小时 0.5mg/dl),间接胆红素 <342 μmol/L(20mg/dl),可采用非手术治疗,方法有光疗及选择性给予白蛋白、激素、保肝药、苯巴比妥钠、丙种球蛋白治疗。对于严重贫血、黄疸的新生儿,可考虑输血或换血术。

【预防】

Rh 血型不合要特别重视未致敏的 Rh 阴性血孕妇预防,抗 D 免疫球蛋白治疗可预防 Rh 阴性血导致的新生儿溶血病。对于未致敏的 Rh 阴性血孕妇,在孕 28 周及分娩后 72h 内建议注射抗 D 免疫球蛋白。有异位妊娠、先兆流产、难免流产、入侵性产前诊断等病史时,均建议注射抗 D 免疫球蛋白。

小结

母儿血型不合是一种同种免疫性疾病,主要影响胎儿,病变也可延续到新生儿早期。以 Rh 血型不合多见,妊娠期应当重视对致敏 Rh 阴性孕妇 Rh 抗体、超声的多普勒血流监测以及胎儿、胎盘相关影像特征的评估,以及特别重视对未致敏 Rh 阴性孕妇的预防。对于胎儿贫血,可提供宫内输血。孕期早诊断、早预防和及时干预是防止胎儿宫内死亡、缓解新生儿溶血、减少胆红素脑病发生的最佳措施。

思考题

1. 孕期需要对 ABO 血型不合可能的孕妇常规进行 IgG- 抗 A、IgG- 抗 B 效价监测吗?

2. 如何诊断 Rh 血型不合的胎儿贫血?

(孙路明)

第二十五章
病理妊娠诊治的临床思维及常见症状的鉴别要点

按照当前各医疗机构的学科分布,女性生殖系统与疾病主要隶属于产科(obstetrics)和妇科(gynecology)。产科临床工作是处理和监测正常妊娠、各种病理妊娠和分娩。加之正常妊娠可能随着妊娠进展为病理妊娠或因为母体潜在病变的激化而加重病情出现严重妊娠并发症,处理不当会给母儿生命带来意外。作为产科医师(obstetrician)的主要责任在于:①风险评估;②促进妊娠健康发展;③给予必要的医疗和心理干预;④妊娠后特定时期内的随访和指导。风险评估包括完整的病史采集、体格检查及根据临床表现和孕周进行母胎安危分析。

第一节 信息交流

与妊娠妇女(以下简称孕妇)的信息交流是产科医生采集完整病史、书写产科病历的基础,对疾病诊疗的正确决策起着重要作用。每一位孕妇就诊时的孕周、身心健康状态、妊娠经历等都不同,产科医生应该根据具体情况进行分析,采用孕妇易懂的语言进行沟通。

1. **沟通中体现"以人为本"** 接诊时首先懂得尊重孕妇,礼貌地向孕妇打招呼,然后主动询问本次就诊的主要目的。待孕妇开始叙述后,倾听其诉求、经历、困扰和焦虑等。保持耐心,勿多次打断。尤其对于那些历经多次妊娠失败的孕妇,要感同身受,给予更多的抚慰和引导,必要时联系精神心理专科协助诊疗。对于那些残障智障孕妇,除了保持耐心,还要通过其亲属来沟通。急诊孕妇围绕就诊的主诉,一边观察患者精神状态、测量脉搏和血压等,同时询问其出现目前症状的诱因、时间、严重程度、伴随症状等。如胎盘早剥腹痛患者急诊就医,应围绕腹痛的程度、发作的时间、发作的诱因(有无高血压病史等)、胎动情况、有无阴道流血等,同时结合查体初步判断目前疾病的严重程度,并迅速做出诊疗决策。对于每个孕妇妊娠前的身体状况以及曾患的任何疾病(包括其配偶及直系亲属)也应仔细了解。切勿因为妊娠是"生理的""正常的"而疏于了解一些可能会影响妊娠健康发展的细节问题。如妊娠前体重、血压、既往的疾病、妊娠分娩史等。与有内科基础疾病的孕妇沟通时,耐心回答问题,要"有理、有节"地告知妊娠发展中母胎可能发生的情况。尤其是产科合并症的突变性和不可预见性。必要时,先与其配偶沟通。通过对患者的关注,倾听她们的妊娠经历、反思诊疗过程,将所学的知识更好地服务于每一位患者,从而建立良好合作的医患关系。真正实现"以人为本",以"患者为中心"的医学 - 心理 - 社会模式。

2. **告知的重要性** 告知孕妇及家属,正常妊娠有时可转为病理妊娠,使孕妇、配偶及家属了解妊娠过程中可能出现的风险。由于妊娠期大部分时间孕妇处于正常生活和工作状态,所以告知孕妇自我监护非常重要。同时针对孕妇个人情况告知她应注意的事项、自我监测内容,如妊娠期高血压疾病的孕妇要告知每天测血压、体重,监测胎动或其他症状,如出现腹痛或头痛、头晕等及时就诊。

所有沟通过程中,应遵守医疗卫生的特定法规。

小结

与妊娠妇女的信息交流是产科医生采集完整病史、书写产科病历的基础,对疾病诊疗的正确决策起着重要作用。沟通中应体现"以人为本",结合具体情况作出充分的沟通和告知。

思考题

怎样才能更好地与孕妇进行信息交流呢?

（李雪兰）

第二节　病历书写与查体

同其他学科一样,产科病史是记录妊娠时间、发展以及妊娠期间治疗经过及其转归的医疗文件。病历书写是指医务人员通过问诊、查体、辅助检查、诊断和治疗等医疗活动获得资料,并进行归纳、分析、整理形成医疗活动记录的行为。病历书写应当客观、真实、准确、及时和完整。病历书写最迟应在患者入院后 24h 内完成。当前各医疗机构基本使用电子病历,手写病历或签字应使用蓝黑墨水、碳素墨水笔。

产科病史包括首次产前检查病史和随访病史;产科检查包括全身体格检查和产科特殊检查,内容详见第三篇第八章第二节内容。

小结

病史采集后应及时进行查体和病历书写。

思考题

想一想产科的病历书写和查体有什么特别要注意的吗?

（李雪兰）

第三节　临床诊断和治疗思维

在产科临床实践中,产科医师的任务是预见与处理妊娠期间母体和胎儿可能发生的异常情况。所以在进行临床思维时,首先从母体和胎儿两方面考虑及分析;其次根据病史、查体、实验室检查及各种辅助检查结果综合分析后,初步判定是正常妊娠还是病理妊娠。

正常妊娠最适宜的处理是密切随访、观察;必要时给予相应的干预。在妊娠期间,一般的处理原则是保守治疗为主,所以思考和处理问题时基本以内科思维方式为主。病理妊娠则可根据病情给予相应的处理,但具有诸多特点:

1. **突变性**　产科危重患者的病情进展快,在很短时间内患者的情况可以急转直下,会突然发生心力衰竭或突然出现胎心消失。

2. **不可控制性**　例如自然临产的时间不受医生控制,随时都有可能发生,而且晚间临产的概率比较大。

3. **不可预见性**　如分娩过程中的各种意外:胎心减速、脐带脱垂、胎盘早剥、羊水栓塞、难产、产后出血等。

4. **可治愈性**　若给予及时、正确处理,患者或胎儿的险情会在短期内很快解决。因此,产科医生必须具备一个优秀外科医师的基本素质和能力。

产科的这些特点决定了产科医师需要非常果断、有很好的判断力和熟练解决问题与善于处理突发事件的能力。因此,医学生不仅要学好医学理论知识,积极参加医疗实践,而且更要善于在产科临床实践中磨炼判断力和培养解决问题与处理突发事件的能力。

小结

产科临床诊断和治疗需要从母体和胎儿两方面综合分析、判断和处理。正常妊娠最适宜的处理是密切随访、观察,必要时给予相应的干预。病理妊娠则可根据病情给予相应的处理。产科临床特点为变化快、不可控制、不可预见、有治愈性,产科医生在实践过程中要反复沟通、细致观察、提早预见,提高判断力和处理问题的能力。

思考题

1. 产科临床特点有哪些?
2. 正常妊娠及病理妊娠的处理原则?

（李雪兰）

第四节　病理妊娠的常见症状与分析

病理妊娠威胁母体和胎儿安全,及早识别和诊断有利于迅速做出正确的医疗决策。病理妊娠常见的临床症状有:阴道流血、流液、急性腹痛、抽搐、黄疸及胎动减少或消失,子宫底高度与停经月份不符合等。

1. **阴道流血**　通过末次月经、既往产科检查记录或超声确定妊娠及孕周后,再根据流血量、伴随症状等综合分析。

(1)妊娠早期的阴道流血:主要见于流产、异位妊娠和葡萄胎。当伴有子宫收缩引起的阵发性腹痛时,主要是流产,根据超声、盆腔检查及阴道检查情况,可确定流产类型。葡萄胎往往在流出的血液中可混有水泡状的组织。伴有持续性腹痛或下坠痛时应首先排除异位妊娠。

(2)妊娠中晚期的阴道流血:包括晚期流产、宫颈蜕膜息肉、胎盘前置状态、残角子宫破裂、胎盘早剥、前置胎盘、早产等。如伴有腹痛、腹胀或胎心异常或死胎,首先考虑胎盘早剥,其次为残角子宫破裂;如有规律腹痛且阴道少量血性分泌物,多为先兆早产或早产。

(3)产褥期的阴道流血:考虑晚期产后出血。多与子宫复旧不良、感染、胎盘残留、剖宫产切口愈合不良等有关,妇科检查时宫口松、有活动性血液流出,感染时有难闻的气味。

2. **阴道流液**　产科常见的症状,多为胎膜破裂,有些流水较多,会湿透衣物或床单,诊断明确;有些流水较少,可通过阴道检查和分泌物检测判断是否胎膜破裂。

3. **妊娠期急性腹痛**　首先排除因子宫收缩引起的规律性腹痛,可通过宫缩探头监测或手摸子宫感知。其次考虑产科并发症和一些内外科疾病所引起的腹痛。

妊娠期的腹痛和非妊娠一样,腹痛最显著部位通常与病变所在部位相一致。腹痛时的伴随症状对诊断有很多帮助。

(1)腹痛伴有发热或白细胞计数明显升高:多考虑炎症。由于炎症逐渐加重,疼痛多为逐渐加重的持续性腹痛。如急性阑尾炎时,缺乏非妊娠时的典型症状,但具有右下腹持续性腹痛和压痛,磁共振对阑尾炎的诊断有帮助,如果既往有慢性阑尾炎的病史更有利于诊断。子宫肌瘤变性时,曾有子宫肌瘤病史,多在妊娠中晚期发生持续剧烈腹痛,伴有恶心、呕吐,同时有中度发热,肌瘤所在的部位有明显的压痛及反跳痛。

(2)伴有黄疸的腹痛多与肝胆疾病有关:常见于胆总管结石、妊娠急性脂肪肝、HELLP综合征等。急性胆囊炎常在脂肪餐(鸡蛋、肉等)后或夜间发作,出现右上腹剧烈绞痛或胀痛,一般不伴有黄疸。

(3)伴有呕吐、腹泻的腹痛多为胃肠炎症:如进食不洁饮食引起的急性胃肠炎。饱食或高脂肪餐诱发疼痛或加重原有的疼痛是急性胰腺炎的表现,且疼痛呈持续性,常伴有恶心、呕吐。疼痛位于上腹部,常向背、两肋、前胸、左肩部放射。上腹部CT有利于诊断。急性肠梗阻时,腹痛伴有呕吐、腹胀和停止排气、排便,X线摄片可协助诊断。

(4)突然出现的剧烈持续性腹痛伴有贫血和休克表现:多因脏器穿孔或破裂所致。早期妊娠见于输卵管妊娠破裂或流产,中晚期妊娠主要有残角子宫破裂、胎盘穿透性植入引发的子宫破裂和Ⅱ~Ⅲ级胎盘早剥、肝脏或脾脏破裂。腹主动脉夹层动脉瘤破裂见于有高血压的孕妇,如果出现脐中或上腹部剧烈性腹痛,疼痛难以忍受,排除产科疾病及其他疾病所致的腹痛后,应考虑到动脉夹层的可能,并迅速组织多学科治疗。

（5）脏器扭转：主要见于卵巢肿瘤蒂扭转，以下腹部一侧疼痛为主，局部压痛明显，根据既往检查结果，再结合超声检查可诊断。

由于内脏性疼痛定位常较含糊，因而查体时的压痛部位比患者自觉疼痛部位更重要。疼痛的放射部位对诊断也有一定的提示作用。临产时的规律性宫缩痛可以掩盖很多腹痛性疾病，要注意腹痛性疾病与临产的鉴别。

4. 妊娠期抽搐　妊娠期抽搐的主要疾病有子痫、妊娠合并癫痫、癔症性躯体障碍等。

（1）子痫：是妊娠中晚期常见的抽搐，应详细询问病史，结合高血压、水肿等可有助于诊断，并立即按照子痫治疗方案处理。

（2）癫痫持续状态：此类患者往往有癫痫反复发作的病史。

（3）癔症（癔症性躯体障碍）：发作前有明显的情绪因素，意识清楚，暗示治疗有效，事后能回忆起发作过程。

其他可能的疾病有脑瘤（大脑半球中央区及颞叶）、流行性脑脊髓膜炎、心源性抽搐、高热等。

5. 妊娠期黄疸　妊娠期出现的黄疸性疾病，大多会威胁母儿生命安全。由于妊娠的特殊性，所以孕妇出现乏力、食欲差或轻度的恶心、呕吐现象时，往往被视为常见现象，至症状严重或黄疸出现时才就诊。在病理妊娠中，常见的黄疸性疾病多出现在妊娠中晚期，个别在妊娠早期出现（如妊娠剧吐、药物性肝炎等）。

常见的妊娠期黄疸性疾病有妊娠期胆汁淤积症、妊娠急性脂肪肝、HELLP综合征、重症肝炎、严重感染性疾病等。

（1）黄疸伴有消化道症状、凝血功能障碍：主要见于妊娠急性脂肪肝、重症肝炎等。重症肝炎往往有乙肝病史。

（2）黄疸伴有瘙痒：常见于妊娠肝内胆汁淤积症，一般无消化道症状，主要表现为黄疸和瘙痒，监测指标主要是胆汁酸。

（3）黄疸伴有发热：主要见于严重感染性疾病。出现转氨酶急剧升高，黄疸，白细胞计数高，血小板计数下降，降钙素原升高等。患者可出现感染休克表现。

6. 胎动消失　胎动减少或消失是胎儿宫内缺氧或死胎的表现，引起缺氧的主要原因是胎儿附属物异常或母体疾病。一旦出现胎动减少或消失时，应迅速寻找原因和干预，挽救母体和胎儿。

（1）胎儿附属物异常引起者：如脐带真结、脐带内血管血栓形成、脐带过细；胎盘早剥、胎盘过小、膜状胎盘、胎盘梗死等，可出现胎动减少或消失，导致胎死宫内。

（2）母体疾病引起者：主要是一些妊娠并发症，如妊娠期高血压疾病、糖尿病、妊娠期心脏疾病、急性脂肪肝和重症肝炎，还有一些外科疾病、感染性疾病、梗阻性疾病、水电解质平衡紊乱等，应尽快终止妊娠。

7. 子宫底高度与停经月份不符合　子宫底高度大于停经月份，多见于巨大胎儿、羊水过多、多胎、胎儿结构异常、母体高大等，结合血糖监测并通过超声检查可进一步明确原因。子宫底高度小于停经月份，可见于胎儿结构异常、胎儿生长受限、羊水减少、脐带异常等；还有母体因素如妊娠期高血压疾病、自身免疫性疾病、孕妇瘦小、子宫畸形等。

小结

病理妊娠常见的临床症状有：阴道流血、流液、急性腹痛、抽搐、黄疸、子宫底高度与停经月份不符合、胎动减少或消失等。妊娠可以诱发或加重疾病，威胁母体和胎儿安全。预见和尽早识别、及时处理病理妊娠对保障母婴安全有重要作用。

思考题

1. 妊娠期黄疸性疾病有哪些？如何鉴别？
2. 胎动消失是什么原因引起的？

(李雪兰)

器官-系统
整合教材
OSBC

第五篇
女性生殖系统与疾病

第二十六章
卵巢与疾病

第一节　卵巢的结构与发生

一、卵巢的形态和位置

卵巢是成对的实质性器官,位于子宫两侧,盆腔外侧壁髂内、外动脉分叉处的卵巢窝内。卵巢窝的前界为脐动脉索,后界为髂内动脉和输尿管,窝底有闭孔血管和闭孔神经。卵巢呈扁卵圆形,略呈灰红色,分内、外侧两面,前、后两缘和上、下两端。内侧面朝向盆腔,与小肠为邻;外侧面与盆腔侧壁卵巢窝内的腹膜相贴。上端钝圆,与输卵管末端接触,称为输卵管端(tubal extremity);下端较细,借卵巢固有韧带连于子宫,称为子宫端(uterine extremity)。前缘借卵巢系膜连于子宫阔韧带,称卵巢系膜缘(mesovarian border of ovary),其中部有血管、神经等出入的卵巢门(hilum of ovary);后缘游离,称卵巢独立缘(free border of ovary)(图 5-26-1)。

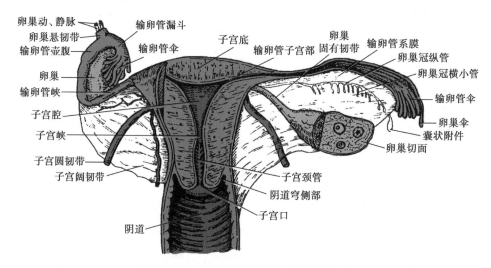

图 5-26-1　女性内生殖器示意图(冠状面)

卵巢的形态、大小随年龄而异,成年女性的卵巢大小约为 4cm×3cm×1cm,重 5~6g。幼女的卵巢较小,表面光滑。性成熟期卵巢最大,由于多次排卵,卵巢表面出现瘢痕,表现凹凸不平。更年期的卵巢逐渐缩小,约为 2.0cm×1.5cm×0.5cm。绝经期的卵巢随月经停止而逐渐萎缩,大小约为 1.5cm×0.75cm×0.5cm。

二、卵巢周围的支持组织

卵巢在盆腔内的位置主要靠卵巢悬韧带(suspensory ligament of ovary)、卵巢固有韧带(proper ligament of ovary)和卵巢系膜维持和固定。卵巢悬韧带是由腹膜形成的皱襞,起自小骨盆侧缘,向内下至卵巢的输卵管端,韧带内含有卵巢血管、淋巴管、神经丛、结缔组织及平滑肌纤维。该韧带是临床手术寻找卵巢血管的标志,故临床上又称骨盆漏斗韧带(infundibulopelvic ligament)。卵巢固有韧带又称卵巢子宫索(uteroovarian cord),由结缔组织和平滑肌纤维表面覆以构成子宫阔韧带的腹膜形成的皱襞,自卵巢子宫端连至子宫与输卵管结合处的后下方(图 5-26-1)。另外,卵巢还借由子宫阔韧带后层形成的卵巢系膜将卵巢固定于子宫阔韧带。

正常情况下,在这些韧带的固定下,卵巢不易出现较大的活动性或扭转。当卵巢发生囊肿或肿瘤时,卵巢的韧带和系膜被拉长,卵巢活动度增大,更容易发生卵巢囊肿或肿瘤蒂扭转。

三、卵巢的血管、淋巴引流和神经

1. **动脉**　卵巢动脉(ovarian artery)于第 1~2 腰椎高度起自腹主动脉,在腹膜与腰大肌之间斜行向外下方,经输尿管和髂外动脉的前方进入骨盆腔内,转向内侧进入卵巢悬韧带,在输卵管下方进入子宫阔韧带,再走向背侧,进入卵巢系膜,从卵巢门进入髓质。卵巢动脉除分布于卵巢外,还发出分支至输卵管和输尿管,并与子宫动脉吻合。卵巢还受子宫动脉的卵巢支营养。

2. **静脉**　卵巢静脉(ovarian vein)自卵巢门发出后,形成蔓状静脉丛,与卵巢动脉伴行,走向腹膜后间隙,右侧注入下腔静脉,左侧绝大多数注入左肾静脉。左侧卵巢的病变经其静脉转移时,可沿左肾静脉与椎静脉丛的交通而到达脑和脑膜等处。

3. **淋巴引流**　卵巢的淋巴管伴随卵巢血管向上行,回流到肾血管平面上的主动脉旁淋巴结和主动脉前淋巴结(腰淋巴结)。

4. **神经支配**　卵巢的交感神经来自腹主动脉丛(发自脊髓第 10 胸节),副交感神经来自盆内脏神经。交感与副交感神经一起组成卵巢丛,伴随卵巢动脉到达卵巢。卵巢的内脏传入纤维沿交感神经返回到脊髓第 10 胸节。

四、组织学结构

1. **卵巢的结构及卵泡的发育**　卵巢表面由被膜包裹,最表层是由单层扁平或单层立方上皮构成的表面上皮,上皮下方为薄层的致密结缔组织,称为白膜(tunica albuginea)。被膜下为实质,其周围部为皮质,中央部为髓质,两者之间没有明显的分界线。皮质较厚,主要含有不同发育阶段的卵泡、黄体和白体等结构,这些结构之间充填着特殊的结缔组织,主要由低分化的梭形的基质细胞(stromal cell)、网状纤维及散在的平滑肌纤维构成。髓质范围较小,由疏松结缔组织构成,含较多的血管和淋巴管。卵巢的一端几乎不含卵泡的部位称为门部,卵巢门部的结缔组织中含有少量的平滑肌束和门细胞(hilus cell)(图 5-26-2)。

门细胞是一种内分泌细胞,结构和功能类似于睾丸间质细胞,具有分泌类固醇类激素细胞的超微结构特点,分泌产物为雄激素。在妊娠期和绝经期,门细胞比较明显,如果门细胞增生或者发生肿瘤,患者可出现男性化症状。

卵巢皮质内含有由一个卵母细胞(oocyte)和包绕在其周围的卵泡细胞(follicular cell)形成的卵泡。青春期前,均为原始卵泡(又称始基卵泡);青春期开始,在脑垂体分泌的促性腺激素的作用下,原始卵泡依次形成初级卵泡、次级卵泡和成熟卵泡。初级卵泡和次级卵泡常合称为生长卵泡(图 5-26-2)。

卵泡的发育是一个连续的过程,开始于胚胎时期。在胚胎期,所有卵泡中的卵原细胞即进入第一次成熟分裂,并停滞于分裂前期,5 个月胎儿的卵泡数量达到高峰,随后直至青春期前大量凋亡,数量从高峰时的共约 700 万个,减少为约 4 万个。从青春期到更年期前的生育期内,卵巢在脑垂体周期性

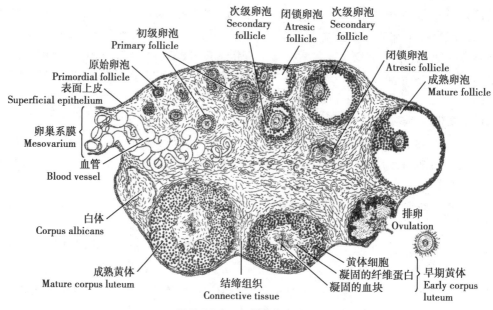

图 5-26-2　卵巢结构示意图

分泌的促性腺激素作用下,每隔 28d 左右有 15~20 个卵泡发育,但通常只有一个卵泡能发育成熟并排出一个卵细胞,偶见 2 个或者 2 个以上。两侧卵巢在女性一生中共排卵 400~500 个,其余卵泡均在发育的不同阶段退化为闭锁卵泡(atretic follicle)。到更年期(40~55 岁),卵巢内仅剩几百个卵泡。绝经期以后,卵巢一般不再排卵,结缔组织增生,卵巢体积缩小。

原始卵泡体积小,数量多,位于卵巢皮质的浅层,是处于静止状态的卵泡,由初级卵母细胞和单层扁平状的卵泡细胞构成。

最初形成的初级卵泡由初级卵母细胞(primary oocyte)和周围一层立方形的卵泡细胞组成,随后卵泡细胞增殖为多层,并在最内层的卵泡细胞和初级卵母细胞之间出现了透明带(zona pellucida),透明带由至少四种糖蛋白组成,分别为 ZP1、ZP2、ZP3 和 ZP4,其中 ZP3 为第一精子受体,与顶体结构完整的精子结合。初级卵泡周围的结缔组织形成卵泡膜。

在初级卵泡的卵泡细胞间逐渐出现许多小的腔隙,演变为次级卵泡,小的腔隙逐渐融合成一个大腔,卵泡腔内含促性腺激素、雌激素和多种生物活性物质,对卵泡的生长发育和成熟起着重要的调节作用。由于卵泡腔的不断扩大,初级卵母细胞及其周围的卵泡细胞被挤到卵泡腔的一侧,形成一个圆形隆起的结构,突入卵泡腔,称为卵丘(cumulus oophorus)。透明带周围的单层柱状的卵泡细胞构成放射冠(corona radiata)。分布在卵泡腔周围的卵泡细胞排列紧密,称颗粒层(stratum granulosum),构成卵泡壁,此处的卵泡细胞改称为颗粒细胞(granulosa cell)。卵泡膜逐渐分化为两层,内层含较多的毛细血管和多边形或梭形的细胞,为卵泡膜细胞(theca cell)。卵泡膜细胞具有分泌类固醇激素细胞的结构特点,外层有环形的平滑肌和胶原纤维。

次级卵泡继续发育,即为成熟卵泡,次级卵泡和成熟卵泡都有卵泡腔,也共称为囊状卵泡(antral follicle)。成熟卵泡的卵泡液急剧增多,卵泡腔进一步扩大,卵泡壁越来越薄,卵泡的体积很大,直径可达 20mm 以上,占据卵巢皮质的全层。接近排卵时,卵丘将与卵泡壁分离,漂浮在卵泡液中。在排卵前 36~48h,初级卵母细胞完成第一次成熟分裂,形成一个较大的次级卵母细胞(secondary oocyte)和一个很小的第一极体(first polar body)。第一极体是一个很小的球形细胞,位于次级卵母细胞和透明带之间的卵周隙(perivitelline space)内。次级卵母细胞迅速进入第二次成熟分裂,停滞于分裂中期。

次级卵泡和成熟卵泡具有内分泌功能,主要分泌雌激素。

卵泡的发育速度缓慢,从一个原始卵泡发育为成熟卵泡,并非在 1 个月内完成,而是需要约 3 个月经周期。

卵巢内绝大部分卵泡不能发育成熟,在发育的不同阶段发生退化,称为闭锁卵泡(atretic follicle)。次级卵泡和成熟卵泡闭锁时,膜细胞体积增大,胞质中充满脂滴,形似黄体细胞,称为间质腺(interstitial gland)。间质腺分泌雌激素,兔和猫等动物的卵巢中有较多间质腺,而人的间质腺不发达且停留时间短。间质腺最后退化被结缔组织取代。

2. 排卵及黄体形成 成熟卵泡形成后,在卵泡刺激素(FSH)的协同作用下,黄体生成素(LH)达到峰值,促使成熟卵泡向卵巢表面突出,导致局部缺血形成半透明的卵泡斑(follicular stigma),继而透明小斑处的组织被蛋白水解酶和胶原酶等分解而发生破裂,卵泡膜外层平滑肌收缩,于是次级卵母细胞及周围的放射冠、透明带和卵泡液从卵巢排出。卵巢表面的破裂口于排卵后2~4d修复。排卵时,输卵管伞端正覆盖于卵巢表面,将所排卵子摄入。次级卵母细胞于排卵后24h内如未与精子相遇并发生受精,将退化消失;如果受精,则继续完成第二次成熟分裂,产生一个体积大的成熟卵细胞(ovum)和一个体积小的第二极体(secondary polar body)。经过两次成熟分裂,形成的卵细胞的染色体数由原来的23对减半为23条(23,X)。

排卵后残留在卵巢内的颗粒层和卵泡膜塌陷,卵泡膜的结缔组织和毛细血管也伸入颗粒层,在LH的作用下两部分的细胞体积增大,形成富含毛细血管的内分泌细胞团,新鲜时呈黄色,故称黄体(corpus luteum)(图5-26-3)。颗粒层的卵泡细胞衍化成颗粒黄体细胞(granulosa lutein cell),胞体大,染色浅,为多边形,主要分泌孕激素。膜细胞衍化成膜黄体细胞(theca lutein cell),数量少于颗粒黄体细胞,体积小,胞质和胞核染色较深,主要位于黄体周边,和颗粒黄体细胞协同作用分泌雌激素。这两种细胞均具有分泌类固醇类激素细胞的结构特点。

如排出的卵子未受精,此时的黄体称为月经黄体。黄体将维持12~14d,继而退化,被致密结缔组织取代,成为瘢痕样的白体(corpus albicans)。如卵子得以受精,在胎盘分泌的绒毛膜促性腺激素的作用下,黄体将继续发育,直径可达40~50mm,称为妊娠黄体。妊娠黄体除分泌大量孕激素和雌激素外,还分泌肽类的松弛素(relaxin),这些激素可促使子宫内膜进一步增生,子宫平滑肌松弛,保证维持妊娠,大约6个月后也逐渐退化成为白体。妊娠黄体的内分泌工作停止后,其内分泌功能被胎盘所取代。

五、卵巢的发生

受精后第5周末,间介中胚层形成了生殖腺嵴,其表面上皮伸入间充质内,形成初级性索,此时的生殖腺尚无性别分化,称未分化性腺。第6周时,原始生殖细胞沿后肠的背系膜迁入初级性索,根据生殖细胞内含有不同的染色体,未分化腺将发育为不同的性腺。

如果迁入初级性索的生殖细胞核型为XX,没有Y染色体,则不能合成睾丸决定因子(testis determining factor,TDF)蛋白,因此没有睾丸间质细胞和其分泌的雄激素诱导,未分化性腺向卵巢方向发育。同时X染色体携带的基因对卵巢的发育也具有一定的作用。女性胚胎的性腺发育比较缓慢,直到第10周才能形成组织学意义上的卵巢。

无雄激素诱导,初级性索将退化、消失。生殖腺嵴的表面上皮再次向深部的间充质内形成许多较短的细胞索,称为次级性索(secondary sex cords),或称皮质索(cortical cords)(图5-26-4),逐渐代替初级性索。次级性索较短,分散在皮质内。随着皮质索的体积增加,原始生殖细胞进入皮质索。第4个月时,次级性索与上皮脱离并分为许多孤立的细胞团,即原始卵泡。每个原始卵泡中央为由原始生殖细胞分化成的卵原细胞(oogonium),卵原细胞周围则是一层扁平的由次级性索上皮细胞分化形成的卵泡细胞。自人胚第1个月起,卵原细胞不断进行有丝分裂,形成大量的原始卵泡,到第5个月其数量达到高峰,此时胎儿卵巢内的卵原细胞达到约700万个。卵原细胞不再进行有丝分裂,而且大量的卵原细胞急剧退化消失。直到人胎第6个月,随着减数分裂的进行,卵巢才真正意义上

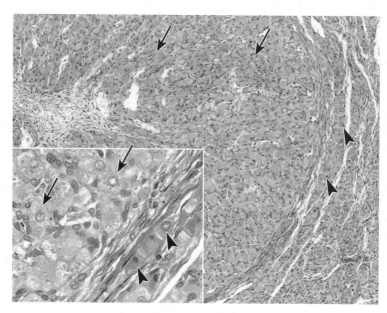

图 5-26-3 黄体

HE 染色,低倍和高倍(左下插图),长箭头示颗粒黄体细胞,短箭头示膜黄体细胞。

脱离了未分化性腺的结构,此时女性的内外生殖器官均已基本发育完成。胎儿出生时卵巢内已无卵原细胞,而是开始第 1 次减数分裂的初级卵母细胞,为 70 万 ~200 万个。初级卵母细胞进入减数分裂的网线期后,并不立即向减数分裂的中期继续发展,这个现象称为减数分裂的停滞。出生时卵巢内所有的生殖细胞都是处于网线期的初级卵母细胞;直至青春期卵泡即将排卵之前,第一次减数分裂才继续进行,由网线期进入减数分裂的中期。之后很快完成第一次减数分裂。因此,初级卵母细胞的网线期停滞的时间是从胎儿 6 个月起,至青春发动期后该卵的即将排出时止,长达 13~55 年。这种减数分裂的停滞现象是初级卵母细胞所特有的。其他细胞,包括初级精母细胞都没有减数分裂前期末的停滞现象。

卵巢的表面上皮与皮质的卵泡之间有白膜相隔。当卵巢与退化的中肾分离时,形成卵巢系膜。卵巢中各种细胞的相互作用对卵巢的正常发育很重要。生殖腺嵴间充质细胞、体腔上皮细胞以及迁移进来的原始生殖细胞之间的相互关系决定了生长中卵巢的形态,以及卵泡的发育。卵巢或卵泡的形成直接受到细胞之间的联系(如缝隙连接)、细胞膜上感应器引发的一系列信号转导活动和细胞分泌的某个信号分子等因素的影响。

六、卵巢的下降

在女性胚胎,卵巢下端与阴唇阴囊隆起之间的间充质形成条索,称为卵巢引带(gubernaculum ovarium)。由于中肾旁管将发育分化为输卵管和子宫,使引带中部与子宫角相连接,将引带分为两部分:引带自卵巢至子宫角的一部分,以后成为卵巢固有韧带(proper ligament of ovary);引带自子宫角至阴唇阴囊隆起的一部分,以后则成为子宫圆韧带(round ligament of uterus),其所经腹前壁肌间的间隙,成为女性腹股沟管。腹壁腹膜的下端一部分形成突起,进入腹股沟管,成为女性鞘突,一般在出生前退化消失。卵巢由腹腔上部下降至盆腔内。由于受卵巢固有韧带的牵拉,卵巢不能进入大阴唇内。

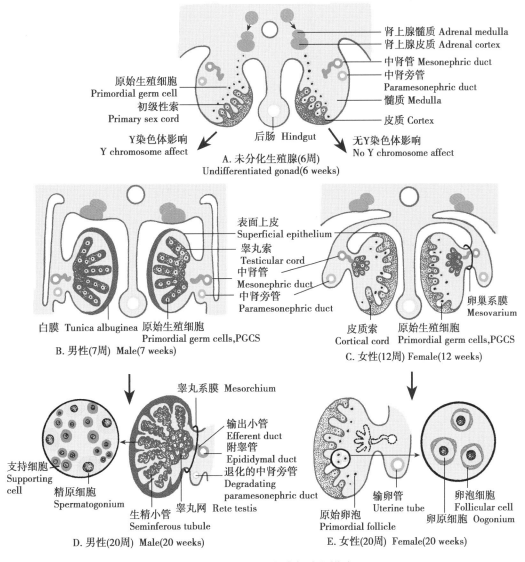

图 5-26-4　生殖腺的发生与分化模式图

七、卵巢发育的先天性畸形

主要为先天性卵巢发育不全(congenital agenesis of ovaries)。1938 年由 Turner 首先描述了 7 例先天性卵巢发育不全患者,其临床特征为身矮、颈蹼和幼儿型女性外生殖器,故又称为 Turner 综合征(Turners syndrome),其染色体只有一条 X 染色体,无 Y 染色体;其性腺为卵巢,呈条索状,是一种最为常见的性发育异常。

小结

1. 卵巢皮质内含有卵泡,由中间一个大的卵母细胞和周围体积小的卵泡细胞组成。青春期后,卵巢内的卵泡开始发育,形成初级卵泡,次级卵泡和成熟卵泡。

2. 卵泡成熟后,在卵泡刺激素的协同作用下,黄体生成素达到峰值,促使卵巢排卵及黄体形成,分泌雌激素和孕激素。

3. 卵巢发生的分化期,无Y染色体的存在,即形成次级性索,与体腔上皮分离,形成卵泡。出生前,所有卵泡中的卵原细胞均进入第一次成熟分裂,并停滞于分裂前期,直到青春期排卵前,才完成第一次成熟分裂。

思考题

1. 卵巢皮质内的卵泡发育过程分为几个阶段? 各阶段的结构特点和功能是什么?
2. 黄体是如何形成的? 有什么功能?
3. 卵巢的分化是如何确定的? 过程如何?

（谢遵江　李宏莲）

第二节　卵巢肿瘤

一、卵巢肿瘤概论

卵巢肿瘤(ovarian tumor)是常见的妇科肿瘤,其组织学类型繁多,不同类型的肿瘤有不同的生物学行为。卵巢肿瘤可发生于任何年龄。卵巢生殖细胞肿瘤常见于青春期女性,性索-间质肿瘤多发生在育龄期妇女,而卵巢上皮性恶性肿瘤在绝经后妇女多见。

【组织学分类】

众所周知,卵巢肿瘤组织学类型繁多,形态复杂。世界卫生组织(WHO)在统一卵巢肿瘤的命名、组织学分类、病理学、生物学行为以及规范术语等方面做了大量工作。

WHO 卵巢肿瘤组织学分类历史回顾

1973 年:WHO 卵巢肿瘤组织学类型首次问世。

1999 年:WHO 增加了新的卵巢肿瘤和亚型,由 Scully 主编出版。

2002 年 1 月和 3 月:在法国召开了卵巢肿瘤组织学分类的编辑和工作会议。

2003 年 9 月:由 Tavassoli FA 和 Devilee P 主编的 WHO 肿瘤分类的《乳腺及女性生殖器官肿瘤病理学和遗传学》(World Health Organization Classification Tumours,Pathology and Genetics,Tumours of the Breast and Female Genital Organs)出版。这次新的卵巢肿瘤组织学分类将原表面上皮-间质肿瘤中低度恶性肿瘤由交界性肿瘤代替,并将分类顺序变为恶性、交界性和良性。

2014 年:WHO 肿瘤分类的《乳腺及女性生殖器官肿瘤病理学和遗传学》再版,将交界性肿瘤更改为:交界性肿瘤/不典型增生性内膜样肿瘤;性索-间质肿瘤分为纯性索肿瘤、纯间质肿瘤和混合性索-间质肿瘤。

卵巢肿瘤主要分为上皮性肿瘤、性索-间质肿瘤、生殖细胞肿瘤和转移性肿瘤四大类(表5-26-1)。

1. **上皮性肿瘤**（epithelial tumors） 是最常见的卵巢肿瘤,占卵巢肿瘤总数的 60%~70%,包括浆液性肿瘤、黏液性肿瘤、内膜样肿瘤、透明细胞肿瘤、Brenner 瘤等。这类肿瘤起源于卵巢表面上皮及其衍化成分,发生于育龄期妇女及更年期妇女。组织学上,表面上皮肿瘤由一种或多种不同类型的上皮组织构成。其生物学行为因组织学类型的不同而不同,组织病理学上分为良性、交界性和恶性。

2. **性索 - 间质肿瘤**（sex cord-stromal tumors） 是由卵巢颗粒细胞,卵泡膜细胞、Sertoli 细胞、Leydig 细胞及间质来源的成纤维细胞中的一种或几种细胞混合组成的卵巢肿瘤。占卵巢肿瘤的 8%。分为纯性索肿瘤、纯间质肿瘤、混合性索 - 间质肿瘤。

3. **生殖细胞肿瘤**（germ cell tumors） 占卵巢原发性肿瘤的 30%,其中 95% 为良性成熟性囊性畸胎瘤。20 岁以下的女性中,约 60% 的卵巢肿瘤为生殖细胞肿瘤,其中 1/3 为恶性。大多数恶性生殖细胞肿瘤为纯粹型,约 10% 为混合型。

4. **继发性肿瘤**（secondary tumors） 是指卵巢外的原发恶性肿瘤转移至卵巢,邻近器官和组织直接蔓延到卵巢的恶性肿瘤也属同一范畴。然而,同时发生于子宫和卵巢的组织结构相似的肿瘤多数为独立发生。转移性卵巢癌的一般特征为双侧性,卵巢表面的多个小结节常存在卵巢外蔓延,是一种不常见的传播形式,具有不常见的组织学特征、血管淋巴管浸润及促纤维增生性改变。

表 5-26-1 卵巢肿瘤 WHO 组织学分类(2014)

• 卵巢上皮性肿瘤

浆液性肿瘤

　良性(浆液性囊腺瘤、浆液性腺纤维瘤、浆液性表面乳头状瘤)

　交界性(浆液性交界性肿瘤 / 不典型增生性浆液性肿瘤、浆液性交界性肿瘤 - 微乳头型 / 非浸润性低级别浆液性癌)

　恶性(低级别浆液性癌、高级别浆液性癌)

黏液性肿瘤

　良性(黏液性囊腺瘤、黏液性腺纤维瘤)

　交界性(黏液性交界性肿瘤 / 不典型增生性黏液性肿瘤)

　恶性(黏液性癌)

子宫内膜样肿瘤

　良性(内膜样囊肿、内膜样囊腺瘤、内膜样腺纤维瘤)

　交界性(内膜样交界性肿瘤 / 不典型增生性内膜样肿瘤)

　恶性(子宫内膜样癌)

透明细胞肿瘤

　良性(透明细胞囊腺瘤、透明细胞腺纤维瘤)

　交界性(透明细胞交界性肿瘤 / 不典型增生性透明细胞肿瘤)

　恶性(透明细胞癌)

Brenner 肿瘤

　良性(良性 Brenner 瘤)

　交界性(交界性 Brenner 瘤 / 不典型增生性 Brenner 瘤)

　恶性(恶性 Brenner 瘤)

浆黏液性肿瘤

　良性(浆黏液性囊腺瘤、浆黏液性腺纤维瘤)

　交界性(浆黏液性交界性肿瘤 / 不典型增生性浆黏液性肿瘤)

　恶性(浆黏液性癌)

未分化癌

间叶性肿瘤(低级别内膜样间质肉瘤、高级别内膜样间质肉瘤)

混合性上皮和间叶肿瘤(腺肉瘤、癌肉瘤)

续表

- **性索 - 间质肿瘤**

纯间质肿瘤

纤维瘤、富于细胞纤维瘤、卵泡膜细胞瘤、黄素化卵泡膜细胞瘤伴硬化性腹膜炎、纤维肉瘤、硬化性间质瘤、印戒细胞间质瘤、Leydig 细胞瘤、甾体细胞瘤、恶性甾体细胞瘤

纯性索肿瘤

成人型颗粒细胞瘤、幼年型颗粒细胞瘤、支持细胞瘤、环小管性索瘤

混合性索 - 间质细胞肿瘤

支持 - 间质细胞肿瘤（分化好、中度分化、低分化、网状型）

非特异性支持 - 间质细胞肿瘤

- **生殖细胞肿瘤**

无性细胞瘤、卵黄囊瘤、胚胎性癌、非妊娠性绒毛膜癌、成熟性畸胎瘤、未成熟性畸胎瘤、混合性生殖细胞肿瘤

- **单胚层畸胎瘤和起源于皮样囊肿的体细胞型肿瘤**

良性甲状腺肿、恶性甲状腺肿、类癌（甲状腺肿类癌、黏液性类癌）、神经外胚层肿瘤、皮脂腺肿瘤（皮脂腺瘤、皮脂腺癌）、其他罕见的单胚层畸胎瘤、癌（鳞状细胞癌）

- **生殖细胞 - 性索 - 间质肿瘤**

两性母细胞瘤

未分类生殖细胞 - 性索 - 间质肿瘤

- **杂类肿瘤**

卵巢网肿瘤、Wolffian 肿瘤，小细胞癌（高钙血症型）、小细胞癌（肺型）

- **瘤样病变**

滤泡囊肿、黄体囊肿、妊娠期或产褥期巨大孤立性黄素化滤泡囊肿、过度黄素化反应、妊娠黄体瘤、间质细胞增生、间质细胞增生黄素化、纤维瘤病、巨大水肿

- **间皮肿瘤**

腺瘤样瘤、间皮瘤

- **软组织肿瘤**

黏液瘤

- **淋巴造血系统肿瘤**

淋巴瘤、浆细胞瘤、造血系统肿瘤

- **继发性肿瘤**

注：WHO（2014）女性生殖器官肿瘤分类交界性也称为不典型增生性，如浆液性交界性肿瘤 / 不典型增生性浆液性肿瘤；继发性肿瘤（secondary tumor）常被称作转移性肿瘤。

【卵巢恶性肿瘤转移途径】

　　直接蔓延及腹腔种植、淋巴转移是卵巢恶性肿瘤主要的转移途径，因此其转移特点是盆、腹腔内广泛转移灶，包括横膈、大网膜、腹腔脏器表面、壁腹膜以及腹膜后淋巴结等部位。即使外观肿瘤局限在原发部位，也可存在广泛微转移，其中以上皮性癌表现最为典型。

　　淋巴转移途径有 3 种方式：①沿卵巢血管经卵巢淋巴管向上至腹主动脉旁淋巴结；②沿卵巢门淋巴管达髂内外淋巴结，经髂总至腹主动脉旁淋巴结；③沿圆韧带进入髂外及腹股沟淋巴结。横膈为转移好发部位，尤其右膈下淋巴丛密集，最易受侵犯。血行转移少见，晚期可转移到肺、胸膜及肝实质。

【卵巢恶性肿瘤 FIGO 分期】

　　详见表 5-26-2。

表 5-26-2　卵巢恶性肿瘤分期系统(FIGO,2014 年)

期别	肿瘤范围
Ⅰ 期	癌局限于卵巢
Ⅰ A 期	癌局限于单侧卵巢,包膜完整,卵巢表面无肿瘤;腹水或腹腔冲洗液中未找到恶性细胞
Ⅰ B 期	癌局限于双侧卵巢,包膜完整,卵巢表面无肿瘤;腹水或腹腔冲洗液中未找到癌细胞
Ⅰ C 期	肿瘤局限于单侧或双侧卵巢
Ⅰ C1 期	手术过程中肿瘤破裂
Ⅰ C2 期	手术前出现肿瘤破裂或肿瘤穿破包膜
Ⅰ C3 期	腹水或腹腔冲洗液中找到癌细胞
Ⅱ 期	肿瘤累及单侧或双侧卵巢,伴盆腔内扩散
Ⅱ A 期	癌扩散和 / 或转移至子宫和 / 或卵巢
Ⅱ B 期	癌扩散至其他盆腔内器官
Ⅱ C 期	Ⅱ A 或 Ⅱ B,伴有卵巢表面有肿瘤,或包膜破裂,或腹水或腹腔冲洗液中有恶性细胞
Ⅲ 期	肿瘤侵犯单侧或双侧卵巢,伴盆腔外腹膜种植和 / 或腹膜后淋巴结转移;肝脏或脾脏表面受累为 Ⅲ C 期
Ⅲ A 期	腹膜后淋巴结转移,伴或不伴腹腔腹膜表面镜下转移
Ⅲ A1 期	组织学或细胞学证实仅有腹膜后淋巴结转移
Ⅲ A1(ⅰ)	转移肿瘤病灶最大径线 ≤ 10mm(非淋巴结径线)
Ⅲ A1(ⅱ)	转移肿瘤病灶最大径线 >10mm(非淋巴结径线)
Ⅲ A2 期	腹腔腹膜表面镜下转移,伴或不伴腹膜后淋巴结转移
Ⅲ B 期	肉眼可见肿瘤腹腔腹膜表面转移,直径 ≤ 2cm,伴或不伴腹膜后淋巴结转移
Ⅲ C 期	肉眼可见肿瘤腹腔腹膜表面转移,直径 >2cm,伴或不伴腹膜后淋巴结转移
Ⅳ 期	腹腔脏器以外的远处转移,肿瘤穿破肠壁、肝脏或脾脏实质受累为 Ⅳ B 期
Ⅳ A 期	胸腔细胞学阳性
Ⅳ B 期	腹腔脏器以外的远处转移,包括腹股沟淋巴结腹腔外的淋巴结转移

【临床表现】

1. **卵巢良性肿瘤**　常无症状,多在妇科检查时发现。肿瘤明显增大时,可感到腹胀或腹部扪及肿块,可出现压迫症状,如尿频、便秘等。卵巢畸胎瘤偶尔因扭转并发症而首诊。体格检查见腹部膨隆,包块活动度差,叩诊实音,无移动性浊音。双合诊和三合诊检查可在子宫一侧或双侧触及圆形或类圆形肿块,多为囊性,表面光滑,活动,与子宫无粘连。

2. **卵巢恶性肿瘤**　早期常无症状。晚期主要症状为腹胀、腹部肿块、腹腔积液及其他消化道症状;部分患者可有消瘦、贫血等恶病质表现。肿瘤向周围组织浸润或压迫,可引起腹痛、腰痛或下肢疼痛;压迫盆腔静脉可出现下肢水肿;性索 - 间质肿瘤可出现不规则阴道流血或绝经后出血。三合诊检查可在直肠子宫陷凹处触及质硬结节或肿块,肿块多为双侧,实性或囊实性,表面凹凸不平,活动性差,与子宫分界不清,常伴有腹腔积液。有时可在腹股沟、腋下或锁骨上触及肿大的淋巴结。

【并发症】

1. **蒂扭转**　为常见的妇科急腹症,约 10% 卵巢肿瘤可发生蒂扭转。好发于瘤蒂较长、中等大、活动度良好、重心偏于一侧的肿瘤,如成熟畸胎瘤。常在体位突然改变,或妊娠期、产褥期子宫大小、位置改变时发生蒂扭转。卵巢肿瘤扭转的蒂由骨盆漏斗韧带、卵巢固有韧带和输卵管组成。发生急性扭转后,因静脉回流受阻,瘤内充血或血管破裂致瘤内出血,导致瘤体迅速增大。若动脉血流受阻,肿瘤可发生坏死、破裂和继发感染。蒂扭转的典型症状是体位改变后突然发生一侧下腹剧痛,常伴恶心、呕吐甚至休克。双合诊检查可扪及压痛的肿块,以蒂部最明显(图 5-26-5)。

治疗原则是一经确诊,尽快行手术治疗。根据术中探查情况、年龄和生育要求决定手术范围。如果扭转时间短或不全扭转,卵巢颜色正常,可予以缓慢复位后行患侧卵巢囊肿剥除手术。如果卵巢组织坏死或年龄大无生育要求患者,可行患侧附件切除手术。术时应先在扭转蒂部钳夹后,再切除肿瘤和扭转的瘤蒂,钳夹前不可先将扭转的蒂回复,以防血栓脱落造成栓塞。

2. **破裂**　约3%卵巢肿瘤会发生破裂。有自发性破裂和外伤性破裂。自发性破裂常因肿瘤发生恶性变,肿瘤快速、浸润性生长穿破囊壁所致。外伤性破裂则在腹部受重击、分娩、性交、妇科检查及穿刺后引起。症状轻重取决于破裂口大小、流入腹腔囊液的量和性质。严重者可致腹腔内出血、腹膜炎及休克。体征有腹部压痛、腹肌紧张。超声检查发现盆腔原存在的肿块消失或缩小,出现盆腹腔积液。

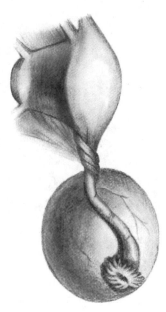

图 5-26-5　卵巢肿瘤蒂扭转

3. **感染**　多继发于蒂扭转或破裂,较少见。感染也可来自邻近器官感染灶的扩散。临床表现为发热、腹痛、腹部压痛及反跳痛、腹肌紧张、腹部肿块及白细胞计数升高等。治疗原则是抗感染治疗后手术切除肿瘤。感染严重者,如果感染控制48~72h,发热腹痛无好转,盆腔脓肿则需尽快手术。

4. **恶变**　当肿瘤短期内迅速生长,尤其双侧性卵巢肿瘤,或肿瘤标志物升高,应考虑有恶变可能,并应尽早手术探查。

【诊断】

根据病史和体征,如果考虑卵巢肿瘤,应行必要的辅助检查,以明确盆腔肿块是否来自卵巢、卵巢肿块的性质是否为肿瘤、卵巢肿瘤是良性还是恶性、肿瘤的可能组织学类型以及恶性肿瘤的转移范围。

常用的辅助检查有:

1. **影像学检查**

(1) B型超声检查:超声在诊断卵巢肿瘤中具有重要的价值,其临床诊断符合率高达90%。超声可了解肿块的部位、大小、形态,囊性或实性,囊内有无乳头。同时彩色多普勒超声可测定卵巢及其新生组织血流变化,有助于卵巢良恶性肿瘤鉴别诊断(图 5-26-6)。

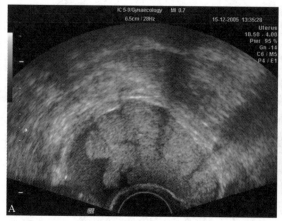
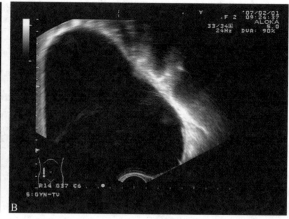

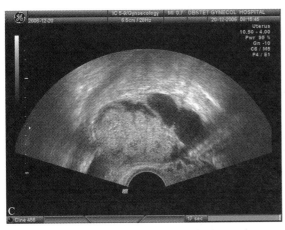
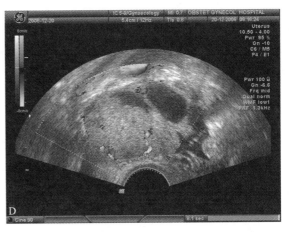

图 5-26-6　卵巢良恶性浆液性肿瘤超声图像

A. 卵巢良性浆液性囊腺瘤超声影像：囊腔内含有乳头样结构，血管分布稀少；B. 卵巢良性浆液性囊腺瘤
超声影像：液性暗区、边界清，内部回声均匀，血供不丰富；C、D. 卵巢浆液性囊腺癌超声和多普勒影像：
实性或囊实混合回声、内部回声不均，囊壁不平整，彩色显示血管分布较多且不规整。

（2）腹部 X 线摄片：卵巢畸胎瘤可显示牙齿、骨质及钙化囊壁，临床已不常用。

（3）MRI、CT、PET 检查：MRI 可较好地显示肿块及肿块与周围的关系，有利于病灶定位及病灶与相邻结构关系的确定，增强扫描有利于卵巢良恶性肿瘤鉴别诊断。CT 可判断周围侵犯及远处转移情况，对手术方案的制订有较大帮助。PET-CT 对卵巢肿瘤的敏感性和特异性均不高，一般不推荐用于初次诊断，但是对于晚期卵巢恶性肿瘤和复发肿瘤的全面评估有着重要的临床价值。

2. 肿瘤标志物

（1）血清 CA125：是目前诊断复发性卵巢癌最常用的肿瘤标志物。80%~85% 的卵巢癌患者在初次诊断时即伴有血清 CA125 水平升高。并且在这一部分患者中，血清 CA125 水平的改变与疾病的进展或消退有关。CA125 敏感性的范围为 79%~95%，阳性预测值接近 100%，但近半数的早期病例并不升高，故不单独用于卵巢上皮性癌的早期诊断。90% 以上患者 CA125 水平与病程进展相关，故更多用于病情监测和疗效评估。

（2）血清 HE4：人附睾蛋白 4（HE4）在 88% 上皮卵巢恶性肿瘤升高，敏感性及特异性分别为72.9% 及 95%。HE4 联合 CA125 检测可提高恶性肿瘤检出的敏感性。

（3）血清甲胎蛋白（AFP）：对卵黄囊瘤有特异性诊断价值。未成熟畸胎瘤、混合性无性细胞瘤中含卵黄囊成分者，AFP 也可升高。

（4）血清人绒毛膜促性腺激素（hCG）：在诊断非妊娠性卵巢绒毛膜癌有价值，但需与妊娠绒毛膜癌鉴别。

（5）性激素：颗粒细胞瘤、卵泡膜细胞瘤产生较高水平雌激素，浆液性、黏液性囊腺瘤或勃勒纳瘤有时也可分泌一定量雌激素，支持 - 间质肿瘤多分泌雄激素。

3. 腹腔镜检查　可直接观察肿块外观和盆腔、腹腔及横膈等部位，在可疑部位进行多点活检，抽取腹腔积液行细胞学检查。目前腹腔镜 Fagotti 评分也作为晚期卵巢癌是否行初始肿瘤细胞减灭重要的术前评估手段。

4. 细胞学检查　抽取腹腔积液或腹腔冲洗液和胸腔积液，行细胞学检查。

【鉴别诊断】

卵巢良性肿瘤需与卵巢瘤样病变、盆腔炎性疾病、浆膜下子宫肌瘤等鉴别。卵巢恶性肿瘤需与盆腔结核、子宫内膜异位症及生殖道以外来源的肿瘤鉴别。

1. 卵巢良性肿瘤和恶性肿瘤的鉴别（表5-26-3）

表5-26-3　卵巢良性肿瘤和恶性肿瘤的鉴别

特点	卵巢良性肿瘤	卵巢恶性肿瘤
年龄	20~50岁	不同类型肿瘤年龄各异
肿瘤生长	缓慢	迅速
病程	较长	较短
一般情况	良好	较差,甚至恶病质
体征	肿瘤多为单侧,表面光滑	肿瘤多为双侧,形状不规则
腹水	多无腹水	有,腹水中可查到癌细胞
B型超声	液性暗区、边界清,内部回声均匀,血供不丰富	实性或囊实混合回声、内部回声不均,血供丰富
预后	良好	晚期预后差

2. 卵巢良性肿瘤的鉴别诊断

（1）卵巢瘤样病变：卵泡囊肿和黄体囊肿是育龄期妇女最常见的卵巢瘤样病变。多为单侧,壁薄,直径≤5cm。一般在月经第5天复查超声,大多消失或减小。临床上可观察,或口服避孕药3个月,囊肿可自行消失;若肿块持续存在或增大,卵巢肿瘤的可能性较大。

（2）输卵管卵巢炎性疾病：卵巢肿瘤需与盆腔炎性疾病后遗症形成的输卵管卵巢囊肿鉴别,后者常有盆腔炎性疾病病史如发热、腹痛等,查体两侧附件区有不规则条形囊性包块,边界较清,活动受限。

（3）子宫肌瘤：浆膜下肌瘤或肌瘤囊性变,容易与卵巢肿瘤混淆。肌瘤常为多发性,与子宫相连,检查时随宫体及宫颈移动。B型超声检查可协助鉴别。

（4）卵巢子宫内膜异位症：常有慢性盆腔痛和不孕病史,体格检查有盆腔包块,直肠子宫陷凹结节。B型超声检查、腹腔镜检查有助于鉴别。超声检查卵巢内膜样囊肿内见细小絮状光点。

（5）腹腔积液：当出现腹腔积液时,需要除外其他系统疾病病史,如急慢性肝硬化、心力衰竭、慢性肾病史。同时,大量腹水需要与巨大卵巢囊肿鉴别。腹水平卧时腹部两侧突出如蛙腹,叩诊腹部中间鼓音,两侧浊音,移动性浊音阳性;B型超声检查见不规则液性暗区,液平面随体位改变,其间有肠曲光团浮动,无占位性病变。而巨大卵巢囊肿平卧时腹部中间隆起,叩诊浊音,腹部两侧鼓音,无移动性浊音,边界清楚;B型超声检查有助于鉴别。

3. 卵巢恶性肿瘤的鉴别诊断

（1）盆腹腔结核：多发生于年轻、不孕妇女,伴月经稀少或闭经。有消瘦、乏力、低热、盗汗、食欲缺乏等全身症状。常有肺结核史,合并腹腔积液和盆腹腔内粘连性肿物。胸部X线摄片、腹部平片、B型超声检查多可协助诊断,必要时行剖腹探查或腹腔镜检查取活检确诊。

（2）深部浸润型子宫内膜异位症：多有慢性盆腔痛病史,子宫内膜异位症病灶可发生在直肠阴道隔,累及输尿管,查体有粘连性肿块及直肠子宫陷凹结节,血清学检查伴有CA125的升高,临床上很难与卵巢恶性肿瘤鉴别。B超检查、盆腔MRI和腹腔镜检查有助于鉴别。

（3）转移性卵巢肿瘤：最常见的卵巢转移性肿瘤是来自消化道和乳腺恶性肿瘤。胃肠道肿瘤多有消化道症状,可伴有血清CA19-9、CEA等肿瘤标志物升高;对于双侧卵巢肿瘤应详细询问胃肠道病史,可借助胃肠镜检查、钡剂灌肠X线检查来鉴别。

（4）腹膜后肿瘤：腹膜后肿瘤多无症状,肿瘤较大和位置较低者可使子宫、直肠或输尿管移位,体格检查往往固定不动,血清CA125水平正常。B型超声检查和盆腔MRI有助于鉴别。

【治疗】

治疗原则：根据患者年龄、生育要求、肿瘤性质、生长状态、分化程度、转移与否等多个临床病理因素制订个体化治疗方案。良性肿瘤可行单侧附件切除术或肿瘤剔除术;交界性肿瘤根据患者年龄、生育要求及对侧卵巢情况决定手术范围,年轻未生育患者可行肿瘤剥除术或患侧附件切除术,以保留其生育功能。卵巢恶性肿瘤原则上早期应行全面的分期手术,晚期则行肿瘤细胞减灭术。根据肿瘤类型和临床病理分期,术后辅以系统治疗和/或靶向治疗。

二、卵巢上皮性肿瘤

卵巢上皮性肿瘤是最常见的卵巢肿瘤,这类肿瘤起源于卵巢表面上皮及其衍化成分。从组织发生来看,卵巢表面上皮-间质肿瘤起源于卵巢表面的间皮,和/或于间皮下陷入卵巢皮质浅部而形成的包涵囊肿。从胚胎学上看,卵巢表面的生发上皮和副中肾管同样都是来自原始的体腔上皮。因此,生发上皮有向副中肾管方向分化的特性:向输卵管上皮分化者为浆液性,向宫颈黏液上皮分化者为黏液性,向内膜上皮分化者为内膜样肿瘤。

【发病相关因素】

高危因素:晚婚晚育(>35 岁)、不孕不育、年龄 50~60 岁、累计排卵超过 40 年、患卵巢癌危险相对较高。其他危险因素还有环境、饮食、服用外源性非避孕性雌激素等。保护因素有:早孕早育(<25 岁),妊娠期和哺乳期等不排卵等;长期服用避孕药可减少卵巢上皮性肿瘤的发生。

遗传相关的卵巢癌占 5%~10%,90% 以上的遗传性卵巢癌与有关的基因 *BRCA1* 和/或 *BRCA2* 基因突变相关。如直系亲属有卵巢癌和乳腺癌者,女性罹患卵巢癌和乳腺癌的概率会明显升高。*BRCA1* 基因突变携带者乳腺癌患病风险为 45%~85%,卵巢癌患病风险为 20%~45%;*BRCA2* 基因突变者乳腺癌和卵巢癌的患病风险分别为 30%~50% 和 10%~20%。

【病理类型】

卵巢上皮性肿瘤由一种或多种不同类型的上皮性肿瘤组织构成。其生物学行为因组织学类型的不同而不同。主要病理类型有:浆液性、黏液性、内膜样、透明细胞、Brenner 肿瘤,间叶性、移行上皮、浆黏液性等肿瘤,每种病理类型都有良性、交界性、恶性区分。

1. **浆液性肿瘤(serous tumors)** 随着对卵巢浆液性上皮肿瘤起源的深入研究,WHO 将卵巢浆液性癌分为高级别和低级别卵巢浆液性癌;卵巢高级别浆液性癌被认为是输卵管上皮内癌形成后经输卵管伞端脱落,种植在卵巢表面或内陷到卵巢实质所致,部分与 *BRCA1* 和/或 *BRCA2* 基因突变相关,p53 阳性,病程进展迅速,对铂类化疗敏感;卵巢低级别浆液性癌则可能由正常输卵管上皮脱落至卵巢表面或形成包涵囊肿后再发生癌变的结果,p53 阴性,病程进展缓慢,对铂类化疗不敏感;高级别和低级别卵巢浆液性上皮肿瘤不同来源的学说被称之为"二元论学说"。

(1)良性浆液性肿瘤(benign serous tumors):良性浆液性肿瘤占整个浆液性肿瘤的 60%,全部卵巢肿瘤的 16%,患者年龄 20~80 岁,好发年龄为 40~60 岁。包括浆液性囊腺瘤、浆液性腺纤维瘤、浆液性表面乳头状瘤。良性浆液性肿瘤直径在 1~10cm,典型者为单房或多房囊性肿物。囊腔外表面光滑,内表面含小乳头,囊内容物为稀薄的水样,偶尔呈不透明或血样。组织病理学见囊壁、腺腔或乳头内衬以类似输卵管黏膜纤毛细胞的瘤细胞。瘤细胞多为单层,瘤细胞非典型性不明显,无核分裂象(图 5-26-7A)。有的可形成头状结构。临床预后良好。

(2)浆液性交界性肿瘤(serous borderline tumors):卵巢潜在低度恶性浆液性肿瘤,形态介于良性和恶性肿瘤,占卵巢上皮性肿瘤的 10%~15%。与浆液性腺癌相比,浆液性交界性肿瘤的发病年龄年轻 10~15 岁(平均发病年龄为 45 岁)。30%~50% 的浆液性交界性肿瘤为双侧性。

大体肿瘤多呈囊性,囊内有数量不一的赘生物,或表面有乳头的实性包块,也可呈囊实性。浆液性交界性肿瘤与浆液性囊腺瘤最主要的区别是出现增生的上皮,形成乳头或微乳头,细胞核呈轻至中度非典型性。浆液性上皮细胞的非典型性比良性浆液性肿瘤明显,但无间质浸润(图 5-26-7B)。30% 浆液性交界性肿瘤发生在卵巢外表面,2/3 可发生腹膜种植。

浆液性交界性肿瘤患者多无症状,偶尔表现为腹胀,或由于囊性肿瘤破裂或扭转而出现腹痛。年轻患者可能合并不孕。50%~80% 卵巢浆液性交界性肿瘤为 FIGO Ⅰ 期,5 年生存率达 90%~99%。

Ⅲ期浆液性交界性肿瘤,5年生存率为55%~75%。因此,对生育年龄的浆液性交界性肿瘤早期患者可行保留生育功能的手术。

(3)浆液性腺癌(serous carcinoma):卵巢浆液性腺癌占卵巢上皮性癌的75%;2/3为双侧性。肿瘤多数呈不规则形,乳白色或灰红色。浆液性腺癌的组织结构变化很大,癌细胞可呈腺管状、乳头状或实性排列。低级别的浆液性腺癌为囊实性,囊腔内或肿瘤表面可见柔软的乳头,乳头比交界性浆液性肿瘤的乳头更柔软、融合;高级别者为实性、质脆的、多结节状的包块,常伴出血、坏死(图5-26-7C)。

临床上卵巢浆液性腺癌早期常无症状,可在妇科检查时发现。晚期主要表现为腹胀、盆腔肿块及腹水。

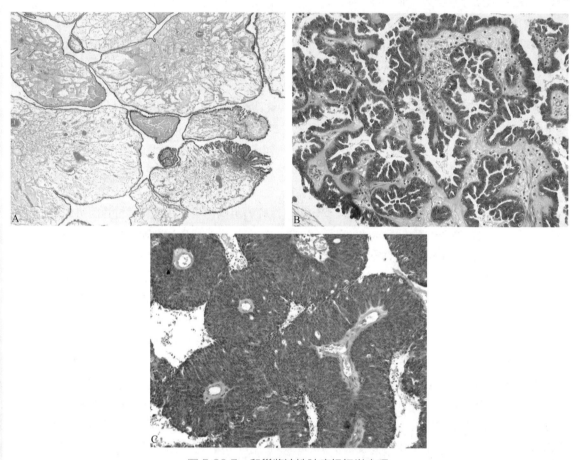

图 5-26-7　卵巢浆液性肿瘤组织学表现

A.卵巢良性浆液性肿瘤:瘤细胞多为单层,瘤细胞非典型性不明显,无核分裂象;B.卵巢浆液性交界性肿瘤:细胞核轻度不典型增生,胞核与细胞质的比率增加,但明显间质浸润;C.卵巢高级别浆液性癌:癌细胞可呈腺管状、乳头状或实性排列,常伴出血、坏死。

2. 黏液性肿瘤(mucinous tumors)　卵巢黏液性上皮肿瘤是由部分或全部含细胞内黏液的瘤细胞构成的卵巢肿瘤。瘤细胞与宫颈内膜、胃幽门部或肠上皮相似,一些肿瘤内有散在的杯状细胞分布。因此,根据细胞形态,黏液性肿瘤可分为宫颈内膜样及肠型。伴有腹膜种植时,前者多呈结节状,由该型黏液腺体组成,伴明显结缔组织反应;而后者呈弥漫性分布,形成假黏液瘤,其预后较前者差。

(1)良性黏液性肿瘤(benign mucinous tumors):良性黏液性肿瘤包括囊腺瘤、囊腺纤维瘤及腺纤维瘤,良性黏液性囊腺瘤占卵巢良性肿瘤的20%。多为单侧,双侧发生率为3%~10%。多数直径达15~30cm,表面光滑,灰白色。切面常为单房或多房,内衬单层黏液柱状上皮,偶见葡萄状分支腺体或乳头。囊腔内充盈稀薄或黏稠无色黏液(图 5-26-8,图 5-26-9A)。

卵巢黏液囊腺瘤可逐渐长大至足月妊娠大小甚至更大,但除有压迫症状外无其他症状。

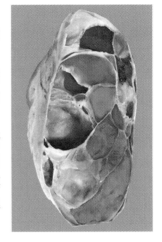

(2)交界性黏液性肿瘤(mucinous borderline tumors):临床早期多无症状,肿瘤增至中等大小时,可感腹胀或腹部扪及肿块。妇科检查时,在子宫旁触及球形肿块,多为囊性,表面光滑,活动,与子宫无黏连。

病变局限于卵巢时预后很好,仅个别复发。现在认为大多数被诊断为伴腹膜假黏液瘤的卵巢肠型黏液性交界肿瘤,实际上是阑尾假黏液瘤的转移。进展期,其转移常表现为侵袭性的盆腔或腹腔种植,而非腹膜假黏液瘤。当发生盆腔或腹腔种植时,其预后与发生转移的黏液性卵巢癌相似。

图 5-26-8　卵巢黏液性囊腺瘤大体表现

肿瘤表面光滑,包膜完整,由多个大小不一的囊腔组成,其中某些腔内充满黏稠液体。

(3)黏液腺癌:卵巢黏液腺癌发生率为黏液性肿瘤的 12% 和卵巢恶性肿瘤的 20%。患者多为 40~70 岁女性,多为单侧性,双侧者为 15%~20%,95% 局限于卵巢。

黏液性癌通常为体积较大、单侧性、表面光滑、多房或单房的囊性包块。囊腔内含稀薄的水样或黏稠的黏液样物质。衬覆囊壁、腺腔、乳头的癌细胞呈单层或复层排列;癌细胞往往重度非典型性,核基本位于基底,深染,核形态不规则或巨核,核仁明显,核质比失调,有明显的间质浸润(图 5-26-9B)。

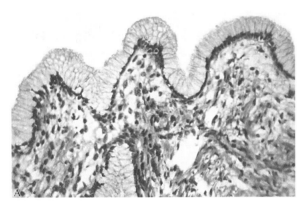
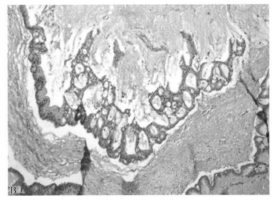

图 5-26-9　卵巢黏液性肿瘤组织学表现

A. 卵巢黏液性囊腺瘤:肿瘤囊腔被覆单层高柱状上皮,核位于基底部,胞质内充满黏液;
B. 卵巢黏液性囊腺癌:癌细胞多层排列,异型性明显,富含黏液。

患者早期常无症状,一旦出现症状,主要表现为腹胀腹痛,包块生长迅速,可伴腹水;可发生不规则阴道出血或绝经后阴道出血。如果术中冷冻提示黏液性癌时,应高度警惕与来源于大肠、阑尾、胰腺、胆道系统、胃或宫颈的转移性腺癌相鉴别。

3. 子宫内膜样肿瘤(endometrioid tumors)　良性和交界性子宫内膜样肿瘤较少见。子宫内膜样癌占卵巢癌的 10%~20%,多发生在 50~60 岁妇女,是发生于卵巢的与子宫体的子宫内膜样腺癌相似的恶性肿瘤,部分内膜样肿瘤是在子宫内膜异位症基础上发生的。

现认为卵巢多数子宫内膜样肿瘤发生于卵巢表面上皮包涵腺体。镜下特点与子宫内膜癌极为相似,多为高分化腺癌或腺棘皮癌,伴发子宫内膜癌时,不易鉴别是否为原发或继发肿瘤。

临床特点:70% 病例肿瘤局限于卵巢和邻近盆腔组织,双侧病变约占所有病例的 28%,在 FIGO Ⅰ期和Ⅱ期病例中占 13%。多数患者无症状,部分可出现盆腔包块、月经紊乱和阴道不规则流血。部分患者有特异的卵巢间质细胞分泌的类固醇激素症状。

4. 透明细胞肿瘤   包括良性透明细胞囊腺瘤/腺纤维瘤、交界性透明细胞肿瘤/非典型增殖性透明细胞肿瘤和恶性透明细胞癌。透明细胞癌(clear cell carcinoma)是由透明、嗜酸性和靴钉样细胞组成的恶性肿瘤,呈囊状、乳头状和实性结构。其占卵巢癌的5%~11%,患者年龄在40~70岁,1/2~2/3病例未生育过,临床表现多与腹部肿块有关,伴高钙血症(10%),易发生血栓。透明细胞肿瘤常合并子宫内膜异位症(25%~50%)。

5. Brenner瘤   良性Brenner瘤平均发病年龄50岁。其病理特征是移行细胞型细胞组成的卵圆形或不规则细胞巢,位于纤维瘤样结构的间质。多数因为其他原因行盆腔手术时发现。肿瘤为界限清楚,表面光滑的实性纤维性肿瘤,偶为囊性。交界性Brenner瘤的乳头状成分与低级别非浸润性乳头状移行细胞(尿路上皮)肿瘤相似,肿瘤上皮细胞出现非典型改变,但缺乏间质浸润,预后好,术后不易复发。

恶性Brenner瘤由恶性移行细胞型细胞形成的不规则细胞团块组成,分布于致密的纤维瘤样间质中。患者平均年龄60岁,主要临床表现为腹痛和腹部增大,20%的患者发生阴道流血,15%伴子宫内膜增殖症。与其他卵巢上皮性癌预后类似,肿瘤局限于卵巢者预后较好。

【临床表现】

卵巢良性上皮性肿瘤常在妇科普查时发现。肿瘤明显增大时,可感到腹胀或腹部扪及肿块,可出现压迫症状。卵巢恶性上皮性肿瘤早期常无特异性症状,晚期有腹胀、腹部肿块、腹腔积液等症状,部分患者可有消瘦、贫血等恶病质表现。

【诊断与鉴别诊断】

见概论。

【治疗原则】

1. 卵巢良性肿瘤   年轻患者行卵巢肿瘤切除术,年纪大、无生育要求患者可行患侧输卵管卵巢切除术。

2. 卵巢交界性肿瘤   临床上处理采取个体化规范化治疗。Ⅰ期,年轻有生育要求者行患侧附件切除,腹腔冲洗液细胞学检查及多点活检。对于只有一侧卵巢或双侧卵巢囊肿的患者,可行部分卵巢切除或双侧卵巢囊肿剥除以保留患者的生育功能。交界性肿瘤需行大网膜切除和进行腹膜多点活检,而切除淋巴结与否并不影响总体生存率。术后辅助激素治疗,不推荐术后化疗。

3. 早期卵巢恶性肿瘤   对于无生育要求的Ⅰ、Ⅱ期卵巢癌,应行全面的分期手术。标准术式包括全子宫和双附件切除术、大网膜切除术、盆腔和腹主动脉旁淋巴结清扫(至少至肠系膜下动脉水平,最好达肾静脉水平)及盆腹腔腹膜多点活检术。如术中探查阑尾正常,可不予切除。标准分期手术包括全子宫联合双附件切除术、盆腔及腹主动脉旁淋巴结清扫和大网膜切除术。

4. 晚期卵巢恶性肿瘤   行卵巢癌肿瘤细胞减灭术,尽最大努力切除原发灶及一切肉眼可见转移灶,必要时需切除受累的部分脏器(如肠管、阑尾、脾、膀胱、胆囊、肝、胃、胰尾等),使残余病灶≤1cm。晚期卵巢上皮性癌是否系统清扫淋巴结尚存在争议,但任何可疑或肿大淋巴结均需切除。

【早期卵巢癌保留生育功能手术】

即保留子宫和对侧附件。其余手术范围同分期手术。早期卵巢上皮性癌保留生育功能手术指征:

(1)患者年轻,未孕,有生育要求。

(2)ⅠA期或ⅠC期,分化良好(G1)。

(3)病理类型:非透明细胞癌。

(4)对侧卵巢正常,剖视检查阴性。

(5)盆腹腔探查阴性;尤其是高危区,如直肠子宫陷凹、大网膜、肠系膜、结肠侧沟、横膈和腹膜后淋巴结等,探查活检均为阴性。

(6)充分知情告知,有条件并可按要求随访。

(7)不合并其他生殖系统恶性肿瘤。

(8)无药物治疗或妊娠禁忌证。

(9)除外其他各种由男女双方引起的不孕因素。

【晚期卵巢癌的手术治疗】

治疗原则首选手术,辅以化疗、放疗和靶向治疗。晚期患者可采用 CT 评分系统或腹腔镜 Fagotti 评分系统,评估能否达到手术切除原发灶及 1cm 以上的转移灶,决定行初始卵巢癌肿瘤细胞减灭术,或新辅助化疗 + 中间型肿瘤细胞减灭术。

1. **初次肿瘤细胞减灭术(primary debulking surgery)**　手术原则是明确诊断,切除原发灶及肉眼可识别的转移病灶。若残余癌灶直径≤ 1cm,为满意的肿瘤细胞减灭术(optimal cytoreductive surgery);残余癌灶直径 >1cm,称为不满意的肿瘤细胞减灭术(suboptimal cytoreductive surgery)。晚期卵巢癌患者手术后残留灶的大小是影响患者预后的最重要的因素之一。

2. **中间性肿瘤细胞减灭术(interval debulking surgery,IDS)**　如判断难以实现满意减瘤或年老体弱难以耐受手术者,则在取得细胞学或组织学病理诊断后先行新辅助化疗 2~3 个周期;或初次减瘤术后残存较大肿瘤,经化疗 2~3 疗程后再行手术者称为间歇性肿瘤细胞减灭术。因肿瘤巨大、固定或存在肝、肺等远处转移以及有大量胸腹水而增加手术危险性时,术前化疗可使肿瘤缩小、松动,使转移灶消失,若胸腹腔给药,还可控制胸腹水,促进吸收,减少组织水肿,改善全身情况,有利于肿瘤细胞减灭术的实施和完成,提高患者的生存率,从而使原来无法手术的患者受益。

3. **再次肿瘤细胞减灭术(secondary debulking surgery,SDS)**　关于铂敏感复发再次减瘤术,临床多有争议,需要妇科肿瘤医生以及多学科讨论决策。通过妇科检查、影像学辅助检查进行术前评估:①是否≥ 12 个月复发;②孤立或局限病灶能够完全切除;③无腹水。

4. **新辅助化疗**　不能行满意肿瘤细胞减灭术或年老体弱不能耐受手术的患者,在取得细胞学或组织学病理诊断后先行新辅助化疗 2~3 周期,一般不超过 4 周期再行手术。或初次减瘤术后残存较大肿瘤,经新辅助化疗 2~3 疗程后再行 IDS 手术。新辅助化疗前必须有病理依据:①通过细针穿刺获得;②通过 TV- 腹腔镜下活检或初次减瘤取材获得;③胸腔积液或腹水细胞学见恶性细胞。

【卵巢上皮性癌术后系统治疗】

1. **化学治疗**　化疗是卵巢癌术后最主要的辅助治疗方法,大多数卵巢上皮性癌患者均需接受术后化疗。Ⅰ期部分患者可以不化疗,全面分期手术后的ⅠA 或ⅠB 期 /G1 的患者,单纯手术治疗后的生存率可达 90% 以上,术后不需化疗,可观察随访。ⅠA 或ⅠB 期 /G2 的患者术后可选择观察随访或化疗。但是ⅠA、ⅠB 期 /G3、ⅠC 期以及Ⅱ~Ⅳ期的患者术后均需化疗。

化疗途径有静脉化疗和腹腔化疗。卵巢上皮性癌以静脉化疗为主。对于接受满意肿瘤细胞减灭手术、残留肿瘤最大径≤ 1cm 的Ⅲ期患者,可推荐给予腹腔化疗。腹膜假黏液瘤或黏液性肿瘤盆腹腔播散,有条件者行腹腔热灌注化疗。

化疗方案采取以铂类为基础的联合化疗,首选化疗方案为紫杉醇联合铂类(卡铂或顺铂)。早期患者推荐给予 3~6 个周期化疗,晚期 6 个周期化疗。

重视化疗期间的评估和化疗方案与疗程的规范。化疗前详细评估患者体能状态,除外化疗禁忌,根据病理类型、分期选择化疗方案;化疗中期应根据肿瘤标志物的转归评估化疗是否敏感、有效;化疗后行影像学检查,进行疗效评估,分析基因检测报告,是否有维持治疗适应证,以及告知随访方案。

2. **靶向治疗**

(1)PARP 抑制剂:人体 DNA 损伤修复主要依赖聚腺苷二磷酸核糖聚合酶(PARP)和同源重组修复(HRR)。在肿瘤细胞存在同源重组修复缺陷(HRD)的情况下(如 *BRCA1/2* 突变时)。国内 PARP 抑制剂也相继应用。多项大型临床研究表明,对于 *BRCA* 突变患者或有 HRD 的卵巢癌患者,无论是卵巢癌一线初始治疗后的维持治疗、还是铂敏感复发二线含铂化疗后的维持治疗,以及复发性卵巢癌多线化疗耐药后单药后线治疗,PARP 抑制剂均可显著延长无进展生存期(progression free survival,PFS)和总生存期(overall survival,OS),目前在临床上开始得到推广应用。

(2)抗血管生成:贝伐珠单抗作为抗血管生成药物之一,在卵巢癌的一线治疗、铂敏感复发、铂耐药复发的治疗中得以应用。贝伐珠单抗可与化疗联合应用,如有效化疗结束后贝伐珠单抗单药维持治疗 12~15 周,或直至进展,或出现不能耐受的毒性。无论是一线治疗还是复发治疗,与单纯化疗组相比,化疗联合贝伐珠单抗延长有限的 PFS,OS 无明显获益。其主要不良反应有出血、高血压、肠穿孔等,所以治疗前如有消化道穿孔风险较高的患者,如严重肠粘连,肠道转移、合并肿瘤导致的肠梗阻等情况下不推荐使用贝伐珠单抗。

(3)免疫治疗:卵巢癌免疫检查点 PD1/PD-L1 抑制剂治疗总反应率 10%~15%。PD-L1 阳性表达、高微卫星不稳定(MSI-H)或高肿瘤突变负荷(TMB-H),PD-1 抗体更容易受益。免疫治疗在卵巢癌中的治疗价值尚有待更多临床试验循证医学证据。

上皮性卵巢癌的维持治疗如下:

PARP 抑制剂适用于上皮性卵巢癌:①上皮性卵巢癌Ⅱ~Ⅳ期初治患者一线维持治疗,有胚系或体系 *BRCA* 基因突变,或 HRD 阳性,含铂化疗结束后达到 CR/PR 者。②复发患者二线维持治疗,铂敏感复发患者,*BRCA* 基因突变或 HRD,含铂化疗结束后达 CR/PR 者。

贝伐珠单抗维持治疗:初始治疗或复发治疗方案中含贝伐珠单抗患者,治疗后可用贝伐珠单抗维持治疗,直至疾病进展或出现不可耐受的毒性。

晚期上皮卵巢癌 tBRCAwt/HRD(+)患者,也可予以 PARP 抑制剂联合贝伐珠单抗维持治疗。维持治疗仅用于Ⅲ~Ⅳ期卵巢高级别浆液性癌或内膜样癌,手术和化疗达到 CR 或 PR。

无 *BRCA* 基因突变和 / 或 HRD 阴性的患者,初始治疗后首选贝伐珠单抗维持治疗;有 *BRCA* 基因突变和 / 或 HRD 阳性者,初始治疗后首选 PARP 抑制剂维持治疗或 PARP 抑制剂 + 贝伐珠单抗维持治疗。铂敏感复发后可用 PARP 抑制剂维持治疗或贝伐珠单抗维持治疗。同时注意不良反应的预防和处理。

3. 放疗　放疗不是卵巢癌常规的辅助治疗方式,仅用于部分复发性卵巢癌的姑息治疗。对于复发肿瘤,复发部位局限,如腹膜后或纵隔淋巴结转移,手术难以切除且系统治疗效果不佳,可考虑调强放射治疗。传统全盆腹放疗不再推荐。

【随访】

卵巢肿瘤患者治疗后需终身随访,初始治疗即告知患者术后随访间隔、随访内容及方式,并进行出院健康宣传教育。其内容包括:可能复发症状的识别、生活方式指导,告知治疗的长期和远期影响。随访间隔:术后或辅助治疗结束后 2 年:每 3 个月 1 次,3~5 年后每 6 个月 1 次,5 年后每年 1 次。随访内容:①症状;②妇科检查和体格检查;③血清肿瘤标志物及血清生化检测;④影像学检查(包括超声检查,必要时胸部 + 腹 / 盆腔 CT 或 MRI、PET/CT)。

【预后】

卵巢恶性肿瘤的预后与病理分级、生物学因素、临床分期、残留病灶大小、肿瘤细胞减灭满意与否、术后化疗是否敏感以及有无肿瘤复发和耐药等因素有关。

Ⅰ期患者的 5 年生存率为 80%~90%,Ⅱ期为 40%~60%,Ⅲ期为 10%~15%,Ⅳ期为 <5%。

【复发性上皮性卵巢癌】

复发性上皮性卵巢癌(recurrent epithelial ovarian cancer,以下简称复发性卵巢癌)的处理已成为临床亟待解决的重要问题。随着卵巢癌治疗的进步和新的化疗药物的不断出现,卵巢癌已经演变成为需要长期临床关怀和治疗的慢性疾病。

1. 复发性卵巢癌定义和分型　复发性卵巢癌是指经过满意肿瘤细胞减灭术和正规足量化疗后达到临床完全缓解,停药半年后出现的肿瘤复发。根据患者对铂类药物的敏感性和复发的时间,将复发性卵巢癌大致分为以下两大类型。

（1）铂类敏感型：初次采用以铂类为基础的化疗并已获得临床证实的缓解，停药超过 6 个月才出现复发病灶，认为属于铂类敏感型复发性卵巢癌。

（2）铂类耐药型：①原发铂类耐药的患者，为在首次以铂类为基础的辅助治疗期间肿瘤进展或稳定，或化疗结束后 6 个月内复发的患者；②继发铂类耐药的患者，为首次治疗时对铂类敏感，但再次用以铂类为基础的化疗无缓解的患者。

2. 复发性卵巢癌诊断　目前临床上有多种方法用于卵巢癌复发的监测，如体格检查、血清 CA125 测定、影像学检查以及二次探查术等。

中华医学会妇科肿瘤学分会制定的复发性卵巢恶性肿瘤的诊治规范中，有关卵巢恶性肿瘤复发的迹象和证据包括：①肿瘤标志物升高；②出现胸腹水；③身体检查发现肿块；④影像学检查发现肿块；⑤发生不明原因肠梗阻。以上各项只要存在 1 项，即可考虑肿瘤复发；出现 2 项，肿瘤复发的可能性更大。肿瘤复发的诊断最好有病理检查报告的支持。

3. 复发性卵巢癌治疗　卵巢癌一旦复发，治愈的可能性极小。故复发性卵巢癌的治疗目的不是为了治愈，而是依据个体化原则进行姑息性治疗，即改善症状、控制病情、提高生存质量、延长生存期。

目前，能手术的铂类敏感型复发性卵巢癌，如孤立病灶或可切除病灶，无腹水者，可行二次肿瘤细胞减灭术和辅以化疗为主；不能手术者选择以铂类抗癌药物为主的联合化疗。耐药型复发性卵巢癌则选择二线化疗方案，并推荐参加临床试验。复发肿瘤患者强调多学科会诊（MDT）诊疗模式。

三、性索 - 间质肿瘤

卵巢性索 - 间质肿瘤（sex cord-stromal tumor）是来源于原始性腺中性索及间质组织，约占卵巢肿瘤的 5%。性索向上皮分化形成卵巢颗粒细胞或支持细胞；向间质分化形成卵泡膜细胞、Leydig 细胞和成纤维细胞。原始性索 - 间质的双向性潜能决定了卵巢性索 - 间质肿瘤的高度异质性，其形成的肿瘤可由男性细胞（支持细胞或 Leydig 细胞）构成，也可由女性细胞（颗粒细胞或卵泡膜细胞）构成。该肿瘤可发生于各年龄段女性，因常有激素分泌特征，又称为"功能性肿瘤"。

【病理】

2014 年 WHO 卵巢性索 - 间质肿瘤主要分类：纯间质肿瘤、混合性性索 - 间质细胞肿瘤和纯性索肿瘤 3 类。

1. 纯间质肿瘤（pure stromal tumor）

（1）纤维瘤（fibroma）：相对常见，激素分泌不活跃，良性。单侧居多，实性，白色或黄白色，质坚硬，表面光滑。镜下由梭形瘤细胞组成，排列呈编织状，核分裂象少见。纤维瘤伴有胸、腹水，类似卵巢癌临床表现，称之为麦格斯综合征（Meigs syndrome）。

（2）卵泡膜细胞瘤（thecoma）：较常见，平均发病年龄 65 岁，常与颗粒细胞瘤同时存在。单侧居多，圆形或分叶状，边界清，切面实性、色黄。镜下瘤细胞呈短梭形，核卵圆形，核分裂象少见，部分胞质由于含脂质而呈空泡状，瘤细胞团可被玻变的胶原纤维细胞分隔成巢状。该肿瘤是性索 - 间质肿瘤中激素活性最高的肿瘤，常产生高水平雌激素。临床以异常子宫流血或盆腔肿块为首发症状，常合并子宫内膜不典型增生或子宫内膜癌。瘤细胞黄素化时，与黄体细胞相似。约 50% 黄素化患者激素分泌不活跃，或产生过多雄激素，表现为男性化体征。该肿瘤为良性，手术切除可治愈。

（3）硬化性间质瘤（sclerosing stromal tumor）：少见，80% 发病年龄在 30 岁内。肿瘤大小不等，多数 <10cm，单侧居多。肿瘤边界清，切面多为实性，常见中央水肿囊性变。镜下肿瘤呈假小叶结构，小叶内细胞丰富，小叶间为乏细胞的胶原水肿区构成，肿瘤内有大量薄壁血管，形成血管周细胞瘤样生长特征。很少出现性激素分泌异常症状，肿瘤呈良性。

（4）类固醇细胞肿瘤（steroid cell tumor）：占卵巢肿瘤的 1%。肿瘤细胞具有分泌甾体激素的功能，分为间质黄体瘤（stromal luteoma）、睾丸间质细胞瘤（Leydig cell tumor）及非特异性类固醇细胞瘤（non-specific steroid cell tumor）。

间质黄体瘤多见于绝经后妇女，以雌激素过多症状为主，仅少数患者以雄激素过多症状为主。镜下肿瘤由弥漫成片的似类固醇细胞组成，胞质富含脂质、泡沫状。Leydig 细胞瘤少见，瘤细胞胞质内含有特征性的长杆状嗜酸性包涵体（Rreinke crystals），呈良性，多数血睾酮升高，以高雄激素血症和男性化表现为主，但 10%~20% 的患者以雌激素增多症状为主。非特异性类固醇细胞瘤是缺乏黄体瘤或 Leydig 细胞瘤典型特征的类固醇细胞瘤，多发生于育龄期，40% 患者有渐进性男性化，7% 发生库欣综合征（Cushing 综合征），20% 发生恶变。

2. 混合性性索 - 间质细胞肿瘤（mixed sex cord-stromal tumor）

支持 - 间质细胞瘤（Sertoli-Leydig cell tumor）：又称睾丸母细胞瘤（androblastoma）或男性母细胞瘤（arrhenoblastoma）。少见，平均年龄 25 岁。单侧居多，大小为 12~14cm，黄色，呈小叶状，质地多实性，部分囊性。其内壁含或不含息肉样结构或血管样结构。镜下见不同比例和分化程度的 Sertoli 细胞（支持细胞）和 Leydig 细胞（间质样细胞）。分为高分化、中分化、低分化和网状型 4 种亚型。高分化者属良性，中 - 低分化为恶性，占 10%~30%。该肿瘤产生类固醇激素，10% 以雄激素过多症状为主，包括多毛、声音变粗、阴蒂增大等，15%~20% 为恶性。Ⅰ期 5 年生存率 90%。

3. 纯性索肿瘤（pure sex-cord tumor） 以具有粒层细胞及黄素化粒层细胞为主要成分的肿瘤。颗粒细胞瘤（granulosa cell tumor）占 70%，分为成人型和幼年型，分别占 95% 和 5%。

（1）成人型颗粒细胞瘤：为低度恶性肿瘤，95% 为单侧。可发生于任何年龄，平均年龄 52 岁。多数以性激素紊乱为首发症状，月经过多和绝经后阴道出血是常见症状，因子宫内膜长期持续暴露于雌激素环境，可合并子宫内膜不典型增生，甚至子宫内膜癌。血清雌二醇水平、抑制素 A 和 B 多升高。

肿瘤平均直径约 10cm，切面多为囊实性或实性，实性区呈黄色或灰白色，囊性区内多含出血。镜下见特征性 Call-Exner 小体，即颗粒细胞环绕成小圆形囊腔，呈菊花样排列，中心含嗜伊红物质及核碎片。Ⅰ期患者 5 年生存率为 85%~95%，Ⅱ~Ⅳ期为 30%~50%。肿瘤进展缓慢，具有晚期复发倾向，中位复发时间 6 年，最长 30 年，预后较好。

（2）幼年型颗粒细胞瘤：主要发生于儿童和年轻女性。95% 为单侧，大体观察与成人型类似，囊实性或实性，形态各异。镜下大多数病例见形状不同、大小不等的明显滤泡状结构，肿瘤细胞呈圆形，缺乏核纵沟，核分裂象常见，Call-Exner 小体少见，但卵泡膜细胞成分常见，10%~15% 呈重度异型性。受卵巢颗粒细胞瘤影响，患者雌激素、孕酮和睾酮水平可能升高，而促性腺激素水平降低。临床以月经不规则或闭经表现多见。少数情况下，肿瘤分泌雄激素，出现男性化症状。青春期前患者以典型同性性早熟，乳房增大、阴毛生长等第二性征为主。多数诊断Ⅰ期，预后良好，5 年生存率达 95%；但晚期侵袭性较成人型强，复发和生存时间相对短，多在 3 年以内。

（3）支持细胞瘤（Sertoli cell tumor）：平均发病年龄 30 岁。1/4 的患者以雌激素或雄激素增多表现为主，多数肿瘤无内分泌功能。单侧居多，常为实性，黄色、大小 4~12cm，大多数由形成中空或实性管状结构的支持细胞构成。诊断时 80% 以上为Ⅰ期，多数为良性。单纯附件切除可治愈。少数细胞中度不典型增生、有丝分裂象活跃及肿瘤细胞坏死，提示肿瘤有恶性潜能，复发风险增高，多见于 10% Ⅰ期和多数Ⅱ~Ⅳ期患者。

（4）环状小管性索肿瘤（sex cord tumor with annular tubule）：组织学特点是出现单纯或复杂的环状小管组成的独特结构，介于支持细胞瘤和颗粒细胞瘤间。分两种类型，一类占 1/3，几乎全部伴发色素沉着息肉综合征（Peutz-Jeghers syndrome，PJS），肿瘤体积小，多双侧和多病灶，呈良性，偶尔被诊断。15%PJS 患者可发生宫颈恶性腺瘤，是一种罕见、高分化的腺癌。另 2/3 不伴 PJS，肿瘤体积相对较大，单侧居多，平均发病年龄 34 岁，以雌激素增多症状为主，15%~20% 为恶性。

【诊断】

根据病史、症状、体征,影像学检查(包括腹盆腔超声、CT/MRI、胸部X线片等)及肿瘤标志物包括血清抑制素、抗苗勒管激素(AMH)、hCG、AFP、乳酸脱氢酶(LDH)和性激素等进行初步诊断,确诊依赖病理诊断。若可疑性腺母细胞瘤且无月经来潮,建议术前完善染色体检测,排除性腺发育不全。

【分期】

参照卵巢癌手术-病理分期(FIGO,2014年)

【治疗】

1. 手术治疗　为主要治疗方法,可经腹或腹腔镜。良性性索-间质肿瘤根据是否保留生育功能决定手术范围。单侧肿瘤行卵巢肿瘤剔除术或患侧切除术;双侧肿瘤可行双侧肿瘤剔除术。绝经后妇女可考虑行全子宫及双侧附件切除术。恶性性索-间质肿瘤手术方法参照卵巢上皮性癌。希望保留生育功能、肿瘤局限于一侧卵巢者,可行保留生育功能的全面分期手术,可不切除淋巴结。注意颗粒细胞瘤或卵泡膜细胞瘤术前需行子宫内膜取样检查,排除子宫内膜癌。完成生育后建议行肿瘤根治性手术。

2. 化疗　Ⅰ期高危患者和Ⅱ～Ⅳ期患者术后辅助治疗为以铂类为基础的化疗。高危因素包括肿瘤破裂、ⅠC期、分化差、肿瘤直径>10~15cm。化疗以紫杉醇联合卡铂(TC)方案为首选,其他方案包括博来霉素、依托泊苷和顺铂联合化疗(BEP)方案或依托泊苷和顺铂联合化疗(EP)方案,一般化疗3~6个疗程。

3. 放疗　治疗作用有限。姑息性局部放疗主要用于局限性病灶或部分复发患者。

4. 内分泌治疗　主要用于复发性颗粒细胞瘤。常用药物如GnRH-a等。

【随访】

随访内容包括病史、体格检查、盆腔检查和肿瘤标志物。术后2年内每3个月随访1次,第3~5年每6个月1次。对行保留生育功能手术的患者,每6个月进行1次盆腔超声检查,发现异常时行腹盆部CT/MRI,必要时进行PET评估。肿瘤标志物包括血清雌激素、雄激素、AFP、hCG、LDH及初诊升高的血清抑制素和AMH等。

【预后】

多为Ⅰ期,较上皮性卵巢癌预后好。Ⅱ～Ⅳ期预后不良,与期别、组织学类型和肿瘤是否完全切除等有关。

四、卵巢生殖细胞肿瘤

卵巢生殖细胞肿瘤(ovarian germ cell tumors)是来源于卵巢原始生殖细胞的一类肿瘤,占卵巢肿瘤的20%~40%。儿童和青少年的卵巢肿瘤60%以上是生殖细胞肿瘤,其中1/3为恶性。成人生殖细胞肿瘤多为良性肿瘤,95%为成熟性畸胎瘤。

【病理】

2014年WHO卵巢生殖细胞肿瘤分为:无性细胞瘤、胚胎性癌、多胚瘤、畸胎瘤[未成熟型、成熟型、成熟伴有癌(鳞状细胞、类癌、神经外胚层、恶性甲状腺肿等)]和胚胎外分化癌(绒毛膜癌、卵黄囊瘤)。主要临床特征为:①多发于年轻妇女及幼女,发病年龄16~20岁。②单侧居多。③对化疗敏感性高,即使复发也很少累及对侧卵巢和子宫,预后较好。因此,对有生育要求的各期别患者,多可行保留生育功能手术。④不同亚型肿瘤有相对特异的肿瘤标志物(表5-26-4)。血清AFP对卵黄囊瘤有特异性诊断价值,未成熟畸胎瘤、混合性无性细胞瘤中含卵黄囊成分者,AFP也可升高。血清hCG对卵巢非妊娠性绒毛膜癌具有诊断价值。因此,对年龄<35岁的盆腔肿物患者需测定血清hCG和AFP。

表 5-26-4　卵巢恶性生殖细胞肿瘤的肿瘤标志物

肿瘤类型	AFP	hCG
无性细胞瘤	−	±
卵黄囊瘤	++	−
未成熟畸胎瘤	±	−
非妊娠性绒毛膜癌	−	+
胚胎性癌	++	+
混合生殖细胞肿瘤	±	±

注:AFP,甲胎蛋白;hCG,人绒毛膜促性腺激素。

1. **无性细胞瘤**(dysgerminoma)　卵巢恶性生殖细胞肿瘤中最常见的类型,好发于青春期及生育期。约 5% 发生于染色体核型异常的女性表型患者的性腺,伴有性腺发育异常及含有 Y 染色体异常核型。染色体异常的肿瘤可能发生退行性变或恶变,最常见为无性细胞瘤。因为 40% 含 Y 染色体的成性腺细胞瘤会发生恶变,故此类患者一经诊断,建议行双侧卵巢切除术。

肿瘤 80% 为单侧,5% 患者因混合合体滋养细胞,血清 hCG 有升高。肿瘤一般体积较大,切面多呈实性、质软鱼肉样、色泽粉红至棕褐或奶油样,呈分叶状。镜下见瘤细胞体积大而一致,胞质空亮,充满糖原,细胞核居中,有一个或多个明显核仁,核分裂象多见,瘤细胞排列成巢状或条索状。对放疗和化疗敏感。即使病变进展者,化疗后生存率仍较高。

2. **卵黄囊瘤**(york sac tumors)　又名内胚窦瘤(endodermal sinus tumor),占恶性卵巢生殖细胞肿瘤的 20%,1/3 患者初潮前发病。单侧居多,质地较脆,局部坏死、出血,常伴囊性变和破裂。镜下多种组织学形态混合存在,高度异质性。常见为疏松网状和内皮窦样结构,典型病例中可见 Schiller-Duval 小体。瘤细胞产生 AFP,可作为肿瘤特异标志物。肿瘤恶性程度高,生长迅速,早期可发生局部与远处转移,预后差,但对化疗敏感。

3. **畸胎瘤**(teratoma)　是来源于生殖细胞的肿瘤,具有向体细胞分化的潜能,大多数肿瘤含有至少 2 个或 3 个胚层组织成分。根据肿瘤分化程度,分为成熟性与未成熟性。

(1)成熟性畸胎瘤(mature teratoma):是最常见的卵巢良性肿瘤,占卵巢肿瘤的 20%,卵巢畸胎瘤的 95%。由成熟的内、中、外胚层组织构成,以外胚层来源的皮肤及其附件成分构成的囊性畸胎瘤居多,又称皮样囊肿(dermoid cyst)。偶见单一胚层分化,形成高度特异性畸胎瘤,如卵巢甲状腺肿,可分泌甲状腺素,甚至引起甲亢。

肿瘤多数为囊性,切面可为单房或多房,充满皮脂腺样物和毛发,有时可见牙齿;囊内典型可见 1 个或多个隆起结节,又称"头节"。镜下见三胚层分化的成熟组织,杂乱排列,以鳞状上皮、皮脂腺、毛囊及脂肪等多见;其次为软骨、神经胶质、神经细胞等;其他如甲状腺和胃肠上皮等少见。"头节"上皮细胞可发生癌变,以鳞状细胞癌多见。

各年龄均可发病,平均发病年龄 30 岁。早期多无症状,肿瘤体积增大时,出现腹胀、腹痛及压迫症状等。直径 >5cm 者易发生卵巢囊肿蒂扭转,是最常见的妇科急腹症之一。另外,肿瘤亦可发生破裂、感染等。发生恶变率 2%~4%,多见于绝经后妇女,预后差。

(2)未成熟畸胎瘤(immature teratoma):属恶性肿瘤,占卵巢恶性生殖细胞肿瘤的 20%,畸胎瘤的 3%,多见于年轻女性。

肿瘤单侧居多,呈实体分叶状,含有许多小的囊腔;1/3 肿瘤穿透包膜并局部浸润。镜下在与成熟畸胎瘤相似的组织结构背景上,可见数量不等的未成熟胚胎组织,主要是神经外胚层菊形团或原始神经管。肿瘤组织中查见未成熟组织是未成熟畸胎瘤和成熟囊性畸胎瘤的主要不同。根据未成熟神经组织含量,将肿瘤分为 1、2 和 3 级。其复发转移率较高,预后与期别相关。未成熟畸胎瘤可伴发腹膜散在成熟组织种植灶,但并不影响肿瘤分期或预期生存率。2/3 患者确诊时为 I 期,5 年生存率为 90%。

4. 混合型生殖细胞肿瘤(mixed germ cell tumors)　由两种或两种以上不同的生殖细胞肿瘤成分组成,其中至少一种为原始生殖细胞。10% 的生殖细胞肿瘤患者存在混合型细胞分化。无性细胞瘤和卵黄囊瘤混杂最常见。因此,初诊为单纯无性细胞瘤患者存在血清 hCG 和 AFP 升高时,须进行病理组织学检查,进一步寻找生殖细胞其他成分的存在依据。治疗方案和预后则取决于非无性细胞瘤成分。

【诊断】

根据患者年龄、病史、症状、体征、影像学检查包括盆 / 腹腔超声、CT/MRI 或 PET、胸部 X 线片及肿瘤标志物包括血 hCG、AFP 和 LDH 等进行初步诊断,确诊依赖病理诊断。

【分期】

参照卵巢癌手术 - 病理分期(FIGO,2014 年)

【治疗】

治疗以手术为主,恶性患者术后需辅以化疗。

1. 手术　对无生育要求的患者,行全面分期手术。儿童或年轻、希望保留生育患者,无论期别,均可行保留生育功能的分期手术,但可不切除淋巴结。复发患者仍主张积极手术。

2. 化疗　除 I 期无性细胞瘤、I A 期 G1 未成熟畸胎瘤及部分 I A 期和 I B 期的儿童和青春期患者外,其他术后均需化疗。生殖细胞肿瘤对化疗较为敏感。常用化疗方案中,博来霉素、依托泊苷和顺铂联合化疗(BEP)方案与博来霉素、长春碱及顺铂联合化疗(BVP)方案疗效相当,但毒性较弱。对年轻、要求保留生育功能的患者,可于化疗前 2 周开始注射 GnRH-a 直至化疗结束,以保护卵巢功能。

3. 放疗　无性细胞瘤对放疗敏感,但鉴于放疗对卵巢功能破坏和患者年轻,一般仅用于复发耐药患者。

【随访】

大多数复发发生在治疗后 2 年内。术后第一个 2 年内,每 3 个月随访 1 次;术后第 3~5 年,每 6 个月 1 次;术后 5 年以上者,每年进行 1 次随访。内容包括:病史,体格检查,盆腔超声检查,肿瘤标志物包括 AFP、hCG 和 LDH 等,以及超声检查。发现异常时,行 CT/MRI 或 PET 检查。

【预后】

总体预后较好,5 年生存率达 85%。但卵黄囊瘤、胚胎癌、非妊娠性绒毛膜癌恶性度高,预后差。Ⅱ ~ Ⅳ 期患者生存率低,确诊后 2 年内死亡率超过 90%。预后不良因素与组织类型、临床期别、术后残余病灶等有关。

五、卵巢转移性肿瘤

其他器官或组织的原发性肿瘤转移至卵巢形成的肿瘤均称为卵巢转移性肿瘤(metastatic tumor of the ovary)或卵巢继发性肿瘤(secondary tumor of ovary)。占卵巢肿瘤的 5%~10%,约 90% 来源于胃肠道肿瘤、乳腺肿瘤和子宫内膜癌。

【转移途径】

1. 血行转移　是主要转移途径。多见于晚期肿瘤患者,常伴有其他转移灶,且转移瘤多位于卵巢表面表浅皮质,镜下有血管浸润。绝经前女性卵巢血管丰富,易发生血行转移。另外,胃肠道的血液回流和卵巢血液回流有关,即肠系膜上、下静脉与卵巢静脉有直接或间接吻合,可发生卵巢转移。

2. 淋巴转移　是胃肠、泌尿生殖道和乳腺肿瘤等肿瘤的转移途径。盆腔内器官的淋巴通道沿髂动脉排列,且与腹主动脉旁淋巴管沟通,卵巢、输卵管、子宫和阴道淋巴管相互交通成淋巴网。因此,盆腔内任何器官的癌细胞均可形成卵巢转移瘤。上腹部器官的癌细胞,尤其是消化道癌,常形成癌栓并栓塞淋巴管,造成癌栓沿淋巴道流至腰淋巴及盆腔淋巴结,而后进入卵巢淋巴系统形成转移瘤。乳腺癌的癌细胞通过胸大肌、深筋膜的淋巴管下行,经肋间、腹壁淋巴管到达胃旁区,再沿上消化道路径转移至卵巢。

3. **直接浸润**　是盆腔邻近器官原发肿瘤的主要播散途径。如泌尿道、乙状结肠、阑尾、子宫、输卵管等癌细胞直接蔓延到卵巢。

4. **体腔播散种植**　腹腔脏器肿瘤的癌细胞脱落到腹腔,在卵巢表面及盆腔、腹膜内器官等处形成转移灶。

5. **输卵管腔播散种植转移**　子宫内膜癌和输卵管癌,偶尔宫颈癌或子宫肉瘤的脱落癌细胞,通过输卵管腔种植到卵巢表面,形成转移灶。

【临床表现】

90% 以上转移性肿瘤来源于胃肠道、乳腺和子宫内膜癌,少数来源于白血病、胰腺癌、泌尿道癌、恶性淋巴瘤等。因此,可有原发肿瘤的临床表现。而卵巢转移性肿瘤的临床症状与原发性卵巢肿瘤相似,多为非特异性,包括盆腔包块、腹水和阴道出血等;少数患者存在内分泌异常,如月经紊乱、绝经后出血等。通常发生在原发恶性肿瘤诊断后几年内,是恶性肿瘤已达晚期的表现。少数卵巢转移性肿瘤切除后数个月甚至数年仍找不到原发肿瘤。

【病理】

约 70% 患者为双侧卵巢病变,卵巢实质或表面多发结节,但大小与质地各异。镜下特征与原发肿瘤一致。如为腺癌,多呈结节生长,卵巢表面局灶性肿瘤种植,表现为纤维组织增生性间质中埋有瘤细胞,可见瘤组织侵犯淋巴管或血管,提示转移性病变。其他特征局限于髓质的小肿瘤,可以浸润卵泡结构。

【诊断与鉴别诊断】

症状与体征无特异性,术前诊断率低。因此,临床查体凡遇到双侧实性、活动的附件包块,疑诊卵巢转移性肿瘤,术前检查应积极寻找原发肿瘤。应进一步了解消化道、乳腺等部位的恶性肿瘤病史,结合症状和体征等与原发卵巢肿瘤进行鉴别诊断。最后确诊依赖病理诊断。

卵巢转移性肿瘤主要特点:①双侧卵巢受累;②多结节状生长;③卵巢表面种植;④小腺体、小管或单个细胞不规则浸润间质;⑤卵巢门受累;⑥广泛的淋巴管侵犯;⑦具有不同免疫标记物。原发卵巢肿瘤主要特点:①肿瘤大小 >10cm;②卵巢表面光滑;③有良性或交界性肿瘤区;④"膨胀性"浸润生长;⑤微小囊腔,通常 >2mm;⑥复杂的乳头状结构;⑦特异性免疫标记物。

卵巢库肯勃瘤(Krukenberg tumor of the ovary)是指具有独特组织学形态的卵巢转移性腺癌,以充满黏液的多形性、含有黏蛋白、小周边核的黏液细胞——印戒细胞为组织特征,常伴有卵巢间质肉瘤增生。其占卵巢转移瘤的 3%~8%,多数来源于胃癌,其他来源于乳腺癌和子宫颈癌等非消化器官肿瘤。双侧居多,切面呈白色,实性,中等硬度,呈半透明胶样。瘤内有坏死、出血和囊性变,形成大小不等似海绵状的小囊腔,囊腔内含有黏液或血性液。镜下主要为多形性印戒细胞和致密的肉瘤样梭形间质细胞密切混合,形成多个界限不清的结节。临床疑诊时,术前通过影像学、肿瘤标志物 CEA 和 CA19-9,必要的胃镜或结肠镜检查,以寻找原发病灶,对制订治疗方案和预后判定等均有帮助。

【治疗】

根据患者全身情况,以手术治疗为主。妇科基本手术范围包括全子宫及双侧输卵管卵巢切除。切除卵巢继发性转移瘤,以减轻症状,明确诊断;同时争取同期外科切除原发肿瘤,改善预后。术后根据原发肿瘤病理类型选择化疗或放疗方案。如胃肠道转移至卵巢肿瘤常用 FOLFOX 方案,药物包括氟尿嘧啶、四氢叶酸和草酸铂。

【随访】

参照原发恶性肿瘤的随访原则。

【预后】

卵巢转移性肿瘤的预后差。来源于妇科器官的卵巢转移性肿瘤术后 5 年生存率 47%,非妇科器官的卵巢转移性肿瘤术后 5 年生存率约 20%。

小结

卵巢肿瘤是常见的妇科肿瘤,其组织学类型繁多。主要有上皮性肿瘤、性索 - 间质肿瘤、生殖细胞肿瘤和转移性肿瘤四大类。

卵巢良性肿瘤一般无症状,常在妇科普查时发现。卵巢恶性肿瘤早期常无特异症状。晚期主要症状为腹胀、腹部肿块、腹腔积液及其他消化道症状。

卵巢肿瘤并发症有蒂扭转、破裂、感染和恶变。

卵巢上皮性肿瘤是卵巢肿瘤最常见的病理类型,包括良性、交界性和恶性。卵巢上皮性癌 70%~80% 发现时已是晚期,预后差。治疗以手术治疗为主,辅以化疗。早期行全面的分期手术,晚期则行肿瘤细胞减灭术和术后系统治疗。术后辅以铂类为基础的联合化疗。早期年轻患者保留生育功能需要严格掌握指征。

卵巢生殖细胞肿瘤 60% 以上发生在儿童和青少年。对于年轻、有生育要求的卵巢恶性生殖细胞肿瘤患者,保留生育功能手术不受期别限制。

卵巢性索 - 间质肿瘤因常有激素分泌特征,又称为“功能性肿瘤”。

思考题

1. 试述卵巢肿瘤的组织学分类。
2. 卵巢肿瘤并发症有哪些?
3. 如何鉴别良性和恶性卵巢肿瘤?
4. 试述卵巢肿瘤的治疗原则和常用化疗方案。
5. 简述卵巢转移性肿瘤的转移途径。

(鹿　欣　王医术　李小平)

第三节　卵巢排卵障碍与内分泌疾病

一、性早熟

【定义】

性早熟(precocious puberty)指女孩 8 岁以前出现第二性征。

【病因及分类】

1. 促性腺激素释放激素(GnRH)依赖性性早熟　GnRH 依赖性性早熟又称中枢性性早熟(central precocious puberty,CPP),或真性性早熟。由于下丘脑 GnRH 提前释放,使下丘脑-垂体-卵巢轴整体激活,患儿的性器官、性征发育程序和内分泌改变与正常青春期发育相似,呈进行性直至完全性成熟且具备生育能力是 CPP 的重要特征,亦是与非 GnRH 依赖性性早熟的鉴别要点。

2. 非 GnRH 依赖性性早熟　非 GnRH 依赖性性早熟又称外周性性早熟,或假性性早熟。因内源性或外源性激素过早、过多地刺激靶器官所致。

3. 不完全性(部分性)性早熟　出现单纯性阴毛早生、单纯性乳房过早发育或单纯早初潮。

【诊断与鉴别诊断】

1. 病史　询问第二性征出现的时间及顺序;有无生长骤然加速及月经来潮。

2. 症状　有无视力障碍、甲状腺功能减退等异常表现。

3. 体检　测量身高、体重,判断有无生长加速;检查乳房大小、乳晕着色情况(按 Tanner 分期评估);观察阴毛多少及分布,检查外生殖器发育、肛指诊了解子宫发育及有无附件肿块等。

4. 辅助检查

(1)盆腔 B 超探测子宫体长度>3.5cm,卵巢容积>1ml 或任何一侧卵巢有 4 个以上直径≥4mm 的卵泡,均提示已进入青春发育状态。

(2)黄体生成素(LH)升高达 3.1~5.0U/L 可作为初筛标准,如 LH>5.0U/L,可确定性腺轴启动,无须 GnRH 激发试验。如 LH 值不稳定时,可进行 GnRH 激发试验。

(3)手腕 X 线平片评定骨龄,超过生活年龄 1 岁视为提前。

(4)CT 或 MRI 检查,可协助诊断脑部或肾上腺肿瘤。

(5)检测甲状腺、肾上腺皮质功能及生长激素等,除外其他内分泌疾病。

【女性性早熟的治疗】

1. 对症治疗

(1)若为卵巢肿瘤、肾上腺皮质或中枢神经系统肿瘤者,肿瘤切除后其提前发育的副性征可自然消退。

(2)先天性肾上腺皮质增生或原发性甲状腺功能减退者,酌情予以皮质醇或补充甲状腺素替代治疗。

(3)外科矫形:外生殖器男性化者可行外阴矫形手术。

2. 中枢性性早熟的药物治疗

(1)治疗目的:最大限度地缩小患儿与同龄人之间的差距,包括:①改善最终成年身高;②减缓第二性征的成熟速度;③推迟初潮早现;④保护相应的心理行为。

(2)药物选择:促性腺激素释放激素类似物(gonadotropin releasing hormone analogy,GnRHa)是目前国内外治疗 CPP 的主要药物。常用药物有曲普瑞林和亮丙瑞林,建议剂量为 80~100μg/kg,或采用通常剂量 3.75mg,每 4 周 1 次。维持剂量可因人而异,并根据治疗中药物反应及生长状况适时进行调整。

(3)停药后监测:治疗结束后应每半年复测身高、体重和副性征恢复以及性腺轴功能恢复情况。

二、异常子宫出血

正常子宫出血即月经,是指伴随卵巢周期性变化而出现的子宫内膜周期性脱落及出血。月经以周期性及自限性为特点,具备"四要素":周期(21~35d,平均 28d)、规律性(近 1 年月经周期的变化<7d)、经期长度(2~8d,平均 4~6d)和经量(20~80ml)。

异常子宫出血(abnormal uterine bleeding,AUB)是妇科临床常见疾病,该病限定于生育期非妊娠妇女,青春期前、绝经后以及妊娠和产褥相关的出血均不在此诊断范畴。如果出血源自子宫腔,出现月经周期、规律性、经期和经量的改变,即为 AUB,见表 5-26-5。此外,还会出现月经间期出血和不规则出血。

AUB 根据发病病程,可分为急性和慢性两种:前者为短期内发生的严重大量出血,需要紧急处理以防进一步出血导致贫血;后者为近 6 个月内至少出现 3 次 AUB,无须紧急处理,但需进行规范诊疗,以预防急性 AUB 发生。

表 5-26-5 正常子宫出血(月经)与 AUB 术语的范围

月经的临床评价指标	术语	范围
周期频率	月经频发	<21d
	月经稀发	>35d
周期规律性 (近 1 年的周期之间的变化)	规律月经	<7d
	不规律月经	≥ 7d
	闭经	≥ 6 个月无月经
经期长度	经期延长	>8d
	经期过短	<3d
月经量	月经过多	>80ml
	月经过少	<5ml

(一)异常子宫出血的病因分类

2013 年国际妇产科联盟(FIGO)颁布的指南中,根据 AUB 的病因设立 "PALM-COEIN" 分类系统,该系统由两大类 9 个亚型组成,每一字母代表一个 AUB 病因的英文首字母,即息肉(polyp,P)、子宫腺肌病(adenomyosis,A)、平滑肌瘤(leiomyoma,L)、恶性肿瘤和增生(malignancy and hyperplasia,M)、凝血病(coagulopathy,C)、排卵功能障碍性(ovulatory dysfunction,O)、子宫内膜性(endometrial,E)、医源性(iatrogenic,I)和未分类(not yet classified,N)。

"PALM" 部分包括了因子宫器质性病变所致的 AUB,约占总 AUB 发病率的 19%,而 "COEIN" 部分涵盖了非器质性病变所致的 AUB,约占 81%。该分类系统将 AUB 进行了清晰明了的病因归类,更利于临床上对 AUB 的诊断和分类治疗。

AUB-O 在 AUB 中最为常见,约占 50%。其排卵障碍包括稀发排卵、无排卵及黄体功能不足,临床表现为月经周期、经期、经量改变,严重者可引起大出血和重度贫血。AUB-O 主要由下丘脑 - 垂体 - 卵巢轴(HPO)功能异常引起,多发于青春期和绝经过渡期,生育期女性也可因 PCOS、肥胖、高催乳素血症、甲状腺疾病等引起。

根据 2014 年中华医学会妇科科学分会内分泌学组建议,目前已不再使用 "功能失调性子宫出血(功血)" 这一概念。在此,主要介绍 AUB-O 的诊断和治疗。关于 "PALM-COEIN" 其他病因部分的诊疗请参见相应章节。

(二)无排卵性异常子宫出血

1. **病因及病理生理变化** 正常育龄期女性子宫内膜的周期性变化受 HPO 轴调节。下丘脑产生的促性腺激素释放激素(GnRH)促使腺垂体分泌 FSH 和 LH 入血,作用于靶器官卵巢。FSH 可促进卵泡生长、成熟并分泌雌激素,随着卵泡发育、雌激素分泌增加,子宫内膜逐渐增生,出现腺上皮细胞增生活跃,有核分裂象;腺体增多,弯曲;螺旋小动脉逐渐发育,管壁变厚,管腔增大。当血中雌激素达到一定浓度时,对下丘脑和腺垂体产生反馈作用,负反馈抑制 FSH 分泌而正反馈促进 LH 分泌。当卵泡发育接近成熟,雌激素分泌达到高峰并持续 48h,促使下丘脑和垂体产生正反馈,形成 FSH 和 LH 高峰,协同促使卵巢排卵。排卵后卵巢黄体形成,产生大量孕激素和雌激素,使子宫内膜进入分泌期。

子宫内膜在孕激素的作用下开始呈现分泌反应,血管增加、弯曲、间质水肿疏松;子宫内膜厚且松软,含丰富营养物质,有利于受精卵着床。当孕激素增加到一定浓度时,开始负反馈作用于下丘脑和垂体,抑制 LH 的释放,如未妊娠,黄体退化,血中孕激素和雌激素减少,子宫内膜功能层皱缩坏死,脱落出血,形成月经。性激素减少的同时,解除了对下丘脑的抑制,使其得以再度分泌 GnRH,于是开始新的周期。自青春期开始,子宫内膜功能层受 HPO 轴调节所发生的上述周期性剥脱、出血、增生和修复过程,即称月经周期。HPO 轴又受到大脑皮质和中枢神经系统的调节,因此很多因素,如精神过度紧张、应激、恐惧、忧伤、环境和气候改变、长期过度劳累或营养不良、贫血、代谢紊乱、甲状腺或肾上腺皮质功能异常等,均可通过大脑皮质和中枢神经系统引起 HPO 轴功能失调或者靶器官效应异常,导致 AUB 发生。

无排卵性异常子宫出血多见于青春期和绝经过渡期,在生育期也可发生,但其机制各不相同。青春期 AUB-O 主要由于 HPO 轴发育不完善,下丘脑、垂体与卵巢间尚未建立稳定的正常反馈,卵巢虽有卵泡生长和少量雌激素分泌,刺激子宫内膜增殖,但卵泡发育到一定程度后发生闭锁,难以形成成熟卵泡而无排卵,子宫内膜无孕激素拮抗,无法发生规律性剥脱出血,因而导致异常出血。而绝经过渡期妇女的卵巢功能逐渐衰退,卵泡近于耗尽,剩余卵泡对垂体促性腺激素的反应低下,雌激素分泌量减少,促性腺激素分泌反馈性增加,其中 FSH 比 LH 水平更高,不能形成排卵期前 LH 高峰,故不排卵。而生育期女性的排卵障碍主要由于 HPO 轴功能紊乱引起,与高雄激素、肥胖、胰岛素抵抗等多种因素相关,其代表性疾病为多囊卵巢综合征,详见相关章节。

无排卵性异常子宫出血是由单一雌激素作用而无孕酮拮抗导致的出血,其出血模式有两种:雌激素撤退性出血和雌激素突破性出血。雌激素撤退性出血是指在单一雌激素的持久刺激下,子宫内膜持续增殖。此时,若有一批卵泡同时闭锁,或由于大量雌激素对 FSH 的负反馈作用,使雌激素水平突然下降,内膜因失去雌激素支持而剥脱,发生雌激素撤退性出血,这与外源性雌激素撤药所引起的出血相似。雌激素突破性出血有两种类型:①雌激素缓慢累积,维持在阈值水平。子宫内膜受阈值水平雌激素持续刺激,少量内膜破溃,发生间断少量出血。由于仅有雌激素刺激,子宫内膜修复缓慢,表现为出血淋漓,持续时间长。②雌激素较长时期累积维持在较高水平,子宫内膜持续增厚。因无排卵,无孕激素转化内膜到分泌期,持续增殖的子宫内膜质地脆弱,极易脱落出血而且局部修复困难,因此表现为淋漓不断的少量出血或者短期内闭经后的大量出血。

无排卵性异常子宫出血时,出血的性状还与子宫内膜出血自限机制缺陷有关。主要表现为①子宫内膜组织脆性增加:在单纯雌激素的作用下,子宫内膜间质因缺乏孕激素作用而反应不足,致使子宫内膜组织脆弱,容易自发破溃出血;②子宫内膜脱落不完全:由于雌激素波动,子宫内膜脱落不规则和不完整,难以有效刺激内膜的再生和修复;③血管结构与功能异常:单一雌激素的持续作用,子宫内膜破裂的毛细血管密度增加,小血管多处断裂,加之缺乏螺旋化,收缩不利,造成流血时间延长,流血量增多;④凝血与纤溶异常:多次组织的破损活化纤溶酶,引起更多的纤维蛋白裂解,子宫内膜纤溶亢进,凝血功能缺陷;⑤血管舒缩因子异常:增生期子宫内膜前列腺素 E_2(PGE_2)含量高于 $PGF_{2\alpha}$,过度增生的子宫内膜 PGE_2 含量和敏感性更高,血管易于扩张,出血增加。

2. 子宫内膜的病理变化 根据体内雌激素水平的高低和持续作用时间长短,以及子宫内膜对雌激素反应的敏感性,子宫内膜可表现出不同程度的增生性变化,少数呈萎缩性变化。

(1)增殖期子宫内膜:子宫内膜所见与正常月经周期的增殖期内膜无区别,只是在月经周期后半期甚至月经期仍表现为增殖期形态。

(2)子宫内膜增生(endometrial hyperplasia):子宫内膜增生的分类在国内外尚不统一。近年循证医学证据表明,无不典型增生和伴有不典型增生的子宫内膜增生患者,在治疗和预后中存在很大差异。因此,2014 年 WHO 对子宫内膜增生的分型方法进行了修订,根据是否存在细胞不典型将子宫内膜增生分为两类:

1)子宫内膜增生不伴不典型增生(endometrial hyperplasia without atypia,EH):指子宫内膜腺体过

度增生伴有腺体大小和形态的不规则,腺体和间质比例增加,但没有明显的细胞异型性(图 5-26-10A)。这一类型包括既往病理诊断的子宫内膜单纯性增生(simple hyperplasia)和大部分复杂性增生(complex hyperplasia),是雌激素长期作用于子宫内膜而无孕激素拮抗的结果,EH 进展为分化良好的子宫内膜癌的风险较低,为 1%~3%。

2)子宫内膜不典型增生(atypical hyperplasia,AH):指过度增生的子宫内膜腺体存在细胞的异型性,但缺乏明确浸润的证据。镜下可见腺体结构异常的基础上,同时伴有腺上皮细胞的异型性,腺体呈管状或分支拥挤排列,腺体比例超过间质,仅有少量间质。伴有细胞的异型性,表现为细胞核增大、多形、极性消失及核仁明显(图 5-26-10B)。发生子宫内膜癌的风险较高,属于癌前病变。AH 平均发病年龄为 53 岁,25%~40% 的 AH 患者同时存在子宫内膜癌。1/4~1/3 的 AH 患者在诊断后 1 年内发现子宫内膜癌。AH 患子宫内膜癌的长期风险增加 14~45 倍。

(3)萎缩型子宫内膜:内膜萎缩菲薄,腺体少而小,腺管狭而直,腺上皮为单层立方形或矮柱状细胞,间质少而致密。

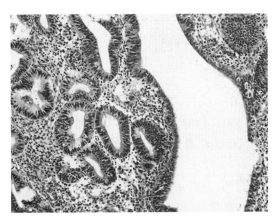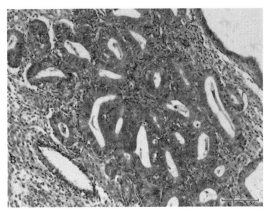

图 5-26-10 无排卵性异常子宫出血子宫内膜病理改变

A. 子宫内膜增生不伴不典型增生:子宫内膜腺体增多,伴有扩张,上皮细胞复层化,无细胞异型性;

B. 子宫内膜不典型增生:子宫内膜腺体增生明显,排列拥挤,可见上皮细胞异型性。

3. 临床表现 少数无排卵妇女可有规律的月经周期,临床上称"无排卵月经",但多数不排卵女性表现为月经紊乱,即失去正常周期和出血自限性,出血间隔长短不一,短则几日,长则数个月;出血量多少不一,出血量少者只有点状出血,多者大量出血,不能自止,导致贫血或休克。出血的类型取决于雌激素的水平及其下降速度、雌激素对子宫内膜持续作用的时间及子宫内膜的厚度。出血期间一般无腹痛或其他不适,出血多、时间长可有贫血、感染表现。此外,依据排卵障碍病因不同,患者可有痤疮、多毛、肥胖、溢乳等症状。

4. 诊断 凡诊断 AUB-O 之前必须首先除外生殖道或全身器质性病变所致的出血。

(1)病史:应关注患者年龄、月经史、婚育史及避孕措施;AUB 的起始时间、发病原因、病情演变、治疗经过及既往的检查结果;既往服药治疗历史及其效果;是否存在引起 AUB 的内分泌疾病或凝血功能障碍性疾病病史,有无引起出血的全身性或生殖系统器质性病变;注意除外与妊娠有关的疾病;有无使用性激素或避孕药不当引起子宫出血的可能等。

(2)体格检查:初诊时必须查体,尤其对于急性 AUB 及治疗效果不满意的 AUB 患者。包括全身检查和妇科检查,全身查体需注意生命体征和患者一般情况,及时发现相关线索,如肥胖、消瘦、甲状腺肿大、多毛、溢乳、皮肤瘀斑或色素沉着、有无盆腹腔包块、盆腹部压痛等。有性生活史者均应行阴道窥器视诊,并行盆腔检查,以确定出血来源,排除子宫颈及阴道病变;无性生活史者经肛门直肠检查,以排除盆腔异常情况。

(3)辅助检查:主要目的是鉴别诊断和确定病情的严重程度及是否有合并症。

1）血常规检查：非常必要，酌情行凝血功能等检查。

2）尿妊娠试验或血 hCG 检测：除外妊娠相关疾病。

3）盆腔超声检查：十分重要，有助于了解子宫内膜厚度及回声，明确有无宫腔占位性病变及其他生殖道器质性病变等。

4）基础体温测定：是诊断 AUB-O 最简单、有效的常用手段。AUB-O 的基础体温呈单相型（图 5-26-11）。

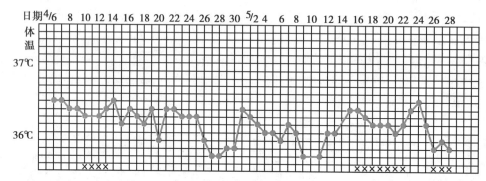

图 5-26-11   基础体温单相型（无排卵性异常子宫出血）

5）生殖内分泌测定：如果月经周期规则，在下次月经前 5~9d（相当于黄体中期）测定血清孕酮，有助于评估是否有排卵。月经周期规则者，月经来潮的 5d 内（早卵泡期）测定基础生殖内分泌（FSH、LH、PRL、雌二醇和睾酮），周期不规则者可在就诊的当日抽血检测，有助于分析无排卵的病因。建议同时查甲状腺功能。

6）诊断性刮宫（dilation and curettage, D&C）：诊断性刮宫兼有止血和诊断的作用。对年龄 ≥ 45 岁、长期不规律子宫出血、有子宫内膜癌高危因素（如高血压、肥胖、糖尿病等）、超声检查提示子宫内膜过度增厚且回声不均匀、药物治疗效果不满意者应行诊刮并行病理检查，止血同时以除外子宫内膜病变。对于大量出血患者，可随时诊刮，尽快止血同时除外子宫内膜病变；但如想了解有无排卵或黄体功能，应选择在月经来潮 12h 内刮宫；为明确是否为子宫内膜不规则脱落，需在月经第 5 天诊刮。

7）宫腔镜检查：可直接观察到宫颈管、子宫内膜的生理和病理情况，直视下在可疑病变处取活检比盲取诊断率提高。

8）宫颈黏液结晶检查：卵泡期随雌激素水平升高，可先后出现不典型结晶和典型羊齿植物叶状结晶。如果月经前仍可见羊齿状结晶表示无排卵。已较少应用。

9）阴道脱落细胞涂片检测：体内雌激素水平不同，细胞涂片可表现为各层鳞状上皮细胞成分及数量不同，因此该检查可间接反映卵巢功能。已较少应用。

5. **鉴别诊断**

（1）全身性疾病：血液病、肝功能损害、甲状腺功能亢进或减退等。

（2）异常妊娠或妊娠并发症：流产、异位妊娠、子宫复旧不良、胎盘残留、妊娠滋养细胞疾病等。

（3）生殖系统感染：急性或慢性子宫内膜炎、子宫肌炎等。

（4）生殖系统器质性病变：子宫内膜息肉、子宫内膜癌、宫颈癌、子宫肌瘤、卵巢肿瘤等。

（5）生殖道损伤：阴道、宫颈裂伤出血。

（6）医源性因素：性激素类药物使用不当、宫内节育器或异物引起的 AUB。

6. **治疗**   AUB-O 的治疗原则：急性出血期尽快止血，维持生命体征稳定，纠正贫血，必要时给予输液、输血等支持治疗；血止后调整月经周期，预防子宫内膜增生和 AUB 复发。有生育要求者行促排卵治疗，完成生育后应长期随访。

由于 AUB-O 涉及从初潮到绝经的各年龄段，不同年龄段常见病因不同，临床表现多样，患者需求不同,治疗措施需全面考量、因人而异。应根据年龄、病情、子宫内膜病理检查结果和有无生育要求等多方因素确定治疗方案。青春期 AUB-O 以止血、调整月经周期、诱发自身排卵周期为主;生育期 AUB-O 以止血、调整月经周期、促排卵为主;绝经过渡期 AUB-O 以止血、调整月经周期、减少经量、防止子宫内膜病变为主。临床常用性激素类药物以止血和调整月经周期;出血期可辅以促进凝血和抗纤溶药物;有指征者需手术治疗。

(1)止血:性激素为首选药物,包括孕激素、复方口服短效避孕药、雌激素等,以使用最低有效剂量药物为原则。为尽快止血采用较大剂量时,应及时合理调整剂量,治疗过程应严密观察,以免因性激素应用不当引起医源性出血及其他并发症。对大量出血患者,应在性激素治疗的 6h 内见效,24~48h 内出血基本停止。若 96h 仍不止血,应考虑有器质性病变存在的可能。

1)孕激素:孕激素是常用的 AUB-O 止血药物,根据患者年龄、一般情况、出血量和出血时间等采用两种不同的孕激素止血方法:

对于患者体内已有一定雌激素水平,表现为阴道出血淋漓不断,出血量不大,血红蛋白 >80g/L、生命体征平稳的患者,可采用"子宫内膜脱落法",通过使用小剂量孕激素,使雌激素作用下持续增殖的子宫内膜转化为分泌期,停药后内膜脱落较完全,故又称"药物性刮宫"。此方法适用于各年龄段 AUB-O 的止血。因近期停药后必然会有撤退出血,故不适用于严重贫血患者。具体用法:地屈孕酮片 10mg,口服,每日 2 次,共 10d;黄体酮 20~40mg,肌内注射,每日 1 次,共 3~5d;停药后 1~3d 发生撤退性出血,约 1 周内血止。

对于子宫出血量较多的围绝经期或者生育年龄 AUB-O 患者,为迅速止血,可采用较大剂量高效合成孕激素,短期内使子宫内膜萎缩,达到止血目的,又称"子宫内膜萎缩法"。此法不适用于青春期患者。具体用法:炔诺酮首剂量为 5mg,每 8 小时 1 次。待血止 2~3d 后每隔 3 天递减 1/3 量,直至维持量为 2.5~5.0mg/d;维持该剂量至血红蛋白正常,希望月经来潮时停药即可,停药后 3~7d 发生撤退出血。也可用甲羟孕酮 10~30 mg/d,或左炔诺孕酮 1.5~2.25mg/d,用法同前。

2)复方短效口服避孕药:适用于各种 AUB-O 的治疗。雌激素使长期受雌激素影响,处于不同增殖期和脱落中的子宫内膜同步增殖,孕激素对其同步进行转化,因此止血效果较好。使用方法为 1 片 /次,急性大量出血时给予 2~3 次 /d,大多数出血可在 1~3d 完全停止。血止 3d 后每 3 天减 1 片,直至 1 片 /d。维持该剂量至血红蛋白正常,希望月经来潮时停药即可。严重持续无规律出血建议连续用复方短效口服避孕药 3 个月等待贫血纠正。此方法止血效果好、价格低、使用方便,但禁用于有避孕药禁忌证的患者。

3)雄激素:雄激素有拮抗雌激素的作用,能增强子宫平滑肌及子宫血管张力,减轻盆腔充血而减少出血量,可给丙酸睾酮 25~50mg/d,肌内注射,用 1~3d。但大出血时雄激素不能立即改变内膜脱落过程,也不能使其立即修复,单独应用止血效果不佳。

4)雌激素:应用大剂量雌激素迅速提高血中雌激素浓度,促使子宫内膜生长,短期内修复创面而止血,适用于血红蛋白低于 80g/L 的青春期异常子宫出血,也称"子宫内膜修复法"。但因该方法应用雌激素剂量大,副作用大,目前临床已较少使用。

5)GnRH-a:通过抑制 FSH 和 LH 分泌,降低雌激素至绝经后水平,可用于止血的目的。但因需较长时间起效,因此不能用于急性大出血的止血。应用 GnRH-a 治疗大于 3 个月,推荐应用雌激素反向添加治疗。

6)诊断性刮宫术:诊刮可迅速止血,并具有诊断价值,可了解内膜病理,除外恶性病变。对于绝经过渡期及病程长的育龄期患者应首选诊刮术;对于近期已行诊刮及子宫内膜病理检查、除外恶变或癌前病变者不必反复刮宫。对未婚无性生活史的青少年除非要除外内膜病变,不应轻易行诊刮术,仅适用于大量出血且药物治疗无效而需立即止血或检查子宫内膜病理者。宫腔镜下刮宫有利于提高诊断率。

(2)调节周期

1）孕激素定期撤退法：建议使用天然孕激素或地屈孕酮。可于撤退性出血第 15 天起，使用地屈孕酮 10~20mg/d，或微粒化孕酮 200~300mg/d，用药 10d。酌情应用 3~6 个周期。适用于各年龄段患者的调整周期使用。

2）复方短效口服避孕药：可很好地控制周期，尤其适用于月经量多、痛经、痤疮、多毛、经前紧张综合征，特别是有避孕需求的患者。一般在止血并撤退性出血后，周期性使用口服避孕药 3 个周期，病情反复者酌情延至 6 个周期。

3）雌孕激素序贯法：在少数青春期或生育期患者，如孕激素治疗后不出现撤退性出血，考虑可能为内源性雌激素水平不足；或绝经过渡期有雌激素缺乏症状的患者，可考虑使用雌孕激素序贯治疗，亦可使用复合制剂，如戊酸雌二醇 / 雌二醇环丙孕酮片或雌二醇 / 雌二醇地屈孕酮片（图 5-26-12）。

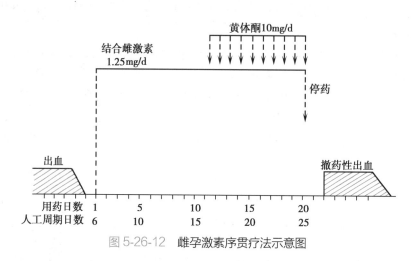

图 5-26-12　雌孕激素序贯疗法示意图

4）左炔诺孕酮宫内缓释系统（levonorgestrel-releasing intrauterine system，LNG-IUS）：其治疗机制为宫腔内局部定期释放低剂量孕激素（LNG 20μg/d），既可避孕，又能长期保护子宫内膜、显著减少出血量；适用于无生育需求的育龄期女性和围绝经期女性。

（3）促排卵：生育年龄女性，希望尽快妊娠特别是不孕症患者可予促排卵。可采用氯米芬、来曲唑、尿促性素（hMG）和人绒毛膜促性腺激素（hCG）等药物。青春期患者不应采用促排卵药物调整月经周期。

（4）其他治疗

1）支持治疗：出血期间应加强营养和充分休息，避免过度劳累和剧烈运动。止血药包括氨甲环酸、酚磺乙胺和维生素 K 等。出血严重时可补充凝血因子以改善凝血功能，如输注纤维蛋白原、血小板、新鲜冷冻血浆或新鲜血。对中重度贫血患者，在上述治疗的同时可给予铁剂和叶酸治疗，必要时输血。对出血时间长、贫血严重、抵抗力差或有合并感染临床征象者，应及时应用抗生素。

2）手术治疗：对于药物治疗疗效不佳或有药物禁忌、无生育要求的患者，尤其是不易随访的年龄较大者、病理为癌前期病变或癌变者，应考虑手术治疗。根据病情酌情选用子宫内膜去除术、子宫全切术或子宫动脉栓塞术。子宫内膜去除术即经宫腔镜在超声监视下，采用激光、微波、电凝等方法破坏子宫内膜功能层及部分基底层，使其失去对卵巢性激素的反应能力，从而减少月经失血量。此手术时间短、创伤小，可适用于不愿或因各种合并症不宜行子宫切除、无生育要求且已排除子宫内膜病变者。而对于伴有子宫内膜不典型增生的患者，以尽早全子宫切除为宜。

7. 预后　青春期 AUB-O 患者最终能否建立正常月经周期，与病程长短有关。发病 4 年内建立正常周期者占 63.2%，病程长于 4 年者较难自然痊愈（如多囊卵巢综合征）。育龄期 AUB-O 患者应用促排卵治疗后可妊娠，但产后多数仍为无排卵，月经仍不规则。绝经过渡期 AUB-O 病程可长可短，但终以绝经告终。个别患者可发生子宫内膜不典型增生或癌变。

（三）排卵性异常子宫出血

排卵性异常子宫出血（ovulatory abnormal uterine bleeding）较无排卵性异常子宫出血少见，占AUB-O 的 20%~30%，多发生于育龄期妇女。患者有排卵，有可辨认的月经周期，但黄体功能异常。主要包括：①黄体功能不全；②子宫内膜不规则脱落（黄体萎缩不全）；③围排卵期出血。

1. 黄体功能不全　月经周期中有卵泡发育及排卵，但黄体期孕激素分泌不足或黄体过早衰退，导致子宫内膜分泌反应不良和黄体期缩短。

（1）发病机制：神经内分泌调节功能紊乱可导致卵泡期 FSH 不足，LH/FSH 比率异常或 LH 分泌异常，引起卵泡发育不良，雌激素分泌减少，从而对垂体及下丘脑正反馈不足；LH 脉冲峰值不高及排卵峰后 LH 低脉冲缺陷，使排卵后黄体发育不全，孕激素分泌减少；卵巢先天发育异常，卵泡期颗粒细胞 LH 受体缺陷，也使排卵后颗粒细胞黄素化不良，孕激素分泌减少，从而使子宫内膜反应不足。此外，生理性因素如初潮、分娩后、绝经过渡期，以及内分泌疾病、代谢异常等，均可导致黄体功能不全。

（2）病理表现：子宫内膜形态表现为分泌期内膜，腺体分泌不良，间质水肿不明显或腺体与间质发育不同步。内膜活检显示分泌反应较实际周期日至少落后 2d。

（3）临床表现：主要表现为月经周期缩短。有时月经周期虽在正常范围内，但卵泡期延长，黄体期缩短，患者不易受孕或容易发生早期流产。

（4）诊断：有月经周期缩短、不孕或早期流产病史；妇科检查无引起 AUB 的生殖器官器质性病变；基础体温双相型，但高温相 <12d（图 5-26-13A）；子宫内膜活检显示分泌反应至少落后 2d。

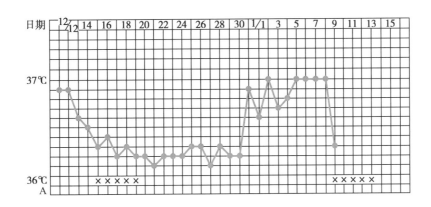

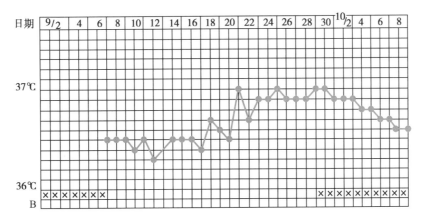

图 5-26-13　排卵性异常子宫出血基础体温表现

A. 基础体温双相型（黄体功能不全）；B. 基础体温双相型（黄体萎缩不全）。

（5）治疗：①补充孕激素。于排卵后开始，口服地屈孕酮 10~20mg/d，或微粒化孕酮 200~300mg/d，或黄体酮 10~20mg，肌内注射，共 10d。②有生育要求者可给予促排卵治疗，以改善卵泡发育和黄体功能。可采用氯米芬、来曲唑、人绒毛膜促性腺激素（hCG）和尿促性素（hMG）等。如在卵泡成熟后，给予 hCG 5 000~10 000U 一次肌内注射,促进月经中期 LH 峰形成,或在基础体温上升后开始,隔日肌内注射 hCG 1 000~2 000U,共 5 次,以刺激黄体功能。③无生育要求者可口服短效避孕药 3~6 个周期。

2. 黄体萎缩不全　在月经周期中,患者有排卵,黄体发育良好,但萎缩过程延长,导致子宫内膜不规则脱落,经期延长。

(1)发病机制:由于下丘脑-垂体-卵巢轴调节功能紊乱,或溶黄体机制异常引起黄体萎缩不全,子宫内膜持续受孕激素影响,以致不能如期完全脱落,导致经期延长。

(2)病理:正常月经第 3~4 天时,分泌期子宫内膜已全部脱落。而黄体萎缩不全时,子宫内膜不规则脱落,内膜脱落与再生不同步,因此月经第 5~6 天,子宫内膜仍表现为混合型,即残留的分泌期内膜出血坏死组织与新增生的内膜混杂存在。

(3)临床表现:月经周期正常,月经期延长可长达 8~10d,伴月经量增多。患者月经后持续少量出血,称"经后淋漓"。因黄体功能不正常而不易妊娠或易流产。

(4)诊断:临床表现为月经周期正常、经期延长、经量增多,基础体温呈双相型,但下降缓慢(图 5-26-13B)。在月经第 5~6 天行诊断性刮宫,病理检查仍能见到呈分泌反应的内膜,且与出血期及增殖期内膜并存。

(5)治疗

1)补充孕激素:下次月经来潮前 10~14d 开始,口服孕激素如地屈孕酮等 7~10d。其后孕激素撤退会导致子宫内膜集中剥脱出血,月经期明显缩短。

2)口服避孕药:可很好地控制周期,尤其适用于有避孕需求的患者。一般周期性使用口服避孕药 3~6 个周期。

3. 围排卵期出血　指在月经中期出现阴道淋漓出血。

(1)发病机制:尚未明确,可能由于排卵期雌激素水平下降过多,子宫内膜对雌激素波动过度敏感,子宫内膜局部止血功能缺陷引起。

(2)病理:子宫内膜表现为增殖晚期子宫内膜。

(3)临床表现:月经周期和月经期均正常,但月经干净后数天又有阴道出血,量少,持续 1~3d,可时有时无。

(4)诊断:月经周期、经期、经量正常,月经中期出现少量阴道出血,基础体温呈双相型。

(5)治疗:先对患者进行 1~2 个周期的观察,测定 BBT,明确出血类型,排除器质性病变,再进行干预。

1)对症治疗:给予止血等对症治疗即可。

2)口服避孕药:可应用 3~6 个周期。

三、痛经

痛经(dysmenorrhea)是指月经期或月经前后发生在下腹部的一种痉挛性疼痛,程度较重者可影响生活和工作。痛经分为原发性与继发性两种:原发性痛经无盆腔器质性病变,称为功能性痛经;继发性痛经通常是盆腔器质性疾病的症状。本节仅叙述原发性痛经。

【病因】

原发性痛经仅发生在有排卵的月经周期,无排卵月经一般无腹痛不适。研究表明排卵后孕酮能促进子宫内膜合成前列腺素(prostaglandin,PG),分泌期子宫内膜合成 $PGF_{2\alpha}$ 的量高于 PGE_2。子宫内膜和血中 $PGF_{2\alpha}$ 含量增高是造成痛经的决定性因素。$PGF_{2\alpha}$ 能在经前数小时开始刺激子宫肌层收缩,整个经期子宫肌层收缩呈节律性增强以致子宫张力升高。月经血含较多 $PGF_{2\alpha}$ 和 PGE_2,而有痛经的患者血中 $PGF_{2\alpha}$ 含量更高,常引起患者子宫过强收缩,甚至痉挛性收缩而导致痛经。此外,子宫肌壁缺血可产生剧烈疼痛。另外,有排卵的月经子宫内膜有时呈整块排出,可引起子宫不协调收缩,也是引起痛经的原因。痛阈因人而异,并受心理因素影响。$PGF_{2\alpha}$ 进入血液循环还可引起胃肠道、泌尿道和血管等处的平滑肌收缩,可产生腹泻和头痛等症状。彩色超声显示:子宫内血液流通受到阻力会导致痛经。在痛经患者的月经第1天超声检查,其血流搏动指数(PI)和阻力指数(RI)明显高于黄体中期阶段(周期的第18~22天),同时亦高于非痛经者月经第1天。因此,痛经患者月经期血流阻力增高可引起子宫血管收缩而导致疼痛。

【临床表现】

原发性痛经青少年期多见,多于初潮后6~12个月开始,30岁后发生率下降。疼痛常在月经来潮前数小时开始,月经开始时疼痛逐步或迅速加剧,历时数小时至2~3d,但一般在24h后逐渐减轻;疼痛常呈痉挛性,通常位于下腹部耻骨联合上,放射至腰骶部或大腿内侧,半数患者伴有恶心、呕吐、腹泻、头痛及乏力;严重病例可发生晕厥。妇科检查无异常发现。

【诊断与鉴别诊断】

采集完整病史:青春期女性,初潮月经规律后出现经前及经期下腹坠痛;详细的体格检查,尤其妇科检查,无阳性体征即可诊断。

诊断尚需排除引起继发性痛经的盆腔器质性病变的存在。继发性痛经多是初潮后数年出现,常见于子宫内膜异位症、子宫腺肌病、生殖道畸形、盆腔炎性疾病、宫腔粘连及子宫肌瘤等疾病。妇科检查结合盆腔超声、宫腔镜、腹腔镜检查常可发现引起上述痛经的病变。

【处理】

1. 心理治疗　因情绪不稳定、缺乏生理卫生知识、对月经惧怕心理均可使痛阈下降。因此应重视精神心理治疗,阐明月经期轻度不适是生理反应,解除患者的惧怕心理。

2. 药物治疗

(1)非甾体抗炎药(nonsteroidal anti-inflammatory drugs,NSAIDs):为治疗原发性痛经的一线用药。由于前列腺素是引起痛经的原因,因此抑制前列腺素合成酶的活性,减少前列腺素的产生和释放量可防止过强的子宫肌收缩和痉挛而消除痛经。NSAIDs是前列腺素合成酶抑制剂,可以有效缓解痛经症状。如吲哚美辛,应在经前2~3d开始服用,用至月经第1~2天。用法:吲哚美辛25mg,3次/d,痛经缓解率为73%~90%。灭酸类药物能抑制PG合成,还能破坏经血中已存在的PG。用法:常用芬那酸,首次500mg口服,继用250mg,每6h一次口服。亦可布洛芬200~400mg,3~4次/d口服。

(2)抑制排卵:周期性口服避孕药能抑制排卵和子宫内膜增生,并能阻止前列腺素前体的生成,使血中PG水平降低,90%患者能在服药周期痛经症状缓解。

3. 其他治疗

(1)针灸:辨证论治,常用穴位为关元、中极、子宫、三阴交。实证用泻法,虚证用补法。

(2)中药:中医认为痛经是胞宫经血运行受阻,"不通则痛"或冲任胞宫失于濡养,"不荣则痛"。元胡止痛片适用于气滞血瘀证,八珍益母丸适用于气血虚弱证,少腹逐瘀颗粒适用于寒凝血瘀证。

(3)适度运动:有氧运动可改善痛经。有证据表明,有氧运动可以刺激内啡肽的释放,这种激素对非特异性疼痛起镇痛作用。

【预防】

注意保暖及经期卫生,避免剧烈运动及过冷刺激,非经期加强体育锻炼,增强体质。避免不洁性生活。

四、闭经

闭经(amenorrhea)是妇科疾病常见的症状,表现为无月经或月经停止。根据既往有无月经来潮,分为原发性闭经和继发性闭经两类。原发性闭经(primary amenorrhea)指年龄超过14岁,第二性征尚未发育,月经未来潮者;或年龄超过16岁,第二性征已发育,而月经仍未来潮者。继发性闭经(secondary amenorrhea)指以往曾建立正常月经,但此后月经停止6个月,或按自身原来月经周期计算停止3个周期以上者。青春期前、妊娠期、哺乳期及绝经后的月经不来潮属生理现象,不属于本节讨论范畴。

按生殖轴病变和功能失调的部位分类,闭经可为下丘脑性闭经、垂体性闭经、卵巢性闭经、子宫性闭经以及下生殖道发育异常导致的闭经。

【病因】

正常月经的建立和维持有赖于下丘脑-垂体-卵巢轴的神经内分泌调节,以及靶器官子宫内膜对性激素的周期性反应和下生殖道的通畅,任何一个环节发生障碍均可导致闭经。

1. **原发性闭经**　较为少见,多为遗传学原因或先天性发育缺陷引起。根据第二性征的发育情况,分为第二性征存在和第二性征缺乏两类。

(1)第二性征存在的原发性闭经

1)苗勒管发育不全综合征(Müllerian agenesis syndrome,又称 Mayer-Rokitansky-Kuster-Hauser syndrome):约占青春期原发性闭经的 20%。由副中肾管发育障碍引起的先天畸形,可能由基因突变所致,和半乳糖代谢异常相关,但染色体核型正常,为 46,XX。促性腺激素正常,有排卵,外生殖器、输卵管、卵巢及女性第二性征正常。主要异常表现为始基子宫或无子宫、无阴道。15% 患者伴有肾脏异常(肾缺如、盆腔肾或马蹄肾)及 5%~12% 患者伴有骨骼畸形。

2)雄激素不敏感综合征(androgen insensitivity syndrome):又称睾丸女性化综合征,完全型为男性假两性畸形,染色体核型为 46,XY,性腺为睾丸,但未下降而位于腹腔内或腹股沟。睾酮水平虽在男性范围,由于靶细胞睾酮受体缺陷,睾酮不发挥生物学效应,但睾酮能通过芳香化酶转化为雌激素,故表型为女型,青春期乳房隆起丰满,但乳头发育不良,乳晕苍白,阴毛、腋毛稀少,阴道为盲端,较短浅,子宫及输卵管缺如。

3)对抗性卵巢综合征(savage syndrome):也称卵巢不敏感综合征,由于卵巢的 Gn 受体缺陷,卵巢对促性腺激素无反应,不能负反馈抑制垂体。临床特征:①卵巢形态饱满,内多数为始基卵泡及初级卵泡;②内源性促性腺激素,特别是 FSH 升高;③卵巢对外源性促性腺激素不敏感;④多表现为原发性闭经,女性第二性征存在。

4)生殖道闭锁:任何生殖道闭锁引起的横向阻断,均可导致闭经:如阴道横隔、无孔处女膜等。

5)真两性畸形:罕见,同时存在男性和女性性腺,染色体核型可为 46,XX 或 46,XY 或 46,XX/46,XY 嵌合体,女性第二性征存在。

(2)第二性征缺乏的原发性闭经

1)低促性腺激素性腺功能减退(hypogonadotropic hypogonadism):多因下丘脑 GnRH 分泌不足或垂体分泌促性腺激素不足而引起。其中最常见为体质性青春发育延迟,其次为嗅觉缺失综合征(Kallmann syndrome),为下丘脑 GnRH 先天性分泌缺乏,同时伴嗅觉减退或丧失。以低促性腺激素、低性腺激素为特征,而女性内生殖器分化正常。

2)高促性腺激素性腺功能减退(hypergonadotropic hypogonadism):原发于性腺衰竭所致的性激素分泌减少,可引起反馈性 LH 和 FSH 升高,常与生殖道异常同时出现。

A. 特纳综合征(Turner syndrome):属于先天性性腺发育不全。性染色体异常,核型为 45,X 或 45,X/46,XX 嵌合体或 45,X/47,XXX 嵌合体。表现为原发性闭经,卵巢不发育,第二性征发育不良。患者身材矮小,常有蹼颈、盾胸、后发际低、肘外翻、腭高耳低、鱼样嘴等体征,可伴主动脉缩窄及肾畸形、骨骼畸形、自身免疫性甲状腺炎、听力下降和高血压等。

B. 46,XX 单纯性腺发育不全:体格发育无异常,卵巢呈条索状无功能实体,内无生殖细胞和卵泡,子宫发育不良,女性第二性征发育差,但外生殖器为女型。

C. 46,XY 单纯性腺发育不全:又称 Swyer 综合征。主要表现为条索状性腺及原发性闭经。具有女性生殖系统,但无青春期性发育,女性第二性征发育不良。由于存在 Y 染色体,患者在 10~20 岁时易发生性腺母细胞瘤或无性细胞瘤,故诊断确定后应切除条索状性腺。

2. **继发性闭经**　发生率明显高于原发性闭经。病因复杂,根据控制正常月经周期的 5 个主要环节,以下丘脑性闭经最常见,其他依次为垂体、卵巢、子宫性及下生殖道发育异常所致的闭经。

1)下丘脑性闭经:中枢神经系统及下丘脑各种功能和器质性疾病引起的闭经,以功能性原因为主。此类闭经的特点是下丘脑合成和分泌 GnRH 缺陷或下降导致垂体促性腺激素分泌功能低下,故属低促性腺激素性闭经,治疗及时尚可逆。

A. 精神应激(psychogenic stress):突然或长期精神压抑、紧张、忧虑、环境变化、过度劳累、情感变化、寒冷等因素均可引起神经内分泌障碍而导致闭经。其机制可能与应激状态下下丘脑分泌的促肾上腺皮质激素释放激素和皮质激素分泌增加,进而刺激内源性阿片肽和多巴胺分泌,抑制下丘脑分泌 GnRH 和垂体分泌促性腺激素有关。

B. 体重下降(weight loss)和神经性厌食(anorexia nervosa):中枢神经对体重急剧下降极为敏感,1 年内体重下降 10% 左右,即使仍在正常范围也可引发闭经。严重的神经性厌食常在内在情感剧烈矛盾或为保持体型强迫节食时发生,临床表现为厌食、极度消瘦、低促性腺激素性闭经、皮肤干燥、低体温、低血压、各种血细胞计数及血浆蛋白低下,重症可危及生命,其死亡率达 9%。持续进行性消瘦还可使 GnRH 降至青春期前水平,使促性腺激素和雌激素水平低下。因过度节食,导致体重急剧下降,最终导致下丘脑多种神经激素分泌降低,引起腺垂体多种促激素包括 LH、FSH、促肾上腺皮质激素(ACTH)等分泌下降。

C. 运动性闭经:长期剧烈运动或高强度的训练易致闭经,与患者的心理背景、应激反应程度及体脂下降有关。初潮发生和月经维持有赖于一定比例(17%~22%)的机体脂肪,肌肉 / 脂肪比率增加或总体脂肪减少,均可使月经异常。另外,运动剧增后 GnRH 释放受抑制,进一步导致 LH 释放受抑制,从而引起下丘脑性闭经。目前认为体内脂肪减少和营养不良引起瘦素水平下降,是生殖轴功能受抑制的机制之一。

D. 药物性闭经:长期应用甾体类避孕药及其他某些药物,如吩噻嗪衍生物(奋乃静、氯丙嗪)、利血平等可引起继发性闭经,偶尔也可出现异常乳汁分泌。其机制是药物抑制下丘脑分泌 GnRH 或多巴胺的释放,使垂体分泌催乳素增多而导致闭经和泌乳。药物性闭经通常是可逆的,一般在停药后 3~6 个月月经自然恢复。

E. 颅咽管瘤:位于蝶鞍上的垂体柄漏斗部前方可发生颅咽管瘤,由先天性残余细胞发展形成,为垂体、下丘脑性闭经的罕见原因。瘤体增大可压迫下丘脑和垂体柄引起闭经、生殖器萎缩、肥胖、颅内压增高、视力障碍等症状,称为肥胖生殖无能营养不良症。

2)垂体性闭经:主要病变在垂体,腺垂体器质性病变或功能失调可影响促性腺激素分泌,继而影响卵巢功能引起闭经。

A. 垂体梗死:常见的为 Sheehan 综合征。由于产后大出血休克,使垂体缺血坏死,尤以腺垂体为敏感,促性腺激素分泌细胞发生坏死,也可累及促甲状腺激素、促肾上腺激素分泌细胞。于是出现闭经、无泌乳、性欲减退、毛发脱落等症状,第二性征衰退,生殖器官萎缩,以及肾上腺皮质、甲状腺功能减退,出现畏寒、嗜睡、低血压及基础代谢率降低,可伴有严重而局限的眼眶后方疼痛、视野缺损及视力减退等症状。

B. 垂体肿瘤:位于蝶鞍内的腺垂体各种腺细胞均可发生肿瘤,包括催乳素腺瘤、生长激素腺瘤、促甲状腺激素腺瘤、促肾上腺皮质激素腺瘤以及无功能的垂体腺瘤。不同类型的肿瘤可出现相应激素所引起的不同症状,但都有闭经表现,这是因为肿瘤分泌激素抑制 GnRH 分泌或瘤体压迫分泌细胞,使促性腺激素分泌减少所致。常见的垂体催乳素细胞肿瘤可引起乳溢 - 闭经综合征。

C. 空蝶鞍综合征(empty sella syndrome):因蝶鞍隔先天性发育不全、肿瘤或手术破坏,使脑脊液流向蝶鞍的垂体窝,使蝶鞍扩大,垂体受压缩小,称空蝶鞍。因压迫垂体而发生高催乳素血症,常见症状为闭经,有时泌乳。X 线检查见蝶鞍稍增大,CT 或磁共振检查可精确显示在扩大垂体窝中见萎缩的垂体和脑脊液。

3)卵巢性闭经:卵巢分泌的促性腺激素水平低下,子宫内膜不发生周期性变化而导致闭经。这类闭经促性腺激素升高,属高促性腺激素性闭经。

A. 早发性卵巢功能不全(premature ovarian insufficiency, POI):指女性在 40 岁以前出现卵巢功能减退,以低雌激素及高促性腺激素为特征,主要表现为月经异常(闭经、月经稀发或频发)(详见本节七、

"早发性卵巢功能不全")。

B. 卵巢功能性肿瘤:分泌雄激素的卵巢支持 - 间质细胞瘤,产生过量雄激素抑制下丘脑 - 垂体 - 卵巢轴功能而导致闭经。分泌雌激素的卵巢颗粒 - 卵泡膜细胞瘤,持续分泌雌激素抑制排卵,使子宫内膜持续增生而闭经。

C. 多囊卵巢综合征:以长期无排卵及高雄激素血症为特征,临床表现为闭经、不孕、多毛和肥胖(详见本节五、"多囊卵巢综合征")。

4)子宫性闭经:闭经原因在子宫。月经调节功能正常,第二性征发育也正常,但子宫内膜受到破坏或对卵巢激素不能产生正常的反应,从而引起闭经。

A. 子宫腔粘连综合征:为子宫性闭经最常见的原因。多因人工流产刮宫过度或产后、流产后出血刮宫损伤子宫内膜,导致宫腔粘连无月经产生而闭经。流产后感染、产褥感染、子宫内膜结核感染和宫腔手术所致的感染均可造成闭经。

B. 手术切除子宫或放疗:破坏子宫内膜而闭经。

C. 宫颈管粘连:宫颈锥切手术等可并发宫颈管狭窄、粘连,患者有月经产生,但不能流出,表现为闭经。

5)其他内分泌功能异常:甲状腺、肾上腺等功能紊乱也可引起闭经,常见的疾病有甲状腺功能减退或亢进、肾上腺皮质功能亢进、肾上腺皮质肿瘤等。

【诊断】

闭经只是一种症状,诊断时首先必须寻找闭经原因,确定病变部位,然后再明确是何种疾病所引起。

1. **病史**　详细询问月经史,包括初潮年龄、月经周期、经期、经量、闭经期限及伴随症状等。发病前有无导致闭经的诱因,如精神因素、环境改变、体重增减、饮食习惯、剧烈运动、各种疾病及用药影响等。已婚妇女须询问生育史及产后并发症史。原发性闭经须了解其自幼生长发育过程,有无先天性缺陷或其他疾病及家族史。

2. **体格检查**　检查全身发育状况,有无畸形;测量体重、身高、四肢与躯干比例,五官生长特征,有无甲状腺肿大;观察精神状态、智力发育、营养及健康情况。妇科检查应注意内、外生殖器的发育,有无先天性缺陷、畸形;腹股沟区有无肿块,第二性征如毛发分布、乳房发育是否正常,乳房有无乳汁分泌等。第二性征检查有助于鉴别原发性闭经的原因,缺乏第二性征说明从未受过雌激素刺激。多数解剖异常可以通过体格检查发现,但无阳性体征不能完全排除有解剖异常。

3. **辅助检查**　生育期妇女闭经首先需排除妊娠。通过病史及体格检查对闭经病因及病变部位有初步了解,再通过有选择的辅助检查明确诊断。

(1)功能试验

1)药物撤退试验:用于评估体内雌激素水平,以确定闭经程度。

A. 孕激素试验(progestational challenge):常用黄体酮、地屈孕酮或醋酸甲羟孕酮,根据药物不同,用药 5~10d(表 5-26-6)。停药后 3~7d 出现撤药性出血(阳性反应),提示子宫内膜已受一定水平雌激素影响,为Ⅰ度闭经。停药后无撤药性出血(阴性反应),应进一步行雌孕激素序贯试验。

表 5-26-6　孕激素试验药物指南

药物	剂量	用药时间 /d
黄体酮针剂	每次 20mg,肌内注射	5
醋酸甲羟孕酮	每次 10mg,1 次 /d,口服	8~10
地屈孕酮	每次 10mg,2 次 /d,口服	10
微粒化黄体酮	每次 100mg,2 次 /d,口服或阴道	10
黄体酮凝胶	每次 90mg,1 次 /d,阴道	10

B. 雌孕激素序贯试验:适用于孕激素试验阴性的闭经患者。每晚睡前给予戊酸雌二醇 2mg 或结合雌激素 1.25mg,连服 21d,最后 10d 加用地屈孕酮 10mg,2 次 /d,或醋酸甲羟孕酮 10mg,1 次 /d,停药后 3~7d 发生撤药性出血为阳性,为 Ⅱ 度闭经,提示子宫内膜功能正常,引起闭经的原因是患者体内雌激素水平低落,应进一步寻找原因。无撤药性出血者为阴性,应重复一次试验,若仍无出血提示子宫内膜有缺陷或被破坏,可诊断为子宫性闭经。

2) 垂体兴奋试验:又称 GnRH 刺激试验,了解垂体对 GnRH 的反应性。注射 GnRH 后 LH 升高,说明垂体功能正常,病变在下丘脑;经多次重复试验 LH 无升高或升高不显著,说明垂体功能减退,如 Sheehan 综合征。

(2) 激素测定:建议停用雌孕激素药物至少 2 周后行激素检测。

1) 甾体激素测定:包括雌二醇、孕酮及睾酮测定。血孕酮水平升高,提示排卵;雌激素水平低,提示卵巢功能不正常或衰竭;睾酮水平高,提示可能为多囊卵巢综合征或卵巢支持 - 间质细胞瘤等疾病可能。

2) 血 PRL 及垂体促性腺激素测定:PRL>25 μg/L 时称为高催乳素血症(hyperprolactinemia)。PRL 升高者测定 TSH,TSH 升高为甲状腺功能减退;TSH 正常,而 PRL>100 μg/L,应行头颅 MRI 或 CT 检查,排除垂体肿瘤。PRL 正常应测定垂体促性腺激素。多次 FSH 升高提示卵巢功能低下或衰竭;若 LH 或 LH/FSH 比大于 2~3 应高度怀疑为多囊卵巢综合征;若 FSH、LH 均 <5U/L,提示垂体功能减退,病变可能在垂体或者下丘脑。

3) 肥胖、多毛、痤疮患者还需测定胰岛素、雄激素(血睾酮、硫酸脱氢表雄酮,尿 17- 酮等),以确认是否存在胰岛素抵抗、高雄激素血症或者 21- 羟化酶功能缺陷等。Cushing 综合征可通过测定 24h 尿皮质醇或 1mg 地塞米松抑制试验排除。

(3) 影像学检查

1) 盆腔超声检查:观察盆腔有无子宫,子宫形态、大小及内膜厚度,卵巢大小、形态,卵泡数目等。

2) 子宫输卵管造影:了解有无宫腔病变和宫腔粘连。

3) CT 或磁共振(MRI):用于盆腔及头部蝶鞍区检查,了解盆腔肿块和中枢神经系统疾病性质,诊断卵巢囊肿、下丘脑病变、垂体微腺瘤以及空蝶鞍等。

4) 静脉肾盂造影:怀疑苗勒管发育不全综合征时,用于确定有无肾脏畸形。

(4) 宫腔镜检查:能够准确了解子宫内膜情况及宫腔粘连。

(5) 腹腔镜检查:能在直视下观察卵巢形态及子宫大小、形态,对诊断多囊卵巢综合征等有价值。

(6) 染色体检查:对鉴别性腺发育不全病因及指导临床处理有重要意义。

(7) 其他检查:如靶器官反应检查,包括基础体温测定、子宫内膜取样等。怀疑结核或血吸虫病应行内膜培养。

4. 闭经的诊断步骤 首先区分是原发性闭经还是继发性闭经,若为原发性闭经,首先检查乳房及第二性征、子宫的发育情况,然后按图 5-26-14 的诊断流程进行;若为继发性闭经,按图 5-26-15 的诊断流程进行。

【治疗】

1. 全身治疗 女性生殖系统是整体的一部分,闭经的发生与神经内分泌的调控有关。因此,全身体质性治疗和心理治疗在闭经中占重要地位。包括积极治疗全身性疾病,提高机体体质,供给足够营养,保持标准体重。运动性闭经者应适当减少运动量;应激或精神因素所致闭经,应进行耐心的心理治疗,消除精神紧张和焦虑;肿瘤和多囊卵巢综合征等引起的闭经,应对因治疗。

2. 激素治疗 明确病变环节及病因后,给予相应激素治疗以补充机体激素不足或者拮抗其过多,达到不同的治疗目的。

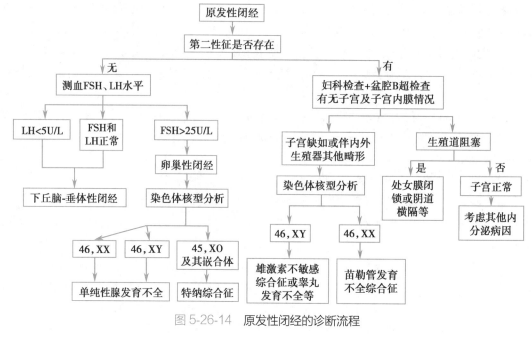

图 5-26-14　原发性闭经的诊断流程

图 5-26-15　继发性闭经的诊断流程

（1）性激素补充治疗：目的是①维持女性全身健康及生殖健康，包括心血管系统、骨骼及骨代谢、神经系统等；②促进和维持第二性征与月经。

主要治疗方法有：

1）雌激素补充治疗：适用于无子宫者。妊马雌酮 0.625mg/d 或戊酸雌二醇 1mg/d，连服 21d，停药 1 周后重复用药。

2）雌、孕激素人工周期疗法：适用于有子宫的 II 度闭经者。上述雌激素连服 21d，最后 10d 同时给予醋酸甲羟孕酮 6~10mg/d 或地屈孕酮 10mg，2 次/d。

3）孕激素疗法：适用于体内有一定内源性雌激素水平的 I 度闭经患者，可于月经周期后半期（或撤药性出血 16~25d）口服醋酸甲羟孕酮 6~10mg/d 或地屈孕酮 10mg，2 次/d，共 10d。

（2）促排卵：适用于有生育要求的患者。

1）氯米芬：是最常用的促排卵药物。适用于有一定内源性雌激素水平的无排卵者，作用机制是通过竞争性结合下丘脑细胞内的雌激素受体，以阻断内源性雌激素对下丘脑的负反馈作用，促使下丘脑分泌更多的 GnRH 及垂体促性腺激素。给药方法为月经第 5 日始，50~100mg/d，连用 5d。治疗剂量主要根据体重或 BMI、年龄决定，从小剂量开始，若无效，下一周期可逐步加量。氯米芬主要不良反应有：黄体功能不足、抗雌激素作用而导致内膜生长不良和宫颈黏液变化、未破卵泡黄素化综合征（luteinized unruptured follicle syndrome，LUFS）及卵母细胞质量欠佳。

2）促性腺激素：适用于低促性腺激素闭经及氯米芬促排卵失败者，促卵泡发育的制剂有：①尿促性素（hMG），内含 FSH 和 LH 各 75U；②卵泡刺激素，包括尿提取 FSH、纯化 FSH、基因重组 FSH。促成熟卵泡排卵的制剂为人绒毛膜促性腺激素（hCG），常用 hMG 或者 FSH 和 hCG 联合用药促排卵。hMG 和 FSH 一般剂量为 75~150U/d，于撤药性出血第 3~5 天开始，连续 7~12d，通过 B 超等监测卵泡成熟时，再使用 hCG 5 000~10 000U 促排卵。可能的并发症为卵巢过度刺激综合征。

3）促性腺激素释放激素（GnRH）：利用其天然制品促排卵，用脉冲皮下注射或静脉给药，适用于下丘脑性闭经。

（3）溴隐亭（bromocriptine）：为多巴胺受体激动剂。通过与垂体多巴胺受体结合，直接抑制垂体 PRL 分泌，恢复排卵；溴隐亭还可直接抑制分泌 PRL 的垂体肿瘤细胞生长。单纯高 PRL 血症患者，2.5~5mg/d，一般在服药的第 5~6 周能使月经恢复。垂体催乳素瘤患者，5~7.5mg/d，敏感者在服药 3 个月后肿瘤明显缩小，较少采用手术。

（4）其他激素治疗

1）肾上腺皮质激素：适用于先天性肾上腺皮质增生所致的闭经，一般用泼尼松或地塞米松。

2）甲状腺素：如甲状腺素片，适用于甲状腺功能减退引起的闭经。

3. 辅助生殖技术　详见第六章不孕症与辅助生殖。

4. 手术治疗　针对各种器质性病因，应先采取相应的手术治疗，必要时结合药物治疗，达到相应的目的。

（1）生殖道畸形：如无孔处女膜、阴道横隔或阴道闭锁，均可通过手术切开或成形，使经血通畅。宫颈发育不良者无法手术矫正，则应行子宫切除术。

（2）子宫腔粘连综合征：多采用宫腔镜直视下分离粘连，随后加用大剂量雌激素和放置宫腔内支撑的治疗方法。术后宫腔内支撑放置 7~10d，每日口服妊马雌酮 2.5mg 或戊酸雌二醇 4mg，第 3 周始用醋酸甲羟孕酮 10mg/d，共 7d，根据撤药出血量，重复上述用药 3~6 个月。宫颈狭窄和粘连可通过宫颈扩张治疗。

（3）肿瘤：卵巢肿瘤一经确诊应予手术治疗。垂体肿瘤患者，应根据肿瘤部位、大小及性质确定治疗方案。催乳素瘤常采用药物治疗，手术多用于药物治疗无效或巨大腺瘤产生压迫症状者。其他中枢神经系统肿瘤多采用手术和 / 或放疗。含 Y 染色体的高促性腺激素闭经者，性腺易发生肿瘤，应行手术治疗。

五、多囊卵巢综合征

多囊卵巢综合征（polycystic ovary syndrome，PCOS）是一种多病因、临床表现呈多态性的内分泌综合征。以雄激素过多和持续性无排卵为主要临床特征，是导致生育期妇女月经紊乱的原因之一。因 Stein 和 Leventhal 于 1935 年首先报道，故又称 Stein-Leventhal 综合征。常伴有胰岛素抵抗和肥胖。其病因至今尚未阐明，目前研究认为，其可能是由于某些遗传因素与环境因素相互作用所致。

【内分泌特征与病理生理】

内分泌特征有：①雄激素过多；②雌酮过多；③黄体生成激素 / 卵泡刺激素（LH/FSH）比值增大；④胰岛素过多。产生这些变化的可能机制涉及：

1. 下丘脑 - 垂体 - 卵巢轴调节功能异常　由于垂体对促性腺激素释放激素（GnRH）敏感性增加，分泌过量 LH，刺激卵巢间质、卵泡膜细胞产生过量雄激素。卵巢内高雄激素抑制卵泡成熟，不能形成优势卵泡,但卵巢中的小卵泡仍能分泌相当于早卵泡期水平的雌二醇(E_2),加之雄烯二酮在外周组织芳香化酶作用下转化为雌酮(E_1),形成高雌酮血症。持续分泌的雌酮和一定水平雌二醇作用于下丘脑及垂体,对 LH 分泌呈正反馈,使 LH 分泌幅度及频率增加,呈持续高水平,无周期性,不形成月经中期 LH 峰,故无排卵发生。雌激素又对 FSH 分泌呈负反馈,使 FSH 水平相对降低,LH/FSH 比例增大。高水平 LH 又促进卵巢分泌雄激素,低水平 FSH 持续刺激,使卵巢内小卵泡发育停止,无优势卵泡形成,从而形成雄激素过多、持续无排卵的恶性循环,导致卵巢多囊样改变。

2. **胰岛素抵抗和高胰岛素血症**　外周组织对胰岛素的敏感性降低,胰岛素的生物学效能低于正常,称为胰岛素抵抗(insulin resistance)。约 50% 患者存在不同程度的胰岛素抵抗及代偿性高胰岛素血症。过量胰岛素作用于垂体的胰岛素受体(insulin receptor),可增强 LH 释放并促进卵巢和肾上腺分泌雄激素,又通过抑制肝脏性激素结合球蛋白(SHBG)合成,使游离睾酮增加。

3. **肾上腺内分泌功能异常**　50% 患者存在脱氢表雄酮(DHEA)及脱氢表雄酮硫酸盐(DHEAS)升高,可能与肾上腺皮质网状带 P450c17α 酶活性增加、肾上腺细胞对促肾上腺皮质激素(ACTH)敏感性增加和功能亢进有关。脱氢表雄酮硫酸盐升高提示过多的雄激素部分来自肾上腺。

【病理】

1. **卵巢变化**　大体检查:双侧卵巢均匀性增大,为正常妇女的 2~5 倍,呈灰白色,包膜增厚、坚韧。切面见卵巢白膜均匀性增厚,较正常厚 2~4 倍,白膜下可见大小不等、≥ 12 个囊性卵泡,直径 2~9mm。镜下见白膜增厚、硬化,皮质表层纤维化,细胞少,血管显著存在。白膜下见多个不成熟阶段呈囊性扩张的卵泡及闭锁卵泡,无成熟卵泡生成及排卵迹象。

2. **子宫内膜变化**　因无排卵,子宫内膜长期受雌激素刺激,呈现不同程度增殖性改变,甚至呈不典型增生。长期持续无排卵增加子宫内膜癌的发生概率。

【临床表现】

PCOS 多起病于青春期,主要临床表现包括月经失调、雄激素过量和肥胖。

1. **月经失调**　为最主要症状。多表现为月经稀发(周期 35d~6 个月)或闭经,闭经前常有经量过少或月经稀发。也可表现为不规则子宫出血,月经周期或行经期或经量无规律性。

2. **不孕**　生育期妇女因排卵障碍导致不孕。

3. **多毛、痤疮**　为高雄激素血症最常见表现。出现不同程度多毛,以性毛为主,阴毛浓密且呈男性型倾向,延及肛周、腹股沟或腹中线,也有出现上唇和/或下颌细须或乳晕周围有长毛等。油脂性皮肤及痤疮常见,与体内雄激素积聚刺激皮脂腺分泌旺盛有关。

4. **肥胖**　50% 以上患者肥胖(体重指数 ≥ 25),且常呈腹部肥胖型(腰围/臀围 ≥ 0.80)。肥胖与胰岛素抵抗、雄激素过多、游离睾酮比例增加及与瘦素抵抗有关。

5. **黑棘皮症**　阴唇、颈背部、腋下、乳房下和腹股沟等处皮肤皱褶部位出现灰褐色色素沉着,呈对称性,皮肤增厚,质地柔软。

【辅助检查】

1. **基础体温测定**　表现为单相型基础体温曲线。

2. **超声检查**　多囊卵巢(polycystic ovarian morphology,PCOM)超声相的定义为:一侧或双侧卵巢内直径 2~9mm 的卵泡数 ≥ 12 个,和/或卵巢体积 ≥ 10ml(卵巢体积按 0.5 × 长径 × 横径 × 前后径计算)。超声下可见卵巢增大,包膜回声增强,轮廓较光滑,间质回声增强,多个小卵泡呈车轮状排列,称为"项链征"(图 5-26-16)。连续监测未见优势卵泡发育及排卵迹象。

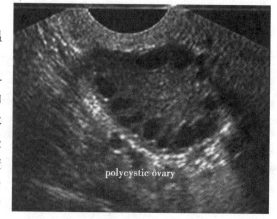

图 5-26-16　PCOS 的超声图像(项链征)

3. **腹腔镜检查**　见卵巢增大,包膜增厚,表面光滑,呈灰白色,有新生血管。包膜下显露多个卵泡,无排卵征象,无排卵孔、无血体、无黄体。镜下取卵巢活组织检查可确诊。

4. **诊断性刮宫**　应选在月经前数日或月经来潮 6h 内进行,刮出的子宫内膜呈不同程度增殖改变,无分泌期变化。对闭经或月经不规律者,可以了解子宫内膜增生情况。目前临床较少使用。

5. **内分泌测定**

(1)血清雄激素:睾酮水平通常不超过正常范围上限 2 倍,雄烯二酮常升高,脱氢表雄酮、硫酸脱氢表雄酮正常或轻度升高。

(2)血清 FSH、LH:血清 FSH 正常或偏低,LH 升高,但无排卵前 LH 峰值出现。LH/FSH 比值 ≥ 2~3。LH/FSH 比值升高多出现于非肥胖型患者,肥胖患者因瘦素等因素对中枢 LH 的抑制作用,LH/FSH 比值也可在正常范围。

(3)血清雌激素:雌酮(E_1)升高,雌二醇(E_2)正常或轻度升高,并恒定于早卵泡期水平,$E_1/E_2>1$,高于正常周期。

(4)尿 17- 酮类固醇:正常或轻度升高。正常时提示雄激素来源于卵巢,升高时提示肾上腺功能亢进。

(5)催乳素(PRL):20%~35%PCOS 患者可伴有血清 PRL 轻度增高。

(6)抗苗勒管激素(anti-Müllerian hormone,AMH):血清 AMH 多为正常人的 2~4 倍。

(7)其他:腹部肥胖型患者,应检测空腹血糖及口服葡萄糖耐量试验(OGTT),还应检测空腹胰岛素及葡萄糖负荷后血清胰岛素。肥胖型患者可有甘油三酯增高。

【诊断】

PCOS 的诊断是排除性诊断。因临床表型的异质性,诊断标准存在争议。国际上先后制定 NIH、鹿特丹、AES 等多个诊断标准。为规范化临床诊治和管理 PCOS 患者,2018 年 1 月中华医学会妇产科学分会内分泌学组及指南专家组制定了《多囊卵巢综合征中国诊疗指南》。2018 年 7 月,PCOS 研究中心与 ASRM 和 ESHRE 联合制定了《多囊卵巢综合征国际循证指南》。这两个指南都推行分年龄段的诊断标准,具体如下:

1.《**多囊卵巢综合征国际循证指南**》**采用的诊断标准**

(1)成年 PCOS 采用鹿特丹标准:①稀发排卵或无排卵;②高雄激素的临床表现和 / 或高雄激素血症;③卵巢多囊改变:超声提示一侧或双侧卵巢直径 2~9mm 的卵泡 ≥ 12 个,和 / 或卵巢体积 ≥ 10ml;④ 3 项中符合 2 项并排除其他高雄激素病因。

(2)青春期 PCOS 的诊断:高雄激素血症和排卵功能障碍是必需条件;对于具有 PCOS 特征但不符合诊断标准的青少年,为"风险增加",建议初潮后 8 年性成熟完全建立时重新评估;超声现在不再推荐作为初潮后 8 年内的 PCOS 诊断标准。

2.《**多囊卵巢综合征中国诊疗指南**》**采用的诊断标准**

(1)育龄期及围绝经期 PCOS 的诊断:根据 2011 年中国 PCOS 的诊断标准,采用以下诊断名称:

1)疑似 PCOS:月经稀发或闭经或不规则子宫出血是诊断的必需条件。另外再符合下列 2 项中的 1 项:①高雄激素临床表现或高雄激素血症;②超声下表现为 PCOM。

2)确诊 PCOS:具备上述疑似 PCOS 诊断条件后,还必须逐一排除其他可能引起高雄激素的疾病和引起排卵异常的疾病才能确定 PCOS 的诊断。

(2)青春期 PCOS 的诊断:对于青春期 PCOS 的诊断必须同时符合以下 3 个指标,包括:①初潮后月经稀发持续至少 2 年或闭经;②高雄激素临床表现或高雄激素血症;③超声下卵巢 PCOM 表现。同时应排除其他疾病。

【鉴别诊断】

1. **卵泡膜细胞增殖症**　临床表现及内分泌检查与多囊卵巢综合征(PCOS)相仿但更严重,血睾酮高值,血硫酸脱氢表雄酮正常,LH/FSH 比值可正常。卵巢活组织检查,镜下见卵巢皮质黄素化的卵泡膜细胞群,皮质下无类似 PCOS 的多个小卵泡。

2. 肾上腺皮质增生或肿瘤 血清硫酸脱氢表雄酮值超过正常范围上限 2 倍时,应与肾上腺皮质增生或肿瘤相鉴别。肾上腺皮质增生患者的血 17α-羟孕酮明显增高,ACTH 兴奋试验反应亢进,地塞米松抑制试验抑制率≤ 0.70。肾上腺皮质肿瘤患者对上述两项试验均无明显反应。

3. 分泌雄激素的卵巢肿瘤 卵巢睾丸母细胞瘤、卵巢门细胞瘤等均可产生大量雄激素。多为单侧、实性肿瘤。超声、CT 或 MRI 可协助诊断。

4. 其他 催乳素水平升高明显,应排除垂体催乳素腺瘤。

【治疗】

1. 治疗目的 由于 PCOS 患者不同的年龄和治疗需求、临床表现的高度异质性,因此临床处理应该根据患者主诉、治疗需求、代谢改变,采取个体化对症治疗措施,以达到缓解临床症状、解决生育问题、维护健康和提高生命质量的目的。

2. 治疗方法

(1)生活方式干预:生活方式干预是 PCOS 患者首选的基础治疗,尤其是对合并超重或肥胖的 PCOS 患者。生活方式干预应在药物治疗之前和 / 或伴随药物治疗时进行。生活方式干预包括饮食控制、运动和行为干预。生活方式干预可有效改善超重或肥胖 PCOS 患者健康相关的生命质量。

(2)药物治疗

1)调节月经周期:定期合理应用药物,对控制月经周期非常重要。

A. 口服避孕药:为雌孕激素联合周期疗法,孕激素通过负反馈抑制垂体 LH 异常高分泌,减少卵巢产生雄激素,并可直接作用于子宫内膜,抑制子宫内膜过度增生和调节月经周期。雌激素可促进肝脏产生性激素结合球蛋白,减少游离睾酮。常用口服短效避孕药,周期性服用,疗程一般为 3~6 个月,可重复使用。能有效抑制毛发生长和治疗痤疮。

B. 孕激素后半周期疗法:不抑制卵巢轴的功能或抑制较轻,更适合于青春期患者,对代谢影响小。可调节月经周期并保护子宫内膜。对 LH 过高分泌同样有抑制作用。亦可达到恢复排卵效果。可以作为青春期、围绝经期 PCOS 患者的首选,也可用于育龄期有妊娠计划的 PCOS 患者。

C. 雌孕激素周期序贯治疗:极少数 PCOS 患者胰岛素抵抗严重,雌激素水平较低、子宫内膜薄,单一孕激素治疗后子宫内膜无撤药出血反应,需要采取雌孕激素序贯治疗。也用于雌激素水平偏低、有生育要求或有围绝经期症状的 PCOS 患者。

2)降低血雄激素水平

A. 环丙孕酮(cyproterone):为 17-羟孕酮类衍生物,具有很强的抗雄激素作用,能抑制垂体促性腺激素的分泌,使体内睾酮水平降低。与炔雌醇组成口服避孕药,对降低高雄激素血症和治疗高雄激素体征有效。

B. 螺内酯(spironolactone):为醛固酮受体的竞争性抑制剂,抗雄激素机制是抑制卵巢和肾上腺合成雄激素,增强雄激素分解,并有在毛囊竞争雄激素受体作用。抗雄激素剂量为 40~200mg/d,治疗多毛需用药 6~9 个月。出现月经不规则,可与口服避孕药联合应用。

C. 糖皮质激素:适用于多囊卵巢综合征的雄激素过多为肾上腺来源或肾上腺和卵巢混合来源者。常用药物为地塞米松,每晚 0.25mg 口服,能有效抑制脱氢表雄酮硫酸盐浓度。剂量不宜超过 0.5mg/d,以免过度抑制垂体-肾上腺轴功能。

3)改善胰岛素抵抗:对肥胖或有胰岛素抵抗患者常用胰岛素增敏剂。二甲双胍(metformin)可抑制肝脏合成葡萄糖,增加外周组织对胰岛素的敏感性。通过降低血胰岛素水平达到纠正患者高雄激素状态,改善卵巢排卵功能,提高促排卵治疗的效果。常用剂量为每次口服 500mg,每日 2~3 次。吡格列酮常作为双胍类药物疗效不佳时的联合用药选择,常用于无生育要求的患者。

4)诱发排卵:对有生育要求者在生活方式调整、抗雄激素和改善胰岛素抵抗等基础治疗后,进行促排卵治疗。氯米芬为 PCOS 诱导排卵的传统一线用药。单独氯米芬用药建议不超过 6 个周期。来曲唑可作为 PCOS 诱导排卵的一线用药,并可用于 CC 抵抗或失败患者的治疗。促性腺激素可作为 CC 或来曲唑的配合用药,也可作为二线治疗。诱发排卵时易发生卵巢过度刺激综合征(OHSS),需严密监测,加强预防措施。

(3)手术治疗

1)腹腔镜下卵巢打孔术(laparoscopic ovarian drilling,LOD):不常规推荐,主要适用于 CC 抵抗、来曲唑治疗无效、顽固性 LH 分泌过多、因其他疾病需腹腔镜检查盆腔、随诊条件差而不能进行促性腺激素治疗监测者。LOD 可能出现的问题有治疗无效、盆腔粘连及卵巢功能不全等。

2)卵巢楔形切除术:将双侧卵巢各楔形切除 1/3 可降低雄激素水平,减轻多毛症状,提高妊娠率。术后卵巢周围粘连发生率较高,临床已不常用。

(4)体外受精 - 胚胎移植:体外受精 - 胚胎移植(IVF-ET)是 PCOS 不孕患者的三线治疗方案。PCOS 患者经上述治疗均无效时或者合并其他不孕因素(如高龄、输卵管因素或男性因素等)时须采用 IVF-ET 治疗。

(5)远期并发症的预防与随访管理:应对患者建立起一套长期的健康管理策略,对一些与并发症密切相关的生理指标进行随访,例如糖尿病、代谢综合征、心血管疾病,做到疾病治疗与并发症预防相结合。

六、高催乳素血症

各种原因导致外周血催乳素(PRL)>1.14nmol/L(25μg/L)为异常升高,称为高催乳素血症(hyperprolactinemia)。在正常人群中发生率约为 0.4%。催乳素在妊娠期、哺乳期增高是生理现象,不在本节阐述范围内。

【病因及发病机制】

1. **下丘脑或邻近部位疾病**　颅咽管瘤、外伤、炎症等病变影响催乳素抑制因子(PIF)的分泌,导致催乳素水平升高。

2. **垂体疾病**　为引起高催乳素血症最常见的原因,以垂体催乳素瘤最常见。1/3 以上患者为垂体微腺瘤(直径 <1cm)。空蝶鞍综合征也可使血清催乳激素水平增高。

3. **原发性甲状腺功能减退症**　促甲状腺激素释放激素增多,刺激垂体催乳激素分泌。

4. **药物性高催乳素血症**　长期服用抗精神病药、抗抑郁药、抗癫痫药、抗高血压药、抗胃溃疡和阿片类药物等均可引起血清催乳激素升高。这些药物多数是通过拮抗下丘脑催乳素释放抑制因子或兴奋催乳素释放因子引起催乳素水平升高。这种情况下催乳素多轻度升高,一般 <4.55nmol/L。

5. **特发性高催乳素血症**　血清催乳激素增高并伴有症状,多为 2.73~4.55nmol/L,但未发现垂体或中枢神经系统疾病。部分患者数年后发现垂体微腺瘤。

6. **其他**　多囊卵巢综合征、自身免疫性疾病、创伤(垂体柄断裂或外伤)等也可引起血清催乳素轻度或明显升高。

【临床表现】

1. **月经紊乱及不孕**　90% 以上患者有月经紊乱。育龄期患者可不排卵或黄体期缩短,表现为月经少、稀发甚至闭经。青春期前或青春期早期妇女可出现原发性闭经,生育期后多为继发性闭经。无排卵可导致不孕。

2. **异常溢乳**　为本病的特征之一。乳溢 - 闭经综合征患者中约 2/3 存在高催乳素血症,其中有 1/3 患垂体微腺瘤。溢乳通常表现为双乳流出或可挤出非血性乳白色或透明液体。

3. **头痛、眼花及视觉障碍**　垂体腺瘤增大明显时,由于脑脊液回流障碍及周围脑组织和视神经受压,可出现头痛、眼花、呕吐、视野缺损及动眼神经麻痹等症状。

4. **性功能改变**　由于垂体 LH 与 FSH 分泌受抑制,出现低雌激素状态,表现为阴道壁变薄或萎缩,分泌物减少,性欲减退。

【诊断】

1. 临床症状 　对出现月经紊乱及不育、溢乳、闭经、多毛、青春期延迟者,应考虑本病。

2. 血液学检查 　血清催乳激素 >1.14nmol/L(25μg/L)可诊断为高催乳素血症。检测最好在上午 9~12 时。

3. 影像学检查 　当血清催乳激素 >4.55nmol/L(100μg/L)时,应行垂体 MRI 检查,明确垂体是否存在占位性改变(垂体微腺瘤或腺瘤)。

4. 眼底检查 　由于垂体腺瘤可侵犯和 / 或压迫视交叉,引起视盘水肿;也可因肿瘤压迫视交叉致视野缺损,因而眼底、视野检查有助于确定垂体腺瘤的大小及部位,尤其适用于孕妇。

【治疗】

确诊后应明确病因,及时治疗。治疗手段有药物治疗、手术治疗及放射治疗。

1. 药物治疗

(1)甲磺酸溴隐亭(bromocriptine mesylate):系多肽类麦角生物碱,选择性激动多巴胺受体,能有效降低催乳激素。溴隐亭对功能性或肿瘤引起的催乳激素水平升高均能产生抑制作用。溴隐亭治疗后能缩小肿瘤体积,使乳溢 - 闭经妇女的月经和生育能力得以恢复。在治疗垂体微腺瘤时,常用方法为:第 1 周 1.25mg,每晚 1 次;第 2 周 1.25mg,每日 2 次;第 3 周 1.25mg,每日晨服,2.5mg,每晚服;第 4 周及以后 2.5mg,每日 2 次,3 个月为一疗程,最大剂量 7.5~10mg,药物维持量以最低剂量即可。主要不良反应有恶心、头痛、眩晕、疲劳、嗜睡、便秘、直立性低血压等,用药短期内可自行消失。

(2)卡麦角林:是溴隐亭的换代药物,为多巴胺 D_2 受体激动剂。常用方法:初始治疗剂量为 0.25~0.5 mg,每周 1 次,每个月增加 0.25~0.5mg 直到 PRL 正常。

(3)维生素 B_6:20~30mg,每日 3 次口服,和甲磺酸溴隐亭同时使用起协同作用。

2. 手术治疗 　当垂体肿瘤产生明显压迫出现神经系统症状或药物治疗无效或欠佳时,应考虑手术切除肿瘤。手术前短期服用溴隐亭能使垂体肿瘤缩小,术中出血减少,有助于提高疗效。

3. 放射治疗 　用于不能坚持或耐受药物治疗者;不愿手术者;不能耐受手术者。放射治疗显效慢,可能引起垂体功能低下、视神经损伤、诱发肿瘤等并发症,不主张单纯放疗。近年来立体定位放射外科的应用,明显减少了并发症。

七、早发性卵巢功能不全

早发性卵巢功能不全(premature ovarian insufficiency,POI)指女性 40 岁以前卵巢功能出现减退的现象,临床表现为月经稀发、闭经、不孕,同时伴随不同程度的围绝经期症状。激素特征是促性腺激素 FSH 水平升高,雌激素水平波动性下降。既往也称卵巢功能早衰(premature ovarian failure,POF)、原发性卵巢功能不全(primary ovarian insufficiency,POI)。目前该病的发病率在 40 岁女性以前约 1%,30 岁以前约 0.1%。

【疾病分类】

根据既往有无月经来潮,可以分为原发性 POI 和继发性 POI:既往从未发生月经来潮的卵巢功能衰退为原发性 POI;既往已建立规律的月经周期,但在 40 岁以前发生月经稀发或闭经 4 个月以上的卵巢功能衰退为继发性 POI。另外,根据卵巢功能衰退是否作为全身或其他系统症状的一部分伴随出现,可以分为综合征型 POI 和非综合征型 POI,综合征型 POI 可见于脆性 X 染色体综合征、上睑下垂 - 内眦赘皮 - 睑裂狭小综合征等。

【病因及发病机制】

POI 病因复杂,常见病因包括遗传因素、医源性因素、免疫因素、环境因素等,但大部分 POI 病例原因并不明确。

1. **遗传因素**　20%~25% 的 POI 患者是由于遗传异常导致,其中染色体异常为 10%~13%。两条结构完整的 X 染色体对卵巢功能至关重要,X 染色体数目(核型 45,X0 或其他嵌合型,最常见为特纳综合征)或结构异常(包括末端缺失、易位、倒位、嵌合等),可能会引起基因单倍剂量不足或减数分裂过程异常而影响卵巢的功能。同时,涉及卵子发生、生殖内分泌调节、减数分裂及 DNA 损伤修复相关的一系列基因的异常如 NOBOX、FSHR、HFM1、MCM8 等基因,也可能导致原始卵泡的生成减少、卵子闭锁加速及卵泡功能紊乱。但目前单一基因异常对 POI 的解释度都比较低,目前认为 POI 是多种微效基因共同作用致病。

2. **医源性因素**　卵巢肿瘤的常用治疗手段包括手术、放疗、化疗等,但治疗的同时对卵巢功能往往造成了不可逆的负面影响。手术切除局部卵巢组织,破坏卵巢血液供应,同时可能引发局部炎症反应;放化疗可诱导卵母细胞的凋亡或者破坏颗粒细胞的功能。放疗的剂量及照射部位、患者年龄将决定对卵巢的损害程度;而化疗对卵巢功能的影响取决于药物的种类、剂量及患者年龄。

3. **免疫因素**　自身免疫性 POI 常常合并其他免疫系统疾病,如甲状腺疾病、肾上腺功能减退症、系统性红斑狼疮等,卵巢和其他系统共享相同抗原,当其他系统发生免疫疾病时,卵巢也受到免疫系统的攻击所致。

4. **其他因素**　不良的环境因素如橡胶制品、重金属、杀虫剂、农药、化工制品等可能通过干扰激素分泌、破坏免疫系统、引起 DNA 损伤影响颗粒细胞的增殖,加速卵子死亡。其次,水痘-带状疱疹病毒、巨细胞病毒等一些病毒的感染、不良的生活方式如吸烟也会对卵巢功能造成损伤。

【临床表现】

1. **症状**　闭经及不孕往往是 POI 患者前来就诊的主要原因。

(1)月经改变:少部分患者在青春期前发生 POI,表现为原发性闭经,常常影响第二性征的发育;POI 发生在青春期后,即在建立正常月经周期的患者中主要表现为继发性闭经,随着卵巢功能的衰退,月经周期逐渐不规律、经量变少、月经频发、稀发甚至闭经。

(2)雌激素水平低下:由于卵巢功能的减退,雌激素水平下降,POI 患者近期容易出现焦虑抑郁、激动易怒,不能自我控制等情绪障碍;潮热出汗等血管舒缩症状;阴道干燥、性交困难及反复发生的阴道炎、尿道感染等泌尿生殖道萎缩症状;而在远期,骨质疏松、心血管疾病及认知功能障碍的发生风险增加。

(3)不孕不育:POI 患者的生育力显著下降,即使在发病初期有 5%~10% 的自发排卵机会,但成功受孕非常困难,且不良妊娠结局的风险增加。

2. **体征**　原发性闭经的 POI 患者常常表现为卵巢发育不全及女性第二性征发育不良。综合征型 POI 患者可能因累及其他系统或器官而表现特殊的体征。继发性闭经的 POI 患者大多数智力及第二性征发育正常。

3. **辅助检查**

(1)一线检查:①妊娠试验:对于闭经患者的评估首先必须排除妊娠。②激素测定:月经第 2~4 天或闭经时随机抽血检测基础卵泡刺激素(FSH)、黄体生成素(LH)、雌激素(E_2)、睾酮(T)及硫酸脱氢表雄酮(DHEA)水平等了解卵巢功能;通过催乳素(PRL)、促甲状腺激素(TSH)等排除垂体肿瘤和甲状腺相关疾病。基础 FSH 水平需要至少间隔 4 周重复测定,呈现逐渐增加的趋势,更有助于 POI 的诊断。③经阴道超声检查:观察盆腔有无子宫,子宫形态大小及内膜情况,双侧卵巢的形态、大小及窦卵泡数。多数患者的卵巢体积缩小,卵巢内无卵泡存在,子宫萎缩,内膜呈线性。④检测抗苗勒管激素(AMH)水平评估卵巢储备功能,POI 患者的 AMH 水平一般 <1.1ng/ml。

(2)二线检查:通过上述检查一旦确诊,结合病史、家族史应尽快展开下列二线检查。①遗传因素的筛查:结合病史、家族史应当进行染色体核型分析,有条件的实验室可以开展 FMR1 基因突变的筛查。②免疫因素的筛查:检测相关抗体的水平是否异常,如抗肾上腺抗体,抗 21-羟化酶抗体,抗甲状腺过氧化物酶抗体,抗甲状腺球蛋白,抗卵巢抗体等。

【诊断】

发病年龄在 40 岁以前;月经稀发或停经至少 4 个月以上;间隔 4 周至少重复 2 次测定血清基础 FSH 水平 >25U/L。

注意与妊娠、生殖道畸形、多囊卵巢综合征、卵巢抵抗综合征等疾病进行鉴别诊断。

【治疗】

POI 病因及发病机制复杂,目前尚无药物或手段能有效恢复卵巢功能。对 POI 患者需要长期从心理、生活方式、症状及生育指导等方面综合管理。

1. **心理及生活方式管理** POI 患者一经诊断,往往已经失去了妊娠的时机和能力,精神、心理背负巨大的压力,严重影响患者的身心健康和家庭和谐。实际上,POI 患者残留不同程度的卵巢功能,且部分年轻女性仍然有 5%~10% 的自发排卵机会。因此,专业的疾病咨询和正确的心理指导对于 POI 患者十分重要。另外,鼓励患者做出生活方式的改变,如健康饮食、规律生活、注意戒烟、避免接触有生殖毒性的环境和物质等。

2. **症状管理** 激素替代治疗仍然是目前治疗 POI 最主要的手段。激素的补充不仅能缓解卵巢功能减退带来的低雌激素症状,还能预防远期并发症骨质疏松、心血管疾病的发病风险。对于原发性 POI 患者,POI 发生在青春期以前,应模拟正常的青春期发育过程,小剂量补充雌激素起步,使用剂量为成人用药的 1/8~1/4。根据骨龄和身高适当增加雌激素的用量,必要时可加用生长激素。当子宫发育同时有月经来潮时,应添加孕激素保护子宫内膜。发育停止后,治疗转为标准剂量的雌孕激素序贯替代。对于继发性 POI 患者,在无禁忌证的情况下,鼓励尽早、持续、标准剂量用药至自然绝经年龄。无生育需求的患者,建议激素替代的同时辅助其他避孕方式或口服短效避孕药;有生育需求的患者推荐使用天然或接近天然的雌、孕激素:口服戊酸雌二醇 2mg/d,连续使用 21d,后 10~14d 添加地屈孕酮 10mg/d 或微粒化天然黄体酮 200mg/d。用药期间应了解患者用药的依从性、舒适度,注意监测血栓形成及肝、肾功能异常情况。其他新兴治疗方式如免疫治疗、卵巢组织体外激活、干细胞治疗暂无明确的疗效,不作为主要的治疗手段使用。

3. **生育管理** 少数 POI 患者在激素替代治疗期间或停药后的短期内发生排卵或自然妊娠,可能是雌激素通过负反馈降低了循环中高浓度的 FSH 水平,从而解除了对颗粒细胞促性腺激素受体的降调节。随着受体的增加,卵巢内残留的卵泡恢复对促性腺激素的敏感性,从而增加排卵和妊娠的可能。同时也可经生育力评估后,积极借助辅助生殖技术进行助孕。相比于正常育龄期妇女,POI 患者促排卵周期常常面临卵巢反应低下,周期取消率高,临床妊娠率低的结局。因此对于更多的 POI 患者来说,卵子捐赠 - 胚胎移植可能是实现生育希望更为直接和有效的方法。

【生育力保存】

积极使用手术、药物或实验室技术对存在不育风险的女性提供帮助,保护和保存其产生遗传学后代的能力。对年轻、有生育需求的女性肿瘤患者,可权衡利弊后适当改变术式,最大限度地保留卵巢功能。化疗前使用下丘脑促性腺激素释放激素激动剂(GnRH-a),能够抑制 HPO 轴,使大部分卵泡处于静息状态,减少化疗药物对生长期卵泡的损伤,一定程度可保护卵巢功能。近年随着辅助生殖技术和低温技术的发展,在可预知的卵巢功能减退前可以实现胚胎、卵子及卵巢组织的冷冻保存,待患者条件允许时再进行移植。

八、经前期综合征

经前期综合征(premenstrual syndrome,PMS)是指在经前反复发生的躯体和精神(情感、行为)两方面的综合征,包括烦躁、抑郁、疲劳,伴有腹部及四肢水肿、乳胀、头痛等,并且影响了妇女日常生活和工作,月经来潮后消失。多发生在生育年龄妇女。

【病因和病理生理】

发病原因尚不清楚,与环境压力、个人的精神心理特征、中枢神经递质与卵巢甾体激素的相互作用以及前列腺素水平的变化有关。周期性的性腺激素改变及与中枢神经递质间的相互作用,可能是 PMS 的主要诱因。

1. **卵巢激素波动与排卵**　由于 PMS 并不发生在初潮前、妊娠期及绝经后,因此周期性波动的卵巢激素与 PMS 发生直接相关。PMS 患者的血清雌、孕激素水平与正常人群相比没有显著差异,单独应用孕激素拮抗剂对 PMS 治疗无效,而通过药物抑制排卵却可明显改善 PMS 症状,考虑 PMS 患者可能对正常的周期性卵巢激素变化存在异常反应。

2. **中枢神经递质**　别孕烯醇酮是孕酮的代谢产物,具有调节 γ-氨基丁酸(gamma-aminobutyric acid,GABA)A 型受体活性的作用,研究发现 PMS 患者体内异常的别孕烯醇酮浓度导致 GABAA 受体敏感性增强,进而引起情绪异常。黄体期的 β-内啡肽与 5-羟色胺的浓度改变也与 PMS 相关。

【临床表现】

1. **症状与月经的关系**　典型的 PMS 症状常在经前 7~10d 开始,逐渐加重,至月经前 2~3d 最为严重,月经开始后 4d 内症状消失。

2. **症状特点与分组**　PMS 的症状可分为精神和躯体两大类。

(1)精神症状:包括焦虑和抑郁。精神紧张,情绪波动,易怒,急躁失去耐心,不能自制;或情绪淡漠,不愿与人交往和参加社会活动,判断力减弱。

(2)躯体症状:包括水钠潴留、疼痛和低血糖症状。如手足与眼睑水肿,乳房胀痛及腹部胀满,少数患者有体重增加。可有头痛、盆腔痛、肠痉挛等全身各处疼痛症状。

【诊断与鉴别诊断】

1. **诊断**　诊断的基本要素是出现周期性的经前症状以及月经来潮后缓解的病史。体格检查有助于鉴别一些有类似症状的器质性病变。

2. **鉴别诊断**　需要识别一些引起类似症状的器质性或精神疾病。有些经前加重的疾病,如偏头痛、盆腔子宫内膜异位症不属于 PMS。PMS 与精神病的鉴别十分重要,特别是对那种兼有两种疾病者,这类患者抑郁相关症状在经前加重。如果病史提示患者有精神病史,应指导患者到精神病科就诊。

【治疗】

1. **支持疗法**　包括情感支持、膳食调整和行为训练等。

对轻症患者,心理疏导和健康教育能够减轻精神紧张和焦虑。增加复合糖类的摄入亦有助于改善 PMS 症状,同时应减少酒精、咖啡因及盐的摄入。鼓励患者进行规律的锻炼。有氧运动有助于改善 PMS 症状。

2. **药物治疗**

(1)抗抑郁药:5-羟色胺再摄取抑制剂(selective serotonin reuptake inhibitors,SSRIs)可以有效改善 PMS 患者的心理及躯体症状。多数研究表明,SSRIs 全周期用药与黄体期用药的治疗效益相当;如果 3 个周期的黄体期治疗无效,可改为全周期用药。SSRIs 类各药物治疗效用相当,可选用氟西汀(fluoxetine hydrochloride)20mg/d 或舍曲林(sertraline hydrochloride)50~150mg/d 或帕罗西汀(paroxetine hydrochloride)20~30mg/d 口服。

(2)抑制排卵药

1)口服避孕药:周期性应用口服避孕药主要帮助缓解身体症状,如乳房疼痛、腹胀、痤疮和食欲。对于有避孕要求的 PMS 患者可作为首选。

2)促性腺激素释放激素激动剂(GnRH-a):GnRH-a 可有效改善 PMS 躯体症状,但对改善精神症状不明显。相对于其他药物,GnRH-a 价格昂贵,并由于其明显的低雌激素和骨质疏松等不良反应,使其使用受限。

(3)其他药物:非甾体抗炎药能减轻 PMS 相关的躯体症状,如乳房胀痛、头痛、腹泻等。螺内酯(100mg/d)被应用于减轻腹胀和液体潴留症状。

九、绝经综合征

绝经(menopause)的本质是卵巢功能衰竭,在绝经前后一段时期,因雌孕激素分泌出现波动或者减少,女性出现一系列躯体和精神心理症状,称为绝经综合征(menopausal syndrome)。

(一)绝经与生殖分期

绝经是个回顾性的概念,指 40 岁以上的女性闭经 12 个月,排除妊娠后则可诊断。绝经的真正含义并非指有无月经,而是卵巢功能的衰竭。单纯子宫切除的女性如果卵巢功能正常,不算是绝经。

绝经分为自然绝经和人工绝经,自然绝经是由于卵泡生理性耗竭所致,人工绝经指两侧卵巢因手术切除或者放射线照射导致的功能衰竭。人工绝经发生较突然,因此更易出现绝经综合征。

根据"生殖衰老研讨会分期 +10(stages of reproductive aging workshop+10,STRAW+10)"系统,女性生殖衰老过程分为 3 个阶段:生育期、绝经过渡期和绝经后期(图 5-26-17)。在横轴上最终月经(final menstrual period,FMP)为 0,其左侧的绝经过渡期从 10 个月经周期中 ≥ 2 次邻近月经周期改变 ≥ 7d 开始,终点是 FMP,又可分为绝经过渡期早期(–2 期)和晚期(–1 期)。围绝经期的起点与绝经过渡期一样,终点至 FMP 后的 1 年。绝经后期早期又分 3 期:+1a 期是 FMP 后 1 年、+1b 期为 FMP 后第 2 年,之后 3~6 年为 +1c 期;紧接着是绝经后期晚期,又称为 +2 期。

分期	–5	–4	–3b	–3a	–2	–1	+1a	+1b	+1c	+2
术语	生育期				绝经过渡期		绝经后期			
	早期	峰期	晚期		早期	晚期	早期			晚期
					围绝经期					
持续时间	可变				可变	1~3年	2年(1年+1年)		3~6年	余生
主要标准										
月经周期	可变到规律	规律	规律	经量、周期、长度轻微变化	邻近周期长度变异≥7d,10个月经周期内重复出现	月经周期长度≥60d				
支持标准										
内分泌 FSH AMH 抑制素B		正常 低 低	可变ᵃ 低 低	↑可变 低 低	↑≥25U/Lᵇ 低 低		↑可变 低 低	稳定 极低 极低		
窦卵泡数		少	少	少	少		极少	极少		
描述性特征										
症状					血管舒缩症状	血管舒缩症状				泌尿生殖道萎缩症状

注:ᵃ在周期第2~5天取血检测;ᵇ依据目前采用的国际垂体激素标准的大致预期水平;↑表示升高;AMH表示抗苗勒管激素

图 5-26-17 生殖衰老研讨会分期 +10 分期系统

(二)内分泌改变与临床表现

绝经过渡期时,卵巢仍有稀发排卵,但因黄体功能不全,孕酮分泌明显减少,绝经后则无孕酮分泌。因此,绝经过渡期容易出现月经紊乱,表现为周期不规则、经期延长、经量改变等。

从绝经过渡期至 +1b 期阶段,由于 FSH 升高过度刺激卵泡,引起雌二醇分泌过多,但是雌激素水平却有很大的波动,容易出现血管舒缩症状(vasomotor symptoms,VMS,包括潮热、盗汗)、自主神经失调症状(心悸、眩晕、头痛、耳鸣、失眠)以及精神神经症状(注意力不集中、易怒、焦虑、抑郁、记忆力减退)等,这些症状也可能在绝经后期仍持续存在。

进入+1c期后,FSH稳定升高,雌二醇才迅速下降,持续维持在低水平;+2期为绝经后期晚期,此阶段女性的健康问题更多体现在各种组织器官退行性改变导致的各种疾病,包括骨质疏松症、心脑血管疾病、认知功能障碍等。

此外,围绝经期泌尿生殖综合征(genitourinary syndrome of menopause,GSM)从雌激素水平开始波动就出现,主要表现为阴道干涩、外阴阴道疼痛/瘙痒、性交痛、反复发作的萎缩性阴道炎、反复下尿路感染、夜尿、尿频/尿急等。

(三)诊断

根据病史及临床表现不难诊断,但需要与相关症状的器质性病变及精神疾病相鉴别,卵巢储备功能评估有助于诊断。

1. 血清FSH值及E$_2$值测定　FSH>40U/L且E$_2$<10~20pg/ml,提示卵巢功能衰竭。

2. 抗苗勒管激素(AMH)测定　AMH<1.1ng/ml提示卵巢储备功能下降,<0.086ng/ml提示卵巢功能衰竭。

(四)管理策略及绝经激素治疗

需要对适宜人群开展绝经激素治疗(menopause hormone therapy,MHT),或对非适宜人群采用非激素治疗,以缓解绝经相关症状,并进行全面的生活方式指导和健康管理,包括饮食、运动、控烟、限酒等,提高和改善其生命质量。

1. MHT的适应证、禁忌证和慎用情况

(1)适应证:绝经相关症状如月经紊乱、潮热、多汗、睡眠障碍、疲倦、情绪障碍等;生殖泌尿道萎缩的相关问题(包括GSM);低骨量及骨质疏松症。

(2)禁忌证:已知或可疑妊娠;原因不明的阴道流血;已知或可疑患有乳腺癌;已知或可疑患有性激素依赖性恶性肿瘤;最近6个月内患有活动性静脉或动脉血栓栓塞性疾病;严重肝、肾功能不全;血卟啉症、耳硬化症;现患脑膜瘤(禁用孕激素)。

(3)慎用情况:慎用并非禁用,在应用前和应用过程中应咨询相应专业的医师,共同确定使用MHT的时机和方式;同时,采取比常规随访更为严密的措施,监测病情变化。包括:子宫肌瘤、子宫内膜异位症、子宫内膜增生症、血栓形成倾向、系统性红斑狼疮、乳腺良性疾病及乳腺癌家族史、癫痫、偏头痛、哮喘等。

2. MHT的指导原则

(1)MHT属医疗措施,应在有适应证、无禁忌证、患者有主观意愿的前提下尽早开始使用,年龄<60岁或绝经10年内、无禁忌证的女性,MHT的获益/风险比最高。

(2)不推荐单纯为预防心血管疾病和阿尔茨海默病而采用MHT。不过,绝经过渡期尽早开始MHT可使女性获得雌激素对心血管和认知的保护作用。

(3)有子宫的女性在补充雌激素时,应加用足量、足疗程孕激素保护内膜。

(4)MHT必须个体化。根据治疗症状的需求、获益风险的评估、相关检查结果、个人偏好和治疗期望等因素,选择性激素的种类、剂量、配伍、用药途径、使用时间。

(5)使用MHT的女性每年应至少进行1次全面的获益风险评估,只要获益风险评估的结果提示获益大于风险即可继续使用MHT。

(6)仅为改善GSM时首选阴道局部雌激素治疗;当系统使用MHT不能完全改善GSM时,也可同时加用局部雌激素治疗。

(7)雌激素治疗可减少绝经后腹部脂肪堆积,减少总体脂肪量,改善胰岛素敏感度,降低2型糖尿病的发生率。

3. MHT的常用药物和方案

(1)常用的口服药物:推荐应用天然雌激素、天然或最接近天然的孕激素。

1）雌激素：推荐天然雌激素：17β - 雌二醇、戊酸雌二醇等。

2）孕激素：①天然孕激素：微粒化黄体酮。②地屈孕酮。③合成孕激素：醋酸甲羟孕酮（medroxyprogesterone acetate，MPA）、螺内酯衍生物（如屈螺酮）等。

3）雌、孕激素复方制剂：使用方便，患者依从性高。常用的有：①雌孕激素序贯制剂：雌二醇 / 雌二醇地屈孕酮片，因雌二醇含量不同分为两种剂型 1/10 和 2/10；戊酸雌二醇 / 戊酸雌二醇醋酸环丙孕酮片。②雌孕激素连续联合制剂：雌二醇 / 屈螺酮片。

4）替勃龙：替勃龙的有效成分为 7- 甲基 - 异炔诺酮，属于组织选择性雌激素活性调节剂，口服后在体内代谢后产生较弱的雌激素、孕激素和雄激素活性。

（2）常用的非口服药物

1）经皮雌激素：雌二醇凝胶、半水合雌二醇皮贴。经皮给药避免了口服的肝脏首过效应，减少了对肝脏合成蛋白质及凝血因子生成的影响。相对于口服雌激素，经皮雌激素的静脉血栓、心血管事件、胆囊疾病的风险显著降低，改善性欲的作用更优。

2）经阴道雌激素：雌三醇乳膏、普罗雌烯阴道胶丸、结合雌激素软膏。

3）左炔诺孕酮宫内缓释系统（LNG-IUS）：每天向宫腔释放 LNG 20μg，维持 5 年。

（3）MHT 的常用方案

1）单孕激素补充方案：适用于绝经过渡期早期，调整月经。

2）单雌激素补充方案：适用于子宫已切除的妇女，可选择口服或者经皮吸收的雌激素，通常连续应用。

3）有子宫希望有月经样出血者，选择雌孕激素序贯方案。

4）有子宫不希望有月经样出血者，选择雌孕激素连续联合疗法或者替勃龙，也可以在放置曼月乐环的同时再连续单用雌激素。

4. MHT 与常见恶性肿瘤

（1）乳腺癌：乳腺癌发病的影响因素很复杂，MHT 导致的风险很小，治疗结束后风险逐渐降低。乳腺癌风险增加主要与雌激素治疗中添加的合成孕激素有关，并与孕激素应用的持续时间有关。天然孕激素、地屈孕酮和替勃龙导致乳腺癌的风险可能更低。

（2）妇科三大肿瘤：①子宫内膜癌：有子宫的女性，MHT 方案中加用足量及足疗程的孕激素以保护子宫内膜，内膜癌风险不增加；②子宫颈癌：使用 MHT 不增加子宫颈癌的风险；③卵巢恶性肿瘤：MHT 与卵巢恶性肿瘤的风险关系仍不明确。

（3）结直肠癌：MHT 可降低结直肠癌的发生风险。

（五）非激素用药

主要用于有 MHT 禁忌证和对 MHT 有顾虑而不愿意使用者。

1. 选择性 5- 羟色胺再摄取抑制剂、选择 5- 羟色胺和去甲肾上腺素双重再摄取抑制剂、可乐定对缓解血管舒缩症状均有一定的效果。

2. 某些中成药（如香芍颗粒、坤泰胶囊）以及某些植物药（如黑升麻）对缓解血管舒缩症状及其他绝经相关症状可能有效。但仍需更多的循证医学研究。

3. 钙剂和维生素 D 作为预防骨量减少和骨质疏松症的基础治疗措施，常规补充。

小结

1. 性早熟定义为女孩 8 岁前出现第二性征，分为 GnRH 依赖型和非 GnRH 依赖型，中枢性性早熟主要治疗药物为 GnRH-a。

2. 生育期非妊娠妇女 AUB 的病因学分类为 PALM-COEIN 系统。AUB-O 是最常见的 AUB 类型。AUB-O 诊治的核心：结合病史、查体、辅助检查，排除导致 AUB 的其他病因后明确诊断。治疗原则：急性出血期尽快止血，维持一般状况和生命体征，积极支持疗法并纠正贫血；血止后调整周期，预防子宫内膜增生和 AUB 复发；有生育要求者予促排卵治疗。AUB-O 的治疗以药物治疗为主。

3. 任何闭经诊断前应首先排除妊娠。原发性闭经较为少见，常见原因有苗勒管发育不全综合征、性腺发育障碍及下丘脑功能障碍等。最常见的继发性闭经为下丘脑闭经。诊断需重视性激素检查及相关功能试验。针对不同病变环节及病因，分别采用全身治疗、药物治疗及手术治疗等。

4. 多囊卵巢综合征以雄激素过高的临床或生化表现、持续无排卵、卵巢多囊改变为特征。内分泌特征为血清 LH/FSH 升高，雄激素升高，$E_1/E_2>1$，高胰岛素血症或者胰岛素抵抗。治疗包括降低雄激素水平，调整月经周期，改善胰岛素抵抗，促进排卵，远期并发症的预防与随访管理。

5. 高催乳素血症指各种原因导致外周血催乳素（PRL）异常升高。异常下丘脑疾病、垂体疾病以及甲状腺功能低下均可导致高催乳素血症。治疗前必须明确病因，做到对因治疗。

6. 早发性卵巢功能不全表现为女性 40 岁以前卵巢功能提前减退。内分泌特征为血清 FSH 升高（重复测量 >25U/L），雌激素水平波动性下降。及早进行持续的标准剂量的激素替代是目前主要的治疗手段。

7. 由于卵巢功能衰竭带来的绝经综合征严重影响女性身心健康；建议在绝经过渡期尽早使用 MHT，获益远远大于风险。

思考题

1. 女性性早熟是否可能影响成年后的机体雌激素水平？
2. 女性性早熟如何与先天性肾上腺皮质增生症相鉴别？
3. 青春期、生育年龄、围绝经期的异常子宫出血机制有何不同？各自的治疗要点有哪些？
4. 早发性卵巢功能不全的诊断标准及目前的治疗策略是什么？
5. 根据生殖轴病变和功能失调的部位分类，闭经可分为哪几类？各类闭经的常见病因有哪些？
6. 多囊卵巢综合征国际循证指南的诊断标准是什么？
7. 经前期综合征的临床综合治疗方案都有什么？
8. 绝经激素治疗利弊各有哪些？

（曹云霞　刘丽丽　徐丛剑　梁华茂　王医术　乔杰）

第二十七章
女性生殖道与疾病

第一节　女性生殖道的发生

　　人胚第 4 周末,在肾发生过程中的中肾阶段形成中肾管,有短暂的排尿功能。人胚第 6 周时,在胸部第 3 体节位置,中肾管外侧的上皮内陷形成纵沟,并向尾部纵向延伸,沟的边缘靠拢融合形成中肾旁管。中肾旁管在延伸至胚体尾端的过程中与中肾管平行,头端呈漏斗状,中段弯曲向内,越过中肾管的腹侧,下段与对侧中肾旁管在中线合并,尾端为盲端,突入尿生殖窦的背侧壁,窦壁内胚层受其诱导增厚形成一个隆起,称为窦结节(sinus tubercle),又称 Müllerian 结节(图 5-27-1)。此时,生殖道的发育处于未分化期。

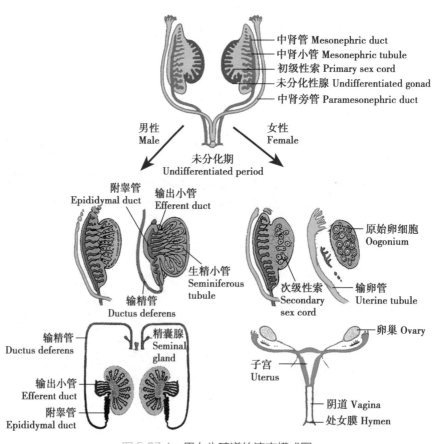

图 5-27-1　男女生殖道的演变模式图

一、女性生殖道的分化

女性性腺发育为卵巢,因此不能产生睾酮和抗中肾旁管激素。中肾管由于没有睾酮的刺激而退化。缺乏抗中肾旁管激素,同时卵巢分泌雌激素,两者共同诱导中肾旁管分化为女性生殖道。中肾旁管的上段和中段发育形成输卵管,其起始端以喇叭形开口于体腔,形成输卵管漏斗部,下段左、右合并后,其间隔组织消失,管腔融合,发育为子宫阴道原基,形成子宫和阴道穹窿部。窦结节增生形成阴道板,逐渐中空后形成阴道,内端与子宫相连,外端与尿生殖窦之间有处女膜相隔。与子宫阴道原基相邻的间充质发育为内膜基质和肌膜。两侧中肾旁管在末端的融合把两个腹膜褶连接到一起,以后形成左、右子宫阔韧带,并形成直肠子宫陷凹和膀胱子宫陷凹。在子宫周边和子宫阔韧带层次之间的间充质增殖并分化为子宫旁组织,由疏松结缔组织和平滑肌组成(图 5-27-2)。

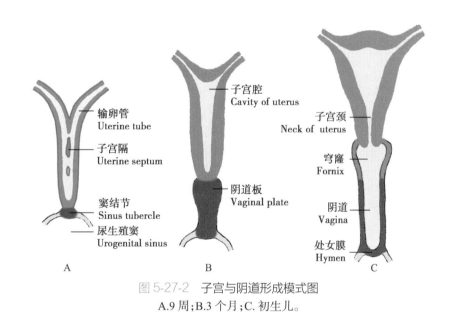

图 5-27-2　子宫与阴道形成模式图
A.9 周;B.3 个月;C. 初生儿。

二、子宫及子宫颈发育异常

由于中肾旁管发育异常,导致多种子宫及子宫颈发育异常,包括以下几种。

1. **子宫缺如(agenesis uterus)**　即先天性无子宫。中肾旁管下段不发育,不形成子宫,常合并无阴道。

2. **始基子宫(primordial uterus)**　两侧中肾旁管下段会合后即停止发育,导致子宫很小,无宫腔或者无子宫内膜形成。

3. **双子宫(uterus duplex)和双角子宫(uterus bicornis)**　中肾旁管下段合并不良,由于合并不良的程度不同,有以下多种畸形:①双子宫,为完全分开的两个子宫,每个宫腔与一侧输卵管相连,其原因是中肾旁管下段完全未接触合并。双子宫常伴有双阴道。②双角子宫,有两种:双颈子宫和单颈子宫。前者两个子宫的颈部相接,但并未合并。可有一共同的阴道,也可有两个阴道;双角单颈子宫,一个子宫颈,子宫体有两个角,每个角与同侧输卵管相连(图 5-27-3)。

4. **中隔子宫(uterus septus)**　由于两中肾旁管的下段合并时,合并的管壁未消失,形成子宫中隔。

5. **子宫颈发育异常**　子宫发育异常也常伴有子宫颈发育异常。单纯子宫颈发育异常临床少见,为中肾旁管的最末端发育不全或发育停滞所致,包括宫颈缺如、宫颈闭锁、先天性宫颈管狭窄、宫颈角度异常、先天性宫颈延长症伴宫颈管狭窄、双宫颈等宫颈发育异常。

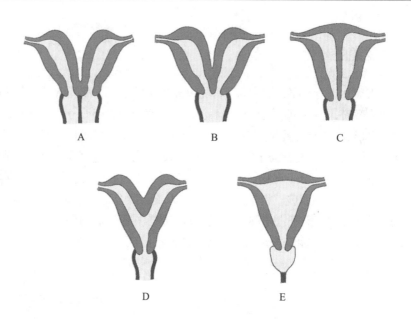

图 5-27-3　子宫和部分阴道畸形模式图

A. 双子宫双阴道；B. 双子宫单阴道；C. 中隔子宫；D. 双角子宫；E. 阴道闭锁。

三、阴道发育异常

1. **双阴道**　如果两侧中肾旁管没有愈合，将形成双子宫合并双阴道。

2. **先天性无阴道、阴道部分闭锁、阴道横隔、阴道纵隔及阴道斜隔**　窦结节形成阴道板过程中没有出现中空（图 5-27-4），或者部分中空，或者异常分隔（图 5-27-5），会导致先天性无阴道。

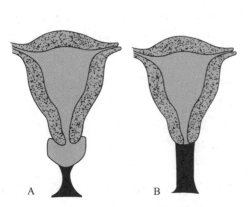

图 5-27-4　阴道闭锁模式图

A. 阴道下段闭锁；B. 阴道完全闭锁。

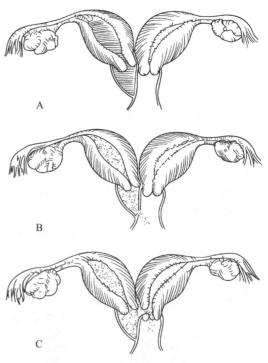

图 5-27-5　阴道斜隔模式图

A. 阴道完全斜隔；B. 阴道斜隔上有孔；C. 阴道斜隔上双子宫间有孔。

四、无孔处女膜

如果处女膜未开孔,外观不能见到阴道,称为无孔处女膜(imperforate hymen)(图 5-27-6)。

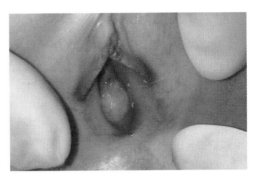

图 5-27-6 无孔处女膜

五、输卵管发育异常

输卵管由左、右中肾旁管发育而来,如果中肾旁管在发育过程中出现异常,会导致以下几种畸形。

1. **输卵管未发育** 如果单侧或双侧中肾旁管不发育,会导致输卵管不发育,往往与同侧的子宫不发育合并存在。

2. **输卵管发育不全** 表现为索状的输卵管或者发育不良的输卵管,由于早期输卵管发育受到程度不同的抑制或阻碍使其不能完全发育所致。有时与发育不良的子宫同时存在。

3. **单侧双输卵管或双侧双输卵管** 双输卵管均与子宫腔相通。因单侧或双侧中肾管外侧体腔上皮下陷形成了超过一条中肾旁管,发生机制不明。

4. **输卵管憩室** 憩室较易发生于输卵管的壶腹部,容易造成宫外孕而危及生命。

5. **小副输卵管** 具有完整伞端的比较短小的输卵管,附着于正常输卵管的上面(单侧或双侧)。有的副输卵管腔与正常的输卵管腔沟通,有的不沟通而在其附着处形成盲端。

6. **输卵管中段缺如** 输卵管中段不通,类似输卵管绝育手术后的状态,缺失段组织显微镜下呈纤维肌性。

7. **输卵管位置异常** 在生殖腺和生殖道的分化过程中因发育迟缓,输卵管未进入盆腔,使之位置异常(常与卵巢位置异常相伴行)。

六、两性畸形

两性畸形(hermaphroditism)又称为"两性同体",指因性分化异常导致的性别畸形,患者外生殖器的形态介于男女两性之间,不易辨别。根据发生的原因和表现形式不同分为以下几类。

1. **真两性畸形** 罕见,染色体核型为 46,XX 和 46,XY 嵌合体,在同一个个体内,有两种发育不全的性腺(睾丸和卵巢),如一侧为睾丸,另一侧为卵巢或者两侧性腺都有,盆腔内有发育不全的子宫等。患者多为男性表现,也有表现为女性体征。患者外生殖器的性别难以鉴别。

2. **假两性畸形** 又分为男性假两性畸形和女性假两性畸形。

(1)男性假两性畸形:染色体核型为 46,XY,生殖腺为睾丸(常发育不全),由于雄激素分泌不足或者雄激素不敏感(如雄激素受体缺乏),导致生殖道和外生殖器表现为部位或者完全女性化。

(2)女性假两性畸形:染色体核型为 46,XX,体内具有卵巢、输卵管和子宫,但有外生殖器畸形及早熟的男性化表现。先天性肾上腺皮质增生和肾上腺皮质肿瘤都可分泌过多的雄激素,或怀孕的母亲服用雄激素类药物都可使胚胎期原始生殖管道和外生殖器向男性方向分化,表现为生长发育快,骨骼年龄超前,较早出现阴毛、腋毛及胡须,喉结增大,声音变粗,乳房不发育,无月经等。

小结

1. 女性生殖管道由中肾旁管发育而来,主要机制是因为性腺发育为卵巢,没有睾丸分泌的雄激素和抗中肾旁管激素,同时卵巢分泌雌激素。

2. 中肾旁管发育异常会影响到输卵管、子宫,甚至阴道的发育。

思考题

1. 女性生殖管道的发育和分化过程是怎样的? 如果中肾旁管下段不合并,会导致什么畸形?

2. 两性畸形有哪几种情况? 发生的原因是什么?

(李宏莲)

第二节　输卵管与疾病

输卵管具有极其复杂而精细的生理功能,对摄卵、精子获能、卵子受精、受精卵输送及早期胚胎的生存和发育起着重要作用。随着胚胎移植和试管婴儿等辅助生殖技术的发展,输卵管在生殖过程中的重要性也越来越突出。

一、输卵管的位置与形态

输卵管(uterine tube)左、右各一,细长而弯曲,长 10~14cm,从卵巢上端连于子宫底的两侧,位于子宫阔韧带上缘内。其内侧端与子宫相连,开口于子宫腔,称为输卵管子宫口(uterine orifice of uterine tube);外侧端游离达卵巢的上方,开口于腹膜腔,称为输卵管腹腔口(abdominal orifice of uterine tube)(图 5-27-7)。

输卵管全长由内侧向外侧可分为 4 部分,分别为输卵管子宫部、输卵管峡部、输卵管壶腹部和输卵管漏斗部。①输卵管子宫部(uterine part of uterine tube):亦称为输卵管间质部,是输卵管穿过子宫壁的一段,长约 1cm,直径最细,约为 1mm,以输卵管子宫口开口于子宫腔。②输卵管峡部(isthmus of uterine tube):为输卵管子宫部外侧的一段,长 2~3cm,此部短而直,壁厚且腔窄,水平向外延伸为输卵管的壶腹部,是女性绝育术输卵管结扎常选用的部位。③输卵管壶腹部(ampulla of uterine tube):在输卵管峡

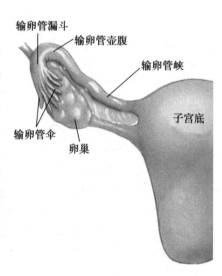

图 5-27-7　输卵管示意图

输卵管漏斗
输卵管壶腹
输卵管峡
输卵管伞
卵巢
子宫底

部的外侧,是输卵管 4 个部分中最长的一段,约占输卵管全长的 2/3,长 5~8cm,粗而弯曲,管壁较薄,管腔宽大,血管分布丰富,向外移行为漏斗部。卵子多在此受精,与精子结合以后形成受精卵,经输卵管子宫口入子宫腔,植入子宫内膜中着床并发育成胎儿。④输卵管漏斗部(infundibulum of uterine tube):为输卵管末端的膨大部分,呈漏斗状,向后下弯曲覆盖在卵巢的后缘和内侧面。漏斗部末端的中央有输卵管腹腔口,开口于腹膜腔,卵巢排出的卵子由此进入输卵管。女性腹膜腔经输卵管腹腔口、输卵管、输卵管子宫口、子宫腔和阴道与外界间接相通。输卵管腹腔口的周缘有许多细长的指状突起,呈伞状,故称为输卵管伞(fimbriae of uterine tube),其中最长的一个突起,内面沟较深,称为卵巢伞(ovarian fimbria),与卵巢表面相连,可能是引导卵子进入输卵管腹腔口的通路。

二、输卵管的血管、淋巴引流和神经

1. **动脉**　有卵巢动脉和子宫动脉分支分布,这些动脉走行在输卵管系膜内,互相吻合。输卵管子宫部和峡部由子宫动脉的分支营养,输卵管壶腹部和漏斗部由卵巢动脉的分支营养。

2. **静脉**　与相应的动脉伴行,输卵管的静脉内侧注入子宫静脉,外侧注入卵巢静脉。

3. **淋巴引流**　输卵管的淋巴管伴随输卵管的静脉走行,大部分回流到主动脉旁和主动脉前淋巴结(腰淋巴结),小部分汇入髂内、外淋巴结。

4. **神经**　输卵管由来自卵巢丛和盆丛的交感神经与副交感神经支配,内脏传入纤维进入脊髓第 11 胸节至第 2 腰节。

三、输卵管的组织学结构与功能

输卵管的管壁由内向外依次分为黏膜、肌层和浆膜。黏膜形成许多纵行伴有分支的皱襞,以壶腹部最为发达,因而管腔极不规则(图 5-27-8)。黏膜上皮为单层柱状上皮,由纤毛细胞和分泌细胞组成。纤毛细胞在漏斗部和壶腹部最多,峡部和子宫部则逐渐减少。纤毛向子宫方向的摆动有助于卵子和受精卵的运送;夹在纤毛细胞之间的分泌细胞虽无纤毛,但有微绒毛,其分泌物构成输卵管液,其中含有氨基酸、葡萄糖、果糖及少量乳酸等。该分泌物在纤毛表面形成黏稠的膜,不但对卵细胞有营养作用,而且还有助于卵子的输送和防止病菌从子宫经输卵管入腹腔。

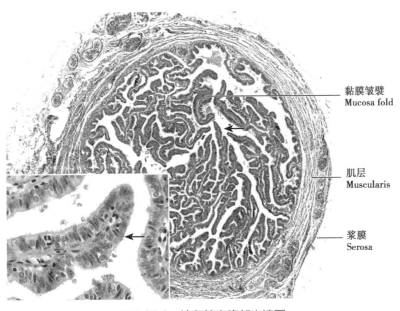

图 5-27-8　输卵管壶腹部光镜图
HE 染色,箭头示黏膜皱襞。

输卵管黏膜上皮在卵巢激素的影响下,随月经周期而发生周期性变化。子宫内膜增生期,输卵管黏膜上皮细胞变高,分泌细胞胞质内充满分泌颗粒;子宫内膜处于分泌期时,输卵管黏膜上皮内的分泌细胞以顶浆分泌的方式释放其分泌物,因而上皮细胞变低。

固有层为薄层结缔组织,内含较多的血管和少量平滑肌。肌层为内环、外纵两层平滑肌,峡部最厚,漏斗部最薄。浆膜由间皮和富含血管的疏松结缔组织构成。

受精卵之所以能沿着输卵管被输送到子宫腔,一部分是由于输卵管的蠕动作用,一部分是由于纤毛的运动,不仅如此,输卵管腔内的液体流动也起一定作用。正常情况下,女性的生殖管道是由腹膜腔通向外界的唯一通道,此通道也是腹膜腔感染的潜在途径。女性的盆腔炎和原发性腹膜炎可由外阴部的逆行性感染引起。同时感染还可引起输卵管炎症并引发输卵管内腔粘连、狭窄或闭锁,从而造成输卵管妊娠或不孕。

四、输卵管疾病

输卵管疾病包括输卵管炎症、输卵管异位妊娠和输卵管肿瘤。输卵管炎症、输卵管妊娠已在相应章节介绍,本节重点介绍输卵管肿瘤。

输卵管肿瘤在妇科肿瘤中较少见,占女性生殖道肿瘤的 0.1%~1.8%,有良性肿瘤和恶性肿瘤。组织学类型与卵巢肿瘤相似,临床症状和体征缺少特异性,易被误诊和漏诊。

(一) 输卵管良性肿瘤

输卵管良性肿瘤较罕见,其组织种类较多,以息肉状腺纤维瘤、乳头状瘤多见,还有囊性腺纤维瘤、脂肪瘤和畸胎瘤等。

1. 症状和体征　输卵管良性肿瘤较小的患者缺乏特异性症状和体征,临床上易发生漏诊和误诊。输卵管内膜异位症可有盆腔疼痛,结节性输卵管炎常伴有不孕和异位妊娠。大多数输卵管良性肿瘤是在盆、腹腔手术时无意中被发现的。

2. 治疗　主要为肿瘤切除或输卵管切除,预后良好。但输卵管乳头状瘤和畸胎瘤有发生恶变的可能,术中应行冷冻病理检查。

(二) 输卵管恶性肿瘤

凡是卵巢癌具有的组织学类型均可发生在输卵管,其中 50%~80% 为浆液性癌,其次为子宫内膜样癌(25%)、移行细胞癌、未分化癌或癌肉瘤,偶有输卵管发生滋养细胞疾病的报道。如同时发现有卵巢癌和输卵管癌发生,而原发部位不明确的肿瘤,则统称为输卵管-卵巢癌。

1. 原发性输卵管癌　原发性输卵管癌(primary carcinoma of fallopian tube)是非常罕见的妇科恶性肿瘤,占女性生殖道恶性肿瘤的 0.1%~1.8%,好发年龄 40~65 岁,发病高峰年龄为 52~57 岁,超过 60% 的原发性输卵管癌发生于绝经后妇女。最常见的症状体征是阴道排液、下腹痛和盆腔包块。由于原发性输卵管癌组织学特征和生物学行为与卵巢上皮性癌相似,因此处理参照卵巢上皮性癌。

(1)病因:输卵管癌的病因尚不明确。1978 年 Tatum HJ 报道,在输卵管癌患者中,约 70% 有慢性输卵管炎,50% 有不孕史,推测慢性炎症可能是输卵管癌的发病诱因。由于输卵管与卵巢上皮性癌均起源于苗勒管上皮,因此认为和卵巢癌有相似的病因学基础和基因异常,如与 *BRCA1* 和 *BRCA2*、*p53* 和 *k-ras* 等基因突变有关。携带 *BRCA1* 和 *BRCA2* 突变的女性,其终身患输卵管癌风险分别为 40%~60%,20%~30%。

(2)病理:原发性输卵管癌病理学诊断标准见表 5-27-1。

表 5-27-1　输卵管癌的病理学诊断标准

1. 肿瘤主体位于输卵管,由输卵管内膜发生,镜下主要为输卵管黏膜受累并呈乳头状结构。
2. 组织学类型为输卵管黏膜上皮。
3. 如果肿瘤累及输卵管壁,应能识别恶性和良性输卵管上皮的移行区。
4. 肿瘤位于输卵管,卵巢及子宫内膜正常,或见类似于输卵管癌的病理形态,但其肿瘤体积必须小于输卵管肿瘤

1)肉眼:病变多为单侧,最常见的原发部位为输卵管远侧 1/3 处(壶腹部),其次为伞部。输卵管增粗并有纤维性粘连,早期外观类似慢性输卵管炎、积水或积脓;切面可见癌组织呈灰白色实性或小囊状结节,可呈乳头状、息肉状充满管腔,可有出血、坏死,可形成溃疡性肿物侵蚀管壁。晚期可侵犯整个输卵管,浸出管壁或从伞端突出。

2)镜检:所有卵巢癌的主要肿瘤组织学类型均可在输卵管发生,其中以浆液性(乳头状)癌最常见,其次是子宫内膜癌、移行细胞癌或未分化癌等。输卵管浆液性腺癌起源于浆液性输卵管上皮内癌,可分为 3 级,分级越高,恶性程度越高,预后越差。Ⅰ级为分化好的乳头状腺癌,分化较好,以乳头结构为主;Ⅱ级为乳头与腺样结构并存,单细胞分化较差,异型性明显,乳头结构仍存在,同时有小腺泡或腺腔形成;Ⅲ级为低分化,细胞分化差,核分裂象多,形成实性片状或髓样与局部腺样。50% 输卵管浆液腺癌为低分化腺癌。输卵管癌的诊断需形态学结合免疫组织化学染色,形态学指标包括:细胞核增大,明显多形性,染色质异常,核分裂象,上皮复层等;免疫组织化学染色 P53 阳性 >75%,同时 Ki67 指数 >20%。

(3)转移途径:输卵管癌的转移途径与卵巢癌类似,以直接播散转移为主,输卵管伞端脱落的癌细胞播散种植至盆腹腔腹膜、大网膜、肠表面,或通过输卵管蠕动逆行向宫腔、宫颈及对侧输卵管蔓延,也可经淋巴管转移至腹主动脉旁淋巴结和盆腔淋巴结,晚期可经血行转移至肺、肝、脑等脏器。

(4)FIGO 分期:同卵巢恶性肿瘤。采用 FIGO(2014 年)制定的手术病理分期(见第二十六章中表 5-26-2)。

(5)诊断

1)病史:常有原发或继发不孕史。

2)临床表现:早期无症状,体征多不典型,易被忽视或延误诊断。典型的表现为阴道排液、下腹痛和盆腔肿块,称为输卵管癌"三联征",只有不到 15% 的患者有典型的"三联征"。

A. 阴道排液:是输卵管癌患者最重要的临床症状,多为浆液性或浆液血性,量多少不等,常为间歇性,排液后下腹痛减轻,是因病变致间歇性输卵管积水所致。

B. 下腹痛:多发生于患侧,为钝痛,以后逐渐加剧呈痉挛绞痛,阴道排液后腹痛减轻。

C. 盆腔肿块:是输卵管癌的重要体征,妇科检查可扪及附件肿块,大小不一,活动受限或固定不动。

D. 阴道出血:输卵管癌患者常有阴道不规则出血,因此若高龄妇女出现不规则阴道流血而诊断性刮宫阴性者,也应考虑有输卵管癌的可能。

E. 其他:肿瘤增大后压迫或累及周围器官可致腹胀、尿频、尿急等,晚期出现恶病质表现。腹水较少见,淡黄色或血性。极少数病例是在行全子宫和双侧输卵管卵巢手术后,经病理检查偶然发现的。

(6)辅助诊断

1)细胞学检查:阴道脱落细胞学检查找到不典型腺上皮纤毛细胞,分段诊刮阴性排除子宫颈癌和内膜癌后,高度怀疑输卵管癌。当肿瘤穿破输卵管浆膜时,可在腹水或腹腔冲洗液中找到恶性细胞。

2)影像学检查:B 型超声、CT、MRI 等有助于术前分期,确定肿块大小、性状、有无转移及腹腔积液情况等。

3)血清 CA125:不推荐作为早期筛查的手段。CA125 是输卵管癌诊断和预后判断的重要参考指标,但无特异性。主要用于治疗后的随访,在初次治疗后的升高相当有意义。

4)腹腔镜检查:可直接观察输卵管及卵巢,并可同时取得组织及腹腔积液进行检查。

(7)鉴别诊断:输卵管癌应与附件区炎性包块、卵巢肿瘤鉴别;有阴道排液者须与子宫内膜癌、宫颈癌鉴别;输卵管葡萄胎或绒毛膜癌则常误诊为异位妊娠。若输卵管占位病变不能排除输卵管癌,应尽早手术探查以确诊。

(8)FIGO 分期:参照卵巢上皮性癌(详见第二十六章第二节)。

(9)治疗:原发性输卵管癌的组织学特征、生物学行为和预后相关因素与卵巢浆液性癌相似,因此处理原则参考卵巢上皮性癌,即早期以全面的分期手术和晚期以彻底的肿瘤细胞减灭手术为手术原则,术后辅助化疗。详见卵巢上皮性癌(详见第二十六章第二节)。

(10)预后:5 年生存率Ⅰ~Ⅱ期为 50%~60%,Ⅲ~Ⅳ期为 15%~20%。初次减瘤手术后残余肿瘤直径和输卵管肌层浸润深度密切相关。

(11)随访:参照卵巢上皮性癌(详见第二十六章第二节)。

2. **遗传性输卵管癌**　流行病学研究显示,输卵管癌患者的一级亲属发生卵巢癌和较早发生乳腺癌的风险增加,两项队列研究分析发现分别有 5% 和 11% 的输卵管癌患者同时患有乳腺癌,提示乳腺癌和输卵管癌之间的相关性。其原因是野生型 *BRCA1* 和 *BRCA2* 等位基因缺失造成乳腺癌、输卵管癌和卵巢癌发生的高遗传风险。遗传性输卵管癌是由输卵管内膜的固有层上皮发生,病理类型多为高级别浆液性腺癌。其症状体征与散发输卵管癌患者相同,生存率同卵巢癌。

最近文献报道,对有 *BRCA1* 和 *BRCA2* 突变肿瘤家族史的绝经前妇女,在完成生育或因其他疾病行全子宫切除时,可行双侧输卵管预防性切除。在围绝经期或绝经后妇女可行预防性卵巢切除,能减少输卵管癌和 / 或卵巢癌的发生。

3. **输卵管癌肉瘤**　输卵管癌肉瘤,临床比较罕见。主要发生在 50~60 岁的妇女,且确诊时多为晚期,多有腹痛、腹胀和异常阴道出血症状。如果能行满意肿瘤细胞减灭手术,术后可选择以铂类为主的方案化疗。但预后差,大多于 2 年内死亡。

小结

1. 输卵管的管壁分为 3 层,即黏膜、肌层和浆膜。

2. 黏膜常形成高大的皱襞,壶腹部皱襞最发达。黏膜上皮中纤毛细胞的纤毛促进卵子和受精卵的运输,分泌细胞分泌的物质可以提供营养、协助卵子和受精卵的运输,阻止有害物质进入输卵管。

3. 原发性输卵管癌是非常罕见的妇科恶性肿瘤,超过 60% 的原发性输卵管癌发生于绝经后妇女。

4. 输卵管癌最常见的症状体征是阴道排液、下腹痛和盆腔包块。

5. 原发性输卵管癌组织学特征和生物学行为与卵巢上皮性癌相似,分期和处理同卵巢上皮性癌。

思考题

1. 输卵管壁的组织学结构是怎样的?

2. 输卵管因为炎症等原因导致不通畅,会对女性生育造成什么影响?

3. 何为输卵管癌的"三联征"?

（谢遵江　鹿　欣　王医术）

第三节 子宫与疾病

一、子宫的形态、位置及周围支持组织

子宫(uterus)为中空性肌性器官,是胚胎着床、胎儿生长发育及产生月经的器官。

(一) 子宫的形态

子宫呈倒置的梨形,前后略扁,左、右两缘均钝圆,长 7~8cm,宽 4~5cm,厚 2~3cm,重 40~50g。由上而下分为底、体、峡和颈 4 部分(图 5-27-9)。子宫底(fundus of uterus)为输卵管子宫口水平面以上隆凸的部分,钝圆而游离,与回肠袢和乙状结肠相毗邻。子宫底两侧为子宫角(horn of uterus),与输卵管相通。子宫颈(neck of uterus)是子宫下端较狭窄而呈圆柱状的部分,成人长2.5~3.0cm,其下部 1/3 段伸入阴道内的部分,称子宫颈阴道部(vaginal part of cervix);上部 2/3段位于阴道以上,称子宫颈阴道上部(supravaginal part of cervix)。子宫颈阴道部可经阴道窥视检查,其也是子宫颈癌的好发部位。子宫体(body of uterus)为子宫底与子宫峡之间部分,子宫峡(isthmus of uterus)为子宫体下部与子宫颈阴道上部相接处较狭细部分。非妊娠时,子宫峡不明显,长约 1cm;妊娠期,子宫峡可随子宫底的上升而逐渐伸展变长,形成子宫下段;妊娠末期可延长至7~11cm,峡壁逐渐变薄,肌纤维和血管多斜行交叉,横行弧状切开子宫下段时,肌肉损伤及出血较少,故产科常在此处进行经腹膜腔或腹膜外剖宫产术。如经腹膜外子宫下段行剖宫术,可避免进入腹膜腔,减少感染的机会。在子宫体部行纵行切开剖宫产术,因为切断横行的血管和肌束较严重,故已少用(图 5-27-10)。

子宫的内腔较为狭窄,可分为上、下两部分(图 5-27-9):上部在子宫体内,称子宫腔(cavity of uterus),呈底在上、前后略扁的倒三角形。底的两端为输卵管子宫口,通向输卵管,尖向下连通子宫颈内腔;下部在子宫颈内,呈梭形,称子宫颈管(canal of cervix of uterus),其向上通子宫腔,下口通阴道,称子宫口(orifice of uterus)。未产妇的子宫口多为圆形,边缘光滑整齐;经产妇的子宫口为横裂状。子宫口的前、后缘分别称为前唇(anterior lip)和后唇(posterior lip),后唇较长,位置也较高(图 5-27-9)。成人未孕子宫的内腔,从子宫口到子宫底长 6~7cm,子宫腔长约 4cm,其最宽处为2.5~3.5cm。

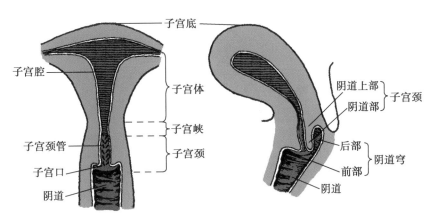

图 5-27-9 子宫的分部模式图

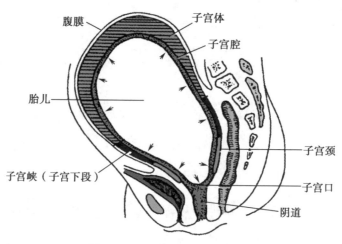

图 5-27-10 妊娠期子宫模式图

(二) 子宫的位置

子宫位于骨盆中央、膀胱与直肠之间,前面与膀胱相邻,后面与直肠毗邻,两侧有输卵管和卵巢,朝向盆腔的侧壁,下端接阴道。未妊娠时,子宫底位于小骨盆上口平面以下,朝向前上方,子宫颈下端位于坐骨棘平面的稍上方。成年子宫的位置呈前倾前屈位。前倾是指整个子宫向前倾斜,子宫长轴与阴道长轴之间形成一个向前开放的夹角,约为 90°;前屈是指子宫体与子宫颈不在一条直线上,二者之间形成一个向前开放的钝角,约为 170°。人体直立时,子宫体伏于膀胱的后上方(图 5-27-11)。子宫的位置与膀胱和直肠的充盈程度有关。妊娠期子宫的形态和位置变化较大,妊娠期子宫的子宫底最高可抵达剑突下。

子宫为腹膜间器官,其前面的下 1/3(即子宫颈阴道部)及左、右侧缘无腹膜覆盖。膀胱上面的腹膜向后折转覆盖子宫前面,在膀胱与子宫之间形成膀胱子宫陷凹(vesicouterine pouch),折转处约在子宫颈高度(图 5-27-11)。子宫后面的腹膜从子宫体向下移行至子宫颈及阴道后穹的上面,再返折至直肠的前面,在直肠与子宫之间形成一个较深的直肠子宫陷凹(rectouterine pouch),又称Douglas 窝(腔),是女性腹膜腔在直立位时的最低部位,故腹膜腔内的积液多聚积于此。子宫侧缘的腹膜向两侧延展,到达盆腔侧壁,形成子宫阔韧带。子宫颈阴道部隔着阴道后穹和直肠子宫陷凹与直肠前壁相邻,故在分娩时,当胎头抵达子宫颈管外口时,可通过直肠指检,精确地测定子宫口扩张的程度。

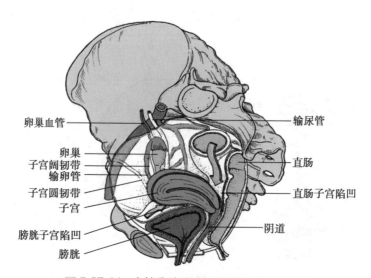

图 5-27-11 女性盆腔脏器与腹膜的关系示意图

　　子宫形态的年龄变化较大,新生儿期的子宫高出小骨盆上口,输卵管和卵巢位于髂窝内,子宫颈比子宫体长而粗;幼儿期子宫颈仍有子宫体的2倍大。性成熟前期,子宫迅速发育,壁增厚。性成熟期时,子宫颈与子宫体长度几乎相等,以后子宫体发育加快,到成人子宫体反而是子宫颈的2倍。经产妇的子宫各径和内腔都增大,重量可增加1倍。绝经期后,子宫萎缩变小,壁也变薄。子宫体和子宫颈的比例因年龄而不同:婴儿1:2,成人2:1,老年人1:1。

（三）子宫的周围支持组织

　　子宫主要靠周围的韧带、下方的阴道、尿生殖膈、盆膈和盆底肌肉及其周边的结缔组织等结构维持其正常位置(图5-27-12)。子宫的韧带包括:

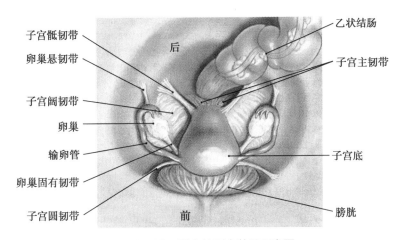

图5-27-12　子宫的固定装置示意图

　　1. 子宫阔韧带　子宫阔韧带(broad ligament of uterus)位于子宫的两侧,是双层腹膜形成的略呈冠状位的腹膜皱襞。子宫阔韧带内侧缘在子宫侧缘处移行为子宫前、后面的腹膜;外侧缘向两侧延伸为盆腔侧壁的腹膜;上缘游离,包裹输卵管,其外侧1/3移行为卵巢悬韧带;下缘移行为盆底的腹膜。子宫阔韧带前层覆盖子宫圆韧带,后层覆盖卵巢和卵巢固有韧带。前、后两层之间有疏松结缔组织、血管、神经、淋巴管等走行。子宫阔韧带可限制子宫向两侧移动。子宫阔韧带依其连接的部位可分为后方的卵巢系膜、上方的输卵管系膜和下方的子宫系膜3部分(图5-27-13)。

　　(1)卵巢系膜:卵巢系膜(mesovarium)是卵巢系膜前缘与子宫阔韧带后层之间的双层腹膜,内含卵巢的血管、神经和淋巴管等。

　　(2)输卵管系膜:输卵管系膜(mesosalpinx)是输卵管与卵巢系膜根之间的双层腹膜,内含输卵管的血管、神经和淋巴管等。

　　(3)子宫系膜:子宫系膜(mesometrium)是子宫阔韧带其余部分的双层腹膜,内含子宫的血管、神经和淋巴管等。

　　2. 子宫圆韧带　子宫圆韧带(round ligament of uterus)是由平滑肌纤维和结缔组织纤维构成的一对圆索状结构,长12~14cm,起自子宫体前面的上外侧,输卵管子宫口的下方。在子宫阔韧带前层的覆盖下,向前外侧弯行,经腹股沟管深环进入腹股沟管,出腹股沟管浅环后分散为一些纤维束止于阴阜和大阴唇的皮下。子宫圆韧带是维持子宫前倾位的主要结构。

　　3. 子宫主韧带　子宫主韧带(cardinal ligament of uterus)

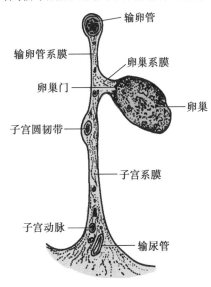

图5-27-13　子宫阔韧带(纵切面)

又称子宫旁组织(parametrium),由结缔组织纤维束和平滑肌纤维组成,位于子宫阔韧带的基底部,由子宫颈两侧缘延伸至盆腔侧壁,较强韧。是维持子宫颈正常位置和防止子宫向下脱垂的主要结构。

4. 子宫骶韧带   子宫骶韧带(uterosacral ligament)是由结缔组织纤维束和平滑肌纤维构成的扁索状结构。起自子宫颈后面的上外侧,向后弯行绕过直肠的两侧,止于骶骨前面的筋膜。子宫骶韧带表面有腹膜覆盖,形成弧形的直肠子宫襞(rectouterine fold)。子宫骶韧带的作用是向后上方牵引子宫颈,与子宫圆韧带协同,维持子宫前倾前屈位。

二、子宫的血管、淋巴引流和神经

1. 动脉   供应子宫的动脉来自子宫动脉(uterine artery)。子宫动脉起自髂内动脉,沿盆侧壁向前内下行至子宫阔韧带基部,在子宫阔韧带的基底部走向前内侧,约在子宫颈两侧2cm处呈十字交叉跨过输尿管的前上方,到达子宫颈阴道上部,在此发出降支(阴道支)与阴道动脉的升支吻合,供应子宫颈阴道部和阴道的上部,还发出分支供应子宫颈阴道上部。子宫动脉主干在子宫阔韧带两层之间,沿子宫壁外侧迂曲上行至子宫角处,行程中发出数支分布于子宫体前后壁。子宫动脉的终支(卵巢支)与卵巢动脉吻合,营养卵巢。子宫动脉还发出输卵管支,分布于输卵管(图5-27-14)。

2. 静脉   子宫的静脉在子宫下部两侧组成子宫静脉丛(uterine venous plexus),并与阴道静脉丛(vaginal venous plexus)相连,组成子宫阴道静脉丛(uterovaginal venous plexus)。从子宫静脉丛发出子宫静脉(uterine vein),与同名动脉伴行,注入髂内静脉。

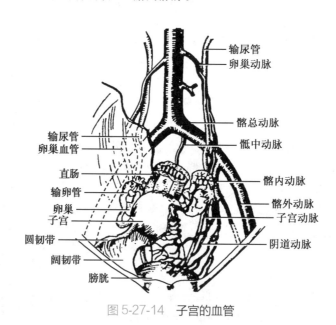

图 5-27-14   子宫的血管

3. 淋巴引流   子宫底的淋巴管与卵巢和输卵管的淋巴管一起沿卵巢血管大部分注入腰淋巴结,小部分注入髂内、外淋巴结;子宫底的一部分和子宫体上部的淋巴管沿子宫圆韧带回流到腹股沟浅淋巴结的上部。当怀疑子宫体前壁患癌症时,应检查腹股沟浅淋巴结的上组。子宫体下部和子宫颈的淋巴有3个回流途径:①沿子宫动、静脉行向两侧,向外侧经子宫阔韧带注入髂外淋巴结,向后外侧注入髂内淋巴结;②经子宫主韧带注入沿闭孔血管排列的闭孔淋巴结;③向后沿直肠子宫襞回流到骶淋巴结(图5-27-15)。

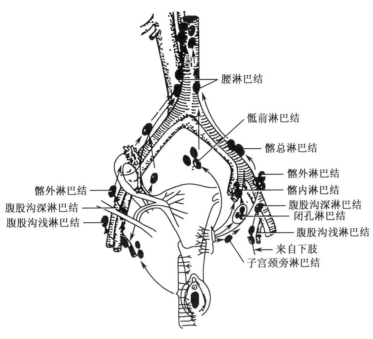

图 5-27-15 子宫的淋巴走向

4. **神经** 子宫的神经来自腹下丛的盆丛,更主要的是来自位于子宫阔韧带基底部的子宫阴道丛。其中交感神经节前纤维来自脊髓的第 12 胸节至第 2 腰节;副交感神经来自盆丛,其节前纤维来自脊髓的第 2、3 和 4 骶节,在子宫颈旁节内换神经元。子宫体部的内脏感觉纤维经交感神经传导到脊髓第 12 胸节至第 2 腰节;子宫颈的感觉纤维经盆内脏神经传导到脊髓第 2~4 骶节(图 5-27-16)。

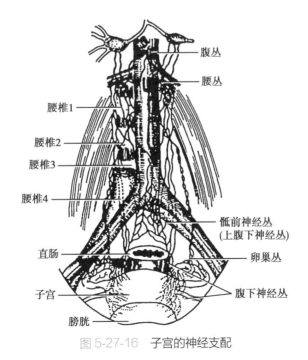

图 5-27-16 子宫的神经支配

三、子宫壁与子宫颈的组织学结构

(一) 子宫壁的组织学结构

子宫壁的结构由外向内可分外膜、肌层和内膜 3 层 (图 5-27-17)。

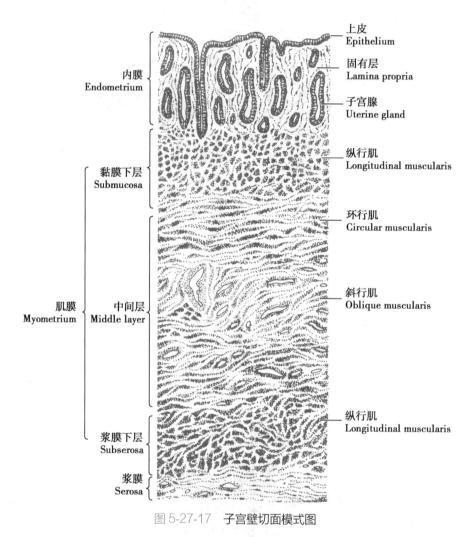

图 5-27-17　子宫壁切面模式图

1. **外膜**　子宫外膜 (perimetrium) 大部分为浆膜 (serosa)，只有子宫颈部分为纤维膜 (fibrosa)。

2. **肌层**　子宫肌层 (myometrium) 很厚，由平滑肌和肌纤维间结缔组织组成。在其结缔组织中除有血管和一般细胞成分外，未分化间充质细胞尤为丰富。肌层自内向外大致可分 3 层，即黏膜下层、中间层和浆膜下层。黏膜下层和浆膜下层主要由纵行的平滑肌束组成；中间层较厚，由环行和斜行肌束组成，并含有丰富的血管。子宫平滑肌纤维长 30~50 μm，在妊娠时肌纤维增生肥大，可增长数十倍，长达 500~600 μm。妊娠时，新增的平滑肌纤维来自未分化间充质细胞或平滑肌细胞自身的分裂。雌激素有促使平滑肌细胞数量增加的作用。孕酮能使平滑肌细胞体积增大，并有抑制平滑肌收缩的功能。分娩后子宫平滑肌纤维逐渐变小，恢复原状，部分平滑肌纤维自溶分解而被吸收。肌层的收缩活动，有助于精子向输卵管运行、经血排出以及胎儿娩出。

3. **内膜**　子宫内膜 (endometrium) 由单层柱状上皮和固有层组成。上皮与输卵管黏膜上皮相似，也由纤毛细胞和分泌细胞构成；纤毛细胞数量少，分泌细胞数量多。固有层较厚，除含有较多上皮的网状纤维、淋巴细胞、巨噬细胞、肥大细胞、浆细胞，丰富的血管、淋巴管和神经外，还有大量分化程度较低的梭形或星形细胞,称为基质细胞(stromal cell),其核大而圆,胞质较少,可合成和分泌胶原蛋白,并随妊娠及月经周期变化而增生与分化。固有层内还有子宫腺(uterine gland),为内膜上皮向固有层内凹陷而成的单管状腺,其末端常有分支。腺上皮主要是分泌细胞,纤毛细胞少。

子宫底部和体部的内膜,按其结构和功能特点可分为深、浅两层:浅层为功能层(functional layer),每次月经来潮时发生脱落,受精卵也在此层植入;深层称为基底层(basal layer),在月经和分娩时均不脱落并有较强的增生和修复能力,可以产生新的功能层。

子宫内膜的血管来自子宫动脉的分支。子宫动脉进入子宫壁后,分支走行至肌层的中间层,由此发出许多与子宫腔面垂直的放射状小动脉,在进入内膜之前,每条小动脉分为两支:一支短而直,营养基底层,不受性激素的影响,称之为基底动脉;另一支为主支,称螺旋动脉(spiral artery),在子宫内膜内呈螺旋状走行,至功能层浅层时形成毛细血管网和窦状毛细血管,然后汇入小静脉,经肌层汇合为子宫静脉(图 5-27-18)。螺旋动脉对性激素的刺激敏感,反应迅速。

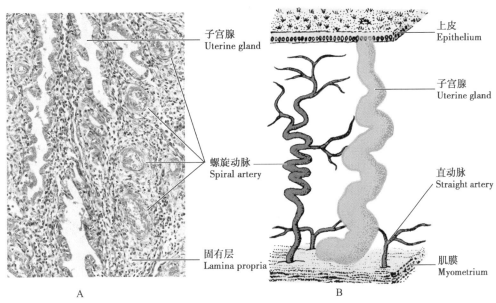

图 5-27-18　子宫内膜周期性变化示意图
A. 内膜光镜像,HE 染色,低倍;B.子宫腺及螺旋动脉模式图。

4. 子宫内膜的周期性变化　自青春期开始,子宫底部和体部的内膜功能层在卵巢分泌的激素作用下,开始出现周期性变化,即每 28 天左右发生一次内膜剥脱出血、增生、修复过程,称为月经周期(menstrual cycle)。规律性月经周期的建立是女性性功能成熟的标志。每个月经周期是从月经第 1 天起至下次月经来潮前 1 天止,可分为增生期、分泌期和月经期 3 个时期(图 5-27-19)。

(1)增生期:增生期(proliferative phase)指周期的第 5~14 天。此时,卵巢内若干卵泡开始生长发育,故又称卵泡期(follicular phase)。在生长卵泡分泌的雌激素作用下,剥脱的子宫内膜由基底层增生修补,并逐渐增厚到 2~4mm;固有层内的基质细胞分裂增殖,产生大量的纤维和基质。增生早期,子宫腺短,直而细,较稀疏。增生中期子宫腺增多、增长并稍弯曲,腺细胞胞质内核糖体、粗面内质网、高尔基复合体增多,线粒体增大,胞质内出现糖原;增生晚期的子宫腺继续增生且更弯曲,腺腔扩大。腺细胞顶部有分泌颗粒,核下区糖原集聚,在 HE 染色切片上因糖原被溶解,显示核下空泡特点。增生末期,子宫腺开始分泌,腺腔变宽;同时螺旋动脉亦伸长和弯曲。至月经周期第 14 天时,通常卵巢内有一个卵泡发育成熟并排卵。子宫内膜随之转入分泌期。

(2)分泌期:分泌期(secretory phase)指周期第 15~28 天。此时卵巢内黄体形成,故此期又称黄体期(luteal phase)。在黄体分泌的孕激素和雌激素作用下,子宫内膜继续增生变厚,可达 5~7mm;此期子宫腺进一步变长、弯曲、腺腔扩大,糖原由腺细胞核下区转移到细胞核上区,并以顶浆分泌方式排入腺腔,腺腔内充满含有糖原等营养物质的黏稠液体。固有层内组织液增多呈水肿状态。螺旋动脉继续增长变得更弯曲,并伸入内膜浅层。基质细胞继续分裂增殖,胞质内充满糖原和脂滴,称前蜕膜细胞(predecidual cell)。妊娠时,此细胞继续发育增大变为蜕膜细胞(decidual cell)。如未妊娠,内膜功能层脱落,转入月经期。

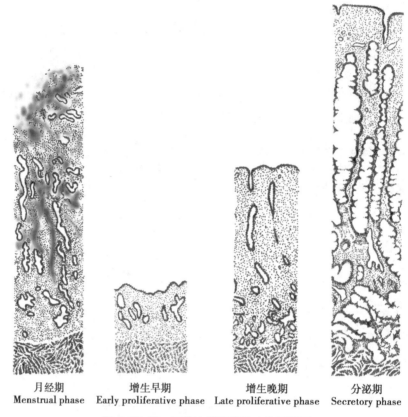

| 月经期
Menstrual phase | 增生早期
Early proliferative phase | 增生晚期
Late proliferative phase | 分泌期
Secretory phase |

图 5-27-19　子宫内膜周期性变化示意图

(3)月经期:月经期(menstrual phase)指周期的第 1~4 天。由于排出的卵未受精,卵巢内的月经黄体退化,雌激素和孕激素含量骤然下降,引起子宫内膜功能层的螺旋动脉收缩,从而使内膜缺血,功能层发生萎缩、坏死。继而螺旋动脉又突然短暂地扩张,致使功能层的血管破裂,血液流出并积聚在内膜浅部,最后与剥落的内膜一起经阴道排出,即为月经(menstruation)。在月经期之末,内膜基底层残留的子宫腺上皮就开始增生,使子宫内膜表面上皮逐渐修复并转入增生期。

月经血一般呈暗红色,血量过多时为鲜红。血内含有退变的内膜碎片、宫颈黏液、脱落的阴道上皮细胞。月经血的主要特点是不凝固,但在正常情况下偶亦有小凝血块者。经血不凝的主要原因为破坏后的内膜释放出多种活化物质,能将经血内纤溶酶原激活为纤溶酶,使已凝固的纤维蛋白裂解成流动的分解产物,内膜内还含有破坏其他凝血因子的活化酶,影响血液凝固,致月经血变成液体状态排出。

更年期的卵巢功能趋于衰退,月经周期不规则,子宫内膜发生局限性变化,子宫腺可出现不规则增生,腺体的高度及上皮高度和成熟度可有显著差异。绝经后,子宫内膜周期性变化停止。此时子宫内膜失去卵巢激素的作用,逐渐萎缩。上皮细胞变矮,腺体变小、变少,分泌物也逐渐减少或缺如。

5. 卵巢和子宫内膜周期性变化的神经内分泌调节　子宫内膜的周期性变化受下丘脑 - 垂体 - 卵巢轴调节(见第一篇第二章第七节)。

(二)子宫颈的组织学结构

子宫颈壁由外向内分为纤维膜、肌层和黏膜。纤维膜为纤维性结缔组织。肌层平滑肌较少且分散,结缔组织较多。黏膜形成许多大而分支的皱襞。相邻皱襞之间的裂隙形成腺样的隐窝,在切面上形似分支管样腺,因此也可被称为子宫颈腺。黏膜上皮为单层柱状,由少量纤毛细胞和较多分泌细胞以及储备细胞(reserve cell)构成。储备细胞较小,散在于柱状细胞和基膜之间,分化程度较低,有增殖修复功能。此细胞在有慢性炎症时易癌变。上皮纤毛向阴道摆动,可促使相邻分泌细胞的分泌物排出并使分泌物流向阴道。宫颈阴道部的黏膜光滑,上皮为复层扁平,细胞内含有丰富糖原。宫颈外口处,单层柱状上皮移行为复层扁平上皮,此处是宫颈癌好发部位。宫颈黏膜无周期性剥落,但其分泌物的性质却随着卵巢活动周期而发生变化。排卵时,宫颈在雌激素作用下分泌增多,分泌物黏稠度降低,有利于精子穿过。黄体形成时,孕激素可抑制宫颈上皮细胞分泌,分泌物黏稠度增加,使精子难以通过。妊娠时,其分泌物的黏稠度更高,起到阻止精子和微生物进入子宫的屏障作用(图 5-27-20)。

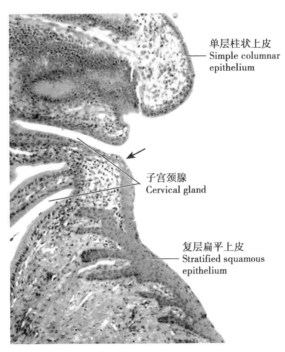

单层柱状上皮
Simple columnar epithelium

子宫颈腺
Cervical gland

复层扁平上皮
Stratified squamous epithelium

图 5-27-20　子宫颈与阴道光镜图

四、子宫肌瘤

子宫肌瘤(uterine myoma)是女性生殖器官最常见的良性肿瘤,常发生于育龄期女性。30 岁以上妇女约 20% 有子宫肌瘤。由于大部分子宫肌瘤患者无症状或肌瘤很小,临床报道的发病率远较其真实的发病率低。

【病因】

确切病因尚未明确。由于肌瘤好发于生育年龄,青春期前少见,绝经后萎缩或消退,提示其发生可能与女性性激素相关。有证据表明己烯雌酚和二酚基丙烷的暴露是子宫肌瘤的高危环境因素。实验证明雌激素能使子宫肌细胞增生肥大,肌层变厚,子宫增大。孕激素有促进肌瘤有丝分裂活动、刺激肌瘤生长的作用。另外,有文献报道其他高危因素如膳食、压力、生殖道感染、内分泌异常,产前或早年暴露于放射环境因素等。

细胞遗传学研究显示:25%~50% 子宫肌瘤存在细胞遗传学的异常。常见的染色体异常包括 12 号和 14 号染色体长臂片段易位、12 号染色体长臂重排、7 号染色体长臂部分缺失等。分子生物学研究提示,子宫肌瘤由单克隆平滑肌细胞增殖而成,多发性子宫肌瘤的每个肌瘤是由不同克隆的平滑肌细胞形成。

【分类】

1. 按肌瘤生长的部位分类　可分为宫体肌瘤(约 90%)和宫颈肌瘤(约 10%)。

2. 按肌瘤与子宫肌壁的关系分类   可分为 3 类(图 5-27-21)。

(1)肌壁间肌瘤(intramural myoma,60%~70%):肌瘤位于子宫肌壁间,周围均被肌层包围。

(2)浆膜下肌瘤(subserous myoma,约 20%):肌瘤突出于子宫浆膜面生长,表面仅被覆子宫浆膜。若瘤体继续突出于浆膜面生长,仅留蒂部与子宫相连,称为带蒂浆膜下肌瘤,蒂部血管供应肌瘤生长,若供血不足,肌瘤可变性坏死。若肌瘤位于子宫侧壁向宫旁生长,位于阔韧带两叶之间称为阔韧带肌瘤。

(3)黏膜下肌瘤(submucous myoma,10%~15%):肌瘤凸向宫腔方向生长,表面仅有黏膜层覆盖。黏膜下肌瘤常影响子宫收缩而导致月经异常。黏膜下肌瘤可被挤出宫颈外口而突入阴道。

子宫肌瘤常为多个,各种类型的子宫肌瘤可发生在同一子宫,称为多发性子宫肌瘤。

【病理】

1. 肉眼观   单发或多发,大多是多发的。肌瘤为实质性结节,肌瘤小者仅镜下可见,大者可超过 30cm。肿瘤表面光滑,界清,无包膜,但肌瘤周围的子宫肌层受压形成假包膜,其与肌瘤间有一层疏松网状区域,容易剥出。切面灰白,质韧,编织状或漩涡状。有时肿瘤可出现均质的透明、黏液变性或钙化(图 5-27-22)。

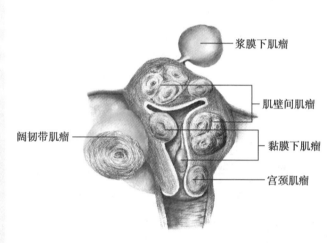

图 5-27-21   子宫肌瘤分类示意图

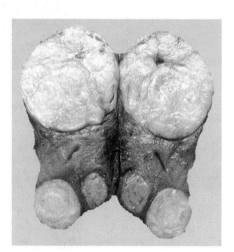

图 5-27-22   子宫平滑肌瘤
子宫肌壁内有多个肌瘤结节,境界清楚,切面灰白,挤压宫腔。

2. 镜检   由束状或漩涡状排列瘤细胞构成,瘤细胞与正常子宫平滑肌细胞相似,呈梭形,胞质红染,核呈长杆状,两端钝圆,核分裂象少见,缺乏异型性。肿瘤与周围正常平滑肌界限清楚(图 5-27-23)。

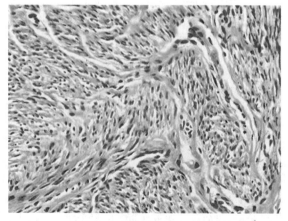

图 5-27-23   子宫平滑肌瘤
瘤细胞束状或漩涡状排列,瘤细胞似平滑肌细胞,肿瘤
组织与周围正常组织境界清楚。

【肌瘤变性】

肌瘤失去其原有典型结构称肌瘤变性。常见的变性有：

1. 玻璃样变（hyaline degeneration） 又称透明样变，最多见。肌瘤结节中呈灰白色凹陷区，编织状结构消失，被均匀的透明样物质取代，色苍白。镜下见病变区肌细胞结构消失，代之以胶原纤维构成的均匀粉红色无结构区，与无变性区边界明显。

2. 水肿样变性（hydropic degeneration） 特征是水肿液积聚，常伴有胶原沉积。广泛的水肿样变性常导致囊性变（cystic degeneration），囊内含透明液体，囊壁内层无上皮覆盖。

3. 红色样变（red degeneration） 也称渐进性坏死（necrobiosis），为一种特殊类型的坏死，发生机制不清楚。肌瘤切面呈暗红色，肉样、质软、编织状结构消失。镜下见血管扩张及广泛出血，瘤体内的小静脉内可见血栓，瘤细胞核常溶解消失，但胞质仍可见（轮廓尚存）。

4. 黏液样变性（myxoid degeneration） 是肌瘤中结缔组织黏液样变性的结果。肌瘤切面呈胶冻样，Alcian blue 染色强阳性，可伴或不伴囊性变。

5. 脂肪变性（fat degeneration） 极少见，推测是平滑肌细胞脂肪化生或脂肪组织浸润所致。病变通常较小，有时肉眼难以看到。镜下可见瘤细胞胞质中出现小空泡，有时可见瘤组织中出现岛屿状成熟脂肪细胞。

6. 钙化（calcification） 多见于蒂部狭小血供不足的浆膜下肌瘤及绝经后妇女的肌瘤。常在脂肪变性之后进一步分解成甘油三酯再与钙盐结合成碳酸钙石，形成营养不良性钙化沉积在肌瘤内，或玻璃样变性的最终阶段。镜下见深蓝色大小不等、形态不一的层状钙盐沉积。钙化明显时，整个肌瘤变硬如石，成为"子宫石"。

【临床表现】

1. 症状 多数子宫肌瘤患者无明显症状，仅在体检时偶尔发现。症状与肌瘤部位、有无变性有关，而与肌瘤数目关系不大。常见症状有：

（1）经量增多或经期改变：是子宫肌瘤最常见的症状。多见于大的肌壁间肌瘤及黏膜下肌瘤，肌瘤使宫腔增大，子宫内膜面积增加，并影响子宫收缩。此外，肌瘤可能使肿瘤附近的静脉受挤压，导致子宫内膜静脉丛充血与扩张，从而引起经量增多、经期延长。黏膜下肌瘤伴有坏死感染时，可有不规则阴道出血或血样脓性排液。长期经量增多可继发贫血，出现乏力、心悸等症状。

（2）下腹包块：子宫肌瘤较小时在腹部摸不到肿块，当肌瘤逐渐增大使子宫超过 3 个月妊娠大小时可从腹部触及。肿块居下腹正中部位，实性、可活动、无压痛、生长缓慢。巨大的黏膜下肌瘤可脱出于阴道外，患者可因阴道脱出肿物就医。

（3）白带增多：肌壁间肌瘤使宫腔面积增大，内膜腺体分泌增多，并伴有盆腔充血致使白带增多；子宫黏膜下肌瘤一旦感染，可有大量脓样白带。如果溃烂、坏死、出血时，可有血性或脓血性、有恶臭的阴道溢液。

（4）压迫症状：子宫前壁下段肌瘤可压迫膀胱引起尿频、尿急。宫颈肌瘤压迫尿道可引起排尿困难、尿潴留，子宫后壁肌瘤（峡部或后壁）可压迫肠管引起下腹坠胀及便秘等症状。阔韧带肌瘤或宫颈巨大肌瘤向侧方发展深入盆壁内，压迫输尿管，使上泌尿路受阻，输尿管上段扩张，甚至发生肾盂积水。

（5）其他：包括下腹坠胀及腰酸背痛。肌瘤红色样变时常有急性下腹痛，伴呕吐、发热及肿瘤局部压痛，浆膜下肌瘤蒂扭转时可有急性腹痛，子宫黏膜下肌瘤，由宫腔向外排出时也可引起腹痛。黏膜下和引起宫腔变形的肌瘤可导致不孕或流产。

2. 体征 与肌瘤个数、所处的位置及是否有变性有关，妇科检查可触及子宫增大变形，表面不规则，单个或多个结节状突起。大肌瘤可在下腹部扪及实质性不规则肿块，和子宫相连。浆膜下肌瘤可扪及单个实质性球形肿块，质硬，活动性可，与子宫有蒂相连。黏膜下肌瘤位于宫腔内者，子宫均匀增大，突出于宫颈外口者，窥阴器检查可见宫颈口有赘生物，表面光滑。若伴感染时，可于阴道内见坏死组织、出血及脓性分泌物。

【诊断】

1. 病史及临床表现　患者多无明显症状,仅在体检时偶然发现。若有子宫肌瘤的既往史并有典型的临床表现,则进一步提示疾病严重程度。

2. 辅助检查　对于不典型的疑难病例,可采用以下检查手段协助诊断。

(1)超声检查:超声检查是最常用的辅助检查,能较好地区分子宫肌瘤与其他的盆腔肿块。超声提示子宫体积增大,形态失常。子宫肌瘤瘤体有包膜回声、边界清晰,内部回声可有不同表现如低回声、弱回声或强回声,有时回声强弱不均,呈漩涡状或编织状。超声检查既有助于诊断子宫肌瘤,并为区别肌瘤是否变性提供参考,又有助于与卵巢肿瘤或其他盆腔肿块鉴别。

(2)诊断性刮宫:通过宫腔探针探测子宫腔大小及方向,感觉宫腔形态,了解宫腔内有无肿块及其所在部位,对于异常子宫出血的患者常需鉴别子宫内膜病变,诊断性刮宫具有重要价值。

(3)宫腔镜检查:在宫腔镜下可直接观察宫腔形态、有无赘生物,有助于黏膜下肌瘤的诊断,并可以对黏膜下肌瘤进行治疗。

(4)腹腔镜检查:当肌瘤须与卵巢肿瘤或其他盆腔肿块鉴别时,可行腹腔镜检查,直接观察子宫大小、形态、肿瘤生长部位并初步判断其性质。同时腹腔镜也是子宫肌瘤治疗的重要手段之一。

(5)磁共振检查:一般情况下,无须采用磁共振检查。磁共振能够准确判断肌瘤数目、大小以及位置。磁共振成像有助于鉴别子宫肌瘤和子宫肉瘤。

【鉴别诊断】

根据患者的病史、体格检查以及辅助检查,诊断多无困难。子宫肌瘤需与以下疾病相鉴别:

1. 妊娠子宫　子宫肌瘤发生囊性变时质地软,需要与妊娠子宫相鉴别。妊娠时有停经史及早孕反应,子宫均匀增大变软。通过血和尿 hCG 检测及超声检查可以确诊。

2. 卵巢肿瘤　少部分卵巢肿瘤具有内分泌功能,可影响月经。卵巢囊肿呈囊性、囊实性或实性,位于附件区。带蒂的浆膜下肌瘤有时与卵巢肿瘤较难区分。应详细询问病史,仔细行三合诊检查,注意肿块与子宫的关系,必要时可借助超声、腹腔镜等辅助手段进行鉴别。

3. 子宫腺肌病　局限性的子宫腺肌病须与肌壁间肌瘤相鉴别,弥漫性均匀增大的子宫腺肌病需与使子宫均匀增大的子宫肌瘤相鉴别。子宫腺肌病患者往往有继发性进行性痛经病史,借助超声检查可以进行鉴别诊断。有时两者可以并存。

4. 子宫恶性肿瘤

(1)子宫肉瘤:子宫增大变软,好发于绝经后的中老年妇女,生长迅速,侵犯周围组织器官时也可出现压迫症状,有时有异常阴道出血或流液,宫颈口有赘生物突出,有接触性出血。超声及磁共振往往提示有肌层的侵犯。肌瘤切除术后常规行活检,确认无恶变。

(2)子宫内膜癌:常见于老年妇女,以绝经后阴道出血为主要症状,诊断性刮宫有助于鉴别诊断。应注意更年期妇女肌瘤可合并子宫内膜癌。

(3)子宫颈癌:常有接触性出血、不规则阴道出血、白带异常或不规则阴道排液。借助超声检查、宫颈细胞学检查、宫颈活检、宫颈搔刮及分段诊刮等手段进行鉴别。

5. 其他　子宫肌瘤还应与卵巢子宫内膜异位囊肿、盆腔炎性包块、子宫畸形等鉴别。根据病史、症状与体征以及超声检查可进行鉴别。

【处理】

治疗必须根据患者年龄、生育要求、症状及肌瘤的部位、大小、数目等情况进行全面考虑。

1. 随访观察　对于无症状的小肌瘤不需治疗,可定期观察随访。尤其近绝经年龄患者,雌激素水平下降,肌瘤可自然萎缩或消失,每3~6个月随访一次。随访期间若发现肌瘤增大或症状明显时,再考虑进一步治疗。

2. 药物治疗　症状轻,肌瘤小,已近绝经年龄或全身状况不适宜手术者可采用药物治疗。

(1)促性腺激素释放激素类似物(gonadotropin releasing hormone analogy,GnRH-a):采用大剂量连

续给药或长期非脉冲式给药可产生抑制 FSH 和 LH 分泌效应,降低患者体内的雌二醇水平,达到缓解症状和使肌瘤萎缩的目的。但停药后又逐渐增大到原来大小。用药 6 个月以上可产生绝经综合征、骨质疏松等副作用,故长期用药受限制。一般应用长效制剂,每个月皮下注射 1 次。常用药物有亮丙瑞林(leuprorelin),每次 3.75mg;或戈舍瑞林(goserelin),每次 3.6mg。目前临床上多用于下列情况:①巨大子宫肌瘤术前辅助治疗,肌瘤明显缩小后再手术。②对近绝经期患者可提前过渡到绝经,避免手术。

(2)米非司酮(mifepristone):用于子宫肌瘤治疗,12.5~25mg/d,用于术前辅助用药或提前过渡到绝经。因其有拮抗糖皮质激素的副作用,不宜长期使用。

(3)其他药物:雄激素,可对抗雌激素,使子宫内膜萎缩,减少出血。如患者已临近绝经期,可提前绝经。常用药物:丙酸睾酮 25mg 肌内注射,每 5 日 1 次,经期 25mg/d,共 3 次,每个月总量不超过 300mg。

3. 手术治疗适应证　①子宫增大超过妊娠 10 周大小;②月经过多继发贫血且药物治疗无效者;③有压迫症状、短期内肌瘤增大速度较快者;④带蒂的浆膜下肌瘤扭转者;⑤能确定肌瘤是引起不孕或反复流产的原因者。手术方式可经腹、经阴道或采用腹腔镜、宫腔镜途径来完成。手术方式有:

(1)肌瘤切除术(myomectomy):适用于希望保留生育功能的患者。多经腹或经腹腔镜下切除,突出宫口或阴道内的黏膜下肌瘤可经阴道或经宫腔镜切除。术后复发率高。

(2)子宫切除术(hysterectomy):肌瘤大,个数多,症状明显,经药物治疗无效,不需保留生育功能,或疑有恶变者,可行子宫全切术。术前应行宫颈细胞学检查排除宫颈恶性病变,围绝经期患者可行诊刮排除子宫内膜癌。

(3)其他微创治疗:包括磁共振引导下聚焦超声技术(magnetic resonance-guided focused ultrasound surgery,MRgFUS)、子宫动脉栓塞术(uterine artery embolization,UAE)等。

【子宫肌瘤合并妊娠】

肌瘤合并妊娠占肌瘤患者的 0.5%~1%,占妊娠的 0.3%~0.5%。因肌瘤小又无症状,在妊娠分娩过程中易被忽略,故肌瘤合并妊娠的实际发病率远较上述数据高。

1. 肌瘤对妊娠的影响　取决于肌瘤的大小及生长部位。生长在子宫角部的子宫肌瘤可压迫输卵管导致不孕;黏膜下肌瘤可影响受精卵的着床和胚胎发育导致流产;较大的肌壁间肌瘤因机械压迫,可导致宫腔变形或内膜供血不足而致流产、胎儿宫内发育迟缓或胎儿畸形;妊娠后期肌瘤可导致胎位异常、前置胎盘;分娩期宫颈肌瘤可导致产道梗阻;胎儿娩出后易因胎盘粘连、排出困难及子宫收缩不良导致产后出血。

2. 妊娠期及产褥期肌瘤易发生红色样变　表现为肌瘤迅速增大,剧烈腹痛,发热和白细胞计数升高,但采用保守治疗通常能够缓解。妊娠合并子宫肌瘤一般不需处理,仅密切随访即可,待产后进一步随访。如果带蒂的浆膜下肌瘤扭转则需急诊手术。

【预防】

早年注意减少高危环境的暴露,饮食健康,作息规律。研究提示,每天摄入 3~4 次乳制品的女性和不吃乳制品的女性相比,前者肌瘤风险降低 30%。水果和蔬菜的摄入也有助于降低肌瘤的风险,其中水果的效果优于蔬菜。

五、子宫肉瘤

子宫肉瘤(uterine sarcoma)占女性生殖道恶性肿瘤的 1%,占子宫恶性肿瘤的 2%~4%。子宫肉瘤来源于子宫间质、结缔组织或平滑肌组织等,好发于围绝经期妇女,多见于 40~60 岁妇女。子宫肉瘤恶性程度高,即使是早期病例也易于出现局部复发、淋巴侵犯和血行转移,并且对放疗及化疗均不敏感,治疗较困难,总体 5 年生存率为 30% 左右。

【病因】

子宫肉瘤病因不明,从组织发生学上认为与胚胎细胞残留和间质细胞化生有关,盆腔放疗史、雌激素的长期刺激可能是发病的危险因素。

【组织发生和病理】

根据不同的组织发生来源,主要包括以下几种类型(参考 2014 年 WHO 分类):

1. **子宫平滑肌肉瘤(leiomyosarcoma)**　是最常见的子宫肉瘤类型,占子宫肉瘤的 30%~40%,易发生盆腔血管、淋巴结及肺转移。多数来自子宫肌层或子宫血管壁平滑肌纤维(原发性),少数由子宫肌瘤恶变而来(继发性)。原发性子宫平滑肌肉瘤呈弥漫性生长,与子宫肌层无明显界限,无包膜。而继发性平滑肌肉瘤,肌瘤恶变常从中心开始向周围扩展直至整个肌瘤,切面为均匀一致的黄色或红色结构,呈鱼肉状或豆渣样,漩涡样结构消失。镜下可见(图 5-27-24):①细胞异常增生,排列紊乱,漩涡状排列消失;②细胞核异型性明显,大小不一致,染色质深,核仁明显,细胞质呈碱性,有时有巨核细胞出现;③核分裂象 >10/10HPF;④凝固性坏死。继发性子宫平滑肌肉瘤患者的预后比原发性者好。

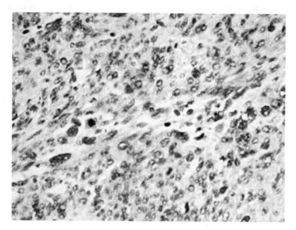

图 5-27-24　子宫平滑肌肉瘤

瘤细胞密集呈梭形或椭圆形,大小不等、形状不一,可见核分裂象。

2. **子宫内膜间质肉瘤(endometrial stromal sarcoma,ESS)**　来源于子宫内膜间质细胞,按照核分裂象、血管侵袭及预后情况分为 3 类:低级别子宫内膜间质肉瘤、高级别子宫内膜间质肉瘤以及未分化子宫肉瘤。

(1)低级别子宫内膜间质肉瘤:大体见子宫球状增大,伴有颗粒样或小团块样突起,质如橡皮,富有弹性。切面见肿瘤呈息肉状或结节状,子宫内膜突向宫腔或侵及肌层,有时息肉有长蒂可达宫颈口外。瘤组织呈鱼肉状,均匀一致,呈黄色。镜下见子宫内膜间质细胞侵入肌层肌束间,细胞形态大小一致,细胞质少,核分裂象 <10/10HPF,无明显坏死或坏死不明显。有向宫旁组织转移倾向,较少发生淋巴及肺转移,复发迟,平均初始治疗后 5 年复发,即使复发,仍常见长期存活者。

(2)高级别子宫内膜间质肉瘤:肿瘤常表现为宫腔内的多发性息肉样赘生物或者肌壁结节。诊断时常伴有子宫外侵犯。切面呈鱼肉状,合并广泛出血和坏死。镜下见肿瘤主要由高级别的圆形细胞组成,有时可见低级别的梭形细胞成分(主要是纤维黏液样肉瘤)。有丝分裂象活跃,通常 >10/10HPF。易发生子宫外转移,预后差。

(3)未分化子宫肉瘤:恶性度高,预后差,大体见肿瘤呈息肉状向宫腔突起,质软且脆,常伴有出血坏死。切面呈灰黄色,鱼肉状,当侵入肌层时,肌壁则呈局限性或弥漫性增厚。镜下见肿瘤细胞分化程度差,细胞大小不一致,核深染,异型性明显,多伴脉管侵犯。

3. **腺肉瘤(adenosarcoma)**　是指含有良性腺上皮成分及肉瘤样间叶成分的双向分化的肿瘤。腺肉瘤呈息肉样生长,突入宫腔,较少侵犯肌层,切面常呈灰红色,伴出血坏死,可见小囊腔,镜下可见被间质挤压呈裂隙状的腺上皮成分。周围间叶细胞排列密集,细胞轻度异型,核分裂不活跃(2~4/10HPF)。

4. 癌肉瘤(carcinosarcoma)　详见本节六、子宫内膜癌部分。

【转移途径】

子宫肉瘤以血行转移为主要的转移途径,较易转移至肺,其次为直接蔓延及淋巴转移。

【临床表现】

1. 症状　无特异性,早期无明显症状,病情进展可有以下表现:

(1)阴道不规则流血:最常见,量多少不等。

(2)腹痛:肉瘤生长快,子宫迅速增大或瘤内出血、坏死、子宫肌壁破裂引起急性腹痛。

(3)腹部包块:患者常诉下腹部包块迅速增大。

(4)压迫症状及其他:可压迫膀胱或直肠,出现尿频、尿急、尿潴留、大便困难等症状。患者全身消瘦、贫血、低热或出现肺、脑转移等相应症状。宫颈肉瘤或肿瘤子宫腔脱出阴道内可有大量恶臭分泌物。

2. 体征　子宫增大,外形不规则。宫颈口有息肉或肌瘤样肿块,呈紫红色,极易出血。继发感染后有坏死及脓性分泌物。晚期肉瘤可累及骨盆侧壁,子宫固定不活动,可转移至肠管及腹腔,但腹腔积液少见。

【诊断】

因子宫肉瘤临床表现与子宫肌瘤及其他恶性肿瘤相似,术前诊断困难。对绝经后妇女及幼女的子宫颈赘生物,迅速长大伴疼痛的子宫肌瘤,均应考虑有无肉瘤可能。辅助诊断可选用阴道彩色多普勒超声检查、诊断性刮宫等,但诊刮对子宫平滑肌肉瘤的诊断价值有限。确诊依据为组织病理学检查。

【临床分期】

自2009年起,由国际妇产科联盟(FIGO,2009年)确定了子宫平滑肌肉瘤、内膜间质肉瘤和腺肉瘤的分期标准,而癌肉瘤仍按照子宫内膜癌分期标准,见表5-27-2。

表5-27-2　子宫肉瘤手术病理分期(FIGO,2009年)

分期	肿瘤范围
(1)子宫平滑肌肉瘤和子宫内膜间质肉瘤	
Ⅰ期	肿瘤局限于子宫
ⅠA	肿瘤直径 ≤ 5cm
ⅠB	肿瘤直径 >5cm
Ⅱ期	肿瘤扩散超出子宫,但仍局限于盆腔
ⅡA	累及附件
ⅡB	累及其他盆腔组织
Ⅲ期	肿瘤侵犯腹腔组织(并非仅仅突向腹腔)
ⅢA	1处病灶
ⅢB	多个病灶
ⅢC	转移到盆腔淋巴结和/或腹主动脉旁淋巴结转移
Ⅳ期	膀胱和/或直肠或有远处转移
ⅣA	侵犯膀胱和/或直肠
ⅣB	远处转移

续表

分期	肿瘤范围
（2）腺肉瘤	
Ⅰ期	肿瘤局限于子宫体
ⅠA	肿瘤局限于子宫内膜和 / 或宫颈内膜,无肌层浸润
ⅠB	浸润肌层 ≤ 1/2
ⅠC	浸润肌层 >1/2
Ⅱ期	肿瘤扩散至盆腔
ⅡA	累及附件
ⅡB	累及其他盆腔组织
Ⅲ期	肿瘤侵犯腹腔组织（并非仅仅突向腹腔）
ⅢA	1 处病灶
ⅢB	多个病灶
ⅢC	转移到盆腔淋巴结和 / 或腹主动脉旁淋巴结转移
Ⅳ期	膀胱和 / 或直肠或有远处转移
ⅣA	侵犯膀胱和 / 或直肠
ⅣB	远处转移
（3）癌肉瘤	分期同子宫内膜癌

【治疗】

治疗原则以手术为主,全子宫加双侧附件切除术是其标准术式。超出子宫外的病灶,应尽可能切除。子宫肉瘤因组织病理学类型的不同而具有不同的转移途径和预后,其具体术式尚存争议。

术后根据期别和病理类型,化疗或放疗有可能提高疗效。目前对肉瘤化疗效果较好的药物有顺铂、多柔比星、异环磷酰胺、吉西他滨、紫杉醇等,常用联合方案,其中吉西他滨 / 多西他赛是治疗子宫平滑肌肉瘤首选,异环磷酰胺 / 紫杉醇为治疗癌肉瘤首选。低级别子宫内膜间质肉瘤含有雌孕激素受体,大剂量孕激素治疗有一定效果。

【预后】

复发率高,预后差,5 年生存率 20%~30%,预后与肉瘤类型、恶性程度、肿瘤分期、有无转移及治疗方法有关。继发性子宫平滑肌肉瘤及低级别子宫内膜间质肉瘤预后相对较好,高级别子宫内膜间质肉瘤、未分化子宫肉瘤及癌肉瘤预后差。

六、子宫内膜癌

子宫内膜癌(endometrial carcinoma)是指一组发生于子宫内膜上皮细胞的恶性肿瘤,其中多数为来源于子宫内膜腺体的腺癌。约 75% 发生于绝经过渡期和绝经后妇女,占女性全身恶性肿瘤的 7%,占女性生殖道恶性肿瘤的 20%~30%。在我国女性生殖道恶性肿瘤中其发病率仅次于宫颈癌,并呈逐年上升的趋势。

【病因】

确切病因尚不清楚。目前根据肿瘤对雌激素依赖及预后等因素,将子宫内膜癌分为两型。

Ⅰ型为雌激素依赖型(estrogen-dependent),占子宫内膜癌的 70%~80%,常见的病理类型为Ⅰ~Ⅱ级内膜样腺癌、Ⅰ级黏液性腺癌,其发生可能与缺乏孕激素拮抗的雌激素对子宫内膜长期持续刺激有关,导致子宫内膜增生(包括不伴有不典型的增生和不典型增生),继而癌变。临床上多见于无排卵性异常子宫出血、多囊卵巢综合征、功能性卵巢肿瘤、绝经后长期服用雌激素而无孕激素拮抗等。这类肿瘤分化较好,恶性程度低,预后好。多见于较年轻的患者,常伴有肥胖、高血压、糖尿病、不孕或不育及绝经延迟等。此型与 *PTEN*、*KRAS*、*PIK3CA* 等基因突变和微卫星不稳定等有关。

Ⅱ型为非雌激素依赖型(estrogen-independent),常见的病理类型有Ⅲ级内膜样腺癌、浆液性腺癌和透明细胞癌等,其发生与雌激素无明确关系。这类肿瘤分化较差,恶性程度高,预后不良,多见于老年体瘦的妇女。此型与 *p53* 基因突变和 *HER2* 基因扩增有关。

约 20% 的子宫内膜癌患者有家族史,其中关系最为密切的是林奇综合征(Lynch syndrome),即遗传性非息肉结直肠癌综合征(hereditary non-polyposis colorectal cancer syndrome,HNPCC),由错配修复基因突变引起的常染色体显性遗传病,25%~60% 的患者有发生子宫内膜癌的风险。

近年来,对子宫内膜癌分子分型的研究取得进展,将子宫内膜癌分为 4 种亚型:*POLE* 突变型、微卫星不稳定型、低拷贝型和高拷贝型。*POLE* 突变型预后较好,高拷贝型预后最差。新的子宫内膜癌分子分型将有助于手术后选择辅助治疗方案和提示患者的预后转归。

【病理】

1. **巨检**　根据病变形态和范围分为两型。

(1)弥散型:肿瘤累及大部分或全部子宫内膜,呈息肉或菜花样物,充满宫腔甚至脱出于宫颈口外。肿瘤组织质脆、灰白色、豆渣样,晚期可有出血、坏死,甚至形成溃疡。肿瘤可浸润肌层或向下蔓延累及宫颈,阻塞宫颈管则可致宫腔积脓。此型因肿瘤体积大,浸润深肌层时可使子宫体积明显增大。

(2)局灶型:癌灶较小,多位于宫底部或宫角部,后壁比前壁多见,呈息肉或小菜花状,病变易浸润肌层。

2. **镜检及病理类型**

(1)内膜样癌(endometrioid carcinoma):占 80%~90%。典型的子宫内膜样癌表现腺性或绒毛腺性结构,腺体排列紊乱,可出现腺体背靠背或共壁现象,分化差的腺癌腺样结构消失,成实性癌块。癌细胞异型性明显,核分裂象多见。根据细胞分化程度分为Ⅰ级(高分化 G1)、Ⅱ级(中分化 G2)、Ⅲ级(低分化 G3)。分级越高,恶性程度越高。

(2)浆液性癌(serous carcinoma):腺体呈复杂的乳头状结构和 / 或腺性结构。癌细胞异型性明显,可见大量核分裂象,约 1/3 含有砂粒体。恶性程度高,易广泛累及肌层、脉管,出现淋巴结及远处转移。无明显肌层浸润时也可能发生腹腔播散,预后差。标记 p53 有助于诊断。

(3)黏液性癌(mucinous carcinoma):子宫内膜癌中 >50% 的区域由胞质内充满黏液的细胞组成,多数腺体结构分化良好,细胞轻度至中度非典型性改变,黏液癌大多是高分化肿瘤,预后相对良好。

(4)透明细胞癌(clear cell carcinoma):癌细胞呈实性片状、管囊状或乳头状排列,癌细胞呈多角形或鞋钉样,胞质透明,少数嗜酸性,核异型性明显。恶性程度较高,易早期转移。透明细胞癌一般不表达雌激素受体和孕激素受体,罕见过表达 p53,Ki-67 指数至少为 25%~30%。

(5)癌肉瘤(carcinosarcoma):较少见,是一种由恶性上皮和恶性间叶成分混合组成的子宫恶性肿瘤,也称恶性苗勒管混合瘤(malignant Müllerian mixed tumor,MMMT),现认为其为上皮来源的恶性肿瘤向间叶转化。常见于绝经后妇女。通常表现为息肉样、大块状、坏死及出血性的肿物充满子宫腔,并可侵犯子宫肌层,扩展到子宫外。镜下见恶性上皮成分通常为苗勒管型上皮,间叶成分分为同源性和异源性,后者常见恶性软骨、骨骼肌及横纹肌成分,恶性程度高。

【转移途径】

多数子宫内膜癌生长缓慢,常局限在内膜或宫腔,少数发展较快。转移途径主要为直接蔓延、淋巴转移,晚期有血行转移。

1. **直接蔓延**　癌灶初期多沿子宫内膜蔓延,向上经宫角至输卵管、卵巢和其他盆腔器官,向下至宫颈管及阴道。若癌瘤向肌壁浸润,可穿透子宫肌层累及子宫浆膜,种植于盆腹腔腹膜,直肠子宫陷凹及大网膜等部位。

2. 淋巴转移　为子宫内膜癌的主要转移途径。癌瘤浸润至子宫深肌层、宫颈间质或癌组织呈低分化时,易发生淋巴转移。转移途径与癌灶生长部位有关:宫底部的癌灶沿阔韧带多转移至腹主动脉旁淋巴结。宫角部或前壁上部癌灶沿圆韧带淋巴管转移至腹股沟淋巴结。子宫下段及已累及宫颈的癌灶可转移至宫旁、闭孔、髂内、髂外及髂总淋巴结。子宫后壁癌灶可沿宫骶韧带转移至直肠淋巴结。约 10% 的内膜癌经淋巴管逆行引流累及阴道前壁。

3. 血行转移　晚期患者可经血行转移至肺、肝、骨骼等。

【分期】

现采用国际妇产科联盟(FIGO,2009 年)修订的子宫内膜癌分期,对手术治疗者采用手术 - 病理分期(表 5-27-3)。2009 年新分期是自 1950 年第一个分期诞生以来的第 5 次修改,准确地反映了子宫内膜癌发生发展规律,可较准确地预测患者的预后。

表 5-27-3　子宫内膜癌手术病理分期(FIGO,2009 年)

Ⅰ期	肿瘤局限于子宫体
ⅠA	肿瘤浸润深度 <1/2 肌层
ⅠB	肿瘤浸润深度 ≥ 1/2 肌层
Ⅱ期	肿瘤侵犯宫颈间质,但未超出子宫
Ⅲ期	肿瘤局部和 / 或区域的扩散
ⅢA	肿瘤累及浆膜层和 / 或附件
ⅢB	阴道和 / 或宫旁受累
ⅢC	盆腔淋巴结和 / 或腹主动脉旁淋巴结转移
ⅢC1	盆腔淋巴结转移
ⅢC2	腹主动脉旁淋巴结转移伴(或不伴)盆腔淋巴结转移
Ⅳ期	肿瘤侵及膀胱和 / 或直肠黏膜,和 / 或远处转移
ⅣA	肿瘤侵及膀胱和 / 或直肠黏膜
ⅣB	远处转移,包括腹腔内淋巴结转移和 / 或腹股沟淋巴结转移

【临床表现】

1. 症状　多数患者表现为阴道流血或阴道排液。

(1)阴道流血:多为绝经后阴道流血,量少,或为持续性或间歇性流血;尚未绝经者则可表现为经量增多、经期延长或月经紊乱。

(2)阴道排液:约 25% 的患者诉排液增多,多为浆液性或血性排液,合并感染则有脓血性排液,伴有恶臭。

(3)腹痛:晚期浸润周围组织或压迫神经引起下腹及腰骶部疼痛,并向下肢及足部放射。侵犯宫颈堵塞宫颈管导致宫腔积脓时,出现下腹胀痛及痉挛样疼痛。

(4)全身症状:晚期患者常伴贫血、消瘦、恶病质、发热及全身衰竭等症状。

2. 体征　早期妇科检查无明显异常。晚期偶见癌组织自宫口脱出,质脆,触之易出血。若合并宫腔积脓,子宫增大伴明显压痛。癌灶向周围组织浸润时,子宫固定或在宫旁扪及不规则结节状肿块。

【诊断】

1. 病史及临床表现　主要表现为绝经过渡期妇女月经紊乱或绝经后不规则阴道流血。老年、肥胖、绝经延迟、少育或不育、长期应用雌激素、他莫昔芬及家族肿瘤史等均为高危因素,应警惕子宫内膜癌的发生。

2. 辅助检查

(1)诊断性刮宫(diagnostic curettage):是确诊内膜癌最常用、最可靠的方法。也可行分段诊刮(fractional curettage),先环刮宫颈管,再进宫腔搔刮内膜,取得的刮出物分瓶标记送病理检查。操作需谨慎,尤其刮出物疑为癌组织时不应继续刮宫,以防出血及癌扩散。组织学检查是子宫内膜癌的确诊依据。

(2)影像学检查:可行经阴道超声检查,典型内膜癌声像图为子宫增大或绝经后子宫相对增大,宫腔内见实质不均回声区,形态不规则,宫腔线消失,有时见肌层内不规则回声区,边界不清,可做肌层浸润深度的判断。磁共振(MRI)有助于判断肌层浸润深度和宫颈间质浸润情况,计算机体层成像(CT)和正电子发射计算机断层显像(PET)有助于判断有无子宫外转移。

(3)宫腔镜检查:可直视宫腔,能直接观察病灶大小、生长部位、形态,并取活组织送病理检查。

(4)细胞学检查:子宫内膜取样器联合细胞学检查可作为子宫内膜癌初始评估的诊断手段。操作方法简便,无明显疼痛感,国外文献报道其诊断的准确性与诊断性刮宫相当。

(5)血清 CA125 检测:有子宫外转移者或浆液性癌,血清 CA125 可升高,也可作为疗效观察的指标。

【鉴别诊断】

子宫内膜癌应与引起绝经过渡期及绝经后阴道流血的各种疾病相鉴别。

1. **绝经过渡期异常子宫出血**　主要表现为月经紊乱(经量增多、经期延长、经间期出血或不规则流血等)。妇科检查无异常,病理组织学检查可确诊。

2. **萎缩性阴道炎**　主要表现为血性白带,可见阴道壁充血或黏膜下散在出血点,超声检查宫腔内无异常,治疗后可好转。内膜癌见阴道壁正常。老年妇女还须注意两种情况并存的可能,必要时行诊断性刮宫相鉴别。

3. **子宫黏膜下肌瘤或内膜息肉**　多表现为月经过多及经期延长,可行超声检查、宫腔镜检查及诊断性刮宫等确诊。

4. **老年性子宫内膜炎合并宫腔积脓**　常表现为阴道排液增多,呈浆液性、脓性或脓血性。子宫正常大小或增大变软,扩张宫颈管及诊断性刮宫即可明确诊断。

5. **宫颈管癌、子宫肉瘤及输卵管癌**　均可表现为不规则阴道流血或排液增多。宫颈癌病灶位于宫颈管内,宫颈管膨大形成桶状宫颈。子宫肉瘤一般多在宫腔内以致子宫明显增大。输卵管癌以间歇性阴道排液、阴道流血、下腹隐痛为主要症状,可有附件包块。分段诊刮、宫颈活检及影像学检查可协助鉴别。

【治疗】

治疗应根据患者年龄、生育要求、癌灶累及范围、肌层浸润深度、癌细胞分化等情况而定。治疗原则以手术为主,辅以放疗、化疗和激素治疗等综合治疗。

1. **手术治疗**　为首选的治疗方法。全面的手术 - 病理分期可确定病变范围、术后治疗及预后相关因素。分期手术(surgical staging)包括:经腹或腹腔镜下留取腹腔冲洗液行细胞学检查;全面探查盆腹腔,包括腹膜、横膈膜及浆膜层有无病灶,并在任何可疑部位取活检以排除子宫外病变;切除子宫、双附件;切除盆腔及腹主动脉旁淋巴结。必要时行冷冻切片,以决定进一步手术范围。

Ⅰ期患者应行筋膜外全子宫及双侧附件切除术,具有如下情况,行盆腔和腹主动脉旁淋巴结切除术:①可疑或增大的盆腔和腹主动脉旁淋巴结;②特殊类型癌:浆液性癌、透明细胞癌、癌肉瘤等;③深肌层浸润癌(≥ 1/2 肌层);④子宫内膜样高级别腺癌(G3);⑤肿瘤直径≥ 2cm;⑥淋巴脉管间隙浸润。

对于早期并要求保留生育功能的年轻患者,需具备:①分段诊刮示病理为子宫内膜样腺癌,高分化(G1 级);② MRI 检查(首选)或经阴道超声检查确定病灶局限于子宫内膜,且无其他部位可疑病灶;③无药物治疗或妊娠的禁忌证。

Ⅱ期患者行改良性广泛子宫切除术、双附件切除及盆腔和腹主动脉旁淋巴结切除术。

Ⅲ期和Ⅳ期患者行肿瘤细胞减灭术,以尽可能切除所有肉眼可见病灶为目的。浆液性癌、透明细胞癌、癌肉瘤等常需进行大网膜切除或活检。

目前前哨淋巴结显像技术已应用于子宫内膜癌的盆腔淋巴结转移评估中。

2. **放射治疗**　是子宫内膜癌治疗的有效方法之一,可分近距离照射和体外照射。新指南主张针对已知或可疑侵犯部位进行肿瘤调强适形靶向放疗,包括近距离放疗和外照射放疗,不推荐行全腹放疗。诊断性的影像学检查常用于放疗前评估肿瘤的局部转移范围及排除远处转移。

(1)单纯放疗:只用于有手术禁忌证或无法手术切除的晚期患者。近距离照射总剂量为 40~50Gy。体外照射总剂量为 40~45Gy。Ⅰ期 G1、无法手术者可选用单纯腔内近距离照射。其他各期则应采用腔内和体外照射联合放疗。

(2)术后放疗:是内膜癌重要的术后辅助治疗,可明显降低局部复发率。Ⅱ期、ⅢC 和伴有高危因素的Ⅰ期(年龄≥60 岁,深肌层浸润、淋巴脉管间隙浸润)患者,术后应辅助放疗。对Ⅲ期和Ⅳ期病例,通过手术、放疗和化疗联合应用,可提高疗效。

3. **化疗**　为晚期或复发肿瘤的综合治疗措施之一,也用于术后有复发高危因素的患者,以减少盆腔外远处转移。常用药物:顺铂、卡铂、紫杉醇、多柔比星、多西他赛、异环磷酰胺等。可单独或联合应用,也可与孕激素合用。晚期和复发患者,可联合使用贝伐珠单抗。子宫浆液性癌术后化疗同卵巢上皮性癌。

4. **孕激素治疗**　主要用于保留生育功能的早期子宫内膜癌患者,也可作为晚期或复发子宫内膜癌患者的综合治疗方法之一。可选择甲地孕酮、醋酸甲羟孕酮和左炔诺孕酮宫内缓释系统等。

【预防】

预防及早期发现内膜癌的措施有:①普及防癌知识,定期进行防癌检查;②正确掌握使用雌激素的指征;③绝经过渡期妇女月经紊乱或不规则阴道流血者应先除外内膜癌;④绝经后妇女出现阴道流血应警惕内膜癌可能;⑤注意肥胖、高血压、糖尿病等高危因素;⑥加强对林奇综合征妇女检测,必要时可行预防性子宫和双附件切除术。

【随访】

子宫内膜癌患者初治结束后的随访,前 3 年每 3 个月随访 1 次,3 年后每 6 个月随访 1 次,5 年后每年随访 1 次。随访内容包括关于症状、生活方式、肥胖、运动及营养咨询的健康宣教;盆腔检查;胸部 X 线摄片;阴道细胞学检查;盆腹腔超声;血清 CA125 等。有临床指征时可进一步行其他影像学检查。

七、子宫内膜异位症

子宫内膜异位症(endometriosis,EMT),简称内异症,指具有生长能力的子宫内膜组织(腺体和间质)出现在子宫腔被覆内膜及宫体肌层以外的体内其他部位。内异症是一种激素依赖性的、高发于育龄期女性的常见妇科疾病。虽然组织学上内异症病灶是良性病变,但却具有种植、浸润、转移、复发等恶性行为。

【流行病学】

内异症主要见于育龄期女性,其发病率呈明显上升趋势。在 18~45 岁女性中,内异症发病率高达 10%~15%,在痛经女性中其发病率为 40%~60%,在不孕症女性中为 20%~52%。在绝经后或全子宫双附件切除术后,仍有 2%~4% 的女性被证实患有子宫内膜异位症。与内异症发病相关的因素包括初潮早、月经周期短、经期长、经量多、产次少、较好的社会经济状况、运动少、二恶英及其类似物和电离辐射暴露等。

【发病机制】

自 1860 年 Von Rokitansky 首次描述子宫内膜异位症以来,本病的发病机制至今仍未完全阐明。研究者对内异症的发病机制开展了大量研究,也提出了各种假说,但各种假说都不能完全解释内异症的发生发展机制。

1. 组织学发生

(1) 种植学说：1921 年，Sampson 首先提出脱落的子宫内膜碎片随经血经输卵管逆流入盆腔，种植到盆腹膜等部位而发生子宫内膜异位症，从而提出种植学说。支持此学说的依据有：①月经期腹腔镜检查 70%~90% 的女性有经血逆流。内异症病灶多见于盆腔最低部位，而活动器官较少发生种植。闭经或输卵管阻塞患者内异症发病率下降。相反，子宫后倾或下生殖道闭锁等导致经血排出不畅的患者内异症发病率明显升高。以上均提示经血逆流种植。②腹壁剖宫产切口、会阴切口会在术后发生瘢痕部位内异症结节，可能是医源性种植的结果。③ Abdel-Schahid 等在静脉内观察到子宫内膜组织，推测临床上所见的肺、胸膜、四肢的皮肤、肌肉、骨骼、外周神经、脑部等远离盆腔的器官的内异症都可能是子宫内膜通过血管、淋巴管播散的结果。④实验研究中，内膜组织块能够被人为缝合于腹膜表面，形成内异症病灶，再次支持了种植学说。

(2) 体腔上皮化生学说：这一理论最初由 Meyer 及 Novak 等提出，并在 20 世纪 70 年代以后得到 Lauchlan 等的第二苗勒管系统理论进一步支持。此理论认为卵巢表面上皮、输卵管和子宫表面间皮、大网膜、盆腹腔的浆膜以及肠道表面浆膜等，组织学上相互移行，发生学上与从苗勒管发生的输卵管、子宫、宫颈以及阴道中上段黏膜一样，都起源于胚胎期的原始体腔上皮，可称为第二苗勒管系统。因此，在适当的条件下，第二苗勒管系统能够向苗勒管组织分化。当其向子宫内膜分化时，可形成内异症病灶。此理论可解释胸膜腔内异症的发生。

(3) 干细胞起源学说：人体任何组织都是由干细胞分化而来。因此越来越多的学者提出子宫内膜异位症的干细胞起源学说。研究表明子宫内膜组织中存在干 / 祖细胞。这些干 / 祖细胞同样大量存在于经血中。因此，这些"种子"能够随经血进入盆腔，继而种植形成内异症病灶。另外有研究表明，骨髓干细胞能够定植于在位或异位内膜组织，并分化为腺上皮。因此，骨髓干细胞可以成为内异症病灶的另一起源。

2. 影响因素

(1) 遗传因素：内异症具有一定的家族遗传倾向，被认为是一种多基因遗传病。患者一级亲属的发病风险是无家族史的 7~10 倍。目前已发现 60 余个与内异症易感性相关的候选基因。部分染色体改变以及基因片段丢失的患者合并有内异症，也提示内异症与遗传有关。

(2) 免疫因素：子宫内膜异位症患者常伴有局部和全身的免疫功能异常，两者相互促进，但孰因孰果尚不清楚。内异症患者腹腔液中单核 - 巨噬细胞明显增多，但其吞噬功能下降，同时自然杀伤细胞 (NK) 和细胞毒性 T 细胞 (Tc) 的细胞毒性作用也减弱，导致进入盆腔的子宫内膜碎片不能被及时清除。过剩的各种免疫细胞分泌大量细胞因子，反过来促进了异位内膜的增殖、血管生成等。另外，未清除的异位内膜组织刺激体液免疫，产生一系列自身抗体，如抗多核苷酸抗体、抗磷脂抗体等，引起不孕和自然流产。

(3) 雌激素：子宫内膜异位症是雌激素依赖性疾病。然而，内异症患者与正常女性相比血清雌二醇 (E_2) 水平并无显著差异。进一步研究显示，内异症患者月经血中的 E_2 浓度明显升高，内异症组织中雌激素合成酶芳香化酶表达升高，而正常内膜未检出该酶活性。因此，局部异常合成大量雌激素是促进内异症发展的因素之一。

(4) 在位内膜决定论：国内学者发现内异症患者的在位子宫内膜与非患者的在位子宫内膜存在生长因子、基质金属蛋白酶、雌激素受体表达等多方面差异，进一步引起内膜组织在"异位"组织中的黏附、侵袭、生长能力差异。据此，他们提出了子宫内膜异位症的"在位内膜决定论"，即不同个体（患者与非患者）间，在位内膜本身的生物学特性决定了它是否在"异位"发展为内异症病灶。

【病理】

异位子宫内膜可以侵犯全身任何部位，但绝大多数位于盆腔内，其中卵巢、宫骶韧带及直肠子宫陷凹为最常见的受侵犯部位，其次为子宫浆膜、输卵管、乙状结肠、腹膜脏层、直肠阴道隔等部位（图 5-27-25）。此外，脐、膀胱、肾、输尿管、肺、胸膜、乳腺、淋巴结，甚至手、臂、大腿处均可发病，但极罕见。

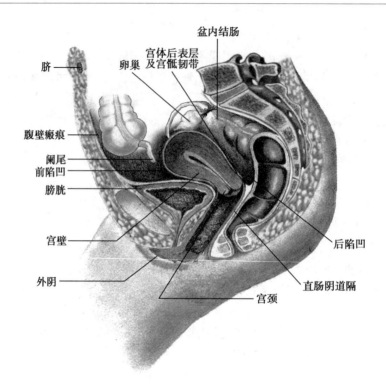

图 5-27-25 子宫内膜异位症发生部位

受卵巢分泌激素影响,异位的子宫内膜周期性反复出血,肉眼观为点灶状紫红或棕黄色结节,质软似桑葚,病灶出血区机化可与周围器官发生纤维性粘连。病变晚期,可以识别的子宫内膜样腺体和间质明显减少甚至消失,病灶处因反复出血机化而形成散在含铁血黄素细胞的层状胶原结缔组织,与周围组织紧密粘连。镜下,可见正常的子宫内膜腺体、子宫内膜间质及含铁血黄素;病程较长时,可仅见增生的纤维组织和吞噬含铁血黄素的巨噬细胞。

异位内膜组织与在位子宫内膜一样,可以发生某些化生性改变甚至肿瘤性转化。子宫内膜异位症恶变的发生率在 1% 左右,主要与卵巢型内异症相关。其中腺体成分可以发生增生过长或伴有不典型,继而发展为内膜样腺癌、透明细胞癌等,间质成分可转化为内膜间质肉瘤等。

1. **卵巢型内异症**(ovarian endometriosis) 约 80% 的患者病变累及一侧,50% 累及双侧。

(1)早期病变:为卵巢浅表的灰红色、棕色或蓝红色的斑点或小囊肿。囊肿仅数毫米大小,有时可融合形成桑葚样的结构,剥离时有咖啡色的黏稠液体溢出。由于反复破裂出血,常导致卵巢与周围组织粘连。镜下可见到较为典型的内膜腺体及间质。

(2)典型的卵巢子宫内异症囊肿:由异位内膜向卵巢皮质侵入,反复的出血机化形成。囊肿一般不超过 10cm,单房或多房;囊肿表面灰白色,镶嵌着棕色的斑块,常与周围组织有程度不等的粘连;囊肿内含咖啡色黏稠液体,故俗称为“巧克力囊肿”;囊壁厚薄不一,其内壁部分区域光滑,但很多区域粗糙,上覆灰黄色、咖啡色或棕红色的小颗粒或小斑块。

卵巢子宫内膜异位囊肿壁由于受囊内容物压迫,扩大变薄及反复的出血机化,腺上皮往往被破坏或脱落而看不到,因此有些临床上很明确的内膜异位囊肿,在病理上反而找不到证据来证实。囊肿的囊壁可有以下表现:①囊壁内衬柱状上皮,像内膜的腺上皮,上皮下是内膜的间质细胞,伴有出血,这是较为典型的子宫内膜异位囊肿。②囊壁内衬上皮大部分被破坏,只能见到少数不完整的上皮,间质部分或全部被肥大的含铁血黄素细胞所代替,这是最常见者。③内膜上皮及间质都找不到,只能见到含铁血黄素细胞层在囊壁周围,其外有玻璃样变性的结缔组织。这种情况,如果囊肿大体特点像子宫内膜异位囊肿或者同时有盆腔其他部位的内膜异位,便可诊断为“符合卵巢子宫内膜异位囊肿”。

2. **腹膜型内异症**(peritoneal endometriosis) 病灶多分布于盆腔腹膜以及各脏器浆膜面。以子宫骶骨韧带、直肠子宫陷凹和子宫后壁下段浆膜最为常见。在病变早期，病灶局部有散在紫褐色出血点或颗粒状散在结节。随病变发展，子宫后壁与直肠前壁粘连，直肠子宫陷凹变浅，甚至完全消失。根据病灶的结构和细胞活力，可分为两种类型。①小泡状及丘疹状病损：病灶呈单个或小簇状，直径 <5mm，病灶常有出血，呈红色；如无出血则为透明或黄色，周围有网状血管，腹膜常充血。镜下：95% 可找到内膜组织，呈息肉状或囊状，细胞活跃，有周期变化，其上覆有结缔组织或腹膜间皮，病灶与腹膜间可有液体聚积。②结节状病损：病灶表现为不同程度的纤维化及色素沉着，颜色有白、黄、蓝、红、棕及黑等。镜下：50%~60% 可见到内膜组织。此类病灶血供差，腺细胞活力低，常呈增生反应或退化，与月经周期一致性差。

3. 深部浸润型内异症（deep infiltrating endometriosis，DIE）指病灶浸润深度 ≥ 5mm 的内异症，常见于直肠阴道隔、直肠子宫陷凹、宫骶韧带、阴道穹窿、直肠或结肠壁等，也可侵犯至膀胱壁和输尿管。其中累及直肠阴道隔的病灶可以是直肠子宫陷凹封闭从而包裹病灶于其中，也可以是病变直接浸润至腹膜下直肠阴道隔而形成。典型病变镜下诊断没有困难。

4. **其他部位的内异症** 包括瘢痕内异症（如腹壁切口、会阴切口等）以及其他少见的远处内异症，如肺、胸膜等。镜下均由子宫内膜腺体及子宫内膜间质构成。而肉眼观，新鲜病灶小，颜色呈红色；陈旧病灶大，颜色呈暗红色，病灶可因周期性出血，红细胞崩解成含铁血黄素而呈黄色或褐色。

【临床表现】

子宫内膜异位症可因病变部位不同而有多种多样的临床表现，但多与月经周期密切相关。约 25% 的内异症患者无任何症状。

1. **症状**

(1) 痛经和慢性盆腔痛：继发性痛经进行性加重是子宫内膜异位症的典型症状。典型痛经常于月经来潮时出现，并持续至整个经期。疼痛多位于下腹部及腰骶部，可放射至阴道、会阴、肛门或大腿。部分患者伴有直肠刺激症状，表现为里急后重感、稀便。疼痛程度与病灶大小并不一定呈正比，如较大的卵巢子宫内膜异位囊肿可能疼痛较轻，而散在的盆腔腹膜小结节病灶反而可导致剧烈痛经。少数患者逐渐发展为慢性盆腔痛，经期加剧。但有 27%~40% 患者无痛经，因此痛经不是内异症诊断的必需症状。

(2) 不孕：子宫内膜异位症患者中不孕率可高达 50%。引起不孕的原因复杂，主要相关因素有：①盆腔解剖结构异常：重度内异症病灶可引起卵巢、输卵管周围广泛粘连，输卵管伞端僵硬、封闭，导致输卵管拾卵和受精卵的运输障碍。②盆腔内微环境改变：内异症患者盆腔微环境表现为巨噬细胞主导的局部免疫激活引起一系列级联效应，从而导致多种炎症因子、炎症细胞异常，干扰排卵、受精等过程。③卵巢功能异常：受腹腔内 IL-1、IL-6 等炎症因子的影响，内异症患者常合并卵泡发育异常，导致受精率下降、胚胎质量欠佳、种植率降低。未破卵泡黄素化综合征（LUFS）在内异症患者中具有较高的发病率，此病症为卵泡发育成熟且卵泡出现黄素化，但成熟的卵子不能排出。另外，25%~45% 的内异症患者存在黄体功能不足，可能与卵泡发育不良、血催乳素升高等相关。④宫腔内环境异常：内异症患者存在明显的子宫内膜结构、宫腔内免疫环境以及容受相关分子表达异常，从而影响胚胎的着床和植入，也与高自然流产率相关。

(3) 性交痛：约 30% 患者可出现性交痛。多见于直肠子宫陷凹、宫骶韧带或直肠阴道隔有异位病灶或因病变导致子宫后倾固定的患者。性交时由于碰撞、挤压病灶而引起疼痛。一般表现为深部性交痛，月经来潮前性交痛更明显。

(4) 月经失调：15%~30% 患者有经量增多、经期延长或经前点滴出血。月经失调可能与盆腔内环境紊乱或卵巢子宫内膜异位囊肿破坏卵巢组织，导致卵巢排卵异常、黄体功能不足等有关，部分患者可能与同时合并子宫腺肌病有关。

(5) 急腹痛：卵巢内异症囊肿常多次出现小的破裂。由于破口可立即被周围组织粘连包裹，因此仅造成一过性下腹部或盆腔深部疼痛。如破口较大，大量囊液流入盆腹腔可引起突发性剧烈腹痛，伴恶心、呕吐和肛门坠胀。破裂多发生在经期及其前后、性交后或其他腹压增加的情况。

　　(6)其他特殊症状:盆腔外内异症多表现为结节样肿块,伴周期性疼痛、出血。肿块在经期明显增大,月经后又缩小,可产生压迫症状。肠道内异症患者可出现周期性腹痛、腹泻或便秘,甚至便血。严重者可因病变压迫肠管而出现肠梗阻症状。膀胱内异症可在经期出现血尿、尿痛和尿频症状,多因严重的痛经症状而被掩盖。异位内膜累及输尿管,可出现血尿、一侧腰痛,甚至形成肾积水、无功能肾。呼吸道内异症可出现经期咯血及气胸。瘢痕内异症可见瘢痕处结节于经期增大,疼痛加重。

　　2. **体征**　巨大的卵巢内异症囊肿偶可在腹部扪及。囊肿破裂时可出现腹膜刺激征。盆腔检查时,典型的盆腔子宫内膜异位症可表现为子宫后倾固定,直肠子宫陷凹、宫骶韧带或子宫后壁下段等部位扪及触痛性结节。在一侧或双侧附件区扪及囊性或囊实性包块,活动度差,往往有压痛。若病变累及直肠阴道隔,可在阴道后穹窿部扪及触痛性结节,甚至可看到隆起的紫蓝色斑点、结节。腹壁或会阴瘢痕处内异症病灶可在切口附近触及结节状肿块,边界不清,较固定,可有压痛。

　　【诊断】

　　凡育龄期女性出现继发性痛经进行性加重、慢性盆腔痛、不孕、性交痛等,同时盆腔检查时扪及盆腔内有触痛性结节或子宫旁有不活动的囊性包块,即应高度怀疑子宫内膜异位症。确诊需手术结合病理综合判断。对于临床表现及术中所见高度怀疑内异症,而病理未见异位内膜证据的,也不能排除内异症诊断。

　　1. **影像学检查**　经阴道或腹部超声是卵巢子宫内膜异位囊肿和膀胱、直肠内异症的重要检查手段。它有助于判断囊肿的位置、大小、形状、囊内容物以及囊肿与周围脏器特别是子宫的关系。内异症囊肿的超声声像图一般表现为单房或多房的圆形或椭圆形囊肿,壁较厚,粗糙不平,活动度差,囊内可见细密光点。盆腔 CT 和 MRI 对盆腔内异症尤其是直肠阴道隔病灶有诊断价值,但费用较高。

　　2. **血清 CA125 测定**　血清 CA125 水平可在中重度内异症患者中升高,但大多不高于 100U/ml。由于 CA125 敏感度及特异度均不高,不作为独立确诊依据。对于 CA125 升高的患者,这一指标可用于监测病情活动。

　　3. **腹腔镜检查**　是目前诊断内异症的最佳方法。在腹腔镜下见到典型病灶或对可疑病灶进行活检即可确诊。术中所见也是临床分期的重要依据。腹腔镜下可以同时进行诊断和治疗。对于临床高度怀疑内异症引起不孕、慢性盆腔痛而超声检查无阳性发现的患者,可首选腹腔镜检查作为确诊手段。

　　4. **其他**　如膀胱镜、结肠镜等有助于特殊部位内异症的诊断。

　　【鉴别诊断】

　　1. **卵巢恶性肿瘤**　早期无症状,有症状时多呈持续性腹胀、腹痛。病情发展快,一般情况差,多伴腹水。超声提示包块为混合性或实性。血清 CA125 值多显著增高。腹腔镜检查或剖腹探查可鉴别。

　　2. **盆腔炎性包块**　多有急性或反复发作的盆腔感染史,疼痛无周期性,多为持续性下腹部隐痛,劳累、受凉后加重,可伴发热和白细胞计数增高,抗生素治疗有效。

　　3. **子宫腺肌病**　痛经症状相似,但多位于下腹正中且更剧烈,常伴经量增多,子宫多呈球形增大,质硬,后壁较明显,经期检查子宫触痛明显。此病常与内异症并存。

　　【临床分期】

　　子宫内膜异位症的分期方案甚多。我国目前采用美国生殖医学会(American Society for Reproductive Medicine, ASRM)提出的"修正子宫内膜异位症分期法"。该分期法较为明确,有利于评估疾病严重程度及选择治疗方案,从而能准确比较和评价各种不同疗法的疗效。此分期法需经腹腔镜检查或剖腹探查确诊,并要求详细观察和记录内膜异位病灶部位、数目、大小、深度和粘连程度,最后进行评分(表 5-27-4)。

表 5-27-4　ASRM 修正子宫内膜异位症分期法(1997 年)

异位病灶		病灶大小				粘连范围		
		<1cm	1~3 cm	>3cm		<1/3 包入	1/3~2/3 包入	>2/3 包入
腹膜	浅	1	2	4				
	深	2	4	6				
卵巢	右浅	1	2	4	薄膜	1	2	4
	右深	4	16	20	致密	4	8	16
	左浅	1	2	4	薄膜	1	2	4
	左深	4	16	20	致密	4	8	16
输卵管	右				薄膜	1	2	4
					致密	4	8	16
	左				薄膜	1	2	4
					致密	4	8	16
直肠子宫陷凹封闭		部分封闭	4		全部封闭	40		

注:1. 若输卵管全部被包裹应为 16 分;

2. 分期　Ⅰ期(微型):1~5 分;Ⅱ期(轻型):6~15 分;Ⅲ期(中型):16~40 分;Ⅳ期(重型):>40 分。

【治疗】

内异症治疗的根本目的在于:缩减和祛除病灶,减轻和控制疼痛,治疗和促进生育,预防和减少复发。治疗策略应根据患者年龄、症状、病变部位和范围以及对生育要求等不同情况加以全面考虑,强调治疗个体化。

1. **对症治疗**　非甾体抗炎药(NSAIDs)、针灸等能够缓解痛经或腹痛,但无法阻止病变的进展。因此,仅适用于症状轻微、病变较轻且无生育要求者。接受期待疗法的患者应密切随访。有生育要求者不推荐期待疗法。

2. **药物治疗**　主要是通过药物造成体内低雌激素环境,阻止内异症内膜的生长,使异位内膜萎缩、退化、坏死而达到治疗目的。目前临床上采用的性激素疗法如下:

(1)口服避孕药:目前常用的口服避孕药为低剂量高效孕激素和炔雌醇的复合片,能够通过抑制促性腺激素分泌并直接作用于子宫内膜和异位内膜,引起异位内膜萎缩。长期连续服用能够造成类似妊娠的长期闭经,因此称作"假孕疗法"(pseudopregnancy therapy)。服用期间不但可抑制排卵起到避孕作用,且可起到缓解痛经和减少经量的作用。服法可为一般短效口服避孕药的周期用药,也可连续用药,连续用药的疗效较肯定。可连续用 6~9 个月。副作用相对较轻,包括恶心、乳房胀痛、体重增加、情绪改变和阴道点滴出血等,应警惕血栓形成风险。

(2)促性腺激素释放激素激动剂(GnRH-a):为人工合成的十肽类化合物,其作用与天然的 GnRH 相似,但其稳定性好、半衰期长、效价是天然 GnRH 的 100 倍。主要是通过抑制垂体促性腺激素的分泌,导致卵巢分泌的性激素减少,造成体内低雌激素状态,出现暂时性闭经。目前我国常用的 GnRH-a 类药物有亮丙瑞林 3.75mg、戈舍瑞林 3.6mg、曲普瑞林 3.75mg,用法均为月经第 1 天注射 1 支后,每 28 天注射一次,共 3~6 次。一般用药 3~6 周后体内雌激素到达绝经水平,可使痛经缓解。不良反应主要有潮热、阴道干燥、性欲减退、情绪改变等绝经症状,停药后可消失,但骨量丢失需 1 年甚至更长时间才能逐渐恢复。体内雌激素水平在 20~50pg/ml 时,能够抑制子宫内膜生长的同时不影响骨代谢。因此,GnRH-a 治疗同时或 3 个月时可酌情使用雌激素反向添加治疗(add-back therapy)以维持体内雌激素水平,预防低雌激素状态相关的血管症状和骨质丢失的发生,如妊马雌酮 0.625mg 加甲羟孕酮 2mg,每日 1 次或替勃龙 1.25mg/d。

(3) 高效孕激素：其作用机制是抑制垂体促性腺激素分泌，同时直接作用于在位和异位子宫内膜诱导其蜕膜化，继而萎缩退化、闭经。常用药物有醋酸甲羟孕酮口服 30mg/d，或甲地孕酮口服 40mg/d，或炔诺酮口服 5mg/d，连用 6 个月。在缓解症状方面，其疗效与 GnRH-a 相当。通常副作用轻微，主要有阴道不规则流血、恶心、乳房胀痛、液体潴留、体重增加等。停药后月经恢复正常。

(4) 达那唑：为合成的 17α-乙炔睾酮衍生物，能阻断垂体促性腺激素的合成和释放，直接抑制卵巢甾体激素的合成，以及直接与子宫内膜的雄激素和孕激素受体结合，抑制内膜增生，导致内膜萎缩和闭经。用法为每次 200mg，每日 2~3 次，从月经第 1 日开始，持续用药 6 个月。药物不良反应与卵巢功能抑制和雄激素样作用有关，主要有体重增加、乳房缩小、痤疮、皮脂增加、多毛、声音改变、头痛、潮热、肌痛性痉挛、肝功能损害等。长期应用可影响脂质代谢，增加心血管疾病风险。目前有阴道给药制剂，可减少不良反应的发生。

(5) 孕三烯酮：是 19-去甲睾酮甾体类药物，有抗孕激素和抗雌激素作用，能降低体内雌激素水平，增加游离睾酮含量，使异位内膜萎缩、吸收。用法为月经第 1 天起，每次 2.5mg 口服，每周 2 次，连续 6 个月。该药疗效与达那唑相近，但不良反应较低，对肝功能影响较小且可逆。

(6) 米非司酮：是人工合成的孕激素受体拮抗剂，与孕激素受体有高度亲和力，具有强抗孕激素作用，每日口服 25~100mg，造成闭经使病灶萎缩。副作用轻，无雌激素样影响，亦无骨质丢失危险，长期疗效有待证实。

(7) 其他：芳香化酶抑制剂能够抑制异位内膜的雌激素合成，从而导致异位病灶萎缩。但其应用仍处于探索阶段。

3. 手术治疗 治疗的目的是切除病灶、恢复解剖。腹腔镜手术是首选的手术方法，目前认为腹腔镜确诊、手术联合药物为内异症的"金标准"治疗。除通过诊断性腹腔镜检查术以确诊内膜异位症和进行手术分期外，内膜异位症的手术治疗适用于：①药物治疗后症状不缓解，局部病变加剧或生育功能仍未恢复者；②卵巢内膜异位囊肿直径 ≥ 4cm；③可疑内异症引起不孕者。根据手术范围的不同，可分为保留生育功能、保留卵巢功能和根治性手术 3 类。

(1) 保留生育功能手术：适用于年轻有生育要求的患者，特别是采用药物治疗无效者。手术范围为尽量切净或破坏内膜异位灶，分解粘连，恢复正常解剖结构，保留子宫和一侧或双侧附件。术后复发率约为 40%。术后应尽早妊娠或加用药物治疗以降低复发率。

(2) 保留卵巢功能手术：指尽可能清除盆腔内病灶，切除子宫，保留至少一侧卵巢或部分卵巢。此手术适用于年龄在 45 岁以下，且无生育要求的重症患者。但术后仍有约 5% 的复发率。

(3) 根治性手术：即将子宫、双侧附件及盆腔内所有内膜异位病灶予以切除。适用于 45 岁以上近绝经期的重症患者。

【预防】

目前内异症病因不清，发病机制复杂，因此无法完全预防。以下措施有助于减少内异症的发生：

1. 防止经血逆流 早期发现与治疗各种下生殖道闭锁、梗阻等病变，避免其引起经血逆流。

2. 药物避孕 口服避孕药有助于减少经量、促进异位子宫内膜萎缩，降低内异症发病风险。

3. 防止医源性异位内膜种植 凡进入宫腔内的经腹手术，缝合子宫壁时应避免缝针穿过子宫内膜层；关闭腹腔后，需用生理盐水洗净腹壁切口。月经来潮前禁做各种输卵管通畅试验，以免将子宫内膜组织推注入腹腔。宫颈及阴道手术均应在月经干净后 3~7d 进行，以免下次月经来潮时脱落的子宫内膜种植在尚未愈合的手术创面。人工流产负压吸宫术时，负压不宜过高，吸管应缓慢拔出。

八、子宫腺肌病

子宫腺肌病（adenomyosis）是指子宫内膜腺体和间质存在于子宫肌层中，伴随周围肌层细胞的代偿性肥大和增生。流行病学调查显示子宫腺肌病多发生于 30~50 岁经产妇，约 15% 同时合并内异症，约半数合并子宫肌瘤。同时对尸检及因病切除子宫的标本做连续切片检查,发现10%~47%的子宫肌层中有子宫内膜组织,但其中35%无临床症状。子宫腺肌病与子宫内膜异位症病因不同,但均受雌激素的调节。

【病因】

子宫腺肌病发病原因至今不明。目前大多数学者认为子宫腺肌病是基底层内膜细胞增生、侵入到肌层间质的结果。因此多次妊娠及分娩、人工流产、慢性子宫内膜炎等造成子宫内膜基底层损伤,被认为是子宫腺肌病发病的高危诱发因素。腺肌病常合并子宫肌瘤和子宫内膜增生,提示高水平雌激素刺激也可能是促进内膜向肌层生长的原因之一。

目前关于子宫腺肌病的病因研究还包括子宫内膜的生物学行为、子宫内膜肌层交接区(又称结合带)与腺肌病发病的关联、肌层纤维化及干细胞学说等。

【病理】

1. **巨检** 子宫多呈均匀性增大,呈球形,一般不超过12周妊娠子宫大小,子宫肌层病灶分为弥漫型及局限型两种。一般多为弥漫性生长,且多累及后壁。子宫肌层切面呈小梁状,含有出血灶,不存在明显的肿瘤结节,可见含血小囊腔。少数子宫内膜在子宫肌层中呈局限性生长形成结节或团块,类似子宫壁间肌瘤,称为子宫腺肌瘤(adenomyoma)。其剖面缺乏子宫肌瘤明显且规则的肌纤维漩涡状结构,与周围肌层边界不清。

2. **镜检** 子宫腺肌病镜下表现为子宫肌层内出现圆形或不规则的子宫内膜间质和腺体。子宫肌层内呈岛状分布的子宫内膜腺体与间质是本病的镜下特征。目前病理镜下诊断标准为子宫内膜组织出现在肌壁,距子宫内膜基底层2mm以上(1个低倍视野)。

【临床表现】

1. **症状** 临床主要表现是经量增多、经期延长,以及逐渐加剧的进行性痛经。痛经常在月经来潮前1周出现,直至月经结束,其发生率为15%~30%。月经过多发生率为40%~50%,表现为连续数个月经周期中月经期出血量多,一般多于80ml,并影响女性身体、心理、社会和经济等方面的生活质量,严重者因月经过多可导致继发性贫血、晕厥等症状。此外部分患者可有不明原因的月经中期阴道流血、性欲减退等症状。另约有35%的患者无明显临床症状。

2. **体征** 妇科检查子宫呈均匀增大或有局限性结节隆起,质硬且有压痛,经期压痛更明显,因常合并内异症,故子宫活动度差。半数患者同时合并子宫肌瘤,而无症状者有时与子宫肌瘤不易鉴别。

【诊断】

根据典型症状及体征可作出初步诊断,确诊需组织病理学检查。超声及MRI等影像学可辅助诊断。中、重度子宫腺肌病患者CA125值可能会升高。本病应与子宫肌瘤和子宫内膜异位症相鉴别。

【治疗】

根据患者的年龄、有无生育要求和症状轻重而定。

1. **期待疗法** 用于无症状、无生育要求者。

2. **药物治疗** 同子宫内膜异位症,目前尚无根治本病的有效药物。对年轻、有生育要求和近绝经期患者可试用GnRH-a、达那唑或孕三烯酮治疗,使用时应注意副作用的预防,并且停药后症状可复现。近年来,左炔诺孕酮宫内节育器(LNG-IUS)治疗该病取得了较好的疗效。LNG-IUS可稳定释放左炔诺孕酮(LNG),放置于宫腔后,局部高浓度的LNG促使内膜萎缩和间接抑制内膜增殖,使月经量减少甚至闭经,并对痛经有一定的缓解作用。对子宫增大明显或者疼痛症状严重者,可先应用GnRH-a治疗3~6个月后再使用LNG-IUS。

3. **手术治疗** 年轻或希望生育的子宫腺肌瘤患者可试行病灶切除术,但术后有复发风险。对症状严重、无生育要求或药物治疗无效者,应行子宫全切术。是否保留卵巢取决于卵巢有无病变和患者年龄。

九、子宫颈炎症

子宫颈炎包括子宫颈阴道部炎症及子宫颈管黏膜炎症,其中临床上以急性子宫颈管黏膜炎多见。若急性子宫颈炎(acute cervicitis)未经及时诊治或病原体持续存在,可导致慢性子宫颈炎(chronic cervicitis)。

(一)急性子宫颈炎

【病因及病原体】

子宫颈炎的病原体包括:

(1)性传播疾病病原体:主要见于性传播疾病的高危人群,以淋病奈瑟菌及沙眼衣原体为主,它们均感染子宫颈管柱状上皮,沿黏膜面扩散引起浅层感染,病变以子宫颈管明显,而淋病奈瑟菌还常侵袭尿道移行上皮、尿道旁腺及前庭大腺。

(2)内源性病原体:与细菌性阴道病病原体、生殖道支原体感染有关。值得注意的是,部分子宫颈炎患者的病原体并不明确。

【临床表现】

大部分患者无症状。有症状者主要表现为阴道分泌物增多,呈黏液脓性,阴道分泌物刺激可引起外阴瘙痒及灼热感。部分患者可出现经间期出血、性交后出血等症状。合并尿路感染时,可出现尿急、尿频、尿痛或血尿。

【体征】

妇科检查可见子宫颈充血、红肿、黏膜外翻,子宫颈管口可见黏液脓性分泌物附着甚至从子宫颈管流出。炎症可导致子宫颈管黏膜质脆,容易诱发出血。淋病奈瑟菌感染常可累及尿道旁腺、前庭大腺和肛周,体检时可发现尿道口、阴道口黏膜以及肛周充血、水肿以及大量脓性分泌物。

【诊断】

出现两个特征性体征之一或显微镜检查阴道分泌物白细胞增多,可做出急性子宫颈炎的初步诊断。子宫颈炎症诊断后,需进一步做衣原体及淋病奈瑟菌的检测。

1. 特征性体征(具备一个或同时具备)

(1)子宫颈管或子宫颈管棉拭子标本上,肉眼见到脓性或黏液脓性分泌物。

(2)用棉拭子擦拭子宫颈管时,容易诱发子宫颈管内出血。

2. 白细胞检测　可检测子宫颈管分泌物或阴道分泌物中的白细胞计数,后者需排除引起白细胞计数增高的阴道炎症。

(1)子宫颈管脓性分泌物涂片做革兰氏染色,中性粒细胞 >30/ 高倍视野。

(2)阴道分泌物湿片检查白细胞 >10/ 高倍视野。

3. 病原体检测　进行病原体检测时需要排除细菌性阴道病、滴虫阴道炎和生殖道疱疹(尤其是单纯疱疹病毒 -2,HSV-2)。子宫颈炎的病原体以沙眼衣原体和淋病奈瑟菌最常见,因此需要针对这两种病原体进行检测。

检测淋病奈瑟菌常用的方法有:

①淋病奈瑟菌培养:为诊断淋病的"金标准"方法;②分泌物涂片革兰氏染色:查找中性粒细胞内有无革兰氏阴性双球菌,由于子宫颈分泌物的敏感性、特异性差,不推荐用于女性淋病的诊断方法;③核酸检测:包括核酸杂交及核酸扩增,核酸扩增方法诊断淋病奈瑟菌感染的敏感性及特异性高,应在通过相关机构认定的核酸扩增实验室开展。

检测沙眼衣原体常用的方法有:

①核酸检测:包括核酸杂交及核酸扩增,后者检测的敏感性和特异性均较好,但应做好质量控制,避免污染。②抗原检测:酶联免疫吸附试验、直接免疫荧光法或快速免疫层析试验检测,为临床常用

的方法。③衣原体培养：方法复杂，因此临床少用。

值得注意的是大多数子宫颈炎患者分离不出任何病原体，尤其是性传播疾病的低危人群（如年龄>30 岁的妇女）。由于子宫颈炎也可以是上生殖道感染的一个征象，因此，对子宫颈炎患者应注意有无上生殖道感染。

【治疗】

治疗方法包括经验性治疗和针对病原体治疗。主要通过抗生素进行治疗。

1. 经验性抗生素治疗　适用于有性传播疾病高危因素的患者，如年龄 <25 岁、多性伴侣或新性伴侣，且为无保护性性交。可在未获得病原体检测结果前采用针对衣原体的抗生素进行治疗，方案为阿奇霉素 1g 单次顿服；或多西环素 100mg，每日 2 次，连服 7d。如果患者所在人群中淋病患病率高，需同时使用抗淋病奈瑟菌感染的药物。

2. 针对病原体的抗生素治疗

(1) 单纯急性淋病奈瑟菌性子宫颈炎：主张大剂量、单次给药，常用药物有头孢菌素，如头孢曲松钠 1g，肌内注射或静脉给药，单次给药；或大观霉素 4g，肌内注射，单次给药。替代方案：头孢噻肟 1mg，肌内注射，单次给药；或其他第三代头孢菌素类，如已证明其疗效较好，亦可选作替代药物。但是临床用药时要注意是否为耐药菌株感染，密切观察疗效并及时调整治疗方案。

(2) 沙眼衣原体感染所致子宫颈炎：推荐方案为阿奇霉素第 1 日 1g，以后 2 日 0.5g/d，共 3d；多西环素 0.1g，每天 2 次，共 10~14d。替代方案为米诺环素 0.1g，每天 2 次，共 10~14d；四环素 0.5g，每天 4 次，共 2~3 周；红霉素碱 0.5g，每日 4 次，共 10~14d；罗红霉素 0.15g，每日 2 次，10~14d；氧氟沙星 0.3g，每日 2 次，共 10d；左氧氟沙星 0.5g，每日 1 次，共 10d。

由于淋病奈瑟菌感染常伴有沙眼衣原体感染，因此若为淋菌性子宫颈炎，治疗时应同时应用抗沙眼衣原体药物。

(3) 合并细菌性阴道病的子宫颈炎：需要同时治疗细菌性阴道病，否则子宫颈炎将持续存在。

3. 性伴侣的治疗　需要对子宫颈炎患者的性伴侣进行检查。如患者诊断可疑沙眼衣原体、淋病奈瑟菌或毛滴虫感染并得到相应治疗，其性伴侣也应接受相应检查和治疗，治疗方法同患者。为避免重新感染，患者及其性伴侣完成疗程前（阿奇霉素方案治疗后 7d 内，或其他抗生素 7~14d 治疗方案完成前）应避免性行为。

4. 随访　子宫颈炎患者在治疗后 6 个月内沙眼衣原体或淋病奈瑟菌重复感染较多见，因此建议随访和重新评估。淋病奈瑟菌培养宜在治疗结束后至少 5d 内进行，核酸扩增试验宜在治疗结束后 3 周进行。沙眼衣原体抗原检测试验为疗程结束后 2 周，核酸扩增试验为疗程结束后 4 周。如果症状持续存在，患者则需要重新接受治疗，无论性伴侣是否治疗，建议所有感染沙眼衣原体或淋病奈瑟菌的患者在治疗后 3~4 个月接受重新筛查。

(二) 慢性子宫颈炎

急性子宫颈炎迁延不愈或病原体持续感染都可导致慢性子宫颈炎。慢性子宫颈炎的病原体可与急性子宫颈炎相似，病理检查可见宫颈间质内大量淋巴细胞、浆细胞等慢性炎症细胞浸润，可伴有子宫颈腺上皮及间质的增生和鳞状上皮化生。

【病理】

大体上，局部黏膜可见充血、水肿、糜烂、溃疡及分泌物等变化，易反复发作。镜下，表现为典型的非特异性慢性炎症的改变，可见子宫颈黏膜充血水肿，间质内有淋巴细胞、浆细胞和单核细胞等慢性炎症细胞浸润；宫颈上皮损伤及修复交替变化，即可见上皮变性、坏死，也可见子宫颈腺上皮的增生及鳞状上皮化生。

1. 慢性子宫颈管黏膜炎　子宫颈管黏膜皱襞较多，感染后容易形成持续性子宫颈黏膜炎，患者表现为子宫颈管黏液及脓性分泌物，易反复发作。

2. 子宫颈息肉(cervical polyp)　由子宫颈管腺体和间质局限性增生并向子宫颈外口突出形成。

子宫颈息肉常在体检时发现,多为单个存在,也可多个,色红,质软而脆,呈舌形,可带蒂,蒂部宽窄、深浅不一,根部可位于子宫颈外口,也可位于子宫颈管内。息肉在光镜下可见表面被覆高柱状上皮,间质水肿、血管丰富且伴有慢性炎症细胞浸润。子宫颈息肉极少恶变,但需要与子宫恶性肿瘤相鉴别。

3. **子宫颈肥大**　子宫颈腺体及间质在慢性炎症长期刺激下发生增生,即可表现为子宫颈肥大。此外,子宫颈深部腺体形成囊肿也可导致子宫颈肥大,并伴有硬度增加。

【临床表现】

慢性子宫颈炎患者多无症状,少数可出现阴道分泌物增加,色淡黄或脓性。部分患者可出现性交后出血、月经间期出血或因分泌物刺激外阴导致瘙痒或不适。妇科检查可见子宫颈呈糜烂样改变,子宫颈口可有黄色分泌物覆盖或分泌物从宫颈口流出。部分患者仅在体检时发现子宫颈息肉或子宫颈肥大。

【诊断与鉴别诊断】

根据临床表现可初步做出慢性子宫颈炎的诊断,但需要与常见的子宫颈生理和病理改变相鉴别。

1. **子宫颈腺囊肿(Naboth cyst)**　是子宫颈的生理性变化。子宫颈纤维组织增生和鳞状上皮的化生可阻塞子宫颈管腺体的开口,使黏液潴留,腺体逐渐扩大呈囊,形成子宫颈腺囊肿,又称为纳博特囊肿,无症状,不需要处理。但深部的子宫颈腺囊肿,子宫颈表面无异常,表现为子宫颈肥大,应与颈管型宫颈癌相鉴别。

2. **子宫颈柱状上皮异位(cervical columnar ectopy)**　青春期后,原始鳞 - 柱状交接部外移,在其内侧,由于覆盖的子宫颈管单层柱状上皮菲薄,其下间质透出呈红色,外观呈细颗粒状的红色区,称为柱状上皮异位。由于肉眼观似糜烂,过去称为"宫颈糜烂",实际上并非真性糜烂,现已废弃这一名词。子宫颈糜烂只是一种临床征象,可为生理性改变,也可为病理性改变,如宫颈上皮内瘤变和早期宫颈癌。

3. **子宫颈鳞状上皮内病变(squamous intraepithelial lesion,SIL)和子宫颈恶性肿瘤**　尤其是宫颈外观呈"糜烂样"改变、"息肉样"或者宫颈肥大者,需要对这些患者进行宫颈细胞学检查和 / 或人乳头瘤病毒(human papilloma virus,HPV)检测,必要时行阴道镜及活组织检查以除外 SIL 或子宫颈恶性肿瘤。

4. **子宫体恶性肿瘤**　子宫颈息肉需要与子宫颈和宫体恶性肿瘤鉴别,将切除后的息肉送病理学检查以确诊。内生型子宫颈癌尤其腺癌也可导致子宫颈肥大,因此,对于子宫颈肥大的患者需要行子宫颈细胞学检查,必要时可行子宫颈管搔刮术(endocervical curettage,ECC)。

【治疗】

1. **慢性子宫颈炎**　如表现为糜烂样改变,首先需排除宫颈上皮内瘤变和子宫颈癌。若为无症状的生理性柱状上皮异位,则无须处理。如有分泌物增多或接触性出血等症状,可予激光、冷冻、微波、聚焦超声治疗等局部物理治疗。

物理治疗注意事项:①治疗前,应常规行子宫颈癌筛查;②治疗时间选在月经干净后 3~7d 内进行;③排除急性生殖道炎症;④物理治疗后有阴道分泌物增多,术后 1~2 周脱痂时可有少许出血;⑤在创面尚未完全愈合期间(4~8 周)禁盆浴、性交和阴道冲洗;⑥物理治疗有引起术后出血、子宫颈狭窄、不孕、感染的可能,治疗后应定期复查,直到创面痊愈。

2. **子宫颈息肉**　尽量沿着息肉的根部行息肉摘除并送病理检查。

3. **子宫颈肥大**　进行宫颈癌筛查,排除宫颈上皮内瘤变和子宫颈癌后,一般无须治疗。

4. **慢性子宫颈管黏膜炎**　了解有无沙眼衣原体以及淋病奈瑟菌感染、性伴侣是否接受治疗、阴道微生物失调是否持续存在,明确病因后针对病因进行治疗。对于无明显病原体和病因的患者,目前尚无有效治疗方法,可尝试物理治疗。

十、子宫颈鳞状上皮内病变与子宫颈癌

（一）子宫颈鳞状上皮内病变

子宫颈癌起源于宫颈上皮内瘤变，两者病因相同，均为高危型 HPV 感染所致。

子宫颈鳞状上皮内病变（cervical squamous intraepithelial lesion，SIL）是与子宫颈浸润癌密切相关的一组子宫颈病变，常发生于 25~35 岁妇女。大部分低级别鳞状上皮内病变（low-grade squamous intraepithelial lesion，LSIL）可自然消退，但高级别鳞状上皮内病变（high-grade squamous intraepithelial lesion，HSIL）具有癌变潜能。SIL 反映了子宫颈癌发生发展中的连续过程，通过筛查发现 SIL，及时治疗高级别病变，是预防子宫颈浸润癌行之有效的措施。

高级别子宫颈腺上皮内瘤变（high-grade cervical glandular intraepithelial neoplasia，HG-CGIN）比较少见，本节仅介绍 SIL。

【发病相关因素】

流行病学调查发现 SIL 和子宫颈癌与以下因素相关。

1. **HPV 感染**　HPV 感染在 25~35 岁女性中最为常见，这一时间段也是女性感染暴露率最高的时期。目前已知 HPV 共有 160 多个型别，40 余种与生殖道感染有关，其中 13~15 种高危型 HPV 感染与 SIL 和子宫颈癌发病密切相关。已在接近 90% 的 SIL 和 99% 的子宫颈癌组织发现有高危型 HPV 感染，常见的高危型 HPV 型别包括 16、18、31、33、35、39、45、51、52、56 和 58。常见的低危型 HPV 型别包括 6、11、42、43、44，低危型 HPV 一般不诱发癌变。约 70% 的子宫颈癌与 HPV16 和 18 型感染相关。高危型 HPV 产生病毒癌蛋白，其中 E6 和 E7 分别作用于宿主细胞的抑癌基因 *P53* 和 *Rb* 使之失活或降解，继而通过一系列生物学效应导致癌变。

2. **性行为及分娩次数**　多个性伴侣、初次性生活 <16 岁、早年分娩、多产与子宫颈癌发生有关。青春期子宫颈发育尚未成熟，对致癌物较敏感。分娩次数增多，子宫颈创伤概率也增加，分娩及妊娠内分泌及营养也有改变，患子宫颈癌的危险增加。孕妇免疫力较低，HPV DNA 检出率很高。

3. **与高危男性接触**　与患有阴茎癌、前列腺癌的男性，或其性伴侣曾患子宫颈癌的高危男性性接触的妇女，也易患子宫颈癌。

4. **免疫抑制状态**　接受器官移植后使用免疫抑制剂和感染 HIV 也是发生子宫颈癌以及高级别宫颈上皮内瘤变的危险因素。

5. **其他**　吸烟可增加感染 HPV 效应。

【临床表现】

患者一般无特殊症状。偶有阴道排液增多，伴或不伴臭味。也可在性生活或妇科检查后发生接触性出血。检查子宫颈可光滑，或仅见局部红斑、白色上皮，或柱状上皮外移，未见明显病灶。

【病理学诊断和分级】

SIL 患者多无自觉症状，肉眼观亦无特殊改变，好发于子宫颈鳞状上皮和柱状上皮交界处。可疑之处可用碘液染色进行鉴别。正常子宫颈鳞状上皮富含糖原，故对碘着色，如患处对碘不着色，提示有病变。此外，醋酸可使子宫颈有 SIL 改变的区域呈白色斑片状。如要确诊，需进一步进行脱落细胞学或组织病理学检查。

组织学上，子宫颈上皮被不同程度异型性的细胞所取代，病变由基底层逐渐向表层发展。异型细胞可表现为：大小形态不一、核增大深染、核质比例增大，核分裂象增多、细胞极性紊乱。

SIL 既往称为"宫颈上皮内瘤变（cervical intraepithelial neoplasia，CIN）"，分为 3 级，反映了 CIN 发生的连续病理过程（图 5-27-26）。CIN 1 级：异型细胞局限于上皮的下 1/3；CIN 2 级：异型细胞累及上皮层的下 1/3 至 2/3；CIN 3 级，增生的异型细胞超过全层的 2/3，包含原位癌。WHO 女性生殖器肿瘤分类（2014）建议采用与细胞学分类相同的二级分类法（即 LSIL 和 HSIL）。低级别鳞状上皮内病变（LSIL）相当于 CIN 1 级。

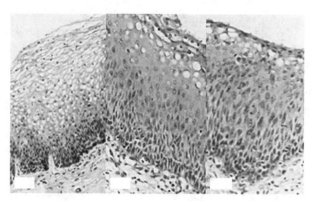

图 5-27-26　宫颈上皮内瘤变（CIN）1,2,3

　　LSIL 的特征是基底层轻微细胞增殖，不超过上皮的下 1/3 层。核分裂象亦仅限于此区域，且绝大多数 LSIL 无异常核分裂象（图 5-27-27）。

　　高级别鳞状上皮内病变（HSIL）包括 CIN3 级和部分 CIN2 级。HSIL 病变异型细胞扩展至上皮的中 1/3 层［HSIL（CIN2）］或表面 1/3 层［HSIL（CIN3）］，细胞核增大，核膜不规则，核质比增加，伴有核分裂，常见异常核分裂（图 5-27-28）。

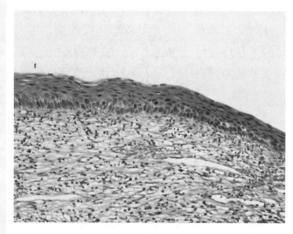

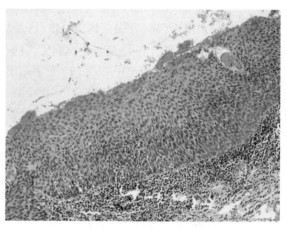

图 5-27-27　低级别鳞状上皮内病变（LSIL）　　　　　图 5-27-28　高级别鳞状上皮内病变（HSIL）

　　p16 和 Ki67 免疫组化染色有助于鉴别 LSIL 和 HSIL，p16 弥漫连续的细胞核和 / 或细胞质阳性和 Ki67 弥漫的细胞核阳性更支持 HSIL 的诊断。

【诊断】

　　SIL 的诊断遵循细胞学联合 HPV、阴道镜和组织病理学检查"三阶梯式诊断"模式。

　　1. 子宫颈细胞学检查　是 SIL 及早期子宫颈癌筛查的基本方法，也是诊断的必需步骤。相对于高危 HPV 检测，细胞学检查特异性高，但敏感性较低。子宫颈涂片取材是自子宫颈鳞柱交接部位脱落细胞，可选用巴氏涂片法或液基细胞涂片法。脱落细胞的特征与活体细胞的特征不完全相同，且无组织结构。因此，子宫颈细胞学结果只能作为筛查结果，不能作为疾病的确定诊断及临床处理的依据。筛查应在性生活开始后 3 年，或者 21 岁以后开始，并定期复查。年龄 21~29 岁的女性，仅使用子宫颈细胞学检查进行筛查，筛查频率为每 3 年 1 次。年龄 ≥ 30 岁的女性，首选子宫颈细胞学检查联合高危型 HPV DNA 检测进行筛查，若两者均阴性，筛查频率为每 5 年 1 次；如果单独使用子宫颈细胞学检查进行筛查，阴性者筛查频率则为每 3 年 1 次。子宫颈细胞学检查的报告形式主要有巴氏 5 级分类法和 TBS（the Bethesda system）分类系统。推荐使用 TBS 分类系统，该系统较好地结合了细胞学、组织学与临床处理方案。

在异常细胞涂片中,最常见的细胞学异常是意义未明的不典型鳞状细胞(undetermined significance atypical squamous cells,ASCUS),占50%以上。在接受筛查的人群中ASCUS的发病率为5%左右。ASCUS的可重复性差。细胞学ASCUS者,经子宫颈活检诊断HSIL的概率不到10%,浸润癌风险低,为0.1%~0.2%。单凭细胞学ASCUS容易发生诊断不足或过度诊断,因此需采用高危型HPV进行分流。

细胞学非典型鳞状上皮细胞不除外高度鳞状上皮内病变(atypical squamous cells cannot exclude a high-grade squamous intraepithelial lesion,ASC-H)在接受筛查人群中的平均检出率为0.42%。ASC-H的细胞改变具有HSIL的特征,但诊断HSIL的证据不足,多与高危型HPV感染有关。子宫颈活检诊断为HSIL的概率为24%~94%。对于细胞学ASC-H,不论高危型HPV是阳性或阴性,均应直接转诊阴道镜检查。

细胞学LSIL在人群中平均检出率为0.9%,大多预示HPV感染,高危型HPV阳性率为83%,初次阴道镜后病理诊断为HSIL的概率为12%~16%。因此,细胞学LSIL者建议转诊阴道镜检查。对于妊娠期女性若不接受阴道镜检查,也可延迟至产后处理。

细胞学HSIL并不常见,在人群中平均检出率为0.45%。阴道镜指导下宫颈活检诊断HSIL的概率为70%~75%,宫颈环形电切术(loop electrosurgical excision procedure,LEEP)切除标本诊断为HSIL的概率为84%~97%,浸润癌为1%~2%。细胞学为HSIL应立即转诊阴道镜检查。

2. **高危型HPV DNA检测**　相对于细胞学检查,其敏感性较高,特异性较低。高危型HPV(包括HPV16、18型和其他12型)可以作为初筛手段,如HPV16/18型阳性,需行阴道镜检查;如HPV16/18型阴性但其他12型阳性,需与细胞学检查联合应用,当细胞学为意义未明的不典型鳞状细胞(ASCUS)时行阴道镜检查。细胞学检查正常时,12个月后行重复细胞学检查联合HPV检测。由于年轻妇女的HPV感染率较高,且大多为一过性感染,推荐高危型HPV检测用于30岁以上的女性。

3. **阴道镜检查**　是通过阴道镜这个特定仪器,实时可视化评估宫颈,尤其是宫颈转化区,以发现SIL和浸润癌。指征如下。①筛查异常:高危型HPV阳性且ASCUS阳性;②连续2次(至少间隔6个月)细胞学结果为ASCUS;③ASC-H;④LSIL;⑤HSIL;⑥非典型腺细胞(AGC);⑦原位腺癌(AIS)和癌;⑧无临床可疑病史或体征的细胞学阴性,且高危型HPV阳性持续1年;⑨细胞学阴性但HPV16或18型阳性;⑩肉眼可见的子宫颈溃疡、赘生物或可疑癌。通过阴道镜检查,对镜下最严重的病变部位进行有目的的多点活检,活检部位包括醋酸白区域、化生区域或高级别病变区域。通常,在明显醋酸白区域进行至少2~4块活检,既能够提高癌前病变的检出率,又不会明显增加出血率和感染率。对于25岁以上非妊娠期的宫颈癌前病变高风险人群,即至少符合下面2项:细胞学HSIL、HPV16和/或18阳性、阴道镜印象为高级别病变者,可选择直接切除性治疗或阴道镜下多点活检后再治疗。阴道镜检查时,如果无法完整评估转化区的状态,则需要行子宫颈管搔刮术(ECC),以防遗漏子宫颈管内病变。

4. **子宫颈活组织检查**　是确诊子宫颈鳞状上皮内瘤变的最可靠方法。任何肉眼可见病灶,均应做单点或多点活检。若无明显病变,可选择在子宫颈转化区3、6、9、12点处活检,或在碘试验(又称为Schiller试验)不着色区或涂抹醋酸后的醋酸白上皮区取材,或在阴道镜下取材以提高确诊率。

【治疗】

1. **LSIL**　多为高危型HPV一过性感染所致,约60%病变可自然消退,30%病变持续存在,约10%的病变2年内进展为HSIL。原则上组织学检查为LSIL及以下者可仅观察随访。LSIL随访的目的是及时发现病情进展或漏诊高级别病变。建议12个月重复细胞学和HPV联合检查,两次检查均阴性,转为常规筛查;任何一项检查有异常行阴道镜检查。在随访过程中病变发展或持续存在2年者宜进行治疗。当细胞学为ASC-H或HSIL,活检为LSIL时,其在5年内进展为HSIL及以上病变的概率分别为16%和24%。因此,对于这部分患者,阴道镜检查充分者可采用冷冻和激光等消融治疗;若阴道镜检查不充分、或不能排除HSIL、或ECC阳性者采用子宫颈锥切术。对于21~24岁年轻女性,其子宫颈癌风险较低,多表现为 HPV 感染,病变常自然消退,异常结果的管理应相对保守。对于妊娠期女性,无论细胞学是否怀疑 HSIL,组织病理学诊断为 LSIL 时,不应行宫颈锥切或者消融治疗,而应在产后 6 周进行重新评估,并根据当时的结果决定进一步的处理。

2. HSIL　约 20% 的 HSIL 可能在 10 年内进展为浸润癌,需要治疗。阴道镜检查充分者可用子宫颈锥切术或消融治疗;阴道镜检查不充分者宜采用子宫颈锥切术,包括 LEEP 和冷刀锥切术。经子宫颈锥切确诊、年龄较大、无生育要求、合并有其他妇科良性疾病手术指征或患者强烈要求切除子宫的 HSIL 也可行筋膜外子宫全切术。但对于年龄 <25 岁的年轻女性,因为其 HSIL 在 1 年内进展为浸润癌的概率约为 0.5%,因此如果阴道镜检查充分,活检组织病理学为 HSIL(CIN 3 级)时,推荐进行治疗;活检组织病理为 HSIL(CIN 2 级)时,推荐观察,观察的方法包括每 6 个月行细胞学和阴道镜检查,持续 12 个月。妊娠期女性若无浸润癌证据,可每 10~12 周复查细胞学或阴道镜观察,产后 6~8 周复查。HSIL 治疗后建议患者采用细胞学联合 HPV 检测的方法随诊。如随访过程中发现组织学确诊为 HSIL 病变,建议行重复性切除术,不能再次重复切除者可考虑行子宫全切术。对于组织病理学为 HSIL 的妊娠期患者,如不怀疑存在浸润癌,有以下 2 种选择:①妊娠期间每 12 周用细胞学和阴道镜检查重新评估,只有当阴道镜下病变严重或者细胞学结果考虑浸润性病变时行活组织检查。妊娠期间禁止行子宫颈管搔刮术,因其可导致流产。②产后 6 周重新评估。

子宫颈癌前病变的管理应根据患者年龄、生育要求、随诊条件、医疗资源、阴道镜图像特点及治疗者的经验等决定,治疗应遵循个体化原则并征得患者的知情同意,选择最佳的治疗方式。即使全部祛除了病灶,未来依然存在病变复发或进展为浸润癌的可能,并且多发生于手术后 3 年内,故治疗后也应长期随诊。

(二) 子宫颈癌

子宫颈癌(cervical cancer),简称宫颈癌。世界范围内,子宫颈癌是女性发病率和死亡率最高的第 4 类恶性肿瘤,仅次于乳腺癌、结直肠癌和肺癌。每年大约有 527 600 例新发病例,265 000 例死亡病例。在不发达国家,子宫颈癌是女性第 2 位常见恶性肿瘤和第 3 位致死性恶性肿瘤。超过 85% 的新诊断病例发生在经济不发达人群,几乎 90% 的宫颈癌死亡发生于经济不发达地区。子宫颈癌高发年龄为 50~55 岁。自 20 世纪 50 年代以来,由于子宫颈细胞学筛查的普遍应用,使子宫颈癌和癌前病变得以早期发现和治疗,子宫颈癌的发病率和死亡率已有明显下降,与此同时子宫颈癌的年轻化趋势也日益明显。

【发病相关因素】

同"宫颈上皮内瘤变"。

【组织发生和发展】

SIL 形成后继续发展,突破上皮下基底膜,浸润间质,形成子宫颈浸润癌(图 5-27-29)。

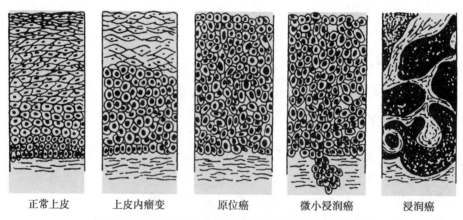

| 正常上皮 | 上皮内瘤变 | 原位癌 | 微小浸润癌 | 浸润癌 |

图 5-27-29　子宫颈正常上皮—上皮内瘤变—浸润癌

【病理】

1. 鳞状细胞浸润癌　占子宫颈癌的 75%~80%。

　　(1)肉眼观:微小浸润癌肉眼观察无明显异常,或类似子宫颈柱状上皮异位。随病变发展,可形成4 种类型(图 5-27-30)。

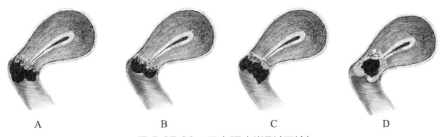

图 5-27-30　子宫颈癌类型(巨检)
A. 外生型;B. 内生型;C. 溃疡型;D 颈管型。

　　1)外生型:最常见,癌灶向外生长呈乳头状或菜花样,组织脆,触之易出血。常累及阴道。

　　2)内生型:癌灶向子宫颈深部组织浸润,子宫颈表面光滑或仅有柱状上皮异位,子宫颈肥大变硬,呈桶状。常累及宫旁组织。

　　3)溃疡型:上述两型癌组织继续发展合并感染坏死,脱落后形成溃疡或空洞,似火山口状。

　　4)颈管型:癌灶发生于子宫颈管内,常侵入子宫颈管及子宫峡部供血层或转移至盆腔淋巴结。

　　(2)镜下

　　1)早期浸润癌或微小浸润性鳞状细胞癌(microinvasive squamous cell carcinoma):指癌细胞突破基底膜,向固有膜间质内浸润,在固有膜内形成一些不规则的癌细胞巢或条索。早期浸润癌一般肉眼不能判断,只有在显微镜下才能确诊。诊断标准见子宫颈癌分期(表 5-27-5)。

表 5-27-5　子宫颈癌分期(FIGO,2018 年)

Ⅰ期	肿瘤局限在子宫颈(扩展至宫体将被忽略)
ⅠA	镜下浸润癌,间质浸润深度 <5mm
ⅠA1	间质浸润深度 <3mm
ⅠA2	间质浸润深度 ≥ 3mm 且 <5mm
ⅠB	肿瘤局限于子宫颈,镜下最大浸润深度 ≥ 5mm
ⅠB1	浸润深度 ≥ 5mm,最大径线 <2cm
ⅠB2	最大径线 ≥ 2cm 且 <4cm
ⅠB3	最大径线 ≥ 4cm
Ⅱ期	肿瘤超越子宫,但未达阴道下 1/3 或未达盆壁
ⅡA	侵犯阴道上 2/3,无宫旁浸润
ⅡA1	癌灶最大径线 <4cm
ⅡA2	癌灶最大径线 ≥ 4cm
ⅡB	有宫旁浸润,但未达盆壁
Ⅲ期	肿瘤累及阴道下 1/3 和 / 或扩展到骨盆壁和 / 或引起肾盂积水或肾无功能和 / 或累及盆腔和 / 或主动脉旁淋巴结
ⅢA	肿瘤累及阴道下 1/3,没有扩展到骨盆壁
ⅢB	肿瘤扩展到骨盆壁和 / 或引起肾盂积水或肾无功能
ⅢC	不论肿瘤大小和扩散程度,累及盆腔和 / 或主动脉旁淋巴结[注明 r(影像学)或 p(病理)证据]
ⅢC1	仅累及盆腔淋巴结
ⅢC2	主动脉旁淋巴结转移
Ⅳ期	肿瘤侵犯膀胱黏膜或直肠黏膜(活检证实)和 / 或超出真骨盆范围(泡状水肿部分为Ⅳ期)
ⅣA	侵犯盆腔邻近器官
ⅣB	远处转移

2）浸润癌：癌组织向间质内浸润性生长，浸润深度超过基底膜下 5mm 或浸润宽度超过 7mm 者，称为浸润癌，多呈网状或团块状浸润间质（图 5-27-31）。主要依据肿瘤细胞分化程度及是否有角化，将鳞状细胞癌分为角化型鳞状细胞癌和非角化型鳞状细胞癌。

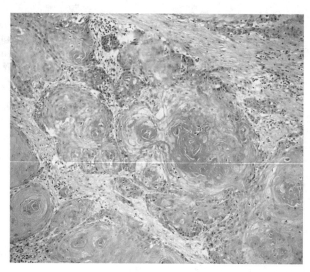

图 5-27-31　子宫颈角化型鳞癌

①角化型鳞状细胞癌：多为高分化鳞癌，有明显角化珠形成，或显示致密的胞质角化，细胞间桥明显。细胞大，核大，核深染，染色质粗糙，核分裂象少见。

②非角化型鳞状细胞癌：宫颈鳞状细胞癌中最常见的类型，癌细胞呈片状或巢状排列，可能有细胞间桥，但无角化珠，细胞和核异型性更明显。中分化鳞癌，细胞大，核相对增大，核仁明显，表现为不规则核仁或多个核仁。低分化鳞癌常表现为小细胞型，由小的基底样细胞构成，细胞形态较一致，胞质少，核深染，核分裂象多见。

宫颈鳞状细胞癌还有以下少见组织学亚型：基底样癌、乳头状癌、湿疣样癌、疣状癌、鳞状 - 移行细胞癌、淋巴上皮瘤样癌。

2. **腺癌**　近年来子宫颈腺癌的发生率有上升趋势，占子宫颈癌的 15%~20%。

（1）肉眼观：外形和鳞癌无明显区别，来自子宫颈管内，浸润管壁；或自子宫颈管内向子宫颈外口突出生长；常可侵犯宫旁组织；病灶向子宫颈管内生长时，子宫颈外观可正常，但因子宫颈管膨大，形如桶状。

（2）镜下：宫颈腺癌的组织学类型多种多样，组织学分型主要是子宫颈管腺癌、黏液腺癌、绒毛状腺癌、子宫内膜样腺癌、透明细胞腺癌、浆液性腺癌、中肾管癌及混合型腺癌。每种亚型的共同特点是，具有细胞异型性和结构异型性的腺体浸润宫颈间质。最常见的组织学类型有 2 种，即子宫颈管腺癌和黏液腺癌。

1）子宫颈管腺癌：最常见。肿瘤通常为高到中等分化，黏液较少。组织结常由腺体组成，形成筛状或乳头状结构；肿瘤上皮细胞显示特征性假复层结构，核增大、深染，可见位于胞质顶部的核分裂象，常见显著的大核仁和凋亡小体。肿瘤通常呈 p16 和 ProEx™C 弥漫强阳性，ki-67 高增殖指数。与高危型 HPV 有关。

2）黏液腺癌：肿瘤大多数是肠型腺癌，肿瘤细胞内含有黏液，腺腔内也可出现明显黏液为特点。可有胃型、肠型和印戒细胞型。

3. **腺鳞癌**　占子宫颈癌的 3%~5%，是由储备细胞同时向腺细胞和鳞状细胞分化发展而形成。癌组织中含有腺癌和鳞癌两种成分。

4. **其他**　少见病理类型如神经内分泌癌、未分化癌、混合性上皮 / 间叶肿瘤、间叶肿瘤、黑色素瘤、淋巴瘤等。

【转移途径】

主要为直接蔓延和淋巴转移,血行转移极少见。

1. 直接蔓延　最常见,癌组织局部浸润,向邻近器官及组织扩散。常向下累及阴道壁,极少向上由子宫颈管累及宫腔;癌灶向两侧扩散可累及主、骶韧带及子宫颈旁、阴道旁组织直至骨盆壁;癌灶压迫或侵及输尿管时,可引起输尿管阻塞及肾积水。晚期可向前、后蔓延侵及膀胱或直肠,形成膀胱阴道瘘或直肠阴道瘘。

2. 淋巴转移　癌灶局部浸润后侵入淋巴管,形成瘤栓,随淋巴液引流进入局部淋巴结,在淋巴管内扩散。淋巴转移一级组包括宫旁、子宫颈旁、闭孔、髂内、髂外、髂总、骶前淋巴结,二级组包括腹股沟深浅淋巴结、腹主动脉旁淋巴结。

3. 血行转移　极少见,晚期可转移至肺、肝或骨骼等。

【临床分期】

采用国际妇产科联盟(FIGO,2018 年)的分期标准(表 5-27-5)。手术标本或影像引导的细针穿刺细胞学病理报告是评估病灶范围的重要依据。初治患者术前、术后分期可以改变,复发、转移时不再分期;所有的分期均可用影像学和病理学资料来补充临床发现,评估肿瘤大小和扩散程度,形成最终分期。

【临床表现】

早期子宫颈癌常无明显症状和体征。颈管型患者因子宫颈外观正常,易漏诊或误诊。随病变发展,可出现以下表现。

1. 症状

(1)阴道流血:常表现为接触性出血,即性生活或妇科检查后阴道流血。也可表现为不规则阴道流血,或经期延长、经量增多。老年患者常为绝经后不规则阴道流血。出血量根据病灶大小、侵及间质内血管情况而不同,若侵蚀大血管可引起大出血。一般外生型癌出血较早,量多;内生型癌出血较晚。

(2)阴道排液:多数患者有白色或血性、稀薄如水样或米泔状、有腥臭味的阴道排液。晚期患者因癌组织坏死伴感染,可有大量米泔样或脓性恶臭白带。

(3)晚期症状:根据癌灶累及范围出现不同的继发性症状,如尿频、尿急、便秘、下肢肿痛等;癌肿压迫或累及输尿管时,可引起输尿管梗阻、肾盂积水及尿毒症;晚期可有贫血、恶病质等全身衰竭症状。

2. 体征　微小浸润癌可无明显病灶,子宫颈光滑或糜烂样改变。随病情发展,可出现不同体征。外生型子宫颈癌可见息肉状、菜花状赘生物,常伴感染,质脆易出血;内生型表现为子宫颈肥大、质硬,子宫颈管膨大;晚期癌组织坏死脱落,形成溃疡或空洞伴恶臭。阴道壁受累时,可见赘生物生长或阴道壁变硬;宫旁组织受累时,双合诊、三合诊检查可扪及子宫颈旁组织增厚、结节状、质硬或形成冰冻状骨盆。

【诊断】

早期病例的筛查和诊断应采用子宫颈细胞学检查和 / 或高危型 HPV DNA 检测、阴道镜检查、子宫颈活组织检查的"三阶梯"程序,确诊依据为组织学诊断。检查方法同"宫颈上皮内瘤变"。

子宫颈有明显病灶者,可直接在癌灶取材。子宫颈锥切术适用于子宫颈细胞学检查多次阳性而子宫颈活检阴性者、或子宫颈活检为 HSIL 但不能除外浸润癌者、或活检为可疑微小浸润癌需测量肿瘤范围或除外晚期浸润癌者。可采用冷刀切除、环形电切术(LEEP),切除组织应做连续病理切片(24~36 张)检查。

确诊后根据具体情况选择胸部 X 线摄片、静脉肾盂造影、膀胱镜检查、直肠镜检查、B 型超声检查及 CT、MRI、PET-CT 等影像学检查。这些检查可提供肿瘤大小、淋巴结状态、局部或全身转移的信息。对于 >10mm 的原发肿瘤,MRI 是最佳影像学评估方法。检测 >10mm 的淋巴结,PET-CT 比 CT 和 MRI 更准确,假阴性率为 4%~15%。临床上可以根据影像学检查或细针穿刺抽吸或活检来确定或排除转移。浸润癌患者应进行胸片检查并通过泌尿系超声、静脉肾盂造影、CT 或 MRI 评估是否有肾积水。有临床症状时需行膀胱镜或乙状结肠镜检查来评估膀胱和直肠情况。桶状型颈管癌及肿瘤累及阴道前壁者也推荐膀胱镜检查。可疑膀胱或直肠受累时应通过活检和病理学证据证实。

【鉴别诊断】

主要依据子宫颈活组织病理检查,与有临床类似症状或体征的各种子宫颈病变鉴别。包括①子宫颈良性病变:子宫颈柱状上皮异位、子宫颈息肉、子宫颈子宫内膜异位症和子宫颈结核性溃疡等;②子宫颈良性肿瘤:子宫颈黏膜下肌瘤、子宫颈管肌瘤、子宫颈乳头瘤等;③子宫颈恶性肿瘤:原发性恶性黑色素瘤、肉瘤及淋巴瘤、转移性癌等。

【处理】

根据临床分期、患者年龄、生育要求、全身情况、医疗技术水平及设备条件等,综合考虑制订适当的个体化治疗方案。总原则为采用手术和放疗为主、化疗为辅的综合治疗。

1. **手术治疗**　手术的优点是:①可根据组织病理结果进行准确的术后分期,为患者制订后续个体化治疗方案;②去除耐放疗肿瘤;③有可能保留卵巢功能,术后需要放疗的患者,术中可以卵巢移位至远离放射野、高至结肠旁沟的位置。手术是需要保留卵巢及阴道功能的年轻患者的首选治疗方式,主要用于早期子宫颈癌(ⅠA~ⅡA期)患者。

(1)ⅠA1期:经锥切确诊的ⅠA1期无淋巴脉管间隙浸润者行筋膜外子宫全切术,有淋巴脉管间隙浸润者按ⅠA2期处理。

(2)ⅠA2期:行改良广泛或广泛性子宫切除术及盆腔淋巴结切除术或考虑前哨淋巴结绘图活检(sentinel lymphnode mapping)。广泛性子宫切除相比筋膜外子宫切除术切除了更多宫旁组织,其范围包括子宫、宫旁、阴道上段、部分阴道旁组织。宫旁结缔组织包括侧前方的膀胱宫颈韧带、侧方的主韧带、侧后方的宫骶韧带等均须切除足够的长度。盆腔淋巴结切除范围包括宫旁淋巴结、闭孔、髂内、髂外、髂总和骶前淋巴结。

(3)ⅠB1期、ⅠB2期和ⅡA1期:行广泛性子宫切除术及盆腔淋巴结切除术,必要时行腹主动脉旁淋巴取样。

(4)ⅠB3和ⅡA2期:首选同期放化疗,也可行广泛性子宫切除术及盆腔淋巴结切除术和选择性腹主动脉旁淋巴结取样,或同期放化疗后行子宫全切术;也有采用新辅助化疗后行广泛性子宫切除术及盆腔淋巴结切除术和选择性腹主动脉旁淋巴结取样。

未绝经、<45岁的早期鳞癌患者可保留卵巢。对要求保留生育功能的年轻患者,ⅠA1期无淋巴脉管间隙浸润者可行宫颈锥形切除术(至少3mm阴性切缘),推荐冷刀锥切,也可以采用环形电切术(LEEP),应尽量整块切除,保持标本的完整性;ⅠA1期有淋巴脉管间隙浸润和ⅠA2期可行子宫颈锥形切除术加盆腔淋巴结切除术或考虑前哨淋巴结绘图活检,或和ⅠB1期处理相同;ⅠB1期行广泛子宫颈切除术及盆腔淋巴结切除术或考虑前哨淋巴结绘图活检。经选择的部分ⅠB2期行广泛子宫颈切除术及盆腔淋巴结切除术和选择性腹主动脉旁淋巴结取样。经腹手术途径是广泛子宫颈切除术的标准式式。

2. **放射治疗**　放射治疗是局部晚期、晚期和不能耐受手术者的主要治疗方法,也是手术后的辅助治疗方法。放射治疗包括体外照射和腔内放疗。外照射放疗以三维适形放疗及调强放疗为主,主要针对子宫、宫旁及转移淋巴结。通常采用同期放化疗,在放疗的过程中每周静脉注射顺铂或每3周静脉注射紫杉醇加顺铂。同期放化疗与单独放疗相比,可以减少局部和远处复发,提高无病生存期,增加5年生存率10%~15%。腔内放疗多采用铱-192(^{192}Ir)高剂量率腔内及组织间插值放疗,主要针对宫颈、阴道及部分宫旁组织给予大剂量照射。外照射和腔内放疗的合理结合,使病变部位的剂量分布更符合肿瘤生物学特点,可提高局部控制率。放疗适用于①根治性放疗:适用于部分ⅠB3期和ⅡA2期和ⅡB~ⅣA期患者和全身情况不适宜手术的ⅠA1~ⅠB2/ⅡA1期患者。②辅助放疗:适用于手术后病理检查发现有中、高危因素的患者。高危因素包括手术切缘阳性、淋巴结转移或者宫旁扩散。中危因素包括肿瘤最大直径>4cm、淋巴脉管浸润、宫颈深部间质浸润。具有任何1个高危因素或同时具有2个中危因素需补充术后放疗。术后辅助放疗的放射野至少需包括阴道断端下3~4cm、宫旁组织和邻近的淋巴结引流区(如髂内、外淋巴结区),如有淋巴结转移时,放射野的上界还需要相应延伸。③姑息性放疗:适用于晚期患者局部减瘤放疗或对转移病灶姑息放疗。④术中放疗:指在开腹手术时,对有肿瘤残留风险的瘤床或无法切除的孤立残留病灶进行单次大剂量放疗,尤其适合放疗后复发的病例。

3. 全身治疗　包括全身化疗和靶向治疗、免疫治疗。化疗主要用于晚期、复发转移患者和根治性同期放化疗。常用抗癌药物有顺铂、卡铂、紫杉醇、拓扑替康等,多采用静脉联合化疗,也可用动脉局部灌注化疗。靶向药物主要是贝伐珠单抗,常与化疗联合应用。方案如顺铂/紫杉醇/贝伐珠单抗、顺铂/紫杉醇、拓扑替康/紫杉醇/贝伐珠单抗、卡铂/紫杉醇方案等。免疫治疗如 PD-1/PD-L1 阻断剂等也被推荐用于晚期和复发子宫颈癌。

4. 复发治疗　宫颈癌治疗后复发可发生于盆腔局部或远处转移,或两者兼有。盆腔是局部复发最常见的部位,腹主动脉旁淋巴结是第二常见的复发部位。治疗前需活检获得病理标本确认复发。治疗方案取决于患者的体力状态、复发和/或转移的部位和范围及以往所接受的治疗。以手术为初始治疗者术后发生盆腔复发,可行根治性放化疗或盆腔廓清术。孤立腹主动脉旁淋巴结复发,大约30%的病例可通过根治放疗或放化疗获得长期生存。以放疗为初始治疗者术后发生盆腔中央型复发,特别是合并生殖道瘘者,可行盆腔廓清术。对于精神状态良好并且转移病灶局限的患者,行含铂联合化疗或联合靶向、免疫治疗。存在广泛的局部转移或远处转移的患者应给予最好的支持治疗和控制症状的姑息性治疗。

5. 姑息治疗　其目的是控制症状以提高生活质量。随着疾病进展,患者可能会出现各种各样的症状,需要个体化管理。晚期宫颈癌常见的症状包括:疼痛、输尿管阻塞引起的肾衰竭、出血、阴道恶臭分泌物、淋巴水肿和瘘。患者需要相应的临床服务如来自社会心理及家人和护理支持,实施疼痛分级管理。终末期患者还需要临终关怀机构服务。

【预后】

与临床期别、病理类型、肿瘤大小、宫颈间质浸润深度和淋巴血管间隙浸润(lymph-vascular space invasion,LVSI)等密切相关,有淋巴结转移者预后差。早期患者预后较好,晚期患者预后差。根据美国 SEER 数据库资料,宫颈癌 5 年总生存率约为 65%。其中 I 期超过 90%,II 期约 60%,III 期约 58%,IV 期约 16%。

【随访】

子宫颈癌治疗后中位复发时间是 7~36 个月,其中 50% 在 1 年内复发,75%~80% 在 2 年内复发。因此,治疗结束后的 2~3 年内密切随访很重要。建议治疗后 2 年内每 3~4 个月随访 1 次;3~5 年内每 6 个月随访 1 次;第 6 年开始每年随访 1 次。随访内容包括采集病史,进行相关的临床检查如盆腔检查,监测治疗并发症,并评估疾病是否复发。若原有盆腔淋巴结转移,需要定期行盆腹部影像学检查,如超声、CT 和磁共振等。可疑复发转移者,建议 PET-CT 及选用 MRI。其他的实验室检查包括阴道脱落细胞学检查、胸部 X 线摄片、血常规及子宫颈鳞状细胞癌抗原(SCCA)等。通过随访可发现无症状的复发性病变。

【预防】

子宫颈癌病因明确、筛查方法较完善,是一种可以预防的肿瘤。①推广 HPV 预防性疫苗接种(一级预防),通过阻断 HPV 感染预防子宫颈癌的发生;HPV 疫苗可以预防宫颈癌和癌前病变,有效率高达 90%。WHO 推荐 9~14 岁无性生活的女性是 HPV 疫苗接种的首要推荐人群。目前我国大陆地区批准的 HPV 疫苗适应年龄如下:二价疫苗适用于 9~45 岁女性;四价疫苗适用于 20~45 岁女性;九价疫苗适用于 16~26 岁女性;男性接种四价或者九价疫苗也可以预防 HPV 感染引起的性传播疾病。②普及、规范子宫颈癌筛查,早期发现 SIL(二级预防)。已接种过 HPV 疫苗者,仍然需要定期筛查。③及时治疗高级别病变,阻断子宫颈浸润癌的发生(三级预防)。④开展预防子宫颈癌知识宣教,提高预防性疫苗注射率和筛查率,建立健康的生活方式。

【子宫颈癌合并妊娠】

子宫颈癌合并妊娠较少见。这类患者的管理需要多学科团队、患者及其配偶共同参与。妊娠期出现阴道流血时,在排除产科因素引起的出血后,应做详细的妇科检查,对子宫颈可疑病变作子宫颈细胞学检查、HPV 检测、阴道镜检查,必要时行子宫颈活检明确诊断。因子宫颈锥切可能引起出血、流产和早产,只有在细胞学和组织学提示可能是浸润癌时才作子宫颈锥切。

治疗方案的选择取决于患者期别、孕周和患者及家属对维持妊娠的意愿,采用个体化治疗。对于不要求维持妊娠者,其治疗原则和非妊娠期子宫颈癌基本相同。对于要求维持妊娠者,妊娠 20 周之前经锥切确诊的Ⅰ A1 期可以延迟治疗,一般不影响孕妇的预后,其中锥切切缘阴性可延迟到产后治疗;妊娠 20 周之前诊断的Ⅰ A2 期及以上的患者应终止妊娠并立即接受治疗。妊娠 28 周后诊断的各期子宫颈癌可以延迟至胎儿成熟再行治疗。对于妊娠 20~28 周诊断的患者,可以根据患者及家属的意愿采用延迟治疗或终止妊娠立即接受治疗,延迟治疗至少不明显影响Ⅰ A2 期至Ⅰ B2 期子宫颈癌的预后。Ⅰ B3 期及以上期别决定延迟治疗者,建议采用新辅助化疗来延缓疾病进展。在延迟治疗期间,应密切观察病情,如肿瘤进展应及时终止妊娠。除Ⅰ A1 期外,延迟治疗者应在妊娠 34 周前终止妊娠。分娩方式一般采用子宫体部剖宫产。

小结

1. 子宫壁的结构分为 3 层:内膜、肌层和外膜。内膜分成两部分:上皮和固有层。肌层很厚,外膜大部分为浆膜。青春期以后,子宫内膜出现周期性变化,即月经周期。

2. 子宫颈与阴道相连处是上皮变化显著的部位,子宫颈的单层柱状上皮与阴道的未角化的复层扁平上皮处是宫颈癌好发部位。

3. 子宫肌瘤是女性生殖器最常见的良性肿瘤,根据病史、体格检查及超声检查容易诊断,但要与妊娠子宫、子宫恶性肿瘤等疾病相鉴别。子宫肌瘤的治疗应根据患者的年龄、对生育的要求以及肌瘤大小、部位和数量等采取个体化治疗。

4. 子宫肉瘤少见,是子宫间叶组织恶性肿瘤的总称,预后差。其组织病理学发生可分为子宫平滑肌肉瘤、子宫内膜间质肉瘤、腺肉瘤和癌肉瘤等。最常见的症状为迅速增大的子宫,伴阴道不规则出血或腹痛,临床症状无特异性。手术是主要的治疗方法,术后选择放疗、化疗或激素治疗等个体化联合治疗。

5. 子宫内膜癌是指一组发生于子宫内膜上皮细胞的恶性肿瘤,不规则阴道流血为子宫内膜癌最常见的症状,诊断性刮宫是常用而有价值的诊断方法,病理组织学是确诊依据。治疗原则是以手术为主,辅以放疗、化疗和激素治疗等综合治疗。

6. 子宫内膜异位症多数位于盆腔脏器和壁腹膜,主要症状为进行性加重的经期下腹痛、不孕及性交不适。腹腔镜检查是确诊盆腔内异症的首选方法。治疗包括药物与手术治疗,主要根据患者年龄、症状、病变部位和范围及生育要求等综合考虑,给予个体化治疗方案。

7. 子宫腺肌病多发生于育龄期经产妇,常合并内异症和子宫肌瘤。主要临床表现是月经改变和进行性加重痛经。治疗应视患者年龄、生育要求和症状而定,可根据不同患者个体进行药物治疗或者手术治疗。

8. 子宫颈炎是常见的妇科疾病,病原体通常为沙眼衣原体或淋病奈瑟菌。

9. 子宫颈炎的诊断主要根据特征性体征、子宫颈管分泌物或阴道分泌物中的白细胞检测及病原体检测。

10. 子宫颈炎治疗主要采用抗生素药物。

11. SIL 分为 LSIL 和 HSIL,与高危型 HPV 持续感染密切相关,转化区是好发部位。

12. SIL 的诊断遵循"三阶梯式"模式,确诊需组织学诊断。

13. 子宫颈锥切是主要治疗手段。

14. 筛查发现 SIL 并及时治疗 HSIL,是预防子宫颈癌的有效措施。

15. 子宫颈癌的主要组织学类型是鳞癌,腺癌次之。

16. 直接蔓延和淋巴转移是子宫颈癌的主要转移途径。

17. 接触性出血是外生型子宫颈癌的早期症状。

18. 子宫颈癌采用 FIGO 分期。总原则为手术和放疗为主、化疗为辅的综合治疗。

思考题

1. 子宫与卵巢的关系是什么？子宫内膜的周期性变化如何调节？

2. 子宫颈的内外是哪两种上皮相连？为什么此处属于宫颈癌好发部位？

3. 子宫肌瘤的常见变性有哪几种？

4. 不同年龄段的子宫肌瘤治疗方案应如何选择？什么情况下考虑手术治疗？

5. 试述子宫内膜间质肉瘤的分类及区别。

6. 试述子宫肉瘤的手术病理分期标准。

7. 子宫内膜癌的诊断要点和鉴别诊断有哪些？

8. 试述子宫内膜癌 I 型与 II 型的区别要点。

9. 子宫内膜异位症各类药物治疗的作用机制分别是什么？

10. 子宫内膜异位症各种治疗方法的适宜人群及其利弊？

11. 子宫腺肌病与子宫肌瘤的鉴别诊断有哪些？

12. 针对有生育要求的子宫腺肌病患者，如何制订合理的治疗方案？

13. 急性子宫颈炎经验性抗生素治疗如何进行？

14. 如何对诉有"子宫颈糜烂"的患者进行解释和治疗？

15. 慢性子宫颈炎需要与哪些疾病进行鉴别诊断？

16. SIL 和子宫颈癌发病相关因素包括哪些？

17. SIL 如何治疗？

18. 子宫颈癌的 2018 FIGO 分期标准是什么？

19. 子宫颈癌治疗方法包括哪些？

20. 子宫颈癌的三级预防手段包括哪些？

（谢遵江　李宏莲　汪　辉　王医术　谭文华　林仲秋）

第四节　阴道与疾病

一、阴道的结构与功能

阴道（vagina）位于小骨盆的中央，呈上宽下窄的管道。其管壁分为前、后壁及两个侧壁，前壁长 7~9cm，后壁长 10~12cm，前、后壁平时互相贴近。阴道的长轴由后上方伸向前下方，下端较窄，以阴道口（vaginal orifice）开口于阴道前庭。阴道上端环绕子宫颈阴道部形成的环形凹陷称阴道穹（fornix of vagina）（见图 1-2-1，图 5-27-9）。阴道穹依据位置可分为互相连通的前穹（anterior fornix）、后穹（posterior fornix）及两侧穹（lateral fornix）。

　　处女的阴道口周围附着有一薄层由黏膜皱襞形成的处女膜（hymen），一般厚约 2mm，可呈环形、半月形、伞形或筛状，中间有孔。其形状、厚薄、弹性和孔大小的个体差异较大。

二、阴道微生态系统

　　女性阴道是一个复杂的微生态体系，由阴道微生物群、宿主的内分泌系统、阴道解剖结构及局部免疫系统共同组成。正常阴道微生物群种类繁多，现已确定定植于正常阴道内的微生物有细菌、真菌、原虫、支原体和病毒等，但以细菌为主，且主要栖居于阴道侧壁黏膜的皱褶中，其次是穹窿和宫颈，包括：①革兰氏阳性需氧菌和兼性厌氧菌：乳杆菌、棒状杆菌、非溶血性链球菌、肠球菌及表皮葡萄球菌等；②革兰氏阴性需氧菌和兼性厌氧菌：加德纳菌（此菌革兰氏染色变异，有时呈革兰氏阳性）、大肠埃希菌及摩根菌等；③专性厌氧菌：消化球菌、消化链球菌、拟杆菌、动弯杆菌、梭杆菌及普雷沃菌等；④其他：包括支原体、假丝酵母菌等。

　　【阴道微生态平衡及影响因素】

　　健康妇女阴道内可分离出 50 余种微生物，这些微生物与宿主之间相互依赖、相互制约，达到动态的生态平衡，并随着生理状态、局部环境的改变而不停地发生演替。在维持阴道微生态平衡的因素中，雌激素、局部 pH、乳杆菌以及阴道黏膜免疫系统起重要作用。雌激素可使阴道鳞状上皮增厚，并增加糖原含量，后者可在乳杆菌的作用下转化为乳酸，维持阴道正常酸性环境（pH ≤ 4.5，多在 3.8~4.4），抑制其他病原体生长，称为阴道自净作用。雌激素还可维持阴道黏膜免疫功能，尤其是 T 细胞功能。正常情况下，阴道微生物群中以产 H_2O_2 的乳杆菌为优势菌，以维持阴道的酸性环境，分泌细菌素、其他抗微生物因子，抑制或杀灭致病微生物，同时通过竞争排斥机制阻止致病微生物黏附于阴道上皮细胞，维持阴道微生态平衡。阴道黏膜免疫系统除具有黏膜屏障作用外，免疫细胞及其分泌的细胞因子还可发挥免疫调节作用。

　　若阴道微生态平衡被打破，则可能导致阴道感染性疾病的发生。雌激素水平低下的婴幼儿及绝经后人群可发生婴幼儿外阴炎及萎缩性阴道炎。阴道的酸性环境被改变，如频繁性交（性交后阴道 pH 可上升至 7.2 并维持 6~8h）、阴道灌洗等均可使阴道 pH 升高，不利于乳杆菌生长；若厌氧菌过度生长，可导致细菌性阴道病。长期应用广谱抗生素可抑制乳杆菌生长，若真菌过度增殖，可导致外阴阴道假丝酵母菌病。外源性病原体如阴道毛滴虫的侵入，可导致滴虫阴道炎。

　　【阴道微生态评价及临床应用】

　　随着阴道微生态概念的引入，从整体观、平衡观评价阴道微生态环境的理念逐渐被人们所认知。目前临床上能够明确诊断和不明原因的阴道炎症，都存在不同程度的阴道微生态失调。将微生物学基础理论与妇产科感染性疾病的临床研究相结合，建立了有临床指导意义的阴道微生态临床评价体系。

　　目前女性阴道微生态评价系统主要包括形态学检测和功能学检测两部分，以形态学检测为主，功能学检测为辅。前者包括菌群密集度、多样性、优势菌、机体炎症反应、病原微生物、各项疾病评分等形态学指标，后者通过测定阴道微生物的代谢产物及酶的活性来判定微生物功能的状况，两者互为补充，从而综合评价阴道微生态的情况。正常阴道微生态定义为：阴道菌群的密集度为 Ⅱ~Ⅲ 级、多样性为 Ⅱ~Ⅲ 级、优势菌为乳杆菌，阴道 pH 3.8~4.5，乳杆菌功能正常（H_2O_2 分泌正常）、白细胞酯酶等阴性。当阴道菌群的密集度、多样性、优势菌、阴道分泌物白细胞计数等炎症反应指标、pH 和乳杆菌功能任何一项出现异常，即可诊断为微生态失调状态。

　　阴道微生态临床评价系统在阴道感染的诊治中起着主要作用，不仅可准确诊断单一病原体的阴道感染，也可及时发现各种混合阴道感染，对指导治疗和随访具有重要作用。

三、滴虫阴道炎

滴虫阴道炎(trichomonal vaginitis,TV),又称阴道毛滴虫病(trichomoniasis vaginalis),是由阴道毛滴虫引起的常见阴道炎症,也是最常见的非病毒性性传播疾病。

【病原体】

阴道毛滴虫是一种厌氧寄生的动鞭毛原虫,其适宜在温度 25~40℃、pH 5.2~6.6 的潮湿环境中生长,它仅有滋养体而无包囊,滋养体既是其繁殖阶段,也是感染和致病阶段。滴虫有嗜血及耐碱的特性,故于月经前、后阴道 pH 发生变化时,隐藏在腺体及阴道皱襞中的滴虫常得以繁殖,引起炎症发作。滴虫能消耗、吞噬阴道上皮细胞内的糖原并可吞噬乳杆菌,阻碍乳酸生成,使阴道 pH 升高,多在5.0~6.5。滴虫不仅寄生于阴道,还可侵入尿道或尿道旁腺,甚至膀胱、肾盂以及男方的包皮皱褶、尿道或前列腺中。滴虫能消耗氧,使阴道成为厌氧环境,易致厌氧菌繁殖。此外,阴道毛滴虫还能吞噬精子,影响精子在阴道内存活,导致不孕。

【传播途径】

1. **直接传播**　性交是主要的传播方式。与女性患者有一次非保护性交后,近 70% 男性发生感染,通过性交男性传染给女性的概率可能更高。由于男性感染滴虫后常无症状,易成为感染源。

2. **间接传播**　经公共浴池、浴盆、浴巾、游泳池、坐式便器、衣物、污染的器械及敷料等间接传播。

【发病机制】

滴虫主要通过其表面的凝集素(AP120、AP65、AP51、AP33、AP23)及半胱氨酸蛋白酶黏附于阴道上皮细胞,进而经阿米巴样运动的机械损伤以及分泌的蛋白水解酶、蛋白溶解酶的细胞毒作用,共同摧毁上皮细胞,并诱导炎症介质的产生,最后导致上皮细胞溶解、脱落、局部炎症发生。

【临床表现】

潜伏期为 4~28d。大多数感染者(70%~85%),尤其是男性,症状轻微或无明显不适,因此无症状的感染可持续数个月至数年。主要症状是阴道分泌物增多及外阴瘙痒,间或有灼痛、性交痛等,可有尿频、尿痛及血尿等。分泌物典型特征为稀薄脓性、泡沫状、有臭味,也可呈灰黄色、黄白色,若合并其他感染则呈黄绿色。检查见阴道黏膜充血,严重者有散在出血斑点,甚至形成"草莓样"宫颈,后穹窿有多量白带,呈灰黄色、黄白色稀薄液体或黄绿色脓性分泌物,常呈泡沫状。带虫者阴道黏膜无异常改变。

【诊断】

若在阴道分泌物中找到滴虫即可确诊。常选用生理盐水悬滴法,即显微镜下见到呈波状运动的滴虫及增多的白细胞被推移,敏感度为 60%~70%。对可疑患者,若多次悬滴法未能发现滴虫时可进行培养,准确性达 98% 左右。目前,阴道分泌物智能化检测系统及分子诊断技术可提高滴虫检出率,如核酸扩增试验(NAATs)、APTIMA 阴道毛滴虫检测及 Affirm VP Ⅲ型微生物确认试验等,其中 NAATs 的敏感度和特异度均在 95%~100%。

此外,滴虫阴道炎容易与沙眼衣原体感染、淋病奈瑟菌感染并存,增加人获得性免疫缺陷病毒易感性,并导致盆腔炎、宫颈上皮内瘤样病变等,诊断时需特别注意。

【治疗】

因滴虫阴道炎可同时有尿道、尿道旁腺、前庭大腺滴虫感染,欲治愈此病,需全身用药。主要治疗药物为硝基咪唑类药物。

1. **全身用药**　初次治疗推荐甲硝唑 2g,或替硝唑 2g,单次口服。也可选用甲硝唑 400mg,口服,2 次 /d,共 7d。女性患者口服药物的治愈率为 82%~89%,若性伴侣同时治疗,治愈率达 95%。患者服用甲硝唑 24h 内或在服用替硝唑 72h 内应禁酒。若在哺乳期用药,用药期间及用药后 12~24h 内不宜哺乳;服用替硝唑者,服药后 3d 内避免哺乳。

2. **性伴侣的治疗**　滴虫阴道炎主要由性行为传播,无论性伴侣滴虫阳性与否,均应同时进行治疗,治愈(治疗结束且均无临床症状)前应避免无保护性接触。

3. **随访** 由于存在阴道毛滴虫再次感染和治疗失败,建议初次治疗后 1 个月重复检测评价疗效。尚无证据支持对患者的性伴侣重复检查。

4. **持续性或复发性滴虫阴道炎的治疗** 持续性或复发性滴虫阴道炎可能是由于滴虫耐药或因性伴侣未治疗等而导致的再次感染。尽管再次感染者占大多数,但仍有部分患者是由滴虫耐药所致。对于再次感染者,仍可选择推荐方案治疗。非再次感染患者不推荐应用单剂量疗法,如果甲硝唑 2g 治疗失败,可选择甲硝唑或替硝唑 2g 口服,1 次 /d,7d;或者选用 400mg 口服,2 次 /d,7d。如果仍失败,考虑应用大剂量或超大剂量替硝唑方案,有条件者建议行甲硝唑、替硝唑药敏试验。此外,为避免重复感染,对密切接触的用品如内裤、毛巾等建议高温消毒。

5. **妊娠期滴虫阴道炎的治疗** 妊娠期滴虫阴道炎可导致胎膜早破、早产及低出生体重儿,但甲硝唑治疗能否改善以上并发症尚无定论。妊娠期治疗可以减轻症状,减少传播,预防新生儿呼吸道和生殖道感染。治疗方案为甲硝唑 400mg,口服,2 次 /d,7d;或甲硝唑 2g,单次口服。甲硝唑可透过胎盘,在妊娠期应用需要权衡利弊,知情选择。替硝唑在妊娠期应用的安全性尚未确定,应避免应用。

四、外阴阴道假丝酵母菌病

外阴阴道假丝酵母菌病(vulvovaginal candidiasis,VVC)是由假丝酵母菌引起的一种常见外阴阴道炎,也称外阴阴道念珠菌病。国外资料显示,约 75% 妇女一生中至少患过 1 次外阴阴道假丝酵母菌病,其中 40%~50% 经历过 1 次复发。

【病因及诱发因素】

80%~90% 病原体为白假丝酵母菌,10%~20% 为光滑假丝酵母菌病、近平滑假丝酵母菌、热带假丝酵母菌等。酸性环境适宜假丝酵母菌的生长,有假丝酵母菌感染的阴道 pH 多在 4.0~4.7,通常 <4.5。白假丝酵母菌为双相菌,有酵母相及菌丝相:酵母相为芽生孢子,在无症状寄居及传播中起作用;菌丝相为芽生孢子伸长成假菌丝,侵袭组织能力加强。假丝酵母菌对热的抵抗力低,加热至 60℃ 1h 即死亡;但对干燥、日光、紫外线及化学制剂等抵抗力较强。白假丝酵母菌为条件致病菌,10%~20% 非孕妇女及 30% 孕妇阴道中有此菌寄生,但菌量极少,呈酵母相,并不引起症状。只有在全身及阴道局部免疫能力下降,假丝酵母菌大量繁殖,转变为菌丝相,才出现阴道炎症状。

常见发病诱因主要有妊娠、糖尿病、大量应用免疫抑制剂及广谱抗生素。妊娠时机体免疫力下降,雌激素水平高,阴道组织内糖原增加,酸度增高,有利于假丝酵母菌生长;此外,雌激素可与假丝酵母菌表面的激素受体结合,促进阴道黏附及假菌丝形成。糖尿病患者机体免疫力下降,阴道内糖原增加、pH 降低,适合假丝酵母菌繁殖。大量应用免疫抑制剂如皮质类固醇激素或免疫缺陷综合征,使机体抵抗力降低;长期应用抗生素,改变了阴道内病原体之间的相互制约关系,尤其是抑制了乳杆菌的生长;其他诱因有胃肠道假丝酵母菌、含高剂量雌激素的避孕药、穿紧身化纤内裤及肥胖,后者可使会阴局部温度及湿度增加,假丝酵母菌易于繁殖引起感染。

【传染途径】

1. 主要为内源性传染,假丝酵母菌除寄生于阴道外,也可寄生于人的口腔、肠道,这 3 个部位的假丝酵母菌可互相传染,一旦条件适宜可引起感染。

2. 少部分患者可通过性交直接传染。

3. 极少患者可能通过接触感染的衣物间接传染。

【发病机制】

白假丝酵母菌在阴道寄居以致形成炎症,要经过黏附、形成菌丝、释放侵袭性酶类等过程。假丝酵母菌通过菌体表面的糖蛋白与阴道宿主细胞的糖蛋白受体结合,黏附宿主细胞,然后菌体出芽形成芽管和假菌丝,菌丝可穿透阴道鳞状上皮吸收营养,假丝酵母菌进而大量繁殖。假丝酵母菌生长过程中,分泌多种蛋白水解酶并可激活补体旁路途径,产生补体趋化因子和过敏毒素,导致局部血管扩张、通透性增强和炎症反应。

【临床表现】

主要表现为外阴瘙痒、灼痛,性交痛以及尿痛,还可伴有尿频、白带增多。外阴瘙痒程度居各种阴道炎症之首,严重时坐卧不宁,异常痛苦。妇科查体外阴可见地图样红斑,外阴水肿,常伴有抓痕,严重者可见皮肤皲裂,表皮脱落。阴道黏膜充血、水肿,小阴唇内侧及阴道黏膜上附有白色状物,擦除后露出红肿黏膜面,少部分患者急性期可能见到糜烂及浅表溃疡。阴道分泌物由脱落上皮细胞和菌丝体、酵母菌和假菌丝组成,其特征是白色稠厚呈凝乳或豆腐渣样。

【分类】

由于患者的流行病学、临床表现轻重、感染的假丝酵母菌菌株、宿主情况等不同,对治疗的反应有所差别。为利于治疗及比较其效果,目前将外阴阴道假丝酵母菌病分为单纯性外阴阴道假丝酵母菌病(uncomplicated VVC)和复杂性外阴阴道假丝酵母菌病(complicated VVC)。单纯性 VVC 是指正常非孕宿主发生的、散发、由白假丝酵母菌所致的轻或中度 VVC(VVC 评分标准 ≤ 6 分者,表 5-27-6)。复杂性 VVC 是指复发性 VVC(recurrent vulvovaginal candidiasis,RVVC)、重度 VVC、妊娠期 VVC、非白假丝酵母菌所致的 VVC 或宿主为未控制的糖尿病、免疫低下者。重度 VVC 是指临床症状严重,外阴或阴道皮肤黏膜有破损,按 VVC 评分标准 ≥ 7 分者(表 5-27-6)。复发性 VVC 是指 1 年内有症状并经真菌学证实的 VVC 发作 4 次或 4 次以上。

表 5-27-6　VVC 评分标准

	0分	1分	2分	3分
瘙痒	无	偶有发作,可被忽略	能引起重视	持续发作,坐立不安
疼痛	无	轻	中	重
充血、水肿	无	轻	中	重
抓痕、皲裂、糜烂	无	–	–	有
分泌物量	无	较正常稍多	量多,无溢出	量多,有溢出

【诊断】

典型病例不难诊断。若在分泌物中找到白假丝酵母菌的芽孢或假菌丝即可确诊。取少许凝乳状分泌物,放于盛有 10%KOH 或生理盐水玻片上,混匀后在显微镜下找到芽孢和假菌丝。由于 10%KOH 可溶解其他细胞成分,假丝酵母菌检出率高于生理盐水,阳性率为 70%~80%。此外,可用革兰氏染色检查。若有症状而多次湿片检查为阴性;或为顽固病例,为确诊是否为非白假丝酵母菌感染,可采用培养法。pH 测定具有重要鉴别意义,若 pH<4.5,可能为单纯假丝酵母菌病感染,若 pH>4.5,并且涂片中有多量白细胞,可能存在混合感染。

【治疗】

1. **治疗原则**　①积极祛除 VVC 的诱因;②规范化应用抗真菌药物,首次发作或首次就诊是规范化治疗的关键时期;③性伴侣无须常规治疗,RVVC 患者的性伴侣应同时检查,必要时给予治疗;④不常规进行阴道冲洗;⑤ VVC 急性期间避免性生活或性交时使用安全套;⑥同时治疗其他性传播感染;⑦强调治疗的个体化;⑧长期口服抗真菌药物要注意监测肝、肾功能及其他有关毒副反应。

2. **单纯性 VVC 的治疗**　可局部用药也可全身用药,主要以局部短疗程抗真菌药物为主。全身用药与局部用药的疗效相似,治愈率 80%~90%,用药 2~3d 后症状减轻或消失。唑类药物的疗效高于制霉菌素。

(1)局部用药:局部用药可选择下列药物放于阴道内:①咪康唑软胶囊 1 200mg,单次用药;②咪康唑栓或咪康唑软胶囊 400mg,每晚 1 次,共 3d;③咪康唑栓 200mg,每晚 1 次,共 7d;④克霉唑栓或克霉唑片 500mg,单次用药;⑤克霉唑栓 150mg,每晚 1 次,共 7d;⑥制霉菌素泡腾片 10 万 U,每晚 1 次,共 14d;⑦制霉菌素片 50 万 U,每晚 1 次,共 14d。

(2)全身用药:氟康唑 150mg,顿服。也可选用伊曲康唑每次 200mg,每日 1 次,连用 3~5d;或用 1 日疗法,每日口服 400mg,分 2 次服用。

3. 复杂性 VVC 的治疗

(1)重度 VVC:无论局部用药或全身用药,应在治疗单纯性 VVC 方案的基础上延长疗程。症状严重者,局部应用低浓度糖皮质激素软膏或唑类霜剂。氟康唑:150mg,顿服,第 1、4 天应用。其他可以选择的药物还有伊曲康唑等,但在治疗重度 VVC 时,建议 5~7d 的疗程。

(2)复发性 VVC:治疗原则包括强化治疗和巩固治疗。根据培养和药敏试验结果选择药物。在强化治疗达到真菌学治愈后,给予巩固治疗至半年。下述方案仅供参考:

1)强化治疗:治疗至真菌学转阴。具体方案如下。

口服用药:氟康唑 150mg,顿服,第 1、4、7 日应用。

阴道用药:①咪康唑栓或软胶囊 400mg,每晚 1 次,共 6d;②咪康唑栓 1 200mg,第 1、7 日应用;③克霉唑栓或片 500mg,第 1、4、7 日应用;④克霉唑栓 100mg,每晚 1 次,7~14d。

2)巩固治疗:目前国内外没有较为成熟的方案,建议对每个月规律性发作 1 次者,可在每次发作前预防用药 1 次,连续 6 个月。对无规律发作者,可采用每周用药 1 次,预防发作,连续 6 个月。对于长期应用抗真菌药物者,应检测肝、肾功能。

(3)不良宿主 VVC:如未控制的糖尿病或免疫抑制剂者,控制原发病,抗真菌治疗同严重的 VVC。

(4)妊娠期 VVC:早孕期权衡利弊慎用药物,选择对胎儿无害的唑类阴道用药,而不选用口服抗真菌药物治疗,具体方案同单纯性 VVC,但长疗程方案疗效会优于短疗程方案。

(5)非白假丝酵母菌 VVC:治疗效果差。可选择非氟康唑的唑类药物作为一线药物,并延长治疗时间。若出现复发,可选用硼酸胶囊放于阴道,每日 1 次,用 2 周,有效率 70%。

(6)VVC 再发:曾经有过 VVC,再次确诊发作,由于 1 年内发作次数达不到 4 次,不能诊断为复发性 VVC,称为 VVC 再发。对于这类 VVC 尚无明确分类,建议仍按照症状、体征评分,分为单纯性 VVC 或重度 VVC。治疗上,建议根据此次发作严重程度,按照单纯性 VVC 或重度 VVC 治疗,可以适当在月经后巩固 1~2 个疗程,要重视对这类患者好发因素的寻找及祛除。

(7)性伴侣治疗:约 15% 男性与女性患者接触后患有龟头炎,对有症状男性应进行假丝酵母菌检查及治疗,预防女性重复感染。

4. 随诊　症状持续存在或 2 个月内再发作者应进行随访。对 RVVC 在治疗结束后 7~14d、1 个月、3 个月和 6 个月各随访 1 次,3 个月及 6 个月时建议同时进行真菌培养。

五、细菌性阴道病

细菌性阴道病(bacterial vaginosis,BV)为阴道内正常菌群失调所致的一种混合感染,但临床及病理无炎症改变。正常阴道内以产生过氧化氢的乳杆菌占优势,而在细菌性阴道病中乳杆菌减少,导致其他细菌大量繁殖,主要有加德纳菌、厌氧菌(动弯杆菌、普雷沃菌等)及人型支原体,其中以厌氧菌居多,数量可增加 100~1 000 倍。然而,促使阴道菌群发生变化的原因仍不清楚,推测可能与频繁性交、多个性伴侣或阴道灌洗使阴道碱化有关。

【临床表现】

10%~40% 患者无临床症状,有症状者主要表现为阴道分泌物增多,有鱼腥臭味,尤其性交后加重,可伴有轻度外阴瘙痒或烧灼感。分泌物呈鱼腥臭味是由于厌氧菌繁殖的同时可产生胺类物质所致。

检查见阴道黏膜无充血的炎症表现,分泌物特点为灰白色,均匀一致,稀薄,常黏附于阴道壁,但黏度很低,容易将分泌物从阴道壁拭去。

细菌性阴道病除导致阴道炎症外,还可引起其他不良结局,如妊娠期细菌性阴道病可导致绒毛膜羊膜炎、胎膜早破、早产;非孕妇可引起子宫内膜炎、盆腔炎、子宫切除术后阴道断端感染。

【诊断】

临床诊断采用 Amsel 诊断标准,包括

1. 均质、稀薄、白色阴道分泌物,常黏附于阴道壁。

2. **线索细胞(clue cell)阳性**　取少许阴道分泌物放在玻片上,加 1 滴 0.9% 氯化钠溶液混合,高倍显微镜下寻找线索细胞,与滴虫阴道炎不同的是白细胞极少。线索细胞是阴道脱落的表层细胞与细胞边缘贴附颗粒状物,即各种厌氧菌,尤其是加德纳菌,细胞边缘不清。

3. 阴道分泌物 pH>4.5。

4. **胺臭味试验(whiff test)阳性**　取阴道分泌物少许放置玻片上,加入 10% 氢氧化钾溶液 1~2 滴,产生烂鱼肉样腥臭气味,系因胺遇碱释放氨所致。

同时具备以上 3 条即可诊断 BV,其中第 2 条是必备的。阴道的 pH 是最敏感的指标,胺臭味试验是最具有高度特异性的指标,但该方法在实际工作中却常受到多种因素的干扰而影响临床诊断的准确性。

除临床诊断标准外,还可应用革兰氏染色,根据各种细菌的相对浓度进行诊断,即 Nugent 评分标准,为诊断"金标准"。细菌性阴道病为正常菌群失调,细菌定性培养在诊断中意义不大。本病应与其他阴道炎相鉴别(表 5-27-7)。

表 5-27-7　细菌性阴道病与其他阴道炎鉴别

特点	细菌性阴道病	外阴阴道假丝酵母菌病	滴虫阴道炎
症状	分泌物增多,无或轻度瘙痒	重度瘙痒,烧灼感	分泌物增多,轻度瘙痒
分泌物特点	白色,均质,腥臭味	白色,豆腐渣样	稀薄、脓性、泡沫状
阴道黏膜	正常	水肿、斑块	散在出血点
阴道 pH	>4.5	<4.5	>5
胺臭味试验	阳性	阴性	阴性/阳性
显微镜检查	线索细胞,极少白细胞	芽生孢子及假菌丝,少量白细胞	阴道毛滴虫,多量白细胞

【治疗】

治疗原则为选用抗厌氧菌药物,主要有甲硝唑、克林霉素。甲硝唑抑制厌氧菌生长,不影响乳杆菌生长,是较理想的治疗药物,但对支原体效果差。

1. **口服药物**　首选甲硝唑 400mg,每日 2 次口服,共 7d;或克林霉素 300mg,每日 2 次,连服 7d。甲硝唑 2g 顿服的治疗效果差,目前不再推荐应用。

2. **局部药物治疗**　含甲硝唑栓剂,每晚 1 次,连用 7d;或 2% 克林霉素软膏阴道涂布,每次 5g,每晚 1 次,连用 7d。口服药物与局部用药效果相似,治愈率 80% 左右。

3. **微生物及免疫治疗**　国内外大量研究证实,传统抗生素的应用或多或少地影响了阴道菌群的恢复,而应用乳酸杆菌制剂治疗细菌性阴道病及预防其复发效果显著。因此,从微生态学的角度出发,通过阴道微生态平衡疗法,保护阴道内的正常菌群组成和比例,恢复其自然的抵抗外来菌侵扰的能力,促进其本身的自净作用是治疗此类疾病的一种必然趋势。

4. **性伴侣的治疗**　本病虽与多个性伴侣有关,但对性伴侣给予治疗并未改善治疗效果及降低其

复发率,所以性伴侣不需要常规治疗。

5. 妊娠期细菌性阴道病的治疗　由于本病与不良妊娠结局如绒毛膜羊膜炎、胎膜早破、早产有关,任何有症状的细菌性阴道病孕妇及无症状的高危孕妇(有胎膜早破、早产史)均需治疗。多选择口服用药,甲硝唑 400mg,每日 2 次,连服 7d;或克林霉素 300mg,每日 2 次,连服 7d。

6. 随访　治疗后无症状者不需常规随访。细菌性阴道病复发较常见,对症状持续或重复出现者,应告知患者复诊,接受治疗。

六、萎缩性阴道炎

【病因】

萎缩性阴道炎(atrophic vaginitis)常见于自然绝经及卵巢切除妇女,也可见于产后闭经、卵巢功能早衰、免疫紊乱及肿瘤放化疗治疗的妇女。因卵巢功能衰退,雌激素水平降低,阴道黏膜萎缩变薄、弹性丧失,上皮细胞内糖原减少,乳杆菌减少,阴道内 pH 增高,多为 5.0~7.5,局部抵抗力降低,便于细菌的侵入繁殖而发生炎症。

【临床表现】

主要症状为阴道分泌物增多、稀薄、淡黄色,因感染病原菌不同可呈泡沫状或脓性或可带血性,可有外阴瘙痒、灼痛、性交困难和尿频、尿痛等症状。妇科检查见阴毛稀疏,阴阜和大阴唇皮下脂肪减少,小阴唇体积减小,阴道润滑不足、黏膜萎缩,皱襞消失,有充血红肿,也可见黏膜有小出血点或出血斑,严重者可形成溃疡,分泌物呈水样,脓性有臭味,如不及早治疗,溃疡部可有瘢痕收缩或与对侧粘连,致使阴道狭窄或部分阴道闭锁,导致分泌物引流不畅,形成阴道积脓或宫腔积脓。

【诊断】

根据月经史、卵巢手术史、全身静脉化疗史、盆腔放射治疗史或药物性闭经史及临床表现来诊断,但应排除其他疾病。取阴道分泌物检查,显微镜下见大量基底层细胞及白细胞而无其他病原体。对血性白带者,应与子宫恶性肿瘤鉴别。对阴道壁肉芽组织及溃疡,需与阴道癌相鉴别。

【治疗】

1. 抑制细菌生长　可用 1% 乳酸或 0.5% 醋酸冲洗阴道,每日 1 次,增强阴道酸度,抑制细菌的繁殖。冲洗阴道后,应用甲硝唑 200mg 或诺氟沙星 200mg,每日 1 次,放于阴道深部,7~10d 为 1 个疗程。吡哌酸栓剂,隔日 1 次,共 5~7d。

2. 增强阴道抵抗力　针对病因,补充雌激素是萎缩性阴道炎的主要治疗方法。①局部给药:己烯雌酚 0.125~0.25mg,每晚放入阴道深部,7d 为 1 个疗程;或用己烯雌酚软膏或普罗雌烯软膏或霜剂局部涂抹,每日 2 次;或应用雌三醇药膏阴道用药。②全身用药:尼尔雌醇,首次服 4mg,每 2~4 周 1 次,每次 2mg,维持 2~3 个月;对同时需要性激素替代治疗的患者,可给予戊酸雌二醇 1~2mg 和甲羟孕酮 2mg 口服,每日 1 次;或异炔诺酮 2.5mg 每日或隔日口服。用药前须检查乳腺和子宫内膜,如有乳腺增生或癌变者,或子宫内膜增生或癌变者禁用。

七、婴幼儿外阴阴道炎

【病因及病原体】

婴幼儿外阴阴道炎(infantile vaginitis)常见于 5 岁以下幼女,多与外阴炎并存。由于婴幼儿的解剖、生理特点,容易发生炎症。

1. 婴幼儿外阴发育差,不能遮盖尿道口及阴道前庭,细菌容易侵入。

2. 新生儿出生后 2~3 周,母体来源的雌激素水平下降,阴道上皮薄,糖原少,pH 升至 6~8,乳杆菌为非优势菌,抵抗力低,易受其他细菌感染。

3. 婴幼儿卫生习惯不良,外阴不洁、大便污染、外阴损伤或蛲虫感染,均可引起感染。

4. 婴幼儿好奇,在阴道内放置橡皮、铅笔头、纽扣等异物,造成继发感染,也可通过患儿母亲或保育员的手、衣物、毛巾、浴盆等间接传播。常见病原体有大肠埃希菌及葡萄球菌、链球菌等。目前,淋病奈瑟菌、阴道毛滴虫、白假丝酵母菌也成为常见病原体。

【临床表现】

主要症状为阴道分泌物增多,呈脓性。临床上多由母亲发现婴幼儿内裤有脓性分泌物而就诊。大量分泌物刺激引起外阴痛痒,患儿哭闹、烦躁不安或用手搔抓外阴。部分患儿伴有尿频、尿急、尿痛等症状。部分小阴唇发生粘连,排尿时尿流变细、分道或尿不呈线。检查发现除外阴红肿外,阴蒂局部红肿,尿道口、阴道口充血、水肿,有脓性分泌物自阴道口流出。病变严重者,外阴表面可见溃疡,小阴唇可发生粘连,粘连的小阴唇有时遮盖阴道口及尿道口,粘连的上、下方可各有一裂隙,尿自裂隙排出。在检查时还应做肛诊排除阴道异物及肿瘤。对有小阴唇粘连者,应注意与外生殖器畸形鉴别。

【诊断】

婴幼儿采集病史常需要详细询问其母亲,同时询问母亲有无阴道炎病史,结合症状及查体所见,通常可做出初步诊断。用细棉拭子或吸管取阴道分泌物找阴道毛滴虫、白假丝酵母菌或涂片行革兰氏染色做病原学检查,以明确病原体,必要时做细菌培养。

【治疗】

1. 保持外阴清洁、干燥、减少摩擦,急性期可用 1% 硼酸溶液或 1:5 000 高锰酸钾溶液坐浴,然后局部外用抗生素,如红霉素软膏等。

2. 针对病原体选择相应口服抗生素治疗,或用吸管将抗生素溶液滴入阴道。

3. **对症处理** 有蛲虫者,给予驱虫治疗;若阴道有异物,应及时取出;小阴唇粘连者,外涂 0.1% 雌激素软膏,严重者可用手指向下向外轻轻分离,分离后的创面每日涂擦抗生素软膏或 40% 紫草油,防止再次粘连。

小结

1. 雌激素、局部 pH、乳杆菌以及阴道黏膜免疫系统在维持阴道微生态平衡中起重要作用。

2. 阴道微生态临床评价系统包括形态学检测和功能学检测两部分,以形态学检测为主。

3. 滴虫阴道炎是由阴道毛滴虫引起,以阴道分泌物增多及外阴瘙痒为主要症状的常见阴道炎症。分泌物典型特征为稀薄脓性、泡沫状、有臭味,以口服抗滴虫药物为主要治疗方案。

4. 外阴阴道假丝酵母菌病的病原体为假丝酵母菌,属条件致病菌,主要为内源性传染。主要症状为外阴瘙痒、灼痛,阴道分泌物特征为白色稠厚呈凝乳或豆腐渣样,治疗应积极祛除诱因、规范化应用抗真菌药物,以局部用药为主。

5. 细菌性阴道病为阴道内乳杆菌减少,加德纳菌及其他厌氧菌增加所致的内源性混合感染。主要症状为阴道分泌物增多,灰白色,均质稀薄,有鱼腥臭味,但阴道检查无炎症改变,且治疗首选甲硝唑。

6. 萎缩性阴道炎为雌激素水平降低、局部抵抗力低下引起的以需氧菌感染为主的炎症。临床表现为阴道分泌物增多、外阴瘙痒等,常伴性交痛。治疗原则为抗生素抑制细菌生长,补充雌激素增强阴道抵抗力。

7. 婴幼儿外阴阴道炎因婴幼儿外阴发育差、雌激素水平低及阴道内异物等造成继发感染所致。临床表现主要为阴道脓性分泌物及外阴瘙痒,以保持外阴清洁、对症处理、针对病原体选择抗生素为主要治疗措施。

思考题

1. 正常阴道微生物群包括哪些微生物？其中优势菌是什么？
2. 阴道微生态平衡的维持受哪些因素的影响？
3. 滴虫阴道炎的典型临床表现是什么？其治疗原则是什么？
4. 滴虫阴道炎患者在取阴道分泌物时应注意什么？
5. 外阴阴道假丝酵母菌病的常见发病诱因有哪些？
6. 外阴阴道假丝酵母菌病的分类？其治疗原则是什么？
7. 如何鉴别细菌性阴道病、外阴阴道假丝酵母菌病和滴虫阴道炎？
8. 细菌性阴道病的临床特点是什么？其常用治疗方案是什么？
9. 如何诊断萎缩性阴道炎？其治疗原则是什么？

（谢遵江　安瑞芳）

第二十八章
外生殖器与疾病

外生殖器显露于体表,与阴道等其他内生殖器协作,在性行为、分娩等活动中具有重要作用。外阴的部位与环境特殊,解剖结构较复杂,导致其容易受到内、外源因素的影响而产生一系列不适症状和疾病,并具不易痊愈或反复发作的特点。传统观念令多数患者讳疾忌医而羞于启齿,导致病情迁延,给诊治带来难度。因此对于外阴疾病,采集病史及检查时应注意保护隐私,轻柔细致,彻底检查所有区域的皮肤与黏膜;给予及时、精准诊治;还应对患者及其家属做恰当的心理疏导,消除患者羞耻感并增强其积极配合治疗的信心。

第一节　外生殖器的解剖结构

女性外生殖器即女阴(female pudendum)或外阴(vulva),是指生殖器官的外露部分,为耻骨联合至会阴和两股部内侧之间的器官和组织,包括阴阜、大阴唇、小阴唇、阴蒂和阴道前庭(前庭球和前庭大腺)。

一、阴阜

阴阜(mons pubis)是位于耻骨联合前面的皮肤隆起(见图1-2-2),由皮肤和很厚的脂肪组织构成,富含皮脂腺和汗腺。

二、大阴唇

大阴唇(greater lips of pudendum)位于外阴两侧,靠近两股部内侧,是一对从阴阜向后伸展到会阴纵行隆起的皮肤皱襞(见图1-2-2),在发生学上相当于男性的阴囊。

三、小阴唇

小阴唇(lesser lips of pudendum)位于大阴唇内侧,是两片纵行、较薄而柔软的皮肤黏膜皱襞,无阴毛,富有弹性(见图1-2-2)。

四、阴蒂

阴蒂(clitoris)位于两侧小阴唇之间的前端,阴唇前连合的后方(见图1-2-2),由2个阴蒂海绵体组成,在发生学上相当于男性的阴茎海绵体。阴蒂可分为脚、体、头 3 部分(图 5-28-1)。

五、阴道前庭

阴道前庭(vaginal vestibule)是指位于两侧小阴唇之间、由小阴唇围成的菱形区。阴道前庭包括前庭球和前庭大腺。

(一)前庭球

前庭球(bulb of vestibule)位于阴道两侧的大阴唇皮下,相当于男性的尿道海绵体(图 5-28-1)。

(二)前庭大腺

前庭大腺(greater vestibular gland)又称巴氏腺(Bartholin gland),相当于男性的尿道球腺,位于阴道口的后外侧、大阴唇后部的深面、前庭球的后下方(图 5-28-1)。

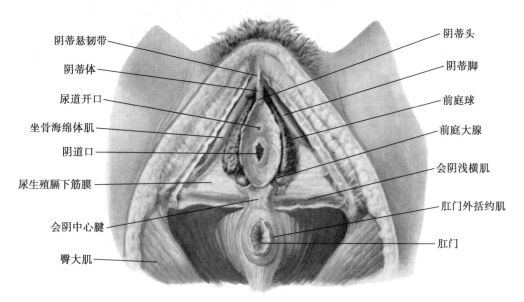

图 5-28-1　阴蒂、前庭球和前庭大腺

六、女性外生殖器的血管、淋巴引流和神经

1. **动脉**　女性外生殖器的血液供应主要由阴部内动脉(internal pudendal artery)的分支营养(见图 3-10-7)。

2. **静脉**　女性外生殖器的静脉均与同名动脉伴行,注入阴部内静脉(internal pudendal vein),并在相应器官及其周围形成静脉丛,互相吻合。阴部内静脉汇入髂内静脉。

3. **淋巴引流**　女性外生殖器的淋巴管多数回流到腹股沟浅淋巴结上组,其输出管大部分汇入腹股沟深淋巴结,少部分汇入髂外淋巴结。阴蒂部的淋巴管回流到腹股沟深淋巴结,汇入髂外淋巴结及闭孔淋巴结等。

4. **神经**　女性外生殖器主要受阴部神经(pudendal nerve)的支配,阴部神经由 2、3、4 骶神经分支组成,含感觉和运动神经纤维。

小结

女性外生殖器包括阴阜、大阴唇、小阴唇、阴蒂和阴道前庭(前庭球和前庭大腺)。

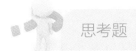

思考题

女性外生殖器有何结构特点？

（谢遵江）

第二节　外阴炎症

外阴和阴道炎症是妇产科最常见的疾病，各年龄段均可发生。

一、前庭大腺炎及前庭大腺囊肿

前庭大腺为分叶状的黏液腺，腺体对称性位于双侧大阴唇的后外侧深部，导管向前内行走，开口于小阴唇与处女膜交界的沟回内下方，正常情况下无法看到与触及。前庭大腺分泌黏液润滑阴道和阴道口，在性唤起中具有湿润阴道的作用。

（一）前庭大腺炎

【病因】

受解剖位置和生理活动（经期、性交、流产、分娩等）的影响，前庭大腺容易受内、外源性病原微生物的侵入而发生感染，引起前庭大腺炎（bartholinitis）。

1. **内源性病原体**　多为来自阴道内的条件致病菌，常见如葡萄球菌、大肠埃希菌等。
2. **外源性病原体**　多为性传播疾病的病原体，以淋病奈瑟菌及沙眼衣原体为主。

【临床表现】

症状常表现为以局部红、肿、痛为特征性的感染性疾病症状，可见脓性分泌物流出；可伴局部淋巴结肿大等区域性症状；若炎症扩散，可出现发热等全身性症状。如果脓液流出不畅或者堵塞腺管，则局部形成前庭大腺脓肿，患者肿痛难耐，严重者无法坐、立、行走。

妇科检查可见腺管开口位置有白点或脓液流出，患侧阴唇下方红肿隆起，若脓肿形成则可触及明显波动感，当脓腔压力增大，压迫其表面皮肤黏膜变薄时，部分脓肿可向前穿透皮肤发生自然破溃，脓液流出后患者顿觉肿痛感缓解。

【治疗】

治疗为对症处理和抗感染的综合治疗。

对症处理包括：卧床休息，营养支持，保持局部清洁，脓肿形成者应在抗感染的同时给予前庭大腺脓肿切开引流加造口术。注意切开引流应选择波动感最明显处，从黏膜面切开（切开时注意防护，免遭脓液喷溅），切口应达脓腔最低点，以利脓液彻底引流；同时行造口术则是为了防止切口闭合导致引流不畅或继发形成前庭大腺囊肿。对已经发生破溃者也应给予彻底引流以免反复发作。

抗感染治疗分两个阶段：①广谱抗生素治疗，常选择头孢菌素或喹诺酮与甲硝唑联合抗感染。

②取分泌物做细菌培养及药敏试验,后据此选择、调整相应的抗生素。性传播疾病患者应提醒其性伴侣及时诊治。

（二）前庭大腺囊肿

前庭大腺囊肿(Bartholin cyst)常为单侧,系腺体开口发生堵塞,黏液持续分泌但无法排出而潴留,逐渐形成的囊性肿块;部分囊肿源于脓肿治疗后,脓液吸收但腺管堵塞所致。患者可无不适症状,常于妇科检查时被发现;囊肿较大者影响性交或有坠胀感,自检可发现外阴肿块。

妇科检查为患侧外阴皮肤展平或隆起但不伴其他异常,外阴后下方可触及无痛、界清、活动的囊性圆形包块。

【治疗】

囊肿较小且不影响工作和生活者可随访,暂不予处理;较大、影响生活者可给予局麻下前庭大腺囊肿造口术(冷刀、CO_2激光等),彻底引流的同时保留腺体功能。少数患者会出现反复发作,必要时可行前庭大腺切除术,病理检查排除其他异常,或CO_2激光气化囊腔上皮以减少复发。部分前庭大腺囊肿可继发感染形成脓肿,治疗同前。

二、非特异性外阴炎

非特异性外阴炎(non-specific vulvitis)是由物理、化学等刺激而非病原微生物感染所致的外阴皮肤或黏膜炎症。

【病因】

如前所述,外阴解剖结构复杂,方寸之间尿道、阴道、肛门穿行其中;组织皱襞沟回较多,受尿液、阴道分泌物、经血、粪便等频繁刺激。

1. **清洁不当** 不注意保持外阴清洁,易引起外阴皮肤黏膜非特异性炎症反应。

2. **尿瘘粪瘘** 患者尿、粪的持续污染。

3. **糖尿病等慢性疾病** 血糖控制不佳者含糖尿液的长期浸渍等均可引起非特异性外阴炎。

4. **外源性刺激** 长期着紧身化纤内裤,经期使用不合适的卫生用品或更换不勤等引起局部皮肤黏膜受到异物刺激、摩擦、湿热等理化因素的影响,引起急、慢性非特异性外阴炎症。

【临床表现】

外阴皮肤黏膜瘙痒、疼痛、烧灼感,于活动、性交、排尿及排便时加重。急性期可见外阴充血、红肿,局部可见抓痕,严重者局部形成溃疡或湿疹;如继发感染,则可出现外阴脓肿、蜂窝织炎、腹股沟淋巴结肿大等。慢性炎症可致局部皮肤增厚、粗糙、皲裂甚至苔藓样变。

【治疗】

治疗为祛除病因,保持外阴清洁,对症治疗。

1. **祛除病因** 详细询问病史,寻找并祛除可能的致病因素,改善局部环境。尿瘘、粪瘘应及时行修补术,糖尿病患者应积极治疗控制血糖。引导患者注意个人卫生,养成良好的卫生习惯。

2. **对症治疗** 保持外阴清洁、干燥。也可选用其他具有抗菌消炎作用的药物软膏清洁外阴后局部涂抹。此外,可选用中药苦参、蛇床子、白鲜皮、土茯苓、黄柏各15g,川椒6g,水煎熏洗外阴部,每日1~2次。急性期还可选用红外线等局部物理治疗。

小结

外阴炎症常见且易反复发作,需针对病因、对症治疗。

思考题

  1. 简述前庭大腺囊肿（脓肿）形成的病理生理。

  2. 什么是非特异性外阴炎？与之相关的因素有哪些？

（徐丛剑）

第三节　外阴上皮非瘤变

  外阴上皮非瘤样病变（nonneoplastic epithelial disorders of vulva）指外阴皮肤黏膜在不明致病因素作用下，发生的非肿瘤性、非感染性、表皮或真皮生长紊乱的一组慢性疾病，通常表现为以皮肤源性顽固性外阴瘙痒、局部颜色改变，皮肤增生或萎缩为其主要病变特征，多发生于青春期前和绝经后。因病因及发病机制不明，故难以治愈，常呈反复、进行性发作，患者瘙痒难耐，苦不堪言。

  1. **瘙痒**　瘙痒感受器位于真皮与表皮连接处的游离神经末梢，接收信号后通过感觉神经向心性传导引起相应症状。组胺、乙酰胆碱、缓激肽、5- 羟色胺、内皮素等是引起瘙痒神经末梢反应的直接活化剂，前列腺素、白介素等为瘙痒敏感性增强剂。阿片样肽、大麻素及其受体、冷受体等可以降低神经对瘙痒的敏感性。瘙痒症状在皮肤疾病及其他系统疾病中很常见，但非常难以控制。

  2. **色素减退**　黑色素颗粒进入表皮层后，主要停留在基底细胞核上方，也可见于棘细胞层，正常时颗粒层没有。目前认为可能是病损区域内黑色素细胞消失；也可能是角质形成细胞接受黑色素细胞转移来的黑色素颗粒功能受损，造成颜色变淡；或有接受功能的角质形成细胞分裂加快，与黑色素细胞接触时间不够长，黑色素颗粒来不及转移，角质形成细胞所接受的黑色素颗粒减少，皮肤颜色变淡。

  3. 精神症状：反复发作严重的外阴瘙痒，影响正常作息和性生活，甚至无法正常工作，且患者无法倾诉，可出现精神障碍如压抑、焦虑、易怒等，孤独感和无助感强烈。

  【命名及分类】

  近半个世纪以来，外阴皮肤疾病的命名和分类持续处于比较混乱的状态。2006 年，国际外阴阴道疾病研究协会（The International Society for the Study of Vulvovaginal Disease, ISSVD）采用基于病理组织学的分类法，对非肿瘤性、非感染性外阴皮肤疾病做了统一的命名和分类并沿用至今。2011 年，ISSVD 以 2006 年制定的分类法为基础，补充增加了基于临床形态学特征的详细分类法，包括外阴上皮内病变、感染性病变、肿瘤等，至此外阴皮肤病变名称分类逾百。

  本节讨论临床最常见的两种外阴上皮非瘤样病变：外阴慢性单纯性苔藓，外阴硬化性苔藓。

一、外阴慢性单纯性苔藓

  外阴慢性单纯性苔藓（lichen simplex chronicus of vulva），以瘙痒 - 抓痕为特征和主要症状，曾用名包括"外阴鳞状上皮增生症""外阴皮肤营养不良"等。

【病因】

分为原发性和继发性两种，直接病因不详，可能与免疫、遗传、感染、代谢等有关，可继发于硬化性苔藓、扁平苔藓或其他外阴皮肤疾病，也可与其他皮肤异常共存。

【临床表现】

1. **症状**　主要为外阴瘙痒，因瘙痒难耐而频繁搔抓，搔抓（反复摩擦）进一步加重皮损，形成"痒-抓"循环。

2. **体征**　病灶多分布于大阴唇、阴唇沟间、阴蒂及阴唇后联合等处，呈单发、多发或双侧对称、不对称性病灶。初期为紫红色或粉红色扁平丘疹，加重后逐渐萎缩可伴色素减退，外围可见紫红色扁平小丘疹。后期则表现为皮肤增厚，色素沉着，皮纹加深，呈苔藓样改变。可见抓痕、皲裂、溃疡等。

【病理】

镜下，上皮细胞层次排列整齐，但层次增多，主要为棘细胞层和颗粒层增生；可有不同程度角化过度；上皮脚增粗呈杵形或尖锐，可有融合；上皮细胞保持极性，细胞大小和核形态、染色均正常。上皮脚之间的真皮层乳头明显，可有轻度水肿以及淋巴细胞和少量浆细胞浸润，其下可见纵行的胶原物质。上皮细胞无异型性，本病极少发生恶变。

【诊断】

根据症状和体征可以作出初步诊断，确诊依靠组织病理学检查。

需与外阴炎、其他外阴皮肤疾病相鉴别。

【治疗】

治疗围绕减轻症状，促进皮损修复进行。

1. **一般治疗**　详细询问生活习惯、病史、全身疾病及既往用药情况，停用可能诱发的食物、药物、洗剂等。保持外阴清洁、干燥，避免理化刺激。消除和减轻精神紧张，必要时可给予镇静、安眠和抗过敏的药物。

2. **药物治疗**　糖皮质激素是目前治疗外阴慢性单纯性苔藓的主要或首选药物，可使瘙痒症状和皮损消退。0.025% 醋酸氟氢松（fluocinolone acetonide）或 0.01% 曲安奈德（triamcinolone acetonide）或 1%~2% 氢化可的松（hydrocortisone）软膏或霜剂，每日涂抹局部 3~4 次可缓解瘙痒。外用糖皮质激素必须注意其可导致皮肤萎缩、黏膜真菌感染等副作用，不宜长期应用。故症状缓解后，改用 1%~2% 氢化可的松每日 1~2 次局部治疗，维持治疗 6 周，以期改善或恢复增生变厚的皮肤。

3. **物理治疗**　通过去除局部异常上皮组织和破坏真皮层神经末梢，以改善瘙痒症状，阻断"痒-抓"循环。物理治疗为消融性治疗，治疗后无病理标本可做进一步组织学检查，因此必须于活检确诊并排除恶性浸润性病变后方可实施。

目前可选的方法有：①激光；②冷冻；③聚焦超声。治疗后均有复发的可能。

4. **手术治疗**　外阴慢性单纯性苔藓的恶变率低，手术治疗影响外观和局部功能且手术无法阻止复发，故一般不采用手术切除治疗。

二、外阴硬化性苔藓

外阴硬化性苔藓（lichen sclerosus）是病因不明的慢性炎症性皮肤黏膜疾病，以外阴皮肤萎缩、色素缺失呈白色为主要特征，常见于 45~60 岁女性。10%~15% 的年幼患者大部分在青春期后可自愈。

【病因】

确切病因不详。目前认为与之相关的病因可能有：①免疫学说；②遗传因素；③内分泌因素：临床睾酮治疗有效；④感染；⑤代谢障碍。

【临床表现】

1. **症状** 主要为瘙痒,夜间加重,严重影响睡眠;灼热感等。局部可见皲裂及糜烂,可引起尿痛、排尿困难、性交痛。部分患者黏膜皮肤交界处发病,致阴道口狭小产生性交困难,但不影响妊娠。累及肛周者可出现排便异常。女童的病损特征与成人无异,可出现排尿困难、夜尿及遗尿。

2. **体征** 常多发、弥漫,双侧对称分布,可累及外阴任何部位或外阴全部,有时蔓延至肛周区和大腿内侧,但病变不累及阴道。早期呈粉白或淡红色小斑片;后期逐渐变白变硬,可因搔抓发生溃疡;晚期可导致外阴萎缩结构改变:皮肤皱缩弹性差,常伴皲裂;大阴唇变薄,小阴唇变小甚至消失;阴蒂萎缩。晚期可见阴道口挛缩狭窄,仅余尿道口可见。女童的外阴有时可见显著淤斑,需排除性侵害或性虐待。

【病理】

镜下,随病程不同,组织学呈动态改变。典型组织学改变为"三明治"样层状结构,即真皮浅层结构完全破坏,早期表现为水肿、无细胞带,后期为玻璃样变硬化带。表皮可见角化过度,细胞萎缩,细胞层次减少变薄,基底层常排列紊乱,可有明显空泡变性及液化。上皮脚变平或完全消失。早期病变中浸润的炎症细胞可紧靠表皮基底层,晚期真皮萎缩,形成典型硬化带,将淋巴单核细胞为主的慢性炎症细胞推到硬化带下。表皮黑色素颗粒和黑色素细胞消失,无汗腺和皮脂腺等皮肤附属器。2%~5%的病例有恶变可能。

【诊断与鉴别诊断】

根据临床表现可做出初步诊断,确诊依靠组织病理学。活检应在阴道镜检查下进行,左、右侧标本分别送检。

需与外阴上皮内病变及鳞状细胞癌等其他皮肤疾病相鉴别。

【治疗】

治疗主要为对症处理,缓解症状,及时发现和治疗恶变。

1. **一般治疗** 同"外阴慢性单纯性苔藓"。

2. **药物治疗**

(1)糖皮质激素:是治疗本病的主要药物。常选用强效制剂。常选用0.05%丙酸氯倍他索软膏外涂作为本病的一线治疗药物。当获得明显改善后,改用低效糖皮质激素如氢化可的松霜治疗。通常每日1次,治疗4周后改为隔日1次,再用4周后减为每周2次,夜间用药。反复发作者可给予病灶内糖皮质激素注射疗法,可显著改善症状。停药后平均复发率约为50%。不良反应多为长期用药导致的皮肤萎缩、毛细血管扩张、肤色改变等。

(2)性激素制剂:疗效不如糖皮质激素。①2%丙酸睾酮油膏:儿童慎用该药以免引起男性化。②黄体酮软膏:如与糖皮质激素交替使用,疗效更佳。

(3)免疫抑制剂:1%吡美莫司(pimecrolimus)霜或0.1%他克莫司软膏(tacrolimus)外用,效果较好。两药属大环内酯类药物,不引起皮肤萎缩。

(4)维生素A软膏。

3. **物理治疗** 同"外阴慢性单纯性苔藓"。

4. **手术治疗** 病灶切除术可用于上述疗法效果不佳者,或疑恶性病变者,术后病理可进一步明确病变性质。术后均有复发的可能。

小结

外阴上皮非瘤变以药物改善症状,提高生活质量为主,必要时手术治疗。

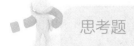

思考题

    1. 外阴慢性单纯性苔藓和外阴硬化性苔藓的病理特征有什么不同？

    2. 外阴硬化性苔藓的治疗原则是什么？

（徐丛剑　王医术）

第四节　外 阴 肿 瘤

外阴肿瘤分为良性和恶性两大类，根据肿瘤细胞的组织学来源不同，可分为上皮源性、中胚叶源性、神经源性、脉管组织源性和淋巴网状组织源性肿瘤。外阴鳞状上皮内病变是指局限于外阴皮肤黏膜内的鳞状上皮细胞异型性增生，与外阴鳞癌密切相关。确诊均需依靠组织病理学检查。

一、外阴良性肿瘤

外阴良性肿瘤较少见，主要为上皮源性肿瘤和中胚叶源性肿瘤，常见如外阴乳头瘤、纤维瘤、脂肪瘤、汗腺瘤、皮脂腺腺瘤、平滑肌瘤等。通常表现为外阴不同部位，突出皮面或位于皮下的肿物，边界清楚，生长缓慢。皮肤肿瘤若发生于体表，可向外生长呈乳头状，或可有蒂。治疗多采用手术切除肿瘤，病理组织学检查明确肿瘤的组织学来源与性质。

二、外阴鳞状上皮内病变

外阴鳞状上皮内病变（vulvar squamous intraepithelial lesion，vulvar SIL）系外阴皮肤黏膜内的鳞状上皮细胞发生异型生长，生物学行为呈肿瘤性病变，但无包膜边界、不形成肿物亦尚未发生浸润癌的一组疾病。按照发病原因可分为 HPV 相关和不相关两大类。

【命名及分类】

2014 年 WHO 女性生殖器官肿瘤分类，将人乳头瘤病毒（HPV）感染后发生的下生殖道鳞状上皮内病变，根据不同的病理表现及其生物学行为，更新为二级分类法，即低级别鳞状上皮内病变（low-grade squamous intraepithelial lesion，LSIL）和高级别鳞状上皮内病变（high-grade squamous intraepithelial lesion，HSIL），不再采用既往的上皮内瘤变三级分类法（XIN1、XIN2、XIN3，X——表示不同的部位：V——vulva，Va——vagina，C——cervix）。其主要病理特征依据为鳞状上皮细胞不同程度的增生伴核异型、极性紊乱、核分裂增加、排列紊乱。HPV 疫苗的应用有望降低下生殖道 HPV 感染相关鳞状上皮病变的发生率。

2015 年 ISSVD 结合二级分类法，对外阴鳞状上皮内病变命名进行了调整，明确外阴鳞状上皮内病变包括：外阴低级别鳞状上皮内病变，外阴高级别鳞状上皮内病变和分化型上皮内瘤变。外阴高级别鳞状上皮内病变和分化型上皮内瘤变属于外阴癌前病变。

1. 外阴低级别鳞状上皮内病变（LSIL）　包括以往的 VIN1、轻度不典型增生、扁平湿疣等。可与下生殖道其他部位上皮内病变并存。多见于年轻女性，与低危型和 / 或高危型 HPV 感染相关。病理于镜下可见，表皮角化上皮层增厚，中层可见挖空细胞，基底层至棘细胞层出现异型细胞。外阴低级别病变常自行退化，进展为浸润癌的风险极低，不属于外阴癌前病变。

2. 外阴高级别鳞状上皮内病变（HSIL）　或称为普通型上皮内瘤变（usual-type vulva intraepithelial neoplasia，uVIN），以往称为 VIN2~VIN3，包括疣性 VIN、基底细胞型 VIN 和混合型 VIN。多见于中年女性，与高危型 HPV 持续感染相关，HPV16 在其中占了绝大多数，与之相关的高危人群包括吸烟和免疫功能低下，可与下生殖道其他部位上皮内病变并存。病理特点：湿疣型，细胞增生异型性显著，表皮各层均可见核分裂象，中表层可见多核及挖空细胞；基底样型，表皮全层被体积小、胞质少、形态一致的分化差的基底样细胞代替。属于外阴癌前病变。

3. 分化型上皮内瘤样病变（differentiated-type vulva intraepithelial neoplasia，dVIN）　多见于老年女性，与 HPV 感染不相关，确切发病机制不详。"分化型"特点为高分化的组织形态特点，是 HPV 阴性的鳞状上皮内增生伴异常角质细胞分化和基底细胞异型性。肉眼观，病变可呈过度角化、白斑或红斑，多为单发，可伴有溃疡。镜下可见表皮过度角化，上皮脚延长，形成网状，基底细胞异型性伴核深染，可出现巨核及显著核仁及非典型核分裂。p16 染色呈阴性。dVIN 常伴硬化性苔藓、扁平苔藓，与外阴鳞状细胞癌的关系更为密切，属于外阴癌前病变，部分患者甚至并发癌而不是进展为癌。

【临床表现】

1. 症状　可无明显症状。有症状者可表现为外阴瘙痒，烧灼感或不适。dVIN 常伴长期外阴瘙痒、干燥、不适病史。

2. 体征　病灶可以呈单独、多灶性点状或片状出现于外阴的任何部位或肛周，常为高出皮面的突起，表面光滑或粗糙，白色、红色、灰色、褐色或灰黑色。有时会被误认为是湿疣。dVIN 有时不具有特征性，当外阴非瘤样病变持续治疗无效，粉色或白色边界不清，和硬化苔藓、扁平苔藓无法区别时，应注意鉴别。

【诊断与鉴别诊断】

确诊依赖活检组织病理学检查。根据病史，通常先行常规宫颈癌联合筛查，了解 HPV 感染的情况。活检应在阴道镜下进行，左右侧标本分别送检。

需与外阴上皮内非瘤样病变、早期外阴癌等相鉴别。

【治疗】

治疗目的为祛除病灶，消除症状，阻止癌变。

治疗手段包括药物、手术切除、物理消融等。应全面评估，综合制订个体化方案。

1. LSIL　如无明显症状可不予处理，定期随访，大部分病灶可自行消退。必要时可予以局部用药或者激光气化病灶。可选的药物有 5% 咪喹莫特软膏（5% imiquimod）等。

2. HSIL　可疑浸润癌者应行病灶切除术，切除范围应在病灶外 0.5~1cm。排除浸润癌后，可选的治疗手段包括病灶皮肤切除术（skinning vulvectomy）、激光消融术。

3. dVIN　由于病变可能已合并浸润癌或可能短期内进展为浸润癌，应行单纯外阴切除术（simple vulvectomy）。

【随访与复发】

外阴上皮内病变治疗后均有复发的可能，相关的高危因素包括高危型 HPV 持续感染、手术切缘病变累及等。治疗后均应定期随访并给予性指导，彻底治疗病灶消失后 6 个月、12 个月全面检查。复发病变的治疗同样遵循个体化管理的原则。

三、外阴恶性肿瘤

外阴恶性肿瘤占女性生殖系统恶性肿瘤的 6%，以鳞状细胞癌最为常见，约占 90%，其次为恶性黑色素瘤,占 2%~4%,少数为腺癌、肉瘤和疣状癌,转移途径以直接蔓延及淋巴转移最常见,其次为血行播散。

在确定治疗方案前,所有患者均应行阴道镜检查,全面评估外阴、阴道和宫颈,部分患者可能合并宫颈或阴道癌前病变,极少数患者可能合并浸润癌。

外阴恶性肿瘤引起的局部、全身症状、心理压力,各种治疗手段及其引起的不适甚至是严重的副反应,性功能下降或丧失及其生活状态的改变,都会给患者及其家庭带来极大的痛苦和情绪。在诊断和治疗的任何阶段,都应该顾及患者身、心两方面的感受,通过药物、营养、放松、情感和精神支持等多种方式,缓解或减轻其身体不适,充分给予心理关怀,提高生存质量,实现支持疗法。

(一) 外阴鳞状细胞癌

外阴鳞状细胞癌约占全部外阴恶性肿瘤的 90%,常发生于某些皮肤病变的基础之上或由癌前期病变进展而来。

【病因】

1. **HPV 感染**　40%~60% 的外阴鳞状细胞癌与 HPV 感染相关,其中 HPV16 感染超过 70%,常由癌前期病变的皮肤进展而来,多发生于 50 岁以下女性。HPV 疫苗的应用,有望降低其发生率。

2. **其他外阴皮肤病变**　继发于某些外阴皮肤病,如外阴硬化性苔藓等。多发生于老年女性。

【临床表现】

1. **症状**　前期症状常为外阴长期、久治不愈的瘙痒,瘙痒多源于前期的慢性皮肤病变;继而局部硬块形成,可伴溃疡,迁延不愈;合并感染或至晚期,可出现疼痛、出血、发热及转移灶相应的临床表现。

2. **体征**　病灶可发生于外阴的任何部位,多为单发,形态多变,可表现为浸润性硬斑,结节,边界不清;可见溃疡形成。如有淋巴结转移,可扪及增大、质硬、固定的腹股沟淋巴结。晚期常有全身症状,如恶病质等。

【病理】

鳞状细胞癌常分为角化型、非角化型、基底样、疣性癌和疣状癌 5 种亚型,组织学形态与其他部位鳞状细胞癌相同。外阴鳞状上皮癌还可根据癌组织结构和癌细胞的异型性,分为高分化、中分化、低分化 3 级。

【转移途径】

1. **直接蔓延**　最常见。癌灶逐渐增大,向邻近组织及器官扩散。

2. **淋巴转移**　癌细胞沿淋巴管扩散,汇入同侧腹股沟浅淋巴结,再至腹股沟深淋巴结,继而进入髂外、闭孔和髂内淋巴结,最终转移至腹主动脉旁淋巴结和左锁骨下淋巴结。中线部位的癌灶常向两侧转移,并可绕过腹股沟浅淋巴结直接至腹股沟深淋巴结。外阴后部及阴道下段癌可直接转移至盆腔淋巴结,癌灶累及尿道、阴道、直肠、膀胱者可直接转移至盆腔淋巴结。

3. **血行播散**　多出现在晚期。

【诊断】

根据病史、症状、体征,临床可做出初步诊断。确诊依靠活检病理组织学检查。

1. **全面评估**　详细采集病史、体格检查,详细描述病灶特点、与邻近脏器的关系、局部淋巴结情况。

2. **病理组织学检查**　对所有可疑部分均应取材做病理检查。应在阴道镜下进行,同时行阴道、宫颈的全面检查。

3. **其他**　HPV 检测,影像学检查(超声、磁共振、CT、全身 PET-CT 等),邻近脏器相对应的检查等。

【分期】

采用国际妇产科联盟的手术病理分期(FIGO,2009 年),见表 5-28-1。

表 5-28-1　外阴癌 FIGO 分期(2009 年)

Ⅰ期	肿瘤局限于外阴,无淋巴结转移
ⅠA	肿瘤最大径线 ≤ 2cm 且间质浸润 ≤ 1.0mm[a]
ⅠB	肿瘤最大径线 >2cm 或间质浸润 >1.0mm[a]
Ⅱ期	肿瘤侵犯至下列任何部位(下 1/3 尿道,下 1/3 阴道,肛门),无淋巴结转移
Ⅲ期	腹股沟淋巴结转移,伴或不伴侵犯至下列部位:下 1/3 尿道,下 1/3 阴道,肛门
ⅢA	(ⅰ)1 枚淋巴结转移(≥ 5mm)或
	(ⅱ)1~2 枚淋巴结转移(<5mm)
ⅢB	(ⅰ)≥ 2 枚淋巴结转移(≥ 5mm)或
	(ⅱ)≥ 3 枚淋巴结转移(<5mm)
ⅢC	淋巴结转移伴淋巴结包膜外扩散
Ⅳ期	肿瘤侵犯至其他区域(上 2/3 尿道,上 2/3 阴道)或远处转移
ⅣA	肿瘤侵犯至下列任何部位
	(ⅰ)上尿道和 / 或阴道黏膜、膀胱黏膜、直肠黏膜,或固定于骨盆壁或
	(ⅱ)腹股沟淋巴结固定或形成溃疡
ⅣB	任何部位的远处转移,包括盆腔淋巴结转移

注:[a] 浸润深度指从上皮间质交界邻近的最表浅的真皮乳突到浸润最深点的距离

【治疗】

约 60% 的外阴癌诊断时没有远处转移。早期治疗以手术为主,局部晚期肿瘤手术结合放化疗,转移者姑息、对症和支持疗法。对早期患者,在不影响预后的前提下尽量缩小手术范围,以提高生活质量。

1. **手术治疗**　根据肿瘤的大小、部位和范围,慎重决定术式。

(1)外阴局部扩大切除术(wide local excision of vulva):适用于外阴癌ⅠA 期,手术切缘距肿瘤边缘至少 1cm,深度至少 1cm 达会阴深筋膜,必要时行前哨淋巴结活检,通常不需要腹股沟、股淋巴结清扫术。术后无须进一步其他治疗,定期随访即可。如局部切除标本提示有神经或血管侵犯,应考虑扩大手术范围。

(2)外阴局部根治术(radical local excision of the vulva):切除肿瘤及其周围组织至少 1~1.5cm,深达泌尿生殖膈下筋膜,适用于Ⅰ期或Ⅱ期,直径 <4cm 的肿瘤。

(3)改良外阴根治术(modified radical vulvectomy):切除范围较全外阴切除术小,如:单侧外阴切除术。

(4)外阴根治术(radical vulvectomy):切除部分或全部外阴,深达筋膜。因预后差、术后并发症多等,现已极少使用。

(5)淋巴切除(清扫)术(lymphadenectomy):术中同时行腹股沟 / 股淋巴结切除术。单侧病变距中线 ≥ 2cm,行单侧腹股沟 / 股淋巴结切除术;中线部位病变,行双侧腹股沟 / 股淋巴结切除术。

2. **放射治疗**　放疗是外阴鳞癌有效的辅助治疗。虽然鳞癌对放射治疗较为敏感,但外阴皮肤对放射线耐受性极差,容易发生放射性皮肤反应(肿胀、剧痛、糜烂等),故外阴癌放疗常用于:①术前辅助治疗,同步放化疗(联合铂类);②局部淋巴结照射和盆腔放疗;③术后辅助治疗。

3. **化学治疗**　多用于同步放化疗及晚期癌或复发癌的综合治疗。

4. **支持治疗**　如前所述,支持疗法应贯穿诊断与治疗的全程,通过药物、营养、放松、情感精神支持、心理关怀等多种方式,缓解或减轻其身体不适,实现支持疗法。

【随访】

随访内容包括妇科检查、胸片、超声、CT、MRI 等。

1. 早期外阴癌手术治疗无须放化疗者,2 年内每 6 个月随访 1 次;2 年后,每年随访 1 次。

2. 晚期患者,2 年内每 3 个月随访 1 次;第 3~5 年,每 6 个月随访 1 次;第 6 年开始每年随访 1 次。

（二）外阴黑色素瘤

外阴恶性黑色素瘤较为少见,确切病因不明,占外阴恶性肿瘤的 2%~4%,病灶常位于小阴唇或阴蒂,肿瘤恶性程度高,预后差。多见于绝经后女性,身体其他部位患有恶性黑色素瘤的女性,其外阴同时患病的风险增加。

临床表现无特殊,部分可有外阴瘙痒、出血,腹股沟包块等。如果发现任何外阴色素性病变有增大趋势可疑病变者,不应做局部活检,而均应行完整切除术以免促进淋巴或血行播散。大多数外阴的痣为交界性或潜在恶性,因此所有的外阴痣均应予以切除。外阴恶性黑色素瘤早期即可发生淋巴转移和血行播散。

外阴恶性黑色素瘤的分期参照 2017 年美国癌症联合委员会（American Joint of Committee Cancer, AJCC）制定的手术病理分期,将肿瘤浸润深度分界值定位 1.00mm、2.00mm 和 4.00mm。

治疗方案同身体其他部位恶性黑色素瘤。①手术治疗:浸润深度 ≤ 1mm 者,可行外阴局部扩大切除术,病变距手术切缘 ≥ 1cm;浸润深度超过 1mm 者,应行根治术加腹股沟淋巴结切除术,病变距手术切缘 >2cm。盆腔淋巴结转移者预后极差,因此外阴恶性黑色素瘤行盆腔淋巴结清扫无临床意义和必要。②化学疗法和放射疗法:均不敏感。③免疫治疗:免疫检查点抑制剂（CTLA-4 抑制剂、PD-1 抑制剂等）、干扰素、IL-2 等。④靶向治疗:信号转导抑制剂（BRAF 抑制剂、MEK 抑制剂）等。⑤其他:溶瘤病毒治疗、治疗性疫苗的开发和应用还在探索和临床试验阶段,有望为晚期、转移恶性黑色素瘤的治疗带来曙光。

（三）其他外阴恶性肿瘤

外阴腺癌可来源于前庭大腺,罕见汗腺、尿道旁腺来源。肉瘤来源于外阴的皮下结缔组织。疣状癌是一种特殊类型的鳞状细胞癌,生长较为缓慢,外观呈疣状。确诊均依靠活组织病理检查。治疗以手术切除为主。

小结

外阴肿瘤确诊依靠病理组织学诊断。良性肿瘤以手术切除为主要治疗手段。上皮内瘤变为癌前病变,需根据组织学类型、个体差异制订个体化治疗方案,治疗后需定期随访。外阴鳞状细胞癌治疗以手术为主,外阴恶性黑色素瘤采用手术为主的综合治疗。

思考题

1. 外阴上皮内病变的分类及其相关因素?
2. 外阴低级别鳞状上皮内病变的处理方法?
3. 外阴上皮的癌前病变有哪些? 治疗上有什么异同点?
4. 外阴鳞状细胞癌的手术病理分期?
5. 恶性黑色素瘤的治疗手段有哪些?

（徐丛剑）

第二十九章
盆底与疾病

第一节　盆底构造与功能

骨盆底(pelvic floor)是封闭骨盆出口的软组织,由多层肌肉和筋膜组成。人类直立行走后,骨盆出口就成了盆腹腔的最低点,盆底需要足够的支托组织,防止盆腔脏器从骨盆出口处脱出。这种解剖及生理要求,使得盆底支托组织逐渐演变成能自行扩张的肌肉筋膜组织,能承受盆腔向下的压力,同时也形成了能让胎儿娩出以及排尿排便的盆底裂隙。若盆底组织结构和功能发生缺陷,可导致盆腔脏器膨出、脱垂或引起分娩障碍;而分娩处理不当,亦可损伤盆底组织或影响其功能。

骨盆底前方为耻骨联合下缘,后方为尾骨,两侧为耻骨降支、坐骨升支及坐骨结节。盆腔器官包括阴道、子宫、膀胱和直肠。两侧坐骨结节的连线将盆底分为前、后两部:前部为尿生殖三角(urogenital triangle),又称尿生殖区(urogenital region),有尿道和阴道通过;后部为肛三角(anal triangle),又称肛区(anal region),有肛管通过。

骨盆底由外层、中层及内层组织构成,另有盆腔结缔组织参与骨盆底的构成。

1. **外层(浅层)** 由会阴浅筋膜及其深面的 3 对肌肉与 1 个括约肌组成。

外层包括球海绵体肌、坐骨海绵体肌、会阴浅横肌和肛门外括约肌(详见第三篇第十章第一节)。

2. **中层** 即会阴隔膜(perineal membrane,PM),是一层三角形的致密的肌肉筋膜组织,以往称为尿生殖膈,认为其是由尿道阴道括约肌、会阴深横肌和覆盖其上、下面的尿生殖膈上、下筋膜共同构成,现改为会阴隔膜。这是因为目前认为这一结构并非以前所认为的那样由中间肌层、上下膜性层所构成的,它实际上就是一层膜性组织,其上方为骨骼肌,即纹状尿生殖括约肌(以前称会阴深横肌)。女性由于阴道的存在,会阴隔膜不能形成连续的膜状组织以完全封闭盆腔前部。会阴隔膜通过阴道及会阴体附着于耻骨支以提供支托力,防止其下垂。会阴隔膜起自坐骨海绵体肌上方的坐骨支和耻骨降支内侧以及阴蒂脚,其内侧附着于尿道、阴道壁和会阴体。在会阴隔膜头侧有两块弓形的肌肉,它们起自耻骨弓后方并覆盖尿道,这两块肌肉分别称作逼尿肌和尿道阴道括约肌。在女性,它们是尿生殖括约肌的一部分,并延续至尿道括约肌。收缩时能压迫尿道远段。在会阴隔膜后方,会阴深横肌的骨骼肌纤维和一些平滑肌纤维相混合。会阴隔膜最主要的功能和其附着在阴道及会阴体有关。通过这些组织,会阴隔膜固定在骨盆出口,能对抗腹压增高时所产生向下的压力以支托盆底组织。

3. **内层(深层)** 即盆膈(pelvic diaphragm)。其为骨盆底最里层且最坚韧的组织,由肛提肌(levator ani muscle)及其上、下筋膜组成,有尿道、阴道及直肠贯通其中。肛提肌是盆底最重要的支持结构。它是一对三角形肌肉,两侧肌肉互相对称,向下向内聚集成漏斗状。该肌起自耻骨联合后面、肛提肌腱弓(tendinous arch of levator ani)和坐骨棘,止于尾骨、肛尾韧带和会阴中心腱(详见第三篇第十章第一节)。目前对肛提肌的基础研究发现,肛提肌作为一个整体发挥作用,但将其分成两个主要部分:盆膈部分(尾骨肌和髂尾肌)与支持脏器部分(耻骨尾骨肌和耻骨直肠肌)。这些肌肉来源于两侧骶骨和尾骨的侧壁。肛尾肌或肛提肌板代表尾骨肌在尾骨的融合。盆腔肌肉功能正常时,盆腔器官保持在肛提肌板之上,远离生殖裂孔,腹压增加将盆腔内器官向骶骨窝推挤,肛提肌板能防止其下降。

4. 盆腔结缔组织　盆腔脏器通过其浆膜层和盆壁肌肉上覆盖的较厚的结缔组织与侧盆壁相连。盆腔脏器外致密的浆膜层不仅将盆壁的神经血管连入脏器，还起到连接器官至盆腔的支托作用。由于盆腔浆膜结缔组织作用的重要性越来越被认识，有人提出将它单独称为盆腔内筋膜。它同切开腹壁时所见的腹直肌筋膜不一样，盆腔内筋膜是由一层胶原及弹性蛋白所构成的网状结构，并与盆腔脏器和盆腔肌肉融合在一起。在某些部位，盆腔内筋膜中有平滑肌组织。

（1）子宫韧带：子宫韧带包括阔韧带、主韧带、宫骶韧带及子宫圆韧带（详见第五篇第二十七章第三节）。阔韧带本身无支托作用。宫骶韧带和主韧带是两个不同的支托组织。骶韧带虽然只是由围绕子宫血管周围的结缔组织和神经组成，但它还是很有强度，不仅支托宫颈和宫体，还支托阴道上段，使子宫和阴道在盆膈肛提肌板的上方保持向后的姿势，并与尿生殖孔分开。圆韧带从子宫肌层延伸而来，它与睾丸纤维索同属一种组织。圆韧带来自阔韧带，从宫体两侧前壁发出。在进入腹膜后腔之前，圆韧带呈圆索状，进入腹膜后腔后，圆韧带从腹壁下动脉深处侧方通过，然后进入腹股沟内环，经腹股沟管从外环穿出后进入大阴唇皮下组织。圆韧带对支托子宫所起的作用不大。

（2）阴道筋膜和附着组织：阴道上 1/3 段通过主韧带的向下延伸部而悬吊在盆腔内。在盆腔内，阴道前方是膀胱阴道间隙，其后方是道格拉斯窝。

阴道中间 1/3 段通过盆腔弓状腱筋膜附着于盆壁。盆腔弓状腱筋膜是由闭孔肌筋膜和肛提肌筋膜增厚而形成，它代表阴道外膜侧方的附着组织。盆腔弓状腱筋膜上段附着于宫颈和主韧带，下段通过会阴隔膜附着于耻骨，并在盆腔内悬吊阴道前壁。阴道外膜前方的结缔组织和附着组织形成一层耻骨宫颈筋膜。这层筋膜是否是一层独立的组织，手术时是否有利用价值，现在仍有争论。在后外侧，阴道在盆膈和耻骨上方通过直肠阴道隔（rectovaginal septum，Denonvilliers 筋膜）着于盆腔内筋膜的顶部。直肠阴道隔上端与道格拉斯窝处的腹膜相连，下端与会阴体相连。在胎儿，当腹膜凹陷延伸至会阴体时，直肠阴道隔成为一混合筋膜；成人后，直肠阴道隔在道格拉斯窝处的腹膜下方封闭。直肠阴道隔下端附着于会阴体，能起到支托会阴体的作用。直肠阴道隔紧贴在阴道后壁及直肠阴道间隙前方。

阴道下 1/3 段与周围组织连接紧密。在前方，它通过会阴隔膜附着在耻骨上。在后方，它和会阴体互相融合。在两侧与肛提肌中间部分黏附在一起。阴道结缔组织在此处最强大，即使是完全性阴道脱垂的患者，结缔组织仍有支托作用。

（3）尿道支托组织：由于胚胎分化来源相同，因此尿道末端与阴道是紧密相连不可分的。通过尿道周围结缔组织以及阴道，并经会阴隔膜附着于耻骨，尿道末端的固定非常牢固。当腹压升高时，近侧尿道的支托作用对于排尿自制是很重要的。尿道近段由吊床样组织所支托。此吊床样结构由盆腔内筋膜和阴道前壁构成。其两侧附着于弓状腱筋膜和肛提肌中间部分，因此非常稳固。弓状腱筋膜是一纤维束，附着于耻骨下缘腹侧面。盆腔内筋膜附着于肛提肌，因此随肛提肌收缩和放松可使尿道上升或下降。当腹压升高时，在尿道腹侧面会形成一向下的压力，将尿道压向吊床样支托组织上，使尿道管腔关闭以对抗膀胱内不断升高的压力。筋膜层的稳固程度决定了尿道关闭机制的有效性。如果筋膜层稳固，就形成了一个强大的支托组织，使尿道能被压迫而关闭。如果筋膜层不稳固，那么尿道关闭机制也会受累及。因此，附着于弓状腱筋膜和肛提肌的筋膜层的完整性将直接影响到排尿的自控机制。

在行阴道检查时，盆腔肌肉会收缩或放松。通过肌肉附着处可使膀胱颈位置自主地产生变化。当盆腔肌肉松弛时，膀胱颈位置下降，则排尿开始。如果肌肉收缩则排尿停止。通过弓状腱筋膜内结缔组织的弹性，可限制膀胱颈向下活动过度。

现代解剖学对盆底结构的描述日趋细致，根据腔室理论，在垂直方向上将盆底分为前、中、后 3 个腔室：前腔室包括阴道前壁、膀胱、尿道；中腔室包括阴道顶部、子宫；后腔室包括阴道后壁、直肠。由此将盆腔器官脱垂量化到各腔室。1994 年，DeLancey 提出了阴道支持结构的 3 个水平理论：水平 1（level 1）为上层支持结构（主韧带 - 宫骶韧带复合体）；水平 2（level 2）为旁侧支持结构（肛提肌群及膀胱、直肠阴道筋膜);水平 3(level 3)为远端支持结构(会阴体及括约肌)。

小结

　　骨盆底由外层、中层及内层组织构成,另有盆腔结缔组织参与骨盆底的构成。外层包括球海绵体肌、坐骨海绵体肌、会阴浅横肌和肛门外括约肌,中层为会阴隔膜(尿生殖膈),内层为盆膈;此外还有盆腔结缔组织,包括韧带、阴道筋膜和附着组织、尿道支托组织。

思考题

　　　1. 请详细叙述女性骨盆底的构成。
　　　2. 盆腔结缔组织包括哪些结构?

(谢遵江)

第二节　盆底疾病

　　盆底功能障碍性疾病(pelvic floor dysfunction,PFD),包括阴道前后壁膨出、子宫/阴道穹窿脱垂和压力性尿失禁等系列疾病,目前已经成为影响女性,尤其是老年女性健康的重要问题。盆底缺陷(pelvic floor defects)是各种病因导致的盆底支持结构薄弱,进而引起盆腔脏器移位,从而导致其他盆腔器官的位置和功能异常。北美一项研究显示,一位女性在其一生中因为脱垂或压力性尿失禁需要手术治疗的风险高达 11%,其中 1/3 的患者需要 1 次以上修复手术。

一、阴道前壁膨出

【定义】

　　阴道壁突入阴道或从阴道脱出,常伴有膀胱和/或尿道的膨出(图 5-29-1)。

【病因】

　　任何原因导致盆底支持结构的损伤,可能为真正的撕裂,也可能是神经肌肉功能障碍或者兼而有之,都可能引起脱垂。

　　1. **妊娠和分娩**　妊娠和分娩过程中软产道及其周围的盆底组织极度扩张,肌纤维拉长或撕裂,特别是第二产程延长和手术助产所导致的损伤;产后过早参加体力劳动,特别是重体力劳动,影响盆底组织张力的恢复。

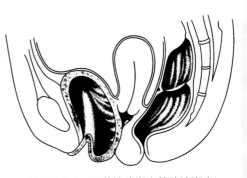

图 5-29-1　阴道前壁膨出伴膀胱膨出

2. 支持组织疏松薄弱　衰老,尤其是绝经后雌激素减低、盆底组织萎缩退化;盆底组织先天发育不良。

3. 慢性咳嗽、便秘、经常重体力劳动等造成长期腹压增加　加重病因,可导致或者加速脱垂的进展。

4. 医源性因素　没有充分纠正手术中所造成的盆底支持结构的缺陷。

【临床表现】

1. 症状　轻症患者一般没有症状。重症患者主要表现为阴道口组织堵塞或有组织物脱出阴道,同时出现一些伴随症状(表 5-29-1)。

表 5-29-1　脱垂相关的伴随症状

- 盆腔压迫感或坠胀感;
- 性功能改变;
- 尿路症状

　　压力性尿失禁(包括既往有压力性尿失禁史,而随着脱垂严重程度增加该症状消失)

　　尿急和急迫性尿失禁

　　混合性尿失禁

　　尿频

　　排空困难,如排尿延迟或尿不尽

　　需要减轻脱垂以排空膀胱

- 排便异常症状

　　便秘

　　为排便需要辅助减轻脱垂程度或增加腹部、阴道或直肠压力

2. 体征　阴道前壁呈球形膨出,皱褶消失。如果阴道壁已经膨出阴道口经常摩擦,有时出现溃疡、出血。

【临床分度】

临床上主要有 3 种分度方法:

1. 中国传统的分度是根据我国在 1981 年部分省、市、自治区"两病"科研协作组的意见,将盆腔器官脱垂分为 3 度。该方法较为简便易行,但缺乏客观的量化指标。以患者用力屏气时,阴道壁与处女膜缘的距离来划分:

Ⅰ度:阴道前壁达处女膜缘,但未膨出于阴道外。

Ⅱ度:部分阴道前壁已膨出于阴道外。

Ⅲ度:阴道前壁已全部膨出于阴道外。

2. Baden-Walker 的盆腔器官脱垂阴道半程系统分级法将处女膜到阴道前穹窿定为全程。该方法应用起来方便、易掌握,但不能定量评估脱垂或膨出的程度。其具体分级评估如下:

Ⅰ度:从尿道口到前穹窿的阴道前壁下降到了距处女膜的半程处。

Ⅱ度:阴道前壁及其下的膀胱脱垂到处女膜。

Ⅲ度:阴道前壁及其下的尿道、膀胱脱垂到了处女膜以外。

3. 目前国际上较为广泛接受和采用的是 1996 年由 Bump 提出并得到国际尿控协会、美国妇科泌尿协会和妇产科医师学会共同认可的盆腔器官脱垂定量分期法(pelvic organ prolapse quantitation,POP-Q)。该方法更加客观、准确,有更好的可信性和可重复性。此分期系统是分别利用阴道前壁、阴道顶端、阴道后壁上的 2 个解剖指示点与处女膜的关系来界定盆腔器官的脱垂程度。与处女膜平行以 0 表示,位于处女膜以上用负数表示,处女膜以下则用正数表示。阴道前壁上的 2 个点分别为 Aa

和 Ba 点。阴道顶端的 2 个点分别为 C 和 D 点。阴道后壁的 Ap、Bp 两点与阴道前壁 Aa、Ba 点对应。另外包括阴裂(gh)的长度,会阴体(pb)的长度以及阴道的总长度(TVL)。测量值均以厘米(cm)表示(图5-29-2、表 5-29-2、表 5-29-3)。

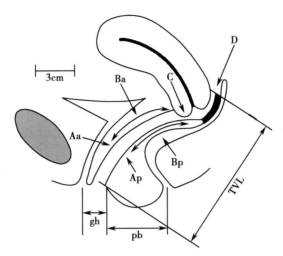

图 5-29-2　POP-Q 的 6 点解剖位置及阴裂、会阴体、阴道长度示意图

gh:阴裂长度;pb:会阴体长度;TVL:阴道总长度。

表 5-29-2　盆腔器官脱垂评估指示点(POP-Q)

指示点	内容描述	范围
Aa	阴道前壁中线距处女膜缘 3cm 处,相当于尿道膀胱沟处	−3~+3cm
Ba	阴道顶端或前穹窿到 Aa 点之间阴道前壁上段中的最远点	在无阴道脱垂时,此点位于 −3cm,在子宫切除术后阴道完全外翻时,此点将为 +TVL
C	宫颈或子宫切除后阴道顶端所处的最远端	−TVL 至 +TVL 之间
D	有宫颈时的后穹窿的位置,它提示了子宫骶骨韧带附着到近端宫颈后壁的水平	−TVL 至 +TVL 之间或空缺(子宫切除后)
Ap	阴道后壁中线距处女膜 3cm 处,Ap 与 Aa 点相对应	−3~+3cm
Bp	阴道顶端或后穹窿到 Ap 点之间阴道后壁上段中的最远点,Bp 与 Ba 点相对应	在无阴道脱垂时,此点位于 −3cm,在子宫切除术后阴道完全外翻时,此点将为 +TVL

阴裂的长度(gh)为尿道外口中线到处女膜后缘的中线距离;会阴体的长度(pb)为阴裂的后端边缘到肛门中点距离;阴道总长度(TVL)为总阴道长度。

表 5-29-3　盆腔器官脱垂分度(POP-Q 分类法)

分度	内容
0	无脱垂 Aa、Ap、Ba、Bp 均在 −3cm 处,C、D 两点在阴道总长度和阴道总长度 −2cm 之间,即 C 或 D 点量化值 ≤(TVL-2)cm
I	脱垂最远端在处女膜平面上 >1cm,即量化值 <−1cm
II	脱垂最远端在处女膜平面上 <1cm,即量化值 ≥ −1cm,但 ≤ +1cm
III	脱垂最远端超过处女膜平面 >1cm,但 <阴道总长度 −2cm,即量化值 >+1cm,但 <(TVL-2)cm
IV	下生殖道呈全长外翻,脱垂最远端即宫颈或阴道残端脱垂超过阴道总长 −2cm,即量化值 ≥(TVL-2)cm

为了补偿阴道的伸展性及内在测量上的误差,在Ⅲ和Ⅳ期中的 TVL 值上允许有 2cm 的缓冲区。可见 POP-Q 系统可以客观、详细、量化地评价 POP,因而是目前国际上得到承认的、并推荐在学术交流中作为科学标准使用的分期系统。

【诊断】

根据病史,患者主诉阴道有肿物脱出,妇科检查发现阴道口松弛、阴道前壁呈半球形突出容易确诊。检查时应嘱患者向下屏气用力来判断膨出的严重程度。同时注意让患者在膀胱充盈时咳嗽,观察有无漏尿情况。重度膀胱膨出患者可以掩盖压力性尿失禁的症状,因此妇科检查时需复位膨出组织后明确诊断。

【治疗】

对于没有明显症状的妇女,不需要进行外科手术干预,但有一些办法可能避免或者延缓病情进展为症状性脱垂,主要是生活方式干预,包括:

1. 保持足够的水分摄入并且在规律的间隔时间内排空膀胱。当液体摄入量足够时,通常间隔时间不应该超过 4h。特别是对于膀胱排空不全的妇女,规律的排尿可以降低泌尿系感染的发生。

2. 排便困难的妇女应增加纤维的摄入,避免用力,推荐每日纤维摄入的标准量是 25~30g。必要时可服用泻药或促进肠动力药物等。

3. 避免慢性腹压增高(如慢性咳嗽或经常负重),控制哮喘或支气管炎症。确实需要负重时应该采取正确的身体姿势(如举重物时弯曲膝盖,背部挺直)。

4. 超重者减轻体重,消除诱发盆底功能障碍性疾病的危险因素。

另外,盆底肌锻炼(pelvic floor muscle exercise,PFME)通过加强薄弱的盆底肌肉力量,增强盆底支持力,可以预防并改善轻、中度脱垂及其相关症状的进一步发展。可以采用持续收缩盆底肌不少于3s,松弛休息 2~6s,连续 15~30min,每天 2~3 次;或每天做 150~200 次,持续 8 周以上或更长。

对于有症状的患者,非手术治疗应推荐作为一线治疗方法,尤其是有其他慢性疾病不适合手术的患者,包括生活方式干预、盆底肌肉锻炼和放置子宫托。国内外许多研究已证实子宫托适用于各种程度的脱垂患者,高达 92% 的患者可以通过佩戴子宫托缓解相关的脱垂、排尿、排便症状,显著提高生活质量,其对症状和生活质量改善的远期疗效甚至可能与手术治疗相似。其最常见的并发症是阴道分泌物增多和异味。部分患者因为子宫托压迫阴道壁造成局部血供障碍,而出现阴道溃疡、出血,还可能出现疼痛及排便困难以及子宫托脱落的现象。但通常这些并发症症状较轻微,阴道局部使用雌激素后便可治愈。

对于非手术治疗无效或者无法坚持的症状性脱垂患者可以考虑手术治疗,根据患者年龄、生育要求和全身情况,采取个体化的方案。对于年轻或者有性生活需要的患者可以采用传统的阴道前壁修补术。对于前壁缺损严重或复发的患者可酌情加用植入合成网片。如果患者同时存在侧方缺陷,可同时行阴道旁修补术,但该术式近 10 年的临床结局并不理想,其临床意义有待循证。对于合并症较重、无法耐受较长时间手术、没有性生活要求的高龄患者,可以行阴道封闭或者阴道半封闭手术。

二、阴道后壁膨出

【定义】

阴道后壁突入阴道或从阴道脱出,常伴有直肠和 / 或直肠子宫陷凹的膨出(图 5-29-3)。

【病因】

参见本节"一、阴道前壁膨出"部分。某些手术如痔切除、瘘切除修补术后盆底肌肉及肛门内括约肌肌力弱,可导致或加重直肠膨出。

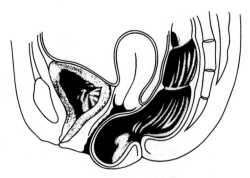

图 5-29-3　阴道后壁膨出伴直肠膨出

【临床表现】

1. 症状　轻症患者一般没有症状。重症患者主要表现为外阴异物感,同时出现一些伴随症状(见表 5-29-1)。

2. 体征　阴道后壁黏膜呈球形膨出,常伴有陈旧性会阴裂伤。阴道后壁中段的球形膨出为直肠膨出,肛门检查时手指向前可触及向阴道凸起的直肠呈盲袋状;而后穹窿部位的球形膨出是小肠膨出,指诊可触及疝囊内的小肠。

【临床分度】

与阴道前壁膨出一样,目前主要有 3 种分度方法:

1. 中国传统的分度

Ⅰ度:阴道后壁达处女膜缘,但未膨出于阴道外。

Ⅱ度:部分阴道后壁已膨出于阴道外。

Ⅲ度:阴道后壁已全部膨出于阴道外。

2. Baden-Walker 分级评估

Ⅰ度:阴道直肠后壁的突出部下降到距处女膜的半程处。

Ⅱ度:阴道直肠后壁的突出部脱垂到处女膜。

Ⅲ度:阴道直肠后壁的突出部脱垂到处女膜以外。

3. POP-Q 定量分期(见图 5-29-2、表 5-29-2、表 5-29-3)。

【诊断】

仔细询问病史,尤其要注意患者的排便习惯等。妇科检查可以发现阴道后壁呈半球形突出,单叶窥具压住阴道前壁后嘱患者屏气用力,可显示肠疝和直肠膨出。同时行肛查评价肛门括约肌的功能以及盆底肌肉力量。肠膨出患者必要时可行钡剂灌肠等检查。

【治疗】

无症状以及症状性膨出患者的非手术治疗参见本节"一、阴道前壁膨出"部分。

根据患者的具体情况,手术方式可以选择传统的阴道后壁修补术,如存在会阴陈旧裂伤同时行会阴修补术。对于没有性生活要求的高龄患者,可行阴道封闭或者半封闭手术。

三、子宫 / 阴道穹窿脱垂

【定义】

了宫 / 切除子宫后的阴道穹窿从正常位置沿阴道下降,宫颈外口达到坐骨棘水平以下,甚至全部脱出阴道口外。

【病因】

参见本节"一、阴道前壁膨出"部分。

【临床表现】

1. 症状　轻症患者一般没有症状。重症患者有不同程度的腰骶部酸痛或者下坠感,同时出现一些伴随症状(见表 5-29-1)。暴露在外的宫颈和阴道黏膜长期摩擦可出现溃疡、出血,如果伴发感染还会有脓性分泌物。

2. 体征　宫颈或者宫体如脱出在阴道内或阴道口外,表面可以有角化增厚,甚至溃疡、出血。部分患者还会伴随宫颈延长。

【临床分度】

与阴道壁膨出一样,也有 3 种分度方法。

1. 中国传统的分度(图 5-29-4)

Ⅰ度:轻型宫颈外口距离处女膜缘 <4cm,但未达处女膜缘;重型宫颈已达处女膜缘,阴道口可见

宫颈。

Ⅱ度：轻型宫颈脱出阴道口，宫体仍在阴道内；重型部分宫体脱出阴道口。

Ⅲ度：宫颈和宫体全部脱出阴道口外。

2. Baden-Walker 分级评估

Ⅰ度：宫颈或阴道顶端下降到距处女膜的半程处。

Ⅱ度：宫颈或阴道顶端脱垂到达或接近处女膜。

Ⅲ度：宫颈和宫体脱垂到处女膜以外，或阴道顶端外翻并脱出到处女膜外。

3. POP-Q 定量分期（见图 5-29-2、表 5-29-2、表 5-29-3）。

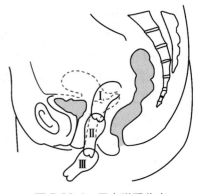

图 5-29-4   子宫脱垂分度

【诊断】

根据患者的症状和体征不难诊断。要注意询问患者分娩情况和排尿、排便情况。妇科检查时要注意宫颈的长度，对于重症患者要充分评估子宫的大小。注意有无伴发膀胱和肠道的膨出。

【治疗】

无症状以及症状性膨出患者的非手术治疗参见本节"一、阴道前壁膨出"部分。

手术可以分为盆底重建手术和阴道封闭/半封闭手术。盆底重建手术通过网片、缝线把宫颈/阴道穹窿或者宫骶韧带悬吊到骶骨前纵韧带、骶棘韧带等坚韧的组织上，主要包括：

1. 经腹或者经腹腔镜骶骨子宫/阴道固定术　通过将顶端固定在骶骨前纵韧带上达到Ⅰ水平的重建。

2. 骶棘韧带或者坐骨棘筋膜固定术　通过把顶端悬吊到骶棘韧带或者其旁的坐骨棘筋膜上实现Ⅰ水平的重建。

3. 宫骶韧带悬吊术　通过自身宫骶韧带的缩短缝合达到顶端悬吊，实现Ⅰ水平的重建。

4. 植入合成网片的盆底重建术　通过成品或者自裁剪的合成网片将顶端悬吊至骶棘韧带水平，实现Ⅰ水平的重建。

四、压力性尿失禁

【定义】

在打喷嚏、咳嗽或劳动、运动等腹压增高的活动时出现不自主的尿液自尿道口漏出。

【病因】

压力性尿失禁分为两型。90% 以上为尿道高活动型 SUI（解剖型 SUI），由盆底组织松弛引起；另外约 10% 为尿道固有括约肌缺陷型 SUI，是先天性缺陷造成的。

1. 多产、阴道分娩和会阴侧切　是压力性尿失禁的高危因素。妊娠、分娩和阴道手术助产等均可造成盆底组织松弛。

2. 尿道和阴道手术　阴道前后壁修补术、宫颈癌根治术、尿道憩室切除术等均可破坏膀胱尿道的正常解剖支持结构。

3. 功能障碍　先天性膀胱尿道周围支持组织薄弱或神经支配缺陷为青年女性及未产妇的发病原因。而绝经后妇女由于雌激素减退，使膀胱三角区及尿道黏膜血供减少、黏膜上皮退化、膀胱和尿道的浅层上皮组织张力减退、尿道及周围盆底肌肉萎缩引起尿失禁。

4. 盆腔肿物　如巨大的子宫肌瘤、卵巢囊肿等会增加腹压，使膀胱尿道交接处位置降低造成尿失禁。

5. 体重　压力性尿失禁的发生与患者的体重指数（BMI）过大及腹型肥胖有关。

【临床表现】

1. 症状　腹压增加情况下不自主的漏尿是最典型的症状。患者常伴有尿急、尿频、急迫性尿失禁和排尿后膀胱区胀满感。

2. **体征**　嘱患者有尿意情况下取截石位,咳嗽时有尿液自尿道口溢出。但是对于阴道前壁膨出程度重的患者检查时可能无漏尿,可在还纳膨出组织后再次检查。

【临床分度】

1. **主观分度**

(1)目前多采用 Ingelman-Sundberg 分度法。

轻度:尿失禁发生在咳嗽和打喷嚏时,不需要使用尿垫。

中度:尿失禁发生在跑跳、快走等日常活动时,需要使用尿垫。

重度:轻微活动、平卧体位改变时等发生尿失禁。

(2)Sandvik 严重程度指数根据漏尿的频率和量计算:

漏尿频率:每个月少于 1 次,计 1 分;每个月几次,计 2 分;每周几次,计 3 分:每天/每夜均有,计 4 分。

漏尿量:几滴,计 1 分;少量,计 2 分;量多,计 3 分。

严重程度指数:1~2 分,轻度;3~6 分,中度;8~9 分,重度;12 分,极重度。

2. **客观分度**　采用尿垫试验,有 1h、3h 以及 24h 尿垫试验,推荐采用 1h 尿垫试验。目前 1h 尿垫试验的诊断标准并未统一,我国常用的标准如下:

轻度:0~2g;

中度:2~10g;

重度:10~50g;

极重度:≥ 50g。

【诊断】

根据病史、症状和体征可做出初步判断。但还需要结合全身检查以排除和明确可能影响下尿路功能的全身疾病。

盆腔检查应明确患者有无盆腔包块、盆腔器官脱垂及阴道萎缩。阴道检查和直肠检查时还要用手指触摸盆底肌肉,感受肌肉是否对称和有力。

除此以外,压力性尿失禁的诊断还有一些特殊检查:

1. **压力试验(stress test)**　包括排空后压力试验(empty supine stress test)和充盈膀胱的压力试验。前者让患者自然排尿后取仰卧位,在膀胱空虚的情况下连续用力咳嗽数次或做 Valsalva 动作,如尿道口有漏尿则试验阳性,常提示漏尿程度严重。后者是患者在主观感觉膀胱充盈或通过导尿管向患者膀胱灌注 300ml 生理盐水的情况下,取膀胱截石位,连续用力咳嗽数次,观察尿道口有无漏尿现象。有则压力试验呈阳性。如果仰卧时无漏尿,让患者两脚分开与肩同宽站立,反复咳嗽几次,观察有无漏尿。

压力试验阳性时,必须鉴别漏尿是由腹压升高引起的压力性尿失禁,还是咳嗽诱导的逼尿肌收缩引起的运动性急迫性尿失禁,后者漏尿往往延迟,在咳嗽几秒钟后发生,停止咳嗽后漏尿也不停止。但压力试验阴性不能排除压力性尿失禁。

2. **指压试验(Marshall-Bonney test)**　压力试验阳性时,应行指压试验(膀胱颈抬高试验)(图 5-29-5)。分开中指及示指置于阴道内尿道后方两侧,将膀胱颈向前上推顶,尿道旁组织同时被托起,尿道随之上升,从而恢复了尿道与膀胱的正常角度。如试验前咳嗽时溢尿,试验时咳嗽不再溢尿,则指压试验阳性,提示压力性尿失禁的可能性大。该检查对尿道固有括约肌缺失型压力性尿失禁无诊断意义。有时因手法错误而导致假阳性。

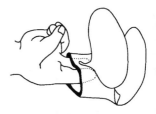

图 5-29-5　指压试验

3. **残余尿测定**　大量残余尿导致膀胱过度充盈,通过两种机制引发尿失禁。一方面,增加的腹压使尿液通过尿道括约肌,引起压力性尿失禁;另一方面,膀胱过度充盈使逼尿肌不可抑制地收缩,引起尿失禁。

残余尿可通过导尿或超声检测。一般认为残余尿 <50ml 为正常。

4. 尿常规分析　是为了排除泌尿系感染和代谢异常。

5. 尿垫试验(pad test)　在咳嗽 - 漏尿试验有溢尿时应进行尿垫试验。嘱患者在一定时间内做一系列规定的动作,测量其活动前后佩戴卫生巾的重量,计算漏尿量,从而评估患者尿失禁的严重程度。

1h 尿垫试验最为常用。其试验步骤如下:①试验前患者正常饮水,试验前 1h 及试验中不再排尿;②预先放置称重过的尿垫(如卫生巾);③试验开始 15min 内:饮用 500ml 白开水,卧床休息;④之后的 30min,行走,上下 1 层楼台阶;⑤最后 15min,坐立 10 次,用力咳嗽 10 次,跑步 1min,拾起地面 5 个物体,再用自来水洗手 1min;⑥试验结束时,精确称重尿垫,要求患者排尿并测尿量。

尿垫试验结束后应询问患者测试期间有无尿急和急迫性尿失禁现象,如果发生急迫性尿失禁,该结果不应作为压力性尿失禁严重程度的评估参数,应重新进行尿垫试验。1h 尿垫试验尿垫重量增加为阳性。尿垫试验可定量反映漏尿程度,较主观评价(如压力试验)更准确。

6. 棉签试验(cotton swab test or Q-tip test)　用于测定尿道的轴向及活动度(图 5-29-6)。患者取截石位,将一个消毒的细棉签插入尿道,使棉签前端处于膀胱与尿道交界处,分别测量患者在 Valsalva 动作前后棉签与水平线之间夹角的变化。如该角度 <15° 说明有良好的解剖学支持;如 >30° 或上行 2~3cm 说明膀胱颈后尿道过度下移,解剖支持薄弱;15°~30° 不能确定解剖学的支持程度。对 <30° 而有压力性尿失禁者应进一步检查。

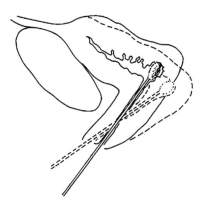

图 5-29-6　棉签试验

如棉签角度变化不大仍存在尿失禁,表明膀胱颈和尿道具有良好的支撑结构,要考虑内括约肌功能缺陷,不应选择悬吊膀胱颈治疗该类膀胱颈低活动度型压力性尿失禁。因该检查为有创操作且可被超声检查替代,故现已少用。

7. 排尿日记(voiding diary, or bladder diary)　排尿日记是评估尿失禁状况的重要工具。患者将每次排尿时间记录在图表上并测量尿量,同时记录尿失禁时间及与漏尿相关的特殊活动,还可以记录液体摄入量。主要用于鉴别压力性或急迫性尿失禁。有研究认为,夜尿频率作为单一指标鉴别压力性和急迫性尿失禁比较可靠。

8. 尿流动力学检查(urodynamics)　测定膀胱充盈和排空过程中膀胱与尿道功能的各种生理指标,是提供下尿路功能客观证据的检查。频率 / 尿量表也是有价值的尿流动力学研究方法。

【治疗】

1. 非手术治疗　用于轻、中度压力性尿失禁患者以及手术治疗前后的辅助治疗,包括:盆底肌肉锻炼、盆底电刺激、膀胱训练、α 肾上腺素能激动剂和阴道局部雌激素治疗。30%~60% 的患者经非手术治疗能缓解症状。尤其是盆底肌肉锻炼治疗,已被列为一线 SUI 治疗方案。

2. 手术治疗　目前常用的主要是两种。

(1)耻骨后膀胱尿道悬吊术:手术在腹膜外将尿道旁阴道或者阴道周围组织缝合至 Cooper 韧带(Burch 手术)或耻骨联合(Marshall-Marchetti-Krantz 手术)等相对结实的结构上,以提高膀胱尿道交界处的角度。

(2)阴道无张力尿道中段悬吊带术:与其他手术方式相比,其优点如下:①可适用于肥胖者;②可采取局麻方式手术;适于年老体弱、不能耐受手术者;③平均出血量少,手术时间短,术后住院时间短;④无严重并发症发生;⑤对既往手术失败的患者仍有较高成功率。手术根据具体路径不同可以分为以下两种：

1）耻骨后路：经阴道无张力尿道悬吊术（tension free vaginal tape procedure，TVT）：适用于因尿道高活动性或者内括约肌缺陷所引起的压力性尿失禁。由于穿刺路径原因，TVT 手术必须行膀胱镜检查（图 5-29-7）。

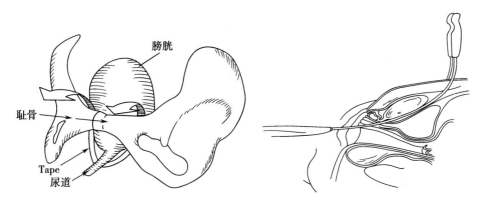

图 5-29-7　自下而上和自上而下完成经阴道无张力尿道中段悬吊术

2）经闭孔阴道无张力尿道中段悬吊带术（trans-obturator tape，TOT 和 tension free vaginal tape-obturator，TVT-O）：适用于解剖型压力性尿失禁、耻骨后手术史、肥胖及对耻骨后路径不熟练者建议行经闭孔路径，但尿道内括约肌障碍型压力性尿失禁和混合性尿失禁效果欠佳。TVT-O 和 TOT 因为穿刺路径原因，不需要行膀胱镜检查，但是疼痛较为常见（图 5-29-8）。

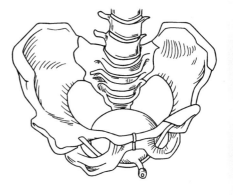

图 5-29-8　经闭孔路径阴道无张力尿道中段悬吊术

五、生殖道瘘

由于各种原因导致的生殖器与其毗邻器官之间形成异常通道，包括生殖道（阴道、宫颈和子宫）与泌尿道（尿道、膀胱和输尿管）和胃肠道（肛管、直肠、乙状结肠和小肠）之间的瘘孔，分别称为尿瘘（urinary fistula）和粪瘘（fecal fistula）（图 5-29-9）。两者如同时存在则称混合性瘘（combined fistula）。

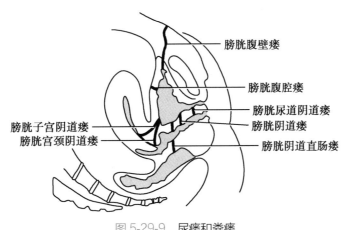

膀胱腹壁瘘

膀胱腹腔瘘

膀胱尿道阴道瘘

膀胱阴道瘘

膀胱子宫阴道瘘

膀胱宫颈阴道瘘

膀胱阴道直肠瘘

图 5-29-9　尿瘘和粪瘘

（一）尿瘘

【病因】

导致生殖道瘘的原因很多，多为损伤性的。在发展中国家，95%的生殖道瘘由产伤引起；在发达国家，生殖道瘘多继发于妇科手术和放疗。

1. **产伤** 主要是梗阻性难产。由于头盆不称，产程延长，阴道壁、膀胱、尿道被挤压在胎头和骨盆之间，导致局部组织缺血坏死形成尿瘘。另外手术助产也是引起生殖道瘘的原因。

2. **手术因素** 一种发生机制是手术中直接损伤尿道、膀胱和输尿管，导致瘘。另一种更常见的原因是术中引起组织血供减少，发生组织坏死和感染，多于术后1~2周出现症状。

3. **恶性肿瘤** 少见，通常表明肿瘤已经发展到晚期。

4. **其他原因** 包括：感染、创伤（如骑跨伤、性侵害等）和阴道异物（如放置子宫托）以及放疗。

【临床表现】

1. **漏尿** 尿液不能控制地自阴道流出。漏出量因瘘孔大小和部位而异，多数患者在任何体位均有持续漏尿，而排尿量通常很少。较高位的瘘孔在患者站立时无漏尿，而平卧时持续漏尿。

2. **局部刺激、组织炎症增生及感染** 外阴呈湿疹和皮炎改变，继发感染后疼痛明显。一侧输尿管阴道瘘会导致尿液刺激阴道一侧顶端，导致周围组织增生，盆腔检查可触及局部增厚。

3. **尿路感染** 患者有尿频、尿急、尿痛及下腹部不适等症状。输尿管阴道瘘上行感染可以引起肋下痛。

4. **闭经** 可能与精神创伤有关。

5. **其他症状** 输尿管阴道瘘可能出现发热，可有腰痛和肾区叩痛。因输尿管阴道瘘患者腹腔内常有尿液，可引起腹痛进行性加重、恶心、呕吐和食欲缺乏，还会出现腹胀和麻痹性肠梗阻。

【诊断】

根据病史、症状及妇科检查不难做出诊断。应仔细询问病史尤其是手术史、恶性肿瘤和放疗史，以及漏尿发生的时间和表现。仔细行妇科检查，大瘘孔极易发现，小瘘孔通过触摸瘘孔边缘的瘢痕组织也可明确，阴道检查可以发现瘘孔位置。在发现瘘孔的同时了解其大小、数量、位置、周围组织的炎症反应情况，有利于判断手术的路径和方式。

如患者在盆腔手术后出现漏尿，而妇科检查未发现瘘孔，仅见尿液自阴道穹窿一侧流出，应怀疑输尿管阴道瘘。检查暴露不满意时，患者可取膝胸卧位，用单叶拉钩将阴道后壁上提，可发现位于耻骨后或较高位置的瘘孔。

特殊检查：

1. **辅助检查** 当怀疑尿瘘但较难确诊时，首先需要通过生化检查明确漏出的液体是否为尿液。尿液中的电解质和肌酐水平为血液中的数倍，如果瘘出液的电解质和肌酐水平接近尿液则高度怀疑有尿瘘的存在。当漏出的液体较少时，可以在阴道内放置棉球收集液体挤入标本瓶；如果漏出液体较多时，可以在阴道内液体聚集部位直接抽取液体送检。

2. **染色法**

（1）三棉球试验（the tampon dye test）：将3个棉球逐一放在阴道顶端、中1/3处和远端。用稀释的亚甲蓝或靛蓝洋红溶液200ml充盈膀胱，嘱患者走动30min，然后逐一取出棉球，蓝染提示膀胱阴道瘘，根据蓝染海绵是在阴道上、中、下段估计瘘孔的位置。可以在试验前数小时让患者口服吡啶使尿液呈橘色，如果顶端的海绵染成橘色，则充分提示存在输尿管阴道瘘。

（2）亚甲蓝试验（methylene blue test）：将100~200ml亚甲蓝稀释液注入膀胱，若蓝色液体经阴道壁小孔流出为膀胱阴道瘘，自宫颈口流出为膀胱宫颈瘘或膀胱子宫瘘，阴道内为清亮尿液则可能为输尿管阴道瘘。

（3）靛胭脂试验（indicarmine test）：静脉推注靛胭脂5ml，5~10min后见蓝色液体自阴道顶端流出者为输尿管阴道瘘。

3. 影像学检查

（1）静脉肾盂造影（intravenous pyelogram，IVP）：可以确定输尿管阴道瘘的部位并有助于了解肾功能和输尿管通畅情况。

（2）膀胱造影（cystography）：对于复杂性的膀胱阴道瘘及膀胱子宫瘘有很高的诊断价值。

（3）逆行输尿管肾盂造影（retrograde ureteropyelography）：对静脉肾盂造影没有发现的输尿管阴道瘘孔的位置和程度判断有一定帮助。

（4）CT尿路造影（CT urography，CTU）：对于怀疑输尿管损伤的患者，可行增强腹/盆CT尿路造影。

（5）MRI尿路造影（MRI urography）：对于明确输尿管阴道瘘很有意义。但价格昂贵，应该在上述诊断方法失败的困难病例中考虑应用。

4. 膀胱镜检查
可以了解瘘孔的位置、大小、数目尤其要评价瘘孔周围组织的炎症反应情况及瘘孔和膀胱三角的关系，同时膀胱镜还可以了解膀胱容积、黏膜情况，有无炎症、结石、憩室。对于放疗及恶性疾病引起的瘘孔应常规行组织活检。

【治疗】

包括非手术治疗和手术治疗两种。

1. 非手术治疗
对于手术损伤后7d之内发现的小的、非恶性的瘘，可以通过持续引流促使瘘口上皮化从而自然愈合。留置导尿2~4周，膀胱阴道瘘和尿道阴道瘘有愈合可能。治疗上推荐早期放置输尿管支架，放置2~4周输尿管阴道瘘有愈合可能。对于输尿管完全梗阻或伴有感染的患者，行经皮肾盂镜引流。引流期间，要保证患者营养和液体的摄入，促进瘘孔愈合。同时积极治疗外阴皮炎和泌尿系感染。引流管拔除前，应重复诊断检查（如染料试验）明确瘘孔是否愈合。

2. 手术治疗

（1）适应证：除了很少一部分非手术治疗的尿瘘可自愈外，大部分尿瘘需要手术治疗。

（2）禁忌证：生殖道急性炎症；全身状况不能耐受手术，可待病情控制好转后再手术治疗；月经期、妊娠期不宜手术。

（3）手术时机：一旦保守治疗无效或水肿、炎症、坏死或感染消除，即可进行手术。放疗所致的尿瘘建议12个月后再修补。

（4）手术方法：对于瘘孔暴露清楚，阴道组织活动性好的尿瘘，可以经阴道修补，绝大多数的简单的膀胱阴道瘘都可以通过阴道途径加以修补。当瘘孔暴露困难、输尿管阴道瘘、复杂尿瘘或合并粪瘘时，可以选择经腹或经腹-阴道联合手术。切除瘘孔周围的瘢痕组织，形成新鲜创面，游离瘘孔周围的阴道壁和膀胱或尿道壁组织，通过分层缝合来修补瘘孔并进一步加强膀胱和阴道壁的支持作用。

（5）围手术期处理：术前3~5d用1:5 000高锰酸钾坐浴。绝经后患者术前局部应用雌激素促进阴道上皮增生。积极治疗尿路感染。对于手术损伤引起的尿瘘，术后留置尿管10~14d；产科因素引起的尿瘘则一般建议留置尿管21d；放疗导致的尿瘘，修补术后则要留置尿管21~42d；导尿管要保持引流通畅，必要时可以行耻骨上膀胱造瘘，以利于膀胱引流通畅。在拔除尿管之前，都必须要进行染料试验。

（二）粪瘘

【病因】

除了可能引起尿瘘的病因以外，会阴修补时缝线穿透直肠黏膜未发现或者侧切伤口感染或缺血坏死也可导致直肠阴道瘘。而先天畸形可能造成非损伤性直肠阴道瘘,常合并肛门闭锁。

【临床表现】

1. 不能控制的阴道排便或排气为主要症状。

2. 粪便引起局部炎症和感染会造成阴道或外阴不适并可引起性交痛。

3. 炎症性肠病、恶性肿瘤或放疗导致的粪瘘,因同时伴有狭窄或炎症反应,可表现为排便习惯改变、腹痛或直肠出血等。

【诊断】

产伤造成的肛门阴道瘘和直肠阴道瘘多位于阴道中线的下 1/3,而手术创伤、放疗和炎性过程造成的瘘管可以出现在直肠阴道隔的任何部位,子宫切除术后的直肠阴道瘘通常位于阴道顶端。检查时要确定瘘是位于肛门括约肌复合体之上、之下或穿过肛门括约肌复合体。检查时要进一步评价直肠阴道隔的瘢痕组织、肛门括约肌的张力和是否有肛管狭窄。可同时行直肠镜检查。

常用的辅助检查包括:亚甲蓝试验、计算机断层扫描(CT)、磁共振成像(MRI)、腔内超声(endoscopic ultrasonography,EUS)、钡剂灌肠、瘘管造影和肠镜检查。磁共振成像和肛门内超声尤其有助于评估括约肌是否损伤。

【治疗】

主要依靠手术修补。

1. **适应证**　对于损伤引起的陈旧性直肠阴道瘘均应手术修补。小的、无症状的瘘管,特别是未完成生育的妇女可暂不修补。

2. **禁忌证**　同尿瘘的手术禁忌证。

3. **手术时机**　先天性粪瘘应在患者 15 岁左右月经来潮后再行手术。压迫坏死性粪瘘,应等待3~6 个月后再行手术修补。高位直肠阴道瘘合并尿瘘者、放疗后引起的或者前次手术失败阴道瘢痕严重者等复杂性瘘的患者,应先行暂时性乙状结肠造瘘,3 个月后再行修补手术。

4. **手术方法**　可通过阴道、经直肠或经腹途径完成。大部分的阴道下段瘘管可以经阴道或者直肠修补。经腹修补多数是伴有肠道疾病的高位瘘管。当有广泛炎症时,还需要行肠切除和吻合术。对于放疗引起或者手术修补失败的瘘管,往往需要先通过乙状结肠或横结肠造口来实现粪便改道,待8~12 周后瘘管周围的炎症消退,组织恢复弹性并伴有新生血管时再进行瘘管的修补,通常需要自体组织移植来改善血供,从而提高成功率。

切除瘘管后,游离周围组织后进行多层缝合,如果存在肛门括约肌损伤要同时修补。

5. **围手术期处理**　术前要严格肠道准备,可口服肠道抗生素以抑制肠道细菌。术后 1 周内控制饮食及不排便,同时口服肠蠕动抑制药物,保持会阴清洁。第 5 日起,口服药物软化大便,逐渐使患者恢复正常排便。

小结

1. 盆底功能障碍性疾病严重困扰广大女性,尤其是老年女性,其发生与产伤、激素降低等有关,包括盆腔器官脱垂和压力性尿失禁,治疗首选非手术方式,手术方式需根据患者年龄、疾病严重程度等选择。

2. 生殖道瘘的形成与产伤、肿瘤等有关,部分尿瘘可采用非手术治疗,粪瘘常需手术,手术时机的选择和围手术期处理至关重要。

思考题

1. 压力性尿失禁的主观分度是什么？
2. 生殖道瘘缝合时的原则是什么？

（朱 兰）

第三十章
盆腔疾病

盆腔疾病包括盆腔感染性疾病及腹膜肿瘤等。常见的盆腔感染性疾病有盆腔炎性疾病和生殖器结核。腹膜上皮癌是腹膜恶性肿瘤，其生物学行为、临床表现、诊断及治疗同上皮性卵巢癌（详见第二十六章第二节二、卵巢上皮性肿瘤）。腹膜肿瘤还包括腹膜假黏液瘤。

第一节　盆腔炎性疾病

盆腔炎性疾病（pelvic inflammatory disease，PID）为女性上生殖道的一组感染性疾病，主要包括子宫内膜炎（endometritis）、输卵管炎（salpingitis）、输卵管卵巢脓肿（tubo-ovarian abscess，TOA）和盆腔腹膜炎（peritonitis）等。炎症可局限于一个部位，也可同时累及几个部位，以输卵管炎、输卵管卵巢炎最为常见。PID 多发生于性活跃的生育期妇女，初潮前、无性生活和绝经后的妇女很少发生 PID，即使发生也常常是邻近器官炎症的扩散。PID 若未能得到及时正确的治疗，则可由于盆腔粘连，输卵管阻塞，导致不孕、输卵管妊娠、慢性盆腔痛，炎症反复发作等 PID 的后遗症，严重影响妇女的生殖健康，增加家庭与社会经济负担。

【高危因素】

1. **年龄**　年龄可以作为 PID 的独立高危因素，年轻妇女容易发生 PID 可能与性活动频繁，宫颈柱状上皮异位，以及宫颈黏液机械防御功能较差等因素有关。

2. **性行为**　PID 多发生于性活跃期妇女，尤其是初次性交年龄小、有多个性伴侣、性交过频以及性伴侣有性传播疾病者。经期性交、使用不洁月经垫等不良性卫生习惯，均可使病原体侵入而引起炎症。此外，不注重性卫生保健的低收入群体及阴道冲洗者 PID 的发生率高。

3. **下生殖道感染**　下生殖道感染如淋病奈瑟菌性子宫颈炎、沙眼衣原体性子宫颈炎以及细菌性阴道病与 PID 的发生密切相关。

4. **宫腔内手术操作后感染**　如刮宫术、输卵管通液术或造影术、宫腔镜检查、放置宫内节育器等，由于手术所致生殖道黏膜损伤、出血、坏死，导致下生殖道内源性病原体上行感染。

5. **邻近器官炎症直接蔓延**　如阑尾炎、腹膜炎等蔓延至盆腔，病原体多以大肠埃希菌为主。

6. **PID 再次急性发作**　PID 所致的盆腔广泛粘连、输卵管损伤、输卵管防御能力下降，容易造成再次感染，导致急性发作。有过 PID 病史的女性再发病率是无病史患者的 20 倍。由于输卵管在上次感染时受到损害，对细菌侵犯的抵抗力下降，有 25% 的急性 PID 会发生重复感染。

7. **其他**　吸烟妇女患病率是非吸烟妇女的 2 倍，可能是烟草中某些成分改变了宫颈黏液性状，使致病微生物更容易上行感染。

【病原体及致病特点】

PID 的病原体有外源性及内源性两个来源,两种病原体可单独存在,但通常为混合感染,可能是外源性的病原体感染造成输卵管损伤后,再继发内源性的需氧菌及厌氧菌感染。

1. **外源性病原体**　主要为性传播疾病的病原体,如沙眼衣原体、淋病奈瑟菌。其次为支原体,包括人型支原体、生殖支原体以及解脲支原体(图 5-30-1)。

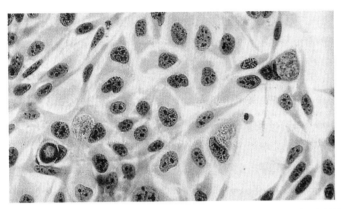

图 5-30-1　急性子宫颈炎病原体检测:沙眼衣原体 McCoy 细胞培养

2. **内源性病原体**　来自寄居于阴道内的微生物群,包括多种需氧菌及厌氧菌,可以仅为需氧菌或厌氧菌的单独感染,但多数病例是需氧菌和厌氧菌的混合感染。主要的需氧菌及兼性厌氧菌有金黄色葡萄球菌、溶血性链球菌、大肠埃希菌,厌氧菌有脆弱拟杆菌、消化球菌、消化链球菌。厌氧菌感染的特点是容易形成盆腔脓肿、感染性血栓性静脉炎,脓液有粪臭并有气泡。

【感染途径】

1. **沿生殖道黏膜上行蔓延**　病原体侵入外阴、阴道后,或阴道内的病原体沿宫颈黏膜、子宫内膜、输卵管黏膜蔓延至卵巢及腹腔,是非妊娠期和非产褥期 PID 的主要感染途径。淋病奈瑟菌、沙眼衣原体及葡萄球菌等常沿此途径扩散(图 5-30-2)。

2. **经淋巴系统蔓延**　病原体经外阴、阴道、宫颈及宫体创伤处的淋巴管侵入盆腔结缔组织及内生殖器,是产褥感染、流产后感染及放置宫内节育器后感染的主要途径。链球菌、大肠埃希菌、厌氧菌多沿此途径蔓延(图 5-30-3)。

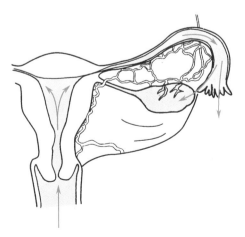

图 5-30-2　炎症经黏膜上行蔓延

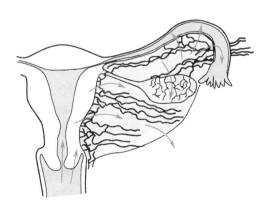

图 5-30-3　炎症经淋巴系统蔓延

3. **经血液循环传播**　病原体先侵入人体其他系统,再经血液循环感染生殖器,为结核分枝杆菌感染的主要途径(图 5-30-4)。

4. 直接蔓延　腹腔其他脏器感染后,直接蔓延到邻近的内生殖器,如阑尾炎可引起右侧输卵管炎,致病菌多为大肠埃希菌。

【病理及发病机制】

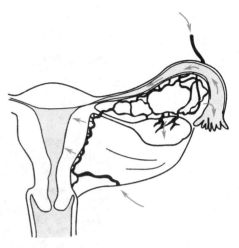

1. 子宫内膜炎及子宫肌炎　急性期子宫内膜充血、水肿,有炎性渗出物,严重者内膜坏死、脱落形成溃疡,镜下见大量白细胞浸润。浆细胞和淋巴滤泡的出现是诊断慢性子宫内膜炎的特定表现,仅有淋巴滤泡而没有浆细胞不足以做出诊断。炎症向深部侵入子宫肌层,使子宫充血、水肿,甚则化脓、坏死,称为子宫肌炎。

图 5-30-4　炎症经血行传播

2. 输卵管炎、输卵管积脓、输卵管卵巢脓肿　输卵管炎症因病原体的传播途径不同而有不同的病变特点。

(1)炎症经子宫内膜向上蔓延:首先引起输卵管黏膜炎,表现为输卵管黏膜肿胀、间质水肿及充血、大量中性粒细胞浸润,严重者输卵管上皮坏死脱落,引起输卵管黏膜粘连,导致输卵管管腔及伞端闭锁,若有脓液积聚于管腔内则形成输卵管积脓。淋病奈瑟菌、大肠埃希菌、拟杆菌以及普雷沃菌,除直接引起输卵管上皮损伤外,其细胞壁脂多糖等内毒素引起输卵管纤毛大量脱落,导致输卵管运输功能减退、丧失。因衣原体的热休克蛋白与输卵管热休克蛋白有相似性,感染后引起的交叉免疫反应可损伤输卵管,导致严重输卵管黏膜结构及功能破坏,并引起盆腔广泛粘连。

(2)病原菌通过宫颈的淋巴播散:通过宫旁结缔组织,首先侵及浆膜层,发生输卵管周围炎,然后累及肌层,而输卵管黏膜层可不受累或受累极轻。病变以输卵管间质炎为主,其管腔常可因肌壁增厚受压变窄,但仍能保持通畅。轻者输卵管仅有轻度充血、肿胀、略增粗;严重者输卵管明显增粗、弯曲,纤维素渗出,可造成输卵管与周围组织粘连。

卵巢很少单独发炎,白膜是良好的防御屏障。卵巢常与发炎的输卵管伞端粘连而发生卵巢周围炎,称为输卵管卵巢炎,亦称附件炎。炎症可通过卵巢排卵的破孔侵入卵巢实质形成卵巢脓肿,脓肿壁与输卵管积脓粘连并穿通,形成输卵管卵巢脓肿。输卵管卵巢脓肿多位于子宫后方或子宫、阔韧带后叶及肠管间粘连处,可破入直肠或阴道,若破入腹腔则引起弥漫性腹膜炎。

3. 急性盆腔腹膜炎　盆腔内器官发生严重感染时,往往蔓延到盆腔腹膜,发炎的腹膜充血、水肿,并有少量含纤维素的渗出,造成盆腔脏器粘连。当有大量脓性渗出液积聚于粘连的间隙内,可形成散在小脓肿;积聚于直肠子宫陷凹处形成盆腔脓肿,较多见。脓肿前面为子宫,后面为直肠,顶部为粘连的肠管及大网膜,可自发破入直肠或阴道。

4. 急性盆腔结缔组织炎　盆腔结缔组织是腹膜外的组织,位于盆腔腹膜的后方,子宫两侧及膀胱前间隙处。急性盆腔结缔组织炎是指盆腔结缔组织初发的炎症,非继发于输卵管、卵巢,然后再扩展至其他部位。镜下见结缔组织充血、水肿及中性粒细胞浸润。可以向两侧盆壁呈扇形浸润,若组织化脓形成盆腔腹膜外脓肿,可自发破入直肠或阴道。

5. 败血症及脓毒败血症　PID 进一步发展可引发败血症,是细菌由盆腔病灶入血后,大量繁殖并产生毒素,引起全身中毒症状和病理变化,此时患者会有高热和寒战等中毒症状,还可伴有心、肝、肾等实质细胞的变性或坏死,严重时出现中毒性休克毒血症,出现皮肤和黏膜的多发性出血斑点,以及脾脏和淋巴结肿大等。部分患者在发生盆腔炎性疾病后,若身体其他部位出现多发性栓塞性脓肿,应考虑有脓毒血症存在,其中 PID 可以是脓毒血症的原发诱因,也可为脓毒血症在生殖系统的表现。

6. 肝周围炎　是指无肝脏实质损害的肝包膜炎症,亦称菲科综合征(Fitz-Hugh-Curtis 综合征)。淋病奈瑟菌及衣原体感染均可引起。由于肝包膜水肿,吸气时右上腹疼痛。肝包膜上有脓性或纤维渗出物,早期在肝包膜与前腹壁腹膜之间形成松软粘连,晚期形成琴弦样粘连。5%~10% 输卵管炎可出现肝周围炎,临床表现为下腹疼痛后继发右上腹痛,或下腹疼痛与右上腹疼痛同时出现(图 5-30-5)。

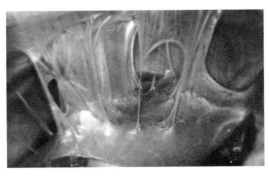

图 5-30-5　肝周围炎

【临床表现】

可因病原体种类、炎症程度及病变范围不同而有不同的临床表现。轻者无症状或症状轻微,重者可诱发脓毒血症。

1. 局部症状和体征　下腹部可出现轻重不一的疼痛,从轻微的坠胀到持续性剧痛。伴阴道分泌物异常或流血增多,流出物污浊,严重时呈脓性,有异味或臭味。局部压痛,以病患侧最明显,严重者可伴反跳痛及腹肌紧张。盆腔检查:子宫颈举痛,充血、水肿,将子宫颈表面分泌物拭净,若见脓性分泌物从子宫颈口流出,说明子宫颈管黏膜或宫腔有急性炎症;宫体稍大,有压痛,活动受限;子宫两侧压痛明显,若为单纯输卵管炎,可触及增粗的输卵管,压痛明显;若为输卵管积脓或输卵管卵巢脓肿,可触及包块且压痛明显,不活动;宫旁结缔组织炎时,可扪及宫旁一侧或两侧片状增厚,或两侧宫骶韧带高度水肿、增粗,压痛明显;若有盆腔脓肿形成且位置较低时,则后穹隆触痛明显,可在直肠子宫陷凹处触及包块,并可有波动感,三合诊检查更有利于了解盆腔脓肿的情况及与邻近器官的关系。

2. 器官功能受累的症状和体征　盆腔脓肿位于子宫前方可出现膀胱刺激症状,如排尿困难、尿频,若引起膀胱肌炎还可有尿痛等;位于子宫后方可有直肠刺激症状;位于腹膜外可致腹泻、里急后重感和排便困难。PID 如出现肝周围炎,可有上腹部疼痛等表现。

3. 全身症状和体征　体温可骤然升至 38℃以上,多伴有寒战、头痛、精神萎靡、食欲缺乏等中毒症状。反复发作、久治不愈的 PID 可使患者产生心理、精神异常。

【诊断】

根据病史、症状、体征、影像学检查及实验室检查可做出初步诊断。由于 PID 的临床表现差异较大,临床诊断准确性不高。为提高 PID 的诊断准确性,通常可以采取以下诊断思路或方法:

1. 病史　是否处于性活跃期的年龄,是否为性传播疾病高危人群等。

2. 临床症状与体征　是否有 PID 相关的临床表现,或炎症累及相应器官出现的症状与体征。

3. 实验室检查　白细胞计数、C 反应蛋白(CRP)、血清降钙素原(PCT)、红细胞沉降率(ESR)等指标是否正常。

4. 影像学检查　包括超声检查和放射影像学检查等。彩色多普勒超声可以提示盆腹腔器官的变化,有无积液、积脓、粘连等感染灶或后遗症。CT 可帮助寻找病灶或显示盆腔深部的情况。

5. 病原学检查　包括病原体寻找、培养、检测及药敏试验。临床常采取宫颈管分泌物或后穹隆穿刺液进行涂片,并作革兰氏染色,若找到淋病奈瑟菌,则可确诊,除淋病奈瑟菌外,还可根据细菌形态选用相应抗生素;细菌培养及核酸扩增检测病原体阳性率高,可作为确诊依据;进行药敏试验可以为后续的治疗提供线索。如通过剖腹探查或腹腔镜直接采取感染部位分泌物作上述检查,则结果更为准确。后穹隆穿刺液的诊断意义见表 5-30-1。

表 5-30-1 后穹窿穿刺液诊断意义

性质	诊断意义
血性	异位妊娠破裂
	黄体囊肿破裂
	月经逆流
	肝或脾破裂
	胃肠道出血
	急性输卵管炎
脓性	输卵管卵巢脓肿破裂
	阑尾或内脏破裂
	憩室脓肿破裂
	子宫脓肿伴肌瘤
混浊	盆腔腹膜炎
	附件囊肿扭转
	其他原因:腹膜炎、阑尾炎、胰腺炎、胆囊炎、溃疡穿孔、癌症、棘球蚴病

6. 若为侵袭性真菌感染 1,3-β-D-葡聚糖(G试验)、甘露聚糖和抗甘露聚糖抗体(GM试验)可作为诊断的参考指标。

7. 腹腔镜诊断 PID的诊断标准(图5-30-6)包括:①输卵管表面明显充血;②输卵管壁水肿;③输卵管伞端及浆膜面有脓性渗出物。腹腔镜诊断输卵管炎的准确率高(敏感性81%,特异性100%),并能直接采取感染部位的分泌物作细菌培养。但临床应用有一定局限性,如对轻度输卵管炎的诊断准确性较低,对单独存在的子宫内膜炎无诊断价值,因此并非所有怀疑PID的患者均需腹腔镜检查。

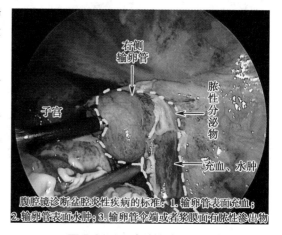

腹腔镜诊断盆腔炎性疾病的标准:1.输卵管表面充血;2.输卵管表面水肿;3.输卵管伞端或者浆膜面有脓性渗出物

图 5-30-6 腹腔镜诊断 PID

PID的诊断标准,亦可参考2015年美国疾病控制与预防中心(CDC)推荐的标准(表5-30-2)进行临床筛查和诊断,旨在对年轻女性腹痛或有异常阴道分泌物或不规则阴道流血者,提高对PID的认识,对可疑患者做进一步评价,及时治疗,减少后遗症的发生。

表 5-30-2 PID 的诊断标准(美国 CDC 诊断标准,2015 年)

最低标准

　　宫颈举痛或子宫压痛或附件区压痛

附加标准

　　体温超过 38.3℃ (口表)

　　宫颈或阴道异常黏液脓性分泌物

　　阴道分泌物湿片出现大量白细胞

　　ESR 升高

　　血 CRP 升高

　　实验室证实的宫颈淋病奈瑟菌或衣原体阳性

特异标准

　　子宫内膜活检组织学证实子宫内膜炎

　　阴道超声或磁共振检查显示输卵管增粗,输卵管积液,伴或不伴盆腔积液、输卵管卵巢肿块,或腹腔镜检查发现 PID 征象

【鉴别诊断】

PID应与急性阑尾炎、输卵管妊娠流产或破裂、卵巢囊肿蒂扭转或破裂、子宫内膜异位症等疾病相鉴别。

【处理】

1. **治疗**　PID的治疗原则：急性期或急性发作患者以抗生素治疗为主，辅以支持治疗，必要时手术治疗。抗生素的使用以经验性、广谱、及时和个体化为治疗原则。由于PID病原体多为淋病奈瑟菌、衣原体及需氧菌、厌氧菌的混合感染，且常需在获得药敏试验结果前即给药治疗，因此需要临床医师根据经验选择相应广谱抗生素以及联合用药。在PID确诊48h内及时用药可以明显降低后遗症的发生。后遗症期的治疗则以解除症状、促进功能恢复为主。根据病情可选择门诊治疗和住院治疗。

(1)门诊治疗：对于一般状况好，症状轻，能耐受口服或肌内注射抗生素，并有随访条件的患者，可在门诊给予非静脉（口服或肌内注射）药物治疗。常用给药方案见表5-30-3。

表5-30-3　PID非静脉（口服或肌内注射）给药方案

方案A

头孢曲松钠250mg，单次肌内注射；或头孢西丁钠2g，单次肌内注射（也可选用其他第三代头孢类抗生素如头孢噻肟、头孢唑肟钠）

为了涵盖厌氧菌，应加用硝基咪唑类药物：

　　甲硝唑0.4g，每12小时1次，口服14d

为了涵盖沙眼衣原体或支原体，可加用：

　　多西环素0.1g，每12小时1次，口服10~14d；或

　　米诺环素0.1g，每12小时1次，口服10~14d；或

　　阿奇霉素0.5g，每日1次，口服1~2d后改为0.25g，每日1次，口服5~7d

方案B

氧氟沙星0.4g，每日2次，口服14d；或

左氧氟沙星0.5g，每日1次，口服14d，同时加用甲硝唑0.4g，每日2~3次，口服14d

(2)住院治疗：若患者一般情况差，病情严重，伴有发热、恶心、呕吐；或有盆腔腹膜炎；或输卵管卵巢脓肿；或门诊治疗无效；或不能耐受口服抗生素；或诊断不清，均应住院给予以抗生素药物治疗为主的综合治疗。

1)支持疗法：卧床休息，半卧位有利于脓液积聚于直肠子宫陷凹而使炎症局限。给予高热量、高蛋白、高纤维素流质或半流质饮食，补充液体，注意纠正电解质紊乱及酸碱失衡。高热时采用物理降温。尽量避免不必要的妇科检查以免引起炎症扩散，有腹胀应行胃肠减压。

2)抗生素治疗给药途径：以静脉滴注收效快，常用的配伍方案见表5-30-4。

表5-30-4　PID静脉给药方案

方案A：头霉素或头孢菌素类药物

头孢替坦2g，每12小时1次，静脉滴注；或头孢西丁钠2g，每6小时1次，静脉滴注；加多西环素0.1g，每12小时1次，静脉滴注或口服

临床症状、体征改善至少24~48h后改为口服药物治疗，多西环素0.1g，每12小时1次，口服14d；或米诺环素0.1g，每12小时1次，口服14d；或阿奇霉素0.25g，每日1次，口服7d（首次剂量加倍）。对于输卵管卵巢脓肿者，需加用克林霉素或甲硝唑以对抗厌氧菌

其他头孢类药物如头孢噻肟钠、头孢唑肟、头孢曲松钠也可以选择，但这些药物的抗厌氧菌作用稍差，必要时需加用抗厌氧菌药物

续表

方案 B：克林霉素与氨基糖苷类联合方案

克林霉素或林可霉素 0.9g，每 8 小时 1 次，静脉滴注；加用硫酸庆大霉素，首次负荷剂量为 2mg/kg，维持剂量 1.5mg/kg，每 8 小时 1 次，静脉滴注或肌内注射

临床症状、体征改善后继续静脉应用 24~48h，克林霉素改为口服 0.45g，每日 4 次，连用 14d；或多西环素 0.1g，每 12 小时 1 次，口服 14d

方案 C：青霉素类与四环素类联合方案

氨苄西林钠舒巴坦钠 3g，每 6 小时 1 次，静脉滴注或阿莫西林克拉维酸钾 1.2g，每 6~8 小时 1 次，静脉滴注；加用

多西环素 0.1g，每 12 小时 1 次，口服 14d；或

米诺环素 0.1g，每 12 小时 1 次，口服 14d；或

阿奇霉素 0.25g，每日 1 次，口服 7d（首次剂量加倍）

方案 D：氟喹诺酮类药物与甲硝唑联合方案

氧氟沙星 0.4g，每 12 小时 1 次，静脉滴注；或左氧氟沙星 0.5g，每日 1 次，静脉滴注；加用硝基咪唑类药物
甲硝唑 0.5g，每 12 小时 1 次，静脉滴注

目前由于喹诺酮类耐药性淋病奈瑟菌株的出现，喹诺酮类药物已不作为 PID 的首选药物。若存在以下因素：淋病奈瑟菌地区流行和个人危险因素低、头孢菌素不能应用（对头孢菌素类药物过敏）等，可考虑应用喹诺酮类药物，但在开始治疗前必须进行淋病奈瑟菌的检测。

（3）手术治疗：主要用于治疗抗生素控制不满意的输卵管卵巢脓肿或盆腔脓肿。

1）手术指征

A. 药物治疗无效：输卵管卵巢脓肿或盆腔脓肿经药物治疗 48~72h，体温持续不降，患者中毒症状加重或包块增大者应及时手术，以免发生脓肿破裂。

B. 脓肿持续存在：经药物治疗病情好转，继续控制炎症数日（2~3 周），包块仍未消失但已局限化，应手术切除，以免日后再次急性发作。

C. 脓肿破裂：突然腹痛加剧、寒战、高热、恶心、呕吐、腹胀，体检腹部拒按或有中毒性休克表现，应怀疑脓肿破裂。若脓肿破裂未及时诊治，死亡率高。因此一旦怀疑脓肿破裂，需立即在抗生素治疗的同时行剖腹探查。

2）手术方案及途径：根据患者情况选择经腹或经阴道穿刺引流、开腹或腹腔镜下手术，以选择创伤小、治疗效果好的手术方案和途径进行。

A. 手术方案：根据患者病变范围、年龄、有无生育要求、病程长短、一般状况等全面考虑。年轻妇女有生育要求，尽量保留卵巢功能，以采用保守性手术为主；年龄大、双侧附件受累或附件脓肿屡次发作者可采用全子宫及双附件切除术；对极度衰弱危重的患者以姑息性手术为主。

B. 手术途径：根据患者发病缓急、病程长短、脓肿位置、与周围组织关系等采用合适的手术途径。急性发病，脓液局限，可在超声引导下行经阴道或经腹部穿刺引流和冲洗，同时注入抗生素；如脓肿不规则、与周围器官粘连且反复发作，或脓肿已破裂，可选择开腹或腹腔镜下手术，但应注意避免器官损伤。

（4）中药治疗：对于急性 PID 治疗后期或反复发作的 PID 后遗症，可辅助中医中药治疗，巩固疗效，可选用活血化瘀、清热解毒药物，例如银翘解毒汤、安宫牛黄丸或紫雪丹等。

2. 疗效判断　对于抗生素治疗的患者，应在 72h 内评估疗效。72h 内临床症状改善，如体温下降、腹痛和反跳痛减轻，宫颈举痛和子宫压痛、附件区压痛减轻，可继续抗生素治疗。若此期间症状无改善，需进一步检查排除局部脓肿，重新进行评价，必要时局部穿刺、腹腔镜或手术探查引流或病灶切除。对沙眼衣原体以及淋病奈瑟菌感染者，可在治疗后 4~6 周复查病原体。

3. **性伴侣治疗** 对于 PID 患者出现症状前 60d 内接触过的性伴侣进行检查和治疗。如果最后一次性交发生在 6 个月前,则应对最后的性伴侣进行检查、治疗。在女性 PID 患者治疗期间应避免无保护性性交。

【预防】

PID 的预防应纳入生育年龄妇女保健的重点内容。加强公共卫生教育,注意性生活卫生,妇科手术注意无菌操作等可减少 PID 的发生。

【PID 后遗症】

若 PID 未得到及时治疗,可能会发生盆腔炎性疾病后遗症(sequelae of pelvic inflammatory disease)。主要病理改变为组织破坏、广泛粘连、增生及瘢痕形成,导致:①输卵管堵塞、输卵管增粗;②输卵管卵巢粘连形成输卵管卵巢包块;③若输卵管伞端闭锁、浆液性渗出物聚集形成输卵管积水;也可能输卵管积脓或输卵管卵巢脓肿的脓液吸收,被浆液性渗出物代替形成输卵管积水或输卵管卵巢囊肿(图 5-30-7);④盆腔结缔组织表现为主、骶韧带增生、变厚,若病变广泛,可使子宫固定。

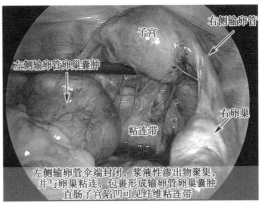

图 5-30-7　PID 导致输卵管病理改变

1. **临床表现**

(1)不孕:输卵管粘连阻塞可致不孕。PID 后不孕率为 20%~30%。

(2)异位妊娠:PID 后异位妊娠发生率是正常妇女的 8~10 倍。

(3)慢性盆腔痛:炎症形成的粘连、瘢痕以及盆腔充血,常引起下腹部坠胀、疼痛及腰骶部酸痛,常在劳累、性交后及月经前后加剧。文献报道约 20% 急性盆腔炎反复发作后遗留慢性盆腔痛。慢性盆腔痛常发生在 PID 急性发作后的 4~8 周。

(4)PID 反复发作:由于 PID 造成的输卵管组织结构的破坏,局部防御功能减退,若患者仍处于同样的高危因素,可造成再次感染导致 PID 反复发作。有 PID 病史者,约 25% 将再次发作。

(5)妇科检查:若为输卵管病变,则在子宫一侧或两侧触到呈条索状增粗输卵管,并有轻度压痛;若为输卵管积水或输卵管卵巢囊肿,则在盆腔一侧或两侧触及囊性肿物,活动多受限;若为盆腔结缔组织病变,子宫常呈后倾后屈,活动受限或粘连固定,子宫一侧或两侧有片状增厚、压痛,宫骶韧带常增粗、变硬,有触痛。

2. **诊断** 有 PID 史以及症状和体征明显者,诊断多无困难。但不少患者自觉症状较多,而无明显 PID 病史和阳性体征,诊断困难时可行腹腔镜检查。

3. **治疗** PID 后遗症需根据不同情况选择治疗方案。不孕患者,多需要辅助生殖技术协助受孕。对慢性盆腔痛尚无有效的治疗方法,对症处理或给予中药、理疗等综合治疗,治疗前需排除子宫内膜异位症等其他引起盆腔痛的疾病。PID 反复发作者,在抗生素药物治疗的基础上可根据具体情况,选择手术治疗。输卵管积水者需手术治疗。

小结

PID 多发生于育龄期妇女。临床表现可因病原体种类、炎症程度及病变范围不同而有所不同。可依据病史、症状及体征,联合感染有关的化验检查、影像学检查和病原学检查等指标进行诊断。以经验性、广谱、及时和个体化的抗生素药物使用为主,必要时辅助手术治疗可获得理想的效果。

思考题

1. 如何诊断盆腔炎性疾病?
2. 盆腔炎性疾病的治疗原则有哪些? 如何预防其发展为盆腔炎性疾病后遗症?

(张宗峰　王医术)

第二节　生殖器结核

生殖器结核(genital tuberculosis)是由结核分枝杆菌引起的女性生殖器炎症,又称结核性盆腔炎。多发生于 20~40 岁妇女,也可偶见于绝经后妇女。近年来因耐药结核、艾滋病的增加以及对结核病控制的松懈,生殖器结核的发病率有上升的趋势,全球发病率约 1.39%,其中亚洲占总发生率的 55%。

【病因】

生殖器结核的病原菌为结核分枝杆菌(*Mycobacterium tuberculosis*),简称为结核杆菌(tubercle bacilli)。结核分枝杆菌为细长略带弯曲的杆菌,大小 (1~4)μm×0.4μm,细胞壁外有荚膜保护及细胞壁富含脂质等特点为结核分枝杆菌的致病性和耐药性提供了结构基础。结核分枝杆菌可侵犯全身各组织及器官,但以肺部感染最多见。结核分枝杆菌根据其代谢状态分为 4 群,其中 A 菌群快速繁殖,位于巨噬细胞外,数量大、易产生耐药变异;B 群处于半静止状态,多位于巨噬细胞内的酸性环境中,量较少;C 群处于半静止状态,在中性干酪病灶中缓慢繁殖或间歇繁殖;D 群处于休眠状态,不繁殖,数量很少。不同结核分枝杆菌群对抗结核药物呈现不同的反应,如 D 群结核菌对任何药物都不起反应,只有靠机体的免疫能力或细菌自身死亡才能将其清除。上述特性决定了抗结核治疗中药物的选择和疗程需要兼顾 4 种结核菌群。

【传播途径】

生殖器结核是全身结核的表现之一,常继发于身体其他部位结核如肺结核、肠结核、腹膜结核、肠系膜结核的结核病灶,也可以继发于淋巴结核、骨结核或泌尿系结核,约 10% 肺结核患者伴有生殖器结核。生殖器结核潜伏期很长,可达 1~10 年,多数患者在日后发现生殖器结核时,其原发病灶多已痊愈。生殖器结核常见的传染途径如下:

1. **血行传播**　为最主要的传播途径。青春期时正值生殖器发育,血供丰富,结核分枝杆菌易借助血行传播累及生殖器。结核分枝杆菌感染肺部后,大约 1 年内可感染内生殖器,由于输卵管黏膜有利于结核分枝杆菌的潜伏感染,故常首先侵犯输卵管,然后依次扩散到子宫内膜、卵巢,侵犯宫颈、阴道、外阴者较少。

2. **直接蔓延**　腹膜结核、肠结核可直接蔓延到内生殖器。

3. **淋巴传播**　较少见。消化道结核可通过淋巴管逆行感染内生殖器。

4. **性交传播**　极罕见。男性患泌尿系结核,通过性交传播上行感染。

【病理】

女性生殖器结核根据临床病程,可分为活动期、稳定期、慢性迁延期。活动期是全身粟粒性结核的一部分,病理变化以渗出为主,大体病理为子宫双附件表面、盆腹膜粟粒样结节、腹水。稳定期以增生为主,表现为盆腔粘连,输卵管扭曲变形,管腔堵塞,子宫内膜受损,代以瘢痕组织,粘连变形缩小。慢性迁延期以变性坏死为主。根据发生的部位,可分为:

1. **输卵管结核** 占女性生殖器结核的 90%~100%,多为双侧。随着细菌毒力及机体免疫力的不同,输卵管结核可有两种类型的改变(图 5-30-8)。

(1)增生粘连型:较为普遍。输卵管表面有多量黄白色结节,与周围器官有广泛粘连,管壁增粗变硬,伞端外翻如烟斗嘴状是输卵管结核的特有表现,镜下可见结核性肉芽组织形成和纤维组织增生。输卵管、卵巢、盆腔腹膜、大网膜、肠管可有广泛粘连,但腹水不显著,可见积液量多少不等的包裹性积液。

(2)渗出型:为急性或亚急性病程,可见输卵管显著肿胀,管壁增厚,管腔内充满干酪性坏死,形成输卵管积脓,可与其他细菌发生混合感染。急性盆腔广泛散在粟粒状结节,可有多量黄色浆液性腹水。

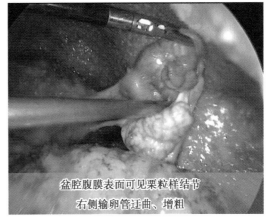

盆腔腹膜表面可见粟粒样结节
右侧输卵管迂曲、增粗

图 5-30-8 输卵管结核表现

2. **子宫内膜结核** 常由输卵管结核蔓延而来,占生殖器结核的 50%~80%。输卵管结核患者约半数同时有子宫内膜结核。早期病变出现在宫腔两侧角,子宫大小、形态无明显变化,随着病情进展,子宫内膜受到不同程度结核病变破坏,形成瘢痕组织,可使宫腔粘连变形、缩小。镜下见内膜有结核结节形成,周围的腺体对卵巢激素的反应不良,表现为持续增生期状态或分泌期不足的状态。

3. **卵巢结核** 主要由输卵管结核蔓延而来,常双侧受侵犯。有卵巢周围炎及卵巢炎两型。卵巢周围炎可见卵巢表面有结核性肉芽组织,较少侵犯卵巢深层。卵巢炎由血液循环传播而致,可在卵巢深部形成结节及干酪样坏死脓肿。

4. **盆腔腹膜结核** 盆腔腹膜结核多合并输卵管结核。根据病变特征不同分渗出型和粘连型。渗出型以渗出为主,特点为腹膜及盆腔脏器浆膜面布满无数大小不等的散在灰黄色结节,渗出物为浆液性草黄色澄清液体,积聚于盆腔,有时因粘连形成多个包裹性囊肿;粘连型以粘连为主,特征为腹膜增厚,与邻近脏器之间紧密粘连,粘连的组织间常发生干酪样坏死,易形成瘘管。

5. **子宫颈结核** 常由子宫内膜结核蔓延而来或经淋巴或血液循环传播,较少见。有以下 4 种类型:

(1)溃疡型:在宫颈结核中最常见类型,溃疡比较表浅,形状不规则,边缘较硬,界限明显,基底部高低不平,组织脆弱易出血,易与子宫颈癌混淆。

(2)乳头型:较少见,呈乳头状或结节状,质脆,易出血,颇似菜花型宫颈癌。

(3)间质型:系血型播散而来的粟粒型病变,累及子宫颈的全部纤维肌肉组织,宫颈明显肥大,此型较罕见。

(4)子宫颈黏膜型:系由子宫内膜结核直接蔓延而来,病变局限于子宫颈管内的黏膜,可见黏膜增生,表面可有表浅溃疡及干酪样病变,易出血。

6. **外阴、阴道结核** 外阴与阴道结核均较罕见,多自子宫及宫颈向下蔓延而来或血行传播,病灶表现在外阴及阴道局部形成单个或多个小结节,随后破溃形成表浅溃疡,久治不愈。可能累及较深组织,形成窦道。

【临床表现】

依病情轻重、病程长短及发生部位而异,有的患者无任何症状,有的患者则症状较重。

1. **不孕** 多数生殖器结核因不孕就诊。在原发不孕患者中,生殖器结核为常见原因之一。由于输卵管黏膜破坏与粘连,常使管腔阻塞;或因输卵管周围粘连,有时管腔尚保存部分通畅,但黏膜纤毛被破坏,输卵管僵硬、蠕动受限,丧失运输功能;子宫内膜结核妨碍受精卵的着床与发育,也可致不孕。

2. **月经失调**　早期因子宫内膜充血及溃疡,可有经量过多;晚期因子宫内膜遭到不同程度破坏而表现为月经稀发或闭经。多数患者就诊时已经是晚期。对于绝经后妇女可能表现的主要症状为阴道流血。

3. **下腹坠痛**　由于盆腔炎症和粘连,可伴有不同程度的下腹坠痛,经期加重。

4. **全身症状**　若为活动期,可有结核病的一般症状,如发热、盗汗、乏力、食欲缺乏、体重减轻等。轻者全身症状不明显,有时仅为经期发热,但重者可能有高热等全身中毒症状。

5. **全身及妇科检查**　由于病变程度与范围不同而有较大的差异,较多患者因不孕行诊断性刮宫、子宫输卵管碘油造影及腹腔镜检查才发现患有盆腔结核,而无明显症状和体征。严重盆腔结核常合并腹腔结核,检查腹部时有柔韧感或腹腔积液征,形成包裹性积液时可触及囊性肿块,边界不清,不活动,表面因有肠管粘连,叩诊空响。妇科检查:子宫一般发育较差,往往因周围有粘连使得活动受限;双侧输卵管增粗、变硬,呈条索状。较严重病例,在子宫两侧可触及大小不等、形状不规则、边界不清的囊性肿块,或质硬、表面不平、呈结节状或乳头状突起,或可触及钙化结节。宫颈、外阴等结核可出现乳头状增生、局部溃疡及病损。

【诊断】

多数患者缺乏典型症状和体征,故诊断时易被忽略。为提高确诊率,应详细询问病史,尤其当患者有原发不孕、月经稀发或闭经时;未婚女青年有低热、盗汗、盆腔炎或腹腔积液时;PID久治不愈时;既往有结核病接触史或本人曾患肺结核、胸膜炎、肠结核时,均应考虑有生殖器结核的可能。下列辅助检查方法可协助诊断。

1. **子宫内膜病理检查**　是诊断子宫内膜结核最可靠的依据。由于经前子宫内膜较厚,若有结核分枝杆菌,此时阳性率高,故应选择在经前1周或月经来潮6h内行刮宫术。术前3d及术后4d应每日肌内注射链霉素0.75g及口服异烟肼0.3g,以预防刮宫引起结核病灶扩散。由于子宫内膜结核多由输卵管结核蔓延而来,故刮宫时应注意刮取子宫角部内膜,并将刮出物送病理检查,在病理切片上找到典型结核结节,诊断即可成立,但阴性结果并不能排除结核的可能,必要时应重复诊刮2~3次。若有条件应将部分刮出物或分泌物做结核分枝杆菌培养。若宫腔小而坚硬,无组织物刮出,结合临床病史及症状,也应考虑为子宫内膜结核,并做进一步检查。若外阴、阴道及宫颈可疑结核,可做活组织检查确诊。

2. **X线检查**

(1)胸部X线摄片,必要时行消化道或泌尿系统X线检查,以便发现原发病灶。

(2)盆腔X线摄片,发现孤立钙化点,提示曾有盆腔淋巴结结核病灶。

(3)子宫输卵管碘油造影可能见到下列征象:①宫腔呈不同形态和不同程度狭窄或变形,边缘呈锯齿状;②输卵管管腔有多个狭窄部分,呈典型串珠状或显示管腔细小而僵直;③在相当于盆腔淋巴结、输卵管、卵巢部位有钙化灶;④若碘油进入子宫一侧或两侧静脉丛,应考虑有子宫内膜结核的可能。子宫输卵管造影对生殖器结核的诊断帮助较大,但也有可能将输卵管管腔中的干酪样物质及结核分枝杆菌带到腹腔,故造影前后应肌内注射链霉素及口服异烟肼等抗结核药物。

3. **腹腔镜检查**　腹腔镜检查可直观、准确地诊断生殖器结核。腹腔镜下生殖器结核病变的特点有:①输卵管肿胀、硬化、迂曲、僵直,表面呈粟粒状结节,可与卵巢及周围组织粘连;②以输卵管为中心形成盆腔广泛粘连;③干酪样坏死等结核特异性病理产物。腹腔镜能直接观察盆腔情况,同时可取腹腔液行结核分枝杆菌检查,或在病变处做活组织检查。因结核常致腹盆腔器官粘连,应用腹腔镜诊断结核时应注意避免肠管等器官的损伤,并不建议常规使用。

4. **宫腔镜检查**　宫腔镜检查对子宫内膜结核的诊断有特殊意义。宫腔镜下典型的子宫内膜结核病特点为:早期可见子宫角部表浅的黄色溃疡,后期子宫内膜可出现干酪样变、纤维化及钙化,输卵管子宫口可因病变引起炎症粘连、闭塞、消失。同时取组织做病理检查可提高阳性诊断率。检查前后应肌内注射链霉素及口服异烟肼等抗结核药物。

5. 超声检查　可探及盆腔包块,界限不清,包块内反射不均质,有时可见高密度钙化反射。有结核性渗液时,可见盆腔积液或界限不清、不规则的包裹性积液或腹水征象。

6. 结核分枝杆菌检查　取月经血或宫腔刮出物或腹腔液做结核分枝杆菌检查。常用方法:①涂片抗酸染色查找结核分枝杆菌。②结核分枝杆菌培养,此法准确,但结核分枝杆菌生长缓慢,需要较长时间才能得到结果。③分子生物学方法,如 PCR 技术,方法快速、简便,但可能出现假阳性。④动物接种,方法复杂,需时较长,难以推广。

7. 结核菌素试验(表 5-30-5)　结核菌素试验阳性说明体内曾有结核分枝杆菌感染,若为强阳性说明目前仍有活动性病灶,但不能说明病灶部位,若为阴性,一般情况下表示未有过结核分枝杆菌感染。

表 5-30-5　结核菌素试验结果判定

硬结直径	结果判定
平均直径不足 5mm	阴性(−)
5~9mm	阳性(+)
10~19mm	中度阳性(++)
≥ 20mm	强阳性(+++)
局部除硬结外,还有水疱、破溃、淋巴管炎及双圈反应等	极强阳性反应(++++)

8. 其他　白细胞计数不高,分类中淋巴细胞增多,不同于化脓性 PID。活动期血细胞沉降率增快,但值正常也不能除外结核病变。血清 CA125 在活动期也升高,但非特异性,只能作为诊断参考。

【鉴别诊断】

生殖器结核应与卵巢肿瘤、PID 后遗症、子宫内膜异位症、宫颈癌等疾病相鉴别。

【处理】

采取以抗结核药治疗为主,休息营养为辅的治疗原则。

1. 抗结核化学药物治疗　应遵循早期、规律、全程、适量、联合 5 项原则,具体治疗方案可根据结核病是否活动及病情进展等综合因素决定。尽早、规范的抗结核治疗是改善患者预后的关键。

(1)常用抗结核药物的选择

异烟肼(isoniazid,或 INH,H)300mg,每日 1 次顿服,或每周 2~3 次,每次 600~800mg。

利福平(rifampicin,R)450~600mg/d(体重 <50kg,用 450mg/d),早饭前顿服,便于吸收,间歇疗法为每周 2~3 次,每次 600~900mg。

乙胺丁醇(ethambutol,E)口服 0.75~1g/d,也可开始时每日 25mg/kg,8 周后改为 15mg/kg,间歇疗法为每周 2~3 次,每次 1.5~2g。

吡嗪酰胺(pyrazinamide,Z)1.5~2g/d,分 3 次口服。

链霉素(streptomycin,S)每日肌内注射 0.75g(50 岁以上或肾功能减退者可用 0.5~0.75g/d)。

(2)抗结核药物的联合应用:根据 2010 年 WHO 结核病诊治指南中关于生殖器结核的治疗,推荐采用两阶段、短疗程的治疗方案,前 2~3 个月为强化期,后 4~6 个月为巩固期。常用的治疗方案:①强化期 2 个月,每日异烟肼、利福平、吡嗪酰胺及乙胺丁醇 4 种药物联合应用;后 4 个月巩固期,每日连续应用异烟肼、利福平(简称2HRZE/4HR);或巩固期每周 3 次间歇应用异烟肼、利福平($2HRZE/4H_3R_3$)。②强化期每日异烟肼、利福平、吡嗪酰胺、乙胺丁醇 4 种药联合应用 2 个月,巩固期每日应用异烟肼、利福平、乙胺丁醇连续 4 个月(2HRZE/4HRE);或巩固期每周 3 次应用异烟肼、利福平、乙胺丁醇连续 4 个月($2HRZE/4H_3R_3E_3$)。第一个方案可用于初次治疗的患者,第二个方案多用于治疗失败或复发的患者。

(3)抗结核药物不良反应:抗结核药物不良反应包括过敏反应、肝功能损害、胃肠道反应、血液系统粒细胞受损、中枢神经障碍、末梢神经炎、关节痛及视神经炎等。在治疗过程中出现药物不良反应,可采用下列处理方法。①必须掌握各类药物的不良反应:密切观察,及时发现,尽可能采取少而有效的剂量,不良反应的发生与剂量有关,尤其是肝损害与剂量和疗程有关;②改变用药途径:如口服引起胃肠道反应,可改用静脉滴注或肌内注射,以减轻胃肠道反应;③改变用药时间:将对胃肠道有刺激性反应的药物饭前改为饭后 1h 服用,以减轻胃肠反应;④注意定期复查血常规、肝肾功能,并注意眼功能,通过对症治疗或调整方案,使患者既能够耐受,又不影响治疗效果,力争早诊断,早治疗。

2. **支持疗法**　急性患者至少应休息 3 个月,慢性患者可以从事部分工作和学习,但要注意劳逸结合,加强营养,适当参加体育锻炼,增强体质。

3. **手术治疗**　出现下列情况应考虑手术治疗:

(1)盆腔结核包块经药物治疗后缩小,但不能完全消退。

(2)盆腔结核包块治疗无效或治疗后又反复发作者,或难以与盆腹腔恶性肿瘤鉴别者。

(3)已形成较大的包块或包裹性积液者。

(4)子宫内膜结核内膜广泛破坏,药物治疗无效者。

为避免手术时感染扩散,提高手术后治疗效果,术前应采用抗结核药物 1~2 个月,术后根据结核活动情况,病灶是否取净,继续使用抗结核药物治疗,以达到彻底治愈。

手术范围根据患者年龄、病变部位而定,年龄大患者手术以全子宫及双侧附件切除术为宜;对年轻妇女应尽量保留卵巢功能;对病变局限于输卵管,而又迫切希望生育者,可行双侧输卵管切除术,保留卵巢及子宫。由于生殖器结核所致的粘连常较广泛而紧密,术前应做好肠道清洁准备,术时应注意解剖关系,避免损伤。

虽然生殖器结核经药物治疗取得良好疗效,但治疗后的妊娠成功率极低,对希望妊娠者,可行辅助生殖技术助孕。

【预防】

增强体质,做好卡介苗接种,积极预防肺结核、淋巴结核和肠结核等。

小结

生殖器结核常继发于身体其他部位的结核。输卵管结核最常见。主要临床表现包括不孕、月经失调、下腹坠痛等。诊断较为困难,子宫内膜活检、子宫输卵管碘油造影等可协助诊断。治疗以抗结核药物治疗为主,必要时辅助手术治疗。

思考题

1. 如何诊断女性生殖器结核?

2. 试述女性生殖器结核的抗结核治疗方案及副作用的预防。

(张宗峰　王医术)

第三十一章
女性生殖系统疾病常见症状的
鉴别要点与分析

病史采集和体格检查是诊断疾病的主要依据。妇科检查更是妇科所特有的检查方法。在书写妇科病历时,不仅要熟悉有关妇科病史的采集方法,还要通过不断临床实践,逐步掌握妇科检查技术。本章除介绍妇科病史的采集和妇科检查方法外,还重点列举妇科疾病常见症状的鉴别要点。

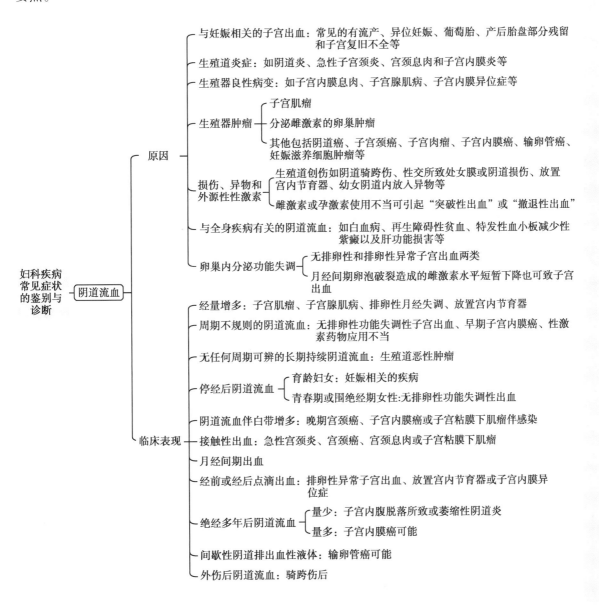

妇科疾病常见症状的鉴别与诊断
- 异常白带
  - 透明粘性白带：卵巢功能失调、阴道腺病或宫颈高分化腺癌
  - 灰黄色或黄白色泡沫状稀薄白带：滴虫性阴道炎
  - 凝乳块状或豆渣样白带：假丝酵母菌阴道炎
  - 灰白色匀质鱼腥味白带：细菌性阴道病
  - 胶性白带：细菌感染
  - 血性白带：宫颈癌、子宫内膜癌、输卵管癌、宫颈息肉、宫颈柱状上皮异位合并感染、子宫黏膜下肌瘤等或放置宫内节育器所致
  - 水样白带
    - 持续流出淘水样乳白色白带且具奇臭：宫颈管腺癌、晚期宫颈癌、阴道癌或黏膜下肌瘤伴感染
    - 间断性排出清澈、黄红色或红色水样白带：输卵管癌可能

妇科疾病常见症状的鉴别与诊断
- 下腹痛
  - 急性下腹痛
    - 下腹痛伴阴道流血：输卵管妊娠破裂型或流产型可能
    - 下腹痛伴发热：内生殖器炎症
    - 下腹痛伴附件肿块：卵巢非赘生性囊肿或卵巢肿瘤扭转、子宫浆膜下肌瘤扭转或输卵管妊娠可能
  - 慢性下腹痛
    - 月经期慢性下腹痛
      - 经期出现腹痛：原发性痛经或子宫内膜异位症可能
      - 周期性下腹痛但无月经来潮：先天性生殖道畸形或术后宫腔、宫颈管粘连
    - 月经间期慢性下腹痛
      - 月经间期：排卵性疼痛
      - 与月经周期无关：下腹部手术组织粘连、子宫内膜异位症、慢性附件炎、残余卵巢综合征、盆腔静脉淤血综合征及妇科肿瘤
    - 人工流产或刮宫术后
  - 由年龄判断
    - 青春期前女性：卵巢囊肿蒂扭转
    - 青春期女性
      - 急性下腹痛：痛经、卵巢肿瘤蒂扭转
      - 慢性下腹痛：处女膜闭锁、阴道横隔等引起积血所致
    - 性成熟女性
      - 急性下腹痛：痛经、异位妊娠、急性盆腔炎、卵巢肿瘤蒂扭转、破裂、流产
      - 慢性下腹痛：子宫内膜异位症、炎症、盆腔内炎性粘连
    - 围绝经期女性
      - 急性下腹痛：卵巢肿瘤破裂、蒂扭转
      - 慢性下腹痛：生殖器炎症、盆腔内炎性粘连、晚期恶性肿瘤

妇科疾病常见症状的鉴别与诊断
- 外阴瘙痒
  - 原因
    - 局部原因——外阴阴道假丝酵母菌病和滴虫阴道炎（最常见）、细菌性阴道病、萎缩性阴道炎等
    - 全身原因——糖尿病、黄疸、维生素A、B族缺乏等
  - 临床表现
    - 瘙痒部位——阴蒂、小阴唇、大阴唇、会阴甚至肛周等皮损区
    - 瘙痒症状与特点
      - 外阴上皮良性或恶性病变：外阴瘙痒和皮损久治不愈且患者年龄较大
      - 外阴阴道假丝酵母菌病、滴虫阴道炎：外阴瘙痒、白带增多
      - 外阴鳞状上皮增生：外阴奇痒，伴有外阴皮肤色素脱失
      - 蛲虫病引起的外阴瘙痒：夜间更重
      - 糖尿病患者：尿糖对外阴皮肤刺激（并发外阴阴道假丝酵母菌病时，外阴瘙痒特别严重）
      - 无原因的外阴瘙痒：生育年龄或绝经后妇女，外阴瘙痒症状严重，难以忍受，局部皮肤和黏膜外观正常
      - 黄疸、维生素A、B族缺乏、重度贫血、白血病、妊娠期肝内胆汁淤积症：外阴瘙痒常为全身瘙痒的一部分

第一节　交流与沟通

妇科医患沟通至关重要。妇科临床医疗实践常会涉及患者的"隐私",作为一名妇科医师,一定要在临床医疗实践过程中做到关注和尊重患者。

为正确判断病情,要细致询问病情和耐心聆听陈述。有效的交流是对患者所患疾病正确评估和处理的基础,能增加患者的满意度和安全感,不仅使采集到的病史完整、准确,也可减少医疗纠纷的发生。

采集病史时,医师要学会使用通俗的语言和患者交谈,尽量少用医学术语。询问病史应有目的性,切勿遗漏关键性的病史内容,以免造成漏诊或误诊。采用启发式提问,但应避免暗示和主观臆测。对危重患者在初步了解病情后,应立即抢救,以免贻误治疗。对外院转诊者,应索阅病情介绍作为重要参考资料。对自己不能口述的危重患者,可询问最了解其病情的家属或亲友。要充分考虑到患者的隐私权,切不可反复追问(如性生活情况),可先行体格检查和辅助检查,待明确病情后再予补充。

小结

采集病史是医师诊治患者的第一步,也是医患沟通、建立良好医患关系的重要时机。要重视沟通技巧的培养。

思考题

良好的医患沟通有什么重要性?

(程文俊)

第二节　病史与查体

病史采集是临床思维的起点,要做到准确、完整;妇科检查也是女性生殖器疾病诊断的重要手段,要按照规范进行。

一、病史内容

1. **一般项目**　包括患者姓名、性别、年龄、籍贯、职业、民族、婚姻、住址、入院日期、病史记录日期、病史陈述者、可靠程度。若非患者陈述,应注明陈述者及其与患者的关系。

2. **主诉**　指促使患者就诊的主要症状(或体征)与持续时间。要求通过主诉初步估计疾病的大致范围。力求简明扼要,通常不超过20字。主诉一般采用症状学名称,避免使用病名。如有两项以上主诉,可按先后顺序列出,如停经 × 日,阴道流血 × 小时。若患者无任何自觉症状,仅检查时发现子宫肌瘤,主诉应写为:检查发现"子宫肌瘤" × 日。

3. **现病史**　指患者本次疾病发生、演变和诊疗全过程,为病史的主要组成部分,应以主诉症状为核心,按时间顺序书写。包括起病时间、主要症状特点、有无诱因、伴随症状、发病后诊疗情况及结果,睡眠、饮食、体重及大小便等一般情况的变化,以及与鉴别诊断有关的阳性或阴性资料等。与本次疾病虽无紧密关系,但仍需治疗的其他疾病以及用药情况,可在现病史后另起一段记录。

4. **月经史**　包括初潮年龄、月经周期及经期持续时间、经量、经期伴随症状。如 11 岁初潮,周期 28~30d,持续 4d,可简写为 $11\dfrac{4}{28\sim30}$。经量可问每日更换卫生巾次数,有无血块,经血颜色,伴随症状包括经期有无不适,有无痛经及疼痛部位、性质、程度以及痛经起始和消失时间。常规询问并记录末次月经(LMP)起始日期及其经量和持续时间,若其流血情况不同于以往正常月经时,还应问准末前次月经(PMP)起始日期。绝经后患者应询问绝经年龄,绝经后有无阴道流血、阴道分泌物增多等。

5. **婚育史**　婚次及每次结婚年龄,是否近亲结婚(直系血亲及三代旁系血亲),配偶健康状况,有无性病史及双方性生活情况等。有多个性伴侣者,性传播疾病及子宫颈癌的风险增加,应问清性伴侣情况。生育史包括足月产、早产及流产次数以及现存子女数,以 4 个阿拉伯数字顺序表示。如足月产 1 次,无早产,流产 1 次,现存子女 1 人,可记录为 1-0-1-1,或仅用孕 2 产 1(G_2P_1)表示。记录分娩方式,有无难产史,新生儿出生情况,有无产后出血或产褥感染;询问人工流产或自然流产及妊娠终止时间,异位妊娠或葡萄胎及治疗方法,生化妊娠史,末次分娩或流产日期。采用何种避孕措施及其效果,有无阴道炎、盆腔炎史,炎症类型和治疗情况。

6. **既往史**　内容包括以往健康状况、疾病史、传染病史、预防接种史(HPV 疫苗接种史)、手术外伤史、输血史、药物过敏史。为避免遗漏,可按全身系统依次询问。若患过某种疾病,应记录疾病名称、患病时间及诊疗转归。

7. **个人史**　生活和居住情况,出生地和曾居住地区,有无烟、酒嗜好。有无毒品使用史。

8. **家族史**　直系亲属中有无患与遗传有关疾病及传染病等。

二、体格检查

体格检查应在采集病史后进行。检查范围包括全身检查、腹部检查和妇科检查。除病情危急外,应按下列先后顺序进行。记录时应按次序准确记录各项内容;与疾病有关的重要体征及有鉴别意义的阴性体征均不应遗漏。

(一) 全身检查

测量体温、脉搏、呼吸及血压,必要时测量体重和身高。其他检查项目包括患者神志、精神状态、面容、体态、全身发育及毛发分布情况、皮肤、浅表淋巴结(特别是左锁骨上淋巴结和腹股沟淋巴结)、头部器官、颈(注意甲状腺有无肿大)、乳房(注意其发育、皮肤有无凹陷、有无包块、分泌乳汁或液体)、心脏、肺、脊柱及四肢。

(二) 腹部检查

应在妇科检查前进行。视诊观察腹部形状(腹平、隆起或呈蛙腹);腹壁有无瘢痕、静脉曲张、妊娠纹、腹壁疝、腹直肌分离等。扪诊腹壁厚度,肝、脾、肾有无增大及压痛,腹部有无压痛、反跳痛和肌紧张,能否扪到包块。扪到包块时,应描述包块部位、大小(以 cm 为单位表示或相当于妊娠月份表示,如包块相当于妊娠 × 个月大)、形状、质地、活动度、表面是否光滑或有高低不平隆起以及有无压痛等。

叩诊时注意鼓音和浊音分布范围,有无移动性浊音。必要时听诊了解肠鸣音情况。若合并妊娠,应检查腹围、子宫底高度、胎位、胎心及胎儿大小等。

（三）妇科检查

妇科检查,也称盆腔检查(pelvic examination),包括外阴、阴道、宫颈、宫体及双侧附件检查。

1. 基本要求

(1)医师应充分体现人文关怀。检查前告知患者妇科检查可能引起不适,不必紧张并尽可能放松腹肌。

(2)除尿失禁患者外,检查前应排空膀胱,必要时导尿。大便充盈者应于排便或灌肠后检查。

(3)置于臀部下面的垫单或纸单应一人一换,避免交叉感染。

(4)患者取膀胱截石位。臀部置于台缘,两手平放于身旁,使腹肌松弛。

(5)应避免于经期做妇科检查。若为阴道异常流血则必须检查。检查前消毒外阴,使用无菌手套及器械,以防发生感染。

(6)对无性生活史者,禁作阴道窥器检查及双合诊检查,应行直肠-腹部诊。确有检查必要时,应先征得患者及其家属同意后,方可进行检查。

(7)疑有盆腔内病变的腹壁肥厚或高度紧张不合作患者,若双合诊检查不满意时,应行超声检查,必要时可在麻醉下进行检查。

2. 检查方法及步骤

(1)外阴部检查:观察外阴发育及阴毛多少和分布情况,有无畸形、皮炎、溃疡、赘生物或肿块,注意皮肤和黏膜色泽或色素减退及质地变化,有无增厚、变薄或萎缩。查看尿道口周围黏膜色泽及有无赘生物。处女膜是否完整;有无会阴后-侧切或陈旧性撕裂瘢痕。必要时还应让患者用力向下屏气,观察有无阴道前后壁膨出、子宫脱垂或尿失禁等。

(2)阴道窥器检查

1)放置和取出:临床常用鸭嘴形阴道窥器。根据阴道宽窄选用不同大小的阴道窥器。当放置窥器时,应先将其前、后两叶前端并合,表面涂润滑剂以利插入,避免损伤。若拟作宫颈细胞学检查或取阴道分泌物作涂片检查时,用生理盐水润滑,以免影响涂片质量。放置窥器时,检查者用一手拇指、示指将两侧小阴唇分开,另一手将窥器避开敏感的尿道周围区,斜行沿阴道侧后壁缓慢插入阴道内,边推进边将窥器两叶转正并逐渐张开,暴露宫颈、阴道壁及穹窿部,然后旋转窥器,充分暴露阴道各壁(图5-31-1)。取出窥器前,先将前后叶合拢再沿阴道侧后壁缓慢取出。

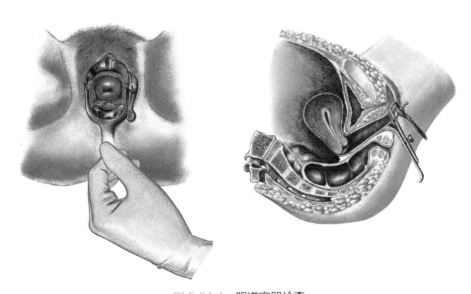

图 5-31-1　阴道窥器检查

阴道窥器放置完毕所显示的正面及侧面观(暴露宫颈及阴道侧壁)。

　　2)视诊:①检查阴道:观察阴道前后壁和侧壁及穹窿黏膜颜色、皱襞,有无生殖道畸形,有无溃疡、赘生物或囊肿等;注意阴道内分泌物量、性质、色泽,有无异味等,异常者应做相关检查。②检查宫颈:暴露宫颈后,观察宫颈大小、颜色、外口形状,有无出血、肥大、糜烂样改变、撕裂、外翻、腺囊肿、息肉、赘生物,宫颈管内有无出血或分泌物。

　　(3)双合诊检查(bimanual examination):是妇科检查中最重要的项目。检查者一手的两指或一指放入阴道,另一手在腹部配合检查,称为双合诊。

　　检查方法:检查者戴无菌手套,一手示、中两指蘸润滑剂,顺阴道后壁轻轻插入,检查阴道通畅度、深度、弹性,有无畸形、瘢痕、肿块及阴道穹窿情况。再扪触宫颈大小、形状、硬度及外口情况,有无接触性出血。随后检查子宫体,将阴道内两指放在宫颈后方,另一手掌心朝下、手指平放在患者腹部平脐处,当阴道内手指向上向前方抬举宫颈时,腹部手指往下往后按压腹壁,并逐渐向耻骨联合部位移动,通过内、外手指同时分别抬举和按压,相互协调,即能扪清子宫位置、大小、形状、软硬度、活动度及有无压痛(图5-31-2)。子宫位置一般是前倾略前屈。"倾"指宫体纵轴与身体纵轴的关系。若宫体朝向耻骨,称为前倾(anteversion);当宫体朝向骶骨,称为后倾(retroversion)。"屈"指宫体与宫颈间的关系。若两者间的纵轴形成的角度朝向前方,称为前屈(anteflexion),形成的角度朝向后方,称为后屈(retroflexion)。扪清子宫后,将阴道内两指由宫颈后方移至一侧穹窿部,尽可能往上向盆腔深部扪触;与此同时,另一手从同侧下腹壁髂棘水平开始,由上往下按压腹壁,与阴道内手指相互对合,以触摸该侧附件区有无肿块、增厚或压痛(图5-31-3)。若扪及肿块,应查清其位置、大小、形状、软硬度、活动度、与子宫的关系以及有无压痛等。正常卵巢偶可扪及,触后稍有酸胀感,正常输卵管不能扪及。

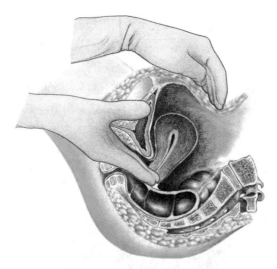

图5-31-2　双合诊(检查子宫)

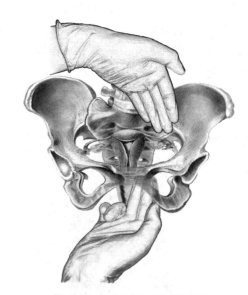

图5-31-3　双合诊(检查附件)

　　(4)三合诊(trimanual examination):即直肠、阴道、腹部联合检查,是双合诊的补充检查。方法是双合诊结束后,一手示指放入阴道,中指插入直肠,其余检查步骤与双合诊时相同(图5-31-4),是对双合诊检查不足的重要补充。通过三合诊能扪清后倾或后屈子宫大小,有无子宫后壁、宫颈旁、直肠子宫陷凹、宫骶韧带和盆腔后部病变,估计盆腔内病变范围,尤其是癌肿与盆壁间的关系,以及扪诊直肠阴道隔、骶骨前方或直肠内有无病变等。

　　(5)直肠-腹部诊:检查者一手示指伸入直肠,另一手在腹部配合检查,称为直肠-腹部诊。适用于无性生活史、阴道闭锁或其他原因不宜行双合诊的患者。

　　3. 记录　妇科检查结束后,应将检查结果按解剖部位先后顺序记录。

（1）外阴：发育情况及婚产式（未婚、已婚未产或经产）。有异常发现时应详加描述。

（2）阴道：是否通畅，黏膜情况，分泌物量、色、性状及有无气味。

（3）宫颈：大小、硬度，有无糜烂样改变、撕裂、息肉、腺囊肿，有无接触性出血、举痛及摇摆痛等。

（4）宫体：位置、大小、硬度、活动度、表面是否平整，有无突起，有无压痛等。

（5）附件：有无块物、增厚或压痛。若扪及块物，记录其位置、大小、硬度、表面光滑与否，活动度，有无压痛以及与子宫及盆壁关系。左右两侧情况分别记录。

（6）实验室和特殊检查：摘录已有的实验室和特殊检查结果，外院检查结果应注明医院名称和检查日期。

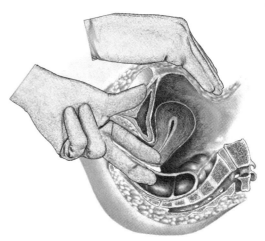

图 5-31-4　三合诊

小结

1. 病史是打开诊断门户的钥匙，常能提供重要的诊断依据。
2. 查体是发现体征的基本方法，是获得客观事实的依据。
3. 二者紧密结合、互相补充，就能够构成较全面的资料，为开展临床思维、确定诊断奠定基础。

思考题

妇科检查包括哪些内容？如何记录妇科检查的内容？

（程文俊）

第三节　常见症状的鉴别要点与分析处理

妇科患者出现的常见症状包括阴道流血、白带异常、下腹痛、外阴瘙痒和下腹肿块等。掌握这些症状的鉴别要点对妇科疾病的诊治极为重要。

一、阴道流血

为最常见的主诉之一。是指妇女生殖道任何部位的流血。

1. 原因　引起阴道流血的常见原因有：

（1）与妊娠相关的子宫出血：常见的有流产、异位妊娠、葡萄胎、产后胎盘部分残留和子宫复旧不全等。

(2)生殖道炎症：如阴道炎、急性子宫颈炎、宫颈息肉和子宫内膜炎等。

(3)生殖器良性病变：如子宫内膜息肉、子宫腺肌病、子宫内膜异位症等。

(4)生殖器肿瘤：子宫肌瘤是引起阴道流血的常见良性肿瘤，分泌雌激素的卵巢肿瘤也可引起阴道流血。其他包括阴道癌、子宫颈癌、子宫肉瘤、子宫内膜癌、输卵管癌、妊娠滋养细胞肿瘤等。

(5)损伤、异物和外源性性激素：生殖道创伤如阴道骑跨伤、性交所致处女膜或阴道损伤、放置宫内节育器、幼女阴道内放入异物等均可引起出血。雌激素或孕激素使用不当也可引起"突破性出血"或"撤退性出血"。

(6)与全身疾病有关的阴道流血：如白血病、再生障碍性贫血、特发性血小板减少性紫癜以及肝功能损害等。

(7)卵巢内分泌功能失调：在排除妊娠及所有器质性疾病后，可考虑由卵巢内分泌功能失调引起的异常子宫出血。

2. 临床表现　阴道流血的形式有：

(1)经量增多：月经周期基本正常，但经量多(>80ml)或经期延长，为子宫肌瘤的典型症状，其他如子宫腺肌病、排卵性月经失调、放置宫内节育器，均可有经量增多。

(2)周期不规则的阴道流血：多为无排卵性功能失调性子宫出血，但应注意排除早期子宫内膜癌。

(3)无周期可辨的长期持续阴道流血：多为生殖道恶性肿瘤所致，首先应考虑宫颈癌或子宫内膜癌的可能。

(4)停经后阴道流血：若患者为育龄期妇女，应首先考虑与妊娠有关的疾病，如流产、异位妊娠、葡萄胎等；若患者为青春期无性生活史女性或围绝经期女性，多为无排卵性功能失调性子宫出血，但应排除生殖道恶性肿瘤。

(5)阴道流血伴白带增多：一般应考虑晚期子宫颈癌、子宫内膜癌或子宫黏膜下肌瘤伴感染。

(6)接触性出血：于性交后或阴道检查后立即有阴道出血，色鲜红，应考虑急性宫颈炎，宫颈癌，宫颈息肉或子宫黏膜下肌瘤可能。

(7)月经间期出血：若发生于下次月经来潮前14~15d，历时3~4d，一般出血量少于月经量，偶可伴有下腹疼痛和不适，多为排卵期出血。

(8)经前或经后点滴出血：可见于排卵性异常子宫出血或为放置宫内节育器的副反应。此外，子宫内膜异位症亦可能出现类似情况。

(9)绝经后阴道流血：一般流血量较少，历时2~3d即净，多为绝经后子宫内膜脱落引起的出血或萎缩性阴道炎；若流血量较多，流血持续不净或反复阴道流血，应考虑子宫内膜癌的可能。

(10)间歇性阴道排出血性液体：应警惕有输卵管癌可能。

(11)外伤后阴道流血：常见于骑跨伤后，流血量可多可少，伴外阴部疼痛。

二、白带异常

白带(leucorrhea)是由阴道黏膜渗出物、宫颈管、子宫内膜及输卵管腺体分泌物等混合而成，其形成与雌激素作用有关。正常白带呈白色稀糊状或蛋清样，黏稠，无腥臭味，量少，称为生理性白带。若生殖道出现炎症或发生癌变时，白带的量显著增多且性状亦有改变，称为病理性白带。临床常见的有：

1. 透明黏性白带　外观与正常白带相似，但量显著增多，可考虑卵巢功能失调、阴道腺病或宫颈高分化腺癌等疾病的可能。

2. 灰黄色或黄白色泡沫状稀薄白带　为滴虫阴道炎的特征，可伴外阴瘙痒。

3. 凝乳块状或豆渣样白带　为假丝酵母菌阴道炎的特征，常伴严重外阴瘙痒或灼痛。

4. 灰白色匀质鱼腥味白带　常见于细菌性阴道病。有鱼腥味，伴外阴轻度瘙痒。

5. 脓性白带　色黄或黄绿，黏稠，多有臭味，为细菌感染所致。可见于淋病奈瑟菌阴道炎、急性宫颈炎及宫颈管炎。阴道癌或宫颈癌并发感染、宫腔积脓或阴道内异物残留等也可导致脓性白带。

6. 血性白带　白带中混有血液,血量多少不一,可由宫颈癌、子宫内膜癌、输卵管癌、宫颈息肉、宫颈柱状上皮异位合并感染或子宫黏膜下肌瘤等所致。放置宫内节育器亦可引起血性白带。

7. 水样白带　持续流出淘水样乳白色白带且具奇臭者,多见于宫颈管腺癌、晚期宫颈癌、阴道癌或黏膜下肌瘤伴感染。间断性排出清澈、黄红色或红色水样白带,应考虑输卵管癌可能。

三、下腹痛

下腹痛为妇女常见的症状,多为妇科疾病所引起。应根据下腹痛的性质、时间及伴随症状和特点,考虑各种不同妇科情况。应注意鉴别来自内生殖器以外的疾病。

1. 急性下腹痛　起病急剧,疼痛剧烈,常伴有恶心、呕吐及发热等症状。

(1)下腹痛伴阴道流血:有或无停经史。此类下腹痛多与病理妊娠有关,反复隐痛后突然出现撕裂样剧痛者,应考虑到输卵管妊娠破裂型或流产型的可能。

(2)下腹痛伴发热:多为内生殖器炎症或输卵管卵巢囊肿。转移性右下腹痛应注意为急性阑尾炎的典型疼痛特点。

(3)下腹痛伴附件肿块:常为卵巢非赘生性囊肿或卵巢肿瘤扭转,子宫浆膜下肌瘤扭转,也可能是输卵管妊娠。右下腹痛伴肿块,还应考虑阑尾周围脓肿的可能。

2. 慢性下腹痛　起病缓慢,多为隐痛或钝痛,病程长。多数患者并无盆腔器质性疾病。

(1)月经期慢性下腹痛:经期出现腹痛,或为原发性痛经,或有子宫内膜异位症的可能;周期性下腹痛但无月经来潮多为经血排出受阻所致,见于先天性生殖道畸形或术后宫腔、宫颈管粘连等。

(2)月经间期慢性下腹痛:在月经周期中间出现一侧下腹隐痛,应考虑为排卵性疼痛;与月经周期无关的慢性下腹痛见于下腹部手术组织粘连、子宫内膜异位症、盆腔炎性后遗症、盆腔静脉淤血综合征及妇科肿瘤等。

(3)人工流产或刮宫术后也可有慢性下腹痛。

四、外阴瘙痒

外阴瘙痒(pruritus vulvae)是妇科患者常见症状,多由外阴各种不同病变引起,也可由全身其他疾病引起。

1. 原因

(1)局部原因:多种阴道炎症及病原微生物均可导致外阴瘙痒,其中外阴阴道假丝酵母菌病和滴虫阴道炎是引起外阴瘙痒的最常见原因。

(2)全身原因:糖尿病,黄疸,维生素 A、B 族缺乏,重度贫血,白血病,妊娠肝内胆汁淤积症等。

2. 临床表现

(1)外阴瘙痒部位:外阴瘙痒多位于阴蒂、小阴唇、大阴唇、会阴甚至肛周等皮损区。长期搔抓可出现抓痕、血痂或继发毛囊炎。

(2)外阴瘙痒症状与特点:瘙痒程度因不同疾病和不同个体而有明显差异。外阴上皮良性或恶性病变以外阴瘙痒和皮损久治不愈且患者年龄较大为主要特征。外阴阴道假丝酵母菌病、滴虫阴道炎以外阴瘙痒、白带增多为主要症状。外阴鳞状上皮增生以外阴奇痒为主要症状,伴有外阴皮肤色素脱失。蛲虫病引起的外阴瘙痒以夜间为甚。糖尿病患者尿糖对外阴皮肤刺激,特别是并发外阴阴道假丝酵母菌病时,外阴瘙痒特别严重。无原因的外阴瘙痒一般仅发生在生育年龄或绝经后妇女,外阴瘙痒症状严重,甚至难以忍受,但局部皮肤和黏膜外观正常,或仅有抓痕和血痂。黄疸,维生素 A、B 族缺乏,重度贫血,白血病,妊娠肝内胆汁淤积症等疾病患者出现外阴瘙痒时,常为全身瘙痒的一部分。

五、下腹部肿块

下腹部肿块是妇科患者就医时的常见主诉。女性下腹肿块可以来自子宫与附件、肠道、腹膜后、泌尿系统及腹壁组织。根据肿块质地不同,分为囊性和实性。囊性肿块多为良性病变。实性肿块除妊娠子宫、子宫肌瘤、卵巢纤维瘤、盆腔炎性包块等为良性外,其他实性肿块均应首先考虑为恶性肿瘤。

1. **子宫增大** 位于下腹正中且与宫颈相连的肿块,多为子宫增大,可能是:

(1)妊娠子宫:育龄期妇女有停经史,下腹部扪及包块,应首先考虑为妊娠子宫。停经后出现不规则阴道流血,且子宫增大超过停经周数者,可能为葡萄胎。

(2)子宫肌瘤:子宫均匀增大,或表面有单个或多个球形隆起。带蒂的浆膜下肌瘤仅蒂与宫体相连,不扭转无症状,妇科检查时有可能将其误诊为卵巢实性肿瘤。

(3)子宫腺肌病:子宫均匀增大、质硬。患者多伴有逐年加剧的痛经、经量增多及经期延长。

(4)子宫恶性肿瘤:老年患者子宫增大且伴有不规则阴道流血,应考虑子宫内膜癌或子宫肉瘤。有生育史或流产史,特别是有葡萄胎史,子宫增大且外形不规则及子宫不规则出血时,应考虑到子宫绒毛膜癌的可能。

(5)子宫畸形:双子宫或残角子宫可扪及子宫另一侧有与其对称或不对称的包块,两者相连,硬度也相似。

(6)宫腔阴道积血或宫腔积脓:宫腔及阴道积血多系无孔处女膜或阴道无孔横隔引起的经血外流受阻。患者至青春期无月经来潮,有周期性腹痛并扪及下腹部肿块。宫腔积脓或积液也可使子宫增大,见于子宫内膜癌合并宫腔积脓。

2. **附件肿块** 附件(adnexa)包括输卵管和卵巢,二者常不能扪及。当子宫附件出现肿块时,多属病理现象。临床常见的子宫附件肿块有:

(1)输卵管妊娠:肿块位于子宫旁,大小、形状不一,有明显触痛。患者多有短期停经史,随后出现阴道持续少量流血及腹痛史。

(2)附件炎性肿块:肿块多为双侧性,位于子宫两旁,与子宫有粘连,压痛明显。急性附件炎症患者有发热、腹痛。慢性附件炎性疾病患者,多有不育及下腹隐痛史,甚至出现反复急性盆腔炎症发作。

(3)卵巢非赘生性囊肿:多为单侧、可活动的囊性包块,直径通常不超过8cm。葡萄胎常并发卵巢黄素囊肿,双侧或一侧。卵巢子宫内膜异位囊肿多为与子宫有粘连、活动受限、有压痛的囊性肿块。输卵管卵巢囊肿常有不孕或盆腔感染病史,附件区囊性块物可有触痛,边界清或不清,活动受限。

(4)卵巢赘生性肿块:不论肿块大小,其表面光滑、囊性且可活动者,多为良性囊肿。肿块为实性,表面不规则,活动受限,特别是盆腔内扪及其他结节或伴有胃肠道症状者,多为卵巢恶性肿瘤。

3. **肠道肿块**

(1)粪块嵌顿:块物位于左下腹,多呈圆锥状,直径4~6cm,质偏实,略能推动。排便后块物消失。

(2)阑尾周围脓肿:肿块位于右下腹,边界不清,距子宫较远且固定,有明显压痛伴发热、白细胞增多和红细胞沉降率加快。初发病时先有脐周疼痛,随后疼痛逐渐转移并局限于右下腹。

(3)腹部手术或感染后继发的肠管、大网膜粘连:肿块边界不清,叩诊时部分区域呈鼓音。患者以往有手术史或盆腔感染史。

(4)肠系膜肿块:部位较高,肿块表面光滑,左右移动度大,上下移动受限制,易误诊为卵巢肿瘤。

(5)结肠癌:肿块位于一侧下腹部,呈条块状,略能推动,有轻压痛。患者多有下腹隐痛、便秘、腹泻或便秘腹泻交替以及粪便带血史,晚期出现贫血、恶病质。

4. 泌尿系肿块

(1)充盈膀胱:肿块位于下腹正中、耻骨联合上方,呈囊性,表面光滑,不活动。导尿后囊性肿块消失。

(2)异位肾:先天异位肾多位于髂窝部或盆腔内,形状类似正常肾,但略小。通常无自觉症状。静脉尿路造影可确诊。

5. 腹壁或腹腔肿块

(1)腹壁血肿或脓肿:位于腹壁内,与子宫不相连。患者有腹部手术或外伤史。抬起患者头部使腹肌紧张,若肿块更明显,多为腹壁肿块。

(2)腹膜后肿瘤或脓肿:肿块位于直肠和阴道后方,与后腹壁固定,不活动,多为实性,以肉瘤最常见;亦可为囊性,如良性畸胎瘤、脓肿等。

(3)腹水:大量腹水常与巨大卵巢囊肿相混淆。腹部两侧叩诊浊音,脐周鼓音为腹水特征。腹水合并卵巢肿瘤,腹部冲击触诊法可发现潜在肿块。

(4)盆腔结核包裹性积液:肿块为囊性,表面光滑,界限不清,固定不活动。囊肿可随患者病情加剧而增大或好转而缩小。

(5)直肠子宫陷凹囊肿:肿块呈囊性,向后穹窿突出,压痛明显,伴发热及急性盆腔腹膜炎体征。后穹窿穿刺抽出脓液可确诊。

小结

1. 阴道流血、白带异常、下腹痛、外阴瘙痒以及下腹包块是妇科患者就诊诉说的常见症状。
2. 在诊断和处理妇科疾病时,应详细询问病史,结合患者年龄、症状、体征及辅助检查鉴别诊断。

思考题

1. 某性成熟且性生活正常女性出现阴道不规则流血要考虑哪些疾病?
2. 鉴别腹痛原因要考虑患者哪些因素?

(程文俊)

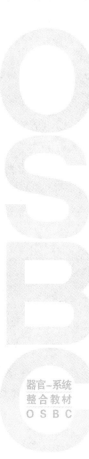

器官-系统
整合教材
OSBC

第六篇
女性乳腺疾病

第三十二章　乳房的结构、功能及乳腺疾病

第三十二章
乳房的结构、功能及乳腺疾病

乳房作为女性的重要生殖器官,在女性的发育、成长、妊娠和哺乳的各阶段都至关重要。乳房(mamma,breast)属于皮肤的特化器官。男性乳房不发达,女性乳房于青春期开始发育生长,是女性第二性征器官。和生殖系统其他器官一样,乳房也受到女性激素水平,包括雌激素、孕激素和催乳素等的影响。随着社会经济水平的提高,乳房相关的疾病尤其是乳腺癌成为女性发病率最高的肿瘤,在亚洲女性发病年龄普遍偏年轻,严重影响了女性的健康。所以本章节对乳房的结构,生理功能和乳腺疾病做了全面的介绍,以短小的篇幅尽可能了解乳房,了解乳腺疾病尤其是乳腺癌相关的危险因素,诊断和治疗相关的重要内容,从而保护乳房健康。

第一节 女性乳房的结构和发生

一、女性乳房的结构

(一)位置

成年女性乳房位于胸部前面浅筋膜内,第 2~6 肋、胸骨旁线和腋中线之间(图 6-32-1),外上部可形成腋尾部沿胸大肌下外侧缘伸向腋窝。乳房处的浅筋膜可分为浅、深两层,乳房位于浅筋膜浅、深层之间。乳房深面为胸肌筋膜、胸大肌和前锯肌。乳房基底面稍凹陷,在乳腺的浅筋膜深层和胸肌筋膜之间为疏松结缔组织形成的乳房后间隙,因而乳房可有一定程度的移动。此间隙无大血管存在,有利于隆乳时将假体植入,使乳房隆起。乳腺癌时,乳房可被固定于胸前壁而影响移动。乳房后间隙脓肿易向下扩散,宜行低位切开引流术。

(二)形态

乳房由乳腺(mammary gland)、脂肪组织、纤维结缔组织和皮肤等构成。

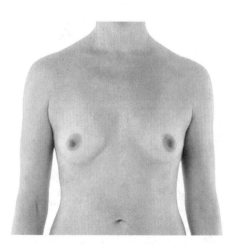

图 6-32-1　女性乳房的位置

乳腺组织被纤维结缔组织分隔成 15~25 个乳腺叶(lobes of mammary gland),每个乳腺叶又分为若干个乳腺小叶。每一腺叶有一个以乳头为中心呈放射状排列的输乳管(lactiferous ducts),输乳管在乳晕深面呈梭形膨大称输乳管窦(lactiferous sinus),末端变细开口于乳头的输乳孔(图 6-32-2)。故乳房手术时宜做放射状切口,以减少对乳腺叶和输乳管的损伤。乳房内结缔组织间质穿行于小叶间并包绕小叶,结构疏松,其间充填脂肪组织。其内有许多致密结缔组织纤维束,一端连于皮肤和浅筋膜浅层,一端连于浅筋膜深层和胸肌筋膜,形成乳房悬韧带(suspensory ligament of breast)或 Cooper 韧带(图 6-32-3)。韧带两端固定,无伸展性。乳腺癌时,乳房的淋巴管堵塞致使皮肤局部水肿,腺组织肿大而 Cooper 韧带变得相对缩短,牵引皮肤向内凹陷,外观呈橘皮样变,是乳腺癌的重要体征之一。

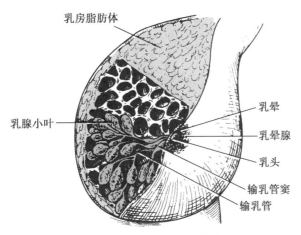

图 6-32-2　女性乳房结构模式图

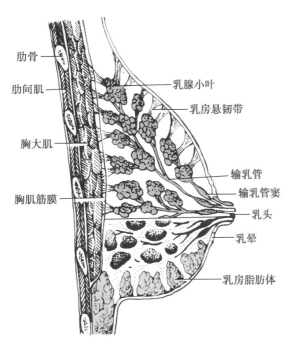

图 6-32-3　女性乳房结构模式图(矢状切面)

(三)血液供应、淋巴引流和神经支配

1. **动脉**　供应乳房的动脉来自上方和两侧,主要由胸廓内动脉、胸外侧动脉、胸肩峰动脉、胸背动脉和肋间后动脉的分支供血(图 6-32-4)。胸廓内动脉第 3~6 穿支,距胸骨侧缘约 1cm 处穿出,分布于乳房前内侧部;胸肩峰动脉穿经胸小肌和胸大肌的分支,分布到乳房深部;胸外侧动脉沿胸大肌外侧缘发出乳房外侧支,与第 2~4 肋间后动脉的穿支一起供应乳房外侧部,其中肋间后动脉第 2 穿支还供应乳房的上部、乳头、乳晕和邻近的乳腺组织。乳房内、外侧的动脉分支在乳房内形成 3~4 层吻合,在乳头周围形成动脉环。

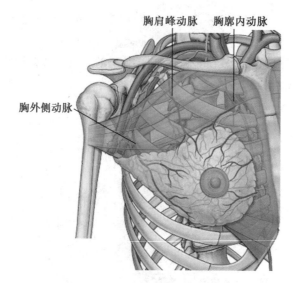

图 6-32-4　女性乳房的动脉示意图

2. **静脉**　乳房的静脉分浅、深两组。浅静脉大部分向内侧汇入胸廓内静脉,少部分与对侧浅静脉吻合,或向上汇入颈前静脉。深静脉多与同名动脉伴行,分别回流至胸廓内静脉、肋间后静脉和腋静脉。

3. **淋巴引流**　女性乳房的淋巴回流大致有以下 5 条途径(图 6-32-5):①乳房外侧部和中央部的淋巴管主要注入腋淋巴结的胸肌淋巴结,这是乳房淋巴回流的主要途径。②乳房内侧部的淋巴管一部分注入胸骨旁淋巴结,一部分与对侧乳房的淋巴管吻合。③乳房上部的淋巴管注入腋淋巴结的尖淋巴结和锁骨上淋巴结。④乳房内下部的淋巴管注入膈上淋巴结并与腹前壁上部、膈下及肝的淋巴管相吻合。⑤乳房深部的淋巴管,经乳房后间隙穿胸大肌和胸小肌,注入胸肌间淋巴结或尖淋巴结。

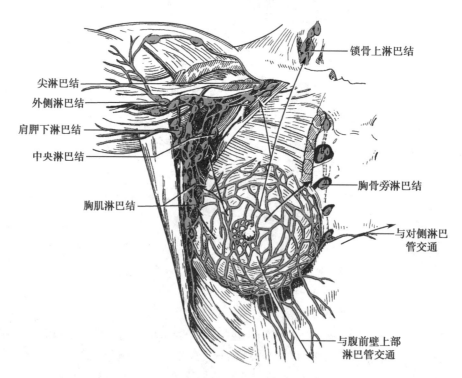

图 6-32-5　乳房的淋巴引流示意图

腋淋巴结临床分群:此种分群方法以胸小肌为标志,将腋淋巴结分为 3 组:胸小肌下缘的所有腋淋巴结属于Ⅰ组或称下群;胸小肌上、下缘之间的淋巴结属于Ⅱ组或称中群,包括胸小肌深面和胸大、小肌之间的淋巴结；胸小肌上缘的腋淋巴结属于Ⅲ组或称为上群。

4. 神经　女性乳房主要由锁骨上神经分支及第 2~6 肋间神经的前、外侧皮支支配，其感觉神经纤维司乳房的感觉传导，其交感神经纤维控制腺体分泌和平滑肌收缩。其中，乳头的神经来源于第 4 肋间神经的外侧皮支，其分支在乳头内形成神经丛。

（四）组织学结构

乳腺主要由分泌乳汁的腺泡、输出乳汁的导管以及其间的结缔组织构成。每个乳腺小叶为一个复管泡状腺。小叶间结缔组织内含有大量的脂肪细胞。乳腺的腺泡上皮为单层立方或柱状，腺腔很小，腺上皮与基膜之间有肌上皮细胞。导管包括小叶内导管、小叶间导管和总导管（输乳管）。小叶内导管多为单层立方或柱状上皮，小叶间导管则为复层柱状上皮，总导管开口于乳头，管壁为复层扁平上皮，与乳头表皮相连续。乳腺于青春期受卵巢激素的影响而开始发育。妊娠期和哺乳期的乳腺有泌乳活动，称活动期乳腺；无分泌功能的乳腺，称静止期乳腺。

1. 静止期乳腺　静止期乳腺是指性成熟未孕女性的乳腺。其结构特点是：导管和腺体均不发达，腺泡小而少，脂肪组织和结缔组织极为丰富。静止期乳腺随月经周期有些变化。月经来潮前，腺泡与导管增生和充血，因而乳腺可略增大。月经停止后这一现象消失（图 6-32-6）。

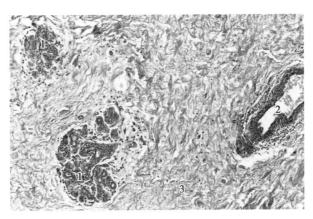

图 6-32-6　静止期乳腺光镜像（HE 染色　低倍）

1. 乳腺腺泡；2. 小叶间导管；3. 结缔组织。

2. 活动期乳腺　活动期乳腺包括妊娠期和哺乳期乳腺。妊娠期在雌激素和孕激素的作用下，乳腺的小导管和腺泡迅速增生，腺泡增大，同时结缔组织和脂肪组织减少（图 6-32-7 A）。在妊娠后期，由于垂体分泌的催乳激素的作用，腺泡开始分泌。乳腺为顶浆分泌腺，分泌物中含有脂滴、乳蛋白、乳糖和抗体等，称为初乳（colostrum）。初乳中还常含有吞噬脂滴的巨噬细胞，称初乳小体（colostrum corpuscle）。

哺乳期乳腺结构与妊娠期乳腺相似，但结缔组织更少，腺体发育更好，腺泡腔增大，腺泡处于不同的分泌时期。分泌前的腺泡腺细胞呈高柱状；分泌后的腺泡腺细胞呈立方形或扁平形，腺腔内充满乳汁（图 6-32-7B）。断乳后，由于催乳激素水平下降，乳腺分泌停止，腺组织逐渐萎缩，结缔组织和脂肪组织增多，乳腺又转入静止期。绝经后，体内雌激素和孕激素水平下降，乳腺萎缩退化，体积减小。

二、乳房的发生

乳房的胚胎发育过程大致可分为以下 4 个阶段：

第 1 阶段：在胚胎发育的第 6 周、胚胎长约 11.5mm 时，其腹面两侧自腋下至腹股沟，原始表皮局

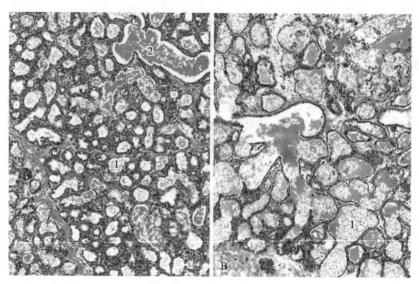

1. 乳腺腺泡；2. 小叶间导管。

图 6-32-7　活动期乳腺（HE 染色　低倍）

A. 妊娠期乳腺；B. 哺乳期乳腺。

部增厚，形成两条对称的"乳线"，"乳线"上有多处对称的外胚叶细胞局部增殖，形成 4~5 层移行上皮细胞的乳腺始基，此种发育直到胚胎长达 21mm 为止。在乳腺始基下面，中胚叶细胞同时增殖。曾有人观察到在胚胎第 5 周、长约 6mm 时即可探及乳腺的发生。

第 2 阶段：在胚胎 9 周长约 26mm 时，仅胸前区的一对乳腺始基继续发展，而"乳线"上多余的乳腺始基逐渐消退。胸前区一对乳腺始基的外胚叶呈基底细胞状，增殖成团，形成乳头芽。当胚胎长 32~36mm 时，乳头芽表面的上皮细胞逐渐分化成鳞状细胞样，其表面细胞开始脱落。乳头芽周围的胚胎细胞继续增殖，并将乳头芽四周的上皮向外推移，乳头凹初步形成。

第 3 阶段：在胚胎 3 个月长 54~78mm 时，乳头芽增大。当胚胎长 78~98mm 时，乳头芽基部的基底细胞向下生长，形成乳腺芽。乳腺芽进一步延伸形成索状输乳管原基，日后演变成永久性乳腺管。此种变化一直持续到胚胎长达 270mm，乳头凹的鳞状上皮逐渐角化、脱落，形成孔洞。乳腺芽继续向下生长，侵入结缔组织中并形成管腔，遂成乳腺管，开口于乳头凹的乳洞部。

第 4 阶段：在胚胎 6 个月长约 335mm 时，输乳管原基进一步分支，形成 15~20 个实性上皮索，伸入表皮内，胚胎 9 个月时，实性的上皮索有管腔形成，衬以 2~3 层细胞，乳腺管末端有小团的基底细胞，形成腺小叶的始基，即日后乳腺小叶的前身。与此同时，乳头下的结缔组织不断增殖，使乳头逐渐外突，至此，胚胎期乳腺基本发育。乳腺小叶芽仅在出生后青春期时，在雌激素作用下，才进一步发育逐步形成末端乳管和腺泡。

小结

乳房由乳腺、脂肪组织、纤维结缔组织和皮肤等构成，腺叶的输乳管以乳头为中心呈放射状排列。静止期乳腺的导管和腺体不发达，腺泡小而少，脂肪组织和结缔组织极为丰富；活动期乳腺的小导管和腺泡迅速增生，腺泡增大，同时结缔组织和脂肪组织减少；哺乳期乳腺结缔组织更少，腺泡处于不同的分泌时期。

思考题

1. 试述乳房的淋巴回流及其毗邻结构。
2. 试述活动期乳腺和静止期乳腺的组织学结构相同与相异之处。

（谢遵江）

第二节　女性乳房的生理变化

一、乳房的发育和生理变化

随着年龄的增长，女性乳房也不断发育，并随月经、妊娠、泌乳等特殊生理周期雌激素、孕激素、催乳素等的作用下，在大小、现状、结构上不断变化。

1. **青春期前和青春期**　乳房在胚胎发育至第 2 个月时开始形成，新生儿的乳腺有了同成年女性数目相同的导管，但直到青春期，随着卵巢逐渐发育成熟，开始分泌雌激素和孕激素，促进了乳腺的发育。

2. **妊娠期和哺乳期**　由于胎盘分泌激素的作用，乳腺小叶高度增殖并形成腺泡，乳房饱满，到妊娠后期乳汁开始分泌，分娩后因胎盘分泌的孕激素浓度突然下降，受其抑制的催乳素水平急剧上升，乳腺分泌部的上皮细胞开始产生乳汁，乳腺腺管和腺泡普遍扩张，内储乳汁，在脑垂体分泌的催产素刺激下，乳腺腺泡收缩，乳腺分泌部的上皮细胞分泌乳汁。

3. **绝经期**　乳房内腺体萎缩，不再产生新的腺泡，仅乳晕下残留一小部分腺体，其余的均被纤维化或被脂肪组织取代。

二、乳房疼痛

1. **生理性乳房疼痛**　女性的乳房疼痛多与月经有关，月经前 1 周左右的乳房压痛被认为是正常的。疼痛多在月经来潮前 3~7d 出现或加重，月经消失后会减轻。

2. **孕期和产后乳房疼痛**　怀孕后因为胎盘、绒毛分泌大量雌激素和孕激素，使乳房胀痛，可持续整个孕期，不需要治疗。产后乳房也会胀痛，这主要是催乳素的作用，静脉充盈和间质水肿及乳汁充盈所致。

3. **乳腺结节疼痛**　增生的乳腺结节偶尔伴有疼痛，需要和乳腺肿物引起的疼痛鉴别。

小结

女性乳房的生理变化与年龄和生育关系密切，是受雌激素、孕激素、催乳素等的影响，是从发育到成熟，又随着年龄逐步萎缩的过程。在这个过程中随着生理变化会有偶尔的疼痛和增生的结节等变化,如果判断是生理性的可以观察。

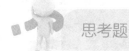

思考题

女性乳房的变化包含哪几个重要的生理期?

（李惠平）

第三节　乳　腺　疾　病

一、急性乳腺炎

急性乳腺炎是乳腺的急性化脓性感染,是乳腺管内和周围结缔组织炎症,多发生于产后哺乳期的妇女,尤其是初产妇更为多见。

（一）病因

1. 乳头皲裂　由于外部原因造成乳头皲裂,外伤,使细菌容易侵入,造成乳腺炎。

2. 乳腺导管阻塞　常见于继发性的乳汁淤积,较多的脱落上皮细胞引起乳腺管的阻塞,可见于乳头发育不良或乳房局部受压。需要特别注意的是乳房肿块也会压迫导管,会引起乳腺炎,要警惕乳腺肿瘤。

（二）临床表现

乳房胀痛,体温升高。检查乳房局部红,肿,热痛。如果是化脓性乳腺炎可导致丹毒样淋巴管炎。可以形成脓肿,按之有波动感,必要时可行试验穿刺,细菌学检查及药敏试验。

（三）急性乳腺炎的病理表现

为典型急性化脓性炎。可见大量中性粒细胞渗出,可继发不同程度的组织坏死及脓肿形成;血管损伤严重时,可见大量红细胞漏出;可继发菌血症,甚至败血症,引发寒战、高热、多器官损伤等全身中毒症状。

（四）急性乳腺炎的治疗

1. 脓肿形成之前　全身症状轻,促使乳汁排出,减轻淤积。

2. 脓肿已形成　应及时切开引流。

3. 应用抗生素　选用针对金黄色葡萄球菌的敏感抗生素,或做药敏试验,根据病情口服、肌内注射或静脉滴注。

（五）预防

保持乳头清洁,经常用温肥皂水清洗,如有乳头内陷者更应注意清洁,养成良好的习惯。定时哺乳,每次尽可能将乳汁吸尽。

二、乳腺增生疾病和良性病变

（一）乳腺增生

乳腺增生是指乳腺正常发育和退化过程正常结构失常导致的一种良性乳腺疾病,通常好发于

30~50 岁女性,70%~80% 的女性有不同程度的乳腺增生。

1. 病因　主要是雌激素和孕激素比例失调,催乳素升高等造成内分泌功能紊乱所致。通常表现为结节,条索状,局限性或弥漫性腺体增厚,可随月经周期变化,伴或不伴有疼痛。

2. 病理

(1)乳腺导管增生包括普通型导管增生(usual ductal hyperplasia,UDH)和非典型导管增生(atypical ductal hyperplasia,ADH):普通型导管增生在导管内增生性病变中最为常见,是以增生细胞呈流水样分布为特征的良性导管增生,2012 年 WHO 肿瘤分类将其归类于乳腺癌的前驱病变。非典型导管增生,是介于良、恶性之间的一种病变,属于导管内肿瘤性病变。以分布均匀、单一形态的上皮细胞增生为特征,有进展为浸润乳腺癌的中度危险性。

(2)硬化性腺病(sclerosing adenosis):硬化性腺病的主要特征为小叶中央或小叶间的纤维组织增生,使小叶腺泡受压而扭曲变形。影像学检查极易和癌混淆。肉眼观,灰白质硬,与周围乳腺界限不清。镜下,每一终末导管的腺泡数目均增加,小叶体积增大,轮廓尚存。病灶中央部位纤维组织呈不同程度的增生,腺泡受压而扭曲,病灶周围的腺泡扩张。腺泡外层的肌上皮细胞的存在,是硬化性腺病区别于浸润性癌的主要特征。

3. 诊断和治疗　超声检查可以诊断,一般不需要治疗,随着年龄增长会逐渐消失。伴有轻中度疼痛者可以通过锻炼、调整生活方式、心理疏导等方式缓解,严重持续疼痛的患者可考虑用他莫昔芬治疗,可以缓解疼痛,但对子宫内膜有影响,不宜长期服用。

(二)乳腺纤维腺瘤

1. 一般特征　乳腺纤维腺瘤(fibroadenoma of breast)是乳腺最常见的良性肿瘤。表现为光滑、边界清晰、活动的无痛性肿块,发病率约 10%,年轻女性多见,高发年龄是 25~30 岁,预后良好,癌变风险低。

2. 病理　肉眼观,圆形或卵圆形、界限清楚的结节,切面灰白色、质韧、略呈分叶状,可见裂隙状区域,常有黏液样外观。镜下观,肿瘤主要由增生的纤维间质和腺体组成。腺体圆形或卵圆形,或被周围的纤维结缔组织挤压呈裂隙状;间质通常较疏松,富于黏多糖,也可较致密,发生玻璃样变或钙化(图 6-32-8)。

3. 诊断和治疗　诊断以 B 超为主,不建议常规做钼靶和磁共振,单纯型的癌变风险低,治疗通常是观察,如果纤维腺瘤较大,要定期做 B 超检查。

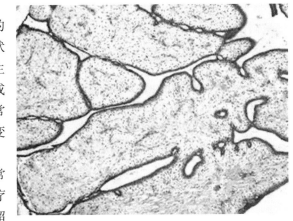

图 6-32-8　乳腺纤维腺瘤
肿瘤由增生的腺体和间质组成。

(三)乳腺导管内乳头状瘤

乳腺导管内乳头状瘤(intraductal papilloma of breast)的瘤组织位于扩张的导管内,乳头下大导管内乳头状瘤一般呈孤立性,小导管内乳头状瘤为多发性。乳头表面被覆增生的导管上皮和肌上皮,有纤维血管轴心,可伴有大汗腺化生。

三、乳腺肿瘤

乳腺肿瘤主要是指乳腺癌。

(一)概论和病理分型

1. 流行病学特征　乳腺癌诊断和治疗的规范与发展具有重要的社会意义。根据国家癌症中心 2017 年发布的统计数据,我国 2013 年女性乳腺癌的发病率为 41.73/10 万,居女性恶性肿瘤的第 1 位;

其死亡率为 10.08/10 万。中位的发病年龄在 45~55 岁。一般 30 岁以下发病率很低,30 岁以上开始增加散发病例,到 40 岁以上开始出现增长,50 左右达到高峰,之后逐渐下降。

2. **分布** 城市和农村地区发病年龄变化趋势和全国基本一致,近几年,乳腺癌的死亡率呈下降趋势。

3. **病因**

(1)乳腺癌常见的病因与长期的雌激素暴露有关,比如月经来潮早,未生育,少生育或不哺乳;其他包括雌激素补充治疗,高脂肪、高蛋白饮食,酒精摄入过多,体育锻炼少,超重,长期抑郁,焦虑,环境有害物质暴露增加等因素。

(2)遗传学疾病:直系亲属是否有乳腺癌家族史或其他肿瘤病史,有乳腺癌家族史的患者,可能和遗传基因 *BRCA* 突变有关,家族聚积发生率高。

4. **病理分型** 乳腺癌组织形态十分复杂,类型较多,大致可分为非浸润性癌和浸润性癌两大类(表 6-32-1)。

表 6-32-1 乳腺癌的分类

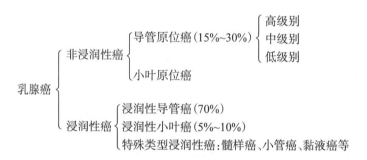

(1)非浸润性癌(noninvasive carcinoma):局限于基底膜以内,未向间质或淋巴管、血管浸润为特点。分为导管原位癌和小叶原位癌。

1)导管原位癌(ductal carcinoma in situ, DCIS):导管明显扩张,癌细胞局限于扩张的导管内,导管基膜完整。病理上采用以核分级为基础,兼顾坏死、核分裂象,将 DCIS 分为 3 级,即低级别、中级别和高级。高级别 DCIS 往往由较大的多型性细胞构成,核仁明显、核分裂象常见,管腔内常出现伴有大量坏死碎屑的粉刺样坏死。低级别 DCIS,病变范围超过 2mm,由小的、单型性细胞组成,细胞形态、大小一致,核仁不明显,核分裂象少见;中级别 DCIS 结构表现多样,细胞异型性介于高级别和低级别 DCIS 之间。

2)小叶原位癌(lobular carcinoma in situ):扩张的乳腺小叶末梢导管和腺泡内充满呈实体排列的肿瘤细胞,细胞体积较导管内癌的细胞小,大小形状较为一致,核圆形或卵圆形,核分裂象罕见。

(2)浸润性癌(invasive carcinoma)

1)浸润性导管癌(invasive ductal carcinoma):由导管内癌发展而来,癌细胞突破导管基膜向间质浸润,是最常见的乳腺癌类型。镜下观,组织学形态多种多样,癌细胞排列成巢状、团索状,少量呈腺样结构。癌细胞及核大小形态各异,核分裂象多见,常见局部肿瘤组织坏死。肿瘤间质有致密的纤维组织增生,癌细胞在纤维间质内浸润生长(图 6-32-9)

肉眼观,癌组织呈灰白色,质硬,分界不清,活动度差,周围可见卫星结节。常可见癌组织呈树根状侵

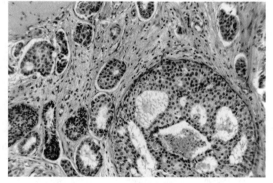

图 6-32-9 乳腺浸润性导管癌

部分区域为导管内癌,癌细胞形成筛状结构,部分癌细胞形成条索状癌巢浸润周围间质。

入邻近组织内。如癌肿侵及乳头又伴有大量纤维组织增生时,由于癌周增生的纤维组织收缩,可导致乳头下陷。如癌组织阻塞真皮内淋巴管,可致皮肤水肿,而毛囊汗腺处皮肤相对下陷,呈橘皮样外观。如癌组织穿破皮肤,可形成溃疡,呈火山口状(图 6-32-10)

2)浸润性小叶癌(invasive lobular carcinoma):由小叶原位癌穿透基膜向间质浸润所致。癌细胞呈单行串珠状或细条索状浸润于纤维间质之间,或环形排列在正常导管周围。细胞形态和小叶原位癌的瘤细胞相似,癌细胞小,大小一致,核分裂象少见。

肉眼观,切面呈橡皮样,色灰白柔韧,分界不清。浸润性小叶癌的扩散和转移亦有其特殊性,常转移至脑脊液、浆膜表面、卵巢、子宫和骨髓。在同一乳腺中呈弥漫性多灶性分布,因此不容易被临床和影像学检查发现。

3)特殊类型浸润性癌:髓样癌、小管癌、黏液癌、分泌性癌、浸润性微乳头状癌、炎性乳腺癌等。

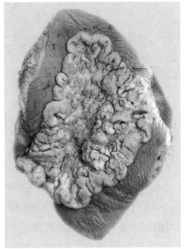

图 6-32-10　乳腺癌

癌组织向外侵袭生长,突出于乳腺皮肤表面,形成火山口状溃疡。

(二)乳腺癌的临床表现

1. **乳房肿块**　常表现为无痛,质地硬,活动差,有时可见局部隆起。

2. **局部凹陷**　可见乳房局部表现为酒窝征,或者新发的乳头凹陷。

3. **乳房局部破溃**　乳头糜烂经反复局部治疗无效,多应考虑 Paget 病,有时还可以表现为乳房皮肤的溃疡。

4. **橘皮征**　乳房局部红肿,淋巴管堵塞所致。

5. **乳头血性溢液**　较多与乳腺癌并存,尤其 50 岁以上妇女出现非挤压的血性溢液时,应警惕可能为恶性。

6. **疼痛**　少部分肿块会有疼痛,尤其是肿块合并溃疡时。

(三)乳腺癌诊断和分类

1. **临床检查**　目前乳腺癌自我检查不作为临床检查的部分,因为受年龄、教育背景和自我感受的限制,但自我检查能发现乳房的异常,所以还是建议女性定期乳房自检,如果发现异常尽早就医。临床检查是指专业医生的查体,通过观察和体检发现乳房的异常。

2. **影像学检查**　根据美国预防服务工作组(USPSTF)2015 年推出的新版《乳腺癌筛查指南》和中国抗癌协会乳腺癌专业委员会《乳腺癌诊治指南和标准规范》的建议,简单总结如下:

(1)超声检查:此方法简单,避免射线,而且中国乳腺癌高发年龄较轻,乳房组织致密,超声检查应用更广泛。加之近年来彩色超声技术的发展,分辨率提高,所以是应用更广泛的方法。建议 40 岁以下主要用超声检查;40~50 岁者,每年做一次超声检查,是否做钼靶要根据医生建议。

(2)钼靶:乳腺 X 线检查可以看到致密的结节影,散在或成簇的钙化影。但因为中国乳腺癌高发年龄较轻,所以钼靶检查一定要根据年龄和超声检查的结果来决定。50 岁以上妇女每 2 年进行 1 次钼靶检查,40~49 岁妇女应权衡利弊,30~39 岁女性不推荐常规钼靶检查。

(3)乳腺核磁:超声和钼靶无法确定的肿瘤,或者做保乳或新辅助治疗之前,要做核磁检查。

3. **病理诊断(穿刺或手术)**　乳腺癌最后的诊断是病理诊断。基本包含肿瘤大小、组织学类型、组织学分级、雌激素受体(estrogen receptor,ER)、孕激素受体(progesterone receptor,PR)的阳性强度及百分比;表皮生长因子受体 2(epidermal growth factor receptor 2,EGFR 2)要报告 0,+,++,+++,如果 ++,要做荧光原位杂交(fluorescence in situ hybridization,FISH)检测;ki67 的阳性百分比;如果手术后要报告腋窝淋巴结总数和转移的淋巴结个数;如果新辅助治疗,可以做前哨淋巴结活检。

4. **乳腺癌分子分型(Luminal 分型)**　由于不同分子亚型的治疗策略不同,所以在治疗时不仅要判断肿瘤的复发风险,而且也要对不同亚型进行分类施治。Luminal 分型最早是根据基因检测分成 5 个亚型,但目前临床会根据免疫组化的结果,代替基因检测进行分型(表 6-32-2)。

表 6-32-2　乳腺癌的 Luminal 分型

Luminal 分型	免疫组化结果
Luminal A 型	ER/PR 阳性且 PR 高表达,HER2 阴性,Ki67 低表达
Luminal B 型(HER2 阴性)	ER/PR 阳性,HER2 阴性,且 Ki67 高表达或 PR 低表达
Luminal B 型(HER2 阳性)	ER/PR 阳性,HER2 阳性,任何 Ki67 状态
HER2 阳性	HER2 阳性[免疫组化阳性(+++)或基因扩增],ER/PR 阴性
基底样型(三阴性)	ER/PR 阴性,HER2 阴性

(1)激素受体(hormone receptor,HR)阳性:ER、PR 和 HER2 状态的判定采用美国临床肿瘤协会及美国病理医师学院(ASCO/CAP)2010 年颁布的乳腺癌免疫组化判定标准。当 ER 或 PR 有 ≥ 1% 的肿瘤细胞核呈现不同强度着色时,即为 HR 阳性,反之则为阴性。

(2)HER2 阳性:当免疫组化(immunohistochemistry,IHC)染色显示 HER2(+++)则直接判定为阳性;若为 HER2(++),则需进一步行 FISH 检测:若 HER2/CEP17 信号比值 ≥ 2.0,或 HER2 基因拷贝数 ≥ 6 个信号 / 细胞,则判定为阳性(图 6-32-11)。

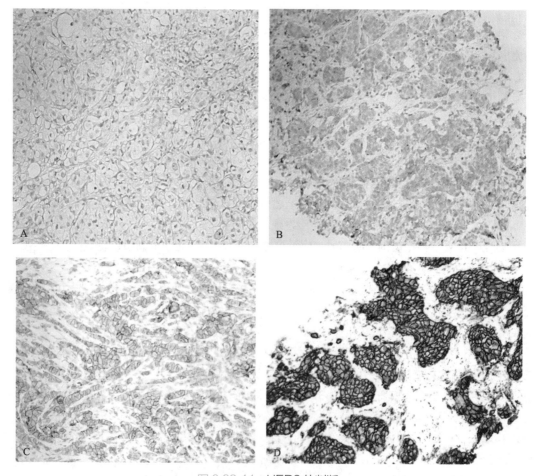

图 6-32-11　HER2 的判断

乳腺癌免疫组化切片,100 倍;A. HER2 阴性;B. HER2(+);C. HER2(++);D. HER2(+++)。

(图由北京肿瘤医院病理科刘毅强提供)

5. 乳腺癌风险分级　为了判断乳腺癌的术后复发风险和辅助治疗选择,由国际专家团队根据许多大型临床研究结果,进行专家投票达成的共识,制定了 St Gallen 风险评估,指导乳腺癌辅助治疗。表 6-32-3 初步总结了近几年对乳腺癌的分级定义:

表 6-32-3　乳腺癌分级(参照 St Gallen 分级)风险度判别要点

分级	判别要点
低度	淋巴结阴性,同时具备以下 6 条:T ≤ 2cm;分级 I 级;ER 和 / 或 PR 高表达;Ki67 低表达;*HER2* 基因阴性;年龄 ≥ 35 岁
中度	①以下 6 条至少具备 1 条:T>2cm;分级 II ~ III 级;ER 和 / 或 PR 阴性;Ki67 高表达;*HER2* 基因阳性;年龄 <35 岁。②淋巴结转移 1~3 的患者,如果 *HER2* 阴性且 ER 和 / 或 PR 阳性。
高度	①淋巴结转移 1~3 个,*HER2* 阳性或 ER 和 PR 均阴性; ②淋巴结转移 ≥ 4 个的任何类型。

6. 乳腺癌的分期(AJCC 分期)

(1)早期乳腺癌的术后分期:TNM 分期,根据肿瘤大小(tumor size,T),淋巴结(lymph node,N)转移状态,是否有远处转移(metastasis,M)来进行分期。AJCC 的分期非常细致,表 6-32-4 是根据临床常用的方式进行小结。

表 6-32-4　乳腺癌 TNM 分期简表

分期	肿瘤大小(T)	淋巴结转移个数(N)	远处转移(M)
I(包含 I A, I B)	≤ 2cm	N0	M0
II(包含 II A, II B)	>2cm 并≤ 5cm	N1~3	M0
III(包含 III A, III B)	>5cm	N4~9	M0
III C	任何 T	N>10	M0
IV	任何 T	任何 N	有远处转移

(2)进展期乳腺癌:术后复发转移和原发 IV 期的肿瘤,治疗相对复杂。

1)建议进行肿瘤转移病灶的再次活检,用于提供组织学检查和生物学指标的检查(ER,PR,AR,HER-2 和 Ki-67)。

2)肿瘤复发的快慢在一定程度上代表肿瘤的生物学行为,所以无病生存期(disease-free survival,DFS)的判断至关重要。如果 DFS 短,说明肿瘤恶性程度高或者辅助治疗效果差,这对下一步治疗有指导意义。

3)复发转移部位和数目:不同的复发转移部位治疗选择不同,比如说首发脑转移会选择放疗;而首发转移部位比较多的可能会更多地选择目前最强的治疗;而单发骨转移常见于激素受体(HR)阳性,通常会选择内分泌治疗;如果单发的胸壁转移也可以考虑再次手术治疗。

7. 新技术在临床上的应用

(1)循环肿瘤细胞(circulating tumor cell,CTC)的检测:CTC 是指从肿瘤组织脱离并进入血液循环系统的肿瘤细胞。

(2)循环肿瘤 DNA(circulating tumor DNA,ctDNA)的检测:ctDNA 来源于原发或转移肿瘤病灶,通过凋亡、坏死或直接分泌等方式释放进入外周血,并携带一定肿瘤生物学特征的肿瘤基因组 DNA 片段,有一定的临床意义。如检测乳腺癌易感基因(breast cancer susceptibility gene,*BRCA*)的状态,来决定是否应用铂类或多聚 ADP 核糖聚合酶(poly ADP ribose polymerase,PARP)抑制剂。

(3)miRNA 检测:MicroRNA(miRNA)是一类内生的、长度为 20~24 个核苷酸的小 RNA,其在细胞内具有多种重要的调节作用。

（四）乳腺癌的局部治疗

1. 手术治疗

（1）保乳手术：适用于乳房体积较大，肿物较小（≤2cm）或经新辅助治疗后肿瘤缩小到≤2cm，影像学检查腋窝淋巴结阴性。而炎性乳腺癌，广泛弥漫的钙化，侵犯乳头等是禁忌证。

（2）前哨淋巴结活检术：前哨淋巴结活检（sentinel lymph node biopsy, SLNB）是一项腋窝分期的微创活检技术，对于腋窝淋巴结阴性的患者可以替代腋窝清扫（axillary lymph node dissection, ALND），可以减少术后手术侧上肢的水肿。

（3）改良根治术：分成保留胸大肌，或保留胸大、小肌的术式，同时行腋窝淋巴结清扫。

（4）乳房重建术：包括即刻重建，即全乳切除的同时进行重建，可以是自体，也可以是植入假体；延期重建是在乳腺癌手术结束后数个月到数年后重建。

2. 放疗　全乳切除术后放疗可以使腋窝淋巴结阳性患者5年区域复发率降低到原来的1/4左右。全乳切除术后，术后放疗指征：①原发肿瘤最大直径≥5cm，或肿瘤侵及乳腺皮肤、胸壁；②腋窝淋巴结转移≥4枚；③淋巴结转移1~3枚的T1/T2，目前的资料也支持术后放疗的价值；④保乳术后。放疗通常在化疗结束后进行。

3. 全身系统治疗　包括化疗、内分泌治疗、靶向治疗、免疫治疗、中医中药治疗等。根据患者处于不同的疾病周期，治疗分成辅助治疗，新辅助治疗和解救治疗。

（1）辅助治疗：是指术后肿物已经切除而实施的降低复发风险的治疗，相对比较规范和标准，目的是降低术后乳腺癌的复发率和使患者痊愈。

1）辅助化疗：会根据肿瘤的复发风险评估，常用的是 St Gallen 的风险评估和中国抗癌协会乳腺癌专业委员会乳腺癌诊治指南和标准规范，决定化疗方案和化疗的周期数。辅助化疗常用的化疗药物和方案通常是蒽环和紫杉类，三阴性乳腺癌如果检测 BRCA 有突变，也可以考虑用含铂的方案。

2）辅助内分泌治疗：原则上只要是 ER 和/或 PR 阳性，都需要辅助内分泌治疗。常用的药物为他莫昔芬、托瑞米芬和芳香化酶抑制剂，如果是绝经前也会用到卵巢功能抑制剂。内分泌治疗的周期通常是 5~10 年。

3）辅助靶向治疗：HER2 阳性的患者，术后要加抗 HER2 的靶向治疗，包括曲妥珠单抗、帕妥珠单抗，治疗周期是 1 年。

（2）新辅助治疗：也包括化疗、内分泌治疗和靶向治疗。

1）新辅助化疗：指术前实施的化疗，主要目的是让肿瘤缩小，达到保乳或在术前对药物进行敏感判断。常用于对化疗相对敏感的三阴性和 HER2 阳性乳腺癌。HER2 阳性乳腺癌联合抗 HER2 的靶向治疗，会获得更高的缓解率。新辅助化疗通常应用的药物是蒽环类和紫杉类，三阴性乳腺癌在检测 BRCA 有突变时，也可考虑用铂类。目前有部分研究在新辅助治疗领域探讨铂类药物在 BRCA 突变乳腺癌中的作用，显示铂类药物治疗 BRCA 突变乳腺癌患者，病理完全缓解率显著提高。

2）新辅助内分泌治疗：目前应用并不广泛，随着内分泌靶向药物的应用，可能会有前景。

3）新辅助靶向治疗：是对 HER2 阳性患者术前进行治疗，通常为曲妥珠单抗、帕妥珠单抗或小分子酪氨酸激酶抑制剂联合化疗，也可以联合内分泌治疗。

（3）进展期乳腺癌的解救治疗

1）解救化疗：相对比较复杂，是针对复发转移和初治Ⅳ期的乳腺癌的治疗，通常会根据不同的分子类型选择治疗。①化疗的适应证：HR 阴性，有症状的内脏转移，HR 阳性但对内分泌治疗耐药的患者。②化疗方式选择：推荐优选单药序贯化疗。③化疗药物选择的一般原则：如没有禁忌证、既往未接受过蒽环或紫杉类药物辅助治疗的患者，通常选择蒽环或紫杉类药物为基础的方案，其他可选择的药物有长春瑞滨、吉西他滨、卡培他滨、脂质体多柔比星、白蛋白结合型紫杉醇、顺铂和卡铂等。在辅助治疗中使用过紫杉类药物，DFS 超过 1 年的患者，一线治疗时仍可再次使用紫杉类药物。④治疗周期数：每个方案的持续时间（周期数）和能否接受多线化疗应当针对患者的具体情况进行个体化设计。

如果是 HR 阳性的患者,内分泌维持也是很好的选择,而且会建议更少的化疗,或者更少的化疗周期。

2)解救内分泌治疗:HR 阳性的患者一线通常首选内分泌治疗,目前认为 HR 阳性乳腺癌是一种慢性疾病,生存期长,预后好。这类患者大部分对内分泌治疗敏感,获益大,因此推荐首选内分泌治疗。但是,对于明确存在内分泌治疗耐药的患者,如在内分泌治疗阶段出现疾病进展,不能选择靶向(如 CDK4/6 抑制剂)联合内分泌治疗的患者,可以考虑化疗,以便快速减轻或缓解临床症状,控制肿瘤发展,改善患者生活质量。由于 CDK4/6 抑制剂具有和化疗相当的客观反应率,并且能带来相对长的无进展生存期(PFS),成为目前进展期乳腺癌内分泌治疗一线的标准治疗。

3)解救靶向治疗:HER2 阳性的患者需要整个治疗阶段的抗 HER2 治疗,通常会联合化疗或者内分泌治疗,目前药物有单克隆抗体、小分子酪氨酸激酶抑制剂和 TDM1,目前标准的一线治疗是曲妥珠单抗联合帕妥珠单抗,随着吡咯替尼进入医保目录,其应用也会更加广泛。

（五）乳腺癌常用的药物

1. 化疗药物　充分学习常用化疗药物的作用机制和应用方式,以及副反应的管理至关重要,化疗药物通常根据药物来源和化学结构,分为烷化剂、抗代谢药、抗肿瘤抗生素、植物类、激素类和其他;也可以根据作用于细胞增殖的不同过程分成细胞周期特异性药物和非特异性药物;对乳腺癌而言,常用的药物有:

(1)紫杉类:包括紫杉醇,多西他赛,白蛋白紫杉醇和脂质体紫杉醇。

(2)蒽环类:包括多柔比星,表柔比星,吡柔比星,脂质体多柔比星。

(3)其他:吉西他滨、长春瑞滨和卡培他滨。

(4)铂类:顺铂,卡铂。

2. 内分泌治疗药物　内分泌治疗的机制是针对激素受体 ER、PR 的一种治疗,常用的内分泌治疗药物如下:

(1)选择性雌激素受体调节剂(selective estrogen receptor modulators,SERM)类:他莫昔芬,托瑞米芬选择性地与雌激素受体结合。

(2)选择性雌激素受体下调剂(selective estrogen receptor degraders,SERD):氟维司琼可与 ER 竞争性结合,可阻断并下调 ER。

(3)芳香化酶抑制剂(aromatase inhibitors,AI):特异性地导致芳香化酶失活,抑制雌激素生成,达到治疗乳腺癌的目的。此类药物有依西美坦、来曲唑、阿那曲唑。

(4)CDK4/6 抑制剂:逆转内分泌耐药的靶向药物,帕博西尼(palbociclib)是一种口服的细胞周期素依赖性激酶 4 和 6(CDK4/6)抑制剂,可阻断肿瘤细胞增殖。帕博西尼于 2015 年 2 月获批成为激素受体阳性乳腺癌一线治疗靶向用药,之后 2017 年 3 月瑞博西尼(ribociclib)和 2017 年 9 月阿贝西利(abemaciclib)先后上市。

(5)依维莫司:依维莫司为 mTOR 的选择性抑制剂。mTOR 是一种关键丝氨酸 - 苏氨酸激酶,在一些人体肿瘤中活性上调,依维莫司和内分泌联合治疗晚期乳腺癌。

(6)其他:PIK3CA 抑制剂在国外上市,西达本胺在中国上市。

3. 常用的靶向治疗药物

(1)曲妥珠单抗:是首个抗 HER2 的靶向药,是一种重组人源化单克隆抗体,特异性地作用于 HER2 的细胞外部位,从而阻断生长因子及其受体在细胞的生长和分化,抑制 HER2 过表达肿瘤细胞的增殖。

(2)帕妥珠单抗:帕妥珠单抗是重组人源化单克隆抗体,与 HER2 的细胞外二聚化结构域(亚结构域Ⅱ)发生特异性结合,阻滞 HER2 与其他 HER 受体(以 HER3 为主)的杂二聚,从而抑制肿瘤的生长。目前本品和曲妥珠单抗联合应用,成为 HER2 阳性乳腺癌辅助高复发风险和复发一线患者的标准治疗。

(3)吡咯替尼(pyrotinib):是一种口服、不可逆的小分子酪氨酸激酶抑制剂,同时具有抗 EGFR/

HER1、HER2 及 HER4 的活性,于 2018 年上市。该药为我国自主研发的创新药,目前已进入医保目录。

(4)拉帕替尼:口服小分子酪氨酸激酶抑制剂,它能够抑制 HER1/HER2,通过多种途径发挥作用,切断乳腺癌细胞生长所需的信号。

(5)来那替尼:口服、有效、不可逆的酪氨酸激酶抑制剂,通过阻止 HER1,HER2 和 HER4 信号通路转导,达到抗肿瘤目的。

(6)TDM1 :它是新型的抗体药物偶联物,可以特异性地将强效抗微管药物 DM1 释放至 HER2 过表达的癌细胞内,使癌细胞被溶酶体吞噬并促进凋亡。

4. 乳腺癌的其他治疗药物

(1)抗血管生成抑制剂

1)贝伐珠单抗联合化疗一线或二线治疗转移性乳腺癌,仅有 PFS 获益,无总生存期(OS)获益。但临床实践显示贝伐珠单抗联合化疗治疗转移性乳腺癌,尤其是胸壁转移的乳腺癌可获得突出的疗效。

2)小分子抗血管生成靶向药物:包括阿帕替尼和安罗替尼。口服制剂,可有效提高患者治疗的依从性,并明显降低治疗费用。阿帕替尼可高度选择性竞争细胞内 VEGFR-2 的 ATP 结合位点,阻断下游信号转导,抑制肿瘤组织新生血管生成,在临床实践中发现阿帕替尼对胸壁转移患者疗效显著,但要密切观察不良反应,包括高血压、出血和蛋白尿。

(2)免疫治疗

1)免疫治疗的机制:乳腺癌的免疫治疗并不像其他肿瘤,尽管在三阴性乳腺癌有一些疗效,但只是在 PD-L1 表达的肿瘤,而目前最大的问题是检测 PD-L1 表达的方法需要进一步标准化。

2)免疫治疗的临床研究:IMpassion130 研究给乳腺癌的免疫治疗带来了一些希望。这项研究是在白蛋白紫杉醇标准化疗基础上,是否联合免疫检查点抑制剂阿替利珠单抗的大样本、随机、双盲、对照Ⅲ期临床研究,入组患者为初治的或接受过辅助治疗后至少 1 年转移的三阴性乳腺癌患者,结果发现只有 PD-L1 阳性的患者获益。

(六) 特殊转移部位的治疗

1. 骨转移　有骨转移的乳腺癌患者应在全身治疗中常规联合使用骨改良药物(双膦酸盐和地诺单抗),当骨转移灶引发患者持续或固定部位疼痛时,可考虑是否进行放射或骨水泥治疗。

2. 脑转移　出现相应的神经系统症状及体征时,应立即检查并进行处理。MRI 是推荐的检查手段。如有脑转移,需要放疗或外科手术治疗。

(七) 鼓励患者加入临床研究

临床研究设计的基本要素:通常会包含纳入和排除标准,首先要筛选可能获益的人群。目前肿瘤药物进展快速,得益于大量的临床研究。

(八) 疼痛的治疗

采用三阶梯止痛疗法。根据患者疼痛程度,选用不同强度的镇痛药物。

1. 轻度疼痛　可选用非甾体抗炎药,如阿司匹林、对乙酰氨基酚。

2. 中度疼痛　可选用弱阿片类药物,如可待因,也可合用非甾体抗炎药。

3. 重度疼痛　选用强阿片类药,如吗啡类,目前常用缓释吗啡,也可以合用非甾体抗炎药。

(九) 疗效评估、副反应的管理和随访

1. 疗效评估　内分泌治疗通常为 2~4 个月,化疗通常为 2~4 个周期评估一次。多数患者仅进行靶病灶的影像学检查即可。通常对于同一个靶病灶,进行同一种方法检查。对于疾病进展缓慢的患者,可以降低影像学检查的频率。如果怀疑疾病进展或出现症状,无论是否到了计划的检查时间,应迅速进行检查。每次评效检查均要进行病史询问和体格检查。

目前临床常用的评价标准是按照实体瘤疗效评价标准(response evaluation criteria in solid tumor,RECIST)1.1 版进行。完全缓解(complete remission,CR):指不同转移部位的所有目标病灶(包括靶病灶和非靶病灶)全部消失;部分缓解(partial remission,PR):指不同转移部位的基线病灶最大径之和至少减少 30%;疾病进展(progressive disease,PD):指不同转移部位的基线病灶最大径之和至少增加 20% 或出现新发病灶;疾病稳定(stable disease,SD):指不同转移部位的基线病灶最大径之和介于 PR 和 PD 之间。CR 加 PR 定义为客观反应率(objective response rate,ORR),而 CR,PR 和 SD 为疾病控制率(disease control rate,DCR)。

2. 治疗相关副反应的管理　通常使用不良反应常用术语标准(CTC-AE),收集毒副反应类型和严重程度进行评估,可以更准确地反映患者对治疗的获益和风险。

3. 随访　乳腺癌的随访至关重要,通常辅助阶段根据疾病的分期,每 4~6 个月随访一次;如果疾病稳定超过 2 年,可以将随访时间延长至每年 1 次。而复发转移后的乳腺癌应每 2~4 个月随访一次。

（十）乳腺癌的预防和社会支持

1. 患者教育的重要性　患者教育可以提高治疗依从性,可能会改善预后;同时可以改善患者的生活质量,从而延长患者的生存期。

2. 运动　运动比如打太极拳既可以提高生活质量,强身健体,可以帮助已经患乳腺癌的患者积极回归社会和家庭,也可以预防乳腺癌的发生。

3. 心理康复和社会支持　从诊断乳腺癌开始,作为日常工作应给患者提供适当的心理支持,必须施以个性化的方法,以满足患者的个体需要。医学界应了解乳腺癌的治疗成本,平衡患者获益、生存时间,最大程度地得到家庭和社会的支持,保证患者的生活质量和长期生存。

（十一）乳腺癌规范化模块化病历书写

以时间顺序为轴,事件为节点的规范化模块化病历书写模式,充分体现了信息化系统的优势(见本章配套数字内容)。

小结

乳腺癌的发生率逐年上升,成为对女性危害最大的乳腺疾病,完整了解乳腺癌的流行病学特征,高发年龄,诊断和治疗的相关知识就变得尤为重要。要掌握乳腺癌的常见症状,体征与诊断的基本流程。同时乳腺癌的分子特征非常明确,不仅可以根据免疫组化的结果,分成激素受体阳性、HER2 阳性和三阴性,也可以针对这样的分型进行治疗。乳腺癌的治疗还包含对副反应的管理,随访以及心理康复的全过程。

思考题

1. HER2 阳性乳腺癌是怎么定义的?
2. 乳腺癌内分泌治疗常见的药物有哪些?

（李惠平　王医术）

第七篇
女性生殖系统常用的
检查、手术及药物

器官–系统
整合教材
O S B C

第三十三章

女性生殖系统常用的内镜及检查技术

　　女性生殖系统疾病的诊断除需要了解病史和进行体格检查外,还涉及各种特殊检查,包括内镜检查、实验室检查、病理学检查、影像学检查,以及近期新兴的基因检测等技术。这些检查在妇产科领域被广泛应用,是重要的诊断依据。

　　内镜检查(endoscopy)是用连接于摄像系统和冷光源的探视镜头,探视人体体腔及脏器内部的探视系统。可以利用内镜在直视下对体腔内组织或器官进行检查或手术。仅在镜下检查病变称诊断内镜(diagnostic endoscopy)。在镜下同时对疾病进行治疗则称手术内镜(operative endoscopy)。妇产科常用的内镜有胎儿镜(fetoscope)、阴道镜(colposcope)、宫腔镜(hysteroscope)、腹腔镜(laparoscope)和输卵管镜(falloposcope)等。

第一节　常用的内镜

一、胎儿镜检查

　　胎儿镜检查(fetoscopy)是用直径 0.5~2mm 的纤细光纤内镜,以套管针通过孕妇腹壁穿刺,经子宫壁进入羊膜腔,观察胎儿形体,采集脐血或胎儿组织等进行各种相关检查,以及对胎儿进行宫内治疗的方法(图 7-33-1)。此项检查为有创检查,目前临床上尚未得到普及应用。

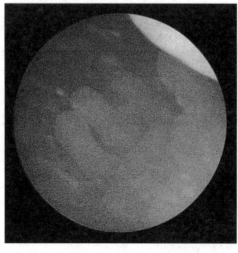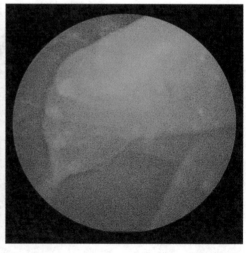

图 7-33-1　胎儿镜检查

【适应证】

1. 怀疑胎儿体表畸形　超声诊断困难,或者高度可疑存在体表畸形。

2. 抽取脐血　协助诊断胎儿有无镰状细胞贫血、地中海贫血等遗传性疾病,鉴别胎儿血型(Rh 及 ABO),染色体分析等。

3. 胎儿组织活检　如胎儿皮肤及肌肉活检,可发现大疱病、鱼鳞病等遗传性皮肤病。

4. 其他胎儿畸形　如胎儿先天性膈疝、胎儿后尿道瓣膜病变、胎儿脑积水等。

5. 双胎输血综合征Ⅱ、Ⅲ期治疗。

6. 单卵多胎妊娠的选择性减胎。

【禁忌证】

1. 有先兆流产症状者。

2. 体温高于 37.5℃。

3. 有出血倾向(血小板 ≤ 70×10^9/L,凝血功能检查有异常)。

4. 有急性盆腔炎或宫腔感染征象。

5. 无明显指征的单纯性别鉴定。

【胎儿镜检查时间】

一般检查时间根据羊水量、胎儿大小、脐带粗细和检查目的而定。一般来说,妊娠 15~17 周时,羊水达足够量,胎儿也较小,适宜观察胎儿外形。妊娠 18~22 周时,羊水继续增多,脐带增粗,适宜做脐血取样及胎儿宫内治疗。妊娠 22 周后,羊水透明度下降,不利于胎儿外形的观察。

【操作步骤】

1. 术前按下腹部手术常规备皮,排空膀胱,术前 10min 肌内注射哌替啶 10mg。采用局部麻醉或全身麻醉,孕妇取仰卧位。

2. 在 B 型超声引导下选择穿刺点,一般选择宫体部无胎盘附着区;要求套管刺入子宫时能避开胎盘且面对胎儿腹侧,尽可能靠近脐带。

3. 常规消毒腹部皮肤,根据穿刺套管直径,在下腹部脐耻之间做相应大小的皮肤切口,深达皮下。助手协助固定子宫,在皮肤切口垂直穿刺套管针,进入羊膜腔后抽出针芯,见羊水涌出,先抽取羊水 15ml 送检,再换上胎儿镜,进行相应的诊断和治疗。

4. 接上冷光源观察胎儿外形;根据检查目的抽脐血、胎儿组织活检或实施治疗。

5. 检查完毕,将胎儿镜连同套管退出,纱球压迫腹壁穿刺点 5min,包扎。平卧 3~5h,观察母体脉搏、血压、胎心率,有无子宫收缩、有无羊水及血液溢漏。一般不用抑制宫缩药物,因子宫肌松弛不利于子宫壁创口闭合,有发生羊水溢出导致流产的风险。

【注意事项】

1. 术前超声定位胎盘位置,选择后壁胎盘患者进行手术。如为前壁胎盘则需要胎儿镜转换器进行操作,手术相对较困难。

2. 穿刺时尽量避开胎盘附着部位。

3. 术中尽可能远离脐带根部的大血管,激光凝结时需要小心操作,距离胎盘血管约 1cm 处进行操作。

4. 如穿刺透过胎盘需要监测胎盘出血的情况。

5. 需要有经验的超声医师与手术医师配合,指导穿刺孔位置并且对胎儿情况进行连续的监测。

6. 根据手术情况酌情应用抗生素。

7. 肥胖患者需要认真评估手术的风险。

8. 术中羊水污染(胎盘出血)或者羊水有污染导致视野不清晰手术失败。

9. 胎儿活动频繁可能影响手术操作,导致手术失败。

【并发症】

1. **感染**　胎儿镜是经体表进入羊膜腔的有创检查方法,可引起母体和胎儿的感染。术后发热、腹部疼痛、血白细胞计数升高,甚至羊水细菌培养阳性是孕妇或胎儿感染的征兆。确诊后抗感染治疗。

2. **出血**　胎儿镜检查过程中损伤腹壁或子宫壁血管可引起出血,患者可出现腹部疼痛、腹壁血肿。视出血量采取相应处置。

3. **引起流产或胎儿死亡**　手术过程损伤胎盘和脐带或者造成羊水渗漏,可引起流产或胎儿死亡。

4. **羊水渗漏**　羊水由穿刺点漏出羊膜囊外,沿羊膜 - 子宫壁间隙渗出,经宫颈、阴道流出体外。若术后阴道流水增多,应考虑羊水渗漏,取阴道后穹窿处液体测酸碱度。若 pH>7 或有羊齿状结晶即可诊断。不需特殊处理,临床上可按胎膜早破保守治疗。

5. **周围脏器损伤**　如肠管损伤等。

二、阴道镜检查

阴道镜(colposcope)是一种体外双目立体放大镜式的光学窥镜,阴道镜检查(colposcopy)可将被观察的局部放大 10~40 倍而用于外阴、阴道和宫颈上皮结构及血管形态的观察,以发现与癌有关的异型上皮、异型血管,指导可疑病变部位的定位活组织检查,辅助诊断宫颈上皮内瘤变(CIN)及早期宫颈癌,也用于外阴皮肤和阴道黏膜的相应病变和相关疾病的观察,以提高宫颈疾病及外阴阴道疾病的确诊率(图 7-33-2)。阴道镜观察不到宫颈管,对鳞柱移行带位于宫颈管内者(多发生在绝经后)的应用受到限制。

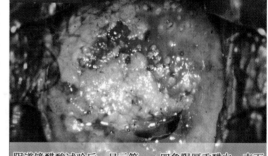

阴道镜醋酸试验后,显示第一、四象限厚重醋白,表面不规则,可见脆性血管及上皮缺失,拟诊高级别病变

图 7-33-2　阴道镜检查

【适应证】

1. 宫颈刮片细胞学检查巴氏 II 级以上及 TBS 示 LSIL 及以上、ASCUS 伴 HPV DNA 阳性或 AGC 者。

2. HPV DNA 检测 16 或 18 阳性者,或其他高危型 HPV 阳性持续 1 年以上者。

3. **临床可疑病史或体征**　如接触性出血、异常排液,宫颈外观异常如慢性宫颈炎、白斑、红区或可疑癌等。

4. 宫颈锥切术前确定病变范围。

5. 可疑病变处指导性活检。

6. **阴道和外阴病变**　阴道和外阴上皮内瘤样变、早期阴道癌、阴道腺病、梅毒、结核、尖锐湿疣等。

7. 宫颈、阴道及外阴病变治疗后复查和评估。

8. 其他如 CIN 及早期宫颈癌术前了解阴道壁受累情况等。

【操作步骤】

阴道镜检查前应排除阴道毛滴虫、假丝酵母菌、淋病奈瑟菌等感染。检查部位出血或阴道、子宫颈急性炎症,不宜进行检查,应先治疗。检查前 24h 内应避免阴道、宫颈操作及治疗(冲洗、上药、妇科检查、活检、性交等),以减少对检查部位的刺激和干扰。

1. 患者取膀胱截石位,暴露宫颈穹窿部及阴道穹窿部。首先肉眼检查宫颈形态、大小、色泽,有无糜烂、白斑、赘生物及分泌物性质等。棉球轻轻擦除宫颈分泌物。

2. 将镜头放置距外阴 10cm 的位置,对准宫颈或病变部位,打开光源,连接好监视器。先用低倍镜观察宫颈外形、颜色、血管及有无白斑。必要时用绿色滤光镜片并放大 20 倍观察,使血管图像更清晰;进行更精确的血管检查时,可加红色滤光镜片。

3. 为区分正常与异常、鳞状上皮和柱状上皮,可借助于以下溶液:

(1) 3% 醋酸溶液(蒸馏水 97ml+ 纯冰醋酸 3ml):即醋酸试验。用 3% 醋酸棉球浸湿宫颈表面 1min,使柱状上皮迅速肿胀、发白,呈葡萄状改变,数秒钟后,鳞 - 柱状上皮交界处非常清晰。上皮内癌时,细胞含蛋白质较多,涂醋酸后蛋白质凝固,上皮变白。

(2) 碘溶液(蒸馏水 100ml+ 碘 30g+ 碘化钾 0.6g):即碘试验。用复方碘溶液棉球浸湿宫颈,使富含糖原的成熟鳞状上皮被碘染成棕褐色,称为碘试验阳性;未成熟化生上皮、角化上皮及非典型增生上皮、癌变上皮内不含糖原而均不被碘着色,柱状上皮因雌激素水平低也不着色,称为碘试验阴性。观察不着色区域的分布,在异常图像部位或可疑病变部位取多点活检送病理检查。

(3) 40% 三氯醋酸(蒸馏水 60ml+ 纯三氯醋酸 40ml):使尖锐湿疣呈刺状突起,与正常黏膜界限清楚。

4. 观察内容　宫颈大小,糜烂样组织范围,宫颈黏膜有无外翻;上皮有无异常、病变范围;血管形态、毛细血管间距离等。

【结果判断】

1. 正常图像　包括上皮及血管图像。

(1) 正常上皮:可见 3 种变化。①鳞状上皮:粉红色,光滑。醋酸试验上皮不变色,碘试验阳性。②柱状上皮:原始鳞 - 柱状上皮交界处位于宫颈管外口(柱状上皮外移),镜下明显呈微小乳头状。醋酸白试验后,乳头肿胀呈葡萄状,涂碘不着色。乳突合并炎症时,可见表面血管增多、水肿,临床上将这种柱状上皮称为假性糜烂(pseudo erosion)。绝经后,女性激素减少,原始鳞 - 柱状上皮交界处回缩宫颈管内,一般在镜下无法见到。③正常转化区:又称移行带区,是原始鳞 - 柱状上皮交界处与生理鳞 - 柱状上皮交界处之间的化生区。阴道镜下见毛细血管丰富,形态规则,呈树枝状;由化生上皮环绕柱状上皮形成葡萄状小岛,厚度不等的新生鳞状上皮,呈粉红色。醋酸白试验后化生上皮与圈内的柱状上皮界限明显。涂碘后,碘着色深浅不一。病理学检查为鳞状上皮化生。

(2) 正常血管:血管图像为均匀分布的小微血管点。

2. 异常图像　包括上皮及血管的异型改变,几乎均出现在转化区内,碘试验均为阴性。

(1) 上皮变化:有 3 种异常。①白斑:又称单纯性白斑、真性白斑、角化病。呈白色斑片,边界清楚,略隆起,表面无血管,不涂醋酸也可见;病理学检查为角化不全或角化过度,故又称角化病,有时为人乳头瘤病毒感染。在白斑深层或周围可能有恶性病变,应常规取活检组织检查。②白色上皮:涂醋酸后呈白色斑块,边界清楚,无血管区多为化生上皮或棘上皮。白色上皮越厚,细胞不典型性越明显。有时,HPV 亚临床感染亦呈白色上皮改变。病理学检查可能为化生上皮或上皮内瘤变。③角化腺开口:分 5 型。Ⅰ型,腺口凹凸无白环;Ⅱ型,腺口周围呈细白环;Ⅲ型,腺口边界模糊不隆起的白环;Ⅳ型,腺口周围粗大明显隆起的白环;Ⅴ型,腺口呈明显实性白点(白色腺体)。白色腺体及其开口处白环主要见于炎症及不典型增生,大而成堆的白色腺体结合其他异常图像应考虑原位癌及早期浸润癌。

(2) 血管改变:可见 3 种异常。①点状血管:血管异常增生的早期变化,是位于乳头中的毛细血管,表现为醋酸白背景下有极细的红色小点(点状毛细血管),常与上皮性质有关。细点状血管与低级别上皮内瘤变或炎症有关;粗点状血管常与高级别上皮内瘤变和原位癌有关。②镶嵌(mosaic):又称白斑镶嵌。由与表面平行的血管构成,血管之间为病变上皮,形成不规则镶嵌。醋酸试验呈白色,边界清。若表面呈不规则突出,将血管推向四周,提示细胞增生过速,应注意癌变。病理学检查常为上皮内瘤变。③异型血管:血管管径、大小、形态、分支、走向及排列等极不规则,血管间距离明显增大,分布紊乱,形态各异,可呈螺旋形、逗点形、发夹形、树叶形、线球形、杨梅形等改变。病理学检查可以为各种级别的宫颈上皮内瘤变及浸润癌。

3. 早期宫颈浸润癌　常见醋白上皮、点状血管、镶嵌的"三联征"。醋白上皮浓厚,呈灰白色或牡蛎白、黄白色,表面结构不清,呈云雾、脑回、猪油状,表面稍高或稍凹陷。醋白上皮出现快,持续时间长,常 >3min,病变广泛。点状血管和 / 或镶嵌粗大而不规则。局部血管异常增生,血管扩张,失去正常血管分支形态,间距增加,走向紊乱,形态特殊,血管突破镶嵌结构是早期的先兆征象,可见异型血管呈螺旋形、发夹或逗点形、蝌蚪形等。醋酸试验后,表面呈玻璃样水肿或熟肉状,常合并有异型上皮。碘试验阴性或着色极浅。

【临床应用价值】

阴道镜最主要的临床应用价值是进一步评价异常细胞学。凡阴道镜下怀疑宫颈、阴道癌变,均应在阴道镜指导下行活组织检查,根据病理学明确诊断,能提高活检的阳性率。

三、宫腔镜检查与治疗

宫腔镜(hysteroscope)是一种用于宫腔及宫颈管病变诊断和治疗的妇科内镜。应用膨宫介质扩张宫腔,通过插入宫腔的光导玻璃纤维直接观察或连接于摄像系统和监视屏幕,将宫腔、宫颈管内图像放大显示,观察宫颈管、宫颈内口、宫内膜及输卵管开口的生理与病理变化,诊断宫腔及宫颈管病变称宫腔镜检查(hysteroscopy)(图 7-33-3)。大多数宫腔和宫颈管病变可以在宫腔镜检查的同时进行治疗。镜下针对病变组织直观、准确地行子宫内膜定位活检并送病理检查,避免或减少盲目诊刮。同时也可直接在宫腔镜下手术治疗。

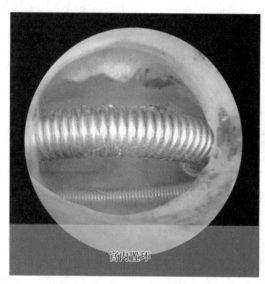
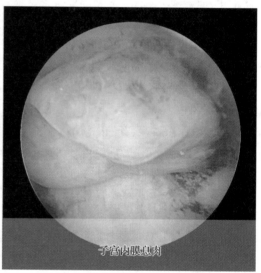

宫内置环　　　　　　　子宫内膜息肉

图 7-33-3　宫腔镜检查

【适应证】

可疑宫腔内的病变,均为宫腔镜检查的适应证。

1. 异常子宫出血。
2. 宫腔内占位性病变。
3. 宫内节育器异常及宫内异物。
4. 不孕、不育。
5. 宫腔粘连。
6. 子宫畸形。
7. 宫腔影像学检查异常。
8. 宫腔镜术后相关评估。
9. 子宫内膜癌和宫颈管癌手术前病变范围观察及镜下取活检。

【禁忌证】

1. **绝对禁忌证**　①急性、亚急性生殖道或盆腔炎症;②严重的内、外科合并症不能耐受手术者。
2. **相对禁忌证**　①体温 >37.5℃;②子宫活跃性大量出血、重度贫血;③近期(3 个月内)有子宫穿孔史;④宫腔过度狭小或宫颈管狭窄、坚硬、难以扩张;⑤浸润性宫颈癌、生殖道结核未经抗结核治疗。

【操作步骤】

1. 术前准备及麻醉

(1)检查时间:月经干净后1周内为宜。

(2)常规检查及阴道准备:仔细询问病史,进行全身检查、妇科检查、宫颈脱落细胞学及阴道分泌物检查。

(3)术前禁食:局部浸润麻醉和镇痛时不需禁食;区域麻醉或全身麻醉时需要禁食6~8h;另外,单极电切(凝)手术前应排空肠道。

2. 术时处理

(1)麻醉:宫腔镜检查一般无须麻醉或行宫颈局部麻醉;宫腔镜手术多采用静脉麻醉或硬膜腔外麻醉。

(2)能源:高频电发生器为宫腔镜手术最常选用的能源。有单极、双极电切及电凝之分。激光和微波也可用于宫腔镜手术。

(3)膨宫介质的选择:常用生理盐水和5%葡萄糖液。使用双极电凝或电切时,应选用生理盐水作为膨宫介质,具有安全、易得、廉价的优点,已经成为最常用的膨宫介质,并且可减少过量低渗液体灌注导致的灌流液过量吸收综合征。单极电凝或电切时,膨宫介质必须选用5%葡萄糖液。对合并有糖尿病的患者可选用5%甘露醇膨宫。

(4)手术操作:患者取膀胱截石位,消毒外阴、阴道,铺无菌巾单,妇科检查确认子宫方位后,置入阴道窥器暴露宫颈,宫颈钳夹持宫颈,消毒颈管,探针探清宫腔深度及屈度,扩张宫颈管至大于镜体外鞘直径半号。设定电切和电凝输出功率,接通液体膨宫泵,调整压力,以最低有效输出功率和最低有效膨宫压力为基本原则。排空灌流管内气体后,以膨宫液膨开宫颈,宫腔镜直视下按其宫颈管轴径缓缓插入宫腔,冲洗宫腔内血液至液体清净,调整液体流量,使宫腔内压达到所需压力,宫腔扩展即可看清宫腔和宫颈管。

1)观察宫腔:按顺序全面检视宫腔,可先观察宫腔全貌,然后依次查看两侧宫角,输卵管开口,宫底,宫腔前、后、侧壁,在将宫腔镜退出过程中观察宫颈内口和宫颈管情况。

2)手术处理:宫腔镜检查明确诊断后,即可根据病情进行相应的手术处理。用时短、简单的手术操作可在确诊后立即施行,如节育环嵌顿、易切除的内膜息肉、内膜活检等。有合并症、估计手术时间较长、难度较大的宫腔镜手术如黏膜下子宫肌瘤切除术、子宫纵隔切除术和子宫内膜切除术等可以安排住院后进行,以便手术后观察。

【并发症】

1. 子宫穿孔　多为机械性损伤。主要发生在宫腔粘连分解、子宫纵隔矫形、Ⅱ型子宫黏膜下肌瘤切除和子宫内膜切除等较为困难的手术过程中。宫颈条件不良时也时有发生。子宫穿孔总体发生率为1%~2%。一经发现,应立即停止手术,根据穿孔时手术情况密切观察,并及时进行相应处理。若患者生命体征尚平稳,经检查确定子宫穿孔小、阴道流血少时,可以在宫颈注射缩宫素或垂体后叶素促进子宫收缩,并应用抗生素预防感染。

2. 出血　子宫肌层切割过深、损伤深肌层血管时,容易发生宫壁出血。少数情况下,也可发生在手术后数日。

3. 灌流液过量吸收综合征　宫腔镜手术中膨宫压力与用非电解质灌流介质可使液体介质进入患者体内,当超过人体吸收阈值时,可引起体液超负荷及稀释性低钠血症,并引起心、脑、肺等重要脏器的相应改变,出现一系列临床表现,包括心率缓慢、血压升高或降低、恶心、呕吐、头痛、视物模糊、焦躁不安、精神紊乱和昏睡等,如诊治不及时,将出现抽搐、心肺衰竭甚至死亡。处理原则:吸氧、利尿、治疗低钠血症、纠正电解质紊乱和水中毒,处理急性左心衰竭,防治肺和脑水肿。特别注意稀释性低钠血症的纠正,应按照补钠量计算并补充,根据患者神志、血压、心率、心律、肺部体征及血清Na^+、K^+、Cl^-

水平的变化决定后续补给量。切忌快速、高浓度静脉补钠,以免造成暂时性脑内低渗透压状态,使脑组织间的液体转移到血管内,引起脑组织脱水,导致大脑损伤。预防:应尽量缩短手术时间,并仔细计算进入患者体内的灌流液入量出量差值,当达到 1 000ml 时,应严密观察生命体征,酌情测定血清电解质变化;当达到 2 000ml 时,应密切观察患者生命体征,尽快结束手术,并给予相应处理。

4. **气体栓塞**　手术操作中的组织气化和室内空气可能经过宫腔创面开放的血管进入静脉循环,导致气体栓塞。气体栓塞发病突然,进展快,早期症状如呼气末 PCO_2 下降、心动过缓、PO_2 下降,心前区闻及大水轮音等;继之血流阻力增加,心排出量减少,出现发绀、低血压、呼吸急促、心肺衰竭而死亡。处理:立即停止操作,正压吸氧,纠正心肺衰竭;同时输入生理盐水促进血液循环,放置中心静脉导管,监测心肺动脉压。预防:①避免头低臀高体位;②手术前排空注水管内气体;③进行宫颈预处理,避免粗暴扩宫致宫颈裂伤;④加强术中监护与急救处理。

5. **其他**　泌尿系及肠管等腹腔脏器损伤、盆腔感染、心脑综合征和术后宫腔粘连等。

四、腹腔镜检查与治疗

　　腹腔镜(laparoscope)手术是在密闭的盆、腹腔内进行检查或治疗的内镜手术操作。将接有冷光源照明的腹腔镜经腹壁插入腹腔,连接摄像系统,将盆、腹腔内脏器显示于监视屏幕上(图 7-33-4)。手术医师通过直视屏幕检查诊断疾病称为诊断性腹腔镜手术(diagnostic laparoscopy)。在腹腔外操纵进入盆、腹腔的手术器械,在直视屏幕下对疾病进行手术治疗称为手术性腹腔镜手术(operative laparoscopy)。

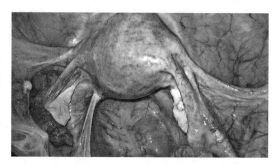

图 7-33-4　腹腔镜检查

【适应证】

1. **最佳适应证**　腹腔镜手术通常作为首选手术方法,能有效地明确诊断并进行相应的处理。

(1)急腹症:如异位妊娠、卵巢囊肿蒂扭转、卵巢囊肿破裂等。

(2)附件包块:如卵巢良性肿瘤、输卵管系膜囊肿、附件炎性包块等。

(3)子宫内膜异位症。

(4)慢性盆腔痛。

(5)不孕症。

(6)其他:如盆腹腔内异物、子宫穿孔等。

2. **选择性适应证**　腹腔镜作为可供选择的手术方法。

(1)子宫肌瘤:在腹腔镜下进行子宫肌瘤切除术或子宫切除术等。

(2)子宫腺肌病:在腹腔镜下进行子宫腺肌病病灶切除或子宫切除术等。

(3)早期子宫内膜癌、早期宫颈癌、早期卵巢交界性肿瘤及卵巢上皮性癌(卵巢癌)等;在腹腔镜镜下进行肿瘤分期、再分期手术以及早期宫颈癌保留生育功能的手术。

(4)盆底功能障碍性疾病:进行腹腔镜盆底重建手术。

(5)生殖器官发育异常:进行人工阴道成形术等。

(6)妊娠期附件包块。

(7)其他需要切除子宫和 / 或附件的疾病等。

【禁忌证】

1. **绝对禁忌证**

(1)严重的心、脑血管疾病及肺功能不全。

(2)严重的凝血功能障碍、血液病。

(3)大的腹壁疝或膈疝。

2. 相对禁忌证

(1)广泛盆腹腔内粘连。

(2)巨大附件肿物。

(3)肌壁间子宫肌瘤体积较大(直径≥10cm)或者数目较多(≥4个)而要求保留子宫者。

(4)晚期或广泛转移的妇科恶性肿瘤。

(5)妊娠>16周。

【术前准备】

按照常规妇科经腹手术进行准备,注意脐部清洁。

【操作步骤】

1. 腹腔镜检查

(1)体位、麻醉:仰卧位或膀胱截石位。在手术时取头低臀高(脚高)并倾斜15°~25°位,使肠管滑向上腹部,暴露盆腔手术野。麻醉首选全身麻醉。

(2)人工气腹:患者先取平卧位,距脐孔旁2cm处用布巾钳向上提起腹壁,用气腹针于脐孔正中处与腹部皮肤呈90°穿刺进入腹腔,连接自动CO_2气腹机,充入CO_2,维持腹腔压力达12~15mmHg,停止充气,拔去气腹针。

(3)放置腹腔套管:根据套管针外鞘直径,切开脐孔正中皮肤10~12mm,布巾钳提起腹壁,用套管针从切开处垂直穿刺腹腔,当套管针从切口穿过腹壁筋膜层时有突破感时,将套管针方向转45°朝向盆腔方向穿刺,穿过腹膜层进入腹腔,去除套管针芯,连接好CO_2气腹机,将腹腔镜从套管鞘进入腹腔,打开冷光源,即可见盆腔视野。

(4)置举宫器:有性生活者常规消毒外阴、阴道后,放置举宫器。

(5)盆腔探查:按顺序常规检查盆腔内各器官。探查后根据盆腔内各器官疾病进行进一步操作。

2. 腹腔镜手术 人工气腹及进入腹腔方法同诊断性腹腔镜操作。进行腹腔镜下治疗性手术需要在腹壁不同部位穿刺形成2~3个放置手术器械的操作孔,其步骤如下:

(1)操作孔穿刺:根据不同的手术种类选择下腹部不同部位的第二、三、四穿刺点,一般选择在左、右下腹部相当于麦氏切口位置的上下。将腹腔镜直视下对准穿刺部位,通过透光,避开腹壁血管,特别是腹壁下动脉,根据手术器械直径切开皮肤5mm或10mm,垂直于腹壁用5mm或10mm的套管穿刺针在腹腔镜的监视下穿刺进入盆腔。

(2)手术操作原则:遵循微创原则,按经腹手术的操作步骤进行镜下手术。

(3)手术结束:用生理盐水冲洗盆腔,检查无活动性出血,无内脏损伤,停止充入CO_2气体,并放尽腹腔内CO_2,取出腹腔镜及各穿刺点的套管鞘,10mm以上的穿刺切口需要缝合。

【术后处理】

1. 穿刺口 用无菌创可贴覆盖。

2. 导尿管 手术当日需要留置导尿管。根据手术方式决定术后留置导尿管时间。

3. 抗生素 清洁手术无须使用抗生素。其他根据手术情况酌情使用抗生素预防感染。

【并发症及其防治】

1. 大血管损伤 妇科腹腔镜手术穿刺部位邻近后腹膜腹主动脉、下腔静脉和髂血管,损伤这些大血管可能危及患者生命。一旦发生,建议立即中转开腹止血,修补血管。腹膜后大血管损伤可见于闭合式穿刺和腹主动脉旁淋巴结和/或盆腔淋巴结切除手术过程中误伤。

2. 腹壁血管损伤 第二或第三穿刺应在腹腔镜直视下避开腹壁血管进行。对腹壁血管损伤应及时发现,并在腹腔镜监视下电凝或进行缝合止血。

3. 术中出血 手术者应熟悉盆腹腔解剖,熟练掌握手术操作技术,熟练应用各种腹腔镜手术能源设备及器械的使用方法。

4. 脏器损伤   主要指与内生殖器官邻近的脏器损伤,如膀胱、输尿管及肠管损伤,多因组织粘连导致解剖结构异常、电器械使用不当或手术操作不熟练时容易发生。若损伤应及时修补,以免发生严重并发症。未能在手术中发现的肠道损伤,特别是脏器电损伤将导致术后数日发生肠瘘、腹膜炎,严重者可导致全身感染、中毒性休克。

5. 与 CO_2 气腹有关的并发症   皮下气肿、术后上腹部不适及肩痛是常见的并发症。皮下气肿是由于腹膜外充气或套管针切口太大或套管针多次进出腹壁使气体进入皮下所致。上腹部不适及右肩疼痛是由于 CO_2 气腹对膈肌刺激所致,术后数日内症状减轻或消失。如手术中发现胸壁上部及颈部皮下气肿,应该立即停止手术,及时检查各穿刺孔是否存在腹腔气腹皮下泄漏并及时降低气腹压力。另外还有气胸和气体栓塞,气体栓塞少见,一旦发生有生命危险。

小结

胎儿镜用于产前胎儿体表畸形及遗传性疾病的诊断及宫内治疗。阴道镜用于辅助诊断宫颈上皮内瘤变及早期宫颈癌。宫腔镜主要用于宫腔及宫颈管病变的诊断和治疗。腹腔镜检查与治疗已广泛应用于妇科疾病的诊断和治疗中,具有切口美观、术野清晰、术后恢复快等优势。

思考题

1. 阴道镜检查的适应证?
2. 宫腔镜操作中的注意事项有哪些?
3. 腹腔镜操作中套管针穿刺的注意事项及可能造成的损伤有哪些?

(程文俊)

第二节   女性生殖系统常用特殊检查

一、生殖道脱落细胞学检查

生殖器官上皮细胞受雌、孕激素影响可出现周期性变化,经常更新脱落入生殖器官管腔排出体外,故称为生殖道脱落细胞。检查脱落细胞可反映体内性激素水平、了解生殖器官的生理改变;通过查找病变脱落细胞可初步筛查生殖道恶性肿瘤及观察其治疗效果。

(一)生殖道细胞学检查方法

1. 标本采集

(1)阴道涂片:在已婚妇女阴道侧壁上 1/3 处轻轻刮取黏液及细胞,匀薄地涂于载玻片上;对无性生活或阴道分泌物极少者,用湿消毒棉签在阴道侧壁上 1/3 处轻卷后取出涂于载玻片上;置载玻片于 95% 乙醇中固定。

(2)宫颈刮片:用木质铲形刮板在宫颈外口鳞-柱状上皮交接处轻轻刮取一周,均匀涂于载玻片上。白带多时,无菌干棉球擦净黏液后刮取标本。宫颈刮片因获取细胞数少、制片较粗劣,现推荐宫颈刷片法。

(3)宫颈刷片:拭净宫颈表面分泌物,将细胞刷插入宫颈管内距宫颈外口约10mm处,旋转数圈后取出,旋转方式均匀涂于载玻片或洗脱于保存液中,做液基细胞学检测(LCT)或薄层液基细胞学检查(TCT)。LCT和TCT一次取样可多次重复制片,所制备的单层细胞涂片效果清晰、阅片容易、样本收集率和宫颈异常细胞检出率高,且可供高危型HPV DNA检测和自动阅片,广泛用于宫颈癌的筛查。

(4)宫腔吸片:直径1~5mm的无菌塑料管一端连于无菌注射器,另一端用无菌镊送入子宫腔达宫底,在上下左右转动方向同时轻抽注射器,取出吸管时停止抽吸;将吸出物涂于载玻片上固定、染色。绝经后出血疑宫腔内恶性病变时,用无菌注射器将10ml无菌0.9%氯化钠注射液经无菌塑料管注入宫腔,轻轻抽吸洗涤宫内膜,收集洗涤液,离心后取沉淀涂片。宫腔吸片标本中可能含输卵管、卵巢或盆腹腔上皮细胞。此方法较阴道涂片及诊刮阳性率高,但取材不够全面。

2. 标本染色　细胞学染色有巴氏、邵氏及其他改良染色等多种方法。巴氏染色法既可用于检查雌激素水平,也可用于筛查癌细胞,是最常用的染色方法。

3. 诊断方法　可采用免疫细胞化学、原位杂交技术、影像分析、流式细胞仪测量及自动筛选或人工智能系统协助诊断。

（二）正常生殖道脱落细胞

1. 鳞状上皮细胞　阴道及宫颈阴道部上皮为非角化鳞状上皮细胞,由底层细胞、中层细胞及表层细胞构成(图7-33-5)。表层细胞是成熟到最后阶段的鳞状细胞,是育龄期妇女宫颈涂片中最常见的细胞(图7-33-6)。女性一生不同时期及月经周期不同时间,各层细胞比例均不相同。

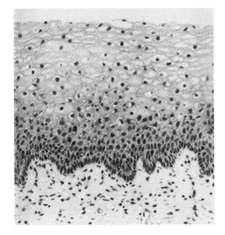

图 7-33-5　阴道及宫颈阴道部鳞状上皮细胞

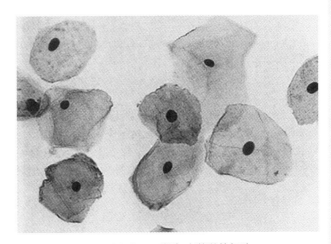

图 7-33-6　正常生殖道脱落细胞

2. 柱状上皮细胞　由宫颈黏膜细胞和子宫内膜细胞构成。

3. 非上皮成分　如吞噬细胞、白细胞、淋巴细胞、红细胞等。

（三）生殖道脱落细胞临床应用

1. 筛查妇科肿瘤

(1)癌细胞特征:细胞大小不等、形态各异,细胞质减少,细胞核形态不规则,细胞间关系改变,排列紊乱(图7-33-7)。

(2)阴道细胞学巴氏五级分类诊断报告:Ⅰ级为正常;Ⅱ级又分为ⅡA和ⅡB两级,为炎症或良性改变;Ⅲ级为可疑癌;Ⅳ级为高度可疑癌;Ⅴ级诊断为癌。巴氏五级分类诊断报告缺点较多,正逐步被TBS描述性诊断报告取代。

（3）宫颈阴道细胞学 TBS 描述性诊断报告项目：标本类型（直接涂抹，液基片，其他）、标本适合性（满意，不满意并注明不满意原因）和解释／结果。

（4）TBS 诊断报告的"解释／结果"

1）未见上皮内病变细胞和恶性细胞，报告发现的病原微生物、非瘤样发现、涂片中出现子宫内膜细胞等其他发现。

2）鳞状上皮细胞异常：如非典型鳞状细胞（ASC），①意义不明非典型鳞状细胞（ASCUS）；②不能排除高级别鳞状上皮内病变的非典型鳞状细胞（ASC-H）、低级别鳞状上皮内病变（LSIL，与 CIN Ⅰ 术语符合）、高级别鳞状上皮内病变（HSIL，包括 CIN Ⅱ、CIN Ⅲ 和原位癌）和鳞状细胞癌（角化型鳞癌、非角化型鳞癌、小细胞型鳞癌）。

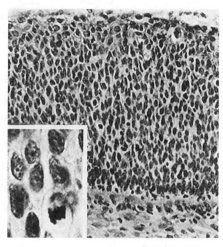

图 7-33-7　宫颈鳞状细胞癌

3）腺上皮细胞异常：①不典型腺上皮细胞（AGC，包括宫颈管和子宫内膜的 AGC）；②宫颈原位腺癌（AIS）；③腺癌（尽可能判断癌细胞组织来源）。

4）其他恶性肿瘤。

2. 评估卵巢内分泌功能　临床常用成熟指数（MI）、致密核细胞指数（KI）、嗜伊红细胞指数（EI）和角化指数（CI）了解体内雌激素水平。

3. 辅助诊断妇科内分泌疾病

（1）异常子宫出血：①无排卵性异常子宫出血，涂片显示 MI 右移，雌激素影响为中至高度；也有较长期处于低至中度的雌激素影响。②排卵性月经失调，涂片显示有周期性变化，排卵期出现高雌激素影响，MI 明显右移，EI 可达 90%。但排卵后细胞堆积和皱褶较差或持续时间短，EI 虽有下降但仍偏高。

（2）闭经：闭经原因在子宫时，阴道涂片检查见有正常周期性变化。病变在卵巢时，涂片多见中层和底层细胞，极少或无表层细胞，无周期性变化。闭经由垂体、下丘脑或其他全身性疾病引起时，涂片表现为不同程度雌激素低落，或持续雌激素轻度影响。

4. 辅助诊断生殖道感染性炎症

（1）细菌性阴道病：阴道脱落的表层上皮细胞边缘附着颗粒状物即加德纳菌等厌氧菌，细胞边缘不清。加入生理盐水的涂片可见线索细胞。

（2）衣原体性子宫颈炎：宫颈涂片见化生的细胞质内有球菌样物及嗜碱性包涵体，感染的细胞肥大多核。

（3）病毒感染：① HPV 感染，鳞状上皮细胞涂片见挖空细胞、不典型角化不全细胞及反应性外底层细胞。挖空细胞为上皮细胞内有 1~2 个增大的核，核周有透亮空晕环或致密的透亮区。②HSV-Ⅱ 感染，细胞多核呈集结状；早期感染细胞核增大，染色质现"水肿样"退变、颗粒变细，呈淡嗜碱性在整个胞核中均匀分布，犹如毛玻璃状；晚期可见嗜伊红染色的核内包涵体，周围呈清亮晕环。

二、宫颈脱落细胞 HPV 检测

高危型 HPV 的持续感染是促使子宫颈癌发生的最主要因素。HPV-16、18 型是全球各地区最主要的感染型别。宫颈脱落细胞 HPV 检测为筛查子宫颈癌与癌前病变常规手段。

（一）HPV 检测方法

1. PCR 法检测 HPV DNA　用结合不同荧光染料的探针检测 14 个高危型 HPV，并同时单独对 16、18 分型。另外，PCR- 反向点杂交（膜杂交）和流式荧光杂交法也属于 PCR 检测 HPV DNA 的方法。

2. 杂交捕获光学信号放大技术检测 HPV DNA

（1）第二代杂交捕获技术：可同时检测 16、18 等 13 个高危型 HPV。检测敏感度达 95%，特异度

85%。宫颈上皮病变阴性预测率高达 99%。临床上用于子宫颈癌的筛查和复查。

(2)酶切信号放大法:使用 Invader 酶切化学信号放大技术。此法可以检测 16、18 等 13 个高危型 HPV。可与 HPV 67、70 型发生交叉反应,从而产生假阳性。

3. 转录介导靶扩增(TMA)检测 HPV mRNA 使用 Aptima HPV Assay 检测 16、18 等 14 个高危型 HPV 的 E6/E7 mRNA 片段;或 Aptima HPV 16 18/45 基因分型诊断试剂将 HPV16 与 HPV18/45 进行区分,但是不能区分 HPV18 与 HPV45。

(二) 高危型 HPV 检测的临床应用

1. HPV 联合细胞学检测用于宫颈癌初筛 细胞学和 HPV 均阴性者,筛查间隔为 1 次 /3~5 年。细胞学检测阴性而高危型 HPV 阳性者:行 HPV16、18 分型检测,HPV16、18 阳性者,则行阴道镜检查;HPV16、18 阴性者,1 年内联合细胞学进行复查。有性生活的妇女于 21 岁开始筛查。

2. HPV 检测单独用于宫颈癌初筛,HPV 阳性者行细胞学检查分流 ① HPV16、18 分型阳性者,则行阴道镜检查;② HPV16、18 分型及细胞学检查均呈阴性的患者,应在 1 年内进行复查。因 25 岁以下年轻妇女 HPV 感染率高且多为一过性,故不推荐单独采用 HPV 初筛。

3. HPV 检测用于细胞学初筛为 ASC-US 的分流 HPV 阳性者立即进行 HPV-16、-18 分型检测;HPV-16、-18 阳性的妇女应直接行阴道镜检查。

4. HPV 检测监测宫颈病变手术效果 宫颈锥切术后 6~12 个月 HPV 转阴,提示病灶切除较彻底;继续呈阳性,提示病灶留有残余或复发。

(三) 检查注意事项

1. 月经正常的妇女,月经来潮后 10~18d 为最佳检查时间。

2. 检查前 48h 内不要冲洗阴道或上药,禁止性交。

三、妇科肿瘤标志物检查

1. 癌抗原 125(CA125) 为诊断与鉴别卵巢上皮性肿瘤、监测卵巢癌治疗效果和判断预后的良好指标:①肿瘤直径 >1cm 时,CA125 水平高低可反映肿瘤大小;②手术和有效化疗后血清 CA125 水平迅速下降 30% 以上,或在 3 个月内降至正常;有肿瘤残留时血清 CA125 持续高水平;③治疗后 CA125 水平持续升高或正常后再次升高,提示肿瘤复发或转移;持续 CA125>35U/ml,近期肿瘤复发率达 90% 以上;④输卵管腺癌、子宫内膜癌、宫颈癌患者 CA125 水平也会升高,对腺癌复发的诊断敏感性达 60%~80%;当血清 CA125>40U/ml 时,肿瘤侵及子宫浆肌层的可能性达 90%;⑤子宫内膜异位症患者血 CA125 水平增高,但很少超过 200U/ml。临床采用放射免疫测定方法(RIA)或酶联免疫测定法(ELISA),血清检测正常参考范围为 <35U/ml。

2. 人附睾蛋白 4(HE4) 正常卵巢不表达 HE4,在卵巢浆液性癌和子宫内膜样腺癌中明显高表达,分别为 93% 和 100%。表达 HE4 的早期卵巢癌治疗效果相对较好,晚期卵巢癌预后极差。HE4 联合 CA125 检测在卵巢上皮性癌的早期诊断、病情监测和术后复发监测及与良性肿瘤鉴别方面有非常高的临床价值。HE4 测定值与子宫内膜癌的分期密切相关。采用 ELISA 法或电化学发光法进行检测,血清检测正常参考范围为 <150pmol/L。

3. 糖链抗原 19-9(CA19-9) 50% 的卵巢上皮性肿瘤有 CA19-9 阳性表达,卵巢黏液性腺癌阳性表达率可达 76%,浆液性肿瘤为 27%。子宫内膜癌及子宫颈管腺癌也可呈阳性。采用放射免疫分析(RIA)法和 ELISA 法检测,血清检测正常参考范围为 <37U/ml。

4. 鳞状细胞癌抗原(SCCA) 血浆 SCCA 水平升高早于影像学发现。70% 以上的子宫颈鳞癌患者血清 SCCA 水平升高,其水平与子宫颈鳞癌病情进展及临床分期有关。采用 RIA、ELISA 或化学发光方法检测血清或血浆 SCCA。血浆 SCCA 正常值为 <1.5μg/L。

5. 甲胎蛋白(AFP) 生后肝癌和卵巢生殖细胞肿瘤可分泌 AFP。卵黄囊瘤(内胚窦瘤)患者血浆

AFP 常 >1 000 μg/L,部分卵巢胚胎性癌和未成熟畸胎瘤患者血浆 AFP 升高也可 >1 000 μg/L。手术或化疗后血浆 AFP 转阴或消失。若血浆 AFP 转阴后又升高,提示隐性复发或转移。AFP 对卵巢恶性生殖细胞肿瘤尤其是内胚窦瘤的诊断及监视有较高价值。采用 RIA 或 ELISA 检测甲胎蛋白,血清正常值为 <20 μg/L。

6. 癌胚抗原(CEA) 在子宫颈癌、子宫内膜癌、卵巢上皮性癌、阴道癌等有阳性表达。CEA 对肿瘤类别无特异性标记功能。卵巢黏液性腺癌 CEA 阳性率达 100%,浆液性肿瘤阳性率相对较低。卵巢黏液性低分化癌和宫颈黏液性腺癌 CEA 高表达。复发性卵巢肿瘤患者血浆 CEA 水平持续升高,生存时间短。CEA 检测用 RIA 或 ELISA,血浆正常值 <2.5 μg/L;CEA>5 μg/L 时可视为异常。

7. 人绒毛膜促性腺激素(hCG) 妊娠滋养细胞疾病时血 hCG>100 000U/L;滋养层细胞肿瘤手术 3 周后尿 hCG 应 <50U/L,术后 8~12 周呈阴性。术后血 hCG 不降或降后再升提示病灶残留或复发。胚胎癌、卵巢混合性生殖细胞肿瘤时,血 hCG 也大幅度升高。血 hCG 浓度与肿瘤细胞数量呈正相关,对滋养细胞疾病、胚胎癌和卵巢混合性生殖细胞肿瘤有特别的诊断价值。常用胶乳凝集抑制试验和血凝抑制试验、放射免疫试验(RIA)、酶联免疫吸附试验(ELISA)和单克隆抗体胶体金试验检测血清。正常妇女血 hCG<25U/L。

8. 雌、孕激素受体(ER 和 PR) ER 和 PR 水平是临床选择内分泌治疗的依据,是确定子宫内膜癌、卵巢癌分化程度的指标。免疫组化染色可定性检测组织切片中的 ER 和 PR。

四、女性生殖器官活组织检查

（一）局部活组织检查

1. 外阴活组织检查

(1)适应证与禁忌证:①确定外阴色素减退疾病的类型及排除恶变者;外阴部赘生物或久治不愈溃疡;外阴部特异性感染,如结核、尖锐湿疣、阿米巴感染等为适应证。②月经期、外阴急性化脓性感染、可疑黑色素瘤为禁忌证。

(2)检查方法:患者取膀胱截石位,常规消毒外阴后铺无菌孔巾,暴露取材部位。0.5% 利多卡因局部浸润麻醉取材部位后,用活检钳钳取少量组织,小赘生物可自蒂部剪下,置 4% 甲醛溶液中固定后送检。用无菌纱布局部压迫止血。病灶面积大者行部分切除,有活动出血时创面缝合止血。

2. 阴道活组织检查

(1)适应证与禁忌证:①阴道赘生物、阴道溃疡灶为适应证。②急性外阴炎、阴道炎、子宫颈炎和急性盆腔炎为禁忌证。

(2)检查方法:患者取膀胱截石位,阴道窥器暴露活检部位并消毒。活检钳钳取可疑部位组织;对表面有坏死的可疑病灶,要取至深层新鲜组织,置 4% 甲醛溶液中固定后送检。用无菌纱布压迫取材部止血,必要时阴道内放置无菌带尾纱布或棉球压迫止血,嘱其 24h 后自行取出。

3. 宫颈活组织检查

(1)适应证:①肉眼或阴道镜发现的宫颈可疑恶性病变区;②阴道镜所见为 LSIL,但细胞学为 ASC-H/AGC 细胞及以上;③阴道镜为 HSIL 或可疑癌。

(2)注意事项:①急性、亚急性生殖器炎症或盆腔炎性疾病应治疗后活检;②妊娠期必要时可做活检;③月经前期和月经期不宜做活检,以免与活检处出血相混淆,且月经来潮时创口不易愈合,有增加内膜切口种植的机会。

(3)检查方法:患者取膀胱截石位,阴道窥器暴露宫颈,用干棉球揩净宫颈黏液及分泌物后常规消毒。阴道镜直视下,在宫颈病变最严重处用活检钳单点或多点取材,取材深度需达间质。临床已明确为子宫颈癌,只为明确病理类型或浸润程度时可做单点取材。宫颈管受累或细胞学为 AGC 细胞及以上或三型转化区,同时行宫颈管搔刮术。宫颈局部填带尾无菌纱布或棉球压迫止血,嘱患者 24h 后自行取出。活检组织置 4% 甲醛溶液中固定后送检。

（二）诊断性宫颈锥切术

宫颈锥切术是环宫颈外口呈圆锥形切下病变部分宫颈组织的手术。宫颈锥切术兼有宫颈活组织检查和治疗宫颈病变的双重作用。

1. **适应证**　①宫颈刮片细胞学检查严重异常,而阴道镜检查不能明确性质或宫颈多处活检及分段诊刮均未发现病灶,需进一步明确诊断;②宫颈活检为 HSIL 或可疑为早期浸润癌,为明确病变累及程度及确定手术范围;③子宫颈活检为原位腺癌;④慢性宫颈炎患者宫颈肥大、增生、外翻者,经保守治疗效果不佳者,可做小范围宫颈锥切术治疗,同时做病理诊断。

2. **手术注意事项**　①手术在月经干净后 3~7d 内进行;②无生殖道、盆腔急性及亚急性炎症及凝血功能障碍;③术后用抗生素预防感染;④2 个月内禁性交及盆浴;⑤术后 6 周探查宫颈管有无狭窄。

3. **手术步骤**　麻醉下,患者取膀胱截石位,外阴、阴道消毒,铺无菌巾,导尿后,阴道窥器暴露宫颈并消毒,钳夹宫颈前唇,扩张宫颈管行宫颈管搔刮术。在碘不着色区外 0.5cm 处,以宫颈口为中心①冷刀手术:手术刀在宫颈表面做深约 0.2cm 的环形切口。按 30°~50° 倾斜角深入宫颈管 1.0~2.5cm 向内呈锥形切下部分宫颈。纱布压迫或电凝止血;若动脉出血,缝扎止血。行宫颈成形缝合术或荷包缝合术,术毕查宫颈管是否通畅。若 48h 内行子宫切除术,将宫颈前后唇相对缝合,封闭创面止血。②环形电切除术(LEEP):选择 LEEP 电圈刀头,从宫颈 9 点处垂直切入水平移动至 3 点处滑出,或从宫颈任一点切入旋转 360° 环切方式,以适宜切割功率一次性完整切除转化区。宫颈管切割深度为 1.0~2.5 cm,球形电极电凝止血后,退出阴道窥器。③宫颈标本于 12 点处做一标志,4% 甲醛固定,送检病理。④冷刀或 LEEP 用于诊断目的,使标本边缘组织完整,便于病理诊断。单纯治疗时可选用任何刀具,如冷刀、LEEP、电刀或激光。

（三）诊断性刮宫

刮取子宫内膜组织行活组织病理检查称为诊断性刮宫,是诊断宫腔疾病最常采用的方法,如同时对宫颈管可疑病变进行诊断性搔刮,称分段诊断刮宫。

1. **普通诊断性刮宫**

（1）适应证:①月经失调类型和卵巢功能障碍的诊断;②检查不孕症病因;③异常阴道流血原因诊断:子宫内膜增生、息肉、黏膜下子宫肌瘤、子宫内膜结核可致阴道流血;内膜活检还可作治疗的参考;④子宫内膜癌诊断;⑤宫腔粘连诊断与治疗。

（2）检查时机:①了解卵巢功能与排卵时,月经来潮 12h 内自宫腔前、后壁各取一条内膜;闭经后如能排除妊娠则随时可取。②异常子宫出血时,疑为子宫内膜增生症,月经前 1~2d 或月经来潮 6h 取材;疑为子宫内膜不规则脱落,月经第 5~7 日取材。③原发不孕者,月经来潮前 1~2d 取材。内膜分泌相提示有排卵,增殖期提示无排卵。④疑子宫内膜结核,经前 1 周或月经来潮 6h 内诊刮,要特别注意刮子宫两角部。诊刮前 3d 及术后 4d,预防用抗结核药,以防诊刮引起结核病灶扩散。⑤疑有子宫内膜癌者随时可取。

（3）检查方法:排尿后,受检者取膀胱截石位,内诊查明子宫大小及位置。常规消毒外阴、阴道,铺孔巾。阴道窥器暴露宫颈并消毒。钳夹宫颈前唇或后唇,探查宫腔深度与子宫位置,扩张宫颈,将刮匙送达子宫底部,由内向外沿宫腔周壁及两侧宫角有序刮取内膜组织,置无菌纱布上,避免来回刮取,术毕。收集全部内膜组织固定于 4% 甲醛溶液中,送检病理。

2. **分段诊断性刮宫**　指先刮取宫颈管黏膜组织,再刮取子宫腔内膜,将刮出物分别装瓶、送病理检查的诊断性刮宫方法。

（1）适应证:绝经后子宫出血的老年患者或疑有子宫内膜癌待排除宫颈癌及其他子宫恶性肿瘤,同时了解癌灶范围。

（2）检查方法:准备与消毒同普通诊断性刮宫。检查时先不探查宫腔深度,以免将宫颈管病变组织带入宫腔,混淆诊断。用小刮匙自宫颈内口至外口依次刮取宫颈管一周,刮取的宫颈管组织置于无菌纱布上。将内膜刮匙送达子宫底部,由内向外沿宫腔周壁及两侧宫角有序刮取内膜组织,置于另一块无菌纱布上。术毕,收集全部宫颈管组织和子宫内膜组织,分别置入两个盛有 4% 甲醛溶液的标本瓶中固定,做好标记,送病理检查。

3. **注意事项** ①急、亚急性生殖器炎症与盆腔炎性疾病,发热及严重全身性疾病时禁止刮宫;②长期阴道流血者,术前、术后应给予抗生素;③肉眼观察刮出物高度怀疑为癌组织,停止刮宫,以防出血及癌细胞扩散;④避免反复、过度、用力搔刮,以防子宫内膜损伤性粘连;⑤术后 2 周内禁止性交和盆浴。

4. **手术并发症** ①术中、术后大出血,严重者需切除子宫;②子宫穿孔,严重者需切除子宫;③继发感染,引起宫颈炎、子宫内膜炎、宫腔粘连;④宫颈管粘连导致宫腔积血、感染;⑤术中、术后引发心脑血管疾病;⑥手术可加重高血压、心脏病、糖尿病、肝肾功能不全、静脉血栓等病症或出现心、脑血管意外。

五、女性内分泌激素测定

(一)下丘脑促性腺激素释放激素测定

1. **GnRH 刺激试验(垂体兴奋试验)** 人工合成的 10 肽 GnRH(也称 LHRH),对垂体释放黄体生成素(LH)的作用明显大于卵泡刺激素(FSH)。上午 8 时静脉注射 LHRH 100μg(溶于 0.9% 氯化钠溶液 5ml 中),于注射前和注射后 15min、30min、60min、90min 分别取静脉血 2ml,测定 LH 值,以了解垂体功能。

(1)结果分析:①正常反应,15~30min 出现比基值升高 2~3 倍的 LH 峰值;②活跃反应,高峰值比基值升高 5 倍;③延迟反应,高峰迟于正常反应出现的时间;④无反应或低弱反应,LH 值无变动或稍有上升但不足 2 倍。

(2)临床意义:①青春期延迟呈正常反应;②垂体功能减退,如希恩综合征、垂体肿瘤、空蝶鞍综合征等垂体损伤性疾病,呈无或低弱反应;③下丘脑功能减退,呈延迟反应或正常反应;④卵巢功能不全,FSH、LH 值均 >30U/L,GnRH 兴奋试验呈活跃反应;⑤多囊卵巢综合征,LH/FSH 比值 ≥ 2~3,GnRH 兴奋试验呈活跃反应。

2. **氯米芬试验** 氯米芬为雌激素拮抗药,兼有微弱的雌激素作用。其与下丘脑雌激素受体竞争性结合,阻断血清雌激素对 GnRH 细胞的负反馈作用,导致 GnRH 释放,促进垂体大量分泌促性腺激素,刺激卵泡生长、成熟,增加雌激素释放量,正反馈激发垂体释放 LH 达峰值,诱发排卵。借此评估闭经患者下丘脑 - 垂体 - 卵巢轴功能,鉴别下丘脑和垂体病变。

(1)方法:月经第 5 日开始口服氯米芬 50~100mg/d,连服 5d。服药后 LH 可增加 85%,FSH 增加 50%。停药后 LH、FSH 即下降。在停药后的第 5~9 日,再出现 LH 上升达排卵期水平,则诱发排卵,为排卵型反应;停药后 20d 不再出现 LH 上升,为无反应。分别在服药第 1、3、5 日测 LH、FSH,第 3 周或月经前抽血测孕酮。

(2)临床意义:①下丘脑病变,对 GnRH 兴奋试验有反应,对氯米芬试验无反应;②青春期延迟,通过 GnRH 兴奋试验判断青春期延迟是否为下丘脑、垂体病变所致。

(二)垂体激素测定

1. **促性腺激素 FSH 和 LH** 为腺垂体分泌,受 GnRH 和雌、孕激素的正、负反馈调节。FSH 促进卵泡成熟及分泌雌激素,LH 促进卵泡排卵形成黄体。黄体分泌孕激素和雌激素。LH 陡峰是监测排卵的重要指标。绝经期妇女卵巢功能退化,致血中 FSH 和 LH 水平大幅度升高。

(1)正常值(U/L):①血 FSH,卵泡期 1~9,排卵期 6~26,黄体期 1~9,绝经期 30~118;②血 LH,卵泡期 1~12,排卵期 16~104,黄体期 1~12,绝经期 16~66。

（2）临床应用：①判断闭经原因，FSH 及 LH 水平低于正常值，提示闭经原因在腺垂体或下丘脑；FSH 及 LH 水平均高于正常，闭经原因在卵巢；②排卵监测，有助于不孕症的治疗；③多囊卵巢综合征，LH/FSH ≥ 2~3 ；④性早熟：真性性早熟促性腺激素增多，FSH 及 LH 呈周期性变化；假性性早熟 FSH 及 LH 水平较低，无周期性变化；⑤早发性卵巢功能不全（POI），FSH ≥ 25 U/L，间隔 1 个月内至少升高 2 次可确诊。

2. 催乳素（PRL）　为腺垂体分泌，促进乳房导管及腺体发育和产妇泌乳，与 LH 共同促进卵巢黄体形成，分泌孕激素。因临床测定的 PRL 是各种 PRL 的总和，血中 PRL 的测定值与生物学作用不一定平行。

（1）正常值（mmol/L）：绝经前 70.81~566.5，绝经后 58.09~416.4。

（2）临床应用：①闭经、不孕及月经失调者无论有无泌乳均应测 PRL，以除外高催乳素血症；②垂体肿瘤伴 PRL 异常增高时，应考虑垂体催乳素瘤；③ PRL 水平升高还见于性早熟、原发性甲状腺功能低下、POI、黄体功能欠佳、长期哺乳、神经精神刺激、药物作用（如氯丙嗪、避孕药、雌激素、利血平等）；④ PRL 水平降低多见于垂体功能减退、单纯性催乳素分泌缺乏症等。

（三）卵巢和肾上腺性激素测定

1. 雌激素　由卵巢和肾上腺生成。卵巢产生的雌二醇（E_2）在维持女性生殖功能及第二性征方面活性最强。肾上腺皮质分泌的雄烯二酮在外周血转化为雌酮（E_1）。E_1 和 E_2 降解为雌三醇（E_3）。妊娠期胎盘产生 E_3，测定其血或尿中水平可反映胎儿胎盘功能状态。青春期后，E_2 水平随卵巢内分泌周期性变化而波动。绝经后妇女卵巢功能衰退，主要为 E_1，E_2 水平低于卵泡早期。

（1）正常值范围

1）E_1、E_2（pmol/L）：青春前期 E_2 18.35~110.10，E_1 62.9~162.8 ；卵泡期 E_2 99.09~447.7，E_1 125~377.4 ；排卵期 E_2 348.7~1 589，E_1 125~377.4 ；黄体期 E_2 179.83~1 068，E_1 125~377.4 ；绝经期 E_2<73.4~146.8。

2）E_3（μ/L）：妊娠 24~28 周 >4，妊娠 28~32 周 7.4~8.5，妊娠 32~36 周 9.3~13，妊娠 36~38 周 16.7~23，妊娠 38~40 周 17.7~25，妊娠 >40 周 19.3~30。

（2）临床应用：测定血 E_2 或 24h 尿总雌激素水平监测卵巢功能，测定孕妇尿 E_3 监测胎儿 - 胎盘单位功能。①判断闭经原因：激素水平符合正常月经周期变化，表明卵泡发育正常，应为子宫性闭经；雌激素水平偏低，闭经原因可能为原发或继发性卵巢功能低下或药物影响卵巢功能、下丘脑 - 垂体功能失调、高催乳素血症等。②诊断无排卵：雌激素无周期性变化，常见于无排卵性异常子宫出血、多囊卵巢综合征、某些绝经后子宫出血。③监测卵泡发育：药物诱导排卵时，测定血中 E_2 监测卵泡发育、成熟，指导 hCG 用药及确定取卵时间。④性早熟：8 岁以前出现第二性征发育、血 E_2 水平升高 >275pmol/L。⑤多囊卵巢综合征：E_1 升高，E_2 正常或轻度升高，恒定于卵泡期水平，E_1/E_2>1。⑥监测胎儿 - 胎盘单位功能：足月妊娠 E_3 尿排出量平均为 88.7nmol/24h。妊娠 36 周后，尿 E_3 排出量连续多次 <37nmol/24h 或骤减 30%~40% 及以上，提示胎盘功能减退；<22.2nmol/24h 或骤减 >50%，提示胎盘功能显著减退。

2. 孕激素（孕酮）　由卵巢、胎盘和肾上腺皮质产生。月经正常妇女卵泡期血孕激素含量极低。排卵后血孕激素迅速上升，于 LH 高峰后第 6~8 天达高峰，月经前 4 天逐渐下降至卵泡期水平。孕妇自妊娠时起血清孕激素水平随孕期增加而稳定上升。

（1）血孕酮正常值范围（nmol/L）：卵泡期 <3.2，黄体期 9.5~89，妊娠早期 63.6~95.4，妊娠中期 159~318，妊娠晚期 318~1 272，绝经后 <2.2。

（2）临床应用：①监测排卵：血孕酮水平 >15.9nmol/L，提示有排卵。孕酮水平下降见于原发性和继发性闭经、无排卵性月经，还见于无排卵性功能失调性子宫出血、多囊卵巢综合征、口服避孕药、长期使用 GnRH 激动剂。②协助诊断未破卵泡黄素化综合征，如无其他不孕原因，使用促排卵药物，孕酮水平提示排卵时，需超声观察卵泡发育程度和排卵过程，以除外本病。③了解黄体功能：黄体期血孕酮水平低于生理值，提示黄体功能不足；月经来潮 4~5d 血孕酮仍高于生理水平，提示黄体萎缩不全。

④观察胎盘功能:妊娠期胎盘功能减退时,血中孕酮水平下降。单次血清孕酮水平 ≤ 15.6nmol/L(5ng/ml),提示为死胎。孕早期孕酮水平低,存在流产的可能;先兆流产时孕酮值呈进行性下降,有可能流产。⑤孕酮水平 >78.0nmol/L(25ng/ml),基本可除外异位妊娠。⑥孕酮替代疗法的监测:孕早期切除黄体形成侧卵巢后,应用天然孕酮替代疗法时应监测血清孕酮水平。

3. 雄激素　为睾酮、雄烯二酮、脱氢表雄酮等的总称,由肾上腺和卵巢产生,维持女性第二性征和性欲。绝经前血清睾酮水平标志卵巢产生雄激素的能力,绝经后雄激素主要由肾上腺皮质产生。血中雄激素(总睾酮)以睾酮为主。

(1)血清总睾酮正常范围(nmol/L):卵泡期 <1.4,排卵期 <2.1,黄体期 <1.7,绝经后 <1.2。

(2)临床应用:①血清总睾酮超过 7nmol/L 应当考虑卵巢男性化肿瘤。②多囊卵巢综合征患者血清睾酮可正常也可升高;若治疗前睾酮水平升高,治疗后应下降,可作为评价疗效的指标之一。③肾上腺皮质增生或肿瘤时,血清睾酮异常升高。④女性假两性畸形血清睾酮在女性正常范围内;真两性畸形及男性假两性畸形,血清睾酮在男性正常范围内。⑤女性多毛症血清睾酮水平正常时,多系毛囊对雄激素敏感或血游离型睾酮增多。⑥应用具有雄激素作用的内分泌药物如达那唑等时,必要时监测血清睾酮。⑦雄激素正常但有雄激素过多症状和体征者,需排除高催乳素血症。

(四)胎盘绒毛组织激素测定

1. 人绒毛膜促性腺激素(hCG)　为胎盘合体滋养层细胞分泌的由 α 和 β 两个亚基组成的糖蛋白。受精卵着床滋养层形成时即开始产生 hCG,约 1d 后能测到血浆 hCG。在排卵后 14d 约达 100U/L,妊娠 8~10 周达峰值[(5~10)×10⁴U/L],以后迅速下降,在妊娠中晚期,hCG 仅为高峰时的 10%。hCG 的 α 亚基与 FSH、LH 和 TSH 氨基酸构成相似,相互间能发生交叉反应。β 亚基为人绒毛膜促性腺激素特有,故临床上检测 β-hCG。

(1)血清 β-hCG 正常值(U/L):非孕妇女 <25,孕 20d>25,孕 30d>100,孕 40d>2 000,孕 8~10 周(5~10)×10⁴,滋养细胞疾病 >100 000。

(2)临床应用

1)诊断早期妊娠:血 hCG 定量免疫测定 >25U/L 为妊娠阳性。

2)异位妊娠诊断:血尿 β-hCG 维持在低水平,间隔 2~3d 测定无成倍上升,应怀疑异位妊娠。

3)妊娠滋养细胞疾病的诊断和监测:hCG 水平是诊断妊娠滋养细胞疾病的主要依据。①葡萄胎:子宫 ≥ 妊娠 12 周,血 β-hCG 浓度常明显大于正常孕周的正常值,或 >100 000U/L,维持高水平不降或持续上升;②妊娠滋养细胞肿瘤:葡萄胎排空后,无妊娠物残留与再次妊娠,血 hCG 测定 4 次呈高水平平台状态,持续 3 周以上,或血 hCG 测定 3 次呈上升且幅度 >10%,持续 2 周以上;也可见于足月分娩、流产或异位妊娠治疗 4 周后,血 hCG 仍呈持续高水平,或一度下降后复升高,排除妊娠物残留或再次妊娠,结合其他临床症状可诊断。

4)性早熟类型鉴别诊断:下丘脑或松果体胚细胞绒毛膜瘤、肝胚细胞瘤、卵巢无性细胞瘤、未成熟畸胎瘤均可分泌 hCG。性早熟儿童,如果血 hCG 升高,应考虑这些肿瘤的存在。

5)肿瘤标志物:卵巢腺癌及肠癌、肝癌、肺癌、胰腺癌、胃癌也可分泌 hCG,引起妇女月经紊乱。妇女月经紊乱伴 hCG 升高时,应考虑上述肿瘤的异位分泌。

2. 人胎盘催乳素(HPL)　由胎盘合体滋养细胞合成,能增加胎儿蛋白质合成,促进其生长。其在母血中的浓度与胎盘的大小有关,可间接反映胎儿发育状况。HPL 自妊娠 5 周时即能从孕妇血中测出。随妊娠进展,HPL 水平逐渐升高,于孕 39~40 周时达高峰,产后迅速下降。

(1)正常值范围(mg/L):非孕期 <0.5,孕 22 周 1.0~3.8,孕 30 周 2.8~5.8,孕 40 周 4.8~12.0。

(2)临床应用

1)监测胎盘功能:于妊娠 35 周后连续动态检测 HPL,血清 HPL 值均 <4mg/L 或突然下降 50% 以上,提示胎盘功能减退。

2)糖尿病合并妊娠的辅助诊断:糖尿病合并妊娠时胎盘较大,HPL 值可能偏高。

六、妇产科专用穿刺技术

（一）经腹壁羊膜穿刺术及羊水检查

羊水检查主要用于产前诊断、胎儿肺成熟度判断和宫内感染病原体检测。

1. 羊水采集方法

（1）孕周选择：产前诊断者,宜在妊娠16~22周,不易伤及胎儿,羊水细胞易存活,培养成功率高。

（2）穿刺部位定位：①手法定位：助手固定子宫,于宫底下2~3横指中线或两侧选择囊性感明显部位作为穿刺点；②超声定位：先行胎盘及羊水暗区定位,在羊水量相对较多的暗区定位标记穿刺点,尽量避开胎盘；也可在超声引导下直接穿刺。

（3）采集方法：孕妇排尿后取仰卧位,腹部皮肤常规消毒,铺无菌孔巾。0.5%利多卡因局部浸润麻醉选择好的穿刺点。用22号或20号腰穿针垂直刺入腹壁,穿刺阻力第一次消失表示进入腹腔。继续进针又有阻力表示进入宫壁,阻力再次消失表示已达羊膜腔。拔出针芯即有羊水溢出。抽取所需羊水量。将针芯插入穿刺针内,迅速拔针,敷以无菌干纱布,加压5min后用胶布固定(图7-33-8)。

2. 注意事项 ①穿刺针应细,进针勿过深过猛,尽可能一次成功,最多不得超过2次。②穿刺胎盘可致羊水进入母体血液循环而发生羊水栓塞,穿刺前务必查明胎盘位置,避免伤及胎盘。穿刺与拔针前后应严密观察孕妇有无呼吸困难、发绀等羊水栓塞及其他异常表现。③抽不出羊水或因羊水有形物质阻塞针孔,用有针芯穿刺针可避免；有时稍加调整穿刺方向和深度即可抽出羊水。④抽出血液,可能伤及腹壁、子宫壁、胎盘或胎儿血管,应立即拔出穿刺针并压迫穿刺点,加压包扎。若胎心无明显改变,1周后再行穿刺。

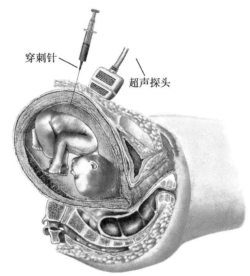

穿刺针
超声探头

图7-33-8　经腹壁羊膜穿刺术

3. 临床应用

（1）胎儿肺成熟度检查

1）卵磷脂与鞘磷脂比值(L/S)测定：两者为胎儿肺泡Ⅱ型上皮细胞分泌的表面活性物质,能减低胎肺表面张力,有助于预防新生儿呼吸窘迫综合征的发生。羊水L/S比值可用于判断胎肺的成熟度。

2）磷脂酰甘油(PG)测定：PG占肺泡表面活性物质中总磷脂的10%,仅在妊娠35周后出现,代表胎儿肺已成熟,以后继续增长至分娩。PG测定判断胎儿肺成熟度优于L/S比值。糖尿病合并妊娠时,即使L/S比值>2,但未出现PG,则胎儿肺仍不成熟。

（2）胎儿染色体与基因疾病产前诊断

1）染色体异常：诊断染色体数目、结构异常。应用微阵列比较基因组杂交、荧光原位杂交等技术还能诊断染色体非整倍体、微插入、微缺失等染色体结构畸形。

2）先天性代谢异常：酶功能异常导致代谢中间产物堆积而表现临床症状。对羊水细胞做酶活性或代谢产物测定,诊断基因突变性酶功能异常或缺乏。

3）基因病：从羊水细胞提取胎儿DNA,进行靶向基因测序或全外显子组测序,做遗传病的基因诊断。

（3）检测宫内感染：孕期感染风疹病毒等可致发育缺陷、流产或早产,可行羊水病原体或特异性生物标志物检测。如羊水白细胞介素-6升高可能有亚临床宫内感染,流产或早产风险增高。

（4）胎儿血型与性别诊断：预防母儿血型不合和与性别相关的先天性疾病。

（二）经阴道后穹窿穿刺术

是妇产科临床最常用的诊断技术。

1. 适应证　①疑有盆腔内积液、积脓及腹腔内出血，穿刺抽液检查了解积液性质，兼脓肿穿刺引流及局部注射药物等治疗；②穿刺抽吸直肠子宫陷凹肿块内容物行细胞学、组织学检查以协助诊断；③超声引导下行子宫内膜异位囊肿或输卵管妊娠部位注药治疗、穿刺取卵。

2. 禁忌证　①盆腔严重粘连涉及直肠子宫陷凹及疑有肠管与子宫后壁粘连，以防伤及盆腔器官；②临床高度怀疑恶性肿瘤，以防瘤细胞扩散；③计划非手术治疗的异位妊娠，以防感染。

3. 方法　患者排空膀胱后取膀胱截石位，外阴、阴道常规消毒，铺巾。阴道检查了解子宫、附件及阴道后穹窿膨隆状况。窥器充分暴露宫颈、后穹窿并消毒。宫颈钳钳夹宫颈后唇向前提拉，充分暴露阴道后穹窿，再次消毒。用腰椎穿刺针或 22 号长针头接 5~10ml 注射器，于阴道后壁与宫颈后唇交界处稍下方中央或稍偏病侧（最膨隆处）平行宫颈管快速进针 2~3cm（图 7-33-9），当针穿过阴道壁有落空感后开始抽吸；如无液体抽出，边抽吸边缓慢退针（必要时适当改变方向）至液体抽出，继续抽吸至满足化验检查需要量为止。穿刺完毕拔出针头，穿刺点如有活动性出血，可用棉球压迫至血止。

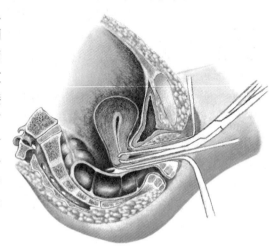

图 7-33-9　经阴道后穹窿穿刺术

4. 结果判断

（1）血液：①放置后迅速凝固为刺伤血管流出的新鲜血液；②血液暗红色，放置 10min 以上不凝固，表明有腹腔内出血，多见于异位妊娠、卵巢黄体破裂或其他脏器破裂；③小血块或不凝固陈旧性血液，多见于陈旧性宫外孕；④巧克力色黏稠液体，镜下见不成形碎片，多为子宫内膜异位囊肿破裂。

（2）脓液或粉红、淡黄色渗出物：提示盆腔或腹腔内炎症；脓液提示有化脓性细菌感染。应行细胞学涂片、细菌培养、药敏试验。

（3）腹水：有血性、浆液性、黏液性等。应送常规化验和细胞学检查，查比重、细胞计数、蛋白定量、浆膜黏蛋白试验（Rivalta test）、肿瘤细胞，必要时查结核分枝杆菌。

5. 注意事项

（1）若积液量较少时，过深的针头可超过液平面，或血肿位置高，或周围组织粘连抽不出液体，可造成假阴性。

（2）抽吸物若为血液，应放置 5min，若凝固则为血管内血液；或滴在纱布上出现红晕，为血管内血液。放置 6min 后仍不凝固，可判定为腹腔内出血。

七、输卵管通畅检查

向输卵管腔内注入液体或显影液，观察其充盈情况或通过顺畅情况，以了解输卵管腔形态、是否畅通及发生阻塞（梗阻）部位。

（一）适应证

1. 疑有输卵管阻塞不孕症者，了解输卵管腔形态、是否通畅及阻塞部位。

2. 评价输卵管绝育术、输卵管再通术或输卵管成形术的效果。

3. 疏通、剥离轻度输卵管黏膜粘连。

4. 兼有观察子宫腔形态、占位病变、子宫内膜炎和辅助诊断内生殖器结核。

（二）禁忌证

1. 生殖器官急性、亚急性炎症或慢性炎症急性发作,体温高于37.5℃及严重全身性疾病不能耐受手术者。

2. 月经期或不规则阴道流血、妊娠期、产后(流产)与刮宫术后6周内。

3. 碘过敏者禁输卵管造影检查。

4. 有腹腔镜和宫腔镜禁忌情况。

（三）检查时机

月经干净3~7d内,术前3d禁性生活。

（四）检查方法

1. 输卵管通液术　检查输卵管是否通畅,对部分输卵管阻塞兼有治疗作用。

(1)患者准备:术前30min肌内注射阿托品0.5mg解痉,排空膀胱。

(2)器材与药品准备:无菌宫颈导管、Y形三通管、压力表、注射器,生理盐水或抗生素溶液(庆大霉素8万U、地塞米松5mg、透明质酸酶1 500U、注射用水20~50ml),可加用0.5%利多卡因2ml以减轻输卵管痉挛。

(3)检查:患者取膀胱截石位,外阴、阴道常规消毒后铺无菌巾,双合诊了解子宫位置及大小,阴道窥器暴露宫颈,消毒阴道穹窿及宫颈。宫颈钳钳夹宫颈前唇,沿宫腔方向置入宫颈导管,并使其与宫颈外口紧密相贴。用Y形三通管将宫颈导管与压力表相连,保持压力表高于接管水平,以免注射液进入压力表。20ml以上注射器注满含8万U庆大霉素的生理盐水,排除空气后与Y形三通管另一接口连接。缓推注射器充满宫颈导管,压力<160mmHg。观察推注时阻力大小、注入宫腔液体是否回流、患者下腹部是否疼痛等。术毕取出宫颈导管,消毒宫颈、阴道,取出阴道窥器。

(4)结果判定

1)输卵管梗阻闭塞:勉强注入4~5ml生理盐水即感有阻力,压力表显示压力持续上升,患者感下腹胀痛;停止推注后液体回流至注射器内。

2)输卵管通畅:无阻力推入20ml生理盐水,压力维持在60~80mmHg,或推注开始时稍有阻力,随后阻力消失,无液体回流,患者无不适感。

3)输卵管通而不畅:注入液体有阻力,停止推注无液体回流至注射器内或有轻微反流,患者感轻微腹痛。

4)输卵管再通:闭塞的输卵管经再加压又能推进生理盐水,提示原有阻塞管腔的轻度粘连已被分离,输卵管有不同程度再通。

2. 子宫输卵管造影　通过导管向宫腔及输卵管注入造影剂,行X线透视摄片。根据显影情况了解输卵管是否通畅、阻塞部位及输卵管腔和子宫腔形态。该检查对输卵管阻塞诊断的准确率约为80%,兼有一定的治疗作用。

(1)患者准备:术前做碘过敏试验。术前30min肌内注射阿托品0.5mg解痉;排空膀胱与肠道,便于子宫保持正常位置,避免出现外压假象。

(2)造影剂:有碘化油和有机碘化物两大类。有机碘化物有离子型造影剂泛影葡胺和非离子型造影剂碘海醇。40%碘化油显影效果好、刺激小、过敏少,但吸收慢,检查时间长,易引起异物反应。现常用碘海醇,检查时间短,毒副作用较小,不良反应发生率低,机体的耐受性好。

(3)方法:患者取膀胱截石位,常规消毒外阴阴道并铺无菌巾,检查子宫位置及大小。窥器暴露、消毒宫颈及阴道,用宫颈钳钳夹宫颈前唇,探查宫腔。①若用碘化油,将40%碘化油充满宫颈导管,置入宫颈管内,徐徐注入碘化油,在X线透视下观察碘化油流经宫腔及输卵管情况并摄片;24h后再摄盆腔平片,以观察腹腔内有无游离碘化油。②若用泛影葡胺液或碘海醇,应在注射后立即摄片,10~20min后第2次摄片,观察造影液流入盆腔情况。注入碘化油后子宫角圆钝,输卵管不显影,则考虑输卵管痉挛,可保持原位,肌内注射阿托品0.5mg,20min后再透视、摄片或停止操作。下次摄片前先使用解痉药物。

（4）结果评定

1）正常子宫、输卵管：宫腔呈倒三角形，双侧输卵管腔光滑显影，形态柔软自然，24h（碘海醇10~20min）后摄片盆腔内见弥散的造影剂。

2）宫腔异常：子宫内膜结核，内膜呈锯齿状不平；子宫黏膜下肌瘤，宫腔充盈缺损；子宫畸形时有相应显示。

3）输卵管异常：结核，输卵管腔形态不规则、僵直或呈串珠状，或见钙化点；积水，输卵管远端呈气囊状扩张；输卵管不通，24h（碘海醇10~20min）未见盆腔散在造影剂影像；发育异常，表现输卵管过长或过短、异常扩张、憩室等影像。

3. 妇科内镜输卵管通畅检查

（1）宫腔镜下经输卵管口插管通液检查：宫腔镜下将输液导管经操作孔插至输卵管内口处，注入含亚甲蓝的生理盐水5ml（生理盐水20ml、地塞米松5mg、庆大霉素8万U、普鲁卡因2ml）。推注亚甲蓝液：①无阻力或阻力小，无回流，宫腔清晰，为输卵管通畅；②无或有一定阻力、部分回流，为输卵管通而不畅；③阻力大，无法注入或全部回流，表明输卵管阻塞；可再加压推注生理盐水30ml，以分离输卵管腔内粘连。如患者疼痛剧烈，立刻停止推注。

（2）腹腔镜直视下输卵管通液检查：通过导管向宫腔、输卵管注入亚甲蓝染料，用腹腔镜直视输卵管伞端亚甲蓝流出，判断输卵管通畅情况；同时观察输卵管外观形态、与盆腔毗邻器官解剖关系正常与否。检查准确率高达90%~95%。

（3）腹腔镜与宫腔镜联合检查：通常仅对不孕、不育患者行内镜检查并同时治疗时使用。不推荐作为输卵管通畅检查的常规方法。

（五）注意事项

1. 通液用无菌生理盐水温度须接近体温，以防子宫输卵管痉挛或烫伤内膜。

2. 宫颈导管与宫颈外口必须紧贴，防止液体外漏。

3. 造影剂充盈宫颈导管时必须排尽空气，宫颈导管不可插入太深。

4. 推注液体和造影剂时不可用力过大、速度过快，以免损伤输卵管导致输卵管穿孔。有输卵管手术（特别是使用腹腔镜）切除史者，禁止加压注入试验液体和造影剂，易致输卵管间质部穿孔或输卵管缝合断端复通，造成患侧输卵管通畅及输卵管存在假象。

5. 发现造影剂进入异常通道同时患者咳嗽，应警惕发生油栓，立即停止操作，取头低足高位，严密观察。

6. 输卵管造影有伪影可能，或输卵管痉挛造成不通假象，必要时重复进行。

7. 通液和造影后2周禁盆浴及性生活，可酌情给予抗生素预防感染。

八、影像检查

（一）超声检查

现代超声仪为计算机3D软件统合B、M和D型超声检查技术的诊断平台，可二维（B型）超声显像、三维超声显像和彩色多普勒超声显像。彩色多普勒超声还具备频谱多普勒功能，提供用于评估血流状态的参数；妇产科常用参数有阻力指数（RI）、搏动指数（PI）和收缩期/舒张期（S/D）。可经腹壁、阴道（或直肠）及会阴行妇产科超声检查；超声波频率为1~9 MHz，腹壁超声检查3~6MHz，经阴道（或直肠）超声5~9MHz。

1. 超声检查在产科领域中的应用

（1）妊娠诊断与监测胎儿发育：①停经35d以后可根据宫腔内妊娠囊圆形光环、6周时胚芽和原始心管搏动做出妊娠诊断，多胎妊娠早期见两个或多个妊娠囊或胚芽；停经12周前测量CRL可估计孕周（=CRL+6.5，误差在4d内）。②在中晚期妊娠，测量双顶径（BPD）、胸径（TD）、腹径（AD）和股骨长度

（FL）等评估胎儿发育。BPD ≥ 8.5 提示胎儿成熟。胎儿的头颅、胸腔和腹腔的形状不是标准的圆形，故 BPD、TD 和 AD 可分别由头围（HC）、胸围（TC）和腹围（AC）代替。③估计胎儿体重，仪器根据自带公式依据多参数（AC、BPD、FL）推算胎儿体重。④胎儿血流监测，正常脐动脉血流 S/D、RI 和 PI 随妊娠周数增加逐步下降，妊娠 28 周 RI<0.8，妊娠晚期 S/D<3。对胎儿的脐动脉（UA）、脐静脉（UV）、静脉导管（DV）、大脑中动脉（MCA）、脑大静脉（VCM）、主动脉及肾动脉等进行监测。特别是脐带血流变化的测定是母胎血流监测的常规内容。正常妊娠期间，脐动脉血流 RI、PI 和 S/D 与妊娠周数密切相关。

（2）产前诊断与产前筛查：产科超声检查分 4 级。妊娠 11~14 周，进行Ⅰ级检查，测量胎儿颈后透明层厚度（NT）、鼻骨长度等筛查孕早期染色体疾病；妊娠 18~24 周，进行Ⅱ级和Ⅲ级筛查，排查胎儿结构畸形和重要器官发育异常；妊娠 30~34 周，对胎儿主要解剖结构生长对比观察，发现晚发畸形，以及对胎儿特定部位可疑异常进行专家会诊（Ⅳ级筛查）。重要器官发育异常与畸形有①脑积水：胎儿晚发畸形，胎头双顶径与头围明显大于孕周，侧脑室扩大，颅中线偏移，颅内大部为液性暗区。②无脑儿：胎儿颈部上方无胎头光环或呈半月形弧形光带，眼眶部见软组织回声，似青蛙眼。③脊柱裂：开放性脊柱裂可见两排不对称串珠状回声或单排串珠样回声，形状不规则、不清晰或中断。纵切扫查呈不规则 "八" 形，横切呈 "V" 形。④多囊肾：肾体积增大，肾实质见大小不等蜂窝状无回声区，正常结构不清，无膀胱影，羊水过少。⑤心脏异常：超声仅见单个心室、心房或房室瓣。⑥腹裂：超声见腹腔空虚，胃肠漂浮于羊水中。

（3）胎盘检查：①胎盘正常时，妊娠 12 周后在子宫前壁、后壁和侧壁显示呈半月形弥漫光点、轮廓清晰的胎盘；②胎盘前置时，位置下移接近或覆盖宫颈管内口；③胎盘早剥时，子宫壁与胎盘间见边缘不清、形状不规则的强回声或液性低回声区，胎盘增厚、边缘圆形裂开；④胎盘成熟度和胎盘钙化探测。

（4）探测羊水量：羊水呈无回声暗区、清亮，妊娠晚期见稀疏点状回声漂浮。最大羊水暗区垂直深度（AFV）≥ 8cm 时为羊水过多，≤ 2cm 为羊水过少。脐水平线和正中线为坐标轴，4 个象限最大羊水暗区垂直深度之和为羊水指数（AFI）。AFI ≥ 25cm 诊断为羊水过多，AFI ≤ 5cm 诊断为羊水过少。

（5）异常妊娠诊断：①先兆流产时，如妊娠囊变形缩小、胚芽枯萎示胚胎停止发育，胎心搏动消失为胎儿死亡；稽留流产可见宫内死亡胚胎组织存留；②子宫瘢痕部妊娠时，妊娠囊位于宫颈峡部前壁且与膀胱壁间缺少肌层，妊娠囊内部与周边血流丰富，三维超声对诊断有帮助；③早产时，阴道超声查宫颈长度 <25mm 或宫颈内口漏斗形成；④监测胎动与呼吸、羊水量和脐动脉血流 S/D 值判断过期妊娠胎儿安危；⑤子痫前期，脐动脉血流阻力升高预示子宫 - 胎盘血流灌注不足，舒张期初见血流波形切迹。

（6）胎儿发育异常诊断：①胎儿生长受限，头围 / 腹围（HC/AC）低于同孕周第 10 百分位，BPD 增长 <6mm/ 月，羊水过少，胎盘老化，妊娠晚期脐动脉血流 S/D>3；② BPD>10cm 有助于判断巨大胎儿；③胎儿窘迫，脐动脉舒张期进行性血流降低、血流指数升高示胎盘灌注不足，舒张末期血流消失进而反流，提示有胎儿死亡危险；④依据母胎多血管血流动力学参数（PI）行脐动脉血流分级（BFC）和胎盘评分（PLS），对胎盘功能进行综合评价，判断胎儿宫内慢性缺氧状态；⑤胎死宫内声像图表现为胎体萎缩、轮廓不清、颅骨重叠、颅内混浊，胎心胎动消失，脊柱、肋骨排列紊乱，羊水暗区减少。

（7）脐带缠绕：胎儿颈部有脐带血流信号，脐带缠绕处体表明显压痕，缠绕一周呈内含圆形衰减区的 U 形压痕，2 周呈 W 形、3 周呈锯齿形压痕，其上为带状衰减回声。

（8）胎儿心脏发育观察：对有心脏畸形儿生育史、致畸物质接触史、胎儿心率异常、可疑胎儿心脏畸形的孕妇，在孕 20~24 周开始行超声心动图检查，监测胎儿心脏和大血管解剖结构及活动状态。

（9）胎儿和脏器表面结构观察：三维超声能清晰显示、测量不规则结构的体积，可提高胎儿体表和内脏畸形诊断的准确性；可观察胎儿骨骼发育及畸形。

2. 超声检查在妇科领域中的应用

（1）子宫与宫颈肿瘤：①子宫肌瘤，超声显示子宫不规则增大，肌瘤肌壁间、黏膜下及浆膜下表现为低回声、等回声或中强回声(图 7-33-10C)。②子宫内膜癌,子宫增大或正常,子宫内膜不规则增厚、回声不均匀,宫腔线消失,肌层浸润有回声不均匀,血管扩张、血流信号丰富、分布紊乱;超声检查对判断病灶大小、部位和肌层浸润深度有帮助。③子宫颈癌,宫颈增大、形态失常或结构消失,不均质低回声,或宫颈管内膜弥漫性增厚;浸润宫体,下段内膜和肌层与宫颈界限不清;浸润膀胱,低回声区突向膀胱,膀胱后壁断续,可有输尿管扩张及肾盂积水声像;肿块向后、侧旁生长,宫颈结构紊乱,毗邻结构关系不清;癌灶内血流信号丰富。超声检查对判断病灶大小和间质侵犯深度有帮助。④子宫肉瘤,子宫不规则增大,内膜回声消失或降低,肿瘤边界不清、回声紊乱;肉瘤周边与内部血流信号丰富、血流方向紊乱、血流指数 RI 较低。

(2)子宫腺肌病和腺肌瘤:子宫腺肌病的声像特点是子宫均匀性增大,子宫断面回声不均(图 7-33-10B);子宫腺肌瘤时子宫呈不均匀增大,其内散在小蜂窝状无回声区。

(3)盆腔子宫内膜异位症:与周围组织较少粘连的异位症囊性肿块,边界清晰;而与周围粘连的囊性肿块,边界不清。囊肿大小不等,多为中等大小,内可见颗粒状细小回声或因血块机化而呈较密集的粗光点影像。

(4)卵巢肿瘤:声像图显示肿瘤囊性、实性、大小、边界,囊内容物回声特点,结合肿瘤内部及周边的血流分布可判断卵巢肿瘤的性质、解剖部位、与周围组织的关系。良性肿瘤声像图为卵巢增大,内为单房或多房的液性无回声区,常无乳头,边缘清楚(图 7-33-10D)。恶性肿瘤为肿块边缘不整齐、欠清晰、囊实相间,囊壁上有乳头,内部回声不均或无回声区中有不规则强回声团,常伴腹水。超声对判断卵巢肿瘤的性质准确性较高。

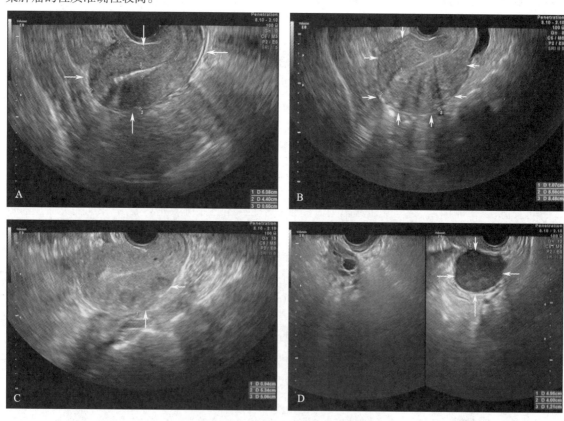

图 7-33-10　二维超声灰阶声像图

A. 箭头指向正常子宫;B. 箭头指向子宫腺肌病病灶;C. 箭头指向子宫肌瘤;D. 箭头指向左侧卵巢囊肿。

(5)妊娠滋养细胞疾病:①葡萄胎,子宫大于相应孕周,无妊娠囊或胎心搏动,弥漫分布不均质密集落雪状极低回声,囊泡较大时呈蜂窝状;伴卵巢黄素囊肿时子宫侧旁见大小和数量不等的无回声区。②妊娠滋养细胞肿瘤,子宫肌层高回声团块、均质或不均质,边界清或不清,无包膜;肿块血流信号丰富,呈低阻力型。

(6)盆腔炎性疾病:盆腔炎性包块与周围组织粘连,境界不清;积液或积脓时为无回声或回声不均。

(7)异位妊娠:宫腔内无妊娠囊,附件区边界不清、形状不规则包块,或包块内见妊娠囊或胚芽及原始心管搏动。异位妊娠流产或破裂,直肠子宫陷凹或腹腔内可见液性暗区。

(8)盆底功能障碍性疾病:可对盆腔脏器脱垂、压力性尿失禁、生殖道瘘等进行检查诊断。

(9)生殖医学:①监测卵泡发育;②阴道超声引导采卵;③介入超声减胎术。

(10)三维超声显示组织或病变的立体结构图像,有助于诊断盆腔脏器发育异常、疾病,特别是良、恶性肿瘤的诊断和鉴别诊断;探测宫内节育器形状和位置、节育器位移、嵌顿、穿孔(图7-33-11 A,B),引导取器;检查宫腔内息肉(图7-33-11A)。

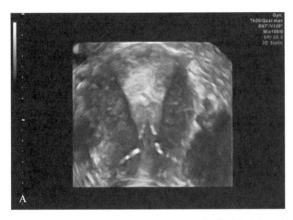
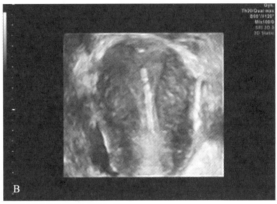

图 7-33-11　三维超声立体声像图

A. 宫腔内息肉和节育器倒置、嵌顿;B. 宫内节育器。

(二)X线检查

1. 借助造影剂诊断子宫畸形和输卵管阻塞　①单角子宫,仅见一个梭形宫腔、单子宫角、一条输卵管;②双子宫,双子宫腔,可共有阴道,或有纵隔将阴道分隔为二;③双角子宫,双宫腔单宫颈;④纵隔子宫,宫腔形态似双梭形单角子宫,或宫腔呈分叉状。

2. X线胸片诊断侵蚀性葡萄胎和绒毛膜癌肺转移　典型表现为肺纹理增粗,串珠样、粟粒样和片状阴影,或发展融合成结节状或棉球状阴影,边缘模糊或清楚;晚期病例呈团块状影。

3. 盆腔动脉造影和介入治疗　①鉴别女性生殖器官良、恶性肿瘤,辅助判断盆腔包块的性质及肿瘤病灶侵蚀情况;②子宫出血的止血;③恶性肿瘤的介入治疗;④子宫肌瘤、子宫腺肌病等的介入治疗。

(三)计算机体层扫描检查

计算机体层扫描(CT)分辨率高,能显示肿瘤的结构特点、周围侵犯及远处转移情况,用于各种妇科肿瘤和滋养细胞疾病的诊断。对卵巢肿瘤诊断的准确性好,但对卵巢肿瘤定位诊断的特异性不如MRI。

(四)磁共振成像检查

磁共振成像(MRI)检查无放射性损伤,无骨性伪影,对软组织分辨率高,能清晰地显示肿瘤信号与正常组织的差异,准确判断肿瘤大小、性质及转移情况,定位盆腔病灶及确定病灶与相邻结构关系,尤其适合妇科肿瘤诊断和手术前评估(图7-33-12)。

目前MRI在产科领域也得到应用,可以以照片的形式清

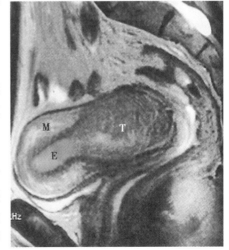

图 7-33-12　磁共振成像显示宫颈癌病变

M. 肌层;E. 内膜;T. 癌灶。

晰地显示胎儿解剖细节结构,对于复杂病理表现或畸形显像良好。三维胎儿 MRI 容积再现图比三维超声更清晰地显示胎儿的体表容貌,明显提高诊断胎儿颜面畸形的准确性。由于 MRI 的热效应是潜在危险因素,不建议早期妊娠行 MRI 检查。对大于孕 18 周胎儿,MRI 检查仅用于超声诊断难以确定的病例。胎儿 MRI 主要有以下临床应用。①中枢神经系统成像:评价胎儿的脑发育和发育畸形;②面颈部成像:诊断胎儿颜面畸形;③胸部成像:诊断膈(隔)、气道发育缺陷及测量胎儿肺容积;④腹部成像:诊断消化器官及躯干部复杂畸形和胎粪性腹膜炎;⑤泌尿系统成像:诊断泌尿器官畸形;⑥四肢成像;⑦胎盘、脐带和羊水成像:可发现脐带、胎盘、羊水产科异常。

(五)正电子发射断层显像

正电子发射断层显像(positron emission tomography,PET)是一种通过示踪原理,以显示体内脏器或病变组织生化和代谢信息的影像技术,为功能成像。PET-CT 是将 PET 与 CT 两种不同成像原理的扫描设备同机组合。利用同一扫描床和图像处理工作站对病变同时进行 PET 和 CT 扫描,采集和融合图像;在精细的病灶解剖结构上显示其病理生理变化。目前 PET 最常用的示踪剂为 [18]F 标记的脱氧葡萄糖(^{18}F-FDG),其在细胞内的浓聚程度与细胞内糖代谢水平高低呈正相关。由于恶性肿瘤细胞内糖酵解代谢率明显高于正常组织和良性肿瘤细胞,因此 PET 被用于各种妇科恶性肿瘤的早期诊断、鉴别诊断及预后评价等(图 7-33-13)。PET 可发现 10mm 以下的肿瘤,诊断各种实体瘤的准确率达 90%以上,高于传统的结构成像技术。PET 假阳性主要见于子宫内膜异位症、盆腔急性炎症以及育龄期妇女卵巢月经末期的高浓聚等。

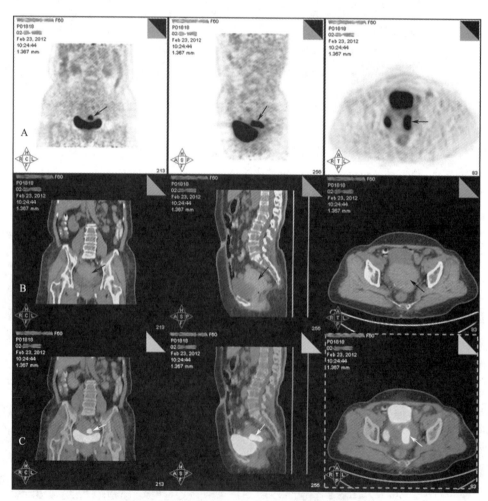

图 7-33-13　PET-CT 显示子宫内膜癌病变
A. PET 影像;B. CT 影像;C. PET-CT 融合影像。

小结

生殖道脱落细胞学检查、宫颈脱落细胞 HPV 检测、肿瘤标志物检查、活组织检查、羊水检查、经阴道后穹窿穿刺、输卵管通畅检查以及影像检查都是妇产科常用的重要诊断方法。女性内分泌激素测定有助于诊断女性内分泌功能障碍性疾病。

思考题

1. 临床上如何应用生殖道脱落细胞学检查?
2. 临床上如何应用 HPV 联合细胞学检测初筛宫颈癌?

(付 艳)

第三十四章

女性生殖系统常见手术

　　妇产科手术专业性强,对解剖关系的掌握要求高,建议读者在阅读此章节前,先阅读本书第一篇总论部分,详细了解并掌握女性生殖系统的各脏器位置毗邻、结构走向。阅读本章时,充分利用书中数字资源,使对文字的理解在图片与视频的辅助下变得简单轻松。

　　女性生殖系统常见的手术按部位分,有外阴阴道手术、宫颈子宫手术、附件手术;按手术方式划分,有经腹手术、腔镜手术、介入手术。本章主要介绍女性生殖系统手术的围手术期准备、外阴阴道手术、宫颈子宫手术、附件手术和简单的介入手术。

第一节　围手术期准备

　　妇产科手术是涉及妇产科、手术室、麻醉科工作人员共同配合完成的外科医疗活动。在实施手术前,医护人员、患者及家属均要做好一系列围手术期准备工作。

一、思想准备

　　1. **医务人员**　医务人员必须认真了解患者的精神心理状态及对治疗疾病的信心。同时医务人员必须掌握该患者的手术适应证,准备工作应充分,按照《手术风险评估制度》对手术范围、手术难度、手术风险、利弊及预期手术时间等进行综合评估。

　　2. **患者及家属**　患者及家属对于手术都会有顾虑和恐惧心理。医务人员必须针对其思想情况做必要解释,消除顾虑,使其充满信心并积极配合医务人员。

二、手术前常规化验检查

　　1. 血、尿常规,凝血功能及相关检查,肝、肾功能,血型,传染指标检测,心电图,胸片,这些是术前的必做项目。

　　2. 高龄全麻患者(65 岁以上)需测定血糖、血脂、电解质,并增加心肺功能等检查。

　　3. 患者住院时间超过 2 周或病情急剧变化者,术前应重新对患者进行评估。

　　4. 急诊术前可根据患者的病情对一些不能即刻出结果的化验先留取标本,并于抢救后及时查对化验结果。

三、其他辅助检查

根据病情需要,可行消化道、泌尿道等其他系统检查。

四、术前阴道准备

术前 3d,用安尔碘Ⅲ型黏膜消毒剂或 1‰ 苯扎溴铵擦洗阴道,每日 1 次。

五、术前常规肠道准备

1. 经腹或腹腔镜下行子宫附件切除、子宫切除术或腹腔镜探查术,术前 1d 行肥皂水灌肠一次,或酌情行清洁灌肠及肠道准备。

2. 广泛子宫切除术、卵巢癌肿瘤细胞减灭术等需做肠道准备。

3. 疑异位妊娠者,手术前禁止灌肠。

六、术前特殊肠道准备

盆腔粘连严重,手术时有损伤肠道可能或疑肿瘤转移者,手术前应作肠道准备。

1. 术前 3d 无渣流质饮食。

2. 术前 3d 口服肠道抑菌药物,常用药物为:卡那霉素 1g,每日 2 次;甲硝唑 0.4g,每日 3 次;及维生素 K_4 4mg,每日 3 次。

3. 术前晚及术日晨清洁灌肠。

七、术前皮肤准备

1. **腹部手术**　腹部备皮范围从剑突下水平直至耻骨联合上缘,两侧至腋前线,阴毛剃净。

2. **会阴部手术**　备皮范围包括整个外阴部、肛门部及大腿中上 1/2。

八、术前其他准备

1. 手术前 1d 晚 10 点后禁饮禁食。

2. 执行《手术分级授权管理制度》,对手术进行分级,对手术医师进行分级及授权,明确各级医师的手术范围。

3. 执行《手术安全核查制度》,接患者入手术室前,必须仔细核对床号、姓名、性别、住院号,核实手术方式,标记手术部位,摘除首饰及配件,取下非固定义齿。

4. 凡感染性疾病术前需准备培养管,以便术中采样作细菌培养及药敏试验,作为手术后用药参考。

5. 备好术前、术中用药。

6. 手术时需作冷冻切片者应先与病理科联系,作好进行冷冻切片准备。

7. 麻醉科医生访视患者,决定麻醉方式,评估麻醉风险,告知患者委托人或患者本人麻醉风险。

九、术前沟通签字

1. **术前沟通**   术前由术者或第一助手(主治医师以上)向患者和家属做好手术知情沟通,并记录在病案内,沟通内容包括:

(1)患者病情,术前诊断及总体预后。

(2)拟行手术方式、风险和预期治疗效果。

(3)可能发生的并发症和预防并发症的措施。

(4)可供患者选择的其他手术方式和非手术疗法。

(5)术中和术后可能使用的血或血制品及使用所带来的风险,其他可供选择的替代品。

2. **签署相关法律文书**   依法完成术前相关法律文书签订。包括诊疗委托书、输血治疗同意书、手术知情同意书、重大手术通知书、麻醉知情同意书、特殊材料选择同意书等。

十、手术后准备

1. 手术完毕,患者由麻醉科医师护送回病室,并向值班护士交代手术过程及护理注意事项。

2. 术后密切观察患者生命体征。术后血压监测每半小时一次,至少 6 次,并记录;或者术后 24h 内持续心电监护。在手术创面大、渗血多或合并心脏病者,则应延长血压监测时间。必要时进入重症监护室(ICU)进行监护。

3. 手术后为减轻伤口疼痛,可给予镇静药、止痛药或者带持续镇痛泵。

4. 根据手术范围、手术后患者全身情况、肠功能的恢复及饮食情况等决定是否需补液、补液内容及补液量等。

5. **饮食**

(1)小手术或非腹部手术、手术时间短、麻醉反应不大者,术后可随患者需要给予流食、半流食或普食。

(2)子宫全切术或其他大手术,手术当日禁食,术后第 1 日流食;待胃肠功能恢复,肛门自动排气后,半流食;排便后改普食。

6. **术后呕吐、腹胀**

(1)手术后短期呕吐,常由麻醉引起,可选阿托品 0.5mg 肌内注射,或盐酸昂丹司琼注射液 4mg 或 8mg 肌内注射。

(2)一般患者在手术后 48h 内可自行排气。若 48h 后仍无自动排气,反而腹胀较剧,则应排除粘连引起的肠梗阻或麻痹性肠梗阻。除外上述情况后,可给予腹部热敷、肌内注射新斯的明 0.5~1mg、放置肛管排气及温肥皂水灌肠等。

7. **胃、肠减压管的管理**   应注意减压管是否通畅,引流液的色泽、量、性质等并记录,以便调整补液量。

8. **引流管的管理**   放置腹部 - 盆腔或阴道 - 盆腔引流管者,注意检查引流管是否通畅,引流液的量、色泽、性质等,并记录。一般 24~72h 取出,如排液多或者需要腹腔药物治疗,可适当延长留置时间。放置腹部切口、腹股沟或者外阴部的负压引流管,引流量多时适当延长放置时间。

9. **起床活动**

(1)根据患者手术创伤程度,鼓励患者尽早采用床上活动或下床活动,并根据患者全身情况逐渐增加活动量。早日起床活动有利于肠蠕动的恢复,增进食欲,减少肺部并发症及预防血栓等。

(2)老年患者,特别是全身麻醉后,或患有慢性支气管炎、肺气肿等,应协助定期翻身,鼓励咳嗽,有利于预防肺部感染或促进炎症的消退。

（3）有下肢静脉血栓形成高危因素者,术中术后下肢穿弹力袜,术后按摩,早日下床活动,可同时加用抗凝的低分子量肝素等防止血栓形成。

小结

围术期包括手术前、手术中和手术后三个阶段。术前应充分术前评估,病人做好充分思想准备、机体准备,术后采取综合措施,防治并发症,促进恢复。

思考题

1. 什么病人应做术前特殊肠道准备?
2. 术后短期呕吐的常见原因?

（李奇灵）

第二节　外阴阴道手术

一、前庭大腺手术

（一）前庭大腺囊肿切除术

【适应证】

前庭大腺囊肿(Bartholin cyst)反复发作非急性感染期,为达到根治目的要求手术切除者。

【禁忌证】

前庭大腺囊肿急性感染期或脓肿已形成。

【术前准备】

1. 月经干净 3~7d 内手术。

2. 术前安尔碘Ⅲ型黏膜消毒剂擦拭外阴、阴道,每日 1 次,共 3d。

3. 排空膀胱。

4. 术前 0.5~1h 应用抗生素。

【麻醉与体位】

硬膜外麻醉、腰骶部麻醉或局部浸润麻醉。患者取膀胱截石位。

【手术步骤】

1. 在小阴唇内侧黏膜与皮肤交界处偏黏膜侧,做一与囊肿纵径相近的纵切口,切口长度以距囊肿上、下两端各 0.5~1cm 为宜(图 7-34-1)。

2. 分离囊肿与阴道黏膜间结缔组织,以鼠齿钳夹持囊壁作牵引,钝性加锐性完整游离囊壁到根部(图 7-34-2),钳夹切断缝扎囊壁基部组织与血管(图 7-34-3),切除囊肿。

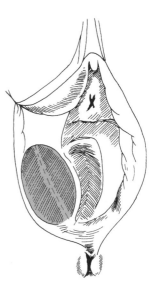

图 7-34-1　手术切口

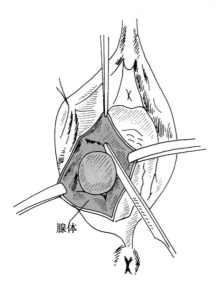

图 7-34-2　剥离腺体

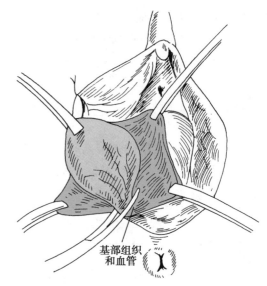

图 7-34-3　钳夹基部组织和血管

3. 2-0 肠线 / 可吸收线或 4 号丝线,自基底部由内向外行荷包状或间断缝合,关闭残腔。

4. 修剪多余的皮肤和黏膜,用 3-0 肠线 / 可吸收线或 1 号丝线间断缝合阴道黏膜,如囊肿切除后残腔大者,可考虑放置橡皮片引流。

【术后处理】

1. 术后每日安尔碘Ⅲ型黏膜消毒剂清拭外阴,共 3~5d。

2. 应用有效抗生素 24~48h。

3. 注意观察手术部位有无血肿。

4. 术后 24h 拔除引流皮片,如需拆线,术后 5d 拆线。

（二）前庭大腺脓肿切开引流术

【适应证】

前庭大腺脓肿形成或囊肿局部已有波动者。

【禁忌证】

前庭大腺急性炎症期,尚未形成脓肿。

【术前准备】

1. 术前安尔碘Ⅲ型黏膜消毒剂擦拭外阴、阴道,每日 1 次,共 3d。

2. 术前 0.5~1h 应用抗生素。

3. 排空膀胱。

【麻醉与体位】

局部浸润麻醉或阴部神经阻滞麻醉。患者取膀胱截石位。

【手术步骤】

1. 在小阴唇内侧黏膜与皮肤交界处,沿脓肿的直径弧形切开,切口长度应与脓肿长度等长,以利彻底引流。

2. 排除脓液,清洗脓腔,用生理盐水及抗生素液反复冲洗脓腔,放置皮片引流。

【术后处理】

1. 术后每日消毒液冲洗外阴,便后清洗。

2. 术后 24h 去除皮片引流。

3. 当无分泌物排出或脓腔变浅时,应用 1∶5 000 高锰酸钾或其他外阴消毒液坐浴,每日 1 次。

4. 应用抗生素治疗。

5. 禁性生活 1 个月。

二、无孔处女膜切开术

【适应证】

1. 青春期一经确诊为先天性无孔处女膜(imperforate hymen),又称处女膜闭锁,即应手术,以免经血潴留日久,导致阴道子宫腔积血,继发输卵管感染、粘连、破裂及子宫内膜异位症等并发症。

2. 幼女可待发育稍成熟后再行手术。

【术前准备】

常规消毒外阴,术前排空膀胱。

【麻醉与体位】

局部浸润麻醉或腰骶部麻醉。患者取膀胱截石位。

【手术步骤】

1. 经期于阴道口膨隆处中央行穿刺,抽出少量淤积的经血证实为无孔处女膜(图 7-34-4)。如在月经来潮前手术,切开前以金属导尿管入膀胱作引导,以免误伤膀胱。必要时,在闭锁的处女膜内注入亚甲蓝以助识别阴道。如闭锁部位高且间隔的组织较厚时,可用金属导尿管插入尿道、膀胱,以示指伸入肛门做标志,引导切割闭锁处,以避免损伤尿道、膀胱或直肠。

2. 左手戴双重手套,示指入肛门,向阴道顶起作引导,于阴道口膨隆处作"X"形切口,达处女膜环(图 7-34-5),切开后的阴道口应能通过 2 指。

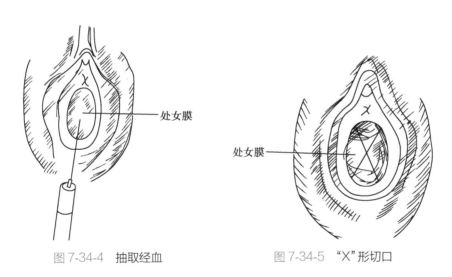

图 7-34-4　抽取经血　　　　　　图 7-34-5　"X"形切口

3. 切开闭锁的处女膜后,潴留的暗黑色黏稠经血流出,拭净阴道内积血,查看宫颈。如宫颈较窄,应用小号宫颈扩张器予以扩张,使宫腔内积血流出。输卵管积血多能逐渐排出,不可揉捏按压腹部,以免破裂或使更多积血流入腹腔。

4. 修剪处女膜切缘,形成圆形阴道处女膜口(图 7-34-6)。

5. 处女膜切缘出血处用 0-0 号肠线作间断缝合(图 7-34-7)。

【术后处理】

1. 清洗外阴,不宜坐浴或阴道灌洗,以防上行性感染。

2. 半卧位休息,术后即可坐起或下床活动,以利经血流出。

3. 对闭锁位置高、组织厚者,可放置阴道模具。

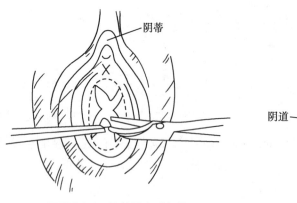

图 7-34-6　修剪处女膜切缘

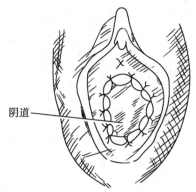

图 7-34-7　间断缝合切缘

三、会阴切开术

【适应证】

1. 外阴组织紧张者。

2. 初产妇产钳术、胎头吸引术及臀位助产术。

3. 第二产程延长者。

4. 缩短第二产程。

5. 早产儿防止颅内出血者。

【术前准备】

常规外阴消毒、导尿。

【麻醉与体位】

阴部神经阻滞及局部麻醉。患者取膀胱截石位。

【手术步骤】

1. **会阴侧切术(lateral episiotomy)** 当宫缩开始前,左手中、示指伸入阴道内,撑起左侧阴道壁,用会阴切开剪刀自会阴后联合中线向产妇左侧 45° 方向剪开会阴,长 4~5cm,切开后用干纱布压迫伤口止血。胎儿胎盘娩出后,常规检查切口有无延展裂伤和直肠损伤。用 2-0 可吸收缝线从切口顶端上方 0.5cm 处以 0.8~1cm 的间距间断或连续缝合阴道黏膜和肛提肌。用 2-0 可吸收缝线间断缝合皮下组织及用 3-0 可吸收缝线缝合皮肤。

2. **会阴正中切开术(median episiotomy)** 于会阴后联合中间切开,长 2.5~3cm。胎儿胎盘娩出后,用 2-0 可吸收缝线间断缝合阴道黏膜及肌肉,亦可将肌肉与皮下组织并一层间断缝合,3-0 可吸收缝线缝合皮肤。

3. **会阴旁正中切开术** 损伤前庭大腺(Bartholin 腺)和前庭球,出血多。

【术后处理】

1. 会阴擦洗,每日 2 次。

2. 术后 3~5d 拆线。

3. 酌情应用抗生素。

四、产钳术

产钳术(obstetric forceps delivery)是利用产钳作为牵引力或旋转力,以纠正胎头方位、协助胎头下降及胎儿娩出的产科手术。根据手术时胎头双顶径及骨质最低部在骨盆内位置的高低而分为出口产钳术、低位产钳术、中位产钳术及高位产钳术 4 类。不用分开阴唇在阴道口就能看到胎儿头皮,胎头骨质部分已经达到骨盆底,矢状缝位于骨盆出口平面的前后径上;胎方位为枕左前、枕右前、枕左后或枕右后,胎头达到会阴部,旋转不超过 45° 为出口产钳术。胎头骨质部分达到或超过 +2 水平但未达到骨盆底,旋转小于或大于 45° 为低位产钳术。胎头骨质部分位于 0 和 +2 之间为中位产钳术;胎头骨质部分位于 0 或以上为高位产钳术。

【适应证】

1. 第二产程延长者。

2. 胎儿窘迫或有合并症需要缩短第二产程者。

3. 有子宫瘢痕者。

4. 颏前位或臀后位出头困难者。

【术前准备】

1. 常规外阴消毒,导尿。

2. 初产妇行会阴切开术。

【麻醉与体位】

双侧阴部神经阻滞及局麻。患者取膀胱截石位。

【手术步骤】

1. 若为枕前位、枕后位或枕横位,可先徒手转胎头,使矢状缝与骨盆出口前后径方向一致。

2. **放置左产钳**　以左手持左钳柄,使钳叶垂直向下,撑开阴道壁,右手掌面向上伸入胎头与阴道后壁之间,将左钳叶沿右手掌伸入掌与胎头之间,右手指引钳叶向胎头左侧及向内滑行,同时左手持钳柄逐渐向下并略作逆时针方向旋转,最后钳叶与钳柄在同一水平位上,左钳叶置于胎头左侧顶颞部。

3. **放置右产钳**　右手垂直持右钳柄,左手伸入胎头与阴道后壁之间,将右叶产钳向下缓慢伸入手与胎头之间,两手协同使钳叶向右侧盆壁滑动,直到叶柄与地面平行,松出左手。

4. 检查产钳放置位置正确、无阴道壁或宫颈组织夹入后,合拢钳锁,向外向下牵拉产钳。

5. 胎头枕骨结节越过耻骨弓下方时,逐渐将钳柄向上提,使胎头仰伸。当额部娩出后,松解锁扣,先后取出右叶、左叶,随后按分娩机制娩出胎儿。

6. 娩出胎体及胎盘,缝合软产道。

【术后处理】

1. 会阴擦洗,每日 2 次。

2. 术后 3~5d 拆线。

3. 酌情应用抗生素。

4. 产程长者,留置导尿 24h。

 小结

外阴阴道手术包括前庭大腺手术、无孔处女膜切开术、会阴切开术、产钳术等,注意把握手术指征,操作轻柔,勿造成额外损伤。

 思考题

合并产钳时应该注意什么?

（李奇灵）

第三节　宫颈子宫手术

一、宫颈息肉摘除术

【适应证】

宫颈息肉。

【禁忌证】

生殖道急性炎症。

【术前准备】

1. 月经干净 3~7d 内手术。

2. 术前常规检查阴道分泌物。

3. 术前宫颈细胞学检查,必要时行阴道镜检查。

4. 排空膀胱。

【麻醉与体位】

无须麻醉,患者取膀胱截石位。

【手术步骤】

1. 安尔碘Ⅲ型黏膜消毒剂常规消毒外阴、阴道,铺无菌洞巾。

2. 阴道窥器暴露宫颈,擦去宫颈黏液,安尔碘Ⅲ型黏膜消毒剂消毒宫颈。

3. 蒂部细的小息肉可用长弯钳钳夹后向同一方向旋转扭断;蒂部粗的息肉需先扩张子宫颈后再钳夹、扭转;子宫颈管内的小息肉可在扩宫后用锐利的小刮匙去除。宽底无蒂的息肉可用电刀切除。

4. 蒂部出血,可填塞无菌纱布或纱球压迫止血,也可局部电凝、微波止血。蒂部粗者可结扎或用丝线缝扎。

【术后处理】

1. 阴道填塞纱布或纱球者,24h 后取出。

2. 适当休息,禁止盆浴及性生活 1 个月。

3. 切除的息肉用 10% 甲醛溶液固定,送病理学检查。

4. 术后 1 个月门诊复查。

二、子宫肌瘤切除术

子宫肌瘤切除术(myomectomy)是切开子宫肌层,将肌瘤从假包膜中剔除,然后整形缝合子宫的手术。此术式使患者术后能继续行经,并恢复和改善生育能力。可经腹、经阴道或宫腔镜、腹腔镜等多种术式方法完成。本节主要讨论经腹子宫肌瘤切除术。

【适应证】

1. 子宫肌瘤为原发不孕或习惯性流产的主要原因之一,男女双方检查有生育可能者。

2. 子宫肌瘤有变性或数目不多者,患者年轻(年龄 ≤ 45 岁)需要保留子宫者。

3. 子宫肌瘤患者年轻而没有子女者,或已有子女,但对摘除子宫有顾虑,要求保留子宫者。

4. 子宫肌瘤引起月经紊乱、经量过多、合并贫血、肿瘤较大,需要保留生育功能的患者。

【禁忌证】

1. 疑有生殖器官恶性病变的异常子宫出血者。

2. 各种疾病的急性期或严重的全身性疾病。

3. 盆腹腔急性、亚急性炎症,或慢性炎症急性发作期。

4. 月经期或阴道流血时间过长,疑有盆腔潜在感染,未治疗者。

5. 子宫腺肌瘤。

【术前准备】

1. 宫颈细胞学检查,排除宫颈病变。

2. 不规则阴道出血者,注意排除子宫内膜病变。

3. 检查有无阴道和盆腔感染。

4. 月经干净 3~7d 内手术为最佳。

5. 术前 0.5~1h 应用抗生素。

【麻醉与体位】

持续性硬膜外麻醉或者气管内插管全身麻醉。患者取仰卧位。

【手术步骤】

1. **切口**　下腹正中纵行切口或耻骨联合上 2 横指横行切口,逐层切开腹壁各层。

2. **探查**　了解子宫肌瘤大小、部位、深浅、数目,以决定子宫切口。

3. **暴露盆腔**　分离与子宫、附件粘连的大网膜和肠管后,排垫肠管,暴露盆腔术野。

4. **阻断子宫血供**　上提子宫体部,在子宫峡部左右侧阔韧带无血管区各做一小切口,用胶管止血带分别穿过小切口,汇合于子宫前方,束扎子宫动、静脉,暂时阻断两侧子宫动脉上行支。亦可宫体肌内注射垂体后叶素刺激子宫收缩。

5. **切开子宫肌壁和肌瘤包膜**　在肌瘤表面血管较少的部位,视肌瘤大小行纵形、梭形或弧形切口,深至肌瘤包膜。

6. **剔除肌瘤**　钳夹提拉肌瘤瘤核,并沿瘤核表面钝性分离包膜,至基底部血管较多时分次钳夹血管,切除肿瘤,缝扎或结扎残端。

7. **缝合关闭瘤腔**　修剪肌瘤包膜和多余的子宫肌壁,用可吸收线行"8"字或连续缝合 1~2 层,封闭瘤腔。

8. **缝合浆肌层**　用可吸收线行间断、"8"字或者连续缝合浆肌层,必要时可连续缝合或棒球缝合法包埋切缘。

9. **彻底止血**　松开止血带,观察子宫肌壁切口是否出血,必要时缝扎止血。

10. **关腹**　冲洗子宫切口和盆腹腔,必要时放置腹腔引流管,分层缝合腹壁各层。

【术后处理】

1. 注意外阴清洁,如术中可能进入宫腔,术前 3h 内至术后 24h 内预防性应用抗生素,注意患者体温变化。

2. 术后留置导尿管 24h。

3. 术后可适当用缩宫素,注意阴道流血情况。

4. 如需拆线,术后 7d 拆线。

5. 长期随诊,注意有无肌瘤复发。

6. 术后常规避孕 0.5~2 年,浆膜下肌瘤或者对子宫损伤小的情况下,术后 3 个月可考虑妊娠。

三、子宫切除术

子宫切除术(hysterectomy)可选择经腹部、经阴道或使用腹腔镜切除 3 种方式完成。按照手术范围分为子宫次全切除术、子宫全切术、次广泛子宫切除术和广泛性子宫切除术。子宫全切术又分为筋膜外子宫全切术和筋膜内子宫全切术 2 种。每种术式各具有其手术指征,各具有优缺点。本节只介绍经腹子宫次全切除术和子宫全切术。

（一）子宫次全切除术

子宫次全切除术（subtotal hysterectomy）又称部分子宫切除术,手术切除子宫体,保留子宫颈。

【适应证】

1. 子宫体部及附件良性肿瘤或病变需要切除子宫,宫颈无明显病变,年龄在 45 岁以下或要求保留宫颈者。

2. 子宫破裂、子宫内翻、产后大出血等紧急情况,必须切除子宫者。

3. 因各种原因须切除子宫,但切除宫颈异常困难者。

4. 必须切除子宫,但合并严重全身性疾病,对手术耐受性较差者。

5. 子宫体部及附件恶性肿瘤姑息性手术者。

【禁忌证】

1. 宫颈有严重病变,如宫颈上皮内瘤变或宫颈细胞学检查有可疑者,不宜保留宫颈。

2. 子宫肌瘤恶变或有其他子宫恶性病变者。

3. 盆腹腔急性炎症期,或慢性炎症急性亚急性发作。

4. 各种疾病的急性期或严重的全身性疾病,不能承受手术者。

5. 月经期或阴道流血时间过长,疑有盆腔潜在感染,未治疗者。

【术前准备】

1. 妇科检查确定子宫及附件病变程度和范围,以及子宫大小、位置、活动度、与附件和邻近脏器关系。

2. 宫颈细胞学检查,排除宫颈病变;不规则阴道出血者,注意排除子宫内膜病变。

3. 检查有无阴道和盆腔感染。

4. 月经干净 3~7d 为最佳时机。

【麻醉与体位】

持续性硬膜外麻醉或者气管内插管全身麻醉。患者取仰卧位。

【手术步骤】

1. **切口**　同子宫肌瘤切除术。

2. **探查盆腔**　了解子宫、附件及与周围脏器的关系。怀疑肿瘤恶变时,还应探查横膈、肝、脾、胃、肾、肠、大网膜以及淋巴结转移等。探查完毕,以盐水大纱布垫开肠管,充分暴露手术野。

3. **提拉子宫**　用 2 把长弯血管钳,沿宫角直达卵巢固有韧带下方夹持子宫两侧向上牵引。

4. **缝扎圆韧带**　以 2 把止血钳提起圆韧带,在距子宫附着点 2~3cm 处,在两钳间切断,以 7 号丝线或 1-0 可吸收线贯穿缝合结扎远侧端。

5. **处理附件**　如不保留卵巢,将子宫及输卵管、卵巢向上向侧方提拉,术者用手指或血管钳将阔韧带向前顶起,避开血管打洞,以 3 把（或 2 把）粗中弯血管钳,并排钳夹住骨盆漏斗韧带,钳夹后检查无其他组织,于第 2、3 把钳子之间切骨盆漏斗韧带,7 号丝线贯穿缝扎两次。对侧同法处理。如保留附件,用中弯钳夹住输卵管峡部及卵巢固有韧带,切断,7 号丝线贯穿缝扎两次。

6. **剪开膀胱腹膜反折,下推膀胱**　于子宫侧圆韧带断端处,在阔韧带两叶之间插入钝头剪刀,沿子宫附着的边缘,分离并剪开阔韧带前叶及膀胱腹膜反折,直达对侧圆韧带断端下方阔韧带处。亦可用无齿镊子提起膀胱腹膜反折中央的疏松游离部分,剪开,并向两侧剪开达双侧圆韧带断端处。以血管钳提起膀胱腹膜反折边缘,用手指或刀柄沿膀胱筋膜间的疏松组织,向下及两侧钝行剥离推开膀胱,达拟切除部分稍下,相当子宫内口略下,侧边达宫颈旁 1cm。

7. **分离及剪开阔韧带后叶**　贴近子宫剪开阔韧带后叶达子宫骶骨韧带附近,轻轻推开阔韧带内疏松组织,暴露出子宫动、静脉。

8. 处理子宫血管 2 把直扣血管钳和 1 把弯扣血管钳,于子宫峡部水平(或宫颈内口)垂直钳夹切断子宫动、静脉,断端以 10 号丝线和 7 号丝线各做一道贯穿缝扎(或残端用 7 号丝线贯穿缝扎)。对侧同法处理。

9. 切除子宫体 于子宫内口水平楔形切除宫体,组织钳将宫颈残端提起。宫颈断端用安尔碘Ⅲ型黏膜消毒剂消毒后,用 1-0 可吸收线做 "8" 字或间断缝合。

10. 宫颈残端悬吊(非必需步骤) 用 10 号丝线将圆韧带及附件残端分别缝合固定于宫颈残端两侧。

11. 重建盆腔腹膜 检查清理宫颈断端创面,止血后,从一侧盆漏斗韧带断端开始,将腹膜提起,以 4 号丝线或 3-0 可吸收线做连续或间断缝合,直达对侧盆漏斗韧带断端,缝合时将各断端翻在腹膜外,使盆腔腹膜化。

12. 关腹 冲洗盆腹腔,必要时放置引流管,分层缝合腹壁各层。

【术后处理】

1. 术后留置导尿管 24h。

2. 应用抗生素预防感染 24~48h。

3. 术后半个月内不宜活动过多,1 个月内禁止性生活。

(二) 筋膜外子宫全切术

筋膜外子宫全切术(extrafascial total hysterectomy)指在筋膜外切除子宫,可保留盆底支持结构,利于术后恢复。

【适应证】

1. 子宫肌瘤等良性疾病需要切除子宫,子宫颈有严重病变,或年龄较大的妇女。

2. 早期子宫恶性肿瘤,如子宫内膜癌、宫颈原位癌。

3. 盆腔炎性肿块、结核性包块等经非手术治疗无效者。

【禁忌证】

1. 子宫肌瘤合并有宫颈癌Ⅰ A2 期以上者或较高期的子宫或附件恶性肿瘤患者,不宜行单纯子宫全切术。

2. 盆腹腔急性炎症期,或慢性炎症急性亚急性发作。

3. 各种疾病的急性期或严重的全身性疾病,不能承受手术者。

4. 月经期或阴道流血时间过长,疑有盆腔潜在感染,未治疗者。

5. 需要保留生育功能者。

【术前准备】

同子宫次全切除术。

【麻醉与体位】

同子宫次全切除术。

【手术步骤】

1. 从开腹至处理子宫血管的手术步骤 同子宫次全切除术。

2. 处理主韧带和宫骶韧带 向头侧提拉子宫,进一步下推膀胱至阴道穹窿部,同时向两边缓慢推挤开输尿管。推开膀胱,摆正子宫位置,以直扣钳紧贴宫颈同时钳夹骶主韧带(或先后钳夹一侧主韧带及子宫骶骨韧带)。紧贴子宫颈切断。7 号丝线缝合断端。必要时重复钳夹、切断、缝扎,直至宫颈旁组织完全切断,宫颈充分游离。同法处理对侧。

3. 切除子宫 提起子宫,以纱布垫围绕子宫颈,在阴道前穹窿处横切小口,自此沿穹窿环状切断阴道,子宫随之切除。纱布拭去宫颈及阴道黏液,下推入阴道,阴道断端以 4 把组织钳钳夹牵引。

4. 缝合阴道断端 阴道断端以安尔碘Ⅲ型黏膜消毒剂消毒,取出围绕宫颈的纱布,阴道残端的两侧角以 0 号可吸收肠线褥式缝合,残端其他部位连续缝合。

5. 缝合盆腔腹膜　同子宫次全切除术。

6. 关腹　冲洗盆腹腔,分层缝合腹壁各层。术毕消毒后取出阴道内纱布。

【术后处理】

1. 术后留置导尿管 24h。

2. 应用抗生素预防感染 24~48h。

3. **阴道断端出血**　子宫全切术后 2d,可能有少量阴道出血,多为术中残留的阴道积血,不需处理。术后 7d 左右,由于缝线吸收和脱落,可发生局部少量渗血,多为淡红或浆液性渗出,持续至 2~3 周逐渐减少而消失。若出血持续时间较长,应注意有无感染,进行检查并根据情况处理。如术后短时间内发生阴道活动性出血,应立即进行检查,找出原因,如系断端出血,可用纱布压迫;如为活动性出血,应立即局部结扎或钳夹止血,量多者应重新打开腹腔止血。术后 2 周后突然大量出血,多因线结脱落或感染所致。断端感染裂开者,可用安尔碘Ⅲ型黏膜消毒剂纱布压迫,如为盆腔血肿,必要时开腹止血。

4. 术后半个月内不宜活动过多,1 个月内禁止性生活。

（三）筋膜内子宫全切术

筋膜内子宫全切术(intrafascia total hysterectomy)指手术切除子宫体部及宫颈筋膜以内宫颈组织。

【适应证】

子宫及宫颈良性病变,已排除宫颈癌或子宫内膜癌。

【禁忌证】

同筋膜外子宫全切术。

【术前准备】

同筋膜外子宫全切术。

【麻醉与体位】

同筋膜外子宫全切术。

【手术步骤】

1. **从开腹至处理子宫血管的手术步骤**　同筋膜外子宫全切术。

2. **切除子宫**　环绕子宫颈周围填入小纱布一块,尽可能上提子宫,环形切开子宫峡部 3~5cm,钳夹并下推宫颈四壁筋膜,沿宫颈筋膜深面逐渐向下切开,切除子宫体部及筋膜内宫颈组织。将宫颈外口筋膜上提,与宫颈内口处筋膜对合后钳夹,以止血和牵引。

3. **缝合宫颈筋膜**　取出环绕切缘的纱布,用安尔碘Ⅲ型黏膜消毒剂擦拭宫颈残端,并向阴道内塞入小纱布一块,然后用 2-0 可吸收线连续扣锁缝合宫颈筋膜边缘一圈,间断"8"字关闭宫颈筋膜内缘。

4. **创面检查**　包括各缝合点、分离创面有无活动性出血,有无组织器官损伤和被缝扎等。有活动性出血者应缝扎止血。

5. **重建盆腹膜**　冲洗、清理手术创面,2-0 可吸收缝线间断缝合关闭盆腹膜,包埋双侧附件、圆韧带断端和宫颈筋膜残端。

【术后处理】

同筋膜外子宫全切术。

四、剖宫产术

剖宫产术(cesarean section)是指妊娠 28 周后,切开腹壁与子宫壁,取出体重 1 000g 以上的胎儿及胎盘。

【适应证】

1. 产道异常

（1）头盆不称:骨盆显著狭小或畸形;相对性头盆不称者,经过充分试产胎头仍未入盆者。

(2)软产道异常:瘢痕组织或盆腔肿瘤阻碍先露下降者;宫颈水肿坚硬不易扩张者;先天性发育异常。

2. 产力异常　原发或继发性宫缩乏力经处理无效者。

3. 胎儿异常

(1)胎位异常:横位,颏后位,高直后位;枕后位或枕横位合并头盆不称,或产程延长阴道分娩有危险及困难。

臀位合并以下情况时放宽剖宫产指征:足先露,骨盆狭窄,胎膜早破,胎头过度仰伸,宫缩乏力,完全臀位而有不良分娩史者,估计胎儿在 3 500g 以上者。

(2)胎儿窘迫:经吸氧等处理无效,短期内不能经阴道分娩。

(3)脐带脱垂:胎儿存活。

(4)胎儿过大:估计大于 4 000g,可疑头盆不称。

4. 妊娠合并症

(1)产前出血:如前置胎盘,胎盘早剥。

(2)瘢痕子宫:有前次剖宫产史,前次的手术指征在此次妊娠依然存在,或估计原子宫切口愈合欠佳者,以及前次剖宫产切口位于子宫体部;如曾做子宫肌瘤切除术且切入宫腔者,此次亦应考虑剖宫产术。

(3)妊娠合并症或并发症病情严重者不易耐受分娩过程,需作选择性剖宫产,如妊娠合并严重的心脏病、糖尿病、肾病等;先兆子痫前期或子痫控制 2h 短期内不能经阴道分娩者,肝内胆汁淤积症等。

(4)做过生殖道瘘修补或陈旧性会阴Ⅲ度撕裂修补术者。

(5)先兆子宫破裂,不论胎儿存活与否均应作剖宫产术。

(6)高龄初产妇,多年不育或药物治疗后受孕者,或有难产史而无活婴者。

(7)胎儿珍贵:如以往有难产史又无胎儿存活者,反复自然流产史.迫切希望得到活婴者,均应适当放宽剖宫产指征。

(8)胎儿畸形:如双胎联胎。

【禁忌证】

死胎、严重畸形或生后无存活能力的胎儿经过处理后能阴道分娩者,应视为剖宫产禁忌。

【术前准备】

1. 术前查血常规、凝血功能及尿常规。

2. 术前常规备皮、备血、留置导尿管。

3. 若为选择性剖宫产,术前晚进流食,术日晨禁食。

4. 术前禁用呼吸抑制剂如吗啡等,以防新生儿窒息。

5. 胎儿未成熟者应用促胎肺成熟药物,做好常规新生儿复苏和急救准备。

6. 产妇有酸中毒、脱水、贫血等合并症,术前应予以纠正。

7. 做好新生儿复苏准备,必要时请新生儿科医生协助。

【麻醉与体位】

1. 麻醉　产妇无合并症者可选用单次硬膜外麻醉、腰麻或联合麻醉;产妇合并有先兆子痫、心脏病、癫痫、精神病等,宜采用连续硬膜外麻醉以减少刺激;椎管内麻醉禁忌者选用全身麻醉。

2. 体位　患者取仰卧位。

【分类及其适用范围】

剖宫产术式有子宫下段剖宫产术、子宫体部剖宫产术、腹膜外剖宫产术。

1. 子宫下段剖宫产术　为目前临床上最常用的剖宫产术。切口在子宫下段,术时出血少,也便于止血;子宫切口因有膀胱腹膜反折覆盖,伤口愈合较好,瘢痕组织少,术后与大网膜、肠管的粘连或腹膜炎较少见;术后切口愈合好,再次分娩时子宫破裂率较低,故该术式已成为目前临床上常规剖宫产术的方法。子宫下段切口有两种：即纵切口及横切口，前者用于下段较长而胎头较低者，前置胎盘胎盘位于子宫下段前壁者。其余多选用下段横切口。

2. 子宫体部剖宫产术（又称古典式剖宫产术）　切口在子宫体部，为纵行切口，操作简单，无损伤子宫动静脉危险。但术中出血多，术后伤口愈合较差；切口易与大网膜、肠管、腹壁粘连，术后肠胀气、肠麻痹也易发生；再次分娩时易发生子宫破裂，故多已被子宫下段剖宫产术所代替。其适应证为子宫下段前壁前置胎盘、下段窄或形成不好或第二次剖宫产粘连严重者；强迫体位，子宫下段无法暴露者；子宫极度前倾无法暴露下段者；子宫下段被肌瘤占据或被肿瘤侵蚀而难以暴露者；子宫局部痉挛性缩窄环，只有切开缩窄环才可取出胎儿者；头先露已深入骨盆者；胎儿连体畸形者。

3. 腹膜外剖宫产术　为一种不进入腹腔而通过子宫下段切口娩出胎儿的手术方式。适用于合并宫内感染或可疑感染而需剖宫产者。因其操作较复杂，费时亦长，有胎儿窘迫存在或胎儿巨大者，操作不熟练者不适用。尤其存在下列情况时，禁忌行腹膜外剖宫产术：①需探查盆腹腔的剖宫产术，如妊娠合并子宫肌瘤、畸形子宫妊娠、子宫先兆破裂或破裂者、需紧急行剖宫产手术者；②前置胎盘、胎盘附着在子宫下段前壁时；③胎儿宫内窘迫或需迅速娩出胎儿时；④估计有产后出血风险，需要徒手按摩子宫、子宫捆绑术或子宫动脉结扎者：如巨大胎儿或双胎。

【手术步骤】

1. 子宫下段剖宫产术

（1）切口：取下腹正中切口、正中旁切口或横切口。

（2）逐层入腹暴露子宫下段，在子宫下段膀胱腹膜反折交界处下 2~3cm 弧形剪开腹膜反折，撕至 11~12cm。用弯止血钳提起下缘，用手指钝性分离膀胱与子宫壁之间的疏松组织。暴露子宫肌壁 6~8cm。

（3）横形切开子宫下段肌壁约 3cm 长小口，用手指向两侧撕开子宫下段肌层（或用剪刀向两侧弧形延长切口）宽约 10cm 后破膜，羊水吸出后，术者右手从胎头下方进入宫腔，将胎头慢慢托出子宫切口（图 7-34-8），助手同时压宫底协助娩出胎头。胎头高浮娩头困难者可产钳协助娩出胎头。胎头过低出头有困难时，台下助手戴消毒无菌手套，由阴道向上推胎头助娩。胎头娩出后立即挤出新生儿口鼻黏液。若为臀位，则牵一足或双足，按臀牵引方式娩出胎儿。单臀则

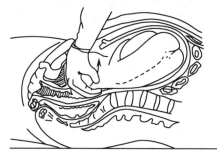

图 7-34-8　头先露胎儿徒手娩出

不必牵双足，同头位娩出法娩出胎臀，或牵引胎儿腹股沟，以臀助产方式娩出胎儿。

（4）胎儿娩出后，助手立即在宫底注射缩宫素 10U。

（5）术者再次清理呼吸道，断脐后交台下处理。用组织钳夹住子宫切口的血窦。

（6）胎盘可自娩，亦可徒手剥离，查胎盘、胎膜是否完整。

（7）干纱布擦拭宫腔，用 1-0 可吸收缝线连续缝合子宫肌层。切口两端可予荷包缝合。

（8）检查子宫切口和缝合处有无出血后，2-0 可吸收缝线连续缝合膀胱腹膜反折。

（9）探查双附件有无异常。

（10）逐层关腹。

2. 子宫体部剖宫产术

（1）切口：取下腹正中或正中旁纵行切口。

（2）逐层进腹，暴露子宫，于腹壁与子宫壁间堵塞纱布垫，以推开肠管，防止宫腔内容物溢入腹腔。

（3）于腹膜反折上纵行切开子宫体部，扩大切口至 10cm 左右。破膜后，按臀牵引分娩机制从切口娩出胎儿，用手挤出胎儿口、鼻腔中的液体，娩出胎盘。1-0 可吸收缝线连续对合缝合肌层的内 2/3，不穿透内膜，间断或连续缝合浆肌层。1 号丝线连续褥式内翻缝合浆膜层。

（4）探查双附件有无异常，常规关腹。

3. 腹膜外剖宫产术

(1)侧入式

1)切口:取下腹正中纵行切口、正中旁纵行切口或耻骨联合上2横指横切口,长10~12cm。依次切开皮肤、皮下组织、腹直肌前鞘,分离腹直肌及锥状肌,显露腹膜筋膜及膀胱。

2)触摸膀胱顶缘的界限:沿腹壁切口左侧缘,分离腹壁后间隙,暴露膀胱前壁及左侧窝。分离深度以不超过腹壁下动脉为宜。用拉钩提起左侧腹壁,暴露膀胱左侧缘及其外侧的脂肪堆。

3)分离脂肪堆,暴露三角区:将脂肪堆向外侧推,三边由腹壁下动脉、腹膜返折及膀胱侧壁构成。子宫肌壁构成了三角区的底,其表面附着子宫前筋膜。

4)将子宫膀胱腹膜反折下1cm处的宫颈前筋膜钳起,将其横行切开,达子宫右侧缘。从宫颈前筋膜下游离切口以下的膀胱后壁,从宫颈前筋膜外游离宫颈前筋膜以上的膀胱后壁,在此过程中,如左侧脐圆韧带使子宫下段肌层不会充分暴露,钳夹、切断、结扎,留线。

5)一手提起腹膜反折,另一手提起膀胱,拉紧膀胱与腹膜反折间的筋膜,剪开筋膜,显露子宫下段肌层。

6)余同子宫下段剖宫产术,最后使膀胱复位,查无出血,间断或"8"字缝合宫颈前筋膜,结扎脐圆韧带两断端留线,缝合腹壁各层。

(2)顶入式

1)切开腹壁,显露膀胱筋膜,步骤同侧入式。于膀胱顶缘下2cm处,切开膀胱筋膜,用血管钳伸入筋膜切口内分清层次,边分离,边沿膀胱边缘剪开直达侧方中部,同法切开对侧筋膜。

2)钳起膀胱筋膜的上切缘,用剪刀向膀胱顶部稍加分离即达膀胱前反折。于近膀胱肌层处将脐中韧带钳夹、切断、结扎,此后一直游离至膀胱后腹膜反折完全显露为止。

3)将腹膜向上、膀胱向下牵拉,使膀胱肌层与腹膜间界限扩大。切开宫颈前筋膜,并向左右扩大约10cm。用手指伸入筋膜切口内,向下钝性分离,充分显露子宫下段。余同侧入式。

(3)顶-侧结合式

1)切开腹壁等操作与侧入式相同。

2)提起膀胱筋膜,做一小横切口,提起筋膜切缘,以示指入筋膜切口内向膀胱顶部及两侧钝性分离,右侧达脐旁韧带,左侧达膀胱中部。

3)剪开筋膜,向上提拉,以手固定腹膜,另一手下推膀胱。

4)分离膀胱左侧至左脐旁韧带,将膀胱左侧脂肪同筋膜推向外侧,显露膀胱左侧窝,找到腹膜反折,辨认三角区。

5)于三角区腹膜反折缘下方钳夹并剪开宫颈前筋膜,左右钝性分离,显露子宫下段肌层,余同侧入式和顶入式。

【术后处理】

1. 术后注意阴道出血情况,应用缩宫素。

2. 术后留置导尿管24h,去除导尿管后可适当起床活动。

3. 应用抗生素预防感染。

4. 术后7d拆线,横切口5d拆线。

小结

宫颈子宫手术包括宫颈息肉摘除术、子宫肌瘤切除术、子宫切除术、剖宫产术等。注意严格无菌操作,掌握子宫的相邻解剖结构。

思考题

1. 腹膜外剖宫产术和子宫下段剖宫产术各自的优缺点是什么？
2. 筋膜内子宫全切术与筋膜外子宫全切术时，切除的子宫韧带相同吗？

（李奇灵）

第四节　附件手术

常见输卵管卵巢手术有：输卵管切除术（salpingectomy）、输卵管结扎术（tubal ligation）、输卵管吻合术（anastomosis of tube）、输卵管卵巢切除术（salpingo-ovariectomy）、卵巢肿瘤剥除术（excision of ovarian tumors）。本节主要介绍腹腔镜下的附件手术。

一、输卵管切除术

【适应证】

1. 经非手术治疗无效的慢性输卵管炎、输卵管积水、积脓、积血。
2. 输卵管妊娠。
3. 输卵管良性肿瘤。
4. 其他手术时预防性切除输卵管。

【禁忌证】

1. 患者一般情况太差或合并严重内、外科疾病不能耐受手术者。
2. 急性盆腔炎症，未形成局限性脓肿者。

【术前准备】

同子宫全切术。

【麻醉与体位】

气管插管全身麻醉；取仰卧位，术中头低足高呈 15°~25°。详见本章第一节。

【手术步骤】

1. 穿刺、进腹腔套管、探查盆腔　详见本章第一节。

2. 电凝切除法

（1）对侧置入抓钳提起输卵管伞端，暴露输卵管系膜。

（2）电凝剪除输卵管：从盆壁侧到子宫角部，用双极电凝器电凝输卵管下方系膜，边电凝边剪开，至输卵管游离。输卵管系膜血供丰富，切勿以单极电凝钩和电凝剪直接电凝离断系膜，避免出血。

3. 套圈结扎切除法

（1）套圈结扎输卵管：病变侧操作孔放入套圈，对侧置入分离钳，将套圈置于患侧输卵管上，圈中提起输卵管，使套圈套住输卵管系膜及近宫角处，收紧套圈。同法连续结扎 2 次。

(2)剪除输卵管:在结扎线上方1cm处剪除输卵管。

4. 冲洗盆腔　用生理盐水、甲硝唑、低分子右旋糖酐依次冲洗盆腔,检查有无渗血。排空腹腔气体,退钳退镜,关闭伤口。

【术后处理】

1. 注意外阴清洁,预防性应用抗生素或不用抗生素。

2. 术后留置导尿管24h。

3. 术后6~7d拆线。

4. 术后1个月内禁止性生活。

二、输卵管结扎术

【适应证】

符合绝育条件无禁忌证者。

【禁忌证】

各种急性传染病或慢性疾病身体状况不能胜任手术者,或24h内两次体温超过37.5℃者暂缓手术。

【注意事项】

1. 全面细致探查腹腔,及时发现其他病变。

2. 先分离粘连,以充分暴露手术部位。

3. 选输卵管峡部电凝切断,便于操作,亦便于需要时复通。

4. 切断后,断端尤其是近端要确认已凝固充分,防止再通。

5. 控制电凝范围,以免影响输卵管系膜血供。

【术前准备】

1. 手术时间　选择在月经干净后3~7d,流产或分娩后宜在48h内手术。

2. 有术中中转开腹的条件。

3. 其余详见本章第一节。

【麻醉与体位】

同输卵管切除术。

【手术步骤】

1. 穿刺、进操作套、观察盆腔情况　见本章第一节。

2. 电凝法　患侧弯钳钳夹并提起输卵管远端,使输卵管峡部充分暴露,弯分离钳电凝、凝切输卵管峡部,凝切时钳尖轻微张开。

3. 直接剪断法　提起输卵管远端,直接用剪刀剪断输卵管峡部,从子宫侧拉出并剪除约0.5cm管芯(图7-34-9),双极电凝止血。

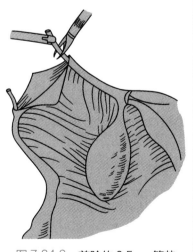

4. 钛/银夹输卵管结扎　钳夹并提起输卵管,使夹子穿过输卵管系膜,按压并使输卵管变形,松开,再次检查确保钛/银夹夹住整个输卵管。

5. 冲洗盆腔,排空腹腔气体,退钳退镜,关闭伤口,同输卵管切除术。

图7-34-9　剪除约0.5cm管芯

【术后处理】

1. 术后7d拆线。

2. 1个月内禁止性生活。

三、输卵管吻合术

【适应证】

1. 确诊为输卵管阻塞引起的不孕者。

2. 输卵管结扎术后要求恢复生育能力者。

【禁忌证】

1. 急性盆腔炎。

2. 全身严重疾病。

【术前准备】

1. 行子宫输卵管造影检查以明确输卵管阻塞的部位及宫腔有无病变,手术要在造影 3 个月后施行。

2. 术前备皮、留置导尿管、肠道准备。

3. 手术时间在月经干净后 3~7d 为宜,此时输卵管黏膜较薄,断端容易对合,故增殖早期是最好的手术时机。

【麻醉与体位】

详见本章第一节。

【手术步骤】

1. **气腹、置镜,置操作套管** 见本章第一节。

2. 分离粘连,暴露输卵管阻塞部位。

3. **剪断输卵管阻塞部** 用 1U 垂体后叶素加入 10ml 生理盐水,取 5ml 浸润性注入阻塞部输卵管系膜,剪断阻塞部输卵管。若有出血,则用双极电凝止血。

4. 确定输卵管近、远端是否通畅:宫腔通亚甲蓝以检查近端,从断端通亚甲蓝检查远端。

5. **输卵管吻合** 用 4-0 或 5-0 可吸收线缝合系膜 2 针,以减少病变切除带来的张力,再用 5-0 或 6-0 可吸收线从 6 点处间断缝合浆肌层 3~4 针,再缝 3 点和 9 点处,最后缝 12 点处,尽量勿穿透黏膜层(图 7-34-10)。

6. **冲洗腹腔、缝合伤口** 同输卵管切除术。

【术后处理】

1. 注意外阴清洁,预防性应用抗生素。酌情应用抗组胺药物,以减轻吻合口水肿。

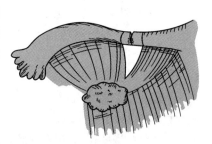

图 7-34-10 最后缝合 12 点处

2. 术后留置导尿管 1d,术后 6~7d 拆线。

3. 术后行输卵管通液 1 次,下次月经干净后 3~7d 再通液 1 次。

4. 术后 3 个月行子宫输卵管造影术,术后半年可妊娠。

四、输卵管卵巢切除术

【适应证】

1. 输卵管卵巢炎性包块、输卵管卵巢囊肿及脓肿、输卵管卵巢良性肿瘤。

2. 输卵管、卵巢子宫内膜异位症。

3. 卵巢去势手术。

【禁忌证】

详见第三十三章第一节。

【注意事项】

1. 巨大的卵巢囊肿自切口娩出时必须缓慢,以防血压骤然下降。

2. 大卵巢囊肿若徒手娩出困难或娩出时可能致囊肿破裂者,可行穿刺放囊液,穿刺点周围用干纱布保护,以免囊液溢入腹腔。

3. 取下的卵巢肿瘤须剖视,送冷冻切片检查,以确定良恶性。

【术前准备】

同子宫全切术。

【麻醉与体位】

同输卵管切除术。

【手术步骤】

1. 穿刺、进操作套管、观察盆腔情况　详见本章第一节。

2. 结扎法　适于无炎症水肿和蒂部较长的附件。附件蒂部结扎同输卵管切除术。将卵巢和输卵管一并套入套圈内,收紧结扎套圈,连续结扎附件蒂部 2 次。在结扎线外方 1cm 剪除附件。

3. 电凝法　适合附件蒂部较短,或附件炎症所致蒂部宽而水肿,不易结扎,或由于较宽的蒂部牵拉而结扎线容易松动滑脱。

(1)处理骨盆漏斗韧带或附件子宫侧:双极电凝电凝漏斗韧带,于电凝处剪断骨盆漏斗韧带和卵巢血管,或剪开漏斗韧带上方的腹膜,解剖出卵巢血管,钛钉夹闭,在两个钛钉之间剪断。

(2)去除附件:电凝剪除卵巢固有韧带和输卵管。

4. 取出标本,冲洗腹腔,缝合伤口　同输卵管切除术。

【术后处理】

1. 注意外阴清洁,预防性应用抗生素或不用抗生素。

2. 术后留置导尿管 24h。

3. 术后 7d 拆线。

五、卵巢肿瘤剥除术

【适应证】

1. 赘生性囊肿,如滤泡囊肿、黄体囊肿、卵巢冠囊肿、巧克力囊肿等。

2. 卵巢良性肿瘤,如畸胎瘤、浆液性囊腺瘤等。

3. 未达绝经期的妇女患双侧良性肿瘤要求保留卵巢功能者。

【禁忌证】

1. 卵巢肿瘤过大,无正常卵巢组织者。

2. 卵巢肿瘤合并感染者。

3. 怀疑恶性者。

【术前准备】

同输卵管卵巢切除术。

【麻醉与体位】

同输卵管切除术。

【手术步骤】

1. 穿刺、进操作套、观察盆腔情况　详见本章第一节。

2. 钳夹卵巢固有韧带,暴露卵巢肿瘤。

3. 于卵巢肿瘤表面薄弱处,沿卵巢纵轴方向,距卵巢门 2~3cm 处,用单极电钩轻轻凝破肿瘤表面并切开包膜层。

4. 以无损伤钳钳夹提起切口上缘的包膜,术者以电凝钳和单级电凝结合,分离卵巢皮质与卵巢肿瘤壁间的间隙,逐步扩大切口,达肿瘤周径的 1/2~2/3。或以 2 把无损伤钳分别钳起分离的皮质边缘,沿相反方向撕开包膜,扩大分离面。

5. 初步形成剥离面后,助手用操作钳"卷地毯"样向上钳起需保留的部分皮质,术者用钳背向下轻压瘤体,铺以钳或剪继续分离皮质与瘤体,将肿瘤大部分剥离,此时再沿原切口方向剪除多余卵巢皮质和肿瘤。

6. 术后检查剥离面、电凝止血。注意卵巢门、卵巢固有韧带附着处附近的止血。电凝止血时冲水辅助,切忌长时间、盲目电凝,必要时缝扎止血。

7. **取出肿瘤**　小块组织,可从 5mm 或 10mm 的 Trocar 中直接取出;较大组织应放入标本袋内,于出口处夹出,以免肿瘤破裂入腹腔,增加并发症发生的机会。完整囊肿,可吸尽囊液后连同标本袋取出。若遇内容物不慎溢入腹腔,一定要用大量溶液清洗。

【术后处理】

1. 注意外阴清洁,预防性应用抗生素。

2. 术后留置导尿管 1d。

3. 术后 7d 拆线。

4. 术后 1 个月内禁止性生活。

小结

1. 术前严格把握适应证、禁忌证;术中应先处理粘连,暴露手术视野;需轻柔操作,牢记解剖、毗邻关系,勿损伤重要器官。

2. 女性生殖系统手术需考虑月经周期,一般为月经干净后 3~7d。

思考题

请描述输卵管切除术、卵巢切除术和输卵管卵巢切除术的手术范围。

(李奇灵)

第五节　女性生殖系统疾病常用的介入手术

介入手术有放射介入和超声介入,是在临床治疗学原理的基础上,在医学影像设备的引导下,通过导管等对各种病变进行干预治疗的方法。妇产科常见介入手术有动脉栓塞介入治疗、动脉灌注化疗药物、静脉栓塞术、输卵管阻塞的介入治疗和超声介入治疗等。

一、动脉栓塞介入治疗

主要用于子宫肌瘤、子宫腺肌病、产后出血、子宫动静脉瘘等疾病。

子宫肌瘤介入治疗的目的是选择性去血管化,使肌瘤缺血缺氧、肌瘤坏死;子宫腺肌病介入的目的也是选择性去血管化导致的异位子宫内膜缺血坏死。主要适用于保守治疗无效、不适宜手术的患者。

产后出血是孕产妇死亡的最主要原因,动脉栓塞介入治疗的目的是超选择动脉造影及栓塞而控制出血;子宫动静脉瘘介入治疗的主要原理为栓塞动静脉交通的供血动脉、封闭瘘口。可于栓塞前灌注博来霉素,破坏小血管,增强疗效。

上述疾病的主要手术步骤:①股动脉穿刺置管,将导管引入髂内动脉。②子宫动脉插管。根据不同的疾病选择导管插入子宫动脉的不同分支,如子宫肌瘤用子宫动脉栓塞术即可,子宫腺肌病需用精细子宫动脉栓塞术,即将导管插入子宫动脉的上行支。③动脉造影。观察血管有无异常分支、畸形,观察子宫肌瘤、卵巢血供分型,确定动静脉瘘、出血血管位置。④动脉栓塞。根据不同疾病与临床状态、造影表现,选择不同的动脉栓塞。

二、动脉灌注化疗药物

主要用于宫颈癌、异位妊娠、滋养细胞肿瘤的介入治疗,可与动脉栓塞联合应用。

宫颈癌的介入治疗,其本质为动脉化疗,有动脉栓塞化疗和动脉灌注化疗两种方式,均能降低肝脏的首过消除效应,减少全身副反应。动脉栓塞化疗亦可造成肿瘤缺血缺氧,增强疗效。穿刺、置管、造影同动脉栓塞介入治疗。造影确定子宫动脉分支、肿瘤血供后,根据不同的目的选择灌注化疗、血管栓塞或灌注栓塞化疗;根据病变范围选择不同的血管;根据药物的不同药理特性选择一次性或持续性灌注。

异位妊娠的介入治疗原理同宫颈癌的动脉栓塞化疗。大体操作同上,造影时需观察异位妊娠病灶分型,评估病灶大小、血供,根据病灶分型或 β-hCG 值选择不同剂量的甲氨蝶呤进行动脉药物灌注,最后根据临床选择不同血管,单侧或双侧进行栓塞,以增强疗效。

妊娠滋养细胞肿瘤的介入治疗旨在急症止血、动脉灌注与栓塞化疗、保护生育功能。大体操作同上。造影时需先行双侧髂内动脉造影以观察盆腔血供,进一步插管至子宫动脉,了解病灶血供情况,亦可同时行其他脏器转移灶血管造影。根据病变累及范围、转移灶情况、是否合并动静脉瘘,选择血管行单纯动脉灌注化疗或动脉灌注化疗栓塞术。

三、静脉栓塞术

经导管卵巢静脉栓塞术为盆腔淤血综合征的治疗方式之一。该病主要表现为腹痛、性交痛、痛经、白带增多、自主神经功能紊乱等症状,查体主要表现为阴道壁淤血、宫颈淤血肥大,子宫后位,按压卵巢部位出现疼痛。介入治疗原理为阻塞卵巢静脉,使卵巢静脉丛及其吻合支间血流减少,血管闭塞,减轻症状。

手术方法:多选右侧股静脉穿刺。造影后将导管超选择入卵巢静脉远端曲张静脉团,后进行栓塞。栓塞前必须全面了解有无侧支引流静脉,如有则需超选跨越或全部栓塞。

四、输卵管阻塞的介入治疗

输卵管阻塞的介入治疗包括:①选择性输卵管造影,用于诊断和流体压力直接作用于输卵管而起的治疗作用;②输卵管再通,运用导丝机械运动松解粘连,扩张狭窄;③输卵管腔内药物灌注术,向输卵管腔内注入抗感染、防粘连药物。

五、超声介入治疗

超声介入治疗可用于盆腔肿物穿刺活检、巧克力囊肿、输卵管积水、异位妊娠的介入治疗、早期妊娠绒毛取样,脐血管穿刺取血,羊膜腔穿刺、选择性减胎术,经阴道超声引导下取卵术等。其特点为穿刺取样或抽吸内容物或注入药物,此处不详细介绍。

小结

本节简要叙述了女性生殖系统常见的介入手术及其简要原理,需熟悉各介入手术的适应证。

思考题

女性生殖系统常见的介入手术有哪些?

(李奇灵)

第三十五章
女性生殖系统特殊药物

女性生殖系统的生理活动依赖于下丘脑 - 垂体 - 卵巢轴的功能正常及其与子宫等效应器官间的相互调节,生殖系统特殊用药即是介绍作用于生殖系统的药物及其与性腺轴、效应器官间的相互作用。应用于生殖系统的药物种类繁多,主要有生殖激素类药物、作用于子宫平滑肌的药物、影响性功能的药物和退乳药四大类,其中生殖激素类药物包括促性腺激素类药物和促性腺激素释放激素类药物、性激素类药物及避孕药。本章主要介绍上述各类药物中常用药与生殖系统相互作用的机制与规律、药理作用、临床应用和不良反应。

一、促性腺激素释放激素类似物

促性腺激素释放激素类似物(gonadotropin releasing hormone analogy,GnRHa)是人工合成的促性腺激素释放激素,其中包括促性腺激素释放激素激动剂(gonadotropic releasing hormone agonist,GnRH-a)及促性腺激素释放激素拮抗剂(gonadotropin releasing hormone antagonist,GnRH-A)。

(一)促性腺激素释放激素激动剂

促性腺激素释放激素(GnRH)由下丘脑神经元分泌,可与垂体促性腺激素细胞表面的 GnRH 受体结合,通过 cAMP 和钙离子作用,促进腺垂体卵泡刺激素(FSH)和黄体生成素(LH)的分泌。天然 GnRH 在体内被迅速破坏。如对其结构进行改造,在天然 GnRH 十肽的第 6、10 位以不同的氨基酸、酰胺取代原来氨基酸的结构,合成促性腺激素释放激素激动剂(GnRH-a),其稳定性及与 GnRH 受体的亲和力大大增强,半衰期延长。GnRH-a 与 GnRH 受体结合形成激素受体复合物,刺激垂体促性腺激素释放,在首次给药的 12 h 内,血清 FSH、E_2、LH 浓度急剧上升。若 GnRH-a 持续使用,则垂体细胞表面可结合的 GnRH 受体减少,对进一步 GnRH-a 刺激不敏感,使 FSH、LH 分泌处于低水平,卵泡发育停滞,性激素水平下降,用药 7~14 d 达到药物性垂体 - 卵巢去势作用。停药后垂体功能会完全恢复。此类药物包括戈那瑞林、亮丙瑞林、戈舍瑞林、曲普瑞林、布舍瑞林、普罗瑞林等。临床常应用于治疗中枢性性早熟、子宫肌瘤、子宫内膜异位症和子宫腺肌病及应用于辅助生殖技术。

(二)促性腺激素释放激素拮抗剂

促性腺激素释放激素拮抗剂(GnRH-A)与 GnRH-a 同时被发现。在 GnRH-A 中,不仅改变天然 GnRH 十肽的第 6、10 位氨基酸,而且改变了其他位置的氨基酸,因此与 GnRH 受体的亲和力更高,能竞争性占领垂体的 GnRH 受体,影响内源性 GnRH 与受体结合,但没有类似 GnRH 的作用,不会刺激垂体分泌 FSH 和 LH,起效快、作用时间短,停药后垂体功能即迅速恢复,抑制作用为剂量依赖性。常用药物有西曲瑞克和加尼瑞克。

二、促性腺激素类药物

促性腺激素(gonadotropin,Gn)包括 FSH,LH 和 hCG。临床上常用的 Gn 类药物分为 2 大类:天然 Gn 和基因重组 Gn。天然 Gn 包括:①从绝经妇女尿中提取的 Gn,如人绝经促性腺激素(hMG)、尿源性人卵泡刺激素(uFSH);②从孕妇尿中提取的人绒毛膜促性腺激素(uhCG)。基因重组 Gn 包括重组 FSH(rFSH)、重组促黄体生成素(rLH)和重组 hCG(rhCG)。促性腺激素药物治疗适用于缺乏促性腺激素,而靶器官 - 性腺反应正常的患者,也在体外受精 - 胚胎移植超促排卵中应用。

（一）人绝经促性腺激素

人绝经促性腺激素(hMG)也称尿促性素,由绝经期妇女尿中提取。hMG 含有等量的 FSH 和 LH。其生物学作用为 FSH 促使卵泡生长发育和颗粒细胞合成,分泌雌激素;而 LH 促使卵泡的卵泡膜细胞合成雌激素的前体——雄烯二酮和睾酮。在二者的共同作用下卵泡不断生长、发育,直到成熟。临床用于促排卵治疗。

（二）人绒毛膜促性腺激素

人绒毛膜促性腺激素(hCG)也称绒促性素,由妊娠期妇女尿中提取,成分为糖蛋白,其结构与 LH 相似,故 hCG 与 LH 的免疫活性和生物活性相似。hCG 能与 LH 受体结合,卵泡成熟后应用 hCG,可激发排卵。hCG 能与黄体细胞上的受体结合,因而有促进黄体功能的作用。临床上用作诱发排卵和促进黄体功能。

三、性激素类药物及避孕药

性激素是性腺分泌的激素,主要包括卵巢分泌的雌激素,孕激素和少量雄激素,均属于甾体化合物(类固醇)。临床上应用的性激素类药物是上述性激素的人工合成品及其衍生物,多为甾体化合物。性激素类药物除用于治疗某些疾病外,目前主要用作避孕药。

（一）雄激素类药物及抗雄激素类药物

1. **雄激素类药物**　雄激素类药物包括天然雄激素睾酮(testosterone)或称睾丸素及其人工合成的衍生物,临床应用的雄激素制剂多为人工合成的睾酮及其衍生物。雄激素类药物按化学结构分为 17α - 烷基取代物和 17- 羟基酯化衍生物两类,前者有甲睾酮、氟甲睾酮等,后者有丙酸睾酮、十一酸睾酮等。雄激素在青春期促进女性第二性征发育;雄激素能促进蛋白合成,促进肌肉生长,并刺激骨髓中红细胞的增生;具有减少雌激素分泌及抗雌激素作用。

2. **抗雄激素类药物**　凡能对抗雄激素生理效应的药物称为抗雄激素类药物,包括雄激素合成抑制剂、5α - 还原酶抑制剂、雄激素受体拮抗剂。常用的抗雄激素药有环丙孕酮和非那雄胺。

（1）环丙孕酮:环丙孕酮(cyproterone)为 17α - 羟孕酮类化合物,具有较强的孕激素作用,反馈性抑制下丘脑 - 垂体系统,使 LH、FSH 水平降低,进而使睾酮分泌减少;还可阻断雄激素受体,抑制内源性雄激素的作用。可减轻女性多毛症、雄激素依赖性脱发及增高的皮脂腺功能,用于妇女多毛症、痤疮和秃发等。

（2）非那雄胺:非那雄胺为 5α - 还原酶的特异性抑制剂,能抑制外周睾酮转化为二氢睾酮,减少血液中二氢睾酮水平,发挥抗雄激素作用,对雄激素受体无亲和力。

（二）雌激素类药物及抗雌激素类药物

1. **雌激素类药物**　雌激素类药物包括天然雌激素及人工合成的雌激素类化合物。天然雌激素是卵巢分泌的雌二醇(estradiol),其在肝脏易被氧化成雌酮,血浆及尿中的雌三醇是上述物质的代谢产物。目前临床常用的雌激素类药物多为雌二醇的衍生物,按化学结构分为两类:①甾体雌激素类药物,如炔雌醇(ethinyl estradiol)、炔雌醚(quinestrol)、苯甲酸雌二醇(estradiol benzoate)及戊酸雌二醇(estradiol valerate)等。雌三醇的雌激素样活性较雌二醇弱,其长效衍生物为尼尔雌醇(nilestriol)。结合雌激素(conjugated estrogens)也称妊马雌酮,它是从妊马尿中提取的一种水溶性天然结合雌激素,含雌酮硫酸钠和孕烯雌酮硫酸钠。②非甾体雌激素类药物,如己烯雌酚(diethylstilbestrol)、己烷雌酚(hexestrol)等。用于性激素补充 / 替代治疗、调整月经周期及作为避孕药的组成成分。

2. **抗雌激素类药**　抗雌激素类药物是一类具有抑制或减弱雌激素作用的药物。

（1）氯米芬：氯米芬（clomiphene）也称氯底酚胺或克罗米芬，属非甾体抗雌激素药物，为三苯乙烯衍生物，与己烯雌酚的化学结构相似。氯米芬是选择性雌激素受体调节剂，能与雌激素受体结合，有较弱的雌激素活性和较强的抗雌激素作用，能促进促性腺激素分泌，从而诱发排卵，与其能在下丘脑竞争雌激素受体、消除内源性雌激素的负反馈作用有关。氯米芬可用于治疗无排卵的不孕症等。

（2）他莫昔芬：他莫昔芬（tamoxifen，TMX）也称三苯氧胺，为非甾体抗雌激素药物，其结构与雌激素相似，有 E 型和 Z 型两个异构体，E 型具有弱雌激素活性，Z 型具有抗雌激素作用。他莫昔芬 Z 型异构体能与乳腺癌细胞的雌激素受体结合，抑制雌激素依赖性肿瘤细胞的增殖。主要用于治疗乳腺癌，尤其是绝经期高龄患者；此外，尚可用于子宫内膜癌的内分泌治疗。

（3）来曲唑：来曲唑（letrozole，LE）是一种高度特异性的非甾体类第三代 P450 芳香化酶抑制剂，能高效、选择性地抑制体内芳香化酶活性，阻碍雄激素向雌激素转化，降低体内雌激素水平，临床应用于乳腺癌及子宫内膜癌的内分泌治疗。来曲唑因其能解除雌激素对下丘脑、垂体的负反馈，具有促进卵泡发育作用，并且对宫颈黏液及卵泡晚期子宫内膜影响小，因此也广泛应用于促排卵治疗。

（三）孕激素类药物及抗孕激素类药物

1. 孕激素类药物　孕激素类药物包括天然孕激素孕酮（progesterone）和人工合成的孕激素药物。临床应用的孕激素类药物主要是人工合成品及其衍生物，按化学结构可分为两大类。① 17α-羟孕酮类：从黄体酮衍生而得，如甲羟孕酮（medroxyprogesterone）、甲地孕酮（megestrol）、氯地孕酮（chlormadinone）及长效的己酸羟孕酮（17α-hydroxyprogesterone），其活性类似内源性激素；② 19-去甲基睾酮类：由炔孕酮衍生而来，如炔诺酮（norethisterone）、炔诺孕酮（norgestrel）、左炔诺孕酮（levonorgestrel）、孕二烯酮（gestodene）等。19-去甲基睾酮衍生物除具有孕激素活性外，还具有部分雄激素活性。临床上孕激素主要用于性激素替代/补充治疗、化疗和避孕。

2. 抗孕激素类药物　抗孕激素类药物通过干扰孕酮与受体结合或抑制其合成发挥抗孕激素作用。常用药物分 2 类。①孕激素受体拮抗剂：如米非司酮、孕三烯酮、利洛司酮等；② 3β-羟基甾体脱氢酶（3 beta-hydroxy steroid dehydrogenase，3β-SDH）抑制剂：如环氧司坦。

（1）米非司酮：米非司酮（mifepristone）为第一个孕酮受体拮抗剂，其对子宫内膜孕酮受体的亲和力比黄体酮强 5 倍，从而产生较强的抗孕酮作用，无孕激素、雌激素、雄激素和抗雌激素活性。临床主要用于妊娠早期的药物性流产和紧急避孕药。

（2）环氧司坦：环氧司坦（epostane）为 3β-羟基甾体脱氢酶（体内孕酮合成不可缺少的酶）抑制剂，能抑制卵巢和胎盘孕酮的合成，降低体内孕酮水平，导致流产。临床用于抗早孕。

（四）避孕药

避孕药（contraceptive）是阻碍受孕或防止妊娠的一类药物，使用避孕药是目前避孕方法中一种安全、有效、方便、较理想的避孕方法。

1. 甾体激素避孕药　甾体激素避孕药由不同类型的雌激素和孕激素配伍组成，包括口服的短效或长效制剂、长效注射剂、事后避孕药和探亲避孕药。该类药物通过抑制排卵、干扰受精卵着床而达到避孕目的。近年来研制成模拟月经周期中内分泌变化的多相口服避孕药，每个服药周期摄入的雌激素和孕激素量降低，长期用药更安全。

2. 外用避孕药　常用的外用避孕药多是一些具有较强杀精作用的药物，制成胶冻、片剂或栓剂等，放入阴道后，药物自行溶解而散布在子宫颈表面和阴道壁，发挥杀精子作用，故也叫杀精剂。非离子型表面活性剂壬苯醇醚（nonoxynol）是目前公认的杀精效果最强的杀精子药。本类药物还有孟苯醇醚（menfegol）、辛苯醇醚（octoxynol-9）等。

四、作用于子宫平滑肌的药物

影响子宫平滑肌的药物种类很多，按其作用分为子宫平滑肌兴奋药和子宫平滑肌抑制药两大类。

（一）子宫平滑肌兴奋药

子宫平滑肌兴奋药是一类选择性直接兴奋子宫平滑肌的药物,包括缩宫素、垂体后叶素、麦角生物碱类和前列腺素类。它们的作用可因子宫生理状态及剂量不同而有差异,或使子宫产生节律性收缩,用于催产或引产;或产生强直性收缩,用于产后止血或子宫复原。

1. **缩宫素**　缩宫素(oxytocin)又名催产素(pitocin),是下丘脑视上核和室旁核神经元产生的垂体后叶激素之一。临床应用的缩宫素为人工合成品或从牛、猪垂体后叶提取的制剂。缩宫素直接兴奋子宫平滑肌,使其收缩增强,收缩频率加快。其作用强度取决于所用药物剂量及子宫的生理状态。小剂量缩宫素(2~5U)加强子宫(特别是妊娠末期子宫)的节律性收缩,使收缩振幅加大,张力稍增加,而对子宫颈产生松弛作用。大剂量(5~10U)缩宫素引起子宫强直性收缩。临床应用于催产,引产和产后出血的治疗。

2. **垂体后叶素**　垂体后叶素(pituitrin)是从牛、猪的垂体后叶中提取的粗制品,含有等量的缩宫素和加压素,故对子宫平滑肌的选择性不高,在作为子宫兴奋药的应用上已逐渐被缩宫素所代替。它所含的加压素能增加集合管对水分的再吸收,使尿量明显减少,兼具收缩血管(特别是毛细血管和小动脉)作用。

3. **麦角新碱**　对子宫平滑肌有高度选择性,直接作用于子宫平滑肌,作用强而持久,其对子宫体和子宫颈都有兴奋作用。麦角新碱作用强弱与子宫生理状态和用药剂量有关,妊娠子宫比非孕子宫敏感,可产生强直性收缩,因此不宜用于催产和引产,临床上主要用于预防产后出血及产后出血治疗。

4. **前列腺素类**　前列腺素是一类广泛存在于人和动物体内的二十碳不饱和脂肪酸,最早在人的精液中发现,以为该物质是由前列腺释放的,故命名为前列腺素。该类药物能增强子宫平滑肌的节律性收缩,同时使子宫颈平滑肌松弛而有软化宫颈作用,与正常生理分娩相似。可用于抗早孕,中期妊娠、足月妊娠、过期妊娠、先兆子痫及胎儿宫内生长迟缓时的引产,也可用于死胎的引产。用于抗早孕通常与米非司酮合用,产生协同作用。

(1)米索前列醇:为前列腺素 E_1 衍生物,能兴奋妊娠子宫、胃肠道和心脏平滑肌,对血管和支气管平滑肌具有抑制作用。米索前列醇作用于子宫细胞膜上的前列腺素受体,引起子宫节律性收缩,增强子宫张力和宫内压,软化宫颈。临床用于引产和治疗产后出血。

(2)卡前列甲酯:为前列腺素 $F_{2\alpha}$ 的衍生物,其活性远强于 $PGF_{2\alpha}$。对子宫平滑肌有明显的兴奋作用,具有促宫颈成熟、扩张宫颈作用,可刺激胃肠道、膀胱平滑肌收缩。可经阴道、直肠给药或舌下含服。

(3)卡前列素氨丁三醇:卡前列素氨丁三醇是含有天然前列腺素 $F_{2\alpha}$ 的(15S)-15甲基衍生物的氨丁三醇盐溶液,其通过刺激内源性前列腺素的产生,以达到增强子宫收缩的频率、幅度和力度。与缩宫素相比,卡前列素氨丁三醇具有起效迅速,强烈而持久的刺激子宫平滑肌收缩作用,临床上可用于治疗子宫收缩乏力导致的产后出血,对于子宫下段收缩乏力仍然有效。

5. **乳酸依沙吖啶**　又称利凡诺,雷佛奴尔,外用杀菌防腐剂。经羊膜腔注射的乳酸依沙吖啶主要作用于胎盘组织,蓄积在蜕膜细胞,使细胞分解、坏死,蜕膜剥离致胎儿死亡;坏死组织产生内源性前列腺素,刺激子宫平滑肌收缩和软化松弛宫颈。本品临床上常经羊膜腔内给药,用于中期妊娠引产。

（二）子宫平滑肌抑制药

子宫平滑肌抑制药(oxytocin antagonists),又称抗分娩药(tocolytic drugs),可抑制子宫平滑肌收缩,使收缩力减弱,收缩节律减慢,主要用于防治早产。其包括 β_2 肾上腺素受体激动剂、硫酸镁、钙通道阻滞药、前列腺素合成酶抑制药和缩宫素受体拮抗剂。

1. **β_2 肾上腺素受体激动剂**　子宫平滑肌上有 α 和 β 肾上腺素受体, α 受体兴奋,子宫收缩; β 受体以 β_2 受体占优势,介导子宫松弛。许多 β_2 受体激动剂具有松弛子宫平滑肌作用,如利托君、沙丁胺醇、克伦特罗等,其中利托君专门作为子宫平滑肌抑制药而设计开发。

2. **硫酸镁**　硫酸镁(magnesium sulfate)是广泛用于抑制子宫收缩的传统药物。硫酸镁中的镁离子可拮抗钙离子在神经-肌肉接头处的活性,抑制运动神经末梢释放乙酰胆碱,阻断神经肌肉接头的传递,使骨骼肌松弛,有抗惊厥作用;可扩张血管,降低血压;可直接作用于子宫平滑肌使其松弛,同时降低子宫对缩宫素的敏感性,从而抑制子宫收缩;此外,还有一定的中枢抑制作用。硫酸镁可用于预防和控制子痫抽搐。

3. 钙通道阻滞药　钙通道阻滞药(calcium channel blockers,CCB)可松弛子宫平滑肌,明显对抗缩宫素所致的子宫兴奋作用。硝苯地平(nifedipine,心痛定)作为防治早产的钙通道阻滞药,尤其适用于糖尿病、胎膜早破、心脏病或多胎妊娠的早产。

4. 前列腺素合成酶抑制剂　前列腺素有刺激子宫收缩和软化宫颈的作用。前列腺素合成酶抑制剂能抑制前列腺素酶的活性,减少前列腺素的合成和释放,抑制子宫收缩。由于这类药物可引起胎儿肾功能受损、羊水减少等严重副作用,因此已较少使用。

5. 缩宫素受体拮抗剂　缩宫素受体拮抗剂分为肽类和非肽类,已上市的有阿托西班(atosiban),其为缩宫素衍生物,是合成的多肽类药物,通过抑制缩宫素受体增加而起受体下调作用,降低缩宫素的功效,减少细胞中钙离子浓度,抑制子宫收缩。

五、影响性功能的药物

近年来,由各种原因引起的性功能障碍的发生不断增加,而一些药物在治疗疾病的过程中也会对患者性功能产生影响,引起性功能障碍。

(一)治疗女性性功能障碍的药物

女性性功能障碍(female sexual dysfunction,FSD)在成年女性中的发生率为30%~50%。对FSD的研究落后于男性性功能障碍的药物研究,迄今为止还没有一种药物在临床上获得广泛认可。选择性组织雌激素活性调节剂替勃龙(tibolone)用于治疗性欲低下、性唤起障碍。促皮质激素(ACTH)可增强多次性高潮能力。前列地尔、酚妥拉明和阿扑吗啡对性唤起障碍有作用。目前正在开发中的治疗女性性欲低下的药物有雄激素、雌激素和雌雄激素复合制剂。

(二)性功能抑制剂

能抑制或减弱性功能的药物,称为性功能抑制剂(sexual inhibitor),也称制欲药,临床上许多常用药物对性功能产生抑制作用。

长期应用如下药物可引起女性性功能抑制:①作用于中枢神经系统的药物如苯巴比妥、地西泮、氯丙嗪、阿米替林、5-羟色胺再摄取抑制剂等,可引起性欲减退、性欲高潮反应丧失及月经失调。②降压药如利血平、可乐定、甲基多巴,可降低交感神经活性和去甲肾上腺素的释放,小剂量使用也能引起性欲下降。③抗胆碱类药如阿托品、东莨菪碱、山莨菪碱、溴丙胺太林、苯海索等,能抑制副交感神经,使女性阴道分泌物减少而降低性兴奋。④口服避孕药也可引起性欲降低,性欲唤起困难,性高潮受抑制。

此外,还有许多药物会影响性功能,如长期使用强心苷类药物洋地黄、地高辛,解热镇痛药吲哚美辛、保泰松、阿司匹林等,抗菌药物酮康唑、联苯苄唑、甲硝唑、灰黄霉素、头孢唑林钠、异烟肼、乙胺丁醇等,均可致不同程度的性功能障碍。减少剂量或停药后,性功能一般可改善或恢复。

六、退乳药

1. 甲磺酸溴隐亭　溴隐亭是一种半合成的麦角胺碱衍生物,可与多巴胺 D_1、D_2 受体结合,抑制催乳素的合成释放及催乳素瘤细胞增殖;还能增加垂体促卵泡生成素和黄体生成素的分泌,并逐渐恢复月经和排卵。溴隐亭临床上应用于高催乳素血症,垂体微腺瘤的治疗及在产后妇女退乳中应用。

2. 卡麦角林(cabergoline,CAB)　是一种长效麦角碱衍生物类多巴胺 D_2 受体激动剂,其通过抑制催乳素的合成与分泌,能够有效降低催乳素水平,临床上应用于高催乳素血症,垂体微腺瘤的治疗。

小结

1. 研究生殖系统特殊用药即是研究作用于生殖系统的药物及其与性腺轴、效应器官间的相互作用。

2. 应用于生殖系统的药物种类繁多,主要有生殖激素类药物、作用于子宫平滑肌的药物、影响性功能的药物和退乳药四大类。

思考题

1. 雌激素类药物及抗雌激素类药物在女性生殖系统的应用。

2. 孕激素类药物及抗孕激素类药物在女性生殖系统的应用。

(刘丽丽)

推荐阅读

1. 步宏，李一雷．病理学．9 版．北京：人民卫生出版社，2018.

2. 曹泽毅．中华妇产科学．3 版．北京：人民卫生出版社，2014.

3. 陈乐真．妇产科诊断病理学．2 版．北京：人民军医出版社，2010.

4. 陈新谦，金有豫，汤光．新编药物学．17 版．北京：人民卫生出版社，2011.

5. 陈子江，田秦杰，乔杰，等．早发性卵巢功能不全的临床诊疗中国专家共识．中华妇产科杂志，2017, 52 (9): 577-581.

6. 中华医学会妇产科学分会绝经学组．绝经管理与绝经激素治疗中国指南 (2018)．中华妇产科杂志，2018, 53 (11): 729-739.

7. 杜玉开，张静．妇幼保健学．北京：人民卫生出版社，2009.

8. 丰有吉，沈铿．妇产科学．2 版．北京：人民卫生出版社，2018.

9. 葛均波，徐永健，王辰．内科学．9 版．北京：人民卫生出版社，2018.

10. 国家产科医疗质量管理和控制中心．新型冠状病毒感染孕产妇分娩期管理建议．中华妇产科杂志，2020, 55 (3): E007.

11. 郎景和，隋龙，陈飞．实用阴道镜技术．北京：人民卫生出版社，2019.

12. 李和，黄辰．生殖系统．北京：人民卫生出版社，2015.

13. 李和，李继承．组织学与胚胎学．3 版．北京：人民卫生出版社，2015.

14. 李蓉，乔杰．生殖内分泌疾病诊断与治疗．北京：北京大学医学出版社，2012.

15. 李蓉，杨菁，李红钢，等．新型冠状病毒感染疫情下生殖医学的新问题与挑战．中华生殖与避孕杂志，2020, 40 (03): 177-181.

16. 李旭，徐丛剑．女性生殖系统疾病．北京：人民卫生出版社，2015.

17. 李玉林，王医术．病理学实性指导．北京：人民卫生出版社，2019.

18. 刘彩霞．母体医学临床诊疗及护理流程．北京：人民卫生出版社，2018.

19. 刘倩竹，刘梅林．2011 年欧洲心脏病学会妊娠心血管疾病诊治指南解读．中华心血管病杂志，2012, 40 (9): 807-807.

20. 陆国辉，徐湘民．临床遗传咨询．北京：北京大学医学出版社，2007.

21. 马润玫，杨慧霞．妊娠剧吐的诊断及临床处理专家共识．中华妇产科杂志，2015, 50 (11): 801-804.

22. 漆洪波，杨慧霞．孕前和孕期保健指南 (2018)．中华围产医学杂志，2018, 21 (3): 145-152.

23. Jerome F. Strauss II, Robert L. Barbieri. 生殖内分泌学．乔杰，译．北京：科学出版社，2019.

24. 全国卫生产业企业管理协会妇幼健康产业分会生殖内分泌学组．中国子宫内膜增生诊疗共识．生殖医学杂志，2017, 26 (10): 957-960.

25. 中国医师协会医学遗传学分会，等．全基因组测序在遗传病检测中的临床应用专家共识．中华儿科杂志，2019, 57 (6): 419-423.

26. 全军计划生育优生优育专业委员．妊娠期 TORCH 筛查指南．解放军医药杂志，2014, 26 (1): 102-116.

27. 汪德清，北京医学会输血医学分会，北京医师分会输血专业专家委员会．患者血液管理 - 术前贫血诊疗专家共识．中华医学杂志，2018, 98 (30): 2386-2399.

28. 王临虹．预防艾滋病母婴传播技术指导手册．北京：人民卫生出版社，2014.

29. 谢幸，孔北华，段涛．妇产科学．9 版．北京：人民卫生出版社，2018.

30. 徐丛剑，华克勤．实用妇产科学．4 版．北京：人民卫生出版社，2018.

31. 杨慧霞，狄文．妇产科学．北京：人民卫生出版社．2016.

32. 杨慧霞．妊娠合并糖尿病临床实践指南．2 版．北京：人民卫生出版社，2013.

33. 尹少尉，刘彩霞，乔宠，等．胎儿镜激光治疗双胎输血综合征技术规范．中国实用妇科与产科杂志，2017, 33 (7): 695-698.

34. 张建民，黄受方. 女性生殖道病理学. 北京：人民军医出版社，2009.

35. 张丽珠. 临床生殖内分泌与避孕症. 北京：科学出版社，2006.

36. 中国抗癌协会乳腺癌专业委员会. 中国抗癌协会乳腺癌诊治指南与规范(2017年版). 中国癌症杂志，2017, 27 (9): 695-759.

37. 中国女医师协会临床肿瘤学专业委员会. 中国进展期乳腺癌共识指南 (CABC 2015). 癌症进展，2015,(3): 223-245.

38. 中国医师协会妇产科分会母胎医师专业委员会，中华医学会妇产科学分会产科学组，《中华围产医学杂志》编辑委员会. 妊娠期与产褥期新型冠状病毒感染专家建议. 中华围产医学杂志，2020, 23 (2): 73-79.

39. 中国医师协会急诊医师分会，中国研究型医学会休克与脓毒症专业委员会. 中国脓毒症/脓毒性休克急诊治疗指南. 临床急诊杂志，2018, 19 (9): 567-588.

40. 中华医学会儿科学分会内分泌遗传代谢学组，《中华儿科杂志》编辑委员会. 中枢性性早熟诊断与治疗共识 (2015). 中华儿科杂志，2015, 53 (6): 412-418.

41. 朱长虹. 生殖药理学. 北京：人民卫生出版社，2007.

42. ACOG Practice Bulletin No. 201: Pregestational Diabetes Mellitus. Obstet Gynecol, 2018, 132 (6): e228-e248.

43. ACOG Practice Bulletin No. 202: Gestational Hypertension and Preeclampsia. Obstet Gynecol, 2019, 133 (1): e1-e25.

44. ALEXANDER, ERIK K., PEARCE, et al. 2017 guidelines of the American thyroid association for the diagnosis and management of thyroid disease during pregnancy and the postpartum. Thyroid, 27 (3), 315-389.

45. Committee Opinion No. 675 Summary: Management of Vulvar Intraepithelial Neoplasia. Obstet Gynecol, 2016, 128 (4): 937-938.

46. American College of Obstetricians and Gynecologists. ACOG Practice Bulletin No. 106: Intrapartum fetal heart rate monitoring: nomenclature, interpretation, and general management principles. Obstet Gynecol, 2009, 114 (1): 192-202.

47. American College of Obstetricians and Gynecologists' Committee on Practice Bulletins—Obstetrics; Committee on Genetics; Society for Maternal-Fetal Medicine. Practice Bulletin No. 162: Prenatal Diagnostic Testing for Genetic Disorders. Obstet Gynecol, 2016, 127 (5): e108-122.

48. American Diabetes Association. Standards of medical care in diabetes--2014. Diabetes Care, 2014, 37 (Suppl 1): S14-80.

49. ANGIOLI R, PENALVER M, MUZII L, et al. Guidelines of how to manage vesicovaginal fistula. Crit Rev Oncol Hematol, 2003, 48 (3): 295-304.

50. BRYNN LEVY. Prenatal diagnosis. 2nd ed. New York: Humana Press, 2019.

51. CUNNINGHAM FG, LEVENO KJ, BLOOM SL, et al. Williams Obstetrics. 25th ed. New York: McGraw-Hill Education, 2018.

52. GARDNER RJM, AMOR DJ. Chromosome abnormalities and Genetic counselling. 5th ed. Oxford: Oxford University Press, 2018.

53. JEROME F. STRAUSS III, ROBERT L. BARBIERI. 生殖内分泌学. 林守清，译. 北京：人民卫生出版社，2006.

54. LENTZ GM, LOBO RA, GERSHENSONDM, et al. Comprehensive Gynecology. 6th ed. Amsterdam: Elsevier, 2012.

55. ROBERTJ. KURMAN, MARIA LUISA CARCANGIU, C. SIMONHERRINGTON, et al. WHO Classification of Tumours of the Female Reproductive Organs. 4th ed. World Health Organization, 2014.

56. Royal College of Obstetricians and Gynecologists. Thrombosis and Embolism during Pregnancy and the Puerperium, Reducing the Risk (Green-top Guideline No. 37a)[EB/OL].[2015-4-13]. https://www. rcog. org. uk/en/guidelines-research-services/guidelines/gtg37a/.

57. T. W. SADLER. Langman's Medical Embryology. 13th ed. Amsterdam: Wolters Kluwer Heath, 2015.

中英文名词对照索引

D